新世纪全国高等中医药院校七年制规划教材

温病学

主　编　杨　进（南京中医药大学）
副主编　宋乃光（北京中医药大学）
沈庆法（上海医药大学）
钟嘉熙（广州中医药大学）
杨　宇（成都中医药大学）
主　审　王灿晖（南京中医药大学）

中国中医药出版社·北京

图书在版编目（CIP）数据

温病学/杨进主编 .—北京：中国中医药出版社，2004.9 （2016.5重印）
新世纪全国高等中医药院校七年制规划教材
ISBN 7-80156-562-2

Ⅰ.温… Ⅱ.杨… Ⅲ.温病学说-中医学院-教材 Ⅳ.R254.2

中国版本图书馆CIP数据核字（2004）第005129号

中国中医药出版社出版

发行者：中国中医药出版社
（北京市朝阳区北三环东路28号易亨大厦）电话：64405750 邮编：100013）
（邮购电话：84042153 64065413）
印刷者：河北省欣航测绘院印刷厂印刷
经销者：新华书店总店北京发行所
开 本：850×1168毫米 16开
字 数：757千字
印 张：31.5
版 次：2004年9月第1版
印 次：2016年5月第8次印刷
书 号：ISBN 7-80156-562-2/R·562
定 价：38.00元
如有质量问题，请与出版社发行部调换。
HTTP://WWW.CPTCM.COM

全国高等中医药专业教材建设
专家指导委员会

主 任 委 员 李振吉 （国家中医药管理局副局长）
副主任委员 王永炎 （中国中医研究院名誉院长 中国工程院院士）
贺兴东 （国家中医药管理局科技教育司司长）
委　　　员 （按姓氏笔画排列）
王绵之 （北京中医药大学 教授）
王明来 （国家中医药管理局科技教育司副司长）
王新陆 （山东中医药大学校长 教授）
邓铁涛 （广州中医药大学 教授）
石学敏 （天津中医学院教授 中国工程院院士）
龙致贤 （北京中医药大学 教授）
皮持衡 （江西中医学院 教授）
刘振民 （北京中医药大学 教授）
任继学 （长春中医学院 教授）
严世芸 （上海中医药大学校长 教授）
李任先 （广州中医药大学 教授）
李庆生 （云南中医学院院长 教授）
吴咸中 （天津中西医结合医院教授 中国工程院院士）
张士卿 （甘肃中医学院院长 教授）
肖培根 （中国医学科学院教授 中国工程院院士）
陈可冀 （中国中医研究院教授 中国科学院院士）
周仲瑛 （南京中医药大学 教授）
郑守曾 （北京中医药大学校长 教授）
胡之璧 （上海中医药大学教授 中国工程院院士）
项　平 （南京中医药大学校长 教授）
施　杞 （上海中医药大学 教授）
徐志伟 （广州中医药大学副校长 教授）
曹洪欣 （黑龙江中医药大学校长 教授）
梁繁荣 （成都中医药大学副校长 教授）
焦树德 （中日友好医院 教授）
路志正 （中国中医研究院 教授）
颜德馨 （上海铁路医院 教授）

前　　言

“新世纪全国高等中医药院校七年制规划教材”，是高等中医药院校成立七年制以来第一版规划教材，是依据教育部《关于“十五”期间普通高等教育教材建设与改革的意见》精神，在教育部、国家中医药管理局宏观指导下，由全国中医药高等教育学会主办，全国设有七年制的高等中医药院校为主联合编写。第一批规划教材计18种，均为七年制各专业（各培养方向）必修的主干课程。包括:《中医古汉语基础》《中医哲学基础》《中医基础理论》《中医诊断学》《中医医家学说及学术思想史》《临床中药学》《方剂学》《中医内科学》《中医外科学》《中医妇科学》《中医儿科学》《中医骨伤科学》《针灸学》《内经学》《伤寒论》《温病学》《金匮要略》《中医养生康复学》。

本套规划教材系统总结了中医药七年制教育和教材建设的经验，根据七年制教学和学生素质特点，在吸取历版五年制教材成功经验的基础上，立足改革，更新观念，勇于探索，在继承传统理论基础上，择优吸收现代研究成果，拓宽思路，开阔视野；在注重“三基”教育的同时，注意启迪学生的思维；在“宽基础”的基本原则下，注意实践能力的培养。

本规划教材采用了“政府指导，学会主办，院校联办，出版社协办”的运作机制。教育部和国家中医药管理局有关部门、有关领导始终关注、关心本规划教材，及时予以指导；全国高等中医药专业教材建设专家指导委员会予以全程指导和质量监控，从教材规划、主编遴选、教学大纲和编写大纲审定、教材质量的最后审查，都进行了严肃认真的工作，严格把关，确保教材高质量，为培养新世纪中医药高级人才、为培养新一代名医奠定坚实的基础。

需要特别提出的是全国各高等中医药院校，尤其是设立七年制的中医药院校，在本规划教材编写中积极支持、积极参与，起到了主体作用；中国中医药出版社积极协办，从编校、设计、印装质量方面严格要求、注重质量，使本教材出版质量得以保证。各高等中医药院校和中国中医药出版社还在经费方面予以支持，为教材编写提供了保障。在此一并致谢！

由于编写中医药七年制教材尚属首次，本规划教材又在继承的基础上进行了一定力度的改革与创新，所以在探索的过程中难免有不足之处，甚或错漏之处，敬请各教学单位、各位教学人员在使用中发现问题及时提出，以便我们及时修改，不断提高质量。谨此致以衷心感谢！

全国中医药高等教育学会
全国高等中医药教材建设研究会
2004年6月

新世纪全国高等中医药院校七年制规划教材

《温病学》编委会

主　编　杨　进（南京中医药大学）

副主编　宋乃光（北京中医药大学）
沈庆法（上海中医药大学）
钟嘉熙（广州中医药大学）
杨　宇（成都中医药大学）

编　委　(以姓氏笔画为序)
万海同（浙江中医学院）
马　健（南京中医药大学）
江红兵（广西中医学院）
伍定邦（湖北中医学院）
肖照岑（天津中医学院）
张思超（山东中医药大学）
张福利（黑龙江中医药大学）
戴春福（福建中医学院）

主　审　王灿晖（南京中医药大学）

编写说明

本教材是在国家中医药管理局指导下编写的新世纪全国高等中医药院校七年制规划教材，主要供七年制中医专业学生使用，也可作为中医硕士研究生学习温病学的参考书。

温病学作为中医学的重要组成部分，历来是学习中医学的基础之一。在中医高等院校建立后，温病学课程一直是中医专业本科学生必修的主干课程。温病学既是临床学科，又具有基础学科的功能。温病学中关于热性病的诊治内容，对于指导现代临床对感染性、传染性疾病的治疗有重要的作用，而且温病学中许多基本理论又是中医学基础理论的重要组成部分，所以温病学的教学不仅关系到学生对热性病诊断治疗的水平，而且对学生掌握中医辨证论治理论并付诸实践有着深远的影响。

我国的高等中医药院校建立以来，已先后编写出版了多种《温病学》教材，通过这些教材的编写，温病学的内容逐步系统、完整，在教学中发挥了应有的作用。但随着中医教育事业的发展和中医学术水平的不断提高，特别是各校开办七年制中医专业后，迫切需要有相应的教材。在这一新形势下，我们从已开设中医七年制专业的中医院校邀请了从事温病学教学的专家，编写了这本《温病学》教材。

本教材由上、中、下三篇组成。上篇主要介绍温病学的基本理论，包括温病学的发展概况、温病的特点及分类、病因与发病、辨证理论、常用诊法、治则和治法、预防和护理等。中篇主要介绍各种温病的具体证治，包括了风温、春温、暑温、湿温、伏暑、秋燥、大头瘟、烂喉痧、温疫、疟疾、霍乱等病。下篇为名著选录，介绍了清代温病学的代表著作：叶天士的《温热论》、薛生白的《湿热病篇》和吴鞠通《温病条辨》的部分条文。

本教材的编写指导思想是从当前中医教育的实际需要和七年制专业的特点出发，充分汲取以前各有关教材的优点，力求编写出一本全面、完整、系统介绍温病学理论和证治方法的教材。为了给七年制学生在学习过程中提供更多的独立思考和自学的空间，我们较多地选择了一些温病学原著的内容，安排在上篇和中篇各章后的“文献辑要”中，同时对上篇中所涉及的温病学某些不属教学重点的理论、学术观点、研究进展等内容，以“专题简介”的形式附于有关各章之后。为了加强理论联系实际，在中篇各章后不仅附有“病案选读”，而且还以“临床参考”的形式简要介绍当代的一些临床经验。

为了便于学生全面掌握本教材中一些主要名词术语的含义，在教材后附有“温病学名词术语选释”。对中篇各病证代表方剂药物的用量，由于方剂来源不同，发病地域、季节不同，患者病情、年龄和体质等情况有别，加上用药习惯各异，实际运用时难以统一，所以一律未标示剂量。至于各方剂在原文献中的剂量和用法，可查阅本教材后附的“引用方剂汇编”。另外，为了使学生对目前治疗温病的常用中成药有所了解，在教材后还附有“临床温病常用中成药”，以供参考。

在本教材的编写过程中，得到了南京中医药大学和其他各参编单位领导以及中国中医药出版社的大力支持，同时也得到许多中医界老前辈的指导和南京中医药大学温病学教研室全体老师的鼎力协助，南京中医药大学温病学专业的博士和硕士研究生也参与了本教材文献资料的收集和审核。在本教材完稿之际，对为本教材的编写付出了辛勤劳动的各位领导、专家、老师和同学表示衷心的感谢！

由于编者的水平有限，本教材必然还有一些不足，希望在使用中能得到不断的提高。

《温病学》编委会

目 录

上 篇

中　篇

下　篇

上 篇

第一章 绪 论

一、温病学的定义和地位

温病学是研究温病发生发展规律和预防诊治方法的一门学科。它主要讨论临床上各种温病的因证脉治，总结历代医家诊治温病的经验和方法，并在临床上广泛运用于各种热性病证的诊治，具有临床学科的功能；同时，其病因病机、辨证治疗等理论是中医理论体系的重要组成部分，其诊治方法可广泛地指导临床各科，因此又具有基础学科的性质。

温病学随着中医学的发展而逐渐形成，与《伤寒论》中的有关诊治理论和方法等共同组成了中医外感热病学。学习温病学的主要任务是明确温病的病因、发病、病机变化及转归，以揭示温病的本质，并掌握其诊断方法、治疗和预防措施，从而有效保护广大人民的身体健康。现代温病学主要是以清代温病学家创建的温病学说为基础，结合历代温病学家的学术经验，并吸取现代临床经验和科研成果而构成的学科体系。其内容主要包括温病的病因和发病学说、辨证理论、特色诊断方法、治则治法、预防护理以及各种温病的具体诊治方法等。这些内容既有基本理论的阐发，又有具体的临床诊疗方法。掌握了这些内容，就能在正确认识温病病证本质的基础上，运用温病的诊治方法，有效地治疗温病。同时，由于温病学的许多理论和证治内容对多种内科杂病和外科、妇科、皮肤科、五官科等疾病同样适用，对临床各科疾病的诊治具有普遍的指导作用，特别是对许多感染性疾病的防治具有重要的意义，所以温病学在中医学中有着重要的地位，是中医学的重要组成部分，为学习中医学的必修课程。

温病学的研究对象主要是温病，其中有种类繁多的急性传染病和感染性疾病。这类疾病不仅一年四季皆可发生，男女老幼均能得病，而且大多发病急骤、发展迅速、变化较多、病情较重，严重者可导致死亡或留下某些终身难以康复的后遗症，如瘫痪、失明、智力障碍等。传染性疾病还可在人群中传播蔓延，甚至造成大规模的流行，严重危害人类的生命健康，并对社会、经济产生不良影响。数千年来，我国的历史文献中有许多关于传染病流行的记载，诸如天花、霍乱、疫疹等，每次流行都造成数以万计，甚至上百万人的死亡。1949 年以后，传染病的防治工作取得了显著成绩，不少传染病已被消灭，如天花、脊髓灰质炎等，其他许多传染病的发病率也大大降低。但防治包括许多传染病和其他感染性疾病在内的温病仍然是一项重要的工作。因为一方面还有许多急性传染病仍未能得到有效的控制；另一方面，新的传染病如艾滋病、埃博拉病毒感染、传染性非典型肺炎（SARS）等仍在不断出现，甚至某些曾被有效控制或已将消灭的传染病又有死灰复燃的趋势。20世纪末，世界卫生组织（WHO）曾发表报告，指出仍有六大传染病正在严重威胁着全人类，“全世界每小时有1500人死于传染性疾病，其中大部分是儿童和具有劳动能力的青壮年”。因此，及时而有效地预防和治疗各种急性传染病，仍是当前医学界的一项重要任务。虽然西医学的发展，特别是抗生素的问世和医疗技术的提高，为治疗各种感染性疾病提供了有效的武器，但仍然存在着许多尚未解决的问题。如对于病毒性感染的治疗目前尚无理想的药物，即使是对细菌性感染的治疗，抗生素也出现了诸如细菌耐药性、药物毒副作用等问题，而对某些急重病证的治疗仍相当困难。

温病学是我国历代劳动人民和医学家与温热病作斗争的经验积累和理论总结，具有很高的实用价值，长期以来，一直有效地指导着临床实践，为防治各种温病范围内的急性传染病和感染性疾病做出了重要贡献。当代广大中医和中西医结合医务工作者运用温病学的理论和方法治疗多种急性传染病和感染性疾病，特别是病毒感染性疾病，取得了显著的成绩。同时，不断深入的理论研究和临床实践，进一步从理论上和诊治方法上丰富了温病学的内容，使传统的温病学有了新的发展和突破，受到了国内外医学界的肯定和重视。此外，温病的辨证理论和治则治法对临床其他各科许多病证的诊治，也有指导意义和实用价值。温病学的理论已成为中医学理论的有机组成部分，温病学理论体系的完善和发展对整个中医学的发展起着非常重要的作用。温病的病因学、发病学、诊断学、治疗学等方面的研究都推动了中医学的发展，加强了中医学理论的完整性、系统性和科学性。而温病学中的许多理论、治法在当前已成为中医科研的重要课题，如卫气营血学说实质的研究，清热解毒、攻下、活血化瘀、益气养阴等治则的研究，这些正在开展的科研工作进一步深化了中医学理论，提高了临床诊治效果。

二、温病学的发展概况

温病学随着整个中医学的发展而逐步形成一门独立的学科。古代医家在长期的临床实践中逐步认识到，一年四季所发生的各种温热疾病在发病情况、临床表现和发展过程等方面具有共同的特点和独特的规律，而不同于风寒性质的外感疾病和其他疾病。通过反复实践和深入研究，在不断积累经验和深化认识的基础上，逐步总结出了一套有关温病的病因发病、病机演变及辨证论治的理论，并对各种温病制定了具体的诊治方法，从而形成了具有独特体系的温病学。

温病学经过了一个漫长的历史过程而逐步发展形成为一门独立的学科，其发展过程大体可划分为以下几个阶段。

（一）战国时期至唐代

战国时期至唐代是温病学的萌芽阶段。在这一阶段，温病的专著尚未出现，但在《内经》《难经》《伤寒论》等经典著作中已经有了关于温病病名、病因、病机、症状、治疗、预后、预防等方面的记载。

《内经》已出现温病之病名，仅《素问》中提到温病病名的就有60多处，散见于11篇。在病因方面，《素问·六元正纪大论》说：“初之气，地气迁，气乃大温，草乃早荣，民乃厉，温病乃作”，强调了气候变化与温病的发生有密切关系。《素问·生气通天论》还提出了“冬伤于寒，春必病温”，认为温病的发生原因是由于冬令感受寒邪，伏藏体内，至来年春天寒邪化热而外发为温病，为后世温病伏邪病因学说之源。此后又有人提出了厉气（疠气）的病因学说，如晋代葛洪的《肘后备急方》中有“岁中有厉气，兼夹鬼毒相注，名曰温病”的记载，认为温病的致病原因主要是感受“厉气”，是关于疠气的较早论述。隋代巢元方的《诸病源候论》提出温病是“人感乖戾之气而生病”。所谓乖戾之气，与厉气名称虽异但含义相同，均是指自然界存在的一种致病力强、传染性强，不同于一般气候异常的特殊致病因素。《素问·热论》还有温病发病与季节关系的论述：“凡病伤寒而成温者，先夏至日者为病温，后夏至日者为病暑”，为后世以发病季节区分春温和暑温提供了理论依据。

关于证候表现，《素问·评热病论》说：“有病温者，汗出辄复热，而脉躁疾不为汗衰，狂言不能食”。《灵枢·论疾诊尺》说：“尺肤热甚，脉盛躁者，病温也。其脉盛而滑者，病且出也。”《素问·玉版论要》说：“病温虚甚死”。以上原文所描述的温病症状和脉象，均突出了温病热邪亢盛的证候特点，并指出了温病预后不良的判断依据。汉代张仲景编著的《伤寒论》，内容虽然偏重于寒邪致病的证治，但对温病初起阶段的症状表现也有描述，“太阳病发热而渴，不恶寒者为温病”，同样体现了温病初起热象偏重，易于损耗津液这一与伤寒初起不同的临床特点。

《内经》中明确提出温病具有传染性，如《素问·刺法论》说：“五疫之至，皆相染易，无问大小，病状相似”。而对温病的预防，《素问·刺法论》提出了避免疫病感染的两个关键，即“正气存内”和“避其毒气”。强调一方面要增强人体的正气，以抵御外邪的侵入，另一方面也要避免与外来的“毒气”接触。《肘后备急方》中载有用屠苏酒等预防温病的方法。《备急千金要方》和《外台秘要》等书也收入了一些预防温病的方剂，如用太乙流金散烧烟熏蒸以驱除温气等。《备急千金要方》还把预防温病方剂列在“伤寒”一章的开头，说明当时对预防温病的重视，并明确指出“天地有斯瘴疠，还以天地所生之物防备之”，认为可以采用自然界所产生的物质来防止自然界中存在的病邪侵入人体。

在治疗方面，《素问·至真要大论》提出了“热者寒之”、“温者清之”、“燥者濡之”等治疗原则，同时，《内经》中还有许多有关祛邪、扶正的治则治法和组方原则的论述，如《素问·至真要大论》说：“风淫于内，治以辛凉，佐以苦，以甘缓之，以辛散之。热淫于内，治以咸寒，佐以甘苦”，为后世医家治疗温病提供了理论根据。《灵枢·热病》中提出的“泻其热，而出其汗，实其阴，以补其不足”，原是指针刺而言，但对药物治疗同样也有重要的指导意义。《伤寒论》中虽然没有明确列出针对温病的具体治法方药，但书中所载的清热、攻下、养阴等治法和方剂亦可用于温病的治疗，该书创立的白虎汤、大承气汤、栀子豉汤、桃核承气汤、黄连阿胶汤等寒凉清热方剂普遍被温病学家所用，为后世温病治疗学的发展打下了坚实的基础。一般医家多认为《伤寒论》是温病学发展的基础，温病的治法是从《伤寒论》基础上发展起来的。《肘后备急方》中记载了治疗时气、温病、瘴气、疫疠、温毒的方剂，如其中专门用于温毒发斑成疫的“黑膏”，由生地、豆豉、雄黄、麝香等组成，直到现在仍有临床指导意义。唐代医家孙思邈编著的《备急千金要方》和王焘编著的《外台秘要》均记载了许多治疗温病的方剂，如葳蕤汤治疗温病、大青汤治疗温病热盛阴伤证、犀角地黄汤治疗蓄血及出血证等，可以看出当时已开始重视清热解毒方药在温热病治疗中的运用。

由此可见，这一时期的一些文献对温病的因证脉治等方面已有所涉及，但较为简单，缺乏系统阐述，在概念上还没有把温病作为一个独立的病种与伤寒明确区分，而是把它归属在伤寒的范围内。如《素问·热论》谓："今夫热病者，皆伤寒之类也"，《难经·五十八难》谓："伤寒有五：有中风，有伤寒，有湿温，有热病，有温病"，都是把伤寒作为一切外感热病的总称，而温病是伤寒范畴内的一个病种。在辨证论治方面，温病更没有形成独立的理论体系，而是混同于伤寒，当时的医家对温病的治疗亦是按照《伤寒论》"六经"体系进行辨证施治的。所以把战国到唐代这一时期称为温病学发展的萌芽阶段。

（二）宋、金元时代

中医学发展到这一时期，许多医家对《伤寒论》方药在热性病治疗中的运用有了许多突破，并在理论上进行了新的探讨，从而使得温病的理论和诊治方法等方面都有了重大发展，其最主要的标志是温病的辨证论治逐步从《伤寒论》体系中分离出来。

自从《伤寒论》确立了"六经"证治体系后，在很长一段时间内，历代医家基本上都认为《伤寒论》是为广义伤寒而立，即把《伤寒论》的理法方药作为诊治一切外感热病的依据，而温病既归属于伤寒范围，其辨证论治亦应按《伤寒论》中所述的内容进行，以《伤寒论》方药来治疗所有的温病，形成"法不离伤寒，方必遵仲景"的局面。

时至宋代，随着社会的发展，经济和交通逐渐发达，对外交流日趋活跃，人口流动大大增加，城市规模不断扩大，加上时有大规模的战争发生，因而外感热性病不仅容易发生和流行，而且种类逐渐增多。在大量的临床实践中，许多医家感到《内经》《伤寒论》等经典著作中对热性病的论述已不能满足现实的临床需要，因而提出了一些新的观点和诊治方法，对温病的认识也逐步深入。

关于温病的病因，宋代有些医家认为温病的发生不限于"冬伤于寒"。郭子和在《伤寒补亡论》中说："冬伤于寒，至春发者，谓之温病；冬不伤寒而春自感风寒温气而病者，亦谓之温"。即郭氏认为发于春季的温病，其原因和种类是多方面的，其中既有冬季感寒伏而后发者，亦有感受春季时令之邪而发者。在此基础上，后世提出温病的病因可分为伏邪、新感两类，温病也可相应地分为新感温病和伏邪温病。

同时，在诊治各种外感热性病的过程中，随着临床经验的不断积累，许多医家体会到完全遵循《伤寒论》经方已不能适应临床治疗的实际需要，因而提出了一些改革的主张。宋代医家韩祗和在《伤寒微旨论》中明确提出对热病的治疗可以"别立方药而不从仲景方"。并认为表证有不同类型，其治疗方法亦各异，"邪气在表，阴气独有余，可投消阴助阳发表药治之"，即以辛温为主；但也有"邪气在表，阳气独有余，可投消阳助阴药以解表"。显然后者属表热之证，故用药在柴胡、豆豉、升麻等解表药中加入石膏等寒凉清热药。庞安时所著的《伤寒总病论》指出："风温、湿温等温病，误作伤寒发汗者，十死无一生。"说明当时在对待外感热病的治疗上，已认识到单纯用辛温发汗法的危害性。庞安时和朱肱都提出使用经方桂枝汤应根据不同的地域及季节、患者体质等情况而灵活变化。朱肱在《类证活人书》中说："桂枝汤自西北二方居人，四时行之，无不应验。自江淮间，唯冬及初春可行，自春末及夏至以前，桂枝证可加黄芩半两，夏至后有桂枝证，可加知母一两、石膏二两，或加升麻半两。若病人素虚寒者，正用古方，不再加减也。"可见，当时医家在实践中已体会到运用辛温发散的经方治疗外感病时不能一成不变，如在气候较为温暖的地区或季节使用桂枝汤时，应适当加入一些寒凉清热药物，只有在西北地区、寒冷季节或素体虚寒者才适用桂枝汤的原方。这种主张对突破当时医学界墨守成规使用《伤寒论》经方的局面起到了一定的推动作用。

至金元时代，在对温热病认识不断深入的基础上，随着医学界学术争鸣的兴起，有关温病的论述又有进一步的发展，特别在温病的理法方药方面有了重大突破。其中较突出的医家是金元四大家之一的刘河间，他在外感热病的理论证治方面大胆地立新论、创新法、制新方。刘氏以《内经》有关热病的篇章和病机十九条为理论依据，并根据当时热性病发病及流行的实际情况，再结合自身的临床实践经验，提出了六气皆从火热而化的观点和“六经传受，由浅至深，皆是热证”（《伤寒医鉴》）的火热致病理论，强调外感热病的证候性质是热证。所以在外感热病的治疗上应以寒凉为主，力主热病初起不可纯投辛温，而应以辛凉、清下为治温热病之大法，因而被后世尊为“寒凉派”的鼻祖。为了克服热性病初起滥施麻、桂辛温之弊，对邪热在表者，常用滑石、石膏、葱白、豆豉等辛凉疏泄，开发郁热，创制了双解散、防风通圣散、天水散等表里双解之剂，将解表药与寒凉清热药配合运用。刘氏这些学术思想是温病学历史上的一个重大转折，为后世建立以寒凉清热法为中心的温病学治疗体系打下了坚实的基础，所以后世有“伤寒宗仲景，热病主河间”的说法。其后张子和在《儒门事亲》中把病邪分为“天”、“地”两类，治疗主以祛邪，用汗、吐、下三法，而尤善于攻下，这对后世温病学主张“以祛邪为第一要义”及通下等祛邪法的发展和广泛运用起到一定的指导作用。元代有的医家还对温热病的证治作了规律性的总结，如罗谦甫在《卫生宝鉴》中按邪热在上、中、下三焦及“气分”、“血分”不同部位分别制方用药，这对清代医家叶天士和吴鞠通分别创立以卫气营血和三焦为核心的温病学辨证论治体系有重要的影响。此后，元代末年王安道又进一步从理论上深入分析了温病与伤寒在病因病机和治疗原则上的区别。他在《医经溯洄集》中明确提出温病、热病不得“混称伤寒”，认为温病的发病原因与伤寒完全不同，伤寒是因感受寒邪而发病，温病则是由于佛热自内达外，即使有表证也是因里热郁其腠理所致。所以在治疗上温病初起应以清里热为主，稍兼解表，也有里热清而表证即自然解除的。由于王氏把温病与伤寒的概念作了明确的区分，所以温病的证治开始从《伤寒论》体系中脱离出来，吴鞠通称“始能脱却伤寒，辨证温病”。

由此可见，在宋、金元时代温病学无论在理论上还是在治法方药方面，通过不断变革，有了重大的发展。对温病的认识开始从概念、成因、证候特点、治疗原则等方面与伤寒有了明确的区分，从而在学术上逐渐从《伤寒论》体系中摆脱出来。但在这一阶段，温病学尚未形成完整的理论和辨证论治体系，也未出现系统论述温病理法方药的专著，只是为其后温病学形成自身的独立体系打下了基础。所以说宋、金元时代是温病学的成长阶段。

（三）明、清时代

中医学发展到明清时代，温病学有了突飞猛进的发展，涌现出了一大批在温病学方面具有突出成就的医家。他们编著温病专书，提出新的学术理论，创立新的诊治方法，制订新的治疗方剂，从而使温病学在病因、病机、辨证、诊法、治疗等方面构成了一套完整的学术体系，从而形成了独立的温病学科。这一时期温病学的学术成就概括起来主要有以下几个方面：①提出了关于温病概念的新内涵，明确温病不仅仅是冬受寒邪春季发病的一种外感热病，而是感受了温邪所引起的一大类急性外感热病，包括了许多种疾病在内，一年四季均可发生；

②提出了六淫之邪化热、温邪以及“疠气”等病因学说；③创立了以卫气营血、三焦为核心内容的辨证理论体系，从而为温病学的形成奠定了理论基础；④对温病的各种临床表现进行精细的观察，特别是通过大量临床实践总结出辨舌、验齿和辨斑疹、白㾦等温病独特的诊断方法；⑤确立了温病卫气营血和三焦治则，并针对温病的病因、病机特点，完善了以解表、和解、清热、泻下、祛湿、开窍、息风、养阴、固脱等为主要治法的一整套温病治疗学体系，同时制订了相应的方剂。

在明代医家中，以明末医家吴又可在温病学方面的贡献最为突出。他根据自己的临床观察和体会，在总结大量实践经验的基础上，编著了我国第一部温疫病专著《温疫论》，为此后温疫学派的形成打下了基础。在书中吴氏创造性地提出了一整套有关温热性质疫病（温疫）的独特见解，对其致病原因、受邪途径、病变部位、治疗方法、传染流行等进行了系统论述，在温病学的发展史上产生了深远影响。吴氏强调温疫与伤寒是两类不同的疾病，有“霄壤之隔”。在病因方面，提出温疫的病因并不是风、寒、暑、湿、燥、火六淫之邪，而是感受了自然界一种特殊的致病物质，称之为杂气，而其中致病力较强的，又称为疠气，并对其性质进行了论述。在感受病邪途径和受邪部位方面，吴氏提出了“邪自口鼻而入”、“邪伏膜原”的见解。他又提出杂气致病有物种的选择性，即所谓“人病而禽兽不病”等。在疾病的传染流行方面，吴氏根据自己的实践观察，认识到温病中的某些病种具有强烈的传染性，一旦发病传播极快，“无问老少强弱，触之者即病”，所以称为温疫。正如他所说“疫者，以其延门阖户，又如徭役之役，众人均等之谓也”。而不同的杂气可以引起不同的疾病，且可侵犯人体的特定部位，即“各随其气而为诸病”，“专入某脏腑经络”。在治疗上，强调以祛邪为第一要义，认为祛邪要及时有力，推崇攻下法的功用；并创疏利透达之法，制达原饮、三消饮等方，为温病邪伏膜原的治疗开辟了新途径；同时他又强调温疫的病机特点是易伤阴液，所以在治疗过程中应注意顾护阴液，创滋阴攻下法；尤其对温疫病后期的治疗明确提出了“解后宜养阴，忌投参术”，并创制了一些养阴方，对后世温病养阴理论和治法的确立有着重大的影响；同时，吴氏还提出了针对温疫病因“杂气”寻求特效药物的思想，即“能知以物制气，一病只有一药之到病已，不烦君、臣、佐、使品味加减之劳矣”。

明代医家张鹤腾（号凤逵）所著的《伤暑全书》是我国第一部暑病专著，在温病学的发展史上具有重要的意义。该书对暑病的病因、发病、辨证、诊断、治法和方剂等均有较为详细而系统的论述，不仅收录了前人有关暑病的理论和证治经验，而且还有许多作者自己的创见，对暑病的理法方药颇多发挥。

到清代，温病学有了蓬勃发展，已盛行于大江南北，并涌现出了一批具有杰出成就的温病学家，其中以叶天士、薛生白、吴鞠通及王孟英最为突出，后人称为“叶、薛、吴、王”温病四大家。

叶天士是清代众多温病学家中的杰出代表，被誉为“温热大师”。由他口授、学生顾景文记录整理而成的《温热论》（又名《外感温热篇》《温证论治》），是温病学的奠基之作，为温病学建立完整的理论体系做出了重大贡献。在这一著作中，叶氏系统阐述了温病的病因、感邪途径、侵犯部位、传变趋向和治疗大法。他指出温病系感受温邪（可夹风、夹湿）而病，邪从口鼻而入，先侵犯肺卫，肺卫之邪既可传至中焦阳明胃经，也可内陷心包，前者称为“顺传”，后者称为“逆传”；同时提出了“卫气营血”的辨证论治理论，成为温病学理论的重要核心；深入论述了湿邪的致病特点及流连气分、邪结阳明和邪入营血等温病常见病证的证治规律；详细探讨了“辨舌验齿”、“辨斑疹白㾦”等温病独特的诊断方法，大大丰富了温病诊法的内容。总之，叶氏对温病学的理论和证治原则作了较为全面、系统的论述，形成了较为完整的温病学辨证论治体系。此外，根据叶天士《幼科要略》中有关温病证治内容整理的《三时伏气外感篇》和体现叶氏临床诊治温病经验的《临证指南医案》等，都充分体现了叶氏的学术思想和宝贵经验，不仅补充了《温热论》中某些论述的不足，还为温病的辨证论治提供了范例。叶天士的温病学理论和证治思想至今仍是温病学的主要理论基础，其临床诊治经验更被后世奉为圭臬。

与叶天士同一时代的著名医家薛生白对温病中的湿热病证有较深入的研究，他所著的《湿热病篇》对湿热病证的病因、病机、辨证治疗等进行了较为全面、系统地分析和讨论，特别是对湿热之邪在上、中、下三焦的辨证、治疗和具体方药进行了系统论述，从而进一步充实、完善了温病学的内容。这是中医学史上第一部论述湿热性温病的专著，亦是学习温病学的重要参考书。

其后，著名温病学家吴鞠通在继承叶氏学术成就，尤其是在《临证指南医案》有关病案的理论和经验基础上，结合自己的实践体会，编著了一本系统论述四时温病辨证论治的专书《温病条辨》。在书中他首先明确提出了四时温病的范围和种类，从而为温病病种的划分确立了理论依据。辨证方面，他在叶氏“卫气营血”辨证理论的基础上创造性地提出了“三焦”辨证理论，并在运用中把两者有机地结合起来，从而形成了以“卫气营血”和“三焦”为核心的温病辨证论治体系。这一体系的建立标志着温病学已经走向成熟，自此形成了一门新的独立学科。吴氏以“三焦”辨证理论为依据，论述了温病的发生和发展过程，即所谓“三焦”传变。在治疗上他提出了一整套三焦分证的治则，归纳出辛凉解表、清热化湿、清营透热、清心开窍、养阴生津等各种治法，制订了银翘散、桑菊饮、三仁汤、杏仁滑石汤、加减复脉汤等温病名方。由于该书理论与实践紧密结合，理法方药具备，所以后世把它作为中医学的“四大典籍”之一，是学习中医的必读之书，而在临证时也是诊治温病和其他一些疾病必备的重要参考书。

继之，著名温病学家王孟英“以轩岐仲景之文为经，叶薛诸家之辨为纬”，编著了《温热经纬》。该书以《内经》《伤寒论》《金匮要略》等经典著作中有关热性病证的论述为“经”，以后世叶天士、陈平伯、薛生白、余师愚等医家的温病论著内容为“纬”，所以称为《温热经纬》。在编辑这些文献内容时，还附以一些医家的注释，并结合王氏自身的实践体会，提出了一些独特的见解，从而进一步深化了对有关原文的理解，也充实了温病学的内容。该书溯本求源，纲举目张，对温病学理论和证治进行了全面、系统的整理，是当时集温病学大成之作，在温病学形成过程中具有重要的地位。

除叶、薛、吴、王温病四大医家外，清代还有许多医家从不同角度充实和发展了温病学的理论证治体系。如清初医家喻嘉言在《尚论篇·详论瘟疫以破大惑》中提出瘟疫的治疗应根据上、中、下三焦病位治以逐秽解毒为主。在《医门法律》中还提出了一些有关温病辨治的独特见解，特别对秋季燥邪致病的秋燥深入地论述了其病机特点和治疗方法，提出对燥热伤肺者应使用清肺润燥法治疗，其创制的清燥救肺汤至今仍为临床所常用。清代有不少医家编著了许多温病著作。如杨栗山的《伤寒瘟疫条辨》、陈平伯的《外感温病篇》、余师愚的《疫疹一得》、柳宝诒的《温热逢源》、雷少逸的《时病论》、俞根初的《通俗伤寒论》以及戴天章的《广瘟疫论》等，这些著作都从不同角度丰富充实了温病学的内容。

综上所述，明、清时代的温病学家已系统而全面地论述了温病的病因病机、辨证理论、特色诊断方法以及治法方药等，并对四时常见温病提出了具体的治疗方药，从而使温病学在因证脉治、理法方药等诸多方面从《伤寒论》学术体系中独立出来，形成了一套较为完整的理论体系，成为一门新的学科。这一学科的建立不仅标志着中医治疗急性外感热病在《伤寒论》的基础上有了新的突破，而且也标志着中医学理论和诊治体系的重大发展。

随着温病学的形成，出现了关于《伤寒论》与温病学关系的学术争论，这就是在中医学发展史上的伤寒学派与温病学派之争，又称“寒温之争”。具体参见本章专题简介中的“关于寒温之争”。

（四）近现代

清代以后的半个世纪，随着西方医学逐渐传入中国，新的治疗方法和技术发展较迅速，特别是抗生素等类药物的发现和应用，使急性传染病和感染性疾病的疗效有了很大提高。在这种形势下，中医传统的温病学受到了严峻的挑战和考验。但因运用中医温病学的方法治疗各种急性传染病和其他一些感染性疾病有着西医学所不能替代的独特作用，且使用简便，方药价格较低，所以仍然深受广大人民群众的信赖和欢迎，在临床上仍有广泛的运用，并在实践中积累了一些新的经验，涌现出了一批在温病学领域有较大成就的医家。如张锡纯著有《医学衷中参西录》一书，除主张中医学应与西医学相参合外，还记载了不少颇具特色的温病治疗方剂和临床诊治病案，对丰富温病治疗学内容，开拓温病治疗思路做出了一定的贡献。吴锡璜在诊治温病方面也大力主张中西医汇通，他所著的《中西温热串解》《八大传染病讲义》即充分体现了这一思想。丁甘仁在治疗四时温热病方面颇有心得，在《孟河丁氏医案》里总结了他丰富的临床经验，其中不乏病机分析精辟深入、方药使用严谨独到的典范性医案。此外他还根据自己治疗喉痧的丰富经验编著了《喉痧证治概要》一书，其中所述对喉痧的治法方药也适用于其他各类出疹性温病。何廉臣亦以善治外感热病而著称，他编著的《全国名医验案类编》收载有当时全国各地著名中医治疗温病的验案，为学习和研究温病学提供了宝贵的临床资料。随着早期中医学校教育的开展，各中医学校都把温病学作为必修课程，并编写了相应的教材，如 1927 年山西医学专门学校的杨如侯和广东中医药专门学校的陈任枚分别编写了《温病讲义》和《温病学讲义》。总之，这一时期的中医在治疗外感热病时运用温病学的理论和方法非常普遍，温病学的学术水平也有一定提高。

在 1949 年至今的半个多世纪里，温病学随着中医事业的发展而不断取得新的成就。

首先是温病学理论和诊治方法被广泛运用。由于温病学的理论和诊治方法对防治急性热病有其独特的功效，所以在临床上被广泛运用于急性传染病和感染性疾病的诊治，并取得了显著疗效。1954 年～1956 年，我国部分地区乙型脑炎流行，当时在西医无特效治疗方法的情况下，中医工作者以温病学理论为指导进行治疗，取得了显著的疗效，在全国产生了很大反响，引起了西医界的重视，扭转了一些人认为中医不能治急性病的认识。此后温病学的理法方药广泛运用于治疗流行性脑脊髓膜炎、流行性乙型脑炎、登革热、流行性出血热、病毒性感冒、病毒性肺炎、大叶性肺炎、麻疹、百日咳、急性细菌性痢疾、肠伤寒、钩端螺旋体病、败血症、急性胆道感染、病毒性肝炎、急性泌尿系感染等多种急性传染病和感染性疾病。在1958年北京对小儿腺病毒肺炎、2003年冬春季广州和北京等地对传染性非典型肺炎（SARS）的治疗过程中，中医和中西医结合工作者运用温病学理论和方药都取得了明显的疗效。此外，在内科、妇科、外科、皮肤科、五官科等临床各科的急性感染性疾病或自身免疫性疾病的治疗中，特别是在败血症、休克、急性肾功能衰竭等危重病证的治疗中，也广泛使用温病学的理法方药。随着温病学理论在临床的广泛运用，诊治经验的不断积累和中西医结合工作的普遍开展，在运用传统温病学理论和证治方法的同时，还总结出新的经验，提出了新的思路，创制了新的方药，从而丰富了温病学的内容，促进了温病学的发展。另外，目前在临床上，与现代社会环境、生活方式有关的一些疾病，如免疫性疾病、变态反应性疾病、心脑血管疾病、艾滋病、肿瘤等的发病率有所上升，对于它们中的一些热性病证，运用温病学理论拓展思路，创制新方，也有成功经验的总结，并成为温病学今后的重要研究课题之一。在1958年~1959年群众性除害灭病工作中，运用中草药杀灭害虫也取得一定成效，而在许多急性传染病流行时，往往可采用一些中药进行预防，这显示了中医药在预防疾病，特别是预防温病方面的作用。

在这一时期，有大量的古代温病学文献和各种温病学专著出版。各地系统、深入地整理了许多古代的温病学文献，从20世纪50年代起，中央和各地的出版社分别影印、重版了许多温病学著作，其中有的进行了点校、译释、类编或白话解。在整理历代文献理论和总结临床经验的基础上，先后编写了多种温病学的教科书。温病学界对温病学理论中的一些重大问题开展了讨论，如卫气营血理论与三焦理论的关系及其实质、外感热病的统一辨证纲领、新感和伏邪学说、寒温之争、截断疗法、温邪与“毒”等，促进了温病学的学术发展。同时，还出版了一批具有较高理论水平和临床实用价值的温病学专著，对温病学的理论和临床实际运用进行了较系统、全面的论述，特别是介绍了温病学理论和临床研究的一些进展，对温病学中一些比较重要的学术问题，进行了深入探讨，使温病学中的一些抽象概念得到了进一步明确，理论阐述更为规范系统，认识更加深刻，并对温病学的重要古典文献也进行了较详细的介绍。所有这些文献理论方面的研究工作对继承传统温病学术，促进温病学的发展和提高有重要的意义。一大批名老中医的专著、医案、医话或经验集也被整理、出版，对充实、丰富温病学的内容发挥了重要作用。

随着我国中医高等教育的开展和逐步发展，温病学被列为中医专业的必修课，国家卫生部、国家中医药管理局相继组织编写了多版供不同层次学生使用的温病学教材，提高了温病学学术体系的科学性、系统性和规范性。自1978年后，许多中医院校先后招收了温病学专业的硕士研究生和博士研究生，培养了一大批温病学的高层次人才，不仅促进了温病学的教学、科研和临床工作，也提高了温病学的学术水平。

与此同时，还开展了运用现代科研方法对温病学理论和诊治方法的研究。以现代有关的科学理论、技术方法及实验手段对温病学中的重要理论和主要诊治方法进行深入研究，也是提高温病学术水平的重要途径。例如在温病舌诊的研究方面，探讨了舌象变化的一些实质；在卫气营血理论研究方面，借助西医病理生理、病理解剖等学科的研究，为探索温病卫气营血的病理实质提供了客观依据；对温病中各种病证类型，从生理学、病理学、微生物学、免疫学、生物化学等方面寻找辨证的客观指标等。特别是大力开展了对温病治法方药的研究，在总结临床经验的基础上，对温病的一些常用治法（如清热解毒、攻下泻实、活血化瘀、开窍息风、滋养阴液、救逆固脱等）及其相应方药的药理药效进行了大量的研究，取得了重大的进展，为这些方药的运用提供了较客观、可靠的依据；同时，还对许多治疗温病的验方，进行了有效成分的研究，如治疗恶性疟疾有突出疗效的青蒿素就是从治疟有效药物中提取出来的。为了适应现代临床的需要，也为了满足急性热病治疗的需要，又研制了一批新的制剂，如颗粒剂、合剂、口服液、片剂、注射液等，给药途径由单一的口服扩大到肌肉、静脉、直肠、体表等多种途径给药。其中许多新制剂不仅便于携带、使用方便，更适应临床治疗急重病证的需要，而且提高了疗效，因而在临床上得到广泛应用。有的温病方剂通过研制新的剂型，还拓展了应用范围，如以治疗神昏的温病方剂安宫牛黄丸为基础研制的清开灵注射液，既有较好的清热解毒作用，被广泛用于治疗各种病毒性高热病证，又有较好的活血化瘀作用，用于治疗中风后遗症。这些研究工作虽然仅仅是初步的尝试，但对开拓思路、创立新的理论、发展传统学术，提高临床疗效，促进温病学的发展，都具有深远的影响。

对传统温病学理论和临床研究的深入，以及现代科学技术的广泛运用，为温病学的研究开辟了新途径，提供了新方法。今后，应进一步深化对温病学理论的基础研究，完善传统的温病学理论、创立新的学术思想；同时加强对温病的临床研究，规范中医在感染性疾病方面的诊断、辨证、治疗标准，总结和提高疗效；并进一步积极研制适应临床实际需要的新制剂，不断扩大温病学理法方药在临床的应用范围。这样，使温病学在提高自身学术水平的基础上，更好地为广大人民群众的医疗保健服务。关于温病学的研究思路和方法，可参见本章专题简介中的“温病学的研究思路与方法”。

三、学习《温病学》的要求和方法

本教材的内容是在综合前人理论和经验的基础上结合现代研究成果编写的。其体例结构根据教学要求分为上、中、下三篇。上篇主要介绍温病学的基本理论和基本知识，内容包括温病学学科性质及其发展概况、温病的概念、温病的范围和分类、温病的病因和发病、温病辨证、温病常用诊法、温病治则治法及温病预防护理等。中篇主要介绍各种常见温病的病因病机、诊断要点和辨证论治。具体病种有风温、春温、暑温、湿温、伏暑、秋燥、大头瘟、烂喉痧、温疫、疟疾、霍乱等。下篇为名著选，主要介绍3篇清代温病学的代表性著作，即叶天士的《温热论》、薛生白的《湿热病篇》和吴鞠通的《温病条辨》，对其内容进行归类，阐明含义，使学习者在掌握了上、中篇内容的基础上，通过对原著的学习，进一步深化对温病学理论和具体证治的理解。

学习温病学要根据本学科的特点和学习要求，掌握好以下几个环节：①对温病学的基本理论，如温病的概念、病因发病、辨证理论、特色诊法、治疗原则和方法等要深入理解、牢固掌握，并能融会贯通；②对各种温病的因证脉治，在掌握其各自特点的基础上，要用分析对比的方法，了解其异同，各种温病尽管在发病季节、临床表现上各有不同，但在辨证论治方面，不同温病只要出现相似的病机，其治疗方法就可以相互借鉴；③在学习时贯彻理论联系实际的原则，灵活运用温病学基础理论知识和有关证治内容，联系教材中的医案，并结合临床实际，不断提高分析和解决实际问题的能力；④对本教材上、中、下三篇内容要注意前后联系，上下贯通，有些内容可以相互补充、相互印证。总之，学习本课程的关键在于能深入理解温病学的基本理论，掌握各种温病的辨证论治方法，并能运用到实践中去。这就要求对教材内容要正确理解，重点部分必须牢记，具体的辨治方法要熟练掌握。

七年制中医专业学生对知识的需求量大，接受新知识的能力强，为此本教材在各章正文后又添加了阅读材料。上篇各章之后有“文献辑要”和“专题简介”，中篇各章之后除“文献辑要”外，还有“临床参考”、“病案选读”。“文献辑要”收集古代著名医籍中与本章内容有关的论述，为进一步学习和整理古代文献起到引导和提示作用；“专题简介”主要对在正文中未作详细阐述的现代温病学研究中一些较为集中的问题进行介绍和评述，意在为学生们提供温病学重大理论问题的研究信息；“临床参考”简要介绍了温病学现代临床应用研究的成果，特别是临床上对多种急性感染性疾病和急性传染性疾病的诊治经验；“病案选读”精选了古今有代表性的温病案例，内容与所在章节相吻合，理法方药有章可循，有成功的经验或失败的教训，是进入临床阶段前有必要阅读的资料。

学习温病学要遵照循序渐进的规律，上篇是中篇的基础，上篇和中篇又是下篇的基础。所以对上篇中需要理解的概念、记忆的知识点、归纳的要点等，都应按规定的教学要求完成。中篇四时温病证治，着重培养运用上篇所学基本知识解决临床问题的能力，也为深入理解下篇原著的精神打下基本功。教学中可按照教学大纲的要求，对教材所选温病学名著的学术成就、学术思想、重要论点、典型证候的论治等方面内容较好地领会和掌握，其中的名段名句要熟读甚至背诵，这样既能提高阅读温病学古医籍的能力，又能达到学以致用的目的。

专题简介

关于“寒温之争”

在温病学的形成过程中，随着温病学理论体系的确立，在医学界中围绕着对温病理论的评价及其与《伤寒论》的关系曾展开了一场论争，这就是所谓的伤寒学派和温病学派之争，即“寒温之争”。这一争论与不同医家对伤寒和温病概念的认识有密切的关系。以下对这场论争的内容作一简要介绍。

寒温之争是伤寒学派和温病学派在学术上的争论。所谓伤寒学派是以研究或阐发张仲景《伤寒论》的辨证论治、理法方药为主要内容的众多医家形成的一大医学流派。该学派发端于晋唐，形成于宋金，兴盛于明清。迄今为止，这个学派有关伤寒研究的著作有千余种，代表医家有七百余家之多，影响很大。其中最有代表性的医家有庞安常、朱肱、成无已、方有执、柯韵伯等。伤寒学派强调伤寒是所有外感热病的总称（后世称为“广义伤寒”），所以认为《伤寒论》所论述的伤寒，当然包括了温病在内。因而在温病学形成后，伤寒学派的一些医家认为，《伤寒论》的“六经”证治，同样可用于指导温病的辨治，所以温病不应再另立门户。伤寒学派的代表人物之一陆九芝在他的医学著作《世补斋医学丛书》中就明确提出，六经提纲不单是为感受风寒的伤寒而设立的，所谓“废《伤寒论》则六经失传，废六经则百病失传”。主张临床上辨病治病，有《伤寒论》一书即可。同时认为《伤寒论》中的阳明病证治就是为温病而立，温病热自内燔，其最重要者只有阳明经、腑二证，治疗上对经证用白虎汤，腑证用承气汤，称有此两法，无不可治之温病。并认为神昏之症皆是胃热上扰所致，提出“神昏之病，皆属胃家”，力斥叶天士“逆传心包”之说。由于伤寒学派持有上述看法，因此就对叶天士等温病学家大加指责，说他们创立温病理论是“标新立异”、“离经叛道”。

温病学派则是在温病学形成过程中涌现的一批医家，以吴又可和叶、薛、吴、王等为代表。他们认为温病与伤寒是外感病的两大类别，它们的病因病机完全不同，概念上不能混为一谈，治疗上应严格区分。认为《伤寒论》虽然可指导治疗外感热病，但其内容毕竟“详于寒而略于温”，而其阳明病证治内容虽可运用于温病，但并不能用于温病的所有病证。在学术上主张温病辨证论治必须“跳出伤寒圈子”，有必要创立新论以“羽翼伤寒”。所以提出了治疗温病的一些独特方法，如辛凉解表、疏利透达、芳香化湿、开窍、息风等及相应的方剂。但在温病学派中也有少数医家提出“古方不能疗今病”，或认为《伤寒论》的内容属“屠龙之艺”华而不实，对《伤寒论》之类经典著作的内容有全面否定之嫌，也属偏颇之论。

这两个学派的观点有许多是对立的，也各有一些片面之词，应予客观、公正地进行分析。首先应该肯定，《伤寒论》在治疗外感病方面是有重大贡献的。它所确立的辨证论治原则是后世温病学发展的重要基础，《伤寒论》中许多以清热、通下、育阴、祛瘀等为主要内容的治法方药多可用于温病，并因其疗效确切，已被后世温病学家所汲取，成为温病治疗学的一个重要组成部分，直到现在仍具有很高的实用价值。但也应该看到，《伤寒论》毕竟是东汉末年的著作，由于当时的历史条件和对热性病的认识相对局限，其内容不可能十分完整和全面。随着社会的发展，医学经验的不断积累，医学家们为了适应医疗实践的需要，必然要在《伤寒论》的基础上不断总结，不断发展和不断创新。温病学的产生，反映中医学在治疗外感热病方面取得了突破性进展，是中医临床医学发展的一个重要标志，它与《伤寒论》相比较，无论在理论上或具体诊治方法上，都有了突破性的进展，大大补充了《伤寒论》的不足，从而丰富了中医外感热病治疗学的内容，提高了对外感热病的治疗水平。因此，在温病学说形成后，能较快地为多数医家所肯定、接受和运用。

综上所述，温病学说的产生是历史发展的必然结果，少数伤寒学派医家对此大加指责是没有道理的，而少数温病学派医家认为《伤寒论》中的治法方药不适用于温病的观点也是片面的。实际上，温病学与《伤寒论》在学术上是一脉相承，不可分割的。回顾温病学的发展史，从某种意义上来说，也是温病学在《伤寒论》体系中孕育、发展、变革，以至分化而形成自身体系的过程。所以说，《伤寒论》是温病学形成的重要基础，温病学又是《伤寒论》的发展和补充。既不能认为在《伤寒论》外再有温病学是多此一举，也不能认为有了温病学就可替代《伤寒论》。当然，温病学也还有待在不断的实践、总结和研究中继续进行补充、发展和提高。随着社会的发展，在诊治外感热病方面，中医还需要不断完善传统的理论和方法，并创立新的理论和方法，以适应临床客观实际的需要。

温病学的研究思路与方法

温病学自明清时代形成独立的体系以来，一直处于不断的发展和进一步的完善之中，特别是新中国成立以后，经过中医药工作者的艰苦努力，温病学的内容有了一定的发展，表现在理论上更加系统、完整，且有创新，临床上对外感热病的诊疗水平也有所提高，手段亦更加丰富。更值得一提的是借助于现代科学手段进行的实验研究，有了一些新的探索和发现，使温病学的科学性得到了一定的证实。如果把明清时代从伤寒学说中脱离出来的温病学说称为古代温病学，则发展至今日已形成了现代温病学。在学科的归属上，温病学与《伤寒论》《金匮要略》目前虽都归属在临床基础学科里，但现代温病学不是对某一本书内容的讲解和阐发，而是在总结前人防治温病的理论和经验的基础上，吸取现代科学研究成果，形成的一门研究温病发生发展规律和诊治方法的学科，同时也是中医基础理论的重要组成部分，其学科性质具有临床学科和基础学科的双重性，故应当有自己的研究思路和方法，才能在适应自身发展的环境中得到进一步提高。

(1) 坚持温病学的基本理论，保持温病学的特色

温病学理论体系是历代医家智慧的结晶，现存大量温病学古籍中蕴藏着古代医家与温病斗争的经验积累，在今后相当长的时期内，对于温病学古代文献的整理、研究仍然是必要的，这是对温病学的继承工作。要不断总结温病学的代表医家吴又可、叶天士、薛生白、吴鞠通、王孟英等人的学术思想和临床辨治温病的经验，揭示他们的用药规律，以指导当今的临床实践。对温病学说的继承要特别注意保持其传统的特色，在抗生素滥用导致病菌耐药性增强、菌群失调，以及对病毒性疾病的治疗尚缺乏特效治疗的今天，对温病学特色内容的继承尤为重要。卫气营血学说、三焦学说、毒邪学说、伏邪病因学说，以及清热解毒、透邪外达、通腑泄热、芳香化湿、养阴生津等，都是具有温病特色的基本理论和治疗方法，是温病学术中最为精华的内容，一定要认真研究。目前温病学的理论和经验除用以指导急性传染性、急性感染性疾病的诊疗之外，又扩大到了内科、妇科、儿科、外科等临床各科热性病的诊疗中，其中不乏免疫性疾病的发热、肿瘤病的发热以及其他疑难性疾病的发热病证等。对这些疾病，如果不从温病发展变化的规律入手，探讨病因病机，而只是一味使用西药抗生素，或一味使用寒凉中药，置传统的温病学卫气营血、三焦理论和治则于不顾，舍本逐末，就不可能取得满意的疗效。

(2) 重视和发挥温病学在临床各科的指导作用

温病学来源于《内经》，在《伤寒论》基础上不断发展、充实。但在唐宋之前，温病学说与伤寒学说没有明确划分，唐宋以后开始在概念、病因病机、辨证治疗等方面与伤寒加以区分，至明清脱却伤寒自成体系。可见，温病学只有不断创新，才能发展，而这种创新和发展主要依赖于临床实践活动。现代温病学较之明清时代又有了长足的进步，除文献研究深化固有理论外，通过临床经验的积累，在治法和用药上有了新的发展，使一些急性热病的疗效有了明显提高。随着时代的发展，疾病谱也发生了改变，古籍中从未记载的疾病，如艾滋病、埃博拉病毒感染、传染性非典型肺炎（SARS）等新的传染性疾病相继出现，温病学面临着新的挑战和机遇，而近几十年来，各地运用温病学理论和治法方药治疗临床各科疾病也有许多成功的经验。因此，温病学理论和方法对于临床各科疾病的指导，是温病学研究的重要领域之一。

(3) 借助现代科学技术与手段，中西医理论综合应用

温病学是在长期医疗实践中形成的一门学科，欲使其研究进一步深入，在文献和临床研究之外，还必须进行现代科学研究，才能被世界医学所接受，为广大人民的医疗保健服务。近20年来，研制出的动物模型和复合模型用于卫气营血证候本质、温病方药对某些疾病药理作用的研究中，取得一些成果，为温病证候实质及温病方药的临床疗效做出了科学的说明。利用现代科技手段与方法研究温病学，必须以温病学的基本理论为指导，体现温病学理论特

色，又不悖现代科学的原理，要中西医理论综合利用，中西医学优势互补，中医要学习西医的长处，建立一套中西医结合的温病诊治常规，并利用现代各种检测方法和数据，为温病学的诊疗所用，促进温病学研究向着更为规范、科学的方向前进。

文献辑要

《伤寒论·序例》

《阴阳大论》云：春气温和，夏气暑热，秋气清凉，冬气冷冽，此则四时正气之序也。冬时严寒，万类深藏，君子固密，则不伤于寒，触冒之者，乃名伤寒耳。其伤于四时之气，皆能为病，以伤寒为毒者，以其最成杀厉之气也。中而即病者，名曰伤寒。不即病者，寒毒藏于肌肤，至春变为温病，至夏变为暑病。暑病者，热极重于温也。是以辛苦之人，春夏多温热病者，皆由冬时触寒而致，非时行之气也。凡时行者，春时应暖而反大寒，夏时应热而反大凉，秋时应凉而反大热，冬时应寒而反大温，此非其时而有其气。是以一岁之中，长幼之病多相似者，此则时行之气也……从霜降以后至春分以前，凡有触冒霜露，体中寒即病者，谓之伤寒也（九月十月寒气尚微，为病则轻。十一月十二月寒冽已严，为病则重。正月二月寒渐将解，为病亦轻。此以冬时不调，适有伤寒之人，即为病也）。其冬有非节之暖者，名为冬温。冬温之毒与伤寒大异，冬温复有先后更相重沓，亦有轻重，为治不同，证如后章。从立春节后，其中无暴大寒，又不冰雪，而有人壮热为病者，此属春时阳气，发于冬时伏寒，变为温病。

《素问病机气宜保命集·卷上》

《内经》所谓：“其未满三日，可汗而已；其满三日，可泄而已。”故仲景曰：“太阳病，脉浮紧，无汗，身疼痛，八九日不解，表证仍在，当发其汗，宜麻黄汤。”“少阴病，得之二三日，口燥咽干者，急宜下之，大承气汤。”孰敢执于三四日汗泄之定法也。是以圣人书不尽言，言不尽意，说其大概，此之谓也。经所谓“发表不远热，攻里不远寒。”余自制双解、通圣辛凉之剂，不遵仲景法桂枝、麻黄发表之药，非余自炫，理在其中矣。故此一时，彼一时，奈五运六气有所更，世态居民有所变，天以常火，人以常动，动则属阳，静则属阴，内外皆扰，故不可峻用辛温大热之剂，纵获一效，其祸数作，岂晓辛凉之剂以葱白、盐豉，大能开发郁结，不惟中病，令汗而愈，免致辛热之药攻表不中，其病转甚，发惊狂、衄血、斑出，皆属热药所致，故善用药者，须知寒凉之味，况兼应三才造化通塞之理也。

《温疫论·序》

崇祯辛巳，疫气流行，山东、浙省、南北两直，感者尤多，至五六月益甚，或至阖门传染。始发之际，时师误以伤寒法治之，未尝见其不殆也。或病家误听七日当自愈，不尔十四日必瘳，因而失治，有不及期而死者；或有妄用峻剂，攻补失序而死者；或遇医家见解不到，心疑胆怯，以急病用缓药，虽不即受其害，然迁延而致死，比比皆是。所感之轻者，尚获侥幸；感之重者，更加失治，枉死不可胜计。嗟乎！守古法不合今病，以今病简古书，原无明论，是以投剂不效，医者彷徨无措，病者日近危笃，病愈急，投药愈乱，不死于病，乃死于医，不死于医，乃死于圣经之遗亡也。

《温病合编·序》

轩岐以下，名贤代出。如东汉南阳张太守仲景，著《伤寒论》《金匮要略》，集医中之大成，俾后世治伤寒杂病者，皆得所宗主。其余五气，原别有方论，惜乎兵火散失，遗经不完。其外三大家中，如东垣老人详于内伤而略于外感，虽冬温春温二义能从《内经》悟出，而立方犹不远伤寒。朱氏丹溪，长于温热，善用寒凉，而论治未尽美备。唯金之刘守真，主三焦立论，而不墨守伤寒六经，可谓独辟洪蒙，揭日月于中天矣。然其论混在《伤寒六书》中，要在人眼光采择耳。宋元以来，如庞安常之《卒病论》，立方专主和解，朱肱之《活人书》，温散杂以苦寒，他如韩祗和之《微旨》、王实之《证治》、张子和之《心镜》等书类，皆将温热之病认作伤寒，以伤寒之方混疗温热。不知寒温二字判若霄壤，而所入之门又属殊途。伤寒邪从毛窍入，由表传里；温热邪从口鼻入，由里达表。不察乎此，而概以温散为法，是直以温治温矣，其贻误岂浅鲜哉？明季方中行著《伤寒条辨》，直登仲景之堂，而论温热偏分阴分阳，将四时之感冒风寒者指为寒疫，未免混淆学者之心目。迨吴氏又可出，著《温疫论》，发前人所未发，读之若暗室之一炬。维时崇祯辛巳，疫气流行，故所论但一时之温疫，非常候之温热，而且独主九传，不分三焦，其疏利攻下成方，治中焦实证则得矣，而于风温、湿温、暑温诸证，初传上焦手太阴、手厥阴，宜用清凉轻宣，芳香逐秽诸法，终传下焦足少阴、足厥阴，宜用救阴潜阳诸法，皆未有备。上元戴氏麟郊，著《广瘟疫论》，取吴又可书为粉本而润色之，其论辨至详且明，而立方仍有未尽备者矣。西昌喻氏嘉言，著《尚论篇》《医门法律》《寓意草》三书，其论温病主《内经》立说，直探本原，而中下二篇竟混入伤寒少阴阴证，立方专主温经散寒，一一求合仲景《伤寒论》。岂知伤寒伤人之阳，救阳为急，故主乎温；温热伤人之阴，救阴为先，故主乎清。以喻氏苦心积学之士而误会至此，其他概可知矣。吴阊叶天士出，著《温热论》，穷究入微，独超千古。又得吾淮乡前辈吴鞠通先生著《温病条辨》，取其论辨而推广之。其论证穷流溯源，详审精密，而所立清营、清宫诸方又未能透邪外出，殆未免偏于救阴，有矫枉过正者欤？

《世补斋医书·卷六》

温热之屡变而乱其真也，由于伤寒之一变而失其传，风寒诸病由太阳入阳明者，有《伤寒论》在，尚且各自为说，至温热而漫以为仲景所未言，更不妨别出己见，每先将温病移入他经，或且移作他证，如弈棋然，直无一局之同者。若喻嘉言移其病于少阴肾，周禹载移其病于少阳胆，舒驰远移其病于太阴脾，顾景文移其病于太阴肺，遂移其病于厥阴心包，秦皇士移其病于南方，吴鞠通移其病于上焦，陈素中、杨栗山移其病为杂气，章虚谷、王孟英移其病为外感。尤其甚者，则张介宾、张石顽以及戴天章辈皆移其病为瘟疫，而石顽又移其病为夹阴，娓娓动听，亦若各有一理也者。而不知阳明为成温之薮，古来皆无异说，皆以《伤寒论》阳明方为治。自夫人欲废阳明方，故必先将阳明病移出阳明外。非余之故为訾议也，苟其不然，则东扯西拽者，何以必将千古相传之定法弁髦弃之哉？禹谟曰：宥过无大，刑故无小。不知而移之，出于无心也，过也犹可恕也；知而移之，出于有心也，故也，不可言也。潜窥其隐，恐尚不仅为明昧之分，后有作者或更别有移法，总欲令世人不知有仲景，而乐就其简便之门、新奇之说耳。然此皆将温病移出阳明外者，更有明知其在阳明，亦必谓不可用伤寒方，而自制一二味药，以为此非仲景所知。其实，除此一二味，则仍不离《伤寒论》之葛根、膏、黄。

《伤寒指掌·自序》

金刘河间，叔季人也，扰攘之世，炎火统运，见仲景伤寒，每详于寒而略于温，特著医书四种，其《直格》一书，每多发明温热之理，惜杂于正伤寒内，在乎明眼择取。厥后《绀珠》一书，亦宗河间之法，但以双解散用代麻黄、桂枝等汤以治伤寒，则竟以伤寒为温热矣。不知仲景麻黄、桂枝等汤原治伤寒，河间双解、通圣等法原治温热，两不相侔，不可移易，一经倒施，祸如反掌。嗟乎！寒温之别，判若天渊；寒温之治，反如冰炭，何朦混若此？赖周禹载、薛生白诸先生出，见世之伤寒正病绝少，类症殊多，寒症绝少，热病殊多，恐人误以伤寒正法施治，乃作《温热暑疫全书》济世。夫温热暑疫皆热病也，其云伤寒自表达里，温热自内发外，温病发于少阳，热病发于阳明，仲景黄芩汤治少阳温病，白虎汤治阳明热病，并非伤寒之方，此真发前人所未发，其觉迷救世之功，诚非浅鲜。近又出伤寒第一书，云仲景伤寒，治分九州，此书专主扬州分野。虽其说不足凭信，然观其用药，远热投凉，以透斑解毒为主，亦治温热之良法也。第求其六淫之治，未免寡陋。独叶天士先生所留治案，每寓伤寒于六气之中，妙法精义，无不毕备。其云仲景伤寒，先分六经；河间温热，须究三焦。此即先生分治寒温之大法，明示人不可以足经之药，混治手经之病，只此二语，已得伤寒之肯綮。

《伤寒瘟疫条辨·卷一》

伤寒之邪，自外传内，温病之邪，由内达外。伤寒多表证，初病发热头痛，末即口燥咽干；温病皆里证，一发即口燥咽干，未尝不发热头痛。伤寒外邪，一汗而解；温病伏邪，虽汗不解，病且加重。伤寒解以发汗，温病解以战汗；伤寒汗解在前，温病汗解在后。(鲜薄荷连根捣，取自然汁服，能散一切风毒。)伤寒投剂，可使立汗，温病下后，里清表透，不汗自愈，终有得汗而解者。伤寒感邪在经，以经传经；温病伏邪在内，内溢于经。伤寒感发甚暴，温病多有淹缠，三五七日忽然加重，亦有发之甚暴者。伤寒不传染于人，温病多传染于人。伤寒多感太阳，温病多起阳明。伤寒以发表为先，温病以清里为主。各有证候，种种不同。其所同者，伤寒温病皆致胃实，故用白虎、承气等方清热导滞，后一节治法亦无大异，不得谓里证同而表证亦同耳。

第二章 温病的特点、范围和分类

温病学的研究对象是温病，所以首先应明确与温病概念相关的一些问题，如温病的定义、温病的特点、温病的范围和分类，以及温病与伤寒、温疫、温毒等在概念上的区别。

一、温病的定义

温病是感受温邪而引起的，以发热为主症，多具有热象偏重、易化燥伤阴等特点的一类急性外感热病。

温病的这一定义提示：温病的病因是温邪，其发病是由于外界的致病因素侵犯人体而造成的；温病主要的临床表现是发热，各种温病在病变的不同阶段一般都有不同程度的发热；温病的病理特点是在病变过程中"热象"偏重，且很容易损伤人体的阴液，在温病的后期伤阴现象尤为明显；温病不是某一种疾病，而是许多种外感热病的总称。

在温病的定义中，强调了其证候的基本特征及其所反映出的病因病机属性。提出温病的病因是感受温邪，而这一病因的确立是以证候的"温热"特征为依据的，即通过临床症状及其病理特征的分析，推断其病因是温邪。发热是温病的必有见症，可贯穿于温病发展的全过程，但温病的发热还必须具备热象偏重、易化燥伤阴的"温热"特征，否则即不属于温病发热。所谓热象偏重，除了指热势较高外，还包括在舌象、脉象、全身症状等方面具有"热"的显著征象，如舌质红赤、脉数、面目红赤、烦渴、小便色黄赤而热等，往往在发病之初就可表现为表热之证；所谓易化燥伤阴，是指在温病发展过程中易发生化热化火、耗伤津液的病理变化，反映在临床上则表现为热盛伤津的"干燥"征象，如口渴欲饮、唇齿干燥、舌干苔燥、便结溺少等。而热象偏重和易化燥伤阴是温病区别于伤寒的重要依据。

综上所述，在临床上所见到的急性发热性疾病，如在病变过程中温热的征象显著，甚至在病初就有表热证或里热证，并有明显的热盛伤津表现者，一般多属温邪引起的温病。

二、温病的特点

温病的发生发展及临床表现具有共同的特点，这些特点是区分温病与非温病的主要依据。掌握这些共同特点，对研究温病发生发展、传变规律及掌握其防治方法具有重要的意义。概括起来温病主要有以下几方面的特点。

（一）有特异的致病因素——温邪

叶天士在《温热论》中明确提出了"温邪"的概念，其后温邪成为导致温病发生的病因概念。温病之所以不同于风寒类的外感热病，更不同于各种内伤杂病，就是因为它有不同于其他疾病的特异致病因素——温邪。温邪的范围较广，涵盖了各种能引起温病发生的病因。强调其是温邪，反映了温热是这类病邪的共同性质，所以凡是具有温热性质的外邪，均属于温邪。其中除了四时六淫之邪从热而化的风热、暑热、湿热、燥热以及传统所谓寒邪伏藏化热的温热病邪外，还包括了具有温热性质的“疠气”和“温毒”等多种外邪，而这些温邪分别兼具风、暑、湿、燥、热等病邪的性质。关于各类温邪的性质和致病特点将在第三章论述。

温邪的特异性质有三：①温邪是一种外邪，从外侵犯人体，所以不同于内伤杂病的病因，引起的疾病属外感病；②温邪致病性质属热，引起的疾病有热象偏重、易化燥伤阴等特点，所以有别于伤寒、中风等风寒性质外感病的病因；③不同的温邪多有特定的侵犯人体的途径和病变的部位，所以各种温病的临床表现既有相似之处，又各不相同。实际上，对温邪这一特异性质的判断主要还是根据发病后的临床表现，通过“审证求因”而确定的。

历代医家往往把温病的病因归咎于四时气候的异常变化，所谓“外感不外六淫”。而《内经》“冬伤于寒，春必病温”之论，又使得在较长历史时期内都把寒邪作为温病的主要病因。刘河间从六气皆能化火的观点出发，把外感热病致病的病因扩大到六淫之邪从热化者，或寒邪内伏而化热者。此外，尚有医家提出“疠气”病因、“温毒”病因等，亦是对前者的补充。特别是吴又可的“疠气”学说，对传染病的病因已有一定的认识，并突破了“百病皆生于六气”这一传统认识的局限。吴氏对温邪的特异性有深刻的论述，如认为这种致病物质不同于“六淫”，而由于其“种种不一”，可引起不同的疾病。但在临床上，仍需根据临床表现来分析其兼具的风、暑、湿、燥、热等性质，以便审因论治。总之，六淫之邪从热化者，寒邪内伏而化热者属于温邪，疠气、温毒等因其具有温邪的特点，也属于温邪。

（二）多具传染性、流行性、季节性、地域性

1. 传染性

大多数温病具有程度不等的传染性，其致病因素可以通过各种途径在人群中传播。古人对于温病的传染性早有认识，《内经》中就有关于疫病传染特点的具体记载。如《素问·刺法论》：“五疫之至，皆相染易，无问大小，病状相似”。易，即移的意思，染易即指温病之邪可在人群中移易。《诸病源候论》也提出：“人感乖戾之气而生病，则病气转相染易，乃至灭门，延及外人”。其后刘河间《伤寒标本心法类萃》称疫疠为“传染”，并列有“传染”专节以讨论其证治。吴又可《温疫论》中对温疫病的传染途径更进一步作了具体描述。他说：“邪之所着，有天受，有传染”。所谓“天受”即是指通过空气传播，“传染”即是指通过与患者的直接接触而感染。西医学中的许多急性传染病，凡符合温病基本特点的，即属于温病范围。

关于温病的传染性有几点应明确：①温病的传染性是指大多数病种而言，也有少数温病不具有传染性，如夏季的中暑等，还有一些感染性疾病传染性很小，如大叶性肺炎等，因其具有温病的特征，仍归属于温病的范畴；②各种温病传染性的强弱有很大的差异，有的具有强烈的传染性，有的则传染性较小，这主要取决于温邪的性质、毒力和人体对病邪的反应状态，即正气的强弱，同一种温病在不同的条件下，其传染性也不完全相同，有时表现为传染性极强，有时则传染性明显减弱；③温病虽然包括了多种急性传染病，但也并不是所有传染

病都属于温病范围，如狂犬病、破伤风和多数寄生虫病等传染病，因不具有温病的基本特征，故不列入温病的范围。由此可见，温病不能等同于西医学中所说的传染病。

2. 流行性

流行是指疾病在人群中发生连续传播，从而引起较多、较广泛发病的情况。温病的流行性与其传染性有密切的关系，由于大多数温病具有传染性，所以在一定条件下，可以在人群中连续传播，造成同一时期内同一疾病在一定范围内的扩散蔓延，这就是温病具有的流行性。

流行在古代文献中称为“时行”、“天行”。王叔和在《伤寒例》中说：“非其时而有其气，是以一岁之中，长幼之病多相似者，此则时行之气也”。指出了流行的特点和成因。庞安常在《伤寒总病论》中说：“天行之病，大则流毒天下，次则一方，次则一乡，次则偏着一家”，指出了即使同为“天行”之病，其流行的程度、强弱可以有很大的悬殊。吴又可在《温疫论》中提出：“其年疫气盛行，所患者皆重，最能传染……其年疫气衰少，闾里所患者不过几人，且不能传染”，认为温疫发生有时表现为大范围的流行，有时则只有散在病例，而且与不同的年份有关。不同的温病固然其流行情况各不相同，即使同一种温病在不同的条件下，流行情况也可不同。现代流行病学提出，疾病传播流行程度分为大流行、暴发、小流行和散发几种。流行范围极大，甚至蔓延全国乃至世界各地的称为大流行；在短时期内大量病例集中发生的称为暴发；在小范围内流行或散在发生的称小流行或散发。而有的传染病在经过若干年后可以由散在发生而演变为流行，或一度流行的传染病变为散在发生。这与古代医家的论述是一致的。

引起温病流行的因素是多方面的，流行大小的不同主要与不同病种的病邪性质、致病强度、人群正气状况（抗邪能力）以及病邪的产生及传播条件（如自然因素的气候异常，社会因素的防疫措施、生活健康水平等）等有关。

3. 季节性

温病的季节性表现在温病的发生往往与季节有密切的关系，故有“四时温病”之称，也有称之为“时病”者。有些温病的发病有特定的季节，如春温发生于春季，暑温发生于夏季，秋燥发生于秋季等。而有些温病虽一年四季都可发生，但以某个或某几个季节为多见，如风温、烂喉痧等多发于冬春，湿温、霍乱等多发于夏秋等。温病的发生之所以与季节有关，主要是因为各种温邪的形成及其致病与一年四季的不同气候条件等因素密切相关。不同季节由于气候特点及变化不同，所形成的温邪也各不相同。如春季气候温暖多风，易形成风热病邪，故多风温之病；夏季气候酷热，暑气炎蒸，易形成暑热病邪，故多暑温之病；长夏天气虽热，但湿气亦重，易形成湿热病邪，故多湿温之病等。同时，不同季节的不同气候变化对人体的功能活动也可发生各种影响，造成人体对某些病邪易感。如冬春季节肺卫功能比较低下，故风热病邪易侵犯肺卫，病变以上焦为主；夏秋季节热盛湿重，人体脾胃功能呆滞，水谷之湿易停聚于里，这时就易导致湿热病邪侵犯脾胃，病变以中焦为主。由此可见，温病的季节性特点，主要是不同季节气候变化对病邪产生、传播和对人体功能影响的结果。

4. 地域性

温病的发生和流行还常表现出地域性特点，即某一温病在某一地域较为多见，而在其他地域则少见或不见。这主要是由于我国幅员辽阔，地形复杂，不同地域的地理环境不同，气候条件差别很大，人们的生活习惯各异，从而影响了温病病邪的产生和传播。如东南沿海地区夏季炎热潮湿，易形成湿热病邪，所以湿热类温病易于发生。叶天士说：“吾吴湿邪害人最广。”“吴”是指江南苏州地区，为水网地带，水多湿重，故湿邪致病较多见。推而广之，凡具有这一地域特点者，都易有湿邪致病。如陈平伯更明确指出：“东南地卑水湿，湿热之伤人独甚。”又如华南地区夏季气候炎热，雨水多湿气重，故不仅多暑热暑湿引起的暑温及暑温夹湿等类型温病，而且在一般温病中也易兼夹湿邪为患。在炎热潮湿的地区还易孳生蚊蝇而容易传播疟、痢等病邪。另一方面，不同地域居住的人们在生活习惯、卫生条件等方面存在的差异，也会对温病致病之邪的感受、发病、传播产生影响。如有些地区人们在饮食习惯上喜吃生、冷食品，一旦食品不洁，外邪就会乘机侵入，而导致脾胃系统的温病（多为湿热类温病）发生。又如卫生条件比较差的地区，易于孳生虱子、跳蚤等温邪的传播媒介，从而为某些温病的发生、流行提供了条件。这样，温病的发生就表现出地域性。当然，有些温病的发生可不受或较少受地域的限制，所以温病的地域性也是相对的。

温病的以上几个特点都与其特异性的致病因素温邪有必然的联系，而且相互之间又有密切的关系。温病的传染性与流行性主要是由温邪的特性和毒力所决定的，而季节的变化和地域的不同也是促使其传播和流行的条件；温病的季节性和地域性主要与气候变化和地理环境有关，但温邪的性质和毒力也是重要的影响因素。掌握了温病的这些特点，对于温病的预防尤其有重要的意义。

（三）病程发展具有一定的规律性

温病大多发病较急，发展较快，病程一般不长，这是区别于内伤杂病的一个重要方面。温病发展过程的一个规律性表现是温病发展一般都有一总的趋势，即病邪由表入里、病位由浅入深、病情由轻转重、正气由实致虚。温病类型虽然很多，但发病初起大多从卫分表证开始，病位较浅，病情较轻。随着病程发展，病邪内传入里，病情随之加重，出现里热实证。此后如病变继续发展，病情进一步加重，则可出现邪热更甚而正气虚衰或邪热虽减但正气衰败的严重局面。温病发展过程的病理变化主要表现为人体卫气营血与三焦所属脏腑的功能失调和实质损害。叶天士在《温热论》中所说：“大凡看法，卫之后方言气，营之后方言血”，吴鞠通在《温病条辨》中说：“上焦病不治，则传中焦，胃与脾也；中焦病不治，即传下焦，肝与肾也。始上焦，终下焦”，都论述了温病的发展规律。一般说来，温病初起，大多邪在卫分，病变以上焦肺卫为主；温邪由表入里，由卫分传入气分，病变则大多以上焦肺及中焦阳明胃肠为主；若上焦肺卫之邪不传入中焦阳明气分，而直接内陷心包，则为“逆传心包”。气分邪热亢炽，如进一步发展内传，就可深入营分，并进而深入血分，引起广泛动血，此时病变常涉及全身多个脏器，造成有关脏器功能的衰竭，病情也最为危重。在温病后期，因温邪久留，导致人体阴液大伤。其中有的以损伤肺胃之阴为主，病变仍在上中焦，有的则可耗竭肾阴，甚至引起虚风内动，其病变侧重于下焦。温病前期阶段往往邪在卫分、气分，病变以肺、胃、肠为主，多以人体的功能失常为主；在中期和极期阶段，或气分邪热更加炽盛，阴津明显耗伤，或病邪深入营血，甚至有闭窍、动风、动血之变；到了后期阶段，因温邪久留，使人体阴液大伤，可导致肺胃阴伤或肾阴耗竭。在病之中后期，病变多以人体阴液的明显亏损和重要脏器的实质损害为主。但病变过程中，人体的功能失常与实质损害往往是同时存在的，只是在不同的病变阶段其侧重点不同而已。

温病发展规律性的另一表现是病程发展具有较明显的阶段性，这也是温病区别于内伤杂病的重要标志之一。温病的阶段性主要表现在其病变过程可用卫分证、气分证、营分证、血分证或上焦证、中焦证、下焦证来概括。温病在病变初期大多是温邪袭于卫表，表现为恶寒发热等表证的病理改变，多为正盛邪轻；温病的中期阶段，邪正剧烈相争，属正盛邪实，故多表现为高热、神昏、斑疹出血等里实热证的病理改变；温病的后期阶段，常常以正损为主要病理改变，属邪衰正损，邪少虚多，特别是肺胃阴伤或肝肾阴伤的证候表现较为突出。温病的全过程有一定的时限性，短则一、二周，长则数月，如不发生死亡，一般都可以逐步恢复正常，但少数温病在罹患后会留下一些诸如肢体功能障碍、失明、痴呆等后遗症，或导致某些杂病的发生，如烂喉痧愈后可能会发生水肿、心悸、痹证等。

上述温病发展的规律是就一般情况而言，在临床上，温病发展传变的情况千变万化、错综复杂。病邪性质不同、患者体质的差异，以及治疗措施的正确与否，都可能直接影响病情的变化，所以这种病程发展的规律是相对的。如临床上有的温病初起不从卫分开始，一起病即病发于里而出现里热见症，甚至出现营血分见症；有的温病传变不按卫气营血、三焦顺序，有从卫入营者，有由营外达气分者；有的温病在发展过程中证候重叠交错，出现上中焦同病、卫气同病、气营同病等情况；也有的温病由于邪势不重或治疗及时，在短时间内病邪即消退，正气很快恢复而不发生传变，或不出现营血分症状及其他严重的虚损见症。

（四）临床表现具有特殊性

温病之所以不同于其他疾病而成为一类独特的疾病，其根本原因就在于它有特异的致病因素，这反映在临床上成为一些相应的独特症状表现。这些表现既是温病区别于其他疾病的客观依据，也是各种温病的共同特征。概括起来主要有以下几方面。

1. 起病急，传变快

温病大多起病急骤，常常是一病很快就卧床不起。病变过程中传变较快，变化较多。病情严重者，可一日一变，甚或“一日三变”。这与一般内科杂病的起病情况和演变过程显然不同，但某些湿热类温病如湿温，起病相对较缓，传变较慢，病情发展较稳定。所以上述的“急”、“快”也是相对而言的。

2. 发热为主症，热象偏重

发热是温病的主症，各种温病自始至终都有发热表现。只是不同类型的温病和温病的不同阶段，发热的性质和具体表现有所不同。如一般在病之初表现为表热证，继则呈里热证，后期多出现虚热证。温病发热与外感风寒发热等病证的区别，在于它还具有热象偏重的特点，即不仅热势较高，还表现出烦渴、尿赤、舌红、苔黄等一系列“热”的征象。如温病初起邪在卫表时，即表现出发热重恶寒轻、口微渴、舌边尖红、脉浮数等表热特点，与伤寒初起以“寒”象为主，表现为恶寒重发热轻、口不渴、舌不红等表寒症状有明显区别。邪热入里后热势更加炽盛，并伴有心烦、小便黄赤短少、苔黄舌红、脉数等热盛征象。温病到后期多表现为虚热证，与伤寒后期多为虚寒证也有所不同。

3. 易化燥伤阴

化燥伤阴是指温病过程中由于热邪损伤阴液而出现一系列干燥征象的病理特征。温为阳热之邪，易灼伤阴液，尤其是热邪炽盛高热不退时，阴液损伤更为严重。正如吴鞠通在《温病条辨》中所说："温热阳邪也，阳盛伤人之阴也。"所以在温病过程中伴随着邪热亢炽，极易出现口渴舌干、唇焦齿燥、小便短少等由于阴液受伤而产生的干燥征象。在温病后期，这种化燥伤阴的变化尤为严重。一般说，邪在上焦、中焦卫分气分阶段，伤阴以肺胃之阴为主，程度尚轻，表现以口鼻唇咽的干燥征象为主；邪入营血或深入下焦，则阴伤程度大多深重，常表现为全身性的津枯液涸，甚至导致肝肾阴精耗竭。

但须指出，温病中由湿热病邪引起的病种如湿温病，其初起阶段化燥伤阴的病理变化并不明显。这是因为湿为阴邪，其性黏腻，致病虽与热相合，但发病初起阶段多湿邪偏重，在湿邪化燥化火以前，呈现湿重于热的病理特点，故较少出现阴液耗伤的干燥征象。然而随着病情的发展，湿热可以逐渐化燥化火，其病机变化便和一般温病相同，化燥伤阴的病理特点就会突出地表现出来。但由于湿热化燥化火是个渐进的过程，所以在湿热病病程发展中，可能会出现湿邪未尽，阴液已伤的情况，这是湿热类温病临床表现的特殊性。

4. 易内陷生变

由于温邪传变迅速，所以病程中常因邪热炽盛、正不敌邪，导致邪热深陷于里，犯及营血和心、肝、肾等重要脏腑，从而出现一系列险恶证候。如皮肤斑疹密布，腔道出血，神志昏迷，手足抽搐，正气外脱等。其中斑疹和衄血、咯血、呕血、便血、尿血等出血病证是热陷血分，迫血妄行所致；神昏是热邪内闭心包的结果；手足抽搐是热陷肝经，热盛动风的表现。以上见症均是温病严重而危急的证候，如不及时有效地进行治疗，可进一步引起正气外脱而危及生命。

掌握了温病临床表现的上述共同特点，就可以在临床上将其与感受风寒等邪引起的外感热病和其他内伤杂病作出区别。但上述温病的独特表现，是就温病的整体情况而言的，如针对某一个具体病种或某一个温病患者而言，这些特点所表现的程度往往有很大的差别。如许多湿热类温病起病较缓、传变较慢、病势缠绵、病程较长，初起时热象不显，后期既可化燥伤阴而有动风、动血之变，亦可因寒化伤阳而表现为湿胜阳微的寒湿证；也有些温病临床症状较轻，较少有内陷生变的表现。

三、温病的范围及命名

（一）温病的范围

温病是外感热病中性质属热的一大类别，它包括的范围非常广泛，在外感热病中除了风寒性质以外的疾病几乎都属于它的范围。根据历代中医文献记载，温病的范围是随着温病学的发展而逐步扩大的。在明清之前，温病所指范围较小，多数医学文献中所说的温病仅指发生于春季的一种性质属热的外感热病。明清以后随着温病学的发展形成，温病的范围扩大为包括一年四季多种外感热病在内的一大类疾病。如《温病条辨》说："温病者，有风温、有温热、有温疫、有温毒、有暑温、有湿温、有秋燥、有冬温、有温疟"，基本上确定了温病所包括的范围。本教材所介绍的温病主要有风温、春温、暑温（包括暑湿）、湿温、秋燥、伏暑、大头瘟、烂喉痧、温疫、疟疾、霍乱等。另外尚有一些急性传染病和感染性疾病，如湿热痢、湿热黄疸、麻疹、风疹、水痘、痄腮、百日咳、白喉等，其性质和特点都属于温病的范畴，但由于课程教材编写分工的关系，已分别列入内科、儿科、喉科等相关教材中，本教材中不作讨论。有关温病所指范围的历史演变具体情况，可参见本章专题简介中“历代关于温病概念的演变”。

温病学中所讨论的病种与西医学中的急性感染性疾病，特别是许多急性传染病有关。如多发生于冬春季的以肺为病变中心的急性外感热病，中医多诊断为风温，西医则多诊断为肺炎；多发生于夏秋季节的以脾胃为病变中心的急性外感热病，中医多诊断为湿温，而西医多诊断为肠伤寒之类。根据临床实践观察，中医温病学所讨论的温病大致包括了西医学以下几类疾病。

1. 多种急性传染病

指符合温病特点的一些急性传染病。①常见的病毒性疾病：流行性感冒、病毒性肺炎（其中包括传染性非典型肺炎）、流行性乙型脑炎、登革热及登革出血热、流行性出血热、麻疹、风疹、流行性腮腺炎、传染性单核细胞增多症等。②常见的细菌性疾病：流行性脑脊髓膜炎、伤寒、副伤寒、沙门氏菌属感染、霍乱、猩红热等。③常见的立克次体病：流行性斑疹伤寒、地方性斑疹伤寒等。④螺旋体病：钩端螺旋体病等。⑤原虫病：疟疾等。但不是所有的传染病都属温病，如破伤风、狂犬病等传染病，因不具有温病的特点，所以不列入温病范围。

2. 具有温病特点的某些急性感染性疾病

如大叶性肺炎、支气管肺炎、化脓性扁桃体炎、败血症等。这些病一般传染性不明显。

3. 少数非感染性的急性发热性疾病

如中暑病、热射病、变应性亚败血症、小儿夏季热、急性白血病等。因它们亦具有温病的特点，故可归入温病范围。

由上可见，温病虽包括了多种急性传染病，但并不是所有的传染病都属于温病，而温病包括的病种有些并不具有传染性。因此中医的温病与西医的传染病两者不能完全等同。

（二）温病的命名

温病病名的确立主要是以发病季节、发病季节的时令主气及临床特点为依据。其中以发病季节为命名依据的有发生于春季的春温，发生于冬季的冬温；以时令主气为命名依据的有发生于春季的风温（春季主气是风），发生于夏季的暑温（夏季主气为暑），发生于长夏季节的湿温（长夏季节主气是湿）；有的病种如秋燥是根据发病季节（秋季）并结合了时令主气（秋季主气是燥）而命名的；以临床特点为命名依据的有大头瘟（以头面肿胀为特点）、烂喉痧（以咽喉腐烂、皮肤丹痧密布为特点）、疟疾（以寒热定时发作为特点）、霍乱（以突然上吐下泻为特点）等。此外，还有根据疾病流行情况命名的病种，如温疫，或称天行病、时行病等。实际上，温疫或天行病、时行病并非单一的病种，而是温病中具有强烈传染性以至引起流行的一类疾病，上述一些温病，一旦发生了大范围的流行，就可以称之为温疫。此外，发生于秋、冬季节的伏暑病是以发病初起的临床特点（初起即表现出暑热或暑湿内伏的证候）为依据，联系发病季节的时令主气（发病在秋冬，而秋主燥、冬主寒，当时并无暑邪可以感受）进行分析，推导认为本病是因夏季感受暑邪伏藏体内，至秋冬发为具有暑邪特点的温病，故命名为“伏暑”。

四、温病的分类

温病的分类，就是将温病范围内的众多病种，根据其某些共性，划分为若干类别，以利于临床执简驭繁，指导辨证施治，同时亦有助于学习时掌握规律。温病的分类是以不同温病所具有的某些共同点为依据的。温病的疾病种类虽多，病因不同，但它们之间可找出一些共同之处，这些共同之处，就成了它们划归为一类的基础。

（一）根据病因和病证性质分类

各种温病致病原因和初起表现虽不相同，但通过“审证求因”，其临床证候所反映出的病因性质不外温热和湿热两类，以此为依据，可把温病分为温热类温病和湿热类温病。温热类温病有风温、春温、暑温、秋燥、大头瘟、烂喉痧、暑热疫、温疟等。这类温病虽然发病季节和感受的时令温邪不同，但本质上都是温热性质病邪为患，大多发病较急，发展较快，临床症状发热显著，易损伤津液，病情严重者可出现邪热内陷而引起昏迷、抽搐的危重局面。针对温热性温病的病理特点，对其治疗应以清热保津为原则。湿热类温病主要有湿温、暑温夹湿、伏暑、湿热疫、湿疟、霍乱等。这类温病，在病因上都是湿热相兼为患，有的表现为湿中蕴热，湿重热轻；有的表现为湿郁热蒸，两者俱盛；有的表现为热盛湿轻，与温热类温病较相似。湿为阴邪，性质腻滞，致病虽与热邪相合，但如初起时湿邪偏重，则其起病一般较缓，发展较慢，初起发热和伤津的征象多不显著，对其治疗以化湿透热为原则。如邪热较盛而湿邪次之，则当以清热为主，辅以祛湿。

关于按病因是否夹湿来划分温热类温病和湿热类温病，有两点应明确。一是温热类温病虽属纯热无湿者，但有时在病变过程中往往也可兼夹湿邪为患。如风温属温热类温病，但在病变中可见到风热夹湿的病证，暑温病亦常有暑热夹湿的病证，其中湿邪较明显的又称为暑湿。而湿热类温病虽属湿与热合而为患，但在湿热类温病中也有不兼夹湿邪的病证，如伏暑既有初起发于营分而不夹湿邪者，也有在病变过程中不兼夹湿邪者。所以温热类温病与湿热类温病的区分是相对而言的。不过在温热类温病中即使出现热邪兼湿的情况，一般仍是以温热为主，兼湿为次，与湿热类温病初起时往往以湿为主或湿热俱重的情况有所不同。二是湿热类温病在发展过程中随着湿邪化燥，热邪化火，其病邪性质也就由湿热相兼转化为热甚于湿，进而形成纯热无湿的火热之邪，临床表现和病机变化与温热类温病殊途同归。所以温病虽有温热、湿热之分，但这两大类型之间并不是截然分开的，更不能将其完全对立起来，而应在掌握温病温热、湿热这两大“纲”的基础上，抓住不同类型温病的辨治要领，临床上才能正确地进行辨证论治和把握其发展转归。有关温热类温病与湿热类温病的划分问题，还可参考本章专题简介中“温热性温病和湿热性温病”。

以下把温热类温病与湿热类温病作一列表比较。

表 2-1 温热类温病和湿热类温病比较表

	温热类温病	湿热类温病
病邪性质	纯热无湿（如风热、暑热、燥热）	湿热相兼（如湿热、暑湿等）
发病部位	多为肺卫，亦可发于阳明气分或心营	多为脾胃，亦有发于少阳等部位

	温热类温病	湿热类温病
起病、传变及病程特点	起病较急，传变较快，病程一般不长	一般起病较缓，传变较慢，病程较长，缠绵难解
证候特点	热象显著，易出现化燥伤阴征象。初起多见肺卫表证或里热亢盛证；进而可见热入营分、热闭心包、热盛动风、热盛动血等病证；后期则多见气阴两伤，出现肺胃阴伤甚至肝肾真阴亏损证	一般在初起时发热及伤阴表现多不明显，而阳气被遏征象较著，表现为湿重热轻；继之则病邪留恋气分，出现湿热并重或热重于湿之证；后期既可燥化伤阴，出现腑实、营血分证，亦可伤阳，出现湿胜阳微证
治疗特点	以清热救阴为大法，宜用辛凉、辛寒、苦寒、甘寒、咸寒等方药	以化湿清热为大法，宜用芳香、苦温、苦寒、淡渗等方药
包括病种	风温、春温、暑温、秋燥、大头瘟、烂喉痧、暑热疫、温疟等	湿温、暑温夹湿、伏暑、湿热疫、湿疟、霍乱等

（二）根据发病初起的证候特点分类

即根据温病发病初起的证候特点，可将温病分为新感温病和伏邪温病两类。新感温病是指感受时令病邪后即时而发的温病；伏邪温病是指感受外邪后未立即发病，邪伏体内经过一段时间后才发病的温病。前人的这种认识，实际上是根据温病发病初起的不同证候表现而推导出来的。新感温病多指初起病发于表，以肺卫表热见症为主要表现的一类温病，如风温、秋燥、冬温等；伏邪温病则是指初起即病发于里，以里热见症为主要表现的一类温病，如春温、伏暑等。如发病初起既有里热见症，同时又兼有卫表见症的则称为新感引动伏邪，春温、伏暑等伏邪温病有时可见到这种表里同病的情况。至于夏季发生的暑温、长夏易发的湿温，初起虽见里证，但仍属于新感温病范围。因为这种里证分别是由于时令病邪——夏季主气暑与长夏主气湿的致病特点所决定的，即暑邪好发于阳明，湿邪易困阻太阴，与伏邪外发的里热证有所不同。也就是说其发病后的证候特点与时令病邪的致病特点是一致的，所以仍属新感温病。

区分温病的新感和伏邪，其意义主要在于识别温病的发病类型，提示病位浅深和病情轻重，掌握传变趋向，从而有助于临床辨证论治和判断预后转归，有一定的指导意义。关于新感与伏邪温病的具体区分等问题将在第三章中详作介绍。

五、温病与相关概念的分析

（一）温病与伤寒

温病与伤寒都是感受外邪而引起的疾病，都属于外感热性病的范畴，二者在概念上有密切的联系，但在病因、感邪途径、病机、证治等方面却有很大的区别。在明确温病概念的基础上，还须进一步明确温病与伤寒在概念上的关系，并进而分析温病与伤寒在证治方面的区别。

1. 温病与伤寒在概念上的联系和区别

温病与伤寒都是外感热病的疾病名称，它们在概念上既有区别又有联系。在不同时代的中医文献中，对两者含义、所指范围及相互关系的认识是不完全相同的。

（1）伤寒、温病均有广义、狭义之分

广义伤寒是一切外感热病的总称，包括的范围非常广泛，凡由外邪引起的外感热病都属于其范围，其中既有风寒性质的，也有温热性质的。正如《素问·热论》所说："今夫热病者，皆伤寒之类也。"《难经·五十八难》更为具体地指出"伤寒有五：有中风，有伤寒，有湿温，有热病，有温病"。其中中风、伤寒属风寒性质，湿温、热病、温病则属温热性质。由此可见，"伤寒有五"之伤寒是一切外感热病的总称，即为"广义伤寒"，而五种伤寒之一的伤寒，则为感受寒邪引起的外感热病，属"狭义伤寒"。

温病所指的范围是随着温病学的发展而逐步扩大的。温病学形成之前，温病包括在广义伤寒之内，只是特指发生于春季的一种外感热病，因此可视为"狭义温病"。随着温病学的形成，温病的范围逐步扩大，已成为多种外感热病的总称，它几乎包括了外感热病中除风寒性质以外的所有病种，因此现代温病学所讲的温病实际上是广义的温病。与此相对，狭义伤寒的概念在目前所指的范围主要限于感受寒邪而初起表现为表寒证的外感热病。

（2）温病可隶属于广义伤寒而有别于狭义伤寒

温病无论是广义的还是狭义的都可隶属于广义伤寒范围，因为广义伤寒是一切外感热病的总称，而温病作为外感热病中性质属热的一类，自然包括在内。

温病与因感受寒邪引起的狭义伤寒是外感热病中的两大类别，两者是并列关系。但随着温病范围的扩大，四时外感热病中的绝大多数病种包括在温病之内，因此它与狭义伤寒的这种并列关系也就不完全对称了。根据古代文献记载，在晋唐以前一般都把"寒"邪作为引起外感热病的主要病因，从而把一切外感热病都统称为伤寒。认为"寒"虽为冬令主气，但可引起四时外感热病。冬感寒邪即时而发的为伤寒（狭义伤寒）；冬感寒邪伏藏体内至春、夏化热而发的为温病、暑病。金元以后，随着对外感热病认识的加深，开始主张寒温分论。明清以后，随着温病范围扩大，温病学形成独立体系，"广义伤寒"概念的运用也就越来越少了。更多的医家为了临床辨证论治的需要，强调温病与伤寒（指狭义伤寒）要明确区分，概念上不能混为一谈，治疗上各有其独立的体系。

2. 温病与狭义伤寒的证治区别

温病与狭义伤寒虽同属外感热病，但因证脉治有很大的不同，临床必须严格鉴别。在病因方面，温病是感受温邪而发病；伤寒是感受寒邪而发病。在感邪途径方面，温邪多从口鼻而入，先犯手太阴肺经或中焦脾胃；寒邪多从皮毛而入，先犯足太阳膀胱经。在病机方面，由于温为阳邪，化热极速，易伤阴液，故病之后期易出现肺胃阴伤或肝肾阴涸之证；寒为阴邪，化热较慢，易伤阳气，故病之后期易出现太阴、少阴阳衰之证。在证治方面，由于温病包括了一年四季发生的多种温热疾病，与发于冬季的伤寒难以进行全面比较，因此这里将与狭义伤寒有一定可比性的风温作一举例。风温病初起，邪犯肺卫，肺气失宣，表现为发热微恶风寒，无汗或少汗，头痛咳嗽，口微渴，舌边尖红，苔薄白欠润，脉浮数等，治宜辛凉清透以疏风散热；伤寒初起，寒邪束表，卫阳被郁，表现为恶寒重，发热头痛，关节疼痛，口不渴，舌苔薄白而润，脉浮紧等，治宜辛温发汗以祛风散寒。在温病过程中，由于风温阴伤较明显，所以要处处顾护阴液；在伤寒过程中，由于寒邪易伤阳气，所以要注意保护阳气。在风温后期，须注重滋养肺胃之阴；而伤寒后期多用温补太阴或少阴之法。以下把风温与狭义伤寒的鉴别内容列表作一比较。

表 2-2　风温与伤寒（狭义）鉴别表

	风温	伤寒
病因	风热病邪	风寒病邪
感邪途径	邪从口鼻而入，先犯肺经	邪从皮毛而入，先犯膀胱经
病机特点	初起邪犯肺卫，继则肺胃热盛，甚则热陷心营，后期易伤肺胃阴液	初起寒束于表，郁闭卫阳，继则寒邪化热内传入里，后期易伤脾肾阳气
初起证候	呈表热证，发热重，恶寒轻，口渴，咳嗽，无汗或少汗，苔薄白舌边尖红，脉浮数	呈表寒证，恶寒重，发热轻，头痛身痛，无汗，苔薄白，脉浮紧
初起治法	辛凉解表	辛温解表
初起用方	如银翘散、桑菊饮等	如麻黄汤、桂枝汤等
后期治法	滋养肺胃	温补脾肾
后期用方	如沙参麦冬汤	如理中汤、四逆汤

从上表可以看出，风温与伤寒从病因病机到证候、治疗都有明显的不同，而这些区别的关键是二者的临床表现有别。如其病因性质的属寒属热，主要是根据证候的热象和寒象推断出来的，而治疗的辛凉解表和辛温解表亦是根据证候的表热和表寒而确定的。再者，寒、温的区别主要是初起阶段的证候表现，一旦寒邪化热传里，则往往与温病的里热证相似，治疗亦殊途同归。但因二者有伤阴、伤阳之别，所以在后期的治疗又有所不同。

（二）温病与温疫

温疫是温病学中具有特定含义的病名，它与温病在概念上密切相关但又有区别。由于古代文献对两者的关系说法不尽一致，为了避免认识上的混乱，所以有必要作一讨论。

1. 温疫的含义

（1）疫的含义

疫是指外感疾病具有强烈的传染性以致发生流行而言。《说文解字》说："疫，民皆疾也"。所以"疫"作为一个疾病名称，包括了具有强烈传染性并能引起大流行的一类疾病。这类疾病在性质上亦有寒、热、湿、燥的不同，包括范围较广泛。

（2）温疫的含义

温是指疾病的性质，疫是指疾病具有强烈传染性并能引起流行。故温疫就是指温热性质的一类疫病，也就是说，温疫是温病中具有强烈传染性，并能引起流行的一类疾病。但要说明的是，古代文献中还有瘟疫名称的记载，它与温疫的含义有所不同。古代文献所说的瘟，其含义实与疫相同，是指疾病具有强烈传染性并引起流行，而不是指疾病的温热性质。所以瘟疫实为一切疫病的总称，它既包括温疫，也包括寒疫、湿疫、燥疫等在内。

2. 温病与温疫在概念上的关系

温病是一切温热性质外感热病的总称，它既包括了具有强烈传染性和流行性的一类温病，也包括了传染性、流行性较弱及少数不传染的温病。温疫则是指温病中具有强烈传染性并能引起大流行的一类，自然属于温病范围。为了体现其传染和流行的特点，区别于一般温病，所以称为温疫，但从性质来说二者并没有实质性的区别。王孟英在《温热经纬·湿热病篇》中引喻嘉言的话说："湿温一证，即藏疫疠在内；一人受之则为湿温，一方受之则为疫疠"。是说具有传染性的湿温病，在散发的情况下，可称为湿温，如引起大范围流行，则又称为疫疠，亦即温疫。由此可见，温病与温疫概念的区别就在于其传染性和流行性的大小强弱。就是说温病中具有强烈传染性并引起大流行的称为温疫，不传染或传染性小呈散在发生的则称为温病。

在历代文献中，对温病与温疫二者在概念上的区别有一些不同意见，可参见本章专题简介中"前人对温病与温疫关系的认识"。

3. 区别温病与温疫的意义

由于温疫是一类具有强烈传染性，可以引起流行的疾病，而且往往来势迅猛，病情较重，危害性较大，所以在概念上把温疫与一般温病相区别就可以加强对温疫在防治方面的重视，特别是采取各种有力的预防措施，包括隔离、消毒等，以防止温疫的扩散和蔓延。在温病学的形成过程中曾产生过以温疫为主要讨论对象的学派，称为"温疫学派"，该学派以吴又可为代表，其具体情况及学术主张可参见本章专题简介中"温疫学派简介"。

（三）温病与温毒

温病与温毒在概念上的关系既有联系又有区别。

1. 温毒的含义

在古代中医文献中，有关温毒的含义大致有两种：一为病名概念，指具有独特表现的一类疾病，即温毒疾患；一为病因概念，指温病中的一种致病因素，即温热毒邪。前者是疾病名称，后者则是指病因。本节主要讨论前者，后者将在第三章讨论。

古代医家对温毒概念的认识不尽一致。温毒之名最早见于王叔和《伤寒例》，该书载："阳脉洪数，阴脉实大者，更遇温热，变为温毒，温毒为病最重也"。认为温毒是冬伤于寒，伏而未发，过时又遇温热之邪而发病，临床症状较严重的一种疾病。到《肘后方》中就明确指出了"温毒发斑"的临床特点是肌肤发出斑疹。郭雍《伤寒补亡论》中对温毒的病因病机和临床表现进行了较系统的论述，提出温毒一病，既非伤寒，又非温病，其发生是在冬季先感受冬温不正之毒，又感受寒邪，毒为寒所折，毒不得入，亦不能退，到天气暄热去其外寒而温气得通，郁于内的热毒得以向外而伤及肌肤，使皮肤出现斑疹如锦纹，或烂为疮。除此以外，有的医家认为温毒不是一种单独的疾病，而是发生于温病、伤寒之中的一种特殊病证，如熊立品在《瘟疫传症汇编》中对温毒的临床表现作了进一步的说明，"温毒：凡伤寒、瘟疫并各种温病，初感外邪未得解散，留滞经络、肌肉、脏腑，杳无出路，常于颈、项、胸、胁、腰、膀、胫中忽然焮肿，或小如李实，或大如覆杯，坚硬红晕，痛如锥刺，畏寒作热"。而《温病条辨》则把大头瘟、蛤蟆瘟等作为温毒，"温毒，咽痛喉肿，耳前耳后肿，颊肿，面正赤，或喉不痛，但外肿，甚则耳聋，俗名大头瘟、蛤蟆瘟……"可见，不同的医家对温毒所指的范围及其临床表现的描述是不完全一样的。

温毒作为疾病名称主要是指因感受温热毒邪而引起的一类具有独特临床表现的急性外感热病。它除了具有一般急性温热疾病的症状表现外，还具有局部红肿热痛，甚则溃烂，或肌肤密布斑疹等特征。它包括了多种温热疾病，如大头瘟、烂喉痧、痄腮等。如雷少逸指出："然有因温毒而发斑、发疹、发颐、喉肿等，不可不知。"所以温毒并非单纯的一种疾病，而是包括了多种具有“毒”的特殊表现的温病的统称。

2. **温病与温毒在概念上的关系**

温病是温热性质外感热病的总称，温毒作为具有显著温热特点的一类疾病，温毒自然隶属于其范围。温毒是温病中具有肿毒或发斑表现的一类特殊病种，包括大头瘟、烂喉痧、痄腮等疾病，但又不限于这些疾病，其他温病如果出现了局部肿痛、溃烂、肌肤斑疹等表现，亦可称之为温毒。西医学中的颜面丹毒、猩红热、白喉、流行性腮腺炎等病大致可包括在温毒的范围内。

专题简介

历代温病概念的演变

温病之名首见于《内经》，但从《内经》开始，长期以来，历代医学著作中对温病概念及其内涵的论述并不一致，只是提出温病是不同于伤寒的一种或一类外感热病，随着温病学的发展，温病的概念有一个演变过程。

现代温病学中所说的温病，是一个含义较为广泛的概念，包括了感受温邪而发病，热象较显著，在病变过程中易化燥伤阴的许多急性外感热病。奠定这一认识基础的是《温病条辨》。该书提出温病有九：风温、温热、温疫、温毒、暑温、湿温、秋燥、冬温、温疟。而实际上，该书还讨论了伏暑等其他温病。而早在《内经》中所说的“温病”（又称“温”），有的是指感受时令温热之气而发生的一种具有流行性质的疾病，如《素问·六元正纪大论》：“太阳司天之政……初之气，地气迁，气乃大温，草乃大荣，民乃厉，温病乃作”，其中的温病就是指一种感受时令之气而发生的流行病；而有时又把冬季感受寒邪，到春夏时而发病的一类温热病称为温病，如《素问·热论》中所说：“凡病伤寒而成温者，先夏至日者为病温，后夏至日者为病暑”，显然，前一个“温”包括了春季发生的温病和夏季发生的暑病，而二者都是感受冬季寒邪而发病的。

《内经》之后的许多医家，对温病的概念有种种不同的说法。如《伤寒论》中把起病“发热而渴，不恶寒者”称为温病，以与伤寒相对。《难经》则把温病与湿温、热病等温热病并列，都隶属于伤寒的范围，其所说温病概念的范围较为狭窄，显然不包括湿温、热病等在内。后世多数医家都把温病限定于某一类或某一种外感热病，但温病的范围有所扩大。如郭雍在《伤寒补亡论·春温》中说：“冬伤于寒，至春发者，谓之温；冬不伤寒，而春自感风寒温气而病者，亦谓之温；及春有非节之气中人为疫者，亦谓之温。”则是把春季发生的各种温热病，包括发于春季的伏气温病、新感温病、温疫，都称为温病。

也有医家把感受天地杂气而发生的一类特殊温热病称为温病。如《伤寒瘟疫条辨》中说：“温病得天地之杂气，邪毒入内，由血分而发出气分”，并提出“风温、暑温、湿温、秋温、冬温……天地之常气为病也，于温病何相干涉?”但其所说的温病实际上主要指温疫，所谓“温”即“瘟”。这是温病学中温疫学派医家所普遍持有的观点。

由此可见，温病的概念自《内经》之后有许多变化，其总的趋势是逐步扩大。而到现代，温病所包括的范围已十分广泛，其中有属于新感温病者，也有属于伏气温病者。也可以说，在外感热病中，除了初起以表寒证为主要特征，或在传变过程中以损伤阳气为主要病理变化的寒性外感病外，几乎所有的外感热病都属于温病的范围，因而温病学所讨论的病种范围是很大的。

温热性温病和湿热性温病

温热性温病和湿热性温病是温病的两大类型，汪瑟庵在《温病条辨》按语中说："温热、湿热为本书两大纲"，其意即是指掌握了这两大类温病的区别和每一类温病各自的特点，临床就可以执简驭繁，按照两类温病不同的病变特点和发展规律进行辨证施治。

温热性温病和湿热性温病是根据温病病证是否夹湿而划分的。温病范围广，病种多，但通过"审证求因"分析，不外感受温热病邪和湿热病邪两类。感受温热病邪产生的温热性温病有风温、春温、暑温、秋燥、大头瘟、烂喉痧、暑热疾、温疟、瘅疟等；感受湿热病邪产生的湿热性温病有湿温、暑湿、伏暑、湿热疫、湿疟、霍乱等。各种温热性温病虽在发病季节和感受温邪种类等方面有所不同，但由于温热性质的温邪具有的热盛易伤阴等特点，决定了此类温病大多发病较急，传变较快，初起即热象明显；各种湿热性温病亦在发病季节和所夹湿邪的多少等方面各不相同，但由于湿热相兼之邪具有易阻遏阳气的特点，决定了此类温病大多起病较缓，传变较慢，初起热象不显。两类温病的证候表现亦各有特点：温热类温病初起或见肺卫表热证（新感温病），或见气分或营分里热证（伏邪温病），继之出现肺胃气分热盛证，或热入营血证，后者病变过程中易发生动风、闭窍、出血之变。温热性温病的后期多出现肺胃气阴两伤证或肝肾精血两伤证，甚则发生阴虚动风证。湿热类温病初起热象与阴伤表现并不明显，多呈湿重热轻的类型，邪至气分，以脾胃证为主，弥漫三焦，可由湿重于热型发展至湿热并重型，甚或热重于湿型。后期转归，既可化燥伤阴，转变为温热性质的病证，出现热炽阳明、营血分热炽阴伤、闭窍、动风、动血等证，也可因湿热之邪从寒而化，损伤阳气，出现湿胜阳微证。在治疗上，温热性温病以寒凉清热保津为主，后期注重养阴，药用辛凉、辛寒、苦寒、甘寒、咸寒等；湿热性温病以清热化湿为主，药以芳化、苦温、苦寒、淡渗为主。

温热性温病和湿热性温病的划分是温病的一种分类方法，但两者之间并无绝对的界限。温热性温病在病变过程中也可夹湿，如风温病每可见风热夹湿证，春温病也有温热夹湿证，暑温病中兼夹湿邪的病证更为多见，伏暑中也有夹湿与不夹湿之别等。温热性温病如夹湿明显，就成了湿热性的病证；湿热性温病在病变过程中随着湿邪逐渐化燥化火，可演变成温热性的病证。湿热性温病演变成温热性病证后，临床表现和病理变化与温热性温病基本相同，治疗亦可按温热性温病处理。

前人对温病与温疫关系的认识

前人对温病与温疫在概念上的认识不尽一致，归纳起来有如下几种。

（1）温病、温疫同病异名

持这种看法的医家认为温病温疫名称虽然不同，但所指是同一疾病。也就是说同一温病既可称为温病也可称为温疫。如明代医家吴又可说："夫温者热之始，热者温之终，温热首尾一体，故又为热病即温病也。又名疫者，以其延门阖户，如徭役之役，众人均等之谓也。"从这段论述可以看出吴氏的见解是热病即温病，温病即温疫，温疫是温病的别名。这一认识是吴氏根据当时观察到的温病都具有强烈的传染性和流行性而得出的结论。其后的杨栗山、戴北山等均持此看法。

(2) 温病、温疫各不相同

持这种看法的医家认为，温病与温疫不仅是名称上的区别，其所指疾病亦不相同。如清代医家陆九芝说："温为温病，热为热病……与瘟疫辨者无他，盖即辨其传染不传染耳！"由此可见陆氏之意以为温病与温疫是两类疾病，区别在于是否传染，传染的为温疫，不传染的为温病。

以上不同见解是各人根据临床观察的结果，从不同角度提出的。吴氏生当明朝末年，正逢疫病流行，他在临床上所看到的温病都具有强烈的传染性和流行性，因此便称之为温疫，并由此得出了温病即是温疫的结论。陆氏所见到的外感热病，既有传染的也有不传染的，为了加以区别便把传染的称为温疫，不传染的称为温病，并由此得出了温病不传染，只有温疫才传染的结论。

(3) 温病发生流行即为温疫

也有医家认为，温疫与温病的概念有一定的关系，但也有区别，即其所指疾病可以是相同的，但温疫名称的使用必须根据发病后是否具有强烈的传染性和流行性而定。如喻嘉言所说的湿温病，虽具传染性和流行性，但只有当它发病后表现出强烈的传染性和流行性的情况下，才能称为疫疠亦即温疫。如发病呈散在发生，没有引起强烈的传染和流行，则不能称为温疫，仍称为湿温。

(4) 温疫为温病变证

晋代王叔和说："阳脉濡弱，阴脉弦紧者，更遇温气，变为温疫。"这里所言的温疫，即是指冬伤于寒而未即时发病，邪气伏藏于内，遇温而发者。

以上前人的这些看法都是在一定历史条件下形成的，因此每有一定的局限性和片面性。温病包括了多种急性传染病、感染性疾病以及其他一些非感染性的发热性疾病。这些疾病大多具有传染性和流行性，也有少数并不传染。而有传染性和流行性的疾病其强弱程度又有很大差别，有的传染性弱，有的传染性强，有的散在发生，有的可暴发流行。因此，把温病一概视为可以引起广泛流行的传染病，在概念上与温疫混为一谈，是不够妥当的，也是不符合临床实际的。反之，把传染与否（实际上还包括流行与否）作为区别温病与温疫的绝对依据亦是不恰当的。实践证明，温病中确有不少病种是可以传染和流行的，即使有些温病发生后没有引起明显的传染和流行，但也不能说它绝对没有传染性。而具有传染特点的温疫，其传染流行程度的强弱大小亦差异很大，并不是一发生都会"触之者皆病"。对此，吴又可在《温疫论》中已有精辟论述："其年疫气盛行，所患者重，最能传染，即童辈皆知言其为疫，至于微疫，似觉无有，盖毒气所钟有厚薄也。其年疫气衰少，里闾所患者不过几人，且不能传染，时师皆以伤寒为名，不知者固不言疫，知者亦不便言疫。然则何以知其为疫？盖脉证与盛行之年所患之证纤悉相同，至于用药取效，毫无差别。是以知温疫四时皆有，常年不断，但有多寡轻重耳"。较为正确地分析了同一种疾病其传染性可大可小，可发生流行，也可呈散发。再从性质上来说，温疫与温病并无二致。所以把温疫与温病的概念完全对立起来亦是不妥的。其实温疫作为一个疾病概念，其作用主要在于揭示温病中具有强烈传染性和流行性的一类疾病的特点。具有这类特点的温病在名称上冠以"温疫"，对于指导温病的防治是有意义的。这类温病不仅传染性极强并可引起大流行，而且来势迅猛，病情较为严重，较之一般温病危害尤甚，因此在明确其特点的基础上而称其为温疫，可区别于一般温病，以引起防治上的高度重视，及时采取有效的预防和治疗措施，以控制其蔓延发展。同时，在治疗上对温疫的用药更要强调果断有力，以及早控制病情的发展，减少后遗症，降低死亡率。

温疫学派简介

自从吴又可提出温疫即为温病，并著《温疫论》以来，出现了许多赞成这种观点的医家及其代表作，如戴北山的《广瘟疫论》（又名《瘟疫明辨》）、杨栗山的《伤寒瘟疫条辨》、刘松峰的《松峰说疫》、余师愚的《疫疹一得》等。由于他们讨论的疾病主要针对温疫，故后人多称他们为“温疫学派”。温疫学派对温病学说的形成和发展起到了重要的促进作用。吴又可根据当时观察到的疫病，提出了一套新的理论，指出这种疾病的病因，非风非寒，非暑非湿，乃天地间别有一种异气所感，与伤寒的病因、病机、证治截然不同。在其所著《温疫论》一书中，对温疫的病因病机和证治详加论述，补前人之所不及，自成体系，为温疫学说的形成奠定了基础。戴北山认为“温疫”即“瘟疫”，实则包括一切温病在内，着意在“辨瘟疫之通体异于伤寒，而尤慎辨于见证之始”上下功夫，提出瘟疫与伤寒主要应从气、血、舌、神、脉五个方面加以辨识；在治疗上灵活应用汗、下、清、和、补五法。使吴又可温疫学说的理论和辨治更加系统，更加完善。杨栗山禀承《内经》和《伤寒论》的旨意，推崇吴又可之说，从病因病机、脉证、治法、方药等各方面对伤寒和温病详加辨别，提出温病的治则应以辛凉和苦寒清泻为主，并创制了许多治疗温病的名方，对温病学说尤其是对温疫的辨证论治的完善起到了促进作用。刘松峰对《温疫论》进行了深入的研究，将其进行分类编纂和评释，使之条理更加清楚，理法更加明晰，在《松峰说疫》中对瘟疫的发生、发展以及辨证论治多有发挥，尤其在方药方面有所创新。余师愚潜心钻研温疫30年，尤其对疫疹的证治颇有心得。在《疫疹一得》中论述了疫疹的病因与症状，提出疫疹与伤寒的鉴别要点，创名方清瘟败毒饮，重用石膏，以清热解毒为主，治疗各种温疫病证。并全面论述了温疫瘥后的各种病证与调治大法、疫疹形色的鉴别等，提出了治疫诸方及药物的运用，尤其是对清瘟败毒饮加减运用的论述更为详尽，最后并附医案以验证其疗效，是一部辨治疫疹的专书。

温疫学派的学术观点主要有以下几方面。

（1）温疫的病因

强调引起温疫的原因是自然界内存在的一种特异性的致病因子“杂气”，又称为“戾气”、“乖戾之气”、“疫气”、“疠气”等等。杂气具有如下性质：①杂气是一种极微小的东西，人的感官不能发现；②杂气的种类极多，不同的杂气可以分别引起不同的温疫；③不同的杂气对不同的物种致病有一定的选择性，如“人病而禽兽不病”；④杂气引起的疾病极多，除了温疫之外，内科中的疟疾、痢疾，外科中的疔疮、丹毒等也是由杂气引起的；⑤杂气致病的毒力有强弱，所以引起的疾病病情有轻重，流行有大小；⑥杂气的毒力在不同年份、不同地域和一年内不同季节可有一定的变化；⑦杂气侵犯人体有其特殊的定位，即“某气专入某脏腑经络”。其他还有一些对杂气性质的论述，可以看出，吴又可对杂气的认识是相当深刻的。

（2）温疫的发病

对温疫的发生，强调了人体正气强弱所起的关键作用。也就是当人体正气亏虚之时，外在的杂气才易入侵而发病。对于杂气侵犯人体的途径，明确提出了“邪自口鼻而入”。而对于杂气初犯的部位，则提出了“邪伏膜原”的观点。与此同时，认为人体感受杂气后并不是立即发病的，而要经过一段时间，在一定的条件下才发病。

(3) 病机特点

湿热性温疫的病机特点是初起邪由口鼻入侵，首犯于膜原。继则膜原之邪内传，多表现为阳明病。进一步又可因病邪久留气分而战汗，或内陷血分而发斑，或有蓄血、发黄等变证。在病之后期，则多表现为阴液耗伤。

另有一类暑热或燥热性质的疫病，其病机特点是病起即见淫热火毒燔炽阳明，同时可伴见太阳表证，所以表现为表里同病。继则很快外窜经络，内攻脏腑，出现热毒之邪炽盛，充斥表里上下的症状。热毒极易传入营血而出现斑疹，也能内陷厥阴而表现为昏谵痉厥，或引起发疮、肿毒等。在病之后期，可有阴液耗伤、脾胃虚弱、心神失常、热流经络等表现。

(4) 温疫证治

在明辨温疫与伤寒的基础上，温疫学家对温疫的辨证有了新的发展。如《温疫论》中对温疫病舌苔的变化观察甚细，还提出了战汗、自汗、狂汗、盗汗等临床表现。在《疫疹一得》中，对疫病中出现斑疹的辨别有精辟的论述。

温疫学派主张温疫的治疗以逐邪为第一要义，各医家对祛邪之法的运用都有独到之处。如《温疫论》中对下法的运用有精辟的论述和发展，而《疫疹一得》中，对治疗暑热疫所用的清热解毒法在理论认识和具体用法方面有独到之处。同时，还提出了病原治疗的设想，在《温疫论》中提出应寻求能针对病因的药物，如“一病只有一药之到病已，不烦君、臣、佐、使品味加减之劳矣”。

文献辑要

《肘后备急方·卷二》

伤寒、时行、温疫，三名同一种耳，而源本小异：其冬月伤于寒，或疾行力作，汗出得风冷，至夏发，名为伤寒；其冬月不甚寒，多暖气及西风，使人骨节缓堕，受病至春发，名为时行；其年岁中有疠气兼夹鬼毒相注，名为温病。如此诊候并相似，又贵胜雅言，总名伤寒，世俗因号为时行。

《伤寒类证活人书·四十三问》

夏至以前，发热恶寒，头疼，身体痛，其脉浮紧，此名温病也。春月伤寒谓之温病，冬伤于寒，轻者夏至以前发为温病，盖因春温暖之气而发也（又非温疫也）。治温病与冬月伤寒、夏月热病不同，盖热轻故也（春初秋末阳气在里，其病稍轻，纵不用药治之，五、六日亦自安）。

《儒门事亲·立诸时气解利禁忌式三》

春之温病，夏之热病，秋之疟及痢，冬之寒气及咳嗽，皆四时不正之气也，总名之曰伤寒。人之劳役辛苦者，触冒此四时风寒暑湿不正之气，遂成此疾。人之伤于寒也，热郁于内，浅则发早为春温；若春不发而重感于暑，则夏为热病；若夏不发而重感于湿，则秋变为疟痢；

若秋不发而重感于寒，则冬为伤寒，故伤寒之气最深。

《伤寒准绳·伤寒类伤寒辨》

自霜降以后，天令寒冱，感之而病者，伤寒也；霜降以后，当寒而不寒，乃更温暖，因而衣被单薄，以致感寒而病者，冬温也；春时天道和暖，有人壮热口渴而不恶寒者，温病也，以辛温汗之则坏矣；三月以后八月以前，天道或有暴寒，感之而病者，时行寒疫也；夏至以后，时令炎热，有人壮热烦渴而不恶寒者，热病也，热病与中暑相似，但热病脉盛，中暑脉虚；夏月有病头痛，谵语，自汗，身不甚热，两胫逆冷，四肢沉重，胸腹满者，湿温也，其人常伤于湿，因而中暑，湿热相搏，故发此病，不可发汗；头痛、身热、自汗与伤寒同，而脉尺寸俱浮，身重，默默但欲眠，鼻息鼾，语言难出，四肢不收者，风温也，不可发汗。

《温疫论·下卷》

《伤寒论》曰：发热而渴，不恶寒者为温病，后人省‘氵’加‘疒’为瘟，即温也。如病證之證，后人省文作证，嗣后省‘言’加‘疒’为症。又如滞下，古人为下利脓血，盖以泻为下利，后人加‘疒’为痢。要之，古无瘟、痢、症三字，盖后人之自为变易耳，不可因易其文，以温瘟而两病，各指受病之原，乃指冬之伏寒，至春至夏发为温热，又以非时之气为温疫。果尔，又当异证异脉，不然临治之际，何以知受病之不同也！设使脉病不同，病原各异，又当另立方论治法，然则脉证治法，又何立哉？枝节愈繁，而正意愈乱，学者未免有多歧之惑。夫温者热之始，热者温之终，温热首尾一体，故又为热病即温病也。又名疫者，以其延门阖户，又如徭役之役，众人均等之谓也。今省文作‘殳’加‘疒’为疫。又为时疫时气者，因其感时行戾气所发也，因其恶厉，又谓之疫疠，终于得汗而解，故燕冀名为汗病。此外，又有风温、湿温，即温病夹外感之兼证，名各不同，究其病则一。然近世称疫者众，书以温疫名者，弗遗其言也。后以《伤寒例》及诸家所议，凡有关于温疫，其中多有误者，恐致惑于来学，悉采以正焉。

《温病合编·卷一》

温毒即温疫之秽浊最重者也，中物物死，中人人伤。尝见饥馑兵荒之岁，疫气盛行，大率春夏之交为甚。盖温热暑湿之气胶结互蒸，人在其中，无隙可避，举凡露雾之区，蛇龙之窟，监狱之内，乱冢之旁，燔柴掩席，委壑投崖，病气尸气，种种恶秽，上混苍天清净之气，下败水土物产之气，人受之者，亲上亲下，病从其类。如世俗所称大头瘟者，头面腮颐肿如瓜瓠是也；所称虾蟆瘟者，喉痹失音，颈筋肿痛是也；所谓瓜瓤瘟者，胸高胁起，呕汁如血是也；所称疙瘩瘟者，遍身红肿，发块如瘤是也；所称绞肠瘟者，腹痛干呕，水泄不通是也；所谓软脚瘟者，便清泄白，足重难移是也。

《伤寒瘟疫条辨·卷二》

发热恶寒恶风，头痛身痛，项背强痛，目痛鼻干不眠，胸胁痛，耳聋目眩，往来寒热，呕而口苦，脉浮而洪，或紧而缓，或长而弦，皆表证也。在伤寒，风寒外入，但有一毫表证，自当发汗解肌消散而愈，其用药不过麻黄、桂枝、葛根、柴胡之类；在温病，邪热内攻，凡见表证，皆里证郁结浮越于外也，虽有表证实无表邪，断无正发汗之理。故伤寒以发表为先，温病以清里为主，此一着最为紧要关隘。今人一遇温病，便以为伤寒，遂引经论，先解其表，乃攻其里之说，此大谬也。总因古今医家，俱将温病与伤寒看成一证，不分两治。如王宇泰、张景岳旷代名手也，其论伤寒证治妙矣至矣，蔑以加矣。至说到温病，犹是老生常谈，他何足道。人每以大剂麻黄、葛根等汤，强发其汗。此邪原不在经，汗之徒损经气，热亦不减，转见狂躁。盖发汗之理，自内由中以达外，今里热结滞，阳气不能敷布于外，即四末未免厥逆，又安能气液蒸蒸以透表，如敷足之鸟焉能飞升？又如水注之器，闭其后窍，前窍焉能涓滴？惟用升降、双解，里热一清，表气自透，不待发散多有自能汗解者。

第三章 温病的病因与发病

温病的病因是温邪，而人体感受温邪后是否发病取决于正气与邪气双方力量的对比。同时，温病的发生及流行还与自然、社会等因素密切相关。温病的致病主因与发病条件是发生温病的基本因素，二者缺一不可。掌握温病致病因素的致病特点，了解温病的发病条件和规律，对于指导温病的预防和进行临床辨证论治有重要的意义。

一、温病的病因

人体发生温病的原因是感受了存在于自然界的温邪。温病之所以有别于其他外感、内伤杂病，最根本的原因就在于其致病主因是温邪。温邪是各种温病病因的总称，温病的种类很多，所以每种温病的具体病因也各有不同，其中包括了以六淫命名的风热病邪、暑热病邪、暑湿病邪、湿热病邪、燥热病邪以及传统称为“伏寒化温”的温热病邪等，此外，还包括了疫疠病邪、温毒病邪等。

中医病因学说是建立在“审证求因”基础上的，而对外感病病因的分析又往往要结合疾病发生季节的气候特点。温病学也不例外，对引起各种温病的外邪种类及其性质的判断，一方面是基于对病邪侵犯人体后所出现的临床证候的分析，另一方面，由于温病的发生与四时气候变化有密切关系，所以在分析温病病因时也要联系发病时的季节和气候特点。温病的病因主要就是根据四时不同的气候变化，联系其发病和临床特点，以六淫的性质来归纳其种类，故有风热病邪、暑热病邪、暑湿病邪、湿热病邪、燥热病邪等之分。这一认识方法贯彻了人与自然相应的观念以及“审证求因”的思想。古代医家提出的“外感不外六淫，民病当分四气”就是这个意思。此外，疫疠病邪和温毒病邪也具有温热的性质特点，所以也属温邪范围。

（一）温邪致病的共性

温邪致病具有共同的特性，主要表现在以下几个方面：①从外感受。温邪都是通过口鼻或皮毛从外而侵袭人体，引起发病。②性质属热。温邪致病后，会出现发热及相关的热象。③致病迅速。温病发病较急，在病变过程中发展较快，变化较多，一般来说，病程较短。④季节相关。各种温邪的发生及致病多与一定的季节有关，因此温病的发生多有季节性。故温邪又称为时令温邪，或简称时邪。⑤病位有别。不同的温邪各有不同的主要病变部位，如风热病邪和燥热病邪侵犯的部位主要在肺，暑热病邪的主要病位在足阳明胃，湿热病邪则多犯足太阴脾等。

由于温病主要是指发热性的多种急性传染病和感染性疾病，所以温病的病因多是各种病原微生物。温病的病因学说之所以主要按六淫立论，其原因，一方面是四时的气候变化确实与不同温病的发生有密切的关系，这主要是由于不同季节会影响到自然界病原微生物的生长繁殖、相关传播媒介的生活条件以及人体正气防御外邪的状态等；另一方面是中医外感热病理论长期以来把六淫作为外感热病的发生主因，并在长期的临床实践中形成了一整套“辨证求因，审因论治”的理论体系，这一理论在临床上能有效地指导立法用药。所以这一病因学说是有实用价值的，目前仍在中医辨证论治中发挥着重要的作用。当然，现在对六淫的理解不能单纯地将其当作气候变化等物理性的致病因素，而是指以六淫的性质对各种病原微生物致病特性的归纳，所以，以六淫命名的温邪，实质是包括了各种病原微生物在内的。

温邪除了包括许多病原微生物外，也包括了一些非生物性的致病因素，如环境高温而引起中暑等疾病，其病因也属温邪之类。

（二）各种温邪的致病特点

温邪中包括了各种温病的不同致病因素，而了解这些病因的产生和致病特点对于掌握相应温病的发生发展规律并进行诊治具有重要的作用。下面介绍各种常见温邪的产生及其致病特点。

1. 风热病邪

风热病邪是多产生于冬、春季节，具有风热性质的一种外感病邪。

（1）形成条件

风热病邪多形成于冬春季节。春季阳气升发，气候温暖多风，易产生风热病邪，正如吴鞠通所说：“风温者，初春阳气始开，厥阴行令，风夹温也”。而且在这种气候条件下，风热病邪也易侵袭人体为患，由风热病邪引起的温病称为风温。冬令气候异常，应寒而反暖，亦有风热病邪产生，人体也易感受其邪而发病。由冬季风热病邪导致的温病又称为冬温，也可以看作是冬季风温的别称，如王孟英说：“冬月天暖，所感亦是风温”。

（2）致病特点

风热病邪兼具风邪和热邪的特性，其致病特点主要有以下几方面。

①多先犯肺卫　风热病邪在侵袭人体时，多先犯于上焦肺卫。因风为阳邪，性升散、疏泄，而人身肺位最高，通过呼吸与天气相通，故风热病邪可通过口鼻呼吸入侵，手太阴肺首当其冲，正如叶天士《三时伏气外感篇》说：“肺位最高，邪必先伤”。所以在风温初起时，邪袭上焦肺卫，引起肺卫失宣，表现为发热，微恶风寒，头痛，少汗，咳嗽，口微渴，苔薄白，舌边尖红，脉浮数等。如病情进一步发展，多表现为邪热壅肺，或痰热阻肺，临床可见咳喘气急，喉中痰鸣等症。

②易伤肺胃阴津　风与热都属阳邪，风热相搏，最易耗损阴津，即叶天士所说的“两阳相劫”。在风温病变过程中，由于其病变重心在肺，因此，风热致病初期即有肺津受伤，而见鼻咽干燥，口渴等症；若邪传于胃，则多见肺胃阴液受损，而有干咳，口渴，舌燥，便秘等症；后期则以肺胃阴伤为主要表现。

③病情变化迅速　因风邪具有“善行数变”的特点，温邪又具有“热变最速”的特性，故风热病邪入侵人体，变化较快。如在初起时病邪侵袭肺卫，来势较急，传变较快，但若正气未至大虚，抗邪有力，并处治得当，病邪未进一步传变内陷，则消退也较快，一般病程不长。但由于风热病邪具有上述特点，所以有部分患者邪犯肺卫后，病邪未传阳明而直接传入心包，即“逆传心包”，出现神昏谵语，舌蹇，肢厥等危重证候，正如叶天士《温热论》所

说："温邪上受，首先犯肺，逆传心包"。

2. 暑热病邪

暑热病邪是在炎夏盛暑时形成的具有强烈火热性质的一种外感病邪。《说文》说："暑，热也"，所以暑热病邪的火热之性较为突出。

（1）形成条件

暑热病邪的形成多在夏季，其形成与夏季烈日炎威，气候酷热密切相关。暑为火之气，暑季人体毛窍开泄，亦是导致暑热病邪入侵的重要原因。《素问·热论》说："先夏至日者为病温，后夏至日者为病暑。"说明暑病有明显的季节性。因夏暑之时天暑下迫，地湿上腾，暑热既盛，雨湿亦重，所以暑热易兼夹湿邪，这种病邪又称为暑湿病邪。感受暑热病邪或暑热夹湿之病邪即时而发的温病称暑温，伏而至秋冬才发者称伏暑。对暑邪的认识，历代都强调其属一种火热之邪，暑邪又称"暍"，可知暑、热、暍三者的含义有相通之处。

（2）致病特点

暑热病邪火热性质较为突出，其致病特点主要有以下几方面。

①可径犯阳明　由于暑为火热之气，火性急迫，暑热病邪侵犯人体往往可以直犯阳明气分，甚至不分表里渐次。在暑温病之初起，可不见明显的卫分证，或邪留卫分阶段短暂，很快出现暑热内炽阳明的证候，如壮热，大汗出，面赤，口渴，脉洪大等。叶天士说："夏暑发自阳明"，即指出了暑热病邪的这一致病特点。

②易耗气伤津　暑热病邪属亢盛的火热之气，既易伤津，又易耗气，所以在病程中易见身热，汗出，口渴，齿燥，神倦，脉虚等症状。如津气耗伤过甚，可导致津气两脱，出现汗出不止，气短喘喝，面白肢厥，脉微细欲绝等虚脱症状。《素问·举痛论》说："炅则气泄"，"炅则腠理开，荣卫通，汗大泄，故气泄。"这里所说的"炅"，就是暑的意思，指出了暑邪能逼津液外泄，导致正气随津耗而伤，甚至气随津脱的致病特点。风热病邪虽亦易伤津液，但一般只伤及肺胃之阴，与暑热病邪的耗气伤津有所不同。

③易闭窍动风　暑热属火，与心气相通，所以《素问·六节藏象论》说："心者……通于夏气"。同时，暑邪具有伤人急速的特点，故暑热病邪不仅在病程中易发生邪闭心包或引动肝风，而发生神昏、痉厥等症，而且暑邪可直中心包，闭塞机窍，或很快传入肝经，所以在病变之初就可出现神志昏迷，肢体抽搐等危重病证。

④易兼夹湿邪　由于夏季炎热，湿气亦重，所以暑热病邪易兼夹湿邪，暑湿相搏，土润溽暑，易于郁阻气分，又称为暑湿病邪，故叶天士说："长夏湿令，暑必兼湿。暑伤气分，湿亦伤气"。暑湿病邪虽然兼具暑热和湿双重性质，但仍以暑热性质为显著特点。由暑湿病邪引起的温病有暑湿和伏暑，感而即病的为暑温夹湿，又称暑湿，伏至秋冬发病的名伏暑。暑湿病邪的致病特点与暑热病邪有所不同，主要特点为易郁阻气分，困阻脾胃甚至弥漫三焦，易影响体内水湿运行，病势缠绵难解，易耗损元气等。若暑湿病邪化燥，其致病特点与暑热病邪相似。

对于暑邪兼夹湿邪的问题，古代医家有"暑易夹湿"与"暑固有湿"两种不同见解。前者以王孟英为代表，他认为"暑令湿盛，必多兼感，故曰挟……而治暑者，须知其挟湿为多焉"。即认为暑热并非必然要兼湿，提出暑性属热，是火热之气，"纯阳无阴"，"虽易兼感，实非暑中必定有湿也"。后者以吴鞠通为代表，他说："热与湿搏而为暑也"。即认为暑邪就是热与湿相合而成的。实际通过临床观察，暑邪致病可以兼夹湿邪，也可以不兼夹湿邪，且兼湿的程度也各有差异。

此外，在炎暑之时，因贪凉露宿，使用电风扇或空调不当，或恣食生冷，暑邪亦可兼夹寒湿为患，以暑湿内蕴，寒邪束表为多见。

3. 湿热病邪

湿热病邪多产生于长夏季节，是兼具湿与热两重特性的一种外感病邪。湿热病邪与暑热夹湿者虽都兼具湿与热两重性质，但二者并不相同：前者致病初起以湿邪表现为主，然后再逐渐化热，而后者初起即有明显的暑热特征。

（1）形成条件

湿属阴邪，弥漫于天地之间，流布于四时之内，故湿热病邪四时均有，但长夏季节因气候炎热，湿易蒸动，雨水较多，湿气较重，故湿热病邪更易形成，加之此时人体脾胃功能较呆滞，故病邪较易侵犯人体而致病，所以湿热病邪致病以长夏为多见。由湿热病邪引起的温病是湿温。

（2）致病特点

湿热病邪兼具湿和热的双重性质，其致病特点主要有以下几方面。

①病位以脾胃为主　湿热病邪从外感受，多与饮食有关，所以其邪易直接犯于脾胃。脾胃同属中土，而湿为土之气，与脾胃同气相求、同类相从，所以湿热病邪侵入人体后，易直趋中焦脾胃，使脾失升运，胃失和降，出现脘痞，腹胀，呕恶，便溏，苔腻等症状。由于湿性黏滞，化热较慢，传变亦慢，病邪在中焦逗留的时间较长，故其病机重心在中焦脾胃。而平素脾胃湿盛者，更易感受湿热病邪而发病，此又称为里湿与外湿“内外合邪”。

②起病较缓，传变较慢，病势缠绵　湿热病邪是湿邪和热邪相合的一种外邪，起病既有湿象，又有热象。因湿属阴邪，黏腻淹滞，与阳热之邪相搏，则胶着难解，故汪瑟庵称其为“半阴半阳”、“氤氲黏腻”。湿热病邪致病之初起，往往以湿邪特性的表现为主，所以其侵入人体来势较慢，发病较缓。在发病后，湿热病邪不似寒邪之一汗即解，热邪之一清而愈，其传变较慢，往往要经过一段时间后，湿邪才能逐渐化热，所以病程较长，缠绵难愈。同时，正由于湿热病邪具有上述的特性，所以瘥后往往因余邪滞留不尽而复发，即所谓“炉灰复燃”。

③易困遏清阳，阻滞气机　因湿为重浊阴邪，所以具有闭阻清阳，阻遏气机之性。当病邪初袭人体时，其邪多郁遏于卫分、气分，既有身热不扬，恶寒，头身困重，神情呆钝等卫阳受困的表现，又有胸闷，脘痞等湿郁气机的症状。在病变过程中，湿邪阻遏气机而引起的胸闷，脘痞，腹胀等症状也甚为常见。此外，湿热病邪除了可化燥化火、深入营血并进而耗伤阴液外，还可因湿邪久困而损伤阳气，甚至发生湿胜阳微的病理变化，见畏寒，肢冷，便溏，心悸，面浮，肢肿，小便清长，舌淡，苔白滑等。这与一般温病在后期以阴伤为主有所不同。

4. 燥热病邪

燥热病邪是发生于秋季，既具有干燥之性，又具有温热之性的一种外感病邪。

（1）形成条件

燥为秋令主气，每逢秋季久晴无雨，气候干燥之时，易有燥邪为患。燥邪有寒热两种不同属性：一般晚秋初凉，多为凉燥，其性质近于风寒；早秋时节，如秋阳以曝，则易形成燥热病邪，其性质近于风热。由燥热病邪引起的温病是温燥，也就是本教材所介绍的秋燥。

（2）致病特点

燥热病邪以燥性为著，其致病特点主要有以下几方面。

①病位以肺为主　燥热病邪亦从口鼻而入，所以先犯于肺。且燥为秋令主气，肺属燥金，同气相从，燥热病邪易先侵犯肺经。初起以肺卫见症为主，症见发热，微恶风寒，口鼻干燥，咳嗽少痰等。继则肺之热势渐盛，导致肺燥阴伤，症见热甚，咳嗽气急，胸满胁痛，咽干口燥等。病之后期则表现为肺胃阴伤之证，可见干咳少痰，口燥，舌光红等。可见其主要病位在肺。燥热病邪的这一致病特点与风热病邪有相似之处，但由于燥热病邪的燥性尤为突出，所以在发病之初即有明显的干燥见证，而在病变过程中的阴液耗伤征象也更为显著。

②易致津液干燥　燥热病邪具干燥之性，加上热盛则伤津，所以燥热病邪易伤人体阴津，由于其病位在肺，所以特别容易耗伤肺胃之阴液，见口渴，口鼻、唇咽及皮肤干燥，咳嗽无痰或少痰，大便干结，舌苔少津等。少数严重者，亦可损及肝肾之阴，出现真阴耗伤的病理变化。

5. 温热病邪

温热病邪是在春季引起发病，病初即以里热炽盛为主要特点的一种温病病邪，即传统所说的伏寒化温。

（1）形成条件

《素问·生气通天论》说“冬伤于寒，春必病温。”即认为冬季感受寒邪，当时未发病，寒邪内郁日久化热，到春季再自里而外发为温病，称之为伏寒化温。现代有人认为这是一种在春季阳热之气上升的气候条件下形成的病邪，其致病可以直接犯于气分甚至营分而引起里热证，称为温热病邪。由温热病邪引起的温病是春温。

（2）致病特点

温热病邪的致病特点主要有以下几方面。

①病初即导致里热证　温热病邪不兼具风、暑、湿、燥等病邪特性，而以温热性质为著，其邪从内而发，初起即为明显的里热证，故历来视其为一种伏邪（伏气），其引起的春温就作为伏邪温病。内蕴里热激发，则急起发病，初病即见里热炽盛证候。或表现为灼热，烦渴，尿赤，舌红苔黄等气分证；或表现为斑疹，神昏，舌绛等营（血）分证。发病之初，如有新感引发则可兼见表证，呈表里同病，若无外邪引发则无表证。

②里热内迫而易闭窍、动风、动血　由于温热病邪的温热特性突出，里热内迫而易化火、化毒，多见闭窍、动风之变而发生神昏，痉厥。郁热内炽，易内迫血分损伤血络，迫血妄行，出现斑疹或腔道出血等症状。

③易耗伤阴液，后期多肝肾阴伤　由于温热病邪病位深而邪热重，故极易耗伤阴液。初起即可见烦渴，尿短赤，便秘等；病程中阴伤见症突出；病程后期，多耗伤肝肾之阴，出现低热，颧赤，口燥咽干，脉虚，神倦，或手足瘛疭，舌干绛而痿等症。

由于温热病邪概念的提出是在传统“伏寒化温”的基础之上，所以在本章后附的专题简介中列有“关于伏寒化温”，可供参考。

6. 疫疠病邪

疫疠病邪又称疠气、厉气、疫疠之气，因其致病暴戾，亦称戾气。疫疠病邪是温邪中具有强烈传染性，并能引起较大范围播散、流行的一类致病因素。疫疠病邪可引起各种温疫的发生。

(1) 形成条件

疫疠病邪的形成与非时之寒暑、疾风淫雨、久旱大涝等气候反常有关，亦与某些地区的特殊气候或地理环境有关，如岭南地区山岚瘴气较甚，易形成疠气。此外，战乱之后，灾荒之年，环境卫生差，动物尸体腐烂熏蒸，均可导致疫疠病邪的形成。疫疠病邪的属性有寒热之分，属温热性质者能引起温疫的发病、传染和流行。感受疫疠病邪所致的温病主要有温疫、霍乱等。

(2) 致病特点

①致病力强　疫疠病邪致病常常无分老幼，人人触之即病。另外，疫疠病邪往往容易兼秽浊之气。

②多从口、鼻而入，有特异的病变定位　疫疠病邪的感染途径以口鼻为主，即通过空气或饮食侵入人体。《温疫论》中提出感染的途径有“天受”，即空气传播，也有“传染”，即接触感染。不同性质的疫疠病邪，对脏腑经络有不同的定位倾向。湿热性质的疫疠病邪多先犯于膜原，分表里九传；燥热性质的疫疠病邪多客于阳明胃，传布于十二经。

③具有强烈的传染性，易引起流行　疫疠病邪致病来势凶猛，传染性极强，在短时间内可引起疫病大面积流行。

④病情严重，病势凶险　疫疠病邪侵袭人体后，发病迅速，传变极快，症状复杂多变，病情险恶，致死率高。如《温疫论》中说：“此一日之间而有三变”，“缓者朝发夕死，急者顷刻而亡”。

⑤致病有种属的选择性　疫疠病邪致病，对人或不同种属动物有一定的选择性。某些病邪只致人患病而不引起其他动物患病，而某些病邪只引起某些动物患病但不能使人患病。当然，这种选择性是相对的，如清代《北江诗话》中载：“时赵州有怪鼠，白日入人家即伏地呕血而死，人染其气，亦无不立殒者”，提示了有人鼠同病的情况。

7. 温毒病邪

温毒除了作为病名概念外，有时也指病因而言，即把可以引起具有温热性质，且局部有肿毒特征的一类外感热病的病因称为温毒，即温毒病邪。温毒中包括了多种病邪，如风热时毒、温热时毒、暑热时毒、湿热时毒等，分别可引起相应的温毒疾病发生。

(1) 形成条件

温毒病邪的形成与时令气候反常有关，特别是天气偏热或应寒反暖，导致邪气蕴结而形成温毒病邪。尤在泾提出：“毒者，邪气蕴蓄不解之谓”，而温热之邪蕴结即易成毒。感受风热时毒而引起的温病是大头瘟，感受温热时毒而引起的温病是烂喉痧。

(2) 致病特点

①具火热之性　温病中的“毒”一般具有火热的特性，余师愚说：“瘟既曰毒，其为火也明矣”，说明温毒具火热之性。此外，他还阐述了“温大多夹毒”、“疫可致毒”、“毒盛疫亦烈”等问题。吴鞠通也认为温毒致病具有局部红肿热痛的特点，他在《温病条辨》中说：“温毒，咽肿喉痛，耳前耳后肿，颊肿，面正赤，或喉不痛但外肿”。一般认为，既称为温毒，不仅意味着其致病力很强，而且具有火热之性，它能导致人体出现高热、伤津耗阴、脏腑功能

严重失调和实质损害，导致气滞血瘀痰阻等多种病理变化的产生。因此，临床上对温毒致病者应特别重视清热泻火解毒法的应用。

②攻窜流走　温毒病邪可内攻脏腑，外窜经络、肌腠，上冲头面，下注宗筋、阴器，其病变部位的差异与温毒病邪的性质及感邪轻重有关。如温毒攻肺，可使肺失清肃，或肺气壅滞，甚则化源速绝。其症状表现轻则咳喘，重则呼吸急促困难。温毒攻心，闭塞机窍，则出现神昏谵语，或引动肝风而发生痉厥。温毒窜扰肌腠、血络，而致肌肤丹痧、斑疹密布等。

③蕴结壅滞　温毒病邪客于脉络，可致局部血脉阻滞，毒瘀互结，而形成肿毒特征，局部出现红肿疼痛，甚则破溃糜烂等。如病变在上，多发于咽喉部位；如温毒结于阴器，可致睾丸肿胀疼痛等。温毒引起的肌肤斑疹或皮下结节也与其蕴结壅滞的致病特点有关。

疫疠病邪与温毒病邪实际上都不是单一的病邪，而是包括了多种病邪在内，同时，两者之间也有一定的联系。明末吴又可在《温疫论》中明确指出“感疫气者，乃天地之毒气”，认为“杂气之毒”是有异于六淫的一种重要致病因素，其中毒力强、危害性大者又称为“疠气”。余师愚师承吴又可，进一步阐述了疫与毒的关系，指出：“疫症者，四时不正之疠气。夫疠气，乃无形之毒”，并认识到暑热疫由毒气所致，指出了“疫疠”与“毒”之间的关系。有关温毒学说的一些情况可参考本章专题简介中“关于温毒病因说”。

以上是温病常见的致病因素及其致病特点，其中疫疠病邪、温毒病邪同样具有六淫邪气的致病特点，通过“审证求因”能分辨出不同疫疠病邪和温毒病邪的六淫属性，然后按“审因论治”的方法进行有针对性的治疗。而疫疠病邪易导致温病的传染和流行，更应重视，并采取有力的防治措施，以预防传染，控制蔓延、扩散。对于温毒病邪导致的肿毒特征，在治疗时须注重清热解毒。

总之，中医对温病病因的认识主要是根据温病的证候特点，并联系其发病季节的气候变化而做出的判断，特别是用六淫属性对各种温病病因的致病特性进行归纳，也就是“辨证求因”。所以如脱离临床的证候表现，探求温病病因就毫无意义。同时，四时不同的气候变化不但可影响人体的防御机能，而且也对自然界某些致病微生物的滋生、繁殖、传播产生重要的影响。所以传统所说的六淫既包含了各种病邪致病特性的分类，也体现了气候因素在温病的发生发展中所起的重要作用。

二、温病的发病

温病发病学的内容包括导致发病的各种因素、感受病邪的途径及发病类型等，即主要讨论人体为何感受温邪、温邪侵犯人体的途径和发病时表现的不同临床类型等。

（一）发病因素

影响温病的发生及流行的因素是多方面的，除了感受温邪外，诸如人体正气状态、自然因素及社会因素等也有重要的影响。

1. 体质因素

中医学认为，外感病的发生与人体正气不足有直接关系，即《内经》所说：“正气存内，邪不可干”。温病的发生首先是由于各种温邪侵犯了人体而致病。温邪能否侵入人体，并导致发病，主要取决于人体的抗病能力。如身体健康，脏腑功能正常，则正气内固，抗御温邪的能力较强，温邪往往不易入侵。正如张景岳《景岳全书·杂证谟》所说："瘟疫乃天地之邪气，若人身正气内固，则邪不可干，自不相染"。《温疫论》中也说："本气充满，邪不易人，本气适逢亏欠，呼吸之间，外邪因而乘之。"若人群整体的正气不足，防御力低下，温病则易侵犯多人，从而导致温病的流行。

就温病而言，人们的体质状况与温病发病也有密切的关系。如对素体阴精亏损或阳热偏胜者来说，因温邪性质属阳，同气相感，故温热性质的病邪较易侵入，如风温、春温、暑温、秋燥、大头瘟、烂喉痧等病的内因多属此类。其中肺阴素虚者则邪易上受而犯于肺卫，营阴不足者则温邪易伤及营分。而素体脾虚湿盛，或因饥劳、饱逸所致脾虚失运或脾困失运者，即薛生白所谓"太阴内伤"者，容易感受湿热性质的病邪而发病，邪多犯于中焦脾胃，如湿温即属此类。

2. 自然因素

自然因素是温病发病的重要条件，其中主要是指气候因素，其他还包括了环境及地域因素等，这些内容在前面介绍温病地域性特点时已论及。

气候变化异常不仅可导致人体正常生理功能紊乱，影响人体的抗病能力，而且也会影响温邪的产生和致病。如非其时而有其气，骤冷暴热，疾风霪雨，人体不能适应寒暖的遽然变化，就易感邪而发病。故巢元方《诸病源候论》说："皆因岁时不和，温凉失节，人感乖戾之气而生病，则病气转相染易，乃至灭门，延及外人。"如在长夏之时，气候炎热，雨水亦多，这种气候条件不仅极易滋生湿热病邪，还会影响人体的脾胃运化功能，造成内湿蕴中，所以较易感受湿热病邪而发生湿温。如气候反常，或在久旱、大涝等自然灾害之后，温邪也易猖獗而广泛传播，从而引起温病的暴发流行。古人所说的"大灾之后，必有大疫"，就反映了自然灾害与温疫的关系。此外，空气中存在的污染粉尘、刺激性气体，或放射性物质及其他有毒物质等，对人体的防御功能都会产生影响，降低防邪抗病能力，增加温邪的感染机会。

3. 社会因素

人们所处的社会条件，包括经济水平、营养状况、体育活动、风俗习惯、卫生设施、防疫制度等，都会影响到人们的健康水平和防御温病的能力，对温病的发生和流行也有重要的影响。从温疫流行的资料可知，在中国古代社会，广大人民生活水平低下，营养不良，体质较差，抗病力弱，且经济、文化落后，卫生防疫设施较少，加上战乱频繁，灾荒不断，社会动荡，人口流动迁徙，所以经常导致温病的发生和流行。1949 年以后，我国社会安定，经济发展较快，人们安居乐业，同时又确立了"预防为主"的方针，对传染病采取了一系列防治措施，从而有效地控制和降低了多种急性传染性温病的发生与流行，其中一些被称为瘟疫的烈性传染病，如霍乱、鼠疫、天花、脊髓灰质炎等已基本或完全绝迹，其他温病的发生率也大大降低，且很少造成大流行，即使发生流行也能很快得到控制。而在当今世界上有一些国家，或因贫穷落后，或因战祸频繁，温疫的发生情况仍较严重。这充分体现了社会条件与温病发生的关系。

（二）感邪途径

1. 空气相染，从呼吸道入侵

古代医家提出"口鼻之气通乎天气"，并很早就认识到"一人病气，足充一室"。人经呼吸道吸入被温邪污染的空气就可以受邪发病。通过空气相染的温病有风温、秋燥、大头瘟、烂喉痧等。由于鼻气通于肺，所以从呼吸道入侵的温邪初起病变多在上焦手太阴肺。如叶天士明确指出："大凡吸入之邪，首先犯肺"。

2. 饮食相染，从口入侵

口气通于胃，温邪通过饮食从口腔而入，可直犯脾胃及肠道。古代医家早就提出了病邪经口而入，多系饮食不洁所致。如《诸病源候论》说："人有因吉凶坐席饮啖，而有外邪恶毒之气，随食饮入五脏，沉滞在内，流注于外，使人肢体沉重，心腹绞痛，乍瘥乍发。以其因食得之，故谓之食注。"湿温、霍乱等湿热性质的温病，其感邪途径即如此。

3. 接触相染，从皮毛而入

邪从皮毛而入是中医学对外邪入侵途径的最早认识。如《灵枢·百病始生》说："是故虚邪之中人也，始于皮肤，皮肤缓则腠理开，开则邪从毛发入"。若与某些传染性温病的患者直接接触，病邪可能从皮肤入侵，染易致病。此外，雌性按蚊叮咬人体皮肤时，可将其体内的疟邪传入人体而发生疟疾；体虱等小昆虫吸吮某些温病患者的血后，再吸吮健康人的血时，也可将温邪传入人体。此外，某些温病还可通过接触疫水而感邪发病，也属于接触相染之例。

对温病病邪侵入途径的认识，是历代医家通过长期临床实践观察得来的，由邪从皮毛而入的认识，到创立邪自口鼻而入之说，是一个发展和创新的过程。明清之前，大多数医家根据《内经》有关"皮毛主一身之表"的理论和外感病初起多有皮毛开合失司见症的客观实际，认为外邪侵袭人体都是从皮毛而入，《伤寒论》中亦以太阳病作为外感病初起的代表。明清以后，随着温病学说的发展，不少医家通过反复的临床观察和实践，逐渐认识到温邪犯人的途径除了传统认识的"邪从皮毛而入"之外，更多见的还有从口鼻而入。如叶天士说："温邪上受，首先犯肺"，即指明了温邪的感染途径主要在于"上受"，即通过口鼻而侵犯人体。薛生白也说："湿热之邪从表伤者十之一二，由口鼻入者十之八九。"这种认识突破了传统观念的束缚，更加符合临床实际，是对温病受邪途径理论的新发展。

但应注意的是，古人对外邪感受途径的认识往往是通过其发病初起的症状特点而推断出来的，并不一定反映了病邪入侵人体的真正途径。如初起见体表症状则认为外邪从皮毛而入；如初起见肺卫症状则认为外邪从鼻吸入；如初起时出现腹痛、腹泻等症状则认为外邪从口而入等。

（三）发病类型

发病类型是指温病发病后在证候上所表现出的不同类型。温病虽然种类繁多，但根据其发病后的临床表现，可概括为病发于表和病发于里两种类型，即前人所谓的新感温病与伏邪温病。

1. 新感温病

新感温病简称"新感"，指感受当令之邪后即时发病的一类温病。属新感温病的有风温、秋燥、暑温、湿温、大头瘟、烂喉痧等。其特点是初起病邪多在表，一般无里热证，以发热，恶寒，无汗或少汗，头痛，咳嗽，苔薄白，脉浮数等卫表证候为主。由于体质状态不同，抗病力各有差异，感邪轻重亦有区别，发病之后各种温邪的传变情况各有不同，有按卫气营血层次呈渐进性深入者，有自肺卫内陷心营者。但总的来说，其传变趋向是自表入里，由浅入深。一般新感温病较伏邪温病病情较轻，病程较短。其初起的治疗以解表透邪为大法，若治疗得当，邪自外解，预后较好。

有的温病虽然初起时也以里热证为主要表现，但由于其临床特点与当时的时令主气致病特点相符，所以仍然属于新感温病。如暑温，初起时表现为阳明里热见证，但其发生于夏暑之时，与暑邪的致病特点相符，所以是感受暑邪而即病者，属于新感温病。可见病之初是否见里热证，并不是判断新感、伏邪温病的唯一标准。

2. 伏邪温病

伏邪温病又称伏气温病，简称“伏邪”或“伏气”，是指感邪后未即时发病，邪气伏藏，逾时（特别是过了一两个季节）而发的温病。属伏邪温病的主要有春温、伏暑等。伏邪温病的发生往往与人体阴精不足有密切的关系，所以《素问·金匮真言论》说：“夫精者，身之本也，故藏于精者，春不病温”。

伏邪温病初起的特点是病发即呈现出一派里热证候，若无外感时令之邪激发，一般无表证。由于病邪性质不同或人的体质各异，内伏之邪可发于气分，也可发于营分。发于气分的伏邪温病初起以身灼热，烦躁，口渴，尿赤，舌红等气分里热证候为主要表现；发于营分的伏邪温病初起以身热夜甚，心烦，时有谵语或斑疹隐隐，舌绛等营分里热证候为主要表现。其传变趋势若见伏邪由里达表，则邪势衰退，病情好转；如伏邪进一步内陷深入，则病情加重。伏邪温病的病情较重，病程较长。若伏邪不能外达或透邪不尽则病情反复，变证迭起，病难速愈，古代医家比喻如抽蕉剥茧，层出不穷。伏邪温病的治疗初起以清泄里热为主。

表 3-1　新感温病与伏邪温病比较表

	新感温病	伏邪温病
成因	感邪后立即发病	感邪后邪气伏藏，逾时而发
病机传变	初起时病邪多在表，或从表解；或自表入里，由浅至深传变	伏邪自里而发，或由里外达，或进一步内陷深入。若伏邪不能外达，或邪透不尽，则病难速愈
证候特点	初起多出现表证，一般无里热证。少数新感温病初起也可见里热证，但其证候特点与时令之邪的致病特点相符	初起即见里热证，或见气分里热证，或见营分里热证。如无外感引发，则无表证，如由外邪引发，则表现为表里同病
病势	一般病情较轻，病程较短，预后较好	一般病情较重，病程较长，预后较差
治疗	初起多以解表透邪为主	初起以直清里热为主
病种	风温、暑温、湿温、秋燥、大头瘟、烂喉痧等	春温、伏暑等

新感与伏邪的概念是根据感邪后是否立即发病提出来的，但实际上对感邪后发病迟早的确定，主要还是通过对临床表现的分析，以明确温病初起病发于表或病发于里，病发于表者为新感温病，病发于里者多系伏邪温病。同时，也要参照发病的季节以及病变过程的证候特点。关于新感温病和伏邪温病这一学说的具体情况及目前存在的一些争议，可参考本章专题简介中“新感与伏邪学说”。

专题简介

关于"伏寒化温"

对引起温病的致病因素,《内经》认为是寒邪,如《素问·生气通天论》说:"冬伤于寒,春必病温",《灵枢·论疾诊尺》也说:"冬伤于寒,春生瘅热"。说明当时认为冬季感受寒邪是来春发生温病的外在因素。即冬受寒邪后而未立即发病,寒邪内伏化热,过时至春夏自里而发,其发于春季,在夏至之前者称为温病,发于夏至之后者称为暑病。这种认为冬季感受寒邪之后,经过节气的更迁变化及人体内部复杂的衍变,过时而发为温病的学说称为"伏寒化温"说。"伏寒化温"说是后世伏邪学说之源。晋代王叔和引申《内经》伏寒化温说,认为冬寒内伏,至春夏发为温病、暑病,如更感"异气"则变为各种温病。如他在《伤寒例》中说:"中而即病者为伤寒,不即病者,寒毒藏于肌肤,至春变为温病,至夏变为暑病"。又指出:"若更感异气,变为他病者,当依后坏病证治之。若脉阴阳俱盛,重感于寒者,变为温疟;阳脉浮滑,阴脉濡弱者,更遇于风,变为风温;阳脉洪数,阴脉实大者,更遇温热,变为温毒,温毒为病最重也;阳脉濡弱,阴脉弦紧者,更遇温气,变为温疫。"

《内经》在提出伏寒化温学说的同时,还提出"不藏精"是发生温病的内在条件,即柳宝诒所说"冬伤于寒,正春月病温之由;而冬不藏精,又冬时受寒之由也"。古人提出,冬季的寒邪为正邪(当令之邪),人体感受后往往无明显感觉,即《灵枢·邪气脏腑病形》所说:"若有若无,若亡若存;有形无形,莫知其情"。说明在一般情况下,正邪无明显致病作用,只有正气先虚者,例如冬不藏精的阴虚内热之体,感受寒邪后,寒邪内伏,并从热化,衍生为一种特有的温邪,称为伏寒化温。

伏寒化温作为温病的病因,在《内经》之后长期指导着温病的病因学。这一学说的意义在于指出了温病与伤寒作为两类不同的热性病,其病因上亦有所区别。也就是要用这一学说来解释为什么会有伤寒和温病、暑病等不同热病的发生,而温病和暑病为什么在一发病时即有里热亢盛的表现。

对于伏寒化温学说,在历史上也有一些医家表示了反对意见。如吴又可在《温疫论》中明确指出:"风寒所伤,轻则感冒,重则伤寒。即感冒一证,风寒所伤之最轻者,尚尔头疼身痛,四肢拘急,鼻塞喘急,恶寒发热,当即为病,不能容隐。今冬时严寒所伤非细事也,反能藏伏过时而发耶?更问何等中而即病?何等中而不即病……以此推之,必无是事矣。"近年有的温病学者根据传统所说的伏寒化温的致病特点,把这种病邪命名为温热病邪,其引起的温病是春季的春温。需要注意的是,这里所说的温热病邪不是温邪的同义概念,而属于温邪中之一种。虽然仍承认春温具有伏气温病的特点,但按感受春季温热病邪而发生春温病的理论,春温实际上就是一种新感温病。对此目前尚未有统一的意见。

关于温毒病因说

"毒"作为温病病因的记载最早见于《素问·刺法论》,认为"避其毒气"可令五疫不相染易。东晋·葛洪认为温病是疠气兼夹"鬼毒"相注。《外台秘要》引《小品方》说:"天行温疫是毒病之气。"金人刘完素在解释阴毒、阳毒病时,称毒为阳热亢极之症。尤在泾说:"毒者,邪气蕴蓄不解之谓。"清代温病学家邵步青有论温毒的专著《温毒病论》。现代许多学者提出了“毒寓邪中”的见解。可见古今一致认为毒邪是温病的致病因素。

《说文》称：“毒，厚也。”引申意为聚集、偏胜。邪气的聚集、偏亢即为毒邪。《博雅》谓毒：“恶也，一曰害也。”作为致病因素的毒，之所以谓“恶”，因为病邪是害人之物。温毒病邪是指六淫邪气蕴蓄不解而形成的性属温热的一类致病因素。因其致病与时令季节相关，并能引起流行，故又称为时毒。温毒病邪包括风热时毒、温热时毒、暑热毒邪、湿热毒邪、温热毒邪等。清代医家陈平伯《外感温病篇》所称的“风温热毒”、“风温毒邪”等都属于温毒病邪范围。

毒邪致病的情况与毒邪的性质及人体的禀赋强弱有一定的关系。毒邪的毒力有大小，如疫疠病邪一般毒力较大，其致病力也较强；六淫毒力相对较小，其致病力也较小。毒量的多少也与致病力的大小成正比，同种毒邪毒量大，致病力就强，毒量小，致病力就较弱。毒邪入侵机体，能否发病，与体质的强弱有一定的关系。一般而言，体质强者不易发病，或发病相对较轻，体质弱者则易发病，且病情较重。但若遇致病力很强的毒邪，即使体质健壮的人亦难幸免。感受毒邪后，病变的类型与体质也有密切关系，素体阳盛者，其病多呈实证、热证、阳证；素体虚弱者，在病程中易出现虚证、寒证、阴证。

新感与伏邪学说

伏邪（或称伏气）与新感学说是温病发病学说范畴的问题，这两种学说揭示了不同类型温病的发病规律，并有效地指导临床诊断和治疗。

(1) 伏邪学说

在《内经》中对春季温病和夏季暑病的病因和发病就是以伏邪理论解释的，如《素问·生气通天论》说：“冬伤于寒，春必病温”，《素问·金匮真言论》说：“藏于精者，春不病温”，都明确指出人体感受寒邪之后，当时未发病，在冬不藏精的条件下郁而化热，至春发为温病，这一理论为伏邪学说打下了基础。《素问·刺热》说：“其热病内连肾”指明伏邪温病的病变部位与肾相关。晋·王叔和在《平脉篇》中首创“伏气”之名，并在《伤寒例》中提出了“寒毒”伏藏的部位，称“中而即病者曰伤寒；不即病者，寒毒藏于肌肤，至春变为温病，至夏变为暑病，暑病者热极重于温也”。王氏还提出伏邪被激发的因素是“更感异气”，如重感于寒变为“温疟”，更遇风变为“风温”，更遇温热变为“温毒”，更遇温气变为“温疫”等。唐·王焘《外台秘要·温病论病源二首》认识到不独伏寒可以化温，即使感冬月温暖之气，亦可伏而后发，称：“其冬月温暖之时，人感乖候之气，未遂发病，至春或被积寒所折，毒气不得泄，至天气暄热，温毒始发，则肌肉斑烂也”。从而使伏邪的范围有了扩大。金元时期刘完素认为伏邪温病四时皆有，不只发生于春夏两季，进一步扩大了伏邪温病的范围，如《伤寒医鉴》引其说：“冬伏寒邪，藏于肌肉之间，至春变为温病，夏变为暑病，秋变为湿温，冬变为正伤寒”。明·李梴《医学入门》提出：“伏暑，即冒暑久而藏伏三焦肠胃之间”，确定了暑邪内伏及伏暑这一病名。王肯堂《证治准绳·杂病·诸伤门》也说：“暑气久而不解，遂成伏暑。”时至清代有了伏邪温病学说的专著，如刘吉人的《伏邪新书》、柳宝诒的《温热逢源》等。可见伏邪学说经过历代的发展，内容极其丰富。

伏邪学说的基本内容可概括为以下几个方面。

一是伏邪属性及伏藏条件：《内经》中提出寒邪可以伏藏，过时而发，而明清以后一些医家认为除寒邪外，暑邪（包括暑邪夹湿）及其他多种外邪都能伏藏体内，过时而发。伏藏条件与正气亏虚有密切的关系，如柳宝诒《温热逢源·伏温化热郁于少阴不达于阳》说："其伤人也，本因肾气之虚，始得入而据之"。

二是病邪伏藏部位：对于所感之邪伏于何处，历代医家论述不一，归纳起来大致有六种。①藏于肌肤（王叔和）；②藏于肌骨（巢元方）；③藏于膜原（俞根初等）；④藏于少阴肾（柳宝诒）；⑤邪伏部位可随体质因素不同而各异，如肾虚之体邪气伏藏少阴，劳苦体实之人邪气伏藏肌肤（雷少逸）；⑥邪伏部位的三纲鼎立说，即冬伤于寒，寒邪伏在肌肤，冬不藏精，邪气伏在少阴，冬不藏精复冬伤于寒则病邪伏于肌肤之间及少阴，至春月两邪同发（喻嘉言）。上述有关邪伏部位的认识是根据温病初发时的临床症状进行推断，或将临床症状结合体质因素而确定的，也有根据经典著作有关论述推论而及。还应指出的是，吴又可《温疫论》中虽有邪伏膜原之说，但这是指感邪之后，病邪暂伏于膜原，而后再发，与西医学所说的感染性疾病的潜伏期概念相似，而与传统的伏邪概念不同，吴又可是旗帜鲜明地反对"伏寒化温"学说的。

三是伏邪引发因素：邪气伏藏，过时而发，既有由里而自发者，也有由多种因素激发引动者，其引发的因素可有多种。①转入另一季节而由特定的气候引发。如冬感寒邪，藏伏于里，到春季气候温暖，阳气升发，引动在里伏热而发。②再感当时的时令之邪而引发。如冬季感受的寒邪伏藏于少阴而化热，到春季又新感风寒之邪触动少阴伏热，自里外达，形成表寒里热证，又称新感引动伏邪。③其他因素。如饮食不节，过于劳累，情志不遂，房室不节等，使正气受伤，不能遏制伏邪（气）而外发。

四是伏邪传变情况：藏于里之伏邪发病，如能由里达表，症状会逐渐减轻，预后较好，即柳宝诒《温热逢源》说："伏温由阴而出于阳，于病机为顺"。如伏邪进一步深入内陷，病情就会加重而恶化，预后较差，多为逆证，如柳宝诒说："若病发于阴而即溃于阴，不达于阳，此病机为逆"。并指出预后差的因素是"邪气郁伏不达者，一也；正虚不能托邪者，二也；阴气被烁涸者，三也"。

五是临床表现特点：伏邪内溃，里热外达，充斥肆逆，所以在病发之初即可见一派里热证候，其中又有气分里热证与营血分里热证之别。如无新感外邪激发，一般无表证，如属新感引发，则在里热的同时，又兼见表证，即为表里同病。伏邪温病发病较急，而发病后往往病情较重，变化多端，病情缠绵，病程较长，难于速愈。正如王孟英说："若伏气温病，自里出表，乃先从血分，而后达于气分。故起病之初，往往舌润而无苔垢，但察其脉，软而或弦，或微数，口未渴而心烦恶热，即宜投以清解营阴之药。迨邪从气分而化，苔始渐布，然后再清其气分可也。伏邪重者，初起即舌绛咽干，甚有肢冷脉伏之假象，亟宜大清阴分伏邪，继必厚腻黄浊之苔渐生，此伏邪与新邪先后不同处。更有邪伏深沉，不能一齐外出者，虽治之得法，而苔退舌淡之后，逾一二日舌复干绛，苔复黄燥。正如抽蕉剥茧，层出不穷，不比外感温邪，由卫及气，自营而血也。"

六是治疗原则大法：由于伏邪温病初起即里热亢盛，所以其总的治则是以清泄里热为主。针对伏邪温病郁热伤阴的病机特点，多取清、养、透的治法。清，指直清里热；养，指养阴托邪；透，指领邪外达。有表邪者固应兼以疏表透邪，即使无表证者，亦要重视透邪外达。王履在《医经溯洄集·伤寒温病热病说》中指出，对新感引动伏邪者"法当清里热为主，而解表兼之，亦有治里而表自解者"。柳宝诒也说："一面泄热，一面透邪，凡温邪初起，邪未离少阴者，其治法不外是矣。”

（2）新感学说

新感温病学说形成较晚，张仲景《金匮要略》说：“太阳中热者，暍是也，其人汗出恶风，身热而渴也”。一般认为“中暍”是感受暑邪而即病者，故属新感。王叔和《伤寒例》说：“其冬月有非节之暖者，名曰冬温”，也是感邪即病，实际上即属新感。至宋代郭雍《伤寒补亡论》指出：“冬伤于寒，至春发者谓之温病；冬不伤寒而春自感风寒温气而病者，亦谓之温。”郭氏已初步认识到春季温病有冬寒内伏后发及感受当令之邪即发两种，后世一般认为温病分为伏邪和新感两类即源于此。《温疫论》引注中更明确提出：“又有不因冬伤于寒，至春而病温者，此特感春温之气，可名春温。”从而改变了长期以来以伏邪学说为主阐述温病病因的局面。时至清代，新感温病说为多数学者所赞同，并认为温病中多数属于新感。叶天士、吴鞠通、王孟英等医家对新感温病的发病和证治进行了系统的论述。

（3）伏邪与新感之争

伏邪与新感之争，是温病学派内部围绕着温病的病因和发病的类型而展开的争论。明代以前，一般医家认为风寒犯人是由外入里的，为新感；温病则是因伏寒化热，邪气由里外发，为伏气。清代以来有人提出暑湿为伏气，温热为新感。近代还有人提出温病有前驱症状者为新感，无前驱症状者为伏气；更有认为温病均属新感而无伏气。但清代以后大多数医家认为温病的发病存在两种情况，感受外邪，即时发病的为新感；不即时发病，过时而后发者为伏气。

从中医审证求因的角度看，应由证候推测其感受病因的性质。临床证候的千变万化，提示了病因与发病情况的复杂性，需要从不同的角度来加以论述，而提出伏气与新感学说正体现了这一实际需要。从临床实际出发，伏邪、新感两者都是存在的，无论否认两者中的哪一种，都是片面的。温病中有的表现为病变由表入里、自浅入深，用新感之说容易解释，这是因为感而即发，邪气从表开始发病；而温病中也有病变自内而发，起病即见里热炽盛的气分或营血分见证者，用伏气温病的理论则易于阐明，这是因为邪伏体内，过时而发，病机趋势由里外发。所以大多数医家兼收并蓄，用这两种学说分别说明不同类型温病的发病和症状特点。如叶天士既提出了“温邪上受，首先犯肺”的新感温病概念，又提出了“冬令收藏未固……寒邪深伏，已经化热”的伏气温病概念。实际上，提出伏气温病和新感温病，就是为了把临床上各种各样复杂的温病进行分类，以有利于区别病位浅深、判断病情轻重、把握传变趋势、确定治疗方法。

文献辑要

《素问·皮部论》

是故百病之始生也，必先于皮毛，邪中之则腠理开，开则入客于络脉，留而不去，传入于经，留而不去，传入于腑，廪于肠胃。邪之始入于皮也，泝然起毫毛，开腠理；其入于络也，则络脉盛色变；其入客于经也，则感虚乃陷下；其留于筋骨之间，寒多则筋挛骨痛，热多则筋弛骨消，肉烁䐃破，毛直而败。

《素问·六元正纪大论》

故风胜则动，热胜则肿，燥胜则干，寒胜则浮，湿胜则濡泄，甚则水闭胕肿，随气所在，以言其变耳。

《素问·生气通天论》

因于暑，汗，烦则喘喝，静则多言，体若燔炭，汗出而散。因于湿，首如裹，湿热不攘，大筋緛短，小筋弛长，緛短为拘，弛长为痿。

因于露风，乃生寒热。是以春伤于风，邪气留连，乃为洞泄。夏伤于暑，秋为痎疟。秋伤于湿，上逆而咳，发为痿厥。冬伤于寒，春必温病。四时之气，更伤五脏。

《灵枢·百病始生》

风雨寒热，不得虚，邪不能独伤人。卒然逢疾风暴雨而不病者，盖无虚，故邪不能独伤人。此必因虚邪之风，与其身形两虚相得，乃客其形。

《温热经纬·卷三》

所谓六气，风、寒、暑、湿、燥、火也。分其阴阳，则《素问》云：寒暑六气，暑统风、火，阳也；寒统燥、湿，阴也。言其变化，则阳中惟风无定体，有寒风，有热风。阴中则燥、湿二气，有寒有热。至暑乃天之热气，流金烁石，纯阳无阴。或云：阳邪为热，阴邪为暑者，甚属不经。《经》云：热气大来，火之胜也。阳之动，始于温，盛于暑。盖在天为热，在地为火，其性为暑。是暑邪热也，并非二气。或云：暑必兼湿者，亦误也。暑与湿原是二气，虽易兼感，实非暑中必定有湿也。譬如暑与风，亦多兼感，岂可谓暑中必有风耶？若谓热与湿合，始名为暑，然则寒与风合，又将何称？更有妄立阴暑、阳暑之名者，亦属可笑。如果暑必兼湿，则不可冠以阳字；若知暑为热气，则不可冠以阴字。其实彼所谓阴者，即夏月之伤于寒湿者耳！设云暑有阴阳，则寒亦有阴阳矣……故寒、暑二气，不比风、燥、湿，有可阴可阳之不同也。况夏秋酷热，始名为暑，冬春之热，仅名为温，而风、寒、燥、湿皆能化火。

《景景室医稿杂存·附陆君六淫说原文》

风为阴中之阳，风邪伤人，在冬令成伤寒病，如在春末夏初，天气温热，即成风温病矣。盖风属木，其母水，水性寒；其子火，火性热。因冬时感发者，寒风也，带水寒之母气；春时即为解冻之温风；夏初又为解愠之熏风，故兼火热之子气。又能兼燥、湿、暑三气。故风者正气悉能兼之，为百病之长也。此邪随时令阴阳而变也。暑为阳中之阴，盖湿为阴邪，而与火合，则名暑。大凡六气因人而变，如感暑邪者，遇阴虚火旺之体，其暑即随火而化燥，邪归营分为多，故暑邪从阳上熏，伤阴化燥，以致神昏、耳聋、舌绛、衄血；若在阳虚湿胜之体，则暑随寒而化湿，邪伤气分者为多，故湿邪从阴下潜，而伤阳变浊，以致脘痞、呕恶、肢冷、洞泄。此邪之阴阳，随人身之阴阳而变。盖曝于烈日之中，此因暑热而病矣。偏于手太阴肺，多属热邪，有贪凉，有饮冷，此因暑热而病反是寒。夫贪凉则表寒，饮冷则里寒，若贪凉而更兼饮冷……湿热者，以其母属火，盖火生土，土主湿，或值暑湿交蒸之际，或在阴虚偏热之人。或受于表，或受于里，须分辨其寒湿、湿热。风与火合则化热燥，属阳；风与寒合则化清燥，属阴。盖物之焦干者为热燥，水之冻冷者为寒燥。或燥于表，或燥于里，或燥于上，或燥于下，必辨寒燥、热燥。

《医学心悟·卷一》

世间之病，人皆曰伤寒最难，而非难也，难莫难于六气之相杂而互至耳。六气者，风、寒、暑、湿、燥、火是也。然冬月致病只三字：风、寒、火是也；春兼四字：风、寒、湿、火是也；夏兼五字：风、寒、暑、湿、火是也；秋只四字：风、寒、燥、火是也。其有非时之燥湿，则又天之变气也。大抵气愈杂则其治愈难。

《注解伤寒论·伤寒例》

冬时严寒……触冒之者，乃名伤寒耳。其伤于四时之气，皆能为病。以伤寒为毒者，以其最成杀厉之气也。中而即病者，名日伤寒；不即病者，寒毒藏于肌肤，至春变为温病，至夏变为暑病。暑病者，热极重于温也。

从立春节后，其中无暴大寒，又不冰雪，而有人壮热为病者，此属春时阳气，发于冬时伏寒，变为温病。

《伤寒大白·温病》

《内经》以冬日天寒，人伤而即病者，名伤寒。若伤而不即病，寒邪郁而成热，至春而病者，名温病。《伤寒论》太阳病发热而渴，不恶寒者，为温病……然则《内经》所云，明温病之原，仲景所云。别温病之症……进而求之，即春之温病亦有三种：有冬伤于寒，至春而成温病者；有冬感寒气，至春更感温热，而病温热、温毒者；有非冬感寒，非重感温热，但过时行温热之邪，而即发温病者。是此而知温病不独于冬，四时有暴寒，皆能伤寒者，温病不独发于春，四时有暴热，皆有温热病者，但要明其病原主治耳。

《医经溯洄集·伤寒温病热病说》

夫伤于寒，有即病者焉，有不即病者焉。其即病者，发于所感之时；不即病者，过时而发于春夏也。即病谓之伤寒，不即病谓之温和暑。

《温热逢源·评注灵枢素问伏气化温诸条》

就温病言，亦有两证：有随时感受之温邪，如叶香岩、吴鞠通所论是也；有伏气内发之温邪，即《内经》所论是也。

《温病条辨·原病篇》

按伏气为病，如春温、冬咳、温疟，《内经》已明言之矣。亦有不因伏气，乃司天时令现行之气，如前列《六元正纪》所云是也。

《重订广温热论·温热总论》

但伏气有二，伤寒伏气，即春温、夏热病也。伤暑伏气，即秋温、冬温病也。

第四章 温病的辨证理论

温病的辨证目的在于为治疗提供依据。温病的辨证，主要立足于分析病程的阶段、病变的部位、病证的性质。辨证的过程就是分析病机的过程，在此基础上可以为确定治法提供依据。在对温病进行辨证时，除了有中医学的八纲、脏腑、气血津液以及六经等辨证理论作指导外，温病还有其独特的辨证理论，即卫气营血辨证和三焦辨证，并以此构成了温病辨证理论体系的核心。温邪侵袭人体后，会导致卫气营血及三焦所属脏腑功能失调及实质损伤，从而产生复杂多样的临床症状。以卫气营血辨证及三焦辨证理论为指导，对这些临床表现进行分析，可以了解温病各种症状产生的原因及相互之间的关系，判断出病变深浅部位及性质，归纳证候类型，了解邪正消长，掌握病变的发生、发展、传变规律等。可见，温病卫气营血和三焦辨证理论在临床上的意义是分析温病病机的理论基础、辨别温病证候类型的基本纲领、判断温病病位浅深和病情轻重的标准、确立温病治则治法的主要依据。

一、卫气营血辨证

卫气营血辨证理论是清代温病学家叶天士创立的。叶氏根据自己在临床上对温病发生发展规律的观察和总结，把《内经》及历代医家有关营卫气血生理与病理等方面的论述加以引申发挥，用于对温病病程发展阶段性、病机演变规律性、病变部位特殊性的分析，从而形成了卫气营血辨证理论。关于卫气营血辨证理论的形成过程概况可参见本章专题简介中“卫气营血辨证理论的形成”。运用卫气营血辨证理论，可以分析温病病变的层次，高度概括温病的病理变化及证候类型，从而有效地指导温病的治疗。

（一）卫气营血的证候与病机

卫气营血都是维持人体生命活动的重要物质。卫敷布于体表，主捍卫肌表；气则充养全身，是各脏腑生理活动的动力和功能的体现；营在脉中，主荣全身；血则为营所化，为奉养人体的精华。四者分布层次和作用各有不同。温邪入侵人体后，一方面体内防御机能被激发，出现一系列由邪正相争所引起的反应；另一方面温邪导致了卫气营血及有关脏器的功能失调及实质损害。叶氏提出的卫气营血辨证理论代表了温病发展过程中的几个主要阶段，卫分证属表，气分证、营分证、血分证都属里，其中气分证较浅，营分证较深，而血分证更深。一般而言，卫气分证以功能失调为主，而营血分证的病变则以实质损害为主，同时，其功能的失调也更为严重。

1. 卫分证

(1) 概念

卫分证是温邪初袭人体，引起以卫外功能失调为主要表现的一类证候，属于外感病表证的范畴。

(2) 主要证候

发热，微恶风寒，头痛，无汗或少汗，或有咳嗽，口微渴，舌苔薄白，舌边尖红，脉浮数等。其中以发热微恶寒，口微渴为辨证要点。

确定病邪在卫分的主要依据是发热与恶寒并见，一般为发热重恶寒轻。是否出现口渴则是判断病证寒热属性的重要症状之一，如见口渴，则提示所感之邪为温邪。因此通常将发热，微恶风寒，口微渴作为卫分证的辨证要点。

(3) 病机分析

卫分证是温邪初袭人体后，与人体卫气相争所出现的一系列表现。由于卫气主卫外，所以卫气首先与温邪相争，引发了以体表见证为主的证候表现。温邪与卫气相争的病机变化，一方面是温邪对人体的影响，表现在卫受邪郁，肌肤失于温养，而见恶寒。邪留肌表，卫气受阻，郁而不伸，腠理开合失职，则无汗或少汗。同时，温邪袭于头部，经气不通，加之阳热上扰清空而头痛。如邪犯肺经，可引起肺卫失宣，导致肺之清肃功能失司而咳嗽。温邪易伤津，所以可见口渴。另一方面是正气具有御外功能，邪气入侵，即导致邪正相争，卫阳亢奋而发热。虽然在卫分证中，因温邪抑郁卫阳而致恶寒，但因温邪属阳热之邪，故恶寒较轻而短暂。综上所述，卫分证的基本病理特点是邪郁卫表，邪正相争。

不同类型的温邪侵犯卫分后，产生的临床症状并不完全相同，其病机也各有不同。如通过呼吸侵犯人体的病邪，首先犯于肺而影响卫分，而通过饮食侵犯人体的病邪，则可先犯于脾胃而影响卫分。如风热病邪犯于卫分，病位主要在肺卫，证见发热，微恶风寒，鼻塞流涕，咽痛或有红肿，头痛，咳嗽，口微渴，舌边尖红赤，舌苔薄白，脉浮数等。其中以发热，微恶风寒，鼻塞流涕，头痛等为辨证要点。如燥热病邪犯于卫分，病位亦主要在肺卫，证见发热，微恶风寒，咳嗽少痰或无痰，咽干鼻燥，口渴，舌红苔白欠润，脉浮数等。其中以咳嗽少痰或无痰，咽干鼻燥为辨证要点。如湿热病邪犯于卫分，病位主要在脾胃，同时影响到卫气的正常功能，证见恶寒发热，身热不扬，少汗，头重如裹，身重肢倦，胸闷脘痞，舌苔白腻，脉濡缓等。其中以恶寒，身热不扬，头身重着，苔白腻为辨证要点。但单纯的湿热卫分证少见，因为在出现卫分证的同时，往往已湿热内困脾胃，郁阻中焦气机等气分的病机变化，所以多表现为邪遏卫气、卫气同病。

(4) 发展趋势

卫分证的进一步发展大致有以下两种情况：①温邪犯于卫分，病情较轻，正气未衰，能够驱邪外出，或加上及时恰当的治疗，温邪从表而解，疾病得愈；②感邪较重，或治疗不及时或不恰当，正气不能祛邪外出，温邪可从卫入气；如患者正气极虚，温邪可由卫分直接传入营分或心包，甚至传入血分，此时病情较为险重。

2. 气分证

(1) 概念

气分证是温邪在里，引起人体脏腑或组织气机活动失常的一类证候，属于外感病里证的范畴，同时还包括了半表半里证在内。气分证的病变较广泛，凡温邪不在卫分，又未传入营(血)分，都可属气分证范围，涉及的病变部位主要有肺、胃、脾、肠、胆、膜原、胸膈等。所以气分证的临床表现较复杂，证候类型也较多。

气分证的形成主要有以下几种途径：①在卫分的温邪进一步深入而传气分；②温邪直接犯于气分，例如暑热病邪直犯阳明，湿热病邪直犯脾胃等；③气分伏热外发，如伏寒化温，即温热病邪伏于气分而内发；④邪热由营分转出气分。

(2) 主要证候

气分证的临床表现可因病邪性质及病变部位不同而各异。在气分证复杂多样的症状中，有其共同的特点，如热势壮盛，不恶寒，汗多，渴喜饮凉，尿赤，舌质红，苔黄，脉数有力等，其中以但发热，不恶寒，口渴，苔黄为辨证要点。

各种气分证的病机变化和临床表现虽有相似之处，但因病变部位不同和病邪性质各异，其临床表现并不完全相同，除上述典型的共有症状外，还可见邪热盛于某一脏腑或某一部位的表现。如较为常见的热盛阳明证主要表现为壮热，不恶寒，但恶热，汗多，口渴饮冷，舌苔黄燥，脉洪大等，即一般所说的“四大”症。其他如热壅于肺，可见身热喘咳；热扰胸膈，可见身热心烦不眠；热结肠腑，可见日晡潮热，腹胀便秘；热郁胆腑，可见身热口苦，干呕心烦等。

另外，湿热性质的病邪所引起的气分证，临床症状与一般温热病邪所引起的气分证有较大的不同，多表现为发热，脘腹痞满，苔腻。发热的类型随湿热偏盛程度而异：湿偏盛者，热为湿遏而多见身热不扬；热偏盛者，因湿热交蒸，身热较盛而不为汗衰。脘腹痞满为湿热郁阻气机的表现，苔腻为湿热征象。其中湿热初入气分，湿邪偏盛者多为白腻苔；湿邪化热，湿热俱盛或热重湿轻则变为黄腻苔或黄浊苔。一般把身热汗出，脘腹痞满，苔腻作为气分湿热证的基本表现。

在论述气分证时每把热盛阳明证作为代表，而其他的气分证临床表现则有所不同，其中一些证型将在三焦辨证中论述。温病邪在半表半里者也归属于气分证范围，但往往发热恶寒交替出现，或表现为寒热起伏，与一般的气分证不恶寒者有别。

(3) 病机分析

气分证的病理变化从总的方面来看，不外人体“气”的病变。病邪进入气分时，人体全身正气奋起抗邪，邪正剧争，引起热炽津伤，这是气分证的主要病机变化。而邪正抗争剧烈也必然会影响有关脏腑器官的正常气机活动，从而发生相应的气分证症状。以病邪侵犯阳明为例，阳明为十二经脉之海，多气多血，抗邪力强，故邪入阳明，正邪抗争，里热蒸迫，而见全身壮热且恶热。温邪在里不在表，故仅有发热而不伴恶寒。里热亢盛，迫津液外泄而多汗，热炽津伤而口渴喜凉饮。气分热炽，故见舌苔黄燥，脉洪大而有力。热盛阳明的病理特点是正邪剧争，里热蒸迫，热盛津伤。温热性温病多种气分证病机变化的基本病理特点是邪正剧争，热炽阴伤。

湿热性温病在湿邪化燥伤阴之前，多留连于气分，呈湿热交蒸之势，但由于病程不同，侵犯的部位又有脾、胃、胆、肠、膜原等异，所以病机变化较复杂，证候类型也较多。一般来说，气分有热，则见发热汗出，口渴溺黄，心烦；湿热胶着，所以汗出而热不解；内有湿邪所阻，故渴不欲多饮；湿阻气机，脾胃升降失常，则脘闷呕恶，便溏；湿热交蒸，则苔黄腻，脉濡数。湿热性温病的基本病理特点是湿热交蒸，郁阻气机。

(4) 发展趋势

气分证如进一步发展，大致有以下几种情况：①邪在气分，邪气既盛，正气抗邪力亦强，正气奋起抗邪，或经及时而正确的治疗，可冀邪退而病在气分阶段得愈；②正不敌邪，或得不到及时和正确的治疗，邪热更加亢盛，可自气分进一步发展而深入营血分，或气分湿热证进一步化燥化火，亦可深入营血分，病变趋于严重；③经过邪正抗争，气分的病邪渐衰，但人体正气，特别是阴液大伤，形成正虚邪少的局面，如肺胃阴伤等，经过一段时间后，正气得复而病渐向愈。

3. 营分证

(1) 概念

营分证是温邪犯于营分，引起以邪热盛于营分，灼伤营阴，扰神窜络为主要病理变化的一类证候，也属于外感病里证范畴。温邪深入营分，人体脏器组织的实质损害较为明显，而有关的功能障碍更为严重，病情较为危重。

营分证的形成原因主要是：①在气分的邪热失于清泄，或湿热病邪化燥化火，进而传入营分；②肺卫之邪乘虚直接内陷营分；③内伏于营分的伏邪自内发出；④温邪不经卫气分而直接深入营分，如暑热病邪可直犯心营而发生神昏，称为暑厥。

(2) 主要证候

身热夜甚，口干，反不甚渴饮，心烦不寐，时有谵语，斑疹隐隐，舌质红绛，脉细数等。其中以身热夜甚，时有谵语，斑疹隐隐，舌质红绛为辨证要点。

营分证的发热特点为身热夜甚，它不同于卫分证的发热与微恶风寒并见，也不同于气分证的但恶热不恶寒。同时，有的营分证可见到程度不同的神志异常，轻则心烦不寐，重则时有谵语；有的营分证可见斑疹隐隐。营分证的舌象特点是舌质红绛，正如叶天士所说："其热传营，舌色必绛"，可见舌质红绛是判断温邪传入营分的重要标志。

如湿热性病邪化燥化火后传入营分，而湿热之邪未尽，在出现身热夜甚，心烦不寐，时有谵语，斑疹隐隐，舌质红绛，脉细数等营热阴伤症状的同时，还有苔腻，脘痞，胸闷等湿阻气分的征象，实际上属气营同病的表现。

(3) 病机分析

营分邪热亢盛，则劫伤营阴，所以表现为身热夜甚，脉细而数。营热蒸腾于上，则口虽干而不甚渴饮，同时舌质红绛。因营气通于心，营阴受热，易侵扰心神，可见神志异常，轻则心烦不寐，甚则时有谵语。营分受热，窜于肌肤血络，则出现斑疹隐隐。综上所述，营分证基本的病理特点是营热阴伤，扰神窜络。

各类温病的营分证病机变化及其证候类型基本相似，但湿热或暑湿病邪化燥化火而入营时，有时湿邪尚未完全化净，在临床表现上，既有身热夜甚，时有谵语，斑疹隐隐，舌红绛，脉细数等营分热炽的症状，又可见苔腻或脘痞、胸闷等湿阻气分之象。

(4) 发展趋势

营分证的进一步发展，大致有以下几种情况：①在营分的邪热得以转出气分，即原有的营分证症状如身热夜甚，时有谵语，斑疹隐隐，舌红绛等消失，而表现为一派气分证症状，这是病情好转的现象；②在营分的邪热进一步深逼血分，出现动血症状，如斑疹大量透发、腔道出血等，这是病情加重的表现，这两种不同的转归，主要取决于营热阴伤的程度及治疗是否得当；③营热亢盛而严重影响到脏腑功能，特别是可内陷手足厥阴，因营气通于心，所以营热可进一步发展而形成热闭心包之证，出现神昏谵语等症状，或因营热亢盛引起肝风内动而出现痉厥。这些病变有可能引起正气外脱的危重后果。

4. 血分证

(1) 概念

血分证是邪热深入到血分，引起以血热亢盛、动血耗血、瘀热内阻为主要病理变化的一类证候，也属于外感热病里证范畴。温邪深入血分，病变已属极期，每伴有昏、痉、厥、脱之变，病情较为危重。

血分证的形成主要有以下几个原因：①营分邪热未解，营热羁留，病情进一步发展而传入血分；②卫分或气分的病邪直接传入血分；③血分的伏邪自里而发，直接出现血分证。

(2) 主要证候

身热灼手，躁扰不安，甚或神昏谵狂，吐血、衄血、便血、尿血，斑疹密布，舌质深绛。其中以斑疹密布、出血及舌质深绛为辨证要点。

血分证与营分证的主要区别有二：①血分证有明显的“动血”症状，即表现为急性多部位、多窍道（腔道）出血，斑疹大量透发，而营分证只表现为营热窜络而引起斑疹隐隐，并未有明显“动血”现象；②血分证的舌象多表现为舌色深绛，而营分证多为舌色红绛。

(3) 病机分析

血热是血分证病机的基础，由此而引起其他一系列的病理变化。由于血分热毒过盛，血络损伤，造成血液离经妄行，或出现多窍道（腔道）、多部位的急性出血，如呕血、咯血、鼻衄、便血、尿血、阴道出血等；或因血溢于肌肤而出现斑疹大量透发等。由于血热炽盛，煎熬和浓缩血液，加上邪热耗伤血液，导致血行不畅，同时又有离经之血，都会造成瘀血，并与邪热互结而形成热瘀，有的则在脉络内形成广泛的瘀血阻滞，如何廉臣说：“因伏火郁蒸血液，血被煎熬而成瘀”。表现为斑疹色紫，舌色深绛，或唇甲青紫等。而瘀热形成后，又可加重出血，出血与瘀血形成恶性循环。由于“心主血”同时心又主神明，所以血分瘀热易扰于心，并可逼乱心神而见严重的神志异常症状，如躁扰不安，神昏谵语等。“肝藏血”，血热也易波及到肝经而引起肝风内动，出现痉厥。综上所述，血分证基本的病理特点是动血耗血，瘀热内阻。

(4) 发展趋势

①血分证病情虽然危重凶险，但经积极而恰当的救治，血分邪热渐衰，正气逐渐恢复，病情可望缓解，病渐向愈。②血分热毒极盛，而正气不足，正不敌邪，可因血脉瘀阻，脏气衰竭或急性失血，气随血脱而死亡。③血分热毒虽渐衰，但人体正气，特别是阴液大伤，往往可以表现为肝肾阴伤等证。如伤而未竭，犹可逐渐恢复而向愈，如伤甚已竭，则可能发生正气外脱而亡，或形成肝肾阴伤久不得复之证。

有关卫气营血各阶段的病机、证候及辨证要点见表4-1。

表4-1 卫气营血辨证表

证型	病 机	证 候	辨证要点	备 注
卫	邪郁卫表，邪正相争	发热，微恶风寒，头痛，无汗或少汗，或咳嗽，口微渴，舌苔薄白，舌边尖红，脉浮数	发热，微恶寒，口微渴	因外邪种类很多，此以风热在表为代表

证型	病　机	证　候	辨证要点	备　注
气	邪正剧争，热炽津伤	壮热，不恶寒，反恶热，汗多，渴喜饮凉，尿赤，舌质红，苔黄，脉数有力	壮热，不恶寒，口渴，苔黄	气分证的病变范围较大，此以热盛阳明为代表
营	热灼营阴，扰神窜络	身热夜甚，口干，反不甚渴饮，心烦不寐，或时有谵语，或斑疹隐隐，舌质红绛，脉细数	身热夜甚，时谵语，或斑疹隐隐，舌红绛	
血	动血耗血，瘀热内阻	身热，躁扰不安，神昏谵狂，吐血、衄血、便血、尿血，斑疹密布，舌质深绛	斑疹，急性多部位、多窍道（腔道）出血，舌质深绛	

（二）卫气营血证候的相互关系

卫气营血证候之间有着非常密切的联系，四者不可截然分开。卫气属阳，营血属阴，气之表者为卫，营之深者为血。卫分证与气分证之间的关系非常密切，卫分证虽属表证，但却有病邪侵犯内在脏腑的病理基础，如风热病邪可以直接犯肺，湿热病邪可以直趋中道而犯脾胃，都可以出现卫分证。如卫分证不解，就很容易转化为气分证。气分证较卫分证病位深了一层，病变也较卫分证为重，可明显影响脏腑的功能，但由于正气尚盛，抗邪有力，经及时而正确的治疗，邪气每易被驱除而使病情好转或痊愈。营分证和血分证之间，在病理变化上存在着较多的共同之处，正如叶天士所说："营分受热，则血液受劫"。邪热在气分不解，传入营血分，不但使营血耗伤，而且影响心神，病情更为深重，常表现为邪盛正虚。营血分证较之气分证，病理变化有了本质上的改变，由原来的以脏腑功能失调为主，转变为以脏腑的实质损害为主，必须及时救治，否则恐有性命之虞。因此，积极有效地治疗气分证，对于阻断病情，防止发生严重的并发症具有重要的意义。

卫气营血证候的病机层次反映了病变的浅深和病情的轻重。具体来说，卫分证病位最浅，属表证，病情最轻，持续时间也短，治疗较容易；气分证病位进了一层，属里证，病情较卫分证为重，此时正盛邪实，邪正剧争，若治疗及时，每可驱邪外出，疾病即可好转进而痊愈；营分证和血分证，病位最深，病情危重，热邪步步深入，正气节节衰退，若处理失当，正不胜邪，往往会出现重要脏腑的严重损害，致险证迭起，危及生命。可见把握温病卫气营血的病位浅深，对于判断病情轻重，掌握转归趋势，从而积极主动地采取治疗措施，有重要的意义。值得注意的是，营分证与血分证虽有浅深之分，但有的温病营分证的严重程度并不亚于血分证，如有一些温病较少传入血分，但在营分证阶段往往有神昏、动风、正气外脱之变，病情十分危险，稍有失治或误治，患者就可能很快死亡。此外，营血分证的病机特点在早期常表现为邪盛正虚而以邪实为主，而在血分证后期多见邪衰而正渐虚。在营血分证之后，其病机多以正虚为主，特别是阴液亏损较突出，所以温病在卫气营血阶段之后，一般还有一个阴虚阶段，有的表现为肺胃阴虚，有的表现为肝肾阴虚。

（三）卫气营血证候的相互传变

温病发生后，病情处于不断变化的状态中，这种动态的变化就是传变。这一变化主要是温邪与人体正气相互斗争的结果，也反映了温邪在患者体内的发展变化。所以，对温病的辨证仅仅辨其属何种证候类型是不够的，还应注意其病情演变的动态变化，卫气营血辨证理论可以用来分析这一变化的主要规律。前已述及，温病总的传变趋势一般不外由表入里、由浅入深，即多数温病由卫分证开始，再向气分、营分、血分传变。但在临床上，传变的情况是较为复杂的，受到人体正气状态、病邪性质、治疗护理等诸多因素的影响，所以没有固定的模式。

1. 影响卫气营血传变的因素

温病是否发生传变以及传变的方式，受多种因素的影响。

（1）感受病邪的致病特性不同

如风热病邪在卫易传入肺，再传至胃，但也可发生在卫之邪直接传入心包的“逆传”。暑热病邪伤人疾速，传变不分表里渐次。湿热病邪传变较慢，多呈渐进深入，病邪多久留气分，化燥化火后亦可传入营血分。

（2）感受温邪的毒力大小不同

如《温疫论》中所说的“毒气所钟有厚薄”。感邪较重的，病情较重，传变也较迅速；感邪较轻的，传变较少或较慢。

（3）体质的不同类型

同一类温病，所感受的是同一种温邪，但传变情况也可各不相同。如素体阴虚火旺者，感受温邪后，更易耗伤阴液，热势更盛，传变迅速，在病的后期易出现阴虚之证。素体阳虚者，在感受温邪，特别是感受湿热病邪后，较易损伤阳气，病之后期易出现“湿胜阳微”的变化。另外，人的体质和年龄对温病的传变也有影响，如吴鞠通说：“小儿之阴更虚于大人，况暑月乎？一得暑温，不移时，有过卫入营者，盖小儿之脏腑薄也”。就指出了体质与传变的密切关系。

（4）治疗护理是否及时恰当

如治疗及时恰当，可祛除病邪而不发生传变。误治或失治，或伤及正气，或助热恋邪，则可促使病邪深入内陷，而使病情恶化。

2. 卫气营血证候传变类型

由于影响传变的因素较复杂，所以温病的发展传变是千变万化的。正如王孟英《王氏医案三编·卷二》中所说：“然气血流通，经络贯串，邪之所凑，随处可传，其合其分，莫从界限。故临证者，宜审病机而施活变，弗执死法以困生人。”温病的传变主要有以下几种类型。

（1）自表入里

即温邪循卫气营血层次逐渐深入地传变，也就是表现为叶天士所说“大凡看法，卫之后方言气，营之后方言血”的演变程序。这种传变方式多见于新感温病。但如在表之邪直接内陷心包，或由卫而直接传入营血分，则属病情危重。

（2）由里达外

即温邪自血而营，由营转气的演变过程。这类温病的病机发展特点是原有伏热自里向外透达，病情逐渐减轻，虽然在发病时病情较重，但因邪有外达之机，所以预后较好。伏邪温病多具这种传变形式。但是温邪在自里达外的过程中，也有可能再逆向内陷，如邪热已从营分透出气分，又能自气分内陷营分或深入血分，这是由邪正消长起伏所决定的。

(3) 传变不分表里渐次

即温邪不循卫气营血表里层次的传变。这类疾病不仅在发病时可以卫气、卫营同病，而且在传变时可以同时出现气分、营分或血分的症状，临床上表现为卫气同病，气营（血）两燔，卫营（血）同病，甚至卫气营血俱病的复杂病证。这类疾病发病较急、病情较重、传变较快，如病邪很快内陷营血，则预后较差。

温病的传变除以上所述外，还有一些其他的情况。如有不传者，是指邪在卫分或气分，经治疗后邪从外解而病愈。如风温病，初起表现为卫分证，经适当的治疗后，正胜邪退，疾病不传气分而中止在卫分阶段；或在气分时，经治疗后不传营血而病愈。又如秋燥病，整个病程多在卫分或气分，很少深入营血分。因此，温病的传变规律虽有卫气营血的传变顺序，但这一顺序并不是一个固定不变的程式，也不是所有的温病均有卫气营血四个层次的传变过程。同时，在温病后期往往都有一个阴液耗伤的阶段，或表现为肺胃阴伤，或表现为肝肾阴伤。另外，在温病的病变过程中，由于邪热亢盛、阴液耗伤等因素的作用，会产生痰浊瘀血，如痰瘀留于经络日久不去，则可严重影响有关脏腑、器官、组织的功能，造成肢体瘫痪、失明、痴呆等后遗症。

二、三焦辨证

三焦辨证理论是吴鞠通在《内经》三焦学说的基础上，参考了历代医家运用三焦理论进行热性病辨证的论述，并结合其诊治热性病的经验而总结出来的一种辨证理论，主要用以阐述温病发展过程中三焦所属不同脏腑的病变及其传变规律，并在此基础上提出温病各个不同阶段的治则。其既与卫气营血辨证理论有密切的联系，又补充了卫气营血辨证理论的不足，从而使温病的辨证理论更趋于系统、完善。有关三焦辨证理论的形成，可参见本章专题简介中“三焦辨证理论的形成”。

（一）三焦的证候与病机

三焦辨证中的上、中、下三焦分别代表了人体胸腹部各种脏腑的部位范围，即上焦主要包括在胸部的手太阴肺与手厥阴心包；中焦主要包括腹部的阳明胃、肠及太阴脾；下焦主要包括下腹部的足少阴肾及足厥阴肝。以下介绍三焦的主要证候及其病机。

1. 上焦证

上焦病证包括了肺及心（心包）的病变，其中肺，特别是肺卫的病变多见于新感温病的初期。上焦证的常见证候类型有以下几种。

(1) 邪犯肺卫证

叶天士提出：“温邪上受，首先犯肺”，即指出许多温病在初起时，病邪先犯于肺。肺合皮毛而统卫，所以温邪犯肺之初主要表现为卫受邪郁及肺气失宣。主要症状有发热，微恶风寒，咳嗽，头痛，口微渴，舌边尖红赤，舌苔薄白欠润，脉浮数等。该证候又称为邪袭肺卫证。由于温邪初侵于肺卫，正气抗邪，卫阳亢奋，故发热；温邪犯肺，导致清肃失司，故咳嗽；肺气不宣，卫气不能正常敷布，肌肤失于温煦，故微恶风寒；温邪属阳邪，性热，易伤津液，故口渴。该证候类型实际属于卫气营血辨证中的卫分证，以发热，微恶风寒，咳嗽为辨证要点。

(2) 肺热壅盛证

如犯于肺卫的温邪进一步由表入里，肺热亢盛，可造成邪热壅肺，肺气闭阻。主要症状有身热，汗出，咳喘气促，口渴，苔黄，脉数等。又称邪热壅肺证。由于肺经邪热壅盛，耗伤津液，可致身热，汗出，口渴。邪热壅肺，肺气郁闭，可引起咳喘气促。苔黄脉数是里热偏盛之象。以上症状以身热，咳喘，苔黄为辨证要点。

(3) 湿热阻肺证

湿热性质的病邪如湿热病邪、暑湿病邪等，亦可犯于肺，使卫受邪郁，肺失肃降，即吴鞠通所说："肺病湿则气不得化"。主要症状有恶寒发热，身热不扬，胸闷，咳嗽，咽痛，苔白腻，脉濡缓等。由于湿邪郁于卫表，困遏卫阳，则表现为恶寒；湿热互结，热为湿遏则身热不扬；湿热郁肺，导致肃降功能失司，则见胸闷，咳嗽，咽痛等。该病证的初期，多为湿邪偏盛，故见舌苔白腻，脉濡缓等。湿热阻肺证以恶寒，身热不扬，胸闷，咳嗽，苔白腻为辨证要点。

以上属病邪犯于上焦肺者。另外，如邪热犯肺而病变严重者，可导致化源欲绝。化源欲绝是指肺不主气，生气之源衰竭的病理变化。肺吸纳天气，复与水谷精气结合，积于胸中，名曰宗气。宗气上出喉咙以司呼吸，通过心脉而布散全身。百脉皆朝于肺，脏腑、经络、形体均受其荣养，若肺受邪乘，生气之源告困，清气难入，浊气难出，脏腑失养，则可危及生命，见喘促鼻煽，汗出如涌，脉搏散乱，甚则咳唾粉红血水，面色反黑，烦躁欲绝等。

(4) 热陷心包证

心主神明，而心包代心行令，所以在温病过程中出现神明失常多责之于心包。心包位处上焦，所以心包的病变也属上焦病变。邪陷心包是指邪热内陷，引起心包络机窍闭阻，心不能主神明的病理变化，又称为邪闭心包或热闭心包证。症见身灼热，神昏，肢厥，舌蹇，舌绛等。邪热内陷心包的途径有多种：有肺卫之邪热逆传至心包者，称为逆传心包；有气分邪热渐传心营者；有营血分邪热犯于心包者；有外邪直中，径入心包者等。热陷包络，逼乱神明，则见神志异常，如神昏谵语，甚或昏愦不语；心窍为邪热所闭，气血周行郁阻，不能布达四肢，故四末失去温煦而厥冷不温，一般冷不过肘膝；心主血属营，邪热犯于心包，易致营血受病，故舌质红绛。邪陷心包以神昏，肢厥，舌绛为辨证要点。

热陷心包还常夹痰兼瘀，正如何秀山说："非痰迷心窍，即瘀塞心孔"。《温热论》中所说的"平素心虚有痰者，外热一陷，里络就闭"，即指痰热内闭心包之证，症见神昏，喉间痰鸣，舌绛苔垢等。其夹瘀者，多系邪热与瘀血互结，瘀热闭塞心窍所致，见神昏谵语或神志如狂，唇黑甲青，舌质紫晦等。

另外，热陷心包还可引起其他病变。如心包邪热亢盛，津液耗竭，不能与阳气维系，或邪热闭阻，消耗心气，均能导致阴阳离决而正气外脱。这是由邪热内闭心包发展到正气外脱，又称为内闭外脱，是热陷心包所引起的危重病变。

(5) 湿蒙心包证

湿蒙心包指气分湿热酿蒸痰浊，蒙蔽心包络的病理变化。症见身热，神识昏蒙，似清似昧或时清时昧，间有谵语，舌苔垢腻，舌色不绛，脉濡滑数等，又称为湿热酿痰蒙蔽心包证。因有痰湿蒙蔽心窍，心神困扰，故神志昏蒙，间有谵语。邪留气分，未入营血，故舌质不绛。湿热上泛，故舌苔垢腻。湿蒙心包证以神志时清时昧，舌苔垢腻为辨证要点。

上焦温病一般多见于发病初期。当温邪初犯肺卫时，如感邪轻者，正气抗邪有力，邪气受挫而不向里传，邪可从表而解。如感邪重而邪热转甚者，温邪由表入里，可引起肺热亢盛。如肺气大伤，严重者导致化源欲绝而危及患者生命。若患者心阴心气素虚，肺卫之温邪可内陷心包，甚至导致内闭外脱而死亡。但心包证亦可见于温病发展的极期，如邪入营血后，每可发生邪热内陷心包。上焦证有轻有重，其中肺之化源欲绝和内闭外脱者属危重之证，如《温病条辨》中所说的温病死证，“在上焦有二：一曰肺之化源绝者死；二曰心神内闭，内闭外脱者死”。

2. 中焦证

中焦所包括的脏腑主要是脾、胃、肠等，温邪传入中焦一般属温病的中期或极期。中焦证常见的病证如下。

(1) 阳明热炽证

指热入阳明，里热蒸迫而盛于内外的证候，又称胃热亢盛证。症见壮热，大汗出，心烦，面赤，口渴引饮，脉洪大而数等。足阳明胃为多气多血之经，被称为十二经之海，故其抗邪时阳热极盛，又称为阳明经证。邪热入胃，正气奋起抗邪，邪正剧争，里热蒸迫，外而肌肉，内而脏腑，无不受其熏灼。里热亢盛，蒸津外出，故见壮热，大汗出；邪热扰心则心烦，邪热上蒸，则见面色红赤；邪热耗伤阴液则口渴而多饮，特别是喜饮凉水；脉洪大而数亦是邪热盛于内外的表现。因蒸腾之热弥漫内外而未里结成实，故称其病理变化为“散漫浮热”或“无形热盛”。阳明热炽证以壮热，汗多，渴饮，苔黄燥，脉洪大为辨证要点。

(2) 阳明热结证

指肠道中邪热与糟粕相结，耗伤阴津，肠道传导失司的证候，又称热结肠腑证或阳明腑实证。症见日晡潮热，或有谵语，大便秘结，或热结旁流，腹部硬满疼痛，舌苔黄黑而燥，脉沉实有力等。由于里热结聚于肠道，而下午阳热较盛，故发热日晡益甚；胃肠邪热可扰乱心神，而见谵语；肠道热结津伤，传导失职，故大便秘结不通，或热迫津液，燥结旁流而表现为下利稀水，其气臭秽；肠道中燥屎热结阻塞，气机不通，故腹部硬满疼痛；腑实津伤则舌苔老黄而干燥，甚则可见黑燥之苔。脉沉实有力是肠腑热结之征。热结肠腑日久不愈，消烁津液，耗伤正气，可导致津液大伤或正气欲竭，形成正虚邪实之证，则预后极差。阳明热结证以潮热，便秘，苔黄黑而燥，脉沉实有力为辨证要点。

另外，还有因邪热损伤肠络，血溢肠间，而致肠腑蓄血者，症见身热夜甚，神志如狂，大便色黑等，如吴又可说：“尽因失下，邪热久羁，无由以泄，血为热搏，留于经络，败为紫血，溢于肠胃”。该证病位虽也在肠腑，但属邪热与瘀血相结，与阳明热结之证邪热与燥屎相结不同。

(3) 湿热中阻证

指湿热性质的病邪，如湿热病邪、暑湿病邪等困阻于中焦脾胃的证候。湿热中阻证因湿热之偏盛不同而有不同的表现：湿重热轻者，脾气受困，气机郁阻，症见身热不扬，胸脘痞满，泛恶欲呕，舌苔白腻，或白厚，或白苔满布，或白多黄少等。由于热处湿中，热势为湿邪所遏，故身热不扬；湿困太阴，气机不畅，故胸脘痞满；脾失健运，胃失和降，浊气上逆，故泛恶欲呕；舌苔白腻，白苔满布，或白多黄少等，均系湿邪偏盛的征象。如湿渐化热，形成湿热并重或热重湿轻者，症见高热持续，汗出而热势不为汗衰，烦躁不安，脘腹痛满，恶心欲呕，舌苔黄腻或黄浊。里热偏盛，故见高热持续；湿热相蒸，故虽汗出而热势不衰；中焦湿热互结，升清降浊受阻，气机失于宣展，则脘腹痛满；湿热中阻，胃气上逆，则恶心呕吐。舌苔黄腻或黄浊，亦为湿热互结的征象。湿热中阻证以身热，脘痞，呕恶，苔腻为辨证要点。

(4) 湿热积滞，搏结肠腑证

指肠腑湿热与糟粕积滞相搏，肠道传导失职的证候，症见身热，烦躁，胸脘痞满，腹痛，大便溏垢如败酱，便下不爽，舌赤，苔黄腻或黄浊，脉滑数等。肠腑有湿热熏蒸则身热，烦躁；湿邪郁阻气机则胸脘痞满；湿热积滞内阻肠道，气机不通，故见腹痛，便溏不爽；舌赤，苔黄腻或黄浊，脉滑数为湿热内盛之象。湿热积滞搏结肠腑证以身热，腹痛，大便溏垢，苔黄腻或黄浊为辨证要点。

(5) 湿阻大肠证

指在湿热性温病过程中，湿浊闭阻于肠道，湿浊之气不得下降而上蒙的证候。症见大便不通，神识如蒙，少腹硬满，苔垢腻，脉濡等。本证多因湿热之邪流连气分，阻滞肠道，传导失司所致。肠道湿滞气结，气机痹阻则大便不通；由于大便不通，邪无出路，湿浊弥漫，上蒙清窍则神识如蒙，下闭浊道则少腹硬满；湿浊偏盛则苔垢腻，脉濡。其病机为湿阻肠道，传导失职。本证以大便不通，少腹满，苔垢腻为辨证要点。

温病中焦病证一般发生于疾病的中期和极期，病机总的特点为：病邪虽盛，正气亦未大伤，故邪正斗争剧烈，只要治疗得当，尚可祛邪外出而解。但若邪热过盛或腑实严重，每可导致津液或正气大伤，甚则引起真阴耗竭殆尽，或湿热秽浊阻塞机窍，均属危重病证，可以危及生命。另外，湿热久在中焦，若素体阳气不足则往往可以从湿而化，进一步损伤阳气而形成湿胜阳微或寒湿之证。中焦病证如邪气太盛而正气大虚，亦属危重，如《温病条辨》中说，中焦温病死证有二：“一曰阳明太实，土克水者死；二曰脾郁发黄，黄极则诸窍为闭，秽浊塞窍者死”。

3. 下焦证

下焦主要指肝、肾，温邪深入下焦，是指肝肾的病变，属温病的后期阶段。下焦证常见的病证如下。

(1) 肾精耗损证

肾精耗损证指邪热深入下焦，耗伤肾精，形体及脏腑失于滋养的证候，又称真阴耗伤证。症见低热，神惫委顿，消瘦无力，口燥咽干，耳聋，手足心热甚于手足背，舌绛不鲜，干枯而痿，脉虚。由于肾精耗损，形体失养，故神惫委顿，消瘦无力，脉虚；肾精不足，不能上养清窍，则症见耳聋，即所谓“脱精耳聋”；阴液不能上滋，故口燥咽干；肾精枯涸，阴虚内热，症见低热持续，手足心热甚于手足背等；舌绛不鲜，干枯而痿为肾阴不足之象。肾精耗损多由中焦病变发展而来，特别是阳明邪热不去，阴液耗伤过甚，更易引起本证，属于温病后期。正如吴鞠通说：“温邪久羁中焦，阳明阳土未有不克少阴癸水者，或已下而阴伤，或未下而阴竭”。如肾阴耗伤过甚，导致阴竭阳脱，可危及生命。肾精耗损证以手足心热甚于手足背，口干咽燥，舌绛不鲜，干枯而萎，脉虚为辨证要点。

(2) 虚风内动证

虚风内动是肾精虚损，肝木失养，风从内生的病理变化，即所谓“水不涵木”，又称为阴虚风动证。症见神倦肢厥，耳聋，五心烦热，心中憺憺大动，手指蠕动，甚或瘛疭，脉虚弱等。虚风内动是在肾精虚损的病理基础上发展而形成的，故有肾精虚损的基本表现；同时，肝为风木之脏，依肾水滋养，如肾水受劫，肝失涵养，筋失濡润，则风从内生，症见手指蠕动，甚或瘛疭。此外，肾水枯竭，不能上济心火，心神不能内舍，则见心中极度空虚而悸动不安，即所谓憺憺大动。虚风内动证以手指蠕动，或瘛疭，舌干绛而萎，脉虚为辨证要点。

温病下焦证一般发生于疾病的后期，多属邪少虚多。病情虽已缓解，但因阴精已大衰，所以病情仍然较重。若正气渐复，驱除余邪外出则可逐渐向愈。但若阴精耗尽，阳气失于依附，则可因阴竭阳脱而死亡。

（二）三焦证候的关系及其传变

上、中、下三焦证候不仅表示三焦所属脏腑的病理变化和证候表现，同时也标志着温病发展过程中的不同阶段，体现了温病发展的规律。吴鞠通在《温病条辨》中说：“凡病温者，始于上焦，在手太阴。”从三焦病机演变过程来看，反映了某些病发于表的新感温病（如风温等）的病程发展阶段。如上焦手太阴肺的病变为温病的初期，中焦足阳明胃的病变多为病程中期或极期，下焦足少阴肾及足厥阴肝的病变多为病程后期。但由于感邪性质不同，体质类型有异，所以温病三焦病机的发生及演变不一定按照上述程序。例如暑热病邪致病不仅可先发自阳明，而且可直犯心包、肝经，发为暑厥、暑风，未必始于上焦手太阴；湿热病邪直犯中道，困阻脾胃；肾精素虚者，邪气伏藏下焦，病可起于足少阴；还有其他一些伏气温病也可起病于营血分。正如王孟英所说：“夫温热究三焦者，非谓病必上焦始，而渐及中下也。伏气自内而发，则病起于下者有之；胃为藏垢纳污之所，湿温疫毒，病起中者有之；暑邪夹湿者，亦犯中焦，又暑属火，而心为火藏，同气相求，邪极易犯，虽始上焦，亦不能必其在手太阴一经也。”同时，人体是一个有机的整体，邪之所感，随处可传，在温病过程中，常有上焦证未解而又见中焦证者，或中焦证未解而又有下焦证者。故上焦、中焦、下焦的病变不能截然分开，有时相互交错，相互重叠。

在温病的传变中，还有顺传与逆传之分。如温病初起，病邪始犯于上焦手太阴肺卫，再传至中焦阳明胃，一般称为顺传；若在肺卫之邪不下传于胃，而内陷心包，则称为逆传心包。逆传心包的临床表现主要是初病有恶寒发热等肺卫见证，甚或寒战高热，旋即发生神昏肢厥，病情危笃。顺传的特点是病邪从肺卫传阳明，即以脏传腑，正气较盛，病情较稳定，预后较好。逆传的特点是发病急骤，病邪从肺卫传心，即以脏传脏，来势凶猛而正虚邪实，病情重笃凶险，预后差。

此外，薛生白在《湿热病篇》中对湿热性疾病水湿之邪在上、中、下三焦的证治进行了阐述，也有称之为“三焦辨证”，其主要适用于湿热之邪在上、中、下三焦的辨证，其所指的三焦是作为水湿运行通道的六腑之一，而不是人体胸腹部脏腑的部位划分。为了与吴鞠通创建的“三焦辨证”有所区别，一般称之为“水湿三焦辨证”。有关水湿三焦辨证理论的情况，可参见本章专题简介中“湿热病三焦辨证理论”。

表 4-2 三焦辨证表

证型		病理	证候	辨证要点	备注
上焦	温邪犯肺	卫气受郁 肺气失宣	发热，微恶风寒，咳嗽，头痛，口微渴，舌边尖红赤，舌苔薄白欠润，脉浮数	发热，微恶风寒，咳嗽	
		邪热壅肺 肺气闭郁	身热，汗出，咳喘气促，口渴，苔黄，脉数	身热，咳喘，苔黄	
		湿热阻肺 肺失清肃	恶寒发热，身热不扬，胸闷，咳嗽，咽痛，苔白腻，脉濡缓	身热不扬，胸闷，咳嗽，苔白腻	
	邪犯心包	邪热内陷 机窍阻闭	身热，神昏，肢厥，舌蹇，舌绛	神昏，肢厥，舌绛	
		湿热酿痰 蒙蔽心包	身热，神识似清似昧或时清时昧，或有谵语，苔腻	神识昏蒙，苔腻	
中焦	阳明热炽	胃经热 炽津伤	壮热，大汗，心烦，面赤，口渴引饮，苔黄燥，脉洪大而数	壮热，汗多，渴饮，苔黄燥，脉洪大	
	阳明邪结	肠道热结 传导失司	日晡潮热，神昏谵语，大便秘结或热结旁流，腹部硬满疼痛，舌苔黄而燥	潮热，便秘，苔黄黑燥，脉沉实有力	
		湿热积滞 搏结肠腑	身热，烦躁，胸闷痞满，腹痛，大便溏垢如败酱，便下不爽，舌赤，苔黄腻或黄浊，脉滑数	身热，腹痛，大便溏垢，苔黄腻、黄浊	
		湿阻大肠	大便不通，神识如蒙，少腹硬满，苔垢腻，脉濡	大便不通，少腹满，苔垢腻	
	湿热中阻	湿热困阻脾胃，升降失司	身热不扬，胸脘痞满，泛恶欲呕，舌苔白腻等；或高热持续，不为汗衰，烦躁，脘腹痛满，恶心欲吐，舌绛，苔黄腻、黄浊	身热，脘痞，呕恶，苔腻	有湿与热偏轻偏重的区别
下焦	肾精耗损	邪热久羁 耗损肾阴	神惫委顿，消瘦无力，口燥咽干，耳聋，手足心热甚于手足背，舌绛不鲜，干枯而痿，脉虚	手足心热甚于手足背，舌绛不鲜，干枯而痿，脉虚	
	虚风内动	肾精虚损， 肝失涵养， 虚风内动	神倦肢厥，耳聋，五心烦热，心中憺憺大动，手指蠕动或瘛疭，脉虚弱	手指蠕动或瘛疭，舌干绛而痿，脉虚	

三、卫气营血辨证与三焦辨证的关系

卫气营血辨证理论与三焦辨证理论既是独立的，又相辅相成，二者既有联系，又有区别，它们共同构成了温病辨证理论体系的核心。以下对二者的关系作一分析。

（一）二者的共同点

1. 辨证的共同点

卫气营血辨证和三焦辨证在温病的辨证意义上是一致的，二者均用以分析温病病理变化，辨别病变部位，掌握病势轻重，认识病机传变，归纳证候类型，从而为确定治疗原则提供依据。卫气营血辨证主要是分析温病发展过程中不同阶段的表现，三焦辨证则主要阐述温病病变不同阶段所属脏腑的病变部位，二者纵横交错，相辅而行，经纬相依，相得益彰，形成了较完整的温病辨证论治体系。因此，只有把二者有机地结合起来，才能够比较准确地、全面地认识温病由表入里、由浅入深、由实转虚的整个发展过程。

2. 病机及证候表现的共同点

上焦手太阴肺卫表证可归属于卫分证，上焦热壅于肺证属气分证范畴，而上焦热入心包证一般可归属营分证范畴；中焦足阳明胃、手阳明大肠以及足太阴脾的病证均属气分证范畴。

（二）二者的不同点

1. 证候表现

以具体病变而言，上焦肺卫病证，相当于卫分证。但上焦病变中邪热壅肺而无表证者，则属于气分证范围；上焦肺热盛极而入血伤及肺络，引起咯血者，则又属血分证范围。上焦病变中邪陷心包的病变，可归属于营分证范围，但其病机变化与营分证不完全相同。前者主要是邪热内陷，包络机窍阻闭，心神逼乱；后者则是营热阴伤，心神受扰。气分病变不仅限于中焦阳明胃肠及太阴脾，也包括上焦太阴肺经气分的病变，其范围较广，只要温邪不在卫表，又未深入营血，皆属于气分证范围。中焦阳明胃热过盛而迫血妄行，引起斑疹者，属血分病变；而中焦湿热化燥化火入血伤及肠络而便血者，亦属血分证范围。足少阴肾、足厥阴肝等下焦病变，则与动血耗血，瘀热互结的血分病变有明显的区别，前者是热伤肝肾真阴、精血，其证属虚，后者病变以热盛迫血为主，病变不限于下焦，其证属实，或属虚实相杂之候。

2. 病理变化

卫气营血辨证着眼于邪实的一面，基本没有论及温病后期邪少虚多，阴液虚损，甚至正气外脱的虚证病变，而三焦辨证不仅阐述了温病初期、中期和极期的病变，其上焦证和中焦证中对肺胃阴伤及下焦证中对温病后期肝肾阴伤、虚风内动等虚证也作了详细的阐述，补充了卫气营血辨证论虚证的不足。

（三）卫气营血辨证与三焦辨证的运用

从以上分析可以看出，卫气营血辨证和三焦辨证理论虽有很多共同点，但也有不同点，二者不能相互替代，而应结合起来，灵活运用。温病的病变部位一般不超越卫气营血辨证所涵盖的病变层次和范围，所以一般先以卫气营血辨证确定病变浅深层次及其发展趋势，再用三焦辨证确定病变的具体脏腑部位。卫气营血辨证和三焦辨证所归纳出的各种病证类型，相互之间既有联系又有区别。卫气营血辨证主要反映卫气营血的功能失常及损伤，往往与脏腑的功能失常及损伤有一定关系；同样，作为重点揭示脏腑功能失常及其损伤的三焦辨证，也会在一定程度上反映出卫气营血的病机变化。在临床上，卫气营血辨证与三焦辨证相辅而行，经纬交错，才能将病变层次及部位、病证类型及性质、病势轻重及转归等辨析得清楚而准确，从而归纳出准确的病机，为确定治法和选择方药提供可靠的依据。

四、温病辨证理论与其他辨证理论的关系

温病的卫气营血和三焦辨证的理论体系，与《伤寒论》的六经辨证体系，都是外感热病的辨证纲领，它们认识疾病都是由表入里、由浅至深、由轻到重的，在内容上也有共同之处

并相互联系。在温病学中运用了一些六经辨证的内容，如热邪在足阳明胃的病变、邪在足少阳胆经的病变等。而对湿热之邪伤阳后的病变，亦多以足太阴病变论之。但《温病学》与《伤寒论》研究的内容各有侧重，研究方法也各有特点，卫气营血和三焦辨证论治体系的创立，补充了《伤寒论》六经辨证论治体系在外感病辨治上的不足，是中医学理论体系在继承中的重要发展。

温病辨证理论与脏腑辨证、气血津液辨证的关系也十分密切。脏腑辨证理论主要用于指导内伤杂病的辨证，用它来探讨和归纳内伤疾病发生演变过程中，脏腑功能活动失常所引起的病理变化，从而为此类疾病的治疗方法提供依据。气血津液是脏腑功能活动的物质基础，气血津液辨证是用以概括和说明人体气、血、津、液病理变化的一种辨证方法。卫气营血与三焦辨证虽然代表了温病由表入里、由浅入深的病变层次，但无论在哪个阶段，都必须落实到具体的脏腑，否则，就缺乏病变的准确定位，导致临床治疗的盲目性。如见高热，烦渴，气喘，咳嗽痰黄，舌红苔黄，脉数，用卫气营血辨证，显然属气分证，但由于气分证的病变涉及的脏腑较多，仅仅定位于气分，而没有落实到脏腑，就难以有效地指导临床治疗。又由于气血津液是人体脏腑功能活动的物质基础和表现形式，故只有落实到某一脏腑的气血津液之上，才能更好地确定治法和方药。同时，在温病过程中，常有伤津、损血、耗气等病变，虽在三焦辨证理论中有所涉及，但仍常用气血津液辨证的方法。因此，温病卫气营血和三焦辨证在具体应用时还须与脏腑辨证、气血津液辨证相结合，每以卫气营血、三焦辨证为纲，脏腑辨证、气血津液辨证为目，对温病各个阶段、各种病位、不同性质的病证进行全面的病机分析。

专 题 简 介

卫气营血辨证理论的形成

卫气营血之名出自《内经》，但在《内经》中，卫气营血主要是指维持人体生命活动的精微物质和某些功能，一般属生理概念。其分布有表里、深浅层次的区别。“卫”敷布于肌表，即《素问·痹论》说：“循皮肤之中，分肉之间”。“气”充养全身，《灵枢·决气》说：“上焦开发，宣五谷味，熏肤，充身泽毛，若雾露之溉，是谓气”。“营”与“血”则主要行于脉中，《素问·痹论》说：“荣者，水谷之精气也，和调于五脏，洒陈于六腑，乃能入于脉也，故循脉上下，贯五脏，络六腑也”。在血脉中的营气与津液相合即为血，如《灵枢·邪客》中所说：“营气者，泌其津液，注之于脉，化以为血”。由此可知，卫、气分布的层次较浅，营、血分布的层次较深。卫气营血的作用也各不相同。卫具有捍卫肌表、抗御外邪入侵、控制腠理开合、调节体温等作用，即《灵枢·本脏》说：“卫气者，所以温分肉，充皮肤，肥腠理，司开合者也”。如卫的功能活动正常，卫表固密，外邪就难于入侵，故《素问·生气通天论》说：“阳者，卫外而为固也”。气的概念范围较广，可以指代表人体脏腑生命活动的动力，也是整体防御机能的体现。所以，凡有外邪入侵，气必聚积到病所，与病邪作斗争，即《灵枢·刺节真邪》中论及邪气侵犯人体后，“有所结，气归之”，所谓“气归之”，即是指气聚趋于邪气侵犯的部位，与之相争，以祛除病邪。营为精微物质，有营养全身的作用。血与营的作用相似，起着营养和滋润全身及脏腑的作用，如《灵枢·邪客》中所说："化以为血，以荣四末，内注五脏六腑"。由此可见，《内经》中所说的卫气营血主要是阐述人体的生理概念。概而言之，卫气属阳，营血属阴，其部位有浅深之别，功能亦有重在防御和主以营养之异。

其后，在《伤寒论》中，已运用卫气营血概念分析疾病的某些病理变化。如有"卫气不和"，"卫气不共荣气谐和"，"血弱气尽"及蓄血等论述。宋代朱肱对血分邪热亢盛的证治有了具体的论述："若病人无表证，不发寒热，胸腹满，唇燥，但欲漱水不欲咽，此为有瘀血，必发狂也，轻者犀角地黄汤，甚者抵当汤"。李东垣明确提出了神昏与热邪传入心经的关系，摆脱了神昏谵语皆属于阳明的限制，为清心开窍法提供了理论基础："伤寒传至五六日间，渐变神昏不语，或睡中独语一二句，目赤唇焦，舌干不饮水，稀粥与之则不思，六脉细数而不洪大，心下不痞，腹中不满，大小便如常，或传至十日以来，形貌如醉人状，虚见神昏，不得已用承气汤下之，误矣。不知此热邪传入少阴心经也"。同时，在《太平惠民和剂局方》等文献中还收录了紫雪丹、至宝丹、苏合香丸等这些后世用以治疗邪入心包的重要方剂。有的医家还提出了按气分和血分的浅深层次论治的观点，如元代罗天益《卫生宝鉴》中提出了气分热和血分热的证治和代表方，开后世卫气营血辨证理论之先河。

明清时代随着温病学的发展，卫气营血的病机理论得到了进一步阐发，并进而形成了指导临床辨证施治的独特体系。吴又可《温疫论》中明确提出了温疫病有邪在"气分"和"血分"不同："凡疫邪留于气分，解以战汗；留于血分，解以发斑。"这是运用气血概念区分温疫病邪病位浅深，分析病机转归的最早记载，内容简单概括，为清代温病学家建立"卫气营血"辨证理论奠定了基础。全面而系统地以卫气营血理论阐述温病病机变化并进而指导临床治疗则是在清代温病学形成及蓬勃发展时期。清代著名温病学家叶天士首先明确提出了温病须"辨卫气营血"而论治的见解，他不仅阐述了温病发展过程中卫气营血变化的浅深轻重、病程不同阶段及证候的传变，而且还指出了卫气营血四大证候类型的辨证要点和治疗原则，从而形成了一个新的辨证论治理论体系。叶天士所创卫气营血辨证理论，以卫气营血的生理功能为基础，用卫气营血的表里层次来概括温病病变的浅深层次及病情的轻重程度，即外邪先犯于卫，继则发展至气，再影响到营，最后深入到血，这四个阶段分别称为卫分证、气分证、营分证和血分证。叶氏还进而确立了卫气营血各阶段的治则，从而使该理论有效指导温病的辨证论治。其后一些著名温病学家如吴鞠通、王孟英等又在叶氏的理论基础上从病机、证候或治疗等不同角度进行了充实，使其内容更为完善。此外，薛生白在其著作中也较多地运用卫气营血理论来说明温病特别是湿热性疾病的病机。如提出了"湿遏卫阳"，"营血已耗"，"病在中焦气分"，"邪陷营分"等概念，丰富了卫气营血学说的内容。卫气营血辨证理论形成后，即被广泛运用，直到现在还是认识温病发展规律与指导温病辨证施治的重要理论。

三焦辨证理论的形成

早在《内经》中，把三焦作为六腑之一，如《素问·灵兰秘典论》："三焦者，决渎之官，水道出焉"，《难经·六十六难》也提出"三焦者，原气之别使也，主通行三气，经历于五脏六腑"，说明三焦是人体水液和阳气运行的通道。此外，还用三焦概念将胸腹腔分为上、中、下三部，即胃上口至胸膈为上焦，胃中脘位处中焦，回肠、膀胱居于下焦。如《灵枢·营卫生会》指出："上焦出于胃上口，并咽以上贯膈而布胸中"，"中焦亦并胃中，出上焦之后"，"下焦者，别回肠，注于膀胱而渗入焉”。同时，《内经》还论及了三焦的功能。如《灵枢·营卫生会》说：“上焦如雾，中焦如沤，下焦如渎”。《难经·三十一难》进一步指出上、中、下焦在物质代谢过程中的不同作用，即上焦“主内而不出”，中焦“主腐熟水谷”，下焦“主分别清浊，主出而不内，以传导也”。总之，《内经》《难经》把三焦作为一个生理概念，既是人体阳气和水液运行的通道，饮食物的受纳腐熟、精微物质的运化、糟粕的排泄均与三焦的气化功能有关，同时，三焦也是人体上焦、中焦、下焦三个部位的总称。《金匮要略》则把三焦作为一个病理概念，明确论述了上、中、下焦的某些病证，如提出：“热在上焦者，因咳为肺痿；热在中焦者，则为坚；热在下焦者，则尿血，亦令淋秘不通”。这一论述对后世以三焦区分不同证候的病位所在，并进而创立三焦辨证理论有很大启发。在《伤寒论·辨脉法》中已用三焦病机分析温热病的病理变化：“上焦怫郁，脏气相熏……中焦不治，胃气上冲，脾气不转……下焦不阖，清便下重，令便数、难，脐筑湫痛，命将难全”。金元时代的刘河间进一步把三焦作为温热病的分期，即把热性病之初期称为上焦病证，而把温热病后期称为下焦病证。如《素问病机气宜保命集·小儿斑疹》中提出斑疹“首尾不可下者，首曰上焦，尾曰下焦”，即把三焦作为外感热病的分期，即上焦为初期，中焦为中期，下焦为后期。罗天益在《卫生宝鉴》中对温热病已提出了按邪热在上、中、下焦和气分、血分不同病位制方用药的见解，开温热病运用三焦分部进行辨证论治的先河。到清初，喻嘉言强调温疫的三焦病机定位，在《尚论篇·详论温疫以破大惑》中说：“然从鼻从口所入之邪，必先注中焦，以次分布上下”，并指出“此三焦定位之邪也”。其后，叶天士在创立卫气营血理论阐明温病病机的同时也论及了三焦所属脏腑的病理变化及其治疗方法。继叶氏之后，吴鞠通根据前人有关三焦的理论，结合自己对温病的实践体会，给三焦赋予了新的病理概念，创立了三焦辨证理论，以此作为温病的辨证纲领。他在所著的《温病条辨》中，分列上焦、中焦、下焦篇，系统论述了三焦所属脏腑的病机及其相互传变的规律，总结出了相应的治疗方药。至此，三焦辨证理论臻于完善。

三焦辨证的重点在于阐明三焦所属脏腑的病机变化、病变部位、证候类型及性质等，所以实质上也是一种脏腑辨证。但是温病学中的三焦辨证还反映了温病的发生、发展及传变规律，也就是说，上焦、中焦、下焦的病变基本分别反映了温病初期、中期、后期的病机特点及温病发展变化过程的大体规律，这与其他各科所运用的脏腑辨证有所不同。

另外，对于湿热之邪为患，可按水湿在上、中、下三焦部位之不同而进行辨证，亦可称之为三焦辨证，其内容详见于薛生白的《湿热病篇》。此与吴鞠通创导之三焦辨证理论在概念上完全不同，不可混淆。

湿热病三焦辨证理论

薛生白在《湿热病篇》中对湿热之邪在三焦的病机及其诊治进行了系统论述，其理论也有人称为三焦辨证，但与吴鞠通所创立的三焦辨证理论显然有别。为了有所区别，可把薛生白所论的称为湿热病三焦辨证，又称水湿三焦辨证。湿热之邪侵犯人体，其病理变化多表现为作为六腑之一的具有水湿运行通道作用的三焦功能改变及实质损害，根据病变的主要部位，可分为上焦湿热证、中焦湿热证和下焦湿热证。湿热病三焦辨证理论更能突出湿热为患的致病特点和辨治规律，主要用以指导湿热病的辨治。

(1) 上焦湿热证

湿热之邪初犯人体，虽可直接侵入脾胃，但病位仍偏上，可出现肺和上焦的症状。同时，由于中焦正气尚充足，虽有中焦气机郁阻之象，但病邪主要影响脾胃之表，即四肢、肌肉，而出现一些肌表的病变。邪犯上焦的病机是湿郁肌表，热为湿遏，清阳被困，内阻气机。由于湿热之邪直接侵犯脾胃，故实际上较多表现为上中焦同病和卫气同病。主要临床表现有恶寒发热，头重肢困，胸脘闷满，口黏不渴，纳呆便溏，或有咳嗽，咳声闷而有白痰，苔薄白腻，脉濡缓。

(2) 中焦湿热证

中焦的湿热病邪不解，邪势渐重，此时总的病机是湿热蕴蒸，气机阻滞。由于湿热之邪具有湿与热的双重性质，所以邪气每随脾胃机能的特性和状态而出现不同的病理变化，由此决定了湿热在中焦的不同发展趋势。或湿热久蕴不解；或邪从阳而化热化燥；或邪从阴而化湿，甚至寒化。在临床上主要表现为热重于湿、湿重于热、湿热并重等类型。

①湿重于热

脾属阴土主湿，在湿热病邪初犯人体时往往以湿邪的性质较为突出，或因素体脾虚则邪易从湿化，而呈湿重于热。主要临床表现有病势缠绵，身热不扬，或午后热甚，面色淡黄，神情淡漠，口不渴、或渴不欲饮、或喜热饮，纳呆恶心，便溏尿浊，苔白腻，脉濡缓。如素体阳气虚衰，或湿浊之性较甚，还有出现寒化者，临床表现有四肢清冷，口淡不渴，胸脘痞闷，时作呕恶，大便溏泄，小便清长，或喜热饮，苔白腻，脉细濡。

②湿热并重　如湿热久蕴中焦，既有湿邪阻滞气机，又有热邪耗伤津液，湿热并重。临床表现有身热，汗出热解，继而复热，胸脘痞闷，或身发白痦，苔黄腻，脉濡数。此时也有湿热病邪熏蒸而上蒙厥阴心包，临床表现除了上述症状外，还可见神识昏蒙，时清时昧，似清似昧，时有谵语等。

③热重于湿　胃属阳土主燥，素体阳旺则湿热之邪易化热而从燥化，而呈热重于湿。主要临床表现有热势壮盛，胸脘痞满，汗多热臭，口渴或苦，尿短赤，苔黄，舌红，脉濡数或洪数。湿热郁久进一步化燥化火，还可深入营血、动火生风或闭窍。

但无论湿或热的偏重，如湿热之邪在气分滞留的时间较长，郁久后都有可能化热化火，所以叶天士提出："在阳旺之躯，胃湿恒多，在阴盛之体，脾湿亦不少，然其化热则一"。如湿热之邪完全化热、化燥，则其病变性质、病机演变与温热性质的温病大致相同。

(3) 下焦湿热证

湿热之邪犯及下焦，又称湿流下焦，主要影响大肠、小肠与膀胱等脏腑，其主要表现是二便的异常。主要临床表现有小便不利，或小便涩痛，甚至癃闭，小腹胀满，口渴而不多饮，大便不通，或大便溏而不爽，腹胀痛，舌苔腻，脉濡。

总之，湿热病邪多由口传入，直走中焦，伏于膜原，病证以脾胃为中心。其传变往往是由中焦初发于上焦，进而入中、达下。由于湿性黏滞难解，阻遏气机，其在气分阶段较长，往往表现为"上中同病"、"中下并见"，或"三焦弥漫"，与温热病邪引起的病变有所不同。

文献辑要

《难经·三十二难》

心者血，肺者气，血为荣，气为卫，相随上下，谓之荣卫，通行经络，营周于外。

《难经·二十二难》

经言是动者，气也；所生病者，血也。邪在气，气为是动；邪在血，血为所生病。气主煦之，血主濡之。气留而不行者，为气先病也；血壅而不濡者，为血后病也。故先为是动，后所生也。

《难经·三十一难》

三焦者，水谷之道路，气之所终始也。上焦者，在心下，下鬲，在胃上口，主内而不出，其治在膻中，玉堂下一寸六分，直两乳间陷者是。中焦者，在胃中脘，不上不下，主腐熟水谷，其治在脐旁。下焦者，在脐下，当膀胱上口，主分别清浊，主出而不内，以传导也。其治在脐下一寸，故名曰三焦，其腑在气街。

《中藏经·论三焦虚实寒热生死顺逆脉证之法》

三焦者，人之三元之气也，号曰中清之府，总领五脏六腑，营卫经络，内外上下之气也……其于周身灌体，和内调外，荣左养右，导上宣下，莫大于此者也。

《诸病源候论·冷热病诸候》

客热者，由人腑脏不调，生于虚热，客于上焦，则胸隔生痰实，口苦舌干；客于中焦，则烦心闷满，不能下食；客于下焦，则大便难，小便赤涩。

《医学正传·医学或问》

三焦者，指腔子而言，包函乎肠胃之总司也。胸中肓膜之上，曰上焦；肓膜之下，脐之上，曰中焦；脐之下，曰下焦，总名曰三焦，其可谓之无攸受乎。其体有脂膜在腔子之内，包罗乎六脏五腑之外也。其心包络实乃裹心之膜，包于心外，故曰心包络，其系与三焦之系连属。

《温疫论·妄投破气药论》

肠胃燥结，下既不通，中气郁滞，上焦之气不能下降，因而充积，即膜原或有未尽之邪，亦无前进之路，于是表里上中下三焦皆阻，故为痞满燥实之证，得大承气一行，所谓一窍通，诸窍皆通，大关通而百关尽通也。

《临证指南医案·卷五》

杨，二十八……据述病样，面赤足冷，上脘痞塞，其为上焦受病显著……再据主家说及病起两旬，从无汗泄。经云：暑当汗出勿止，气分窒塞日久，热侵入血中，咯痰带血，舌红赤，不甚渴饮。上焦不解、漫延中下。此皆急清三焦。

《尚论篇·详论温疫以破大惑》

上焦如雾，升而逐之，兼以解毒；中焦如沤，疏而逐之，兼以解毒；下焦如渎，决而逐之，兼以解毒。

《谦斋医学讲稿·温病一得》

温病从发生到痊愈……以上、中、下三焦和卫、气、营、血为次序，这次序不是一般的分类法，而是根据脏腑和卫气营血在发病变化过程中生理和病理机能紊乱的客观反映。因此上中下三焦不能离开卫气营血的分辨，卫气营血也不能离开三焦部位。温邪自上焦而中焦而下焦，越来越深，自卫分而气分而营分而血分，越来越重，从病邪的发展可以看到生理的损害，这样，临床上要随时制止其发展，并且要使之由深转浅，化重为轻，才能减少恶化的机会。

第五章 温病的常用诊法

正确的诊断是进行正确治疗的前提，而要对温病作出正确的诊断，明确其病机变化和演变趋势，必须正确而熟练地运用各种温病的诊法，尽可能多地收集进行辨证所需要的临床资料。温病的诊法包括温病特色诊法和对温病常见症状的诊法等。特色诊法指对温病的诊断具有特殊意义的诊法，包括辨舌、验齿、辨斑疹、辨白痦等。温病常见症状包括发热、口渴、口味异常、汗出异常、呕恶、胸腹不适、大小便异常、神志异常、痉、厥脱、出血等。对各种诊法所收集到的临床资料进行分析，可以确定温病病因、判断病证性质、明确病变部位、了解邪正消长，分析病变趋势，从而为正确分析病证的病机提供可靠的依据。

一、温病的特色诊法

温病的诊法也是运用望、闻、问、切等中医传统的四诊方法，但由于温病的临床表现有一定的特殊性，所以有一些诊法对温病的诊断特别重要。温病具有特异性意义的诊法主要有辨舌验齿、辨斑疹白痦等。如叶天士提出温病的诊断“必验之于舌”，“看舌之后亦须验齿”，加上辨斑疹、白痦，形成了一整套具有温病特色的诊断方法，丰富和发展了温病诊断学的内容。而这些内容前人论述较少或从未论及，是温病诊断中较具特色的内容。

（一）辨舌

辨舌又称舌诊，是通过对舌苔和舌质及其形态的观察来判断病证性质的一种诊断方法。舌与心、肝、肾、脾、膀胱、三焦等脏腑有许多经络相通，同时又与肺、小肠、大肠等脏腑有间接的联系，从而使舌与全身各脏腑密切联系起来，犹如内脏的一面镜子。同时，人体气血津液的盈亏也可以从舌象上反映出来，所以通过对舌的诊察，可以掌握温病的病机和发展趋势。正如吴坤安在《伤寒指掌》中所说：“病之经络、脏腑、营卫气血、表里阴阳、寒热虚实，毕形于舌。故辨证以舌为主，而以脉症兼参之。”舌诊在温病的诊察中尤为重要，因为温病的发展变化较快，而舌象对病情的反应较敏感，能较及时地随着病情的发展而变化，故历来为温病学家所重视，以致有“杂病重脉，温病重舌”之说。当然，这只是相对而言的，在温病过程中，有时脉象的变化也有特殊重要的诊断价值，所以仍应做到舌脉互参。

1. 辨舌的意义

（1）区分病邪类型

温病虽皆属温邪为患，但病邪种类有风热、暑热、湿热、燥热等不同，按其性质又可概括为温热与湿热两类，其舌苔变化也有不同表现。如风热袭表，苔多薄白而舌边尖红；湿遏卫气，苔多白腻而舌质正常；燥热犯肺，苔虽薄白而质地干燥。故通过舌诊可以“审证求因”，为区别不同类型的温病提供重要的依据。

（2）分析病机及辨别证候

舌象可以反映温病过程中不同病机变化及证候类型。如邪在卫分，苔多薄白；邪传气分，苔多黄燥；邪入营分，舌质红绛；深入血分，舌质深绛。这些各具特点的舌象表现，较为客观地反映了温病过程中不同的病机变化。

（3）判断病情轻重及传变预后

温病的轻重与预后，与病邪的轻重、深浅，正气的强弱盛衰，特别是津液的存亡密切相关，而这些都可以从舌象的变化上反映出来。一般苔薄不厚，色浅润泽者，病多轻浅，预后良好；苔厚色深，质地干燥甚或焦枯者，病多深重；舌质色红不深，质地润泽，不老不嫩者，病势较轻，预后良好；舌质色深焦燥，晦暗不鲜，干枯不荣者，病势深重，预后不良。

（4）指导治疗及选方用药

舌苔变化能比较客观、准确地反映温病内在的病机变化，因而对选方用药有重要的指导意义。如《温热论》在区别应用“苦泄”与“开泄”法时，就是以舌苔的黄浊、白而不燥、黄白相兼作为用药指征的，这一区别至今仍然是治疗脘痛痞胀的用药根据。

温病舌诊主要包括对舌苔和舌质的形状、色泽、润燥及其形态变化的观察。

2. 辨舌苔

舌苔是胃气熏蒸于舌面而形成的。在温病过程中，由于发热、伤津和脾胃功能失常等原因，对舌苔的影响特别明显，通过对舌苔的色泽、厚薄及润燥等方面的观察，有助于辨别温病过程中的病邪性质、津液盈亏、病情轻重、病势进退等情况。在温病过程中，舌苔所反映的大体侧重于卫分和气分的病变，特别是病邪性质和津液盈亏等方面的情况。

（1）白苔

白苔有厚、薄、润、燥等不同。一般来说，薄而白者主表，病属卫分，可见于温病初起，病变尚轻浅；厚而白者主里，病属气分，多见于湿热为患，一般表现为白而腻，多见于湿重于热者；白而润者主津伤不甚，如呈浊腻则提示湿痰秽浊为患；白而燥者则提示津液已伤。在温病过程中，白苔主要有以下几种。

苔薄白欠润，舌边尖略红　为温病初起邪袭卫分的征象，多见于风温初起，风热病邪袭于肺卫之证，即风热表证。风寒表证也可见薄白苔，但质地润泽、舌色正常，且全身症见恶寒较甚而无汗，与风热表证发热重而恶寒轻者有所不同。

苔薄白而干，舌边尖红　苔薄白而干是指比苔薄白欠润者更为干燥，舌边尖之色更红。为温病表邪未解，肺津已伤的征象。此种舌象或从上述苔薄白欠润，舌边尖略红的舌象发展而来，反映风热之邪较盛而津液已伤，但病位仍在卫分；或见于素体津液亏损而又外感风热病邪者；也可见于秋燥初起，燥热病邪侵袭肺卫者，属燥热在表。

苔薄白而腻　指苔白尚薄，但其苔较腻。多为湿热病邪初犯人体，邪遏卫气的征象，多见于湿温初起。在湿温后期余湿未尽，或风热病邪夹湿而犯于肺卫时，也可见到此舌苔。

苔白厚而黏腻　指苔白厚布满全舌，垢腻润泽。为湿热之邪在气分之象，多见于湿温病湿重于热阶段。如苔白厚腻，口中发甜，同时伴有舌上黏涎附着，口吐浊厚涎沫者，为湿浊中阻之象，可见于湿邪困脾，浊邪上泛之证，又名脾瘅。

苔白厚而干燥　指白苔较厚，色白而干燥。为脾湿未化而胃津已伤的征象。也可见于胃燥气伤，气不化液之证，即胃津不足不能上承，而肺气又受伤，气不能化液，故舌苔白厚而

干。

苔白腻而舌质红绛　指苔白而垢腻，舌质红绛。一般属气分病变，为湿遏热伏之征象，因湿热病邪在气分，湿邪阻遏而致热邪内郁不能外达所致。此外，热邪已入营分而又兼有气分湿邪未化者也可见到此种舌象，同时可见身热夜甚，心烦谵语，斑疹隐隐等营分证的其他表现，应结合全身表现与单纯的气分证相鉴别。

白苔滑腻厚如积粉而舌质紫绛　指舌上苔如白粉堆积，满布无隙，滑润黏腻，刮之不尽，舌质呈紫绛色。为湿热秽浊郁闭膜原的特有舌象，也是由湿遏热伏所致，其病变虽仍属气分，但传变甚快而病多凶险，多见于湿热性质的温疫病。

白苔如碱状　又名白碱苔，指舌上苔垢白厚粗浊而板滞，状如石碱。为温病胃中有宿滞而兼夹秽浊郁伏之征象，多见于湿热性温病。

白砂苔　又名水晶苔，其舌苔白而干硬如砂皮，扪之糙涩。为邪热迅速化燥入胃，苔未及转黄而津液已大伤所致，多属里热实结之证。

白霉苔　表现为满舌生白衣，或蔓延到颊颚等处，有如霉状，或生糜点，或如饭粒样附着，或如豆腐渣样，刮之易去。为秽浊之气上泛而胃气衰败之征象，预后多不良。常见于温病患者病情危重，久治不愈，胃气大伤，或使用广谱抗生素、皮质激素时间较长者。如小儿见类似表现，而非出现在温病中，则多属鹅口疮，不与白霉苔同例。

综上所述，白苔总的来说主表、主湿。其中白而薄者主表，白而厚者主湿；白而润者主津未伤，白而燥者主津已伤；白而厚浊黏腻者主湿痰秽浊，白而干硬粗糙者主里热实结。在温病过程中见白苔者，一般病情多较轻，预后也较好。但也有例外，如白苔中的白砂苔、白霉苔为危重病证的表现，而苔白如积粉又见紫绛舌质者主温疫凶险之证。对这些特殊的白苔，在诊断病情和判断预后时应予注意。

(2) 黄苔

温病中的黄苔多数是随着病情的发展从白苔转化而来的，一般属邪热进入气分，里热已盛的重要标志。黄苔也有厚、薄、润、燥之分，同时还应观察是否兼有白苔，并与舌质情况结合起来判断。一般来说，苔黄而薄者病势较轻浅，苔黄而厚者病势较深重；苔黄而润泽者为津伤不甚，苔黄而腻者多为湿热内蕴，苔黄而干燥者多为津液已明显耗伤。温病过程中常见的黄苔有以下几种。

薄黄苔　指苔黄而色较淡，苔质较薄。一般为邪热初入气分之征，其中有润燥之别。如苔薄黄而不燥者，为邪热初入气分，里热不盛而津伤不甚；如苔薄黄而干燥，为气分热盛，津液已伤。

黄白相兼苔　指黄苔微带白色或有部分白苔未转黄色。其中有的是邪热已入气分，但表邪尚未尽解，其苔一般较薄而干燥；如表现为黄白相兼而较厚腻之苔，多是由于湿热开始化热所致，属邪在气分，而非表邪未除。

苔黄干燥　指满舌的苔色黄而干燥，一般苔不甚厚，舌质较红。为气分邪热炽盛，津液受伤的征象，可见于肺热亢盛或热盛胃经等证。

苔老黄燥裂　指苔色深黄，或如沉香色，或如金黄色，苔面焦燥，甚则起芒刺，苔有裂纹。多为阳明腑实，津液受伤之征象，同时可伴有腹部胀满疼痛，大便不通或热结旁流等症状。

黄腻苔或黄浊苔　黄苔满布而细腻润泽，或黄而垢浊。为湿热内蕴之征象，多见于湿热性温病湿热并重而盛于气分的阶段。

综上所述，黄苔总的来说主里、实、热证，为邪在气分的主要舌苔表现。如苔黄而薄者邪势尚轻浅，苔黄而厚者则邪势较为深重；苔黄而润者津伤不甚，苔黄而干燥者为津已伤；苔黄而浊腻者主湿，苔黄而厚燥者主里有实结。另外，如素体内热较重者，特别是湿热素盛者，平时可能就有黄苔或黄腻苔的表现，应注意辨别。

(3) 灰苔

对温病过程中出现的灰苔应辨别其润燥的不同，二者所主病证各异。如属灰而燥者，多从黄燥苔进一步发展转化而来，主实热之证，属热盛阴伤；其灰而润滑者，多从白腻苔或黄腻苔转化而来，主痰湿或阳虚之证。温病过程中常见的灰苔有以下几种。

灰燥苔　指苔色灰而质厚干燥，甚或焦燥起刺。为阳明腑实而阴液大伤之征象。

灰腻苔　指苔灰而腻，润泽而舌面多黏液。为温病兼夹湿痰内阻的征象，多伴有胸痞脘闷，渴喜热饮，或吐浊痰涎沫等症状。

灰滑苔　指灰苔满布，光滑多津。为温病后期阳虚有寒之征象，多伴有舌质淡、肢冷、脉细或吐泻等症。湿温病因湿邪戕伤阳气而演变为寒湿之证时，可见此舌苔。

综上所述，温病中见灰苔虽以实热证较为多见，但应依据其润燥不同及全身证候进行辨别，其所反映的病理变化，有寒热虚实及痰湿之别。一般来说，苔灰而燥者主热盛，灰而润滑者主痰湿或虚寒。

(4) 黑苔

温病过程中的黑苔大多数由黄苔或灰苔发展而来，往往是病情危重的标志，但根据其所表现的厚薄润燥不同，所主病证也有寒热虚实之分。温病过程中常见的黑苔有以下几种。

黑苔焦燥起刺，质地干涩苍老　其苔黑而干，中心较厚，焦燥起刺，扪之糙涩无津。为阳明腑实，肾阴耗竭之征象。这种舌象多从黄燥苔或灰燥苔进一步发展转化而来，即原有热结肠腑证，因下不及时或应下失下而致热结更甚，阴液耗竭，故出现此舌象，为病情危重之证。

黑苔薄而干燥或焦枯　其苔黑而干燥无津，但薄而无芒刺，如舌体色绛而枯萎不鲜。为温病后期邪热深入下焦而肾阴耗竭的征象。如见苔薄黑干燥而舌质红，兼有心中烦不得卧者，为真阴欲竭而壮火复炽所致，即所谓“津枯火炽”之证。

遍舌黑润　其舌遍体黑润而似无明显苔垢。为温病兼夹痰湿之征象，每见于胸膈素有痰饮内伏而复感温邪者，多伴有发热、胸闷、渴喜热饮等症状而无其他险恶征象。

舌苔干黑，舌质淡白无华　此种舌象可见于湿温病邪已化燥、化火而传入营血，灼伤阴络，大量便血，而致气随血脱时。该证属正虚外脱，但由于病变发展迅速，以致原由邪热亢盛所致的黑苔尚未及转化，又因气随血脱而舌质已变为淡白无华。

黑苔滑润而舌淡不红　其舌苔色黑而润滑多津，舌淡不红。为湿温病后期湿胜阳微，转化为寒湿之证的征象，可伴有下利、肢厥、脉细微等症状，与灰滑苔主病相似。

综上所述，黑苔总的来说多主危重病证，但所主亦有寒热虚实之别，除了邪热极盛和真阴耗竭证外，痰浊及寒湿证也可见到黑苔，其主要区别点在于辨苔之润燥，燥者主热盛或阴伤，润者多主痰浊或寒湿，同时还要结合全身表现进行综合分析。

3. 辨舌质

辨舌质也是舌诊的重要内容。舌为心之苗，舌质依赖血液荣养，所以舌质与心和营血的关系非常密切，舌质的变化较易反映心及营血的情况。在温病过程中，尤其当邪热深入营血，营阴受伤，耗血动血时，舌质必然有相应的变化。因而，对舌体的色泽、润燥、形态等方面进行观察，可以辨别热入营血的各种证候，特别能反映出邪热的盛衰和脏腑、营血、津液的盈亏状况。

(1) 红舌

此处所说的红舌是指舌面呈现比正常人舌色稍深之舌质，多由邪热较甚，或邪渐入营引起，也有因阴伤而致者。温病邪在卫、气分时亦可见舌质红，但多局限于舌边尖，或罩在苔垢之下。如热入营分后，则全舌发红而无苔垢，二者的表现和主病有所不同。温病中常见的红舌有以下几种。

舌尖红赤起刺　指舌红而尖部尤甚，且有红刺。一般为心火上炎之征象，而在温病中亦可见于邪热初入营分时，多为红绛舌之早期。

舌红赤苔黄燥　多为气分邪热亢盛，津液受伤之征象。

舌红中有裂纹如人字形，或舌中生有红点　为心营热毒炽盛之征象。

舌质光红柔嫩，望之似润，扪之无津　为阴液损伤之象，多由邪热初退而津液未复所致，多见于肺胃阴伤者。

舌淡红而干，其色不荣　此舌是比正常舌色更淡的一种舌色，实际上不属红舌的范围。多为心脾气血不足，气阴两虚之征象。可见于温病后期邪热已退而气血阴液亏虚的病证。

综上所述，温病过程中见红舌总的来说主热、主实，但也有虚实之别。如红色鲜明，质糙生刺、生点或有裂纹，多为邪热亢盛，或邪热入于心营之象，其证属实；如其色光红柔嫩，则为阴液亏虚之象，其证属虚。如色淡红而不荣，则标志气阴不足，但其已不属红舌范围。

(2) 绛舌

绛是深红色，多从红舌发展而来，其反映的病变与红舌基本相同，只是病变的程度更为深重。温病中常见的绛舌有以下几种。

舌纯绛鲜泽　指舌色绛而鲜明润泽，多为热入心包之征象，每见于邪热炼液为痰而痰热闭于心包者。

舌绛而干燥　指舌色绛而舌面干燥无津，为邪热入营，营阴耗伤之征象，见于较典型的营分证。如舌中心干绛而周围尚润，为胃热而心营受劫。

舌绛而舌面上有大红点　为心火炽盛，热毒乘心之征象。

舌绛而有黄白苔　为邪热初传入营分而气分之邪尚未尽解之征象。

绛舌上罩黏腻苔垢　为热在营血而兼夹有痰湿或秽浊之气的征象，可发生于湿热性温病邪入营血而痰浊未化之证中，或见于邪热夹痰浊而闭阻心包证中，同时多伴有神昏谵语等神志异常症状。

舌绛光亮如镜　即镜面舌。指舌上无苔，色绛而光亮如镜面，干燥无津，为胃阴衰亡的征象。

舌绛不鲜，干枯而痿　指舌色绛而晦暗，舌体痿软无力，为肾阴耗竭之征象，病情多危重，预后较差，多见于温病后期。

综上所述，温病中出现绛舌总的来说多标志着病情较为深重，而所反映的病理有虚实之分。色鲜绛者多主实证，见于病之极期，属营热炽盛，营阴耗伤；色绛而光亮，或虽绛而干枯不荣者，为阴液耗伤的虚证表现，见于病之后期，前者主胃阴衰亡，后者主肾阴耗竭。

(3) 紫舌

紫舌比绛舌色泽更深而且瘀暗。在温病过程中出现的紫舌大多从绛舌发展而来，所以反映的病情更为深重。但也有因阴竭或素有瘀血等原因而形成紫舌的，临床上应结合全面情况而作具体分析。温病常见的紫舌有以下几种。

舌焦紫起刺　又称杨梅舌，因其舌体紫红而有点状颗粒突起于舌面，状如杨梅，故名。为血分热毒极盛之征象，多见于烂喉痧邪热已入营血的重证，也可是热盛动血或动风的先兆。

舌紫晦而干　其色如猪肝状，故又名猪肝舌，为肝肾阴竭之征象。温病见这种舌象，主病情危重，预后多不良。

舌紫而瘀暗，扪之潮湿　见于温病中，为内有瘀血之征象。常见于素有瘀伤宿血在内，又感受温邪者，临床上可伴有胸胁或腹部刺痛等症状。

此外，有舌色淡紫而青滑者，多属阴寒之证，多伴有恶寒、肢冷、脉微等虚寒症状，在温病中甚为少见。

有平素嗜酒者，可见舌紫而润，如酒毒冲心者，可见舌紫肿大。而平素有慢性瘀血性疾病的病史，如冠心病、肺源性心脏病等，可见舌质紫暗或有瘀点、瘀斑。此类患者在感受温邪后，即使邪在卫气分，也可见舌紫而瘀暗，不可误认作邪已入营血。

综上所述，温病中出现紫舌有寒热虚实之别，其中属营血热极或肝肾阴竭者，多为危重病证，但如素有瘀血在里或因嗜酒而见紫舌者，则不能一概视为危重病证。

4. 辨舌态

温病过程中除了有舌苔和舌质的变化外，舌体的形状及其动态往往可以反映出病情的变化和邪正的虚实状况，对温病的辨证具有重要的参考价值，所以辨舌时应注意辨别舌体的形态，即辨舌态。在温病过程中主要的舌态异常有以下几种情况。

舌体强硬　指舌体强硬，转动不利，言语不清，为气液不足，络脉失养所致，每为动风痉厥之兆。

舌体短缩　指舌体短缩，不能伸出口外，为内风扰动，痰浊内阻舌根之征象，多见于痉厥之证。

舌卷囊缩　指舌体卷曲，兼有阴囊缩陷，为病已深入厥阴的危重征象。

舌体痿软　指舌体痿弱无力，不能伸缩或伸不过齿，为肝肾阴液将竭之征象。

舌斜舌颤　指舌体歪斜或发生颤抖，为肝风内动之征象。

舌体胀大　指舌体明显肿大。如兼黄腻苔垢满布者，为湿热蕴毒上泛于舌之征象；如舌体肿大，其色紫晦者，为酒毒冲心之征象。

5. 温病舌诊的运用

温病的舌诊除了要熟悉舌苔、舌质、舌态的表现和所主的病证外，还应注意以下两点。

(1) 舌苔舌质互参

舌苔与舌质所反映的邪正状况各有侧重，舌苔多反映病邪之性质及其进退，而舌质多反映正气之盈亏盛衰。在一般情况下，二者的变化是统一的，在诊断时可以互补，如舌红而苔黄燥者反映了热甚而阴伤。但也有二者的表现所反映的情况不一致，如见舌质红绛而苔却表现为白滑腻，其病变既可能为气分湿热遏伏之象，也可能是湿浊未化而邪热已入营分，气分之邪未尽所致。因而在舌诊时必须把舌苔与舌质的变化结合起来分析。

(2) 注意动态变化

在温病的发展过程中，舌苔、舌质往往有较快的变化，因而不能静态地观察舌象，而应注意舌象的动态变化，这有助于把握病势的发展和邪正的进退。如舌苔从薄白苔变黄，或再转为灰黑，表示病邪从表入里，邪势渐甚；如舌苔、舌质由润转燥，提示津液渐伤，或湿邪已经化燥。如舌苔从厚浊变薄，或由板滞而转松散，多为病邪消退之象。如原有红绛舌经治疗后转为一般红色，标志病情减轻；如原有苔垢突然退净而舌面光剥，为胃液耗亡，预后多不良。如伏气温病初起舌红无苔而渐见苔布，多为内伏于营血之邪热外转气分之象；如舌质由红绛而突然转为淡红，多属阳气暴脱所致等。

总之，舌诊是温病的重要诊法，在目前的临床上，舌诊的运用又有了一些新的发展，而且已开展了一些现代的研究，具体情况可参见本章专题简介中“温病舌诊的现代研究”。

(二) 验齿

验齿是温病学中一个较为独特的诊法，即通过诊察牙齿的润燥、齿缝流血等情况，同时也包括对齿龈的审察，来判断热邪的轻重、病变部位、津液存亡。叶天士说：“温热之病，看舌之后亦须验齿。齿为肾之余，龈为胃之络，热邪不燥胃津，必耗肾液”，指出了齿、龈与胃、肾的关系，强调了验齿对于判断温病过程中病邪的部位、阴液亏损等具有重要的意义。辨齿的主要内容如下。

1. 牙齿润燥

牙齿的润泽与干燥情况主要是通过观察门齿而了解的。在温病过程中，如津液不足或津液不能上布，牙齿即可失却濡润而表现为干燥不润。临床上根据齿燥的程度和部位不同，可以帮助判断温病的病理变化。在温病中常见的牙齿润燥有如下情况。

光燥如石 指齿面干燥，但仍有光泽。多为胃热津伤，但肾阴未竭，病情尚不甚严重之征象。这种齿燥常见于热盛阴伤之证，但亦有见于温病初起者，此时多伴有恶寒无汗等卫表症状，为卫阳郁闭，表气不通，津液一时不能上布所致，一经发散表邪，表气疏通，津液上布，其齿燥即可转润。

燥如枯骨 指齿面枯燥晦暗而无光泽，状如枯骨。为肾阴枯竭，不能上承于齿的征象，多属预后不良。

齿燥色黑 指齿面干燥无津，其色焦黑，为邪热深入下焦，肝肾阴伤，虚风渐动之征象。

在临床上，牙齿的润燥与多种因素有关，如口腔护理是否得当可直接影响到牙齿的润燥；高热昏迷病人如张口呼吸，牙齿亦极易干燥。所以对齿燥的辨察应结合全身症状和其他因素进行综合分析。

2. 齿缝流血

在温病过程中还可出现齿缝流血，总的来说，是属邪火动血所致，但有虚实之分，其因于胃者属实，因于肾者属虚。其辨别要点如下。

齿缝流血兼齿龈肿痛 指齿缝流血，色鲜红而量较多，同时伴有齿龈肿痛，且多见口中

秽臭之气较重。多由胃火冲激而致，其证属实。

齿缝流血而齿龈不肿痛　指血从齿龈处渗出，无齿龈肿痛。多由肾火上炎所致，其证属虚，预后较差。对此类出血，应警惕身体其他部位发生出血，如吐血、便血等。

3. 齿龈结瓣

齿龈结瓣是指在温病过程中牙龈之间所结的血瓣，亦为邪热动血所致，但也有虚实之别，实者属胃，虚者属肾。其辨别要点如下。

齿龈结瓣紫如干漆　指其血瓣色紫，甚则如干漆状，为阳明胃热亢盛动血所致，又称为阳血，其证属实。

齿龈结瓣黄如酱瓣　指其血瓣色黄如酱瓣状，为阴虚于下而虚阳载血上浮所致，又称为阴血，其证属虚。

4. 齿垢

齿垢是指在齿龈根部积有的垢浊。其多由热邪蒸腾胃中浊气结于齿龈部而成，也有因中焦湿热熏蒸而成者。温病中常见的齿垢有以下几种。

齿焦有垢　多为热盛伤津，但气液尚未衰亡。

齿焦无垢　为肾水已枯，胃液亦竭，病多危重。

垢如灰糕　为胃肾两虚，津气耗竭，独湿浊用事。

（三）辨斑疹

斑疹是温病在病变过程中肌肤上出现的红色皮疹。斑与疹的形态及其成因有所不同，在临床上的诊断意义各异。通过观察其色泽、形态、分布等情况，并结合全身的表现，有助于了解感邪的轻重、病变的浅深、气血津液的盛衰、病势的进退及预后的顺逆等情况，对于温病的辨证治疗有重要意义，所以对斑疹的辨察受到温病学家的高度重视。

1. 斑疹的形态

斑与疹在形态上有所不同，斑是指皮疹点大成片，平摊于皮肤，有触目之形，而一般无碍手之质，压之不退色，消后不脱屑者；疹是皮疹中点小呈琐碎小粒，形如粟米，突出于皮肤之上，抚之碍手，压之而色退，消后每有脱屑者。另有一种丹痧（又作痧），与疹相类似，但表现为肌肤潮红，其上密布细小如针尖状之痧点，高出皮肤，抚之碍手，压之退色，特点是疹点之间皮肤亦发红。疹与丹痧在消退时常发生皮肤脱屑，尤以丹痧为甚。现代临床上对斑与疹的辨别，更注意疹是压之色可暂退的皮疹，属充血性者；斑则压之不退色，属出血性者。斑与疹也可一起出现，称为“夹斑带疹”。同时，前人经常举斑以赅疹，或称为疹而实指斑，也有统称为斑疹者，应予注意。

2. 斑疹的分布

斑与疹的发生顺序和分布情况各有不同。如斑的发生，多先起于胸腹，继而分布于四肢，也有先见于双胁或下肢者。疹的外发有多种形式，如麻疹，一般先起自上腭、口腔，继而布于耳后、头面及背部，再则布于胸腹四肢，约3～4日内，以手足心见疹为出齐；丹痧则多先见于颈项，渐及胸、背、腹部及四肢，一日之内即可蔓延全身。同时，斑与疹分布的疏密情况也各有不同，少者仅有数点，多者则全身密布。

斑疹除了可分布在肌肤上，还可发生于黏膜上，如在麻疹的疹前期，口腔内两颊黏膜近臼齿处见白色或淡黄小点，其周有红晕，并由少增多，称为“黏膜疹”又称“滑氏斑”。又如一些温病在发生斑疹时，往往在咽喉部可先出现红疹点。另外，古代医家还提出有“内斑”者，如《伤寒指掌》中提出：“凡温疫时感，每有内斑，其斑发于肠胃嗌膈之间，肌肤间不得而见”。当然，要确定有无“内斑”的发生，应结合邪入营血的全身症状来判断。

3. 斑疹的成因

斑疹的发生原因与邪热波及营血有关，但二者发生的病机浅深有所不同，不能一概视为营血分证。正如章虚谷所说：“热闭营中，故多成斑疹。斑从肌肉而出属胃，疹从血络而出属经”。斑多为热郁阳明，胃热炽盛，内迫营血引起，其病位在胃，邪热已入营血，属营血热甚而迫血妄行，血从肌肉外渍所致；疹为邪热郁肺，内窜营分，从肌肤血络而出所成，其主要病位在肺，属邪热在气分，波及营分。故陆子贤说：“斑为阳明热毒，疹为太阴风热”，即指出斑与疹的形成，在病位上有肺、胃之异，在病机上有浅、深之别。至于丹痧，亦是由气分热毒壅滞，窜于营分，弥漫肌肤所致，与疹一类。另外，疹的发生虽主邪在气分，肺热窜入营分，但如营热进一步炽盛，以致营血热盛，亦可由疹转斑，此时不仅疹色转紫红或暗红，压之亦不退色，已呈斑之特点，其病机重点则从气分而转为营血分。所以有时疹与斑不能截然区分，疹能转斑，也可在疹中夹斑，即“夹斑带疹”，此时为邪气同时侵犯气分与营血分的气营血同病之证，与单纯的斑和疹的病机有所不同。

4. 斑疹透发前的征兆

斑疹在欲透未透之际，往往可出现一些先兆症状，临床每可见身壮热，烦躁不安，舌红绛，手足发冷，闷瞀，耳聋，脉伏等症状；在出疹前则每见发热，烦躁，面红目赤，胸闷，咳嗽等症状。如邵仙根说：“邪热郁伏于中，蒸热为斑，故汗不出，而烦闷呕恶、足冷耳聋，此是斑疹将发之见象，犹天将雨而闷热郁蒸也。脉沉伏，由于邪伏于内，脉道不利所致，寸脉躁动者，伏邪勃发之兆也。”此时应仔细观察病人面部、耳后、颈项、胸腹、胁肋、四肢有无斑疹隐现，以尽早发现斑疹。

5. 诊察斑疹的要点

在温病的过程中，如发生斑疹，既是邪热波及或深入营血的重要标志，也是邪气外露，邪热得以外泄的表现。正如叶天士说：“斑疹皆是邪气外露之象”。如斑疹顺利透发，邪热就可以随之外泄，往往在斑疹透发后，热势下降，病情渐趋好转。但亦有因邪热过盛或正气虚弱而致斑疹透发失常，病情就可能进一步恶化。要诊察斑疹透发时病情的顺逆，可以从斑疹的色泽、形态、分布等状况加以分析，以反映出温病过程中邪正盛衰消长的情况，为确定治疗方法和判断预后提供依据。斑疹的诊察要点主要有以下几个方面。

(1) 观察色泽

斑疹的色泽往往可以反映出邪正虚实状态，从而对于判断病情的顺逆有重要的意义。一般来说，斑疹色泽红活荣润者为顺，标志着邪热壅滞不甚，血行较畅，正气尚盛，邪热有外透之机；如斑疹色艳红如胭脂，提示血热炽盛；如斑疹色紫赤如鸡冠花，为营血热毒深重的表现；如斑疹色紫黑，多属火毒极盛的险重之象；如斑色黑而光亮者，提示热毒虽亢盛，但气血尚充，治疗得法，尚可救治；如斑色黑而隐隐，四旁赤色，为火郁内伏，但气血尚活，可用大剂清凉透发的方药治疗，也有转为红色而成可救者；但若黑色而晦暗，则属元气衰败而热毒锢结之象，救治较难，预后甚差。综上所述，斑疹色泽愈深，其病情越重，正如雷少逸所说："红轻、紫重、黑危"。但也必须结合临床的其他见症综合分析。此外，若斑疹出后，色骤转淡红，甚至隐没，或疹出不畅，则多为气血不足，无力透邪外达之象，病情多危重，应警惕变证的发生。

(2) 审视形态

斑疹的形态往往反映了热毒能否顺利外泄的态势，与病情轻重、预后好坏有一定的关系，所以应重视对斑疹形态的观察。斑疹松浮色鲜，如洒于皮面，为邪毒外泄之象，预后大多良好，属顺证；如见斑疹紧束有根，从皮里钻出，似前人所描述的"如履透针，如矢贯的"，则为热毒深伏，锢结难出之象，每易发生变证，预后大多不良，属逆证。如斑点中心低凹坑烂，为气滞血凝，元气欲绝之证，预后极差。

(3) 注意疏密

斑疹分布的疏密情况可以反映热毒的轻重与正气的盛衰，所以也要注意辨察。如斑疹分布稀疏均匀，为热毒轻浅，一般预后良好；如斑疹分布稠密，甚至融合成片者，为热毒深重之象，预后不佳，故叶天士称斑疹"宜见不宜见多"。所谓"宜见"是指斑疹的透发提示邪热得以外透；所谓"不宜见多"是指斑疹如过于稠密，则为热毒深重的表现，提示病情危重。但斑与疹疏密的诊断意义有所不同，一般来说，疹应透发至全身，而斑不宜过多。现代临床上，由于免疫接种普遍开展等原因，有一些出疹性疾病发生的皮疹较为稀疏，不一定全身俱出，这是因热毒轻浅，而非热毒不透之象。另外，在温病过程中，如斑疹稠密而突然转为稀疏，甚至隐没者，多属正不敌邪，邪气内陷之危象，同时必伴见邪陷正脱的其他症状。

(4) 结合脉症

对斑疹的辨别应与当时全身的脉症表现结合起来。斑疹透发之后，一般热势可随之下降，神情转为清爽，全身亦感舒适，提示邪热通过斑疹的透发而得以外达，属外解里和的佳象；如斑疹透发后热势不退，则为邪热未能外达，每因津液大伤，水不济火而致；如斑疹甫出即隐，病势反而加重，伴见神志昏愦，四肢厥冷，脉微或伏者，为正不胜邪，毒火内闭的凶兆，其证属逆，预后多不良。

(5) 重视变化

在温病过程中，斑疹的色泽、形态、分布及伴见的全身症状都随着病情的发展而发生动态变化，从这一变化可以推断出邪正的消长、病机的进退、病情的顺逆。如斑疹色泽由红变紫，甚至变为紫黑，提示热毒逐渐加重，病情转重，反之则为病情渐轻之象；如其形态由松浮而变得紧束有根，为热毒渐深，毒火郁闭之兆，病情属逆，反之则为热毒外达之象；斑疹分布由稀疏朗润而转为融合成片，为热毒转盛之象；如急现急隐，或甫出即隐，则为正不胜邪，热毒内陷之兆。

此外，临床上还有一种"阴斑"，其斑色淡红，隐而不显，分布稀疏，往往仅在胸背微见数点，同时伴见四肢厥冷，口不甚渴，面赤足冷，下利清谷，脉不洪数等症。温病中见此阴斑，多为过用寒凉，或误用吐下，导致中气亏虚，阴寒下伏，致无根失守之火载血上行，溢于肌肤所致。阴斑在临床上较罕见，其与实火发斑在发病原因、临床表现和治疗方法等方面迥然不同，应注意鉴别。

(四) 辨白㾦

白㾦是在湿热性温病发展过程中，皮肤上出现的细小白色疱疹，内含少量浆液。诊察白瘖对于辨别邪正的盛衰有一定的参考价值，所以自叶天士在《温热论》中提出辨白瘖的诊断方法后，一直得到温病学家的重视。

1. 形态和分布

白瘖为皮肤上出现的一种小粒疱疹，形如粟米，色如珍珠，突出于皮肤，一般内含白色透明浆液，所以外观晶莹。白瘖一般多分布于颈、胸、腹部，四肢较少见，头面部更少见，在消退时可有细小的皮屑脱落。

2. 成因

白瘖多见于湿热性温病的病变过程中，是湿热郁阻气分，蕴蒸于肌表，失于开泄所造成的，即叶天士所说的“湿热伤肺”和“湿郁卫分，汗出不彻之故”。其虽发生于肌表，病变部位并不在卫分而在气分。白瘖常见于湿热性温病久在气分留连，湿热之邪蕴酿日久者，一般不见于病之初起。当气分病变湿热久蕴，白瘖每随发热与出汗而透发，但因湿热之邪性质黏腻滞着，非一次所能透尽，所以常随着身热增高，汗出而即透发一批，如此反复，可透发多次。一般在透发之前，每因湿热郁蒸而有胸闷不舒等症，而白瘖透发之后，由于病邪有外达之机，胸闷等症状也可暂时得以减轻。

3. 诊断意义

(1) 辨病证性质

在温病过程中如见到白瘖透发，即可判断其病证性质属湿热，是诊断湿热之邪在气分的重要依据，因而白瘖的发生有助于判断病证的性质。临床上白瘖多见于湿温、暑湿、伏暑等湿热性疾病，若对这些病证误用滋腻之品或失于轻清开泄，则更为多见。

(2) 辨津气盛衰

通过对白瘖色泽、形态的观察，有助于判断患者津气的盛衰。如白瘖晶莹饱绽，颗粒清楚明亮，称为“水晶瘖”，又称“晶瘖”。在白瘖透发后，每见热势递减，神情清爽，为津气充足，正能胜邪，邪却外达之佳象；如瘖出空壳无浆，如枯骨之色，称为“枯瘖”，每并见身热不退，神志昏迷等症，属津气衰竭，正不胜邪，邪气内陷的危险征象。此外，偶尔可见瘖发而内含脓样浆液者，称为“脓瘖”，属热毒极盛之象，病情亦多危重。

二、温病的常见症状

发热、口渴、口味异常、汗出异常、呕恶、胸腹不适、大小便异常、神志异常、痉、厥脱、出血等症状在温病过程中经常出现，这些症状是温邪入侵人体后，邪正相争引起卫气营血和三焦所属脏腑发生相应病理变化而产生的。不同的病因病机可引起各种不同的症状，而同一症状也可由不同的病因病机引起。所以认真辨识温病的常见症状，特别是辨别温病的一些特有症状，有助于探求温病的病因病机，分析邪正消长的态势，是准确辨证、确立治法的重要依据。温病的症状表现繁多，以下仅就上述常见而又较为重要的症状作一辨析。

(一) 发热

发热指体温升高，是各种温病必具的主要症状。传统意义上的发热，主要是通过患者和医生的感受而确定的，现代临床上则依据体温计测试的结果来确定。当口腔温度超过37.3℃，或腋下温度超过37.0℃，或肛门温度超过37.6℃时为发热。温病过程中出现发热，一般是由于人体感受温邪后，正气抗邪、邪正相争而引起阳热偏盛的结果，是机体对温邪的一种全身性反应。因此，发热是人体阳气亢奋的表现，对祛除病邪有一定的作用。但发热对人体也会产生很大的影响，不仅影响人体各种功能活动的正常进行，而且会消耗人体阴液和其他正气，甚至导致脏腑组织的实质损害。人体在感受温邪后的发热表现与邪正相争的状态有密切的关系。在发热之后，如正能胜邪则热渐退而邪却；如正邪俱盛，则热势炽盛持续；如发热过甚，可耗气伤津，甚至可能导致阴竭阳脱而危及生命；如壮盛的热势突然下降，并伴有汗出淋漓，则为正气外脱的表现。

温病发热几乎贯穿于温病的全过程，但其性质有虚实之分。一般而言，在温病初期，正气较盛，病变尚轻浅，多属实证发热，热势尚不甚。温病中期，正盛邪实，邪正剧争，热势多盛，证虽属实，但阴液已有耗伤，其阴伤较甚者，已属虚实相兼之证。温病后期，阴液大伤而余邪未尽，此时发热多属虚多邪少之证，或是由阴虚而引起的虚热，热势较低。

发热可见于多种疾病，如某些内伤杂病也可出现发热，而温病的发热在病因和临床表现上与内伤杂病有所不同：内伤杂病的发热多由脏腑功能紊乱，气血失和，阴阳失调，阳气偏盛而致，其临床表现多起病缓慢，病程较长，热势多不甚，或时断时续，并伴有脏腑、气血病变的相应症状。温病发热则起病急骤，初起时多发热恶寒并见，或见寒战壮热，继则热势较盛，往往具有卫气营血各阶段的证候表现，病程相对较短。

温病与伤寒均为外感热病，都有发热这一主症，且都由外邪引起。但伤寒发热系外感风寒之邪所致，初起属表寒证，病变过程多按六经传变，在病变后期多表现为虚寒证，与温病发热初起多表现为表热证，病变过程多按卫气营血传变，后期多表现为虚热证有所不同。

温病在卫气营血各阶段都有发热，但因感受病邪性质不同，病证涉及的脏腑组织不同，病变的轻重深浅各异，所以其发热的病机也各不相同，所见症状亦各有区别。因而对发热这一症状及相应临床表现的诊察，有助于判别病邪性质、病变浅深、病情轻重及病机进退。温病的发热类型主要有以下几种。

1. 发热恶寒

指发热的同时伴有恶寒，多见于温病初起。但由于病邪性质不同，具体的症状表现也各不相同。如在温病初起，见发热重而恶寒轻，伴见口微渴，咳嗽，咽痛，苔薄白舌边尖红，脉细数者，为风热之邪在肺卫，卫气失和之象；如温病初起见发热恶寒而少汗，头身沉重，肢倦胸闷，苔白腻，脉濡缓者，为湿热之邪初犯卫气，湿遏卫阳之象。

伤寒初起也可发热恶寒并见，但一般表现为恶寒较重而发热轻，伴见口不渴，舌色正常，脉浮紧，属表寒证，与温病初起的表热证有别。正如王学权所说："热邪首先犯肺，肺主皮毛，热则气张而失清肃之权，腠理反疏，则凛冽恶寒，然多口渴、易汗，脉证与伤寒迥别。"

古人曾有"有一分恶寒，就有一分表证"之说，但对此不可一概而论，因温病发热恶寒并见也有不属表证者。如邪热炽盛于阳明，里热蒸腾而逼迫津液外出，汗大出则气随汗泄而致腠理疏松时，亦可在壮热的同时有背微恶寒，此种发热微恶寒与表证之发热恶寒显然不同。另如邪在半表半里时可见发热与恶寒交替而作，或发热与恶寒并见而此起彼伏，与表证之恶寒和发热并见者亦不同。

2. 寒热往来

指恶寒与发热交替出现，定时或不定时发作。为热在半表半里，少阳枢机不利之征象。

如发生于湿热性温病中，往往属痰热在少阳，可伴有口苦，烦渴，溲赤，脘痞呕恶，苔黄腻等症状。

另可表现为寒热起伏，即恶寒与发热并见，但发热与恶寒此起彼伏，连绵不断，多为湿热郁阻三焦，或湿热秽浊郁闭膜原之象。前者热势多持续日久不退，伴时有恶寒，胸脘痞满；后者寒热之势多呈恶寒重而热象相对不甚显著，且多见苔白腻如积粉等湿浊之象。

3. **壮热**

指热势炽盛，不恶寒但恶热，通体皆热且热势浮盛。为邪入气分，邪正剧争，邪热蒸腾于内外，里热蒸迫之象。当邪热盛于阳明时多表现为壮热，同时有大汗、口渴和脉洪大等症状，也就是通常所说的"四大"，并可伴有面目红赤，欲脱衣揭被等热势浮盛在外的表现。

壮热应与真寒假热证鉴别。该证可表现为自觉发热，或欲脱衣揭被，面色浮红如妆，神志躁扰不宁，口渴咽痛，脉浮大或数等，颇似壮热，但又有胸腹不热，不欲饮水，下肢厥冷，小便清长，下利清谷等里虚寒表现，所以其热为假象。

4. **日晡潮热**

日晡即申、酉时，相当于午后3~5时，日晡潮热指发热于下午3~5时为甚。日晡潮热多见于热结肠腑之证，多伴有便秘或热结旁流，腹满痛，苔焦黄，脉沉实等腑实见证。

但午后潮热还可发生于温病的多种病证中，如潮热伴见口干而漱水不欲咽，下腹部硬痛，舌见瘀斑或青紫，脉细涩者，属瘀热蓄积于下焦，为下焦蓄血证；在湿热性温病中也常见下午身热升高，并伴见胸闷脘痞，苔白腻，脉濡缓等症状，为湿热在午后交蒸较甚之象，多见于湿温病；如在温病后期见午后低热，伴手足心热，心烦盗汗，舌红而光，脉细数者，则为阴虚而虚热内生的表现。所以对午后潮热应结合全身症状综合分析。

5. **身热不扬**

指身热稽留而热象表现不显著，即虽然体温升高而自觉热势不盛，初扪体表不觉很热，但扪之稍久则觉灼手，面不红赤而反淡黄，口不渴而反黏腻，大便不结而反溏。为湿热病邪蕴阻卫气，湿重于热，热为湿遏，热势不能外达，湿蕴热蒸所致。本症多见于湿温病初起湿邪较盛之时，由于湿温病病势缠绵，所以持续时间也可较长。身热不扬多为下午热势较盛，并伴有汗出热不解，胸闷脘痞，身重纳呆，苔白腻，脉濡缓等。

6. **发热夜甚**

指发热在入夜后热势更甚，为温病热入营分，劫灼营阴，甚至深入血分之征象。营血属阴，邪热消烁营血，故夜间发热较重。营血既耗，阴液不足，故身虽热却很少汗出，多表现为身热灼手。同时还可伴时有谵语，口渴不欲饮，斑疹隐隐或透发，出血，舌绛，脉细数等营血分见症。

7. **夜热早凉**

指入夜发热，天明时热退身凉，而在热退时身体并无汗出。可见于温病后期，为余邪留于阴分之征象。卫气昼行阳分，夜行阴分，入夜与邪相争则发热，清晨复行阳分，不与邪争则热退，但病邪仍伏阴分，故热退时多无汗出。本证与热入营血分的昼夜皆热，夜间尤甚的身热夜甚在病机上是不同的，应予区别。

8. **低热**

即热势低微，一般见于温病后期，每为阴伤虚热之征象，多伴有手足心热等症状。温病初起虽热势不盛，一般不以低热称之。如在温病后期出现低热，并兼见口渴欲饮，不欲食，舌绛光亮者，为胃阴大伤，虚热内生；如兼见手足心热甚于手足背，舌质绛而枯痿者，为肝肾阴虚而生虚热之证。

其他还有一些发热的表现，如身热而肢厥，参见下述的“厥脱”。

由于发热是温病的主症，所以对其开展的临床观察研究较多，具体情况可参见本章专题简介中“温病发热的临床研究”。

（二）口渴

口渴是温病的常见症状之一，原因较多，但不外津液不足或津液不布两项。由于温病以热盛阴伤为基本病机，所以温病的口渴多由热盛伤阴所致，但也有由各种原因导致津液输布失常而引起的，应对其临床表现及病机进行辨察。在临床上主要观察口渴程度、喜饮或不喜饮、渴喜热饮或渴喜冷饮等情况，再结合其他症状进行辨察，有助于判断热势盛衰、津伤程度，以及津液不能正常敷布的原因。

1. 口微渴

口渴程度较轻。温邪伤津则口渴，但邪在卫分，热未炽盛，津伤未甚，所以口渴不甚，多见于温病初起邪在卫分阶段。

2. 口渴欲饮

指口渴明显而多饮，多为热盛伤津的表现，但由于其程度及伴随症状不同，所主的病证也各有不同。在里热亢盛之时，津伤较重，口渴也较明显，特别是在阳明气分证时，热盛而津液大伤，可见口大渴而喜凉饮。而在湿热性温病中见口虽渴而多饮，但欲饮热水，为湿浊痰饮中阻，津不上承之象，不可与热盛津伤证相混。如在湿热性温病中见口渴而欲冷饮，兼见苔黄燥，则为湿邪化热，已成热重湿轻之证。

3. 口渴不欲饮

多为湿郁不化，气不布津，津不上承所致，薛生白说：“热则液不升而口渴，湿则饮内留而不引饮”。主要见于湿温病的湿重热轻阶段，但在温病夹痰饮时，亦可见口渴而不欲饮，或渴喜热饮，每可伴见胸脘痞满，苔腻。另外，当邪热进入营分时，往往表现为口干而不甚渴饮，是营热炽盛，营阴受灼而上蒸之象，此时多伴有热灼营阴而致的身热夜甚，心烦，时有谵语或斑疹隐隐，舌绛，脉细数等营分证表现，与湿郁不化引起的口渴不欲饮者明显不同。

4. 口苦而渴

多为邪热化火，津液受伤之象，主要见于胆火内炽或里热亢盛而化火，热毒炽盛之证，同时可伴见心烦，尿赤，脉弦数等。

（三）口味异常

口味异常是指患者口中自觉味觉异常或他人可闻及患者口中的异常气味，温病中辨口味异常，有助于辨病邪种类或火热之邪的轻重、津液耗伤的程度。

1. 口淡乏味

多见于湿热性温病初起，为湿邪中阻之象，多伴胸脘痞满，苔白腻。也可见于温病后期胃中津液受伤者，如俞根初所说：“口淡乏味者，胃伤津液”。

2. 口腻无味

为湿邪困脾，湿邪偏盛所致，多见于湿热性温病中。

3. 口甜

如口中发甜，吐出浊厚涎沫，为脾瘅病。系脾虚不运，水谷停聚，与湿热相搏的一种病变。因水谷之气与湿热之邪盈满上泛，故口甜。

4. 口苦

指口中有明显的苦味，多为热郁胆腑，热毒内蒸，胆火上扰所致，见于邪郁内发，里热炽盛之证。温病过程中邪热化火、化毒也每见口苦，并可伴有口干，心烦，尿黄赤，舌红苔黄等。

5. 口臭

口中秽气喷人，每为胃热炽盛所致，多见于温病邪热亢盛于阳明而化火者，余师愚说："口中臭气，令人难近。使非毒火侵炙于内，何以臭气喷人乃尔也"。

（四）汗出异常

所谓汗出异常，是指当有汗而无汗，或不当出汗而出汗，或汗出过多等出汗的不正常。汗液为水谷精微所化生，在正常情况下，出汗是一种生理现象。如外界气温升高时，腠理疏泄而汗出，可助散热；气温降低时，腠理紧闭，阳气内藏，故少汗或无汗，热量不易外散。正常的出汗具有润泽肌肤，调和营卫，发散多余阳热而调节体温，排除有害物质等作用。在温病过程中，由于感受外邪而致腠理开合失司，或阳热亢盛而迫津外泄，或津液亏损而致汗源不足等原因，可出现各种汗出异常的表现。临床上通过对温病过程中汗出异常的辨察，有助于了解邪热的轻重浅深和津液正气的盛衰。正如章虚谷说："测汗者，测之以审津液之存亡，气机之通塞也。"温病的汗出异常主要有以下几种类型。

1. 无汗

即皮肤无明显汗液，皮肤干涩不润。如见于温病初起，伴有发热，恶寒，头痛，苔薄白等，为邪在卫分，邪郁肌表，闭塞腠理所致。如见于温病极期，伴有身热夜甚，烦躁，舌绛，脉细数等症状，为邪在营血，劫烁营阴，津液不足，无作汗之源之象。

此外，在温病初起时，卫气同病或卫营同病者也可表现为无汗。此时一方面可见气分或营分里热证表现，另一方面见无汗而伴恶寒，头身疼痛等其他表证。其无汗仍属邪郁肌表，闭塞腠理所致，但与单纯的邪郁肌表之证有别。

2. 时有汗出

指汗随热势起伏而时出，一般表现为热盛而汗出，汗出热减，继而复热。本症多为湿热郁蒸之象，多见于湿温、暑湿等湿热性温病中。正如吴鞠通所说："今继而复热者，乃湿热相蒸之汗，湿属阴邪，其气留连，不能因汗而退，故继而复热。"

但在外感热病过程中见时有汗出，还有其他一些情况。如表虚而外感风寒者，即《伤寒论》中所说的中风，也可见发热而时有汗出，但其发生于病之初起，并兼有恶风，周身酸楚，苔薄白，脉浮缓等症状。而湿热郁蒸则有湿热蕴郁中焦的气分见证，两者的表现和病机各不相同。另外，在温病过程中，还可表现为时有大汗、自汗、盗汗等，与本节所述由湿热郁蒸引起的时有汗出并不相同。

3. **大汗**

指全身大量汗出。在温病过程中有多种情况可发生大汗。如大汗而伴有壮热，大渴，脉洪大等症状，即呈现“四大”见症者，为阳明气分热炽，蒸腾内外，迫津外泄之象；如上述证候再兼见背微恶寒，脉洪大而芤等症状，为热盛阳明而兼有气阴受伤。如在温病过程中出现骤然大汗，淋漓不止，并见体温骤降，气短神疲，甚则喘喝欲脱，舌红少津，脉散大等症状，为津气外脱的亡阴征象。如出现突然冷汗淋漓不止，并见肤冷肢厥，面色苍白或青惨，神情委顿，语声低微或倦卧不语，舌淡无华，脉微欲绝等症状，为气脱亡阳之征象。在津液或正气外脱时发生全身大汗者，又可称为脱汗。

4. **战汗**

指热势亢盛而持续日久的病人突然先出现全身战栗，继之全身大汗淋漓，汗出后热势骤降。本症为邪气久在气分留连，邪正相持，正气奋起鼓邪外出之征象。在战汗欲作时，常可伴见四肢厥冷，爪甲青紫，脉沉伏等先兆。

病程中发生战汗往往是疾病发展的一个转折点，多发生于温病，特别是湿热性温病邪在气分日久不解者。战汗后的病情发展可有几种情况，如战汗后热退身凉，脉象平和，神清气爽，为正能胜邪，病情向愈之佳象，所以吴又可在《温疫论》中指出，温疫病邪在气分者，解以战汗；如战汗后，身热不退，烦躁不安，为病邪未衰，也有可能经过一段时间后再发生战汗；如战汗后，身热骤退，但冷汗淋漓不止，肢体厥冷，躁扰不卧或神情委顿，脉急疾而微弱，此为正不胜邪，病邪内陷而阳气外脱之象。此外，还有全身虽然发生战栗而无汗出者，多因中气亏虚，不能升发托邪所致，预后较差。如吴又可说：“但战而不汗者危，以中气亏微，但能降陷，不能升发也。”

（五）呕恶

呕恶指呕吐与泛恶，是胃失和降的表现，在温病过程中主要由邪热、痰饮或食滞等犯胃而引起胃气上逆所致。温病中比较常见的呕恶主要有以下几种。

1. **恶心呕吐**

指在呕吐的同时伴有明显的恶心，其中轻者仅表现为心中泛恶欲吐，甚则表现为恶心而呕吐。如发生于温病初起，多属温邪侵袭于表而影响胃气和降，一般呕恶程度较轻。如发生于湿热性温病中，多由湿热之邪干于中焦，导致胃气上逆所致，一般泛恶较明显，有的还会有明显的呕吐。其中湿重于热者，可伴有脘痞腹胀，苔白腻等，湿热俱盛或热重于湿者，可伴有心烦脘痞，苔黄腻或黄浊等。呕吐而兼见小便不通，为湿浊阻于下焦，泌别失司，浊气上逆，属湿温中的重证。

2. **呕吐酸腐**

指呕吐物有明显的酸腐馊味，多属伤食停滞之象，可见于温病兼食滞者，同时可伴有腹胀疼痛，嗳气厌食等。

3. **呕吐如喷**

指呕吐频繁而呈喷射状，且发生急骤，恶心不明显，多为肝经火盛引动肝风犯于胃所致，同时可伴见高热，烦渴，头痛，项强，抽搐等，可见于春温病热毒炽盛者，病情较为危急。

4. 干呕气逆

指干呕而不吐，仅表现为气逆作哕。如见于病之早期，发生于夏秋，猝然腹中绞痛，欲吐不得吐，欲泻不得泻，烦躁闷乱，甚则面色青惨，四肢厥冷，头汗淋漓，脉象沉伏等，属于霍乱之危证，当引起重视。如频频干呕，气逆作哕见于湿热性温病过程中，为胃阴受劫，胆火上逆，多兼见口大渴，胸闷欲绝，干呕不止，脉细数，舌光如镜等。如见于温病后期，伴见口干，舌光红者，属胃阴大伤而胃气上逆之象。

5. 呕吐清水、痰涎

指呕吐物为酸苦清水或清稀痰涎，多属湿热内留，胆胃失和，饮停气逆之象，每见于湿温、伏暑等湿热性温病。

（六）胸腹不适

胸腹不适是指胸、胁、脘、腹等部位胀满疼痛，或胀痛并见，或但痛不胀，或但胀不痛。诊察胸腹是诊断温病的重要方法之一，古代医家对此非常重视，如王孟英说："凡视温证，必察胸脘"。温病过程中发生胸腹胀痛，多与气机失调或湿浊、痰饮、食滞、积滞、燥屎、瘀血等邪内阻有关，在诊察时应根据胀痛部位、性质并结合其他全身症状综合分析。诊察胸腹应注意以下几方面：①应明辨胸腹的各个部位，在胸、胁、脘、腹等部位分布有不同的脏器，从这些部位的疼痛、胀满等情况可以反映出内在相应脏器的病变；②除了询问病人有关胸腹的自觉症状外，更应重视局部的切诊。在切诊时，应注意局部的凉热、软硬、胀满、压痛、有无肿块等情况。如局部扪之坚而拒按者多属实；扪之软而喜按者多属虚；按之灼热者，为热邪内郁等。必要时可对局部进行叩诊，以判断邪气的有形无形。如叩之声重浊者，多有水湿痰瘀等实邪内阻；叩之如鼓者，多为气滞于里。温病过程中胸腹不适的类型主要有以下几种。

1. 胸部疼痛

多为邪热郁于肺，脉络失和，肺气不利所致，可伴见发热，咳嗽，咳则胸痛尤甚，或深呼吸时胸痛加重，咯痰不爽等，多见于风温邪热壅肺证。但应与悬饮胸痛区别，如见发热，息促气短，咳唾引痛者，当注意有无悬饮存在。如胸部闷痛或如针刺，并见身灼热，舌质紫暗而扪之湿，多属素有瘀伤宿血在胸膈中，又感受温邪，以致夹热而搏，阻于肺络。

2. 胸闷脘痞

指胸脘痞闷不畅。以脘部痞满为主症者，称为痞证。如伴见身热不扬，口不渴不饥，舌苔白腻等，为湿热阻遏中焦气机之象，多见于湿温病初起。如脘部痞满按之软而无压痛者，多属无形邪热壅聚，胃气不和；如按之较硬，有抵抗感而无压痛者，多为邪热壅聚而胃虚不运，胃气壅滞所致；如胸闷而时欲叹息，得嗳气或矢气则舒，见于温病中，多为兼有气滞之象。

3. 胁肋疼痛

指两胁部疼痛，其原因多与肝胆有关，可由气滞、湿热、痰饮、瘀血等病邪阻滞肝胆而引起，当综合脉证全面分析。如胸胁疼痛伴见发热或寒热往来，口苦，脉弦等，多由邪阻少阳或胆热炽盛所致。如右胁下疼痛，按之尤甚，多为素有肝胆疾病而又患温病，或在温病过程中又患肝胆疾病，应结合全身症状进行全面分析。

4. 胃脘满痛

指胃脘部痞满而疼痛，多由湿热痰浊或食滞内阻，气机郁滞所致。如胃脘硬满疼痛，按之痛甚，并见身热面赤，渴欲凉饮，饮不解渴，得水则呕，便秘者，为湿热痰浊内阻，气机郁滞所致的痰热结胸证；如胃脘至少腹硬满而痛不可近者，则为大结胸证。如并见舌苔白腻者，多系痰湿郁阻；如并见舌苔黄浊者，为湿热或痰热所结。如胃脘痞满，按之疼痛，嗳腐吞酸者，多为食滞于中所致。

5. 脘腹胀痛

指胃脘连及大腹部胀满疼痛，多为邪阻中焦，脾胃升降失司，气机郁滞所致。如脘腹胀满不甚，伴见身热不扬，呕恶，舌苔厚腻等症状，多为湿热中阻。如见满腹胀痛，按之痛甚，伴见潮热，便秘，或有谵语，舌苔焦黄或黑，脉沉实等，多为有形实邪内结肠腑。

6. 腹痛阵作

多由肠腑气机阻滞引起。如腹痛阵作，伴有便溏不爽，大便或如败酱，或如藕泥，甚至大便秘结，舌苔黄腻或黄浊等症，多为湿热与宿滞相搏，肠道传导失司；如见腹痛欲便，便后稍觉松缓，伴有嗳腐吞酸，恶闻食气等症状，多为热邪与食积搏结于肠道；如腹痛阵作而便下黄色稀水，肛门灼热，腹不硬而压痛不著者，为热蕴肠道，传导失司所致的热利证。

7. 少腹硬满疼痛

多为下焦瘀热搏结之象，即为蓄血证，常并见大便色黑，神志如狂，漱水不欲饮，舌质紫绛等。此外，在温病过程中适逢月经来潮，热入血室，瘀热相结，也可出现少腹硬满疼痛，并可伴见寒热往来，神志异常等。

（七）大小便异常

在温病过程中，由于各种原因，经常出现大便或小便性状、颜色、次数、便量等方面的异常，主要有以下几种类型。

1. 小便异常

（1）小便涩少

温病发生小便涩少多由热盛津伤以致无源作尿而致，同时伴有小便颜色的加深。如见小便黄赤短少，伴有高热，汗多，烦渴等症，汗出愈多则小便愈黄赤短少，常见于温病热入气分，津液耗伤。如热结小肠，下移膀胱时也可发生小便涩少，并有尿时灼热，尿道作痛和尿频等症状。如湿热蕴下，亦可见排尿涩少，并有尿频、尿急、尿痛。另外，湿浊阻于下焦而膀胱气化失司，亦可发生小便短涩不畅。

（2）小便不通

本症多由小便涩少进一步发展而成，所以其病机亦多相似，只是病变的程度更甚。如热盛阴伤严重者，或属热结火腑，津液枯涸者，可出现尿量极少，甚至尿闭，即吴鞠通所谓“热结液干”，多并见心烦，舌干红，少汗等热盛津液大伤之症。如属湿浊阻于下焦导致膀胱不利而小便不通者，当有浊邪在下的其他见症，如湿温湿浊蒙上，泌别失职，小便不通，多伴见热蒸头胀，呕逆神迷，舌苔白腻等症。同为小便不通，由于病因病机不同，临床表现和治法迥异，应根据全身症状进行区别。

2. 大便异常

（1）大便秘结

大便不通而伴潮热，谵语，腹满疼痛，舌苔黄厚焦燥者，为热结肠腑之阳明腑实证。如大便秘结而腹不胀满疼痛，不发热，舌红口干者，属津枯肠燥的“无水舟停”之证。如大便不通而少腹硬痛，神识如蒙，苔垢腻，为湿阻肠道，气机痹阻，传导功能失常所致，与燥粪搏结的阳明腑实证有所不同。

(2) 大便泄泻

指大便形状稀溏、次数增加。如大便泄泻稀便，其气臭秽，伴肛门灼热，身热口渴者，为肠热下利，发生于风温病中，为肺热下移大肠所致。如腹泻稀水而无粪，其气臭秽异常，并伴有腹满硬痛，苔黄燥起刺者，为热结肠腑所致的热结旁流。如大便溏薄，泻而不爽，色如败酱，状如藕泥，并伴见胸腹灼热，恶心呕吐，苔腻者，属湿热与肠道积滞相结，搏结于肠腑，多见于湿温、伏暑等湿热性温病之中。

（八）神志异常

温病过程中的神志异常，主要指出现明显的烦躁、神识昏蒙、神志昏迷、谵语、发狂等神志方面的症状。如同时伴有四肢厥冷，称为昏厥，病情尤为危重。其产生的原因较为复杂，一般多属于心包（又称心包络）病变，故又称为心包证。往往来势急骤而变化迅速，故必须细察明辨。

心藏神，主神明。所谓神，是指意识、思维、精神等方面的活动，神志异常是指心神失主，而有不同程度的意识丧失、语言错乱、行为失常等表现。《内经》称其为“智乱”、“谵语”、“不能言”等。明代医家李时珍提出“脑为元神之府”，已经认识到脑与神志活动的关系。心包络代心行令，一般认为温病过程中的神志异常，其病位在心包络，所以温病患者神志异常与病邪影响心包，导致心主神明功能失常有关。

温病发生神志异常多为热、湿、痰、瘀等病邪闭阻心包所致。热入心包，炼液成痰，内闭心窍，使神明失用而致神志异常；湿为阴邪，其性重浊黏滞，湿与热相合，蒙蔽心窍，也可以使神明失用而神志异常；再有因热伤血脉致瘀，或宿瘀与热相搏，瘀热内闭心窍，而导致神明受损、神志异常；或因机体正气大衰，气阴或阳气外脱而致心神失养引起神志异常者。

按温病发生神志异常的病机不同，大体可分为神扰、神蒙、神闭、神脱四类。神扰，指病位原不在心包，而是其他脏腑的热邪影响心神造成的，如胃热扰心、肠热扰心、营热扰心、血热扰心、瘀热扰心。其神志症状相对较轻，治疗时只要清除相应的热邪，神志即可恢复正常。神蒙，指湿热酿痰蒙蔽心包而导致的神志异常，病机重点仍在气分，病情相对较轻。神闭，指热闭心包，为热邪直接犯及心包，或邪热夹痰瘀闭阻心窍，属神志异常中病情较重者。神脱，即由于正气外脱而导致心神溃散。可发生在热闭心包之中，属内闭外脱，即吴鞠通所说：“心神内闭，内闭外脱者死”。也有因汗、吐、泻或出血过多而导致正气外脱者，属阴竭阳脱，其病情最为危重。温病过程中的神志异常主要有以下几种类型。

1. 烦躁不安

表现为心中烦乱，并可有身体及手足躁扰，但神志清楚。心神为邪热所扰而不宁谓之烦，身为热动而不安谓之躁，由于二者常常兼见，故烦躁并称。温病邪热在气分和营血分都可出现烦躁，尤以热入营血分更为多见，并可进一步加重而转入神昏谵语。温病后期，肾阴已亏，心火仍炽，亦见心烦不寐。

2. 神志昏蒙

指表情淡漠，神呆寡言，意识模糊，呈朦胧状态，神志时清时昧，似醒似寐，时有谵语，甚则可见嗜睡如昏，但呼之能应。多伴身热有汗不解，苔黄腻等湿热痰浊内阻症状，为气分湿热之邪不解，蒸酿痰浊而蒙蔽心包，扰及心神所致。多见于湿温等湿热性温病中。

3. 神昏谵语

简称昏谵。神昏指神志不清，严重者意识丧失，谵语指语无伦次或胡言乱语。二者每同时出现，称为昏谵，多见于热扰心包或热闭心包证。如见神昏而身热肢厥，舌蹇语涩，舌纯绛鲜泽者，为热闭心包，扰乱神明所致。如见心烦不安，时有谵语，而伴见身热夜甚，或斑疹隐隐，舌绛无苔者，为营热扰心所致，属营分病变；但如在营分病证中见明显的神昏谵语，每属兼有热闭心包，又称为热入心营；如见昏谵似狂，身灼热，斑疹显露，吐血、便血者，则为血热扰心或兼有热闭心包所致，属血分病变；如谵语而伴见语声重浊，身潮热，便秘或热结旁流，腹满硬痛，舌苔黄燥焦厚者，则为热结肠腑，热邪上扰心神所致，称为“胃热乘心”，属气分病变；但若上证又伴见肢厥，舌绛，舌蹇语涩，且神昏谵语较甚者，多为热结肠腑而兼有热闭心包之证。

4. 昏愦不语

指意识完全丧失，昏迷不语，呼之不应，甚至对外界各种刺激全无反应，是神志异常中昏迷程度最深者，多为热闭心包，或邪热夹痰闭阻心包，或瘀热闭阻心包而致窍机堵塞之象。其中有因邪热内闭心包继而发生正气外脱者，则可见肢体厥冷，面色灰惨，舌淡无华，脉微欲绝等症，此种神昏又称为神散，系心神失养，神无所倚而致。除了内闭外脱证外，在汗大出、严重吐泻及出血太过时，亦可因阴竭阳脱而致心神失养，出现昏愦不语，属危笃之证。

5. 神志如狂

指神志昏乱，躁扰不安，妄为如狂。多为下焦蓄血、瘀热扰心所致，并可伴见少腹硬满疼痛，大便色黑，舌质紫暗等症。

除此以外，在温病后期，特别是在较长时间的昏迷、痉厥之后，由于余邪与营血相搏，痰瘀阻络，影响神明，可出现神识不清，喃喃自语，或昏沉默默不语，或神识错乱等神志异常的症状，持续时间较长，如长期不能恢复，可形成神志异常之后遗症。

总的来说，温病神志异常病情有轻重不同，病因有热、湿、痰、瘀之分。烦躁不安和神志昏蒙相对轻一些，其中神志昏蒙见于湿热病中；神昏谵语、昏愦不语、神志如狂相对重一些，昏愦不语继而发生正气外脱更为危重。此外，在分辨病情的轻重程度时，除应注重辨清神志异常的表现外，还应结合察眼神和观舌态。昏谵较轻时，患者的眼神和舌态一般没有明显变化；而在危重阶段，患者表现为目光晦暗，对外来刺激反应迟钝或消失，两侧瞳孔不等大或散大，同时有舌体强硬短缩等表现。

（九）痉

痉指肢体拘挛强直或手足抽搐，又称为痉挛或抽筋。在温病过程中出现痉证，多为肝风内动所致，是一种病情危重的标志。由于在动风发痉时每伴有神志不清，四肢厥冷，即厥的表现，所以又常称为痉厥。

痉的发生原因主要与肝有关，肝为风木之脏，主筋脉，当温病邪热炽盛熏灼筋脉，或阴液亏损而致筋脉失养时，均可造成筋脉拘急或抽搐而成痉证，即所谓肝风内动。由于发生痉证的原因有热盛动风与阴虚风动之不同，温病痉证大体上可分为实风与虚风二类。

1. 实风内动

其临床特征是发作急骤，手足抽搐频繁有力，两目上视，牙关紧闭，颈项强直，甚则角弓反张，同时可见壮热，神昏，舌红赤，脉弦数有力等邪热内盛症状。多见于温病的极期，为邪热炽盛，筋脉受邪热燔灼所致，故又称为“热极生风”。实风可发生于气、营、血分邪热炽盛阶段。如伴见壮热，渴饮，有汗，苔黄燥，脉洪数者，多为阳明热盛引动肝风；如伴见高热，咳喘，汗出者，为肺金邪热亢盛，肝火无所制而致肝风内动，又称为“金囚木旺”；如伴见身灼热，发斑疹或吐血、便血，神昏谵语，舌绛者，则为营血分邪热炽盛而引动肝风。

当邪热内陷足厥阴肝经而致肝风内动时，往往伴有邪热陷于手厥阴心包经而出现神昏谵语，此时昏痉并见，每统称其病机为热陷厥阴，或称为邪犯手足厥阴。

2. 虚风内动

多见于温病后期，其动风的临床特征是抽搐无力，或为手指徐徐蠕动，或口角微微颤动、抽搐，心中憺憺悸动，同时可伴见低热，颧红，五心烦热，消瘦，神疲，口干，失语，耳聋，舌绛枯萎，脉细无力等症状。为邪热耗伤肝肾真阴，筋脉失于濡养所致，称为“水不涵木”，属虚风内动之证。

3. 虚实兼夹

多见于温病后期或恢复期，可有手足颤动，或见手足拘挛、肢体强直等，并可伴见低热不退，心悸烦躁，神情呆钝，默默不语，甚则痴呆、失语、失明、耳聋等症状，为人体气血阴精已虚，余邪未净，痰瘀滞于脉络，属虚实兼夹而动风之证。

（十）厥脱

厥脱是温病发展过程中较为常见的危重证候之一，它包括了厥与脱两种证候。厥证有两个概念：一是指突然昏倒、不省人事，即为前述之昏厥；一是指四肢清冷不温，即为肢厥，多由阳气虚衰或阳气内郁不能外达所致。厥是热邪炽盛等原因导致气机逆乱的表现，即《伤寒论》中所说的：“凡厥者，阴阳气不相顺接，便为厥”。脱证则是指阴阳气血严重耗损后，元气不能内守而外脱。在温病过程中，发生脱证的原因较为复杂。其中有的是因热毒炽盛，灼耗阴液，阴竭而元气无所依附而致；有的是因邪闭太甚而素体正虚，以致邪陷正脱；有的是由于大汗、剧烈吐泻、亡血而致阴竭阳脱或气随血脱。厥脱进一步发展，则“阴阳离决，精神乃绝”而死亡。徐灵胎在《临证指南医案·脱》眉批中说：“脱之名，惟阳气骤越，阴阳相离，汗出如油，六脉垂绝，一时急迫之症。”在临床上诊断厥脱证时，应注意观察血压的变化，多数患者血压下降，收缩压降至80mmHg以下，原有高血压者，血压较基础水平降低20%～30%，脉压差变小。血压的变化也可作为治疗效果的重要判断指标。因厥与脱在临床上常并见，所以每合称厥脱。其中有关昏厥的内容在神志异常中已作了分析，所以这里重点讨论以肢厥和脱证为主要表现的厥脱。

1. 热厥

指四肢清冷，但胸腹灼热，并伴有烦躁，气息粗大，汗多，尿短赤，便秘等热盛于里的症状，或伴有神昏谵语，喉间痰鸣，牙关紧闭，舌红或绛，苔黄燥，脉沉实或沉伏而数等表现。为热毒炽盛，郁闭于内，气机逆乱，阴阳气不相顺接，阳气不能外达四肢所致，往往具有热深厥深的特点。

2. 寒厥

指身无热，通体清冷，同时可伴有面色苍白，汗出淋漓，或下利清谷，气短息微，精神萎靡，舌质淡，脉沉细微欲绝等症状。为阳气大伤，虚寒内生，全身失于温煦所致，病情严重者可进一步发生阳气外脱。

3. 阴竭

又称亡阴、阴脱。其主要表现为身热骤降，汗多气短，肢体尚温，神情疲倦或烦躁不安，口渴，尿少，舌光红少苔，脉散大无力或细数无力。为邪热耗伤阴液，或因汗、吐、泻、亡血太过而致阴液大伤，阴竭而元气无所依附所致，所以也称为气阴外脱。本证可与热厥并见，或由热厥发展而来，也可在温病过程中于大汗、剧泻或大出血后出现。

4. 阳脱

即阳气外脱，又称亡阳。其主要表现为四肢逆冷，全身冷汗淋漓，面色苍白，神情淡漠或神识朦胧，气息微弱急促，舌淡而润，脉微细欲绝。为阳气衰竭不能内守而外脱之象。本证可与寒厥并见，或由寒厥发展而来；也可由阴竭而致阳气外脱，从而形成阴阳俱脱之证。

（十一）出血

出血也是温病过程中一个较为常见的症状，多为病情危重的表现。其中除少数可发生于卫气分阶段外，多数是因为热邪深入营血，损伤血络或迫血妄行而致，在临床上既可表现为局部的出血，也可发生广泛性的出血。辨别温病的出血，要观察其属广泛性出血抑或偏于某一部位的出血，以及出血量的多少、血的颜色及伴随的证候等。

1. 广泛性出血

即全身性的出血，包括咯血、衄血、吐血、便血、尿血、肌衄、阴道出血等。如血色鲜红并见身热烦渴，甚则昏谵，舌深绛者，为血分热盛，耗血动血之证。如血块较多，其色瘀暗，并见舌青紫或有瘀斑，脉涩者为瘀血阻络之象。如出血过多，可导致气随血脱而见血溢不止，肢体厥冷，昏沉不语，舌淡无华等。

2. 咯血

指血随咳唾而出，是邪热损伤肺络的标志。如发生于卫气分阶段，多为邪热在肺，肺络受伤，或咳甚而伤络所致，其出血量较少，并伴胸痛，咳甚，气急等症。如发生于暑温病中，症见咯血不止，甚至口鼻涌血，伴高热，咳嗽，气急，胸闷者，为暑热入血，经血沸腾，肺络受损而血外溢之危证。如初起咳唾粉红色血水，继则咯血不止，并见咳嗽气粗，躁扰不宁，面色反黑，脉搏急疾等，预后极差，严重者常因化源绝而死亡。正如吴鞠通所说："太阴温病，血从上溢者……若吐粉红血水者，死不治；血从上溢，脉七、八至以上，面反黑者，死不治。"

3. 便血

指血从大便中而出。如大便下鲜血，多为邪热损伤肠道所致，在湿温病中因湿热化燥化火，传入血分而损伤肠络时，每可见之。如大便下血发黑，每为瘀热蓄结胃肠而致，可见于下焦蓄血证中，可伴见少腹硬满疼痛，神昏如狂，舌质瘀紫等症状。

其他还有鼻衄、齿衄、尿血、阴道出血等各种不同部位或窍道的出血，可在局部发生，也可发生于全身的广泛性出血中，其诊断意义可参考上述内容。

传统的温病诊法在当前临床上仍发挥着重要的作用，为温病的辨证论治提供了主要的依据。而现代大量检查方法的出现，对于温病的诊断也起到了一定的作用。关于这方面的情况，可参见本章专题简介中“现代诊断方法在温病临床上的应用”。

专题简介

温病舌诊的现代研究

辨舌在现代临床上有一些新的发展，特别是在临床上总结了多种传染病舌苔变化的规律，通过对舌象的观察可有助于分析病情、及时指导治疗和判断预后。如在流行性出血热病变过程中，出现瘀斑舌者每易并发颅内出血或腔道大出血，应及时作凝血功能检查并作针对性治疗；出现绛舌、光剥舌则提示病情危重；全舌发紫，舌下筋脉特别粗大而色紫黑者多易发生顽固性休克；在低血压休克期如见舌苔干燥提示津液不足，可适当增加输液量，而出现舌苔润，舌体胖嫩者，则应考虑是否输液量过多。又有人以舌诊协助判断流行性出血热的病情轻重，如见舌边尖红、薄白或薄黄苔为轻型；舌红而苔黄、黄腻或白腻为中型；舌质深绛，舌光无苔，呈镜面舌为重型。有人还从舌苔的变化来推测肝炎病情的发展，如舌质由正常转为绛紫或见裂纹，或有瘀斑，苔由薄转厚腻或无苔，均提示病情转重。有人把肝硬化晚期失代偿时，舌质呈红绛、光剥，或光滑如镜，或有裂纹而舌体瘦小者称为“阴虚舌”，每为肝昏迷的先兆，应慎用或停用利尿剂，以免进一步伤阴而诱发肝昏迷。如肝硬化患者舌上发现白色小结晶体，多为肾功能损害所致，常可出现肝肾综合征。同时，现代临床输液疗法的普遍运用，影响了某些舌象的形成，如邪入营血分或内陷厥阴后，舌质可不明显出现红绛，须注意。

大量临床统计发现，舌苔的变化与白细胞的变化有一定关系。如舌苔由薄变厚，苔色由白变黄、变黑，舌色由淡转深，其血中白细胞总数及中性粒细胞相对增高。舌苔细胞学检查发现，舌苔由薄变厚，由白转黄，舌苔涂片中白细胞也随之增加，说明黄苔所主病证炎症现象较重，符合黄苔主里、主热、主实的传统认识。临床还发现上感、麻疹、麻疹合并肺炎者，舌苔白细胞明显高于消化不良组，消化不良兼有上感发热，舌苔变黄时，舌苔白细胞随之增高，显示黄苔是热邪传里化火的标志。舌象随卫气营血证候的传变而变化，这与角化细胞、上皮细胞等状态有关。如在卫分证阶段，尚未影响唾液的分泌，也未发生舌乳头间隙存留物的腐败作用，角化细胞脱落不多，故舌边尖红，苔薄白。气分证角化细胞脱落明显增加，故苔厚而黄。病情发展到营血分时，舌上皮细胞营养受到影响，产生异常代谢，致舌质由红变绛，舌少津或无津。

舌象的实验研究表明，黄苔的形成与炎症感染及发热导致消化功能紊乱有密切关系，还与丝状乳头增殖、局部染色作用、舌之局灶性炎症渗出及微生物的作用等原因有关。厚苔的形成与舌上皮增殖加快，角化细胞脱落延迟、剥脱减慢，细胞间黏着力增加等因素有关。红绛舌的形成原因是多方面的，高热伤阴、维生素缺乏、脱水、缺钾等造成舌肌发炎，黏膜固有层毛细血管增生、充血、扩张，舌现红绛。如果舌黏膜上皮发生退行性变、剥脱，进而舌上皮萎缩，则出现红绛光剥舌。青紫舌的形成与血液黏稠度的各项指标，包括血球压积、血浆黏度、全血黏度升高有关，还与血中还原血色素比例等因素有关。

温病发热的临床研究

由于发热是温病的主症之一，在温病的诊断中有重要的意义，所以现代对温病发热的诊断意义进行了较为深入的研究，取得了初步的成果。如关于体温与热象的关系，一般认为，用体温表测得的结果大致上可以反映温病患者热势的高低，但不是确定热势的唯一依据。有的患者体温虽高，热象却不显著，以手按之初不觉甚热，病人也无烦渴表现，故不属于壮热，而是身热不扬。又如温病后期，有些患者体温不高甚至正常，但自觉五心烦热，手足心热，口干欲饮，小便短赤，此时仍可诊断为虚热之象。因而体温的测定虽有参考意义，但仍须结合患者的其他临床表现进行综合分析。又如在临床上对热厥证的诊断，除了一般的症状表现外，还可参考肛趾温差。有报道对住院的感染性中毒性休克病人进行肛趾温的测定，并与其他病人和正常人对照，认为测定肛趾温可以较客观地反映真热假寒的本质，较准确地判断厥逆的程度，避免主观感觉可能造成的误诊。其诊断热厥的指征为肛温高、趾温低，构成显著的肛趾温差，如达到一定程度，可提示阳盛于内而阴郁于外。一般来说，在低温季节肛趾温差大于7.5℃者，高温季节大于6.0℃者，结合病史及临床表现等即可诊断为热厥。同时，在休克时如肛趾温差增大，提示病情加重；而当趾温明显上升，肛趾温差缩小时，则往往表示病情好转，因而肛趾温可以作为指导抗休克治疗及判断预后的重要参考指标。

现代诊断方法在温病临床上的应用

目前临床上对温病的诊断，除了采用传统的四诊方法外，作为四诊的“延长”，还有一些现代检查方法被应用于温病的临床实践。现将一些与温病诊断有密切关系的内容介绍如下。

(1) 体温

用体温表测得的结果大致可以反映温病患者热势的高低，如温病初起，邪在卫分，或温病恢复期，阴液耗伤，多见低热或中等热度；邪在气分，或入于营血分，则以高热为多见。但体温的高低不是确定热势的惟一依据，应结合患者的其他临床表现进行综合分析。

(2) 实验室检查

血液检查见白细胞总数及中性粒细胞显著升高，多提示热毒炽盛。白细胞总数及中性粒细胞减少，多为革兰氏阴性杆菌或病毒感染，中医辨证时往往属于湿热为患。血红蛋白及红细胞数明显减少，每提示气血亏虚。血液浓缩，每可提示阴液耗损。血小板计数下降，结合凝血酶原时间和凝血时间延长，纤维蛋白原定量减少等有关检测指标的改变，多提示邪热已深入营血分。而血液黏度升高、血小板聚集率升高、血液凝固度升高等，每可提示有瘀热的形成。尿液检查发现有大量白细胞、脓细胞，多提示有湿热蕴阻下焦，每伴有发热、小便短赤涩痛等症状；尿液检查发现有较多红细胞，除了考虑湿热蕴阻下焦而灼伤血络外，还应警惕热入营血分、迫血妄行。大便隐血试验呈阳性，提示消化道出血，若见于湿温病中应警惕湿热化燥入血而损伤肠络。肝功能检查黄疸指数、血清转氨酶等指标增高，多提示有肝胆湿热蕴阻，增高的幅度可作为判断湿热轻重的参考。此外，免疫血清学检查和细菌学检查对病原体的确定有时可作为温病病因辨证的参考。如革兰氏阴性杆菌中的大肠杆菌、痢疾杆菌、伤寒（副伤寒）杆菌和其他沙门氏菌属，多引起湿热性质的温病，病位多以脾胃为中心；而革兰氏阳性球菌中的一些病菌，如金黄色葡萄球菌、乙型溶血性链球菌等引起的则多为温热性质的温病，病位以肺胃为主，病变过程中易化火、化毒。

(3) 血压　测血压为脱证的早期诊断提供了较为简便、可靠的检查方法。如测得收缩压低于80mmHg，或血压下降值达基础血压的25%以上，或脉压差小于20mmHg，提示可能有周围循环衰竭、急性心功能不全等情况，此时即使未出现明显的面色苍白，汗出淋漓，四肢厥冷等症状，也要注意脱证的发生，并及时采取救治措施。另外，测血压也能判断所用的救逆固脱药物是否奏效。所以对温病重证患者必须严密观察血压的变化情况。

(4) X线　温病初起，出现发热，恶寒，咳嗽，胸痛等，症状类似风热感冒，但通过X线胸透发现肺部有大片均匀致密阴影者，一般应诊断为风温而非感冒。一些小儿、年老体弱者，在患风温后，肺系症状可能不典型，通过胸透有助于发现肺部病变。风温的临床证候与X线征象也有一定联系，如肺部病变呈浸润期表现者多处于风温的卫分期阶段，为邪袭肺卫证；呈实变期表现者多处于化热入里的气分阶段，为热壅气分证，若伴有神昏、舌绛等症，表示邪已入营。若肺部病变较前缩小者，则大多属吸收好转阶段，为余邪未尽之象。

(5) 其他　在温病过程中作必要的心电图检查，有助于及早发现心肌病变，从而可在某些脱证症状出现之前提前给药。又如进行必要的超声波检查，可及时发现肝胆等病变；进行肝、肾功能的检查可及时发现肝、肾的病变等等。这些检查对于温病的中医辨证也都有一定的参考和启发作用。

温病的察神色辨脉象

察神色辨脉象在中医诊断学中已作系统介绍。以下把温病诊断中常用的察神色辨脉象方法作一归纳。

(1) 辨常见脉象

切脉，也是温病重要诊法之一。人体感受温邪致病，必然会引起脏腑和气血津液等方面的变化，这些变化一般都可从脉象上反映出来，因此，诊脉可以审辨病因病机、判断传变和预后，指导确立治法和遣方用药。切脉的内容非常丰富，以下主要讨论温病过程中较常见的几种脉象。

①浮脉　主表，候卫分之邪。浮而兼数，为温病初起风热病邪在卫分；脉浮大而芤，提示为阳明热盛津气已虚之证；浮而促则提示在里郁热有外达之机。

②洪脉　主热证、实证，多见于阳明热盛证，如暑温初起，暑热充斥阳明者，可伴见壮热，大渴，大汗；若脉洪大而见芤象，表示阳明热盛而津气已伤；寸脉洪大，为热伤肺气。

③数脉　在温病中一般主热证。脉浮而数，主温邪在表；洪大而数为气分热邪亢盛；脉数而细，脉数而躁急，不浮不沉是热郁于里，主热入营分，营阴受损，或热在下焦，真阴受劫；脉见虚数，为邪少虚多，内有虚热。

④滑脉　为热盛邪实，正气充盈。若濡滑而数，多为湿热交蒸；脉滑而弦，属痰热结聚。

⑤濡脉　多见于湿温，主湿邪为患。脉濡缓而小，为湿邪偏重；脉濡而数，为湿热交蒸；若脉濡细无力，为病久正虚，胃气未复。

⑥缓脉　多见于湿温病初起，为湿邪阻滞，气机失于宣畅所致；病久胃气未复者亦可见缓脉，多表现为缓而无力。

⑦弦脉　脉弦细而缓，多见于湿温初起，邪阻气分时；脉弦而数，为热郁少阳，胆热炽

盛之证；若弦而兼滑，多为痰热之象；脉弦劲而数，主邪热亢盛，肝风内动。

⑧沉脉　主里证，多提示里有实邪内结，亦有属于虚证的。脉沉实有力，为热结肠腑，多见阳明腑实或下焦蓄血；若沉弱或沉而无力，为腑实热结而津液已亏；脉沉细而涩，为热灼真阴之征。

⑨伏脉　主里证，邪势内伏。温病在热盛之时见脉伏，多为战汗先兆，可伴肢冷，爪甲青紫；如身清冷，大汗淋漓，而脉伏匿难触，多为阴阳离决，阳气欲脱之象。

(2) 察神色

温病察神色，包括观察神情、肤色的变化，能反映正气的盛衰、邪热的轻重，是温病望诊的一项重要内容。

①察神气　温病察神气，首先要区别有神与无神。有神者目光明亮有精彩，瞳仁灵转、神思清晰、气息匀静、行动轻捷等，揭示其感邪较轻，正气未伤，脏腑功能较正常，预后良好。也可见于温病将愈时，为正气已复的表现。无神，又称失神。表现为目光晦暗、瞳仁呆滞或闭目倦卧，萎靡懒言，或神思不清，闭目即有所见，喃喃自语，手撒遗尿等，为感邪重，正气已虚，甚至元气将脱，心神失守之征象，预后较差。

②观肤色　温病肤色的变化，主要从面部观察。如见面赤，为温病发热的常见征象，系火热上炎所致。其中满面正赤，为阳明热炽，多伴高热，汗出，烦渴，脉洪大，苔黄燥等；两颧潮红，多见于温病后期，为肾阴虚损，虚火上浮，多伴形体消瘦，口燥咽干，舌绛不鲜。而温病过程中见面垢，即面色垢晦，如油腻或烟熏之色，多为瘟疫毒邪熏蒸所致，古人谓是瘟疫之色。温病见面黄，主湿邪为患。其中面色淡黄多为湿温初起；面目俱黄，鲜明如橘子色者，为湿热蕴蒸发黄，多见于湿热郁蒸胆腑的黄疸；若黄而晦暗则为寒湿发黄，应注意鉴别。如见面色苍白无华，多标志着病情严重，应予重视。但在温病初起时，可见面色白而伴寒战鼓颔，皮肤粟起，为感邪极盛，阳气闭郁不能外达所致，不可误作寒邪束表，更不属危重之证。素体阳虚者感受湿热病邪后，初起时面可呈白色。邪热深入血分，出血过多，气随血脱时，可见面色㿠白。如见面色苍白而同时有四肢厥冷，大汗淋漓，神疲倦卧，脉微细欲绝等表现者，为阳气外脱之证。如见面唇青紫，多为热入营血，营阴被灼，凝滞瘀阻的征象。如见面黑，多为热极之证，属“火极似水”，示预后不良。如见头面红肿，连及耳颊、颈项，且多伴憎寒发热，咽喉肿痛，是大头瘟特有的见证。如在温病后期见肌肤甲错，即肌肤粗糙甲错，松弛起皱，为阴血耗伤较甚，不能滋润皮肤所致，每伴形体消瘦。

文献辑要

《重订通俗伤寒论·六经舌苔》

何廉臣勘：如初起白薄而燥裂者，温病因感寒而发，肺津已伤也。

灰如草灰，黑如墨黑，虽同为湿浊阴邪，然舌已结苔，毕竟实热多而虚寒少。

舌色见紫，总属肝脏络瘀，因热而瘀毒，舌必深紫而赤，或干或焦；因寒而瘀者，舌多淡紫带青，或滑或黯。

《伤寒瘟疫条辨·卷二》

舌裂：日久失下，血液枯涸，多有此证。又热结旁流，日久不治，在下则津液消亡，在上则邪火毒炽，故有此证。急下之，裂自满。

舌芒刺：热伤津液，此热毒之最重者，急下之。

又温病与伤寒舌色不同，伤寒自表传里，舌苔必由白滑而变黄变黑，不似温病热毒由里达表，一发即是白黄黑诸苔也。故伤寒白苔不可下，黄则下之；温病稍见黄白苔，无论润燥，即以升降散、加味凉膈散下之。黑则以解毒承气汤急下之。下后间有三二日，里证去，舌尚黑者，苔皮未落也，不可再下，务在有下证方可下。

《医原·望病须察神气论》

凡木舌、重舌、舌衄，属心经燥热；舌菌、舌垫、舌肿大塞口，属脾经湿热，夹心火上壅；舌本强硬，为热兼痰；若舌卷短、痿软、枯小，则肝肾阴涸而舌因无神气矣。

《伤寒指掌·伤寒变证》

邵仙根评：发疹于皮肤之上，起有颗粒，如粟如粒，以手摸之，有尖刺而触手者也，与斑之平而在肌肉者不同，斑由阳明胃热而发，疹因肺受风温而出，斑有虚寒阴证，可用温补；疹无不由邪火而作，阴寒之症罕有。故治疹之法，不外辛凉清透，宣肺化邪，温补之药每禁用也。

凡温疫时感，每有内斑，其斑发于肠胃嗌膈之间，肌肤间不得而见，其脉短滑，似躁非躁，外证口干目赤，手足指冷，烦躁气急，不欲见火，恶闻人声，耳热面红，或作寒噤，或作喷嚏，昏不知人，郑声作笑。种种形证，皆内斑之验，治法亦宜宣通气血，解毒化斑。

《重订广温热论·验方妙用》

温热发斑，或布于胸腹，或现于四肢，平而成片，与丹一类，发于温毒病最多，其次火热病亦恒见之，系经络血热之毒窜入肌表而外越，经血热则色红，热毒重则色深红，热毒尤重则色娇红，艳如胭脂，统名红斑；络血热则色紫，名曰紫斑；络血热而毒瘀则色黑，名曰黑斑；甚则色青如蓝，名曰蓝斑。更有云头隐隐，伏而不现于皮肤者，曰伏斑；内发于肠胃嗌膈之间，肌肤不得而见者，曰内斑。至若隐隐而微，胸腹略见数点而色淡红者，曰阴斑；甚或淡红似白者，曰白斑。统名虚斑，多发于湿热大病后，凉泻太过，经脉血涸，元气虚寒之候。故凡见斑，首要辨明其形色。如斑一出，松浮洒于皮面，起发稀朗，红如朱点纸，黑如墨涂肤，此毒之松活外现者，虽紫黑成片可生。若形干而滞，或枯而晦，稠密成片，紧束有根，如履透针，如矢贯的，此毒之有根锢结者，纵不紫黑青亦死。凡斑皆胃家血热，色红而鲜润者顺，色紫而晦滞者凶，紫黑蓝而枯晦者死，以其胃烂也。故红斑九生一死，紫斑五死五生，黑斑九死一生，若杂蓝斑黑烂者必死。

温热发痦，每见于夏秋湿温伏暑之症，春冬风温兼湿证亦间有之。初由湿郁皮腠汗出不彻之故，白如水晶色者多，但当轻宣肺气，开泄卫分，如五叶芦根汤（薛生白《湿热条辨》方）最稳而灵。若久延而伤及气液，白如枯骨样者多凶，急用甘润药以滋气液，如麦门冬汤(《金匮要略》方)、清燥救肺汤（喻嘉言新方）之类，挽回万一。切忌苦燥温升，耗气液而速其毙。

《医学源流论·亡阴亡阳论》

亡阴之汗，身畏热，手足温，肌热汗亦热而味咸，口渴喜凉饮，气粗，脉洪实，此其验也；亡阳之汗，身反恶寒，手足冷，肌凉汗冷而味淡，微黏，口不渴而喜热饮，气微，脉浮数而空，此其验也。至于寻常之正汗、热汗、邪汗、自汗，又不在二者之列。

第六章 温病的治疗

温病的治疗是在温病辨证论治理论的指导下，在分析病因、病位、病机、邪正消长、有无兼夹等情况的基础上，制订相应的治法，选用适合的方药，以祛除病邪，调整机能，扶助正气，从而促使患者恢复健康。正确而及时的治疗不仅可以减轻病情、缩短病程、减少病痛，促使患者早日恢复健康，提高治愈率，减少后遗症的发生，而且对其中具有传染性的疾患来说，还有助于阻止其传播蔓延，保护健康人群。

一、温病的治疗原则与要点

（一）确立温病治则治法的依据

正确的治则治法来源于对病证本质的准确判断，而正确的治则治法又是选择方药并确定其剂量、用法的前提。华岫云在《临证指南医案》中所说的："药味分量或可权衡轻重，至于治法则不可移易……立法之所在，即理之所在，不遵其法，则治不循理矣"，指出了确立治则治法的重要性。确立温病的治则治法，主要是依据病邪的性质和邪正斗争的病机变化，同时，也可根据某些特殊症状而制定某些特定的治法。

1. 审察病邪性质

即根据引起各种温病发生的病因和在病变过程中形成的各种病邪的性质而确定治法。温病的病因有风热、暑热、湿热、燥热等区别，这些不同性质的病邪各具不同的致病特点。在临床上可以根据温病的症状表现，并结合发病季节等因素，推断出温病的病因性质，这就是"辨证求因"。在此基础上针对不同的病因确定各种治法，即"审因论治"。如温病邪在表时，其病邪性质有风热、暑湿兼表寒、湿热、燥热等区别，相应有疏风泄热、清暑化湿透表、宣表化湿、疏表润燥等不同治法。同时，在温病的过程中，又会形成各种病理产物，如热毒、瘀血、痰饮、燥屎、积滞等，针对这些病邪也要采取相应的治法，如清热解毒、活血化瘀、化痰逐饮、攻下祛积等。

2. 辨别病机变化

温病在病变过程的不同阶段和不同病变部位的病机各不相同，针对这些病机变化就有相应的治法，所以辨别温病的病机变化及其规律，是确定治法的重要依据。温病的过程，主要表现在卫气营血和三焦所属脏腑的功能失调和实质损害，因此应对温病过程中形成的各种病证，运用卫气营血和三焦辨证，明确病变的部位、病邪的性质、邪正虚实等情况，同时，在八纲辨证、脏腑辨证、气血津液辨证等理论的指导下，进行全面的病机分析，从而确立相应的治法。

在对温病病机进行分析时，应注意温病发展过程中邪正消长的情况，酌情使用祛邪、扶正之法。一般说来，温病的治疗强调祛除病邪，邪去而正自安，但对正虚较甚者，又不可忽视扶正。所以在治疗时或侧重于祛邪，或侧重于扶正，或扶正祛邪并施，并针对邪正消长的具体变化而不断调整。同时，由于耗伤津液是温病的重要病理特点，所以应特别重视对津液盈亏的辨察并采取相应的顾护津液的治法。

3. 针对特殊症状

在温病的发展过程中有时会出现一些特殊的症状，如神昏、痉厥、斑疹、虚脱等。针对这些症状分别有相应的治法，如开窍、息风、化斑透疹、固脱等。当然，针对其他症状诸如发热、呕吐、泄泻、大汗、头痛、身痛等也有相应的治法。针对特殊症状的治疗，并不仅是对症治疗，而是在辨证论治原则的指导下，对症状采用不同的治法。如对神昏的治疗，应辨别其属邪热内闭心包还是湿热酿痰蒙蔽心包而分别采用清心开窍或豁痰开窍之法。

（二）温病的治则

温病的治则，除了中医学对温热病治疗的一般原则，如“热者寒之”、“实者泻之”、“虚者补之”等外，作为温病卫气营血和三焦辨证论治体系的组成部分，有针对温病特有病机变化而确立的治疗原则，即卫气营血治则和三焦治则。叶天士根据温病卫气营血不同阶段的病理变化，提出“在卫汗之可也，到气才可清气，入营犹可透热转气……入血就恐耗血动血，直须凉血散血”。吴鞠通则在三焦辨证理论的基础上提出：“治上焦如羽（非轻不举），治中焦如衡（非平不安），治下焦如权（非重不沉）。”这就是卫气营血治则和三焦治则。

卫气营血治则提出邪在卫分主要用“汗”法治疗。“汗”法即解表透邪之法，就温病而言，主要以辛凉解表为主，一般不用辛温发汗之品。但对有湿邪在表者，又当用辛温芳香化湿之剂，如藿朴夏苓汤等。对表气郁闭较甚而恶寒较明显、无汗的表热证，亦每在辛凉之剂中配合少许辛温之品，如淡豆豉、荆芥等，以增加透邪疏表之力。“到气才可清气”强调了清气之法是针对邪入气分之证所用。由于气分证阶段病邪性质较复杂，且病位各有不同，所以治疗除了清气法之外，还有化湿、攻下、宣气等法。至于对营分证用透热转气法，是指在清营之剂中配伍轻清宣透之品，如银花、连翘、竹叶等，以使营分之热能透出气分而解。对血分证的治疗，强调在凉血的同时应注意散血，这一方面是针对血分证中每有瘀血形成的病机特点，另一方面也是为了避免凉血之品可能引起的妨碍血行之弊。

三焦治则提出治上焦病应“轻”，其含义除了用药应主以质轻透邪之品外，同时也包含了治疗上焦病证所用药物一般剂量较小、煎煮时间较短等含义。对中焦病证的治疗应注意“平”，体现了对该病证的治疗应以祛除病邪为主，邪去而正自安。同时，由于中焦病证每为湿热之邪所致，对其治疗应权衡湿与热之侧重，治湿与治热不可偏于一方，也含有“平”之意。对下焦病证治疗主以“重”，是指所用方药性质沉降重镇，多用介石类药物，且用药剂量也较大、煎煮时间较长等。

综上所述，卫气营血和三焦治则都是针对卫气营血和三焦各阶段病证的不同病理特点而确定的。此外，对温病的治疗还应注重祛除病邪、顾护阴液等，在临床上应注意结合。

（三）温病的治疗要点

温病的证候复杂多变，这就要求在掌握温病治疗原则的基础上，灵活变通，来适应病情变化的需要。

1. 以祛邪为治疗的关键

外来温邪是温病的致病因素，加上湿、痰、瘀、积、食等各种病邪，造成人体功能失调和实质损伤，所以祛邪是治疗温病的关键。对温病的祛邪应务早、务快、务尽。正如吴又可《温疫论》所说："大凡客邪贵乎早逐，乘人气血未乱，肌肉未消，津液未耗，病人不至危殆，投剂不至掣肘，愈后亦易平复。欲为万全之策者，不过知邪之所在，早拔去病根为要耳。"根据病变过程中病邪性质的不同，应分别投以清热、祛湿、化痰、祛瘀、攻积、消食等法。

对病邪的祛除，特别是对邪热的治疗，历来温病学家都强调"透"与"泄"。所谓"透"是侧重于使病邪由里向外，特别是通过体表向外透达，用药上注重运用轻清宣透之品。不仅在表之邪可通过"透"而外解，在里之邪也往往可以通过"达热出表"、"透热转气"等法而向外透解。所谓"泄"则是指在治疗过程中要使病邪有外出之机，使病邪外出的通道畅通，其中包括了祛邪外出的多种治法，如泄卫解表法、清解气热法、和解祛邪法、祛湿清热法、清营凉血法、通下逐邪法等，都是"泄"的具体运用。

2. 重视体质和正气状况

温病的发生发展过程是正邪双方互相抗争的过程，温病的治疗除了辨外来邪气外，还要重视正气因素。如叶天士指出，对于肾水素虚的温病患者，即使病邪尚未传入下焦肾，必要时也可酌用补肾养阴药，以"先安未受邪之地"；对于素体阳气不足的温病患者，清法在用至十分之六七时，就应审慎，恐寒凉过度而更伤其阳气；对于素体阴虚火旺的温病患者，使用清法后纵然已热退身凉，仍须防其"炉烟虽熄，灰中有火"。

在温病的治法中，有一些是针对正气不足而设的，如滋养阴津、固脱救逆等法。由于温病的病因是温邪，易耗伤津液，所以温病的正虚多以阴液不足为主，往往在病之初期即有阴液的耗伤。在温病的发展过程中，阴液的损伤逐步加重，而在温病的后期多表现为肺胃或肝肾阴虚。温病患者阴液的盈亏存亡是决定病情和预后的主要因素，正如王孟英在《温热经纬·卷一》中说："若留得一分津液，便有一分生理"。因而顾护津液是贯穿于温病全过程的一个重要的治疗指导思想。

由此可见，在治疗温病时要正确处理扶正与祛邪的关系，既要强调以祛邪为关键，也不能不顾及正气的状况，既要重视顾护正气，也不能忽视祛邪。

3. 注重整体和着眼局部

当病邪侵犯人体而引起疾病后，必然会造成人身整体脏腑与气血的病变。同时，在温病发生后，必然有一定的病位，这是局部的病变，而局部的病变又与整体的病变密切联系、相互影响。如风热病邪的病变部位主要在肺，但在病变过程中可以引起发热、头痛等全身性的症状，或导致胃热亢盛、肠腑热结、热闭心包等其他脏腑的病变。所以在治疗时，既要着眼于局部的病变，根据局部病变的各种症状进行有针对性的治疗，又要密切注意全身的整体变化，采取相应的治法。

4. 灵活运用各种治法

温病由于病证的复杂性，各种治法也应灵活运用。其一是几种治法可以合并使用，如解表与清气合用、养阴与通腑合用、清营与开窍合用等。其二是知常达变，温病的治疗固然有一定的原则和大法，但由于温病的病证变化既有一般规律，又有特殊情况，所以治疗上应灵活变通。例如用寒凉药治温热病，这是基本原则，但当表气郁闭较甚时，也可辛凉之中配辛温以加强透表力量；温病出现“客寒包火”，即里热炽盛又兼外寒束表，可在清里热药中配辛温发散之品；对湿温病的治疗，亦常用芳香化湿及苦温燥湿之品。此外，温病后期的阳虚欲脱证，也必须用温阳益气药以回阳固脱。可见治疗温病并非绝对不用温药。

二、温病的主要治法

由于在温病的发展过程中可以出现许多不同的病证，所以针对各种病证有不同的治法。以下主要讨论治疗温病较为常用的几种治法，这些治法分别属于解表、清热、和解、祛湿、通下、开窍、息风、养阴、固脱等法，并对温病的常用外治法予以简单介绍。

（一）泄卫解表法

是通过疏泄卫表，透邪外出以解除温病表证的一种治法。本法属于八法中“汗法”（解表法）的范围，适用于温病初起，邪在卫表者。泄卫透表法的主要作用是开泄腠理、疏解表邪、透疹外达。

由于引起温病卫表证的病邪性质有风热、暑湿兼表寒、湿热、燥热等不同，表证的性质各有不同，所以泄卫解表法又可分为如下几种。

1. 疏风泄热

属辛凉解表法，是用辛散凉泄之剂疏散卫表风热之邪的治法。主治风温初起，风热病邪袭于肺卫，症见发热，微恶风寒，无汗或少汗，口微渴，或伴有咳嗽，咽痛，苔薄白，舌边尖红，脉浮数等。代表方剂如银翘散、桑菊饮等。

2. 透表清暑化湿

是用辛温之品外散表寒，并配合清暑化湿之品以解在里暑湿的治法。主治夏月感受暑湿，复受寒邪侵犯肌表，症见恶寒发热，头痛，身形拘急或酸楚，无汗，口渴，心烦等。代表方剂如新加香薷饮。

3. 宣表化湿

是用芳香宣透之品以疏化肌表湿邪的治法。主治湿温初起，湿热病邪侵于卫表，症见恶寒微热，头昏重如蒙，身体困重，四肢酸楚，少汗，胸闷脘痞，苔白腻，脉濡缓等。代表方剂如藿朴夏苓汤。

4. 疏表润燥

又称“辛凉清润”，也属辛凉解表法，是用辛凉透表和清润之品以疏解肺卫燥热之邪的治法。主治秋燥初起，燥热病邪伤于肺卫，症见发热，咳嗽少痰，咽干喉痛，鼻干唇燥，头痛，苔薄白欠润，舌边尖红等。代表方剂如桑杏汤。

因温病初起在表的病邪性质各有不同，所以解表方法各异。对风热、燥热之邪在表者，主以辛凉解表；湿邪在表者，主以芳香化湿；暑湿在里而又感受寒邪在表者，实际上属表里同病之证，所以解表寒与祛暑湿并施。

运用泄卫解表法时，应注意以下几点：①治疗温病表证，应根据在表病邪性质的不同而分别采用不同的治法。②对温病表证的治疗应注意患者的体质和兼夹病邪。如素体阴虚而感受外邪所致的卫表证，可予滋阴解表法；平素气虚而外感温邪所致的卫表证，可予益气解表法。如属新感引动伏邪的温病，在出现表证的同时，还有明显的里热见证，此时就不能单纯投用解表之剂，而应把泄卫解表与清泄里热结合起来。如卫分证又夹有痰、食、气、瘀、湿等邪者，应根据实际情况适当配合化痰、消食、理气、散瘀、祛湿等法。③治疗温病邪在卫表者，一般忌用辛温发汗法，而重在疏解透表。本法亦属汗法范畴，但并不以发汗为目的，更不能用治疗伤寒寒邪在表的辛温发汗法来治疗温病。对多种温病，吴鞠通强调“温病忌汗，汗之不惟不解，反生他患”。这是因为辛温之品易助热化火、耗伤阴津，从而导致斑、衄、谵妄等变证的发生。但若属腠理表气郁闭较甚而无汗，或卫表有寒、湿之邪者，亦非绝对不可用辛温之品。④温病初起属里热外发而无表证者，不可用本法，叶天士所说的“温邪忌散”即是指此而言。⑤对温病表证的治疗，虽主以辛凉，但也应注重疏散，用药不可过于寒凉，以防凉遏不解。⑥使用本法应中病即止，表证解除后即停用，同时也不可发散过度，特别要注意避免过汗伤津。

（二）清解气热法

是用清解气分邪热之品以解除气分无形邪热的一种治法，又称“清气法”。本法属于八法中“清法”的范围，适用于温病气分里热虽已亢盛，但尚未与燥屎、食滞、湿痰、瘀血等有形实邪相互搏结的病证。清解气热法的主要作用是清热保津，止渴除烦，使气分无形邪热或从外泄或从里解。在临床上，温病气分证较为多见，因而本法在温病的治疗中运用机会较多。气分证是温病过程中邪正交争最激烈的阶段，如果邪在气分而失治或治不如法，其邪往往可以内传营血，甚至导致液涸、窍闭、动风、正气外脱等严重后果，所以把好气分关对于提高温病的疗效、改善其预后至关重要。

由于气分无形邪热的所在部位、病势浅深、病邪性质各有不同，清解气热法又可分为以下几种。

1. 轻清宣气

是用性质轻清之品宣畅气机，透热外达的治法。主治邪在气分，热郁胸膈，热势不甚而气失宣畅者。本证可见于温病热邪初传气分，或里热渐退而余热扰于胸膈者，症见身热微渴，心中懊侬不舒，起卧不安，苔薄黄，脉数。代表方剂如栀子豉汤加瓜蒌、杏仁、芦根等。

2. 辛寒清气

是用辛寒之品透热外达，大清气分亢盛邪热的治法。主治邪热炽盛于阳明气分，热势浮盛者，症见壮热，汗出，面红，心烦，口渴喜冷饮，苔黄燥，脉洪数等。代表方剂如白虎汤。

3. 清热泻火

是用苦寒清热解毒之品直清里热，泻火解毒的治法。主治邪热内蕴，郁而化火者，症见身热，口苦而渴，心烦不安，小便黄赤，舌红苔黄，脉数等。代表方剂如黄芩汤、黄连解毒汤。

上述三法的作用及主治病证各有不同：轻清宣气法的清热作用较轻，对于气分热盛者力不胜任；辛寒清气法适用于热邪浮盛于内外者；清热泻火法则适用于热势内郁而化火者。

运用清解气热法时，应注意以下几点：①本法所治之邪热属气分无形邪热，如邪热已与有形实邪，如食滞、痰湿、瘀血等相结，单用本法往往只能“扬汤止沸”，必须去其所依附的有形实邪才能解除邪热。②如病邪在表而未入气分，不宜早用本法，用之不当反能凉遏邪气，不利于病邪的透解，即叶天士所说“到气才可清气”。③对湿热性温病湿中蕴热而流连气分者，不可一味滥用寒凉，当重视祛除湿邪。④素体阳虚者在使用本法时，切勿过剂，中病即止，以防寒凉过度而戕伤阳气。⑤本法在具体运用时还应灵活化裁或配合他法。如邪初入气分，表邪尚未尽解，须加入透表之品于轻清之剂中，称为轻清透表；如气分邪热亢盛而阴液大伤，则须与生津养液之品相伍，称为清热养阴；如邪热壅肺而肺气闭郁者，须在清泄气热之中配合宣畅肺气之品，称为清热宣肺；如邪热壅结而化火成毒，除发热口渴外，还见有局部红肿热痛者，则在清热泻火中伍以解毒散结之品，称为清热解毒；如兼有肠腑热结而成里实证者，应配合攻下，称为清热攻下。

（三）和解祛邪法

是通过和解、疏泄、分消以祛除半表半里之邪的一种治法，又称“和解法”。本法属于八法中的“和法”，适用于温病邪不在卫表，又未完全入里，而位于少阳、三焦、膜原等半表半里者。和解祛邪法的主要作用是透解邪热、疏泄分消、宣通气机，以达到外解里和的目的。

根据半表半里证形成的原因和病位的不同，在温病治疗中较为常用的和解祛邪法大致有以下几种。

1. 清泄少阳

是以清化痰热之品清泄少阳胆经半表半里的邪热，祛除痰湿，和降胃气的治法。主治邪热夹痰湿郁于少阳，枢机不利，胃失和降者。本证多见于某些湿热性温病，症见寒热往来，口苦胁痛，烦渴溲赤，脘痞呕恶，苔黄腻，舌红，脉弦数等。代表方剂如蒿芩清胆汤。

2. 分消走泄

是以宣气化湿之品宣展气机，泄化三焦邪热痰湿的治法。主治温病邪热与痰湿阻遏于三焦，既不外解，又不里传，而导致三焦气化失司者。本证见于各种湿热性温病的湿重于热阶段，症见时寒时热，寒热时起时伏，胸痞腹胀，溲短，苔腻等。代表方剂如温胆汤加减，或如叶天士所说，用杏、朴、苓之类开上、宣中、导下。

3. 开达膜原

是用疏利透达之品开达盘踞于膜原的湿热秽浊之邪的治法。主治湿热秽浊之邪郁伏膜原。本证多见于湿温或湿热性温疫的早期，症见寒甚热象较微，脘痞腹胀，身痛肢重，苔腻或白如积粉而舌质红绛甚或紫绛。代表方剂如雷氏宣透膜原法。

4. 和解截疟

是用和解表里，截疟化痰之品治疗疟疾的治法。主治疟疾，症见寒战壮热，休作有时，先寒后热，继则大汗后热退，隔日或隔二日一发，舌红苔白或黄腻，脉弦等。代表方剂如小柴胡汤加减。

以上的和解治法用于邪在半表半里，皆属气分之病变，但具体作用各不相同，临床上应根据不同情况选用。总的来说，清泄少阳法所治之证为邪在少阳胆经，痰热较盛；分消走泄法所治之证为邪在三焦，湿邪尚未明显化热；开达膜原法所治之证邪在膜原，湿热秽浊郁闭较甚；和解截疟法则为治疟之法。

运用和解祛邪法时，应注意以下几点：①清泄少阳法虽有透邪泄热作用，但只适用于邪热夹痰湿在少阳者，对里热炽盛而无痰湿者不适用。②分消走泄与开达膜原二法清热之力较弱，其作用侧重于疏化湿浊，故不能用于湿已化热，热象较著及热盛津伤者。

（四）祛湿泄热法

是通过祛除湿邪，清解邪热以清除湿热之邪的一种治法，主要用于各种湿热性质的温病。本法属于化湿法，前述的宣表化湿、清泄少阳、透达膜原等法也具有祛湿清热的功用，也属于化湿法的范畴。本法的主要作用是宣通气机，运脾和胃，通利水道以化湿泄浊。湿热病邪为湿与热相合，由于湿浊属阴邪，黏腻难解，故病势多缠绵日久。正如吴鞠通所说，湿热为患“非若寒邪之一汗而解，温热之一凉即退”。对温病兼夹有湿邪者的治疗，必须注意祛湿，否则热邪也难祛除，即叶天士所说“湿不去则热不除”。

由于湿热之邪的病变部位、湿热之偏胜等不同，治疗温病时所用的祛湿泄热法大致分为以下几种。

1. 宣气化湿

是用芳化宣透之品以宣通气机，透化湿热之邪的治法。主治湿温初起，湿蕴生热，郁遏气机者，症见身热午后较甚，汗出不解，或微恶寒，面色淡黄，胸闷脘痞，小便短少，苔白腻，脉濡缓。代表方剂如三仁汤。

2. 燥湿泄热

是用辛开苦降之剂以燥湿清热的治法。主治湿渐化热，湿热俱盛而蕴伏中焦者，症见发热，汗出不解，口渴不欲多饮，脘痞腹胀，泛恶欲吐，小便短赤，苔黄滑腻。代表方剂如王氏连朴饮。

3. 分利湿邪

是用淡渗之品利尿渗湿，使湿热之邪从小便而去的治法。主治湿热郁阻下焦者，症见热蒸头胀，小便短涩甚至不通，大便或溏，渴不多饮，苔白腻。代表方剂如茯苓皮汤。

以上化湿三法作为祛湿清热法的代表，各有一定的适用范围：宣气化湿法主要用于湿热之邪偏上而湿重于热者；燥湿清热法主要用于湿热偏于中而湿热俱盛者；分利湿邪法主要用于湿热偏于下者。

运用祛湿泄热法时，应注意以下几点：①根据临床上湿与热表现的孰轻孰重，所用的祛湿、清热之品应有所侧重。湿重于热者，主以化湿而辅以清热，多用芳香宣气化湿之品；热重于湿者，当以清热为主而辅以化湿，主用辛寒、苦寒清热之剂；湿热并重者，则清热与化湿兼施，多用苦辛开降之剂。②如湿邪已化燥，即不可再滥用祛湿之品，以免温燥淡渗之品助热伤阴。③素体阴液亏虚者应慎用祛湿法，以免更伤阴液。如阴虚而又有湿邪者，在用化湿之品时，应顾护其阴液。④对温病中出现的小便不利，不能一味用淡渗之品以分利，而应区别不同情况而施治。如属气化不利而致湿邪内阻者，主以宣化气机以利湿；如属阴液消耗而小便不利者，应主以清热养阴，如滥用分利水湿之品，必更伤阴液。⑤在实际运用时，祛湿三法常相互配合。如淡渗分利之品虽然主要用于湿热在下焦者，但上中二焦有湿邪时，亦多配合在其他除湿热法中使用，正如古人说：“治湿之法，不利小便非其治也”。另外，根据病邪性质和部位的不同，本法也常与其他治法配合。如湿热与积滞相结，应配合消导化滞法；如肝胆湿热蕴发黄疸，须配合清化退黄法；如湿热中阻而胃气上逆者，则配合和胃降逆法等。

（五）通下逐邪法

是通过攻逐泻下，通导里实邪热外泄的一种治法。本法又称攻下法，属于八法中“下法”的范畴，适用于温病有形实邪内结肠腑或下焦的病证，如热结肠腑、湿热积滞交结胃肠、热瘀互结下焦等。通下逐邪法的主要作用是通腑泄热，荡涤积滞，通瘀破结等。通下法尤其是通腑泄热法，是温病治疗中较为常用的治法，适时运用，奏效甚捷。清代柳宝诒说：“胃为五脏六腑之海，位居中土，最善容纳……故温热病热结胃腑，得攻下而解者，十居六七。”可见通下逐邪在温病治疗中占有很重要的位置。

由于内结的实邪有燥屎、积滞、瘀血等区别，而病变部位也有肠腑、下焦的不同，通下逐邪法又可分为如下几种。

1. 通腑泄热

是用苦寒攻下之品攻逐肠腑实热燥结的治法。主治热结阳明，内结肠腑，症见潮热，谵语，腹胀满，甚则腹硬痛拒按，大便秘结或热结旁流，苔老黄或焦黑起刺，脉沉实有力等。代表方剂如调胃承气汤、大承气汤。

2. 导滞通便

是用通导肠胃湿热积滞之品导泄胃肠湿热积滞，疏通肠道气机的治法。主治湿热积滞胶结肠胃者，症见身热，脘腹痞满，恶心呕逆，便溏不爽，色黄赤如酱，舌苔黄浊等。代表方剂如枳实导滞汤。

3. 增液通下

是用通下剂配合滋养阴液之品以泻下肠腑热结的治法。主治肠腑热结而阴液亏虚证，即所谓“热结液亏”者，症见身热不退，大便秘结，口干唇裂，舌苔干燥等。代表方剂如增液承气汤。

4. 通瘀破结

是用活血通瘀攻下之品以破散下焦瘀血蓄结的治法。主治温病热瘀互结，蓄于下焦者，症见身热，少腹硬满急痛，小便自利，大便秘结，或神志如狂，舌紫绛，脉沉实等。代表方剂如桃仁承气汤。

以上四种通下逐邪法在运用时，应根据病证的具体情况而选用：属邪热与燥屎互结者，攻下较为峻猛，多用苦寒攻下之剂；湿热积滞阻于肠道者，攻下之力较轻，但因湿邪具黏滞之性，往往不能一下而解，需反复多次用下，即所谓“轻法频下”；如阳明腑实而肠道阴液又虚者，盲目攻下不仅热结难下，也易更伤阴液，所以要攻下与增液并用；瘀热结于下焦者，攻下当与化瘀并施，而攻下也有助于祛瘀。

运用通下逐邪法时，应注意以下几点：①如里热未成实结或里无郁热积滞者，下法不宜盲目投用。②使用通下法后邪气复聚者，可以再度攻下，但要慎重掌握，避免过下伤正。③平素体虚或在温病过程中阴液、正气耗伤较甚，虽有实邪里结，不宜一味单用攻下之法，应注意攻补兼施。④在运用下法时，应根据体质与兼夹之邪的不同而灵活变化。如腑实而正虚者，攻下当配合扶正之品；如腑实而兼肺气不降者，攻下当配合宣肺之品；如腑实而兼热蕴小肠者，攻下当配合清泄小肠火热之品；如腑实而兼邪闭心包者，攻下当配合清心开窍之品；如腑实而兼阳明邪热亢盛者，攻下当配合清解气热之品。⑤在温病后期由于津枯肠燥而致大便秘结者，属“无水舟停”，应主以润肠通便，忌用苦寒攻下。

（六）清营凉血法

是通过清营泄热、凉血解毒、滋养阴液、通络散血以清除营血分邪热的一种治法。本法属于八法中“清法”的范围，但结合了养阴、活血等法，适用于温病邪入营血分，营热或血热亢盛的病证。清营凉血法包括了清营泄热法和凉血散血法两种，其作用主要是分别清营分或血分的邪热。具体地说，清营泄热法的作用是清营泄热，滋养营阴，而凉血散血法的作用为凉血清火，散血养阴。邪入营血分，病位虽有浅深之别，证情也有轻重之异，但病变机理并无本质之不同，治法亦多有联系，所以二法合并论述。

根据邪热在营分、血分或气营（血）的不同，清营凉血法可分为以下三种。

1. 清营泄热

是在清解营分邪热剂中伍以轻清透泄之品，使营分邪热可以外透气分而解的治法，又称为透热转气法。主治邪热入营分而未有明显动血者，症见身热夜甚，口干而不甚渴饮，心烦不寐，时有谵语，或斑疹隐隐，舌质红绛等。代表方剂如清营汤。

2. 凉血散血

是用凉解血分邪热，活血散血之剂以清散血分瘀热的治法。主治邪热深入血分而血热炽盛，热瘀互结，迫血妄行者，症见身灼热，躁扰不安，甚或狂乱谵妄，斑疹密布，尿血、便血或吐血、衄血，舌质深绛或紫绛等。代表方剂如犀角地黄汤。

3. 气营（血）两清

本法包括了气营两清和气血两清，是清营法或凉血法与清解气热法配合应用，以双解气营或气血邪热。主治气热炽盛而营血分邪热亦甚的气营两燔或气血两燔证，症见壮热，口渴，烦躁，甚至神昏谵妄，两目昏瞀，口秽喷人，周身骨节痛如被杖，身发斑疹，或有尿血、便血、吐血、衄血，苔黄燥或焦黑，舌质深绛或紫绛等。代表方剂如治疗气营两燔证的加减玉女煎，治疗气血两燔证的化斑汤、清瘟败毒饮等。

清营法与凉血法虽有类似之处，但前者主在透邪外达，所以在清营的同时要配合轻清透泄之品，使营分的邪热能透出气分而解。而后者主在凉散，所以要配合活血散血之品。对营血分证的治疗，由于营阴和阴血都已耗损，所以每配合滋养津液之品。

运用清营凉血法时，应注意以下几点：①热在气分而未入营血分者，一般不宜早用本法。②营血分病变兼夹有湿邪者，慎用本法，因恐本法所用方药有凉遏滋腻之虞，必要时应酌情配伍祛湿之品。③热入营血分，而气分邪热仍盛者，必须兼清气分之热，即用气营（血）两清之法，不可单治一边。④温病发展到营血分阶段，病势已较危重，病情亦多复杂，所以清营凉血法在运用时往往要与其他治法相配合，除了上述的与清气法合用外，如出现神昏、痉厥，或阴伤较重者，还应注意分别配合开窍、息风、养阴之品。

（七）开窍醒神法

是通过开通心包机窍以促使神志苏醒的一种治法，适用于邪入心包或痰浊内蒙机窍而引起的神志异常证，其作用主要有清泄心包邪热，芳香透络，涤痰化浊，开闭通窍。

根据开窍醒神法作用和适应证的不同，分为以下两种具体治法。

1. **清心开窍**

是用清解心热，透络开窍之品以促进神志清醒的治法。主治温病热邪陷入心包而神志异常者，症见身热，神昏谵语，或昏愦不语，舌蹇肢厥，舌质红绛或纯绛鲜泽，脉细数等。代表方剂有安宫牛黄丸，或至宝丹、紫雪丹。现代临床常用醒脑静注射液、清开灵注射液等。

2. **豁痰开窍**

本法是用清化湿热痰浊之品以宣通窍闭，促进神志清醒，主治湿热郁蒸，酿生痰浊，蒙蔽机窍者，症见发热，神识昏蒙，时清时昧，时有谵语，苔白腻或黄腻，舌质红，脉濡数等。代表方剂如菖蒲郁金汤，现代临床上亦有用石菖蒲注射液等。

温病出现神志异常者，病变有在气、在营之别。清心开窍法主治邪已入营血，热闭心包而出现的神昏谵语，所以在临床上往往还需配合清营凉血之品；豁痰开窍法主治湿热性温病中气分湿热痰浊为患，酝酿成痰蒙蔽心包而出现的神志异常，故主以清化痰湿，如痰湿秽浊甚者，还可配合苏合香丸等温开之品。但湿热酿痰蒙蔽心包者亦可化火，表现为痰热闭阻心包之证，此时亦可用安宫牛黄丸等凉开之品。

运用开窍醒神法时，应注意以下几点：①本法针对温病过程中出现神志异常者而设，如未出现此类症状，一般不宜投用；②引起神昏的原因有虚实之别，因邪闭心窍或蒙蔽心包而致者，病证属实，当用开窍之法；因心阳外脱而致者，病证属虚，不可投用开窍方药。但邪闭心包者也可进而发生正气外脱，此时则应开窍与固脱并用；③开窍醒神法属急救治法，一旦神志恢复正常，即不可再用，须根据病情进行辨证论治；④在临床运用时应注意祛除引起神志异常的原因，不能“见昏治昏”，如气分热盛者应配合清气或攻下之法，营血分热盛者应配合清营或凉血之法，以使邪去而神志自清。

（八）息风止痉法

是通过平息肝风而制止痉厥的一种治法，用于热盛动风或阴虚风动证，又称息风法。其主要作用为通过凉泄肝经邪热，或滋养肝肾阴液等方法，以控制抽搐。

由于引起肝风内动的原因有热盛动风和阴虚风动之别，所以息风止痉法又可分为以下两种。

1. **凉肝息风**

是以清热凉肝之品息风止痉的治法。主治温病邪热内炽，引动肝风，风火相煽者。症见身灼热，手足搐搦，甚或角弓反张，口噤神迷，苔黄舌红，脉弦数等。代表方剂如羚角钩藤汤。

2. **滋阴息风**

是通过滋养肝肾、潜镇肝阳以平息肝风的治法。主治温病后期因肝肾真阴亏损而致筋脉失于滋养，虚风内动者，症见手指蠕动，甚或瘛疭，肢厥神倦，舌干绛而痿，脉虚细等。代表方剂如大定风珠、三甲复脉汤。

痉厥是温病过程中一个较危重的症状，应立即采取有效措施以迅速制止痉厥。引起发痉的原因有虚实之别，即有实风、虚风之异，实风之治重在凉肝，虚风之治重在滋潜，二证的治法不可相混淆。

运用息风止痉法时，应注意以下几点：①本法是针对温病过程中出现痉厥而设的，如未出现痉厥不宜投用；②应根据具体的临床表现而配合其他治法，如在热盛动风时，可同时兼有热闭心包，即属于热入手足厥阴之证，其治疗应开窍息风并施。在虚风内动时，可兼见气液外脱，则应配合益气固脱之法；③息风止痉法在临床运用时应注意祛除引起痉厥的原因，不能“见风治风”，如由气分热盛引起者应配合清气或攻下腑实之法，营血分热盛者应配合清营或凉血之法；④小儿病在卫分、气分阶段每可因高热而引起痉厥，此时往往只需投用清热透邪之剂，或用物理降温方法，热退而抽搐自止，不一定要用息风之法，应注意辨察。

（九）滋阴生津法

是通过滋养阴液来补充人体阴液耗伤的一种治法，又称养阴法、滋阴法。本法属于八法中的“补法”范围，主要用于温病后期脏腑阴液大伤者。滋阴生津法的主要作用为滋补阴液、润燥制火等。温病所感受的温邪属阳邪，在病变过程中最易耗伤人体的阴液，病至后期，更是每有明显的阴伤之象，多表现为肺胃阴伤或肝肾阴虚之证。而阴液的耗损程度与疾病的发展及预后有密切的关系，正如吴鞠通所说：“盖热病未有不耗阴者，耗之未尽则生，耗之尽则阳无以恋，必气绝而死矣”。在温病的治疗中，应时时注意顾护阴液。在温病初期，便应预护其虚；一旦阴液耗伤明显，则应配合养阴之法；在病之后期，则多以本法为主。

由于阴液耗伤的部位和程度不同，滋阴生津法又可分为以下三种。

1. 滋养肺胃

是以甘凉濡润之品滋养肺胃阴液的治法。主治温病后期肺胃阴液耗伤较著而邪热已基本消退者，症见口咽干燥，干咳少痰，或干呕而不思食，舌苔干燥，或舌光红少苔等。代表方剂如沙参麦冬汤、益胃汤。

2. 增液润肠

是用甘寒、咸寒之品滋润肠液以通大便的治法，又称为“增水行舟”。主治温病后期邪热基本解除，阴伤未复，津枯肠燥而便秘者，即所谓“无水舟停”，症见大便秘结，咽干口燥，舌红而干等。代表方剂如增液汤。

3. 填补真阴

是用甘寒、咸寒、酸寒之品以填补肝肾阴液的治法，又称为“滋补肝肾”。主治温病后期，温邪久羁而劫灼肝肾真阴，邪少虚多者，症见低热颧赤，手足心热甚于手足背，口干咽燥，神倦欲眠，或心中憺憺大动，舌绛少苔，或干绛枯萎，脉虚细或结代等。代表方剂如加减复脉汤。

阴液易伤是温病病理变化的主要特点，所以对温病的治疗非常重视顾护阴液。滋阴生津法运用的机会颇多，应针对阴液亏损的不同情况而分别选用补肺胃、滋肠液、填肾阴之法。

运用滋阴生津法时，应注意以下几点：①温病过程中，除了经常有阴液耗伤外，还多有病邪存在，这时就不能仅用滋阴生津法，而应与其他治法配合运用。除前述的增液通下、滋阴息风等法外，如阴液伤而邪热仍亢盛者，应与祛热之法配合使用，并按照邪热与阴伤之侧重而决定清热与养阴二者孰轻孰重，其他还有滋阴解表、益气敛阴等法。②对温病既有阴伤，又有湿邪未化者，治疗时应注意化湿而不伤阴，滋阴而不碍湿。③凡体质偏于阳虚或脾虚便溏者慎用本法，以免更损阳气，有碍脾运。

（十）固正救脱法

是通过大补元气、护阴敛液以固敛气阴或阳气，救治脱证的一种治法，又称固脱法。本法属于八法中“补法”的范围，适用于患者正气素虚而邪气太盛，或汗下太过，阴液骤损，阴伤及阳，导致的气阴外脱或阳气外脱证。

根据温病中正气外脱的不同类型，固正救脱法分为以下两种。

1. 益气敛阴

是用益气生津，敛汗固脱之品补益气阴，收敛汗液以救虚脱的治法。主治温病过程中气阴大伤而正气欲脱者，症见身热骤降，汗多气短，体倦神疲，脉散大无力，舌光少苔等。代表方剂如生脉散。

2. 回阳固脱

是用辛热、甘温之品峻补阳气，救治厥脱的治法。主治温病过程中阳气暴脱者，症见四肢逆冷，汗出淋漓，神疲倦卧，面色苍白，舌淡而润，脉微细欲绝等。代表方剂如参附龙牡汤。

在温病过程中，一般以阴伤为主，但也可因阴伤及阳或阳气暴脱而出现阳气外脱，所以治疗脱证有补气阴与补阳气之分。上述两法虽各有适应范围，但临床上亦有阴津与阳气俱脱者，此时应将两法配合运用。由于厥脱为危急重险之证，为了及时治疗、快速给药，现已研制了一批固脱的中药静脉注射液作为急救之用，如参附注射液、丽参注射液、生脉注射液等，已应用于临床。

运用固脱救逆法时，应注意以下几点：①用药必须快速及时。②应根据病情轻重而适当掌握给药次数、间隔时间、用药剂量，并随时根据病情变化作相应的调整。③如在正气欲脱的同时又见神昏等邪闭心包的症状，称为内闭外脱，治当固脱与开窍并用。④用本法后如虚脱得到纠正，即应注意有无火热复炽、阴液欲竭等现象，并根据具体情况辨证施治。

（十一）外治法

外治法是在中医整体观念和辨证论治原则指导下，通过皮肤、九窍给药以治疗温病某些病证的一种治法，适用于温病各阶段的多种病证，具有清热解毒，消肿止痛，透邪外达，开窍醒神等作用。人体的皮肤、九窍与内在脏腑及全身的功能活动密切相关，因而通过皮肤、九窍给药也可以起到祛除病邪、调整脏腑及全身功能活动等作用。温病由于传变迅速，变化多端，许多传统的内服汤剂往往用之不及，此时如能不失时机地使用外治法，可望收到立竿见影的效果。正如清代外治法大师吴师机在《理瀹骈文》中所说：“或又谓温证传变至速，非膏药所及。不知汤丸不能一日数服，而膏与药可一日数易，只在用者之心灵手敏耳。”温病外治法的种类繁多，对于难以内服药物的昏迷患者或小儿患者等，尤为适用。外治法的作用机理除了药物可通过皮肤、黏膜吸收而发挥疗效外，还与药物对皮肤及穴位的刺激所起到的调整体内免疫功能、促进毒素排泄、增强散热机制和调节脏腑功能活动等作用有关。温病中的外治法内容很丰富，仅把较为常用的几种举例于下。

1. 洗浴法

用中药煎剂进行全身沐浴或局部浸洗，以发挥散热、透疹、托毒外出等作用。主治温病表证无汗、热势壮盛或疹出不畅等证。如小儿麻疹，疹色淡红、隐而不透时，可用鲜芫荽煎汤外洗。感受风热病邪而致高热、无汗，可用荆芥、薄荷各等分煎水擦浴等。此外，对高热而无恶寒者，还可用25℃～35℃30%酒精擦浴或32℃～34℃温水擦浴，都有明显的散热降温效果。

2. 灌肠法

是把根据辨证论治所确定的方剂煎成一定浓度的汤液，作保留灌肠或直肠点滴以发挥疗效的治法。对较难口服煎剂的患者，如小儿及处于昏迷状态者尤为适用，如风温病肺胃热盛者用白虎汤加千金苇茎汤煎汤灌肠，痢疾用白头翁汤煎汤灌肠等。现代临床上治疗流行性出血热或其他急性传染病引起的急性肾功能衰竭，用泻下通瘀合剂作高位保留灌肠，取得了较好的效果。灌肠用的中药煎液应过滤去渣，温度保持在38℃左右，患者取侧卧位（左侧卧为宜），肛管插入20～30cm，将药液灌入，灌肠次数依病情而定。

3. 敷药法

用药物制成膏药、搽剂、熨剂等在病变局部或穴位作外敷。主治各种温病在局部出现热毒壅滞症状者，也可治疗其他一些病证。如用大黄、栀子、生石膏、葱白等具有清热、疏表作用的药物研细，用米醋或蛋清调成糊状，敷于涌泉穴或手足心，包扎固定，4～6小时后取下，有一定的退热作用，适用于热盛而壮热、烦渴者。又如温毒所发生的局部肿痛，可用水仙膏外敷，如敷后皮肤出现小黄疮如黍米者，改用三黄二香散。又如温病热盛衄血，可用吴茱萸、大蒜捣敷于涌泉穴，以引热下行而止衄。还有用二甘散（甘遂、甘草各等分）外敷神阙等穴或用毛茛捣烂敷内关穴以治疟疾等敷药法。

4. 搐鼻法

把药物研成细末，抹入鼻孔少许，使药物通过鼻腔黏膜吸收，或使病人打喷嚏以达到治疗目的。如用皂角、冰片按6∶1比例研细（即通关散），取少许放入鼻孔以取嚏，可治严重的鼻塞呼吸不畅、高热头痛或神昏等证。又有用蟾酥、冰片、雄黄各2g，细辛3g，牛黄1g研细，取少许放入鼻孔以取嚏，可治疗中暑昏迷、牙关紧闭之证。

5. 吹喉法

把清热解毒，去腐生新的药粉，如锡类散、珠黄散等，吹于咽喉部，以治疗烂喉痧咽喉红肿糜烂者。

温病的外治法还有许多，如熏蒸、发泡、点眼、吹耳、针刺、灸疗、冷敷、拭齿、雾化吸入等。这些外治法多数可以与内服药合并运用，使用得当，可以取得相得益彰的效果。外治法使用灵活、奏效较快、毒副作用较少，值得进一步研究推广。

外治法在使用时应注意以下几点：①许多外治法在方药的选择上也要注意辨证论治，不可一概机械照搬；②部分外治药物对皮肤、黏膜有一定的刺激性，因而必须注意剂量、用药时间、使用部位和方法，以免造成不必要的皮肤、黏膜损害；③吹鼻和吹喉的药粉不宜过多，以免进入气管；④对高血压、脑血管意外、癫痫等患者，不宜用搐鼻取嚏法。

三、温病兼夹证的治疗

温病病情的复杂性还表现在常见有许多兼夹证，这一方面是由于患者的体质各不相同，或素有痰湿，或素有瘀血，另一方面是在温病过程中，除了作为致病主因的各种温邪起着重要作用外，还往往会形成一些病理产物，如痰饮、食滞、气郁、瘀血等，从而出现某些兼夹证。而这些病理因素的形成又会对温病的病理演变、病情发展和预后造成重要的影响，因而对兼夹证的治疗也是温病治疗中的重要一环。

以下讨论温病几种常见兼夹证的治疗。

（一）兼痰饮

痰和饮都是体内津液不能正常布化而酿成的，在性状上痰为浊稠者、饮为清稀者。温病过程中常兼夹有痰饮，其产生的原因主要有以下几个方面：①患者素有停痰宿饮，一旦感受温邪后，外邪与痰湿互结，出现痰饮阻遏气机的兼夹证；②在温病过程中，特别是在一些湿热性温病的病变过程中，由于肺、脾、肾等脏腑功能失常，水液运化分布失司，或邪犯三焦而致三焦气化失司、水道不利，从而导致津液不能正常布化而酿为痰饮，痰饮内阻而与温邪相互作用，出现痰饮的兼夹证；③由于热邪炽盛，熬炼津液而化为痰热，痰热生成后即可形成兼夹证。温病中常用的针对痰饮兼夹证的治法主要有如下两种。

1. 化痰燥湿

即用行气化痰燥湿之品以治疗温病过程中痰湿阻遏气机的一种治法。主治温病兼夹痰湿内阻者，症见胸脘痞闷，泛恶欲吐，渴喜热饮，胃脘拒按，舌苔黏腻。代表方如温胆汤。

2. 清化痰热

即用具有清化痰热作用的药物治疗温病兼夹痰热的一种治法。温病兼夹痰热的临床表现因痰热所在部位不同而各异：如痰热壅肺，症见发热，咳喘，咯吐黄稠浓痰，胸闷胸痛，苔黄黏腻等；如痰热结胸，症见发热，胸下按之痛，苔黄腻滑，脉洪滑等。其他如邪热闭阻心包、热盛动风等证，因常兼有痰热为患，在治疗时应在开窍和息风方剂中配以清化痰热之品。治疗痰热的代表方剂如小陷胸汤、雪羹汤等。

对兼夹痰饮者的治疗，应根据痰饮所在部位的不同、化热程度的轻重等情况而灵活选用相应的药物，并注意与其他治疗方药的相互配合。

（二）兼食滞

温病过程中兼夹食滞主要有两方面的原因：①发病之前胃肠之内已有未消化之食物停滞；②发病后脾胃运化功能减弱而勉强进食，以致食滞不化而内停，这种情况尤其多见于温病的恢复期。根据食滞部位和侧重的不同，温病中针对食滞兼夹证的常用治法主要有以下两种。

1. 消食和胃

即用消食化滞以和胃的方法治疗食滞于胃的一种治法。温病过程中食滞于胃，症见胸脘痞闷胀满，吞酸嗳腐，恶闻食臭，苔厚垢腻，脉滑实。代表方剂如保和丸。

2. 导滞化食

即用通导肠腑食滞的方法治疗食滞于肠而腑气不通的一种治法。温病过程中食滞于肠腑，症见腹胀肠鸣，矢气频转，其气臭秽，或大便稀溏腐臭，苔浊腻，脉沉涩或滑。代表方剂如枳实导滞丸。

在临床上，食滞可涉及胃与肠，所以上述二法也常结合起来运用。另外，温病兼有食滞者，如邪热未去，仍当配合祛除邪热的方药，如夹有湿热者应配合清化湿热之品。

（三）兼气郁

温病过程中，气郁是一种常见的病理变化，原因除了因邪热壅滞、痰湿内停、瘀血阻滞等造成气机不畅外，还可因情志失调而引起气机郁结。这里所讨论的温病兼气郁则主要指后者而言。

温病兼气郁的临床症状主要有胸胁满闷或胀痛，时时叹息或嗳气，泛恶，不思饮食，脉沉伏或细弦。对该证的治疗，可加入理气解郁、疏肝健脾之品，代表方剂如四逆散，同时，应针对患者情志不遂的原因进行语言等方面的疏导劝慰。

本证多见于温病邪热不甚或邪热已减者，如邪热较甚则应主以清解邪热，不可滥用辛香理气之品。

（四）兼瘀血

温病过程中，瘀血是较为多见的一种病理变化，产生后又往往与热邪互结而形成热瘀证。瘀血产生的原因较为复杂，其中有的是原有瘀血性疾病或曾有外伤而致瘀伤宿血积于体内，有的则是由以下一些因素造成的：①邪热深入血分后损伤血络，血溢脉外成瘀；②邪热煎熬阴血，血液浓缩而成瘀；③阴血耗伤后，造成脉络涸涩，血行不畅而成瘀；④脏气虚衰致血行无力而成瘀；⑤妇女患者在温病过程中适逢月经来潮，热陷血室而致热瘀互结，即热入血室等。对温病中瘀血的治疗，在前面已有论及，如凉血散血、通瘀破结等法实质也是针对热瘀而设的。除此以外，根据温病过程中瘀血产生原因和所在部位不同，还有以下一些相应的治法。

1. 消散宿血

即针对体内原有瘀伤宿血的一种治法。主治患者体内原有瘀伤宿血而又感受温邪发为温病者，症见身热，胸胁、脘腹刺痛或拒按，舌质有瘀斑或紫晦，扪之湿润。可加入活血散瘀之品，如桃仁、红花、赤芍、丹参、归尾、延胡、山楂等。

2. 清化血室

即针对热入血室的一种治法。主治妇女温病适逢经来经断而热入血室者，症见小腹胀满，昼日明了，暮则谵语，壮热或寒热往来。可用小柴胡汤加延胡、归尾、桃仁等。

四、温病瘥后的药物调理

温病瘥后是指温病邪热已退而进入恢复阶段，此时虽然邪热多已解除，但机体尚未完全恢复正常，有的病证还有复发或迁延成慢性的可能，所以此时采取有效而适当的调理措施，利于促进病体尽快地恢复健康，防止病情迁延、反复。温病瘥后调理的涉及范围甚广，其中特别要注意精神、饮食、起居等方面的调摄，此外，必要的药物调理也是一个重要的环节，尤其是有的患者还有一些症状，每需适当地运用药物调理。以下按温病瘥后较为常见的临床表现分别介绍其药物调理方法。

（一）体虚未复

在温病过程中，由于邪热亢盛而耗伤了人体的阴液、正气，加上在病中人体脏腑化生水谷精微的能力减弱，气血津液的生成减少，所以病后常有体虚未复的表现。临床上应根据正气所虚的部位及性质不同而采取不同的治法。在前面常用治法中所讨论的温病后期治疗阴虚证的滋养肺胃、增液润肠、填补真阴等法，也属于治疗体虚未复的治法。由于温病后正气所伤各有不同，所用的补益法也各异，以下讨论几种常用的病后补虚法。

1. 调补气血

针对气血亏损所采用的治法。主治温病后期出现的气血不足证，症见面色少华，气弱倦怠，声音低怯，语不接续，舌质淡红，脉虚无力。代表方剂如归脾汤、集灵膏。

2. 益气养液

针对气液两伤所采用的治法。主治温病后期所出现的气液两虚证，症见精神委顿，不饥不食，睡眠不酣，口渴咽燥，舌干少津。代表方剂如薛氏参麦汤、三才汤。

3. 补益津液

针对胃肠津液耗伤所采用的治法。主治温病后期所出现的胃阴或肠液人伤证，症见口干咽燥或唇裂，大便秘结，舌光红少苔。治以益胃生津或增液润肠，代表方剂如益胃汤、增液汤。

（二）余邪未尽

温病邪热消退后，在正气虚衰的同时，还可能有一些未尽之余邪，此时需在适当调补正气的同时，根据余邪的种类不同而分别采取各种祛除余邪的治法。

1. 清解余热

针对温病后期余热未清的治法。主治温病后气阴已虚而余热未尽之证，症见低热不退，口干唇燥，或有泛恶不思饮食，舌光红少苔，脉细数。应根据余热所在部位及程度而选用不同的方药，代表方剂如竹叶石膏汤。

2. 芳化醒胃

针对温病后期湿热余邪困胃的治法。主治湿温后期仍有湿热余邪困胃，胃气不醒之证，症见身热已退而脘闷不畅，知饥不食，舌苔薄白微腻。代表方剂如薛氏五叶芦根汤。

3. 健中化湿

针对温病后期中虚湿困的治法。主治温病后期，脾气大伤，湿邪不化之证，症见饮食不香，食后化迟，四肢无力，大便溏薄，苔薄白而腻，脉虚弱，甚者可见肢体浮肿。代表方剂如参苓白术散。

4. 温阳利水

针对温病后期湿胜阳微的治法。主治温病后期，因阳气大伤而不能化水，水湿内停之证。本证多见于湿热性温病之后，症见形寒肢冷，神疲乏力，心悸头眩，面浮肢肿，小便短小，苔白舌淡，脉沉细。代表方剂如真武汤。

此外，在温病瘥后，由于余邪留滞、调理失当、失治误治或病情过重等原因，还可以出现某些如肢体瘫痪、失明、失聪、痴呆等后遗症，久不消失，有的甚至终生不愈，称之为温病后遗症。其治疗方法可参见有关的康复专著，此处不作讨论。

专题简介

温病治法的现代研究

现代对温病常用治法的方药进行了大量的药理药效研究，在一定程度上揭示了这些治法的作用机制，现简介于下。

(1) 清热法

指以寒凉药物直接祛除热邪的方法。温病治疗中，祛除热邪的方法很多，主要包括清热解毒、清热泻火、辛寒清气、轻清宣气、清热凉血等法。

现代研究证实，清热法的主要作用机理有以下几个方面。①对病原微生物有广谱的抗病原体活性的作用：其中作用较显著的中药有黄柏、大黄、虎杖、贯众、连翘、紫草、大青叶、金银花、蒲公英等。由若干味中药组成的清热方剂，常表现出抗菌作用的协同增效、耐药性减少和毒性反应减轻等，如金银花与连翘同用、大黄与黄芩同用、黄连与黄柏同用等。但清热法的疗效并不能简单地用抗病原体作用来解释。如具有较强抗菌活性的蒽醌化合物在与血清蛋白结合后，其抗菌作用大为减弱，黄连素在肠道的吸收很差，所以口服难以达到有效的血药浓度。许多清热方药也只是具有一定的体外抗病原体活性作用，进行动物实验则往往难以出现明显的效果。这些研究至少从某些方面说明中药的抗病原体作用还是较有限的。另一个值得注意的是，有些清热方药在动物实验中并不具有抗病原体活性，但在临床上确有疗效。如穿心莲治疗急性菌痢的疗效甚佳，穿琥宁注射液治疗婴幼儿肺炎有突出疗效，金荞麦治疗肺脓疡、苦参治疗痢疾等都有良好的临床疗效，但在实验中却难以证实它们在人体内的直接抗病原体作用。因此有人明确提出，不能简单地用现代医学的抗生观点解释清热法的作用机制，而清热方药的抗生作用也可能是通过多种环节或渠道而实现的。②抗微生物毒素作用：微生物毒素是温邪的组成部分，也是温邪致病力的主要表现。现代许多实验证实，一些清热方药对病原体产生的毒素有一定的拮抗或中和作用。表现在可抑制毒素的生成，或使毒素减毒、灭活；可对抗毒素对机体的损害，对机体发挥有效的保护作用；可加速毒素在体内的廓清等。有报道，养阴清肺汤以及单味玄参、地锦草、马鞭草等对白喉有较好疗效，小檗碱可用于治疗霍乱，都与以上的作用有关。同时，射干能治疗喉科疾病，黄连解毒汤、黄连、黄连素、野菊花、金荞麦等方药均有较明显的抗金葡菌凝固酶、溶血素的作用。由柴胡、黄芩、龙胆草、枳实、姜半夏、金银花、连翘、蒲公英、丹参、连翘和大黄等组成的清胆注射液对抗伤寒杆菌内毒素所致内毒素休克的作用明显。消炎解毒丸、六神丸等可降低内毒素所致的小鼠死亡率，并减轻其对家兔的心肌损害等。③提高人体免疫功能：一些清热方药可提高外周血T淋巴细胞百分率；黄连、黄芩、金银花、蒲公英、紫花地丁等能提高淋巴细胞母细胞转化率；金银花、大青叶、贯众、鱼腥草、赤芍、蚤休和射干组成的清热解毒注射液可增强网状内皮系统的吞噬功能；大蒜、白花蛇舌草等能提高淋巴细胞转化率或玫瑰花结形成率；龙胆泻肝汤可使胸腺增重，并能提高淋巴细胞转化率。④解热作用：现代实验证实，许多清热方药都具有解热作用，如石膏、知母、黄连、黄芩、栀子、大青叶、金银花、连翘、芦根、玄参、紫草、丹皮、苦参、穿心莲、犀角、羚羊角、牛黄、野菊花、大黄、银翘散、白虎汤、犀角地黄汤、黄连解毒汤、紫雪丹等。但这些方药的解热作用不仅限于对发热散热机制的调整，还包括了对病原体及其毒素等的抑制和对抗，效果稳定，作用平和，较少出现副作用。⑤对炎症的作用：清热方药对炎症有良好的抗炎作用，如金银花、连翘、射干、蚤休、大青叶、穿心莲、黄连、黄柏、黄芩、紫草、龙胆草、牛黄、丹皮、秦皮、大蒜、金荞麦和鱼腥草，以及龙胆泻肝汤、清胆注射液、清热解毒注射液等均可抑制多种致炎因子导致的毛细血管通透性增强、渗出和水肿的进展，有助于炎症的消退。值得注意的是，一些清热方药虽然可以抑制炎症反应，却不抑制免疫反应，甚至能增强免疫反应。如清热解毒注射液等对炎症早期有抑制作用，同时促进白细胞游走，并增强炎症细胞的吞噬活性。

此外，清热方药还可对肾上腺皮质功能产生有益的影响（兴奋垂体前叶或其以上部位而引起肾上腺皮质功能活跃，或影响肾上腺皮质激素的代谢灭活等）；可改善微循环，起到类似活血化瘀的作用，一些清热方药还有一定的抗休克作用等。

(2) 攻下法

指以具有攻逐泻下，通导里实作用的药物祛除体内热邪的方法。温病治疗中的攻下法主要包括通腑泻热、导滞通便、增液通下，通瘀破结等法。

现代研究证实，通下法的主要作用机理有以下几个方面。①泻下通便作用：攻下方药多能增强胃肠蠕动功能，可通导大便，一般在通下后，全身症状多可随之好转。但不同的攻下方药，其作用机制有所区别。如大黄可兴奋大肠蠕动，芒硝则为容积性泻药，主要作用于小肠，引起肠管扩张，积存液体增多而引起泄泻。番泻叶、芫花、巴豆、牵牛和甘遂等属于刺激性水泻药。大承气汤可显著促进肠道的推进功能，其作用是降低小肠张力而恢复收缩幅度，故对处于高度紧张状态的肠道梗阻可恢复其蠕动，促使排便。②利胆保肝作用：攻下方药通过促进胆汁排泌，疏通肠道，可增加胆汁流量，松弛奥狄氏括约肌。如大黄既可促进胆汁分泌，又可松弛奥狄氏括约肌；芒硝能促进胆囊收缩，促进胆汁排泄。现代实验还证明大黄、茵陈蒿汤等攻下方药有一定的保肝作用，大黄和茵陈蒿汤都能降低四氯化碳引起的急性肝损害小鼠的死亡率，减轻肝细胞变性坏死。③改善肠道缺血作用：实验证明，大承气汤能明显增加肠血流量、改善肠管血液运行状态、增强肠蠕动，而肠道血液运行的改善也有助于全身血循环的恢复。④抗病原体作用：部分攻下药具有抗病原体的作用，如大黄对白色葡萄球菌、链球菌、白喉杆菌、志贺氏痢疾杆菌及钩端螺旋体等都有较强的抑杀作用。大黄与黄连、黄柏等清热解毒药合用时，其抗菌作用还可大大提高。大黄还有较强的抗病毒作用，并对多种致病性真菌、阿米巴原虫及滴虫等都有一定的抑制作用。此外芦荟等泻下药也有较好的抗病原体作用。⑤抗炎作用：下法方药能对抗多种致炎物及炎症介质所引起的炎症早期的毛细血管通透性增高、渗出和水肿，大黄、芒硝、大黄牡丹皮汤以及桃仁承气汤等即具有这一作用。有报道，对于小鼠金葡菌性腹膜炎，大承气汤能抑制渗出过程，增强吸收过程。化瘀通腑方对犬的实验性胆汁性胰腺炎可抑制胰腺注入自体胆汁所致的胰腺肿胀、充血、变硬、白细胞浸润、出血及坏死，抑制脓肿的形成，并可使升高的淀粉酶、白细胞和补体迅速下降。⑥解热作用：泻下方药中的大黄具有良好的解热效果，可直接作用于发热介质。还有报道，清胆汤、清解液等都有直接抑制内毒素、酵母等所致实验性发热的作用。

此外，攻下方药还可提高机体的免疫功能，改善肾功能，并有一定的止血作用。

(3) 活血化瘀法

是针对温病中瘀血倾向或瘀血形成所采用的重要治法。温病治疗中的清营泄热法、凉血散血法等即包括了本法在内。

现代研究证实，活血化瘀法的主要作用机理有以下几个方面。①对血液系统的作用：瘀血的实质与血液的生理、生化和形态的改变有密切关系，一般多表现为“高浓、高黏、高凝、高聚”的状态，每有血栓形成倾向，活血化瘀药物对上述状态有一定的改善作用。川芎、红花、赤芍、丹参、当归等均可抑制ADP及胶原诱导的家兔血小板聚集，活血化瘀药当归、鸡血藤、丹皮、血竭、没药、益母草、苏木、毛冬青、刘寄奴、红藤和姜黄素等也有类似的作用。有人对20余种中药作体外血小板聚集抑制试验，发现抑制作用最强的并不是传统的活血化瘀药，而是生地、连翘，其后依次为复方丹参注射液、赤芍、丹皮、玄参等，提示在非活血化瘀类药物中也有能显著改善凝血倾向的药物。此外，丹参注射液、益母草、当归、三棱、莪术等药物还可使大鼠血小板计数减少，赤芍、泽兰等活血化瘀药不降低血小板计数，却可减弱其聚集功能。②对心血管系统的作用：实验证实，川芎、红花、三棱、莪术、紫草、虎杖等活血化瘀药可增强心肌收缩力，川芎、红花、蒲黄、丹参、三七、当归等可减慢心率。活血化瘀方药对冠状动脉、脑动脉、外周动脉都有一定的扩张作用。如当归、赤芍、丹参、鸡血藤、红花、丹皮、川芎、益母草、五灵脂等都可增加冠状动脉的血流量。感染性的危重病证中，如感染性休克、弥漫性血管内凝血（DIC）、急性呼吸窘迫综合征以及急性肾功能衰竭等，有关脏器的微循环障碍和血液灌注不足，可出现类似瘀血的症状。实验证实，复方丹参、川芎嗪等均有抗内毒素所致休克的作用，归红液（当归、红花）能抑制血小板聚集和血栓形成、扩张血管、改善微循环，三七对内毒素性DIC有明显的改善。部分活血化瘀方药还可改善肾缺血状态，增加肾血流量，有人比较研究了20种活血化瘀药物对实验性微循环障碍的作用，发现13种有显著改善作用。其中红花、莪术、刘寄奴、玄胡、五灵脂等最强，其次为川芎、益母草、丹皮、没药、山楂、苏木和当归等。③对炎症过程的作用：炎症过程中表现的红、肿、热、痛、功能障碍等表明存在着血液的瘀滞，所以对急性炎症的治疗配合活血化瘀法可以减轻炎症过程。活血化瘀药物与清热解毒药物合用，可对其抗炎作用起到协同增效作用，从而增强抗炎作用。④抗生作用：活血化瘀药中的凉血化瘀、通下化瘀药具有明显的抗生作用。如大黄、丹皮、赤芍、紫草等对多种病毒有一定的抑制作用。大黄、虎杖所含的大黄酸和大黄酚、丹皮酚、丹参酮等，均对多种细菌有抑制作用。⑤对神经系统的作用：某些活血化瘀药物具有镇痛作用，乳香、没药等镇痛作用最强，其他如延胡、三七、莪术挥发油等也有明显的镇痛作用。丹参、延胡、川芎、丹皮酚和芍药苷等还有明显的镇静作用。⑥对免疫功能的影响：活血化瘀药物对机体免疫功能的影响各不相同。如由益母草、当归、川芎、白芍、广木香等组成的方剂对体液免疫有明显的抑制作用；当归、桃仁等可抑制抗体的形成，而丹参及其复方制剂则有免疫增强作用。

（4）开窍法

是针对温病中出现神志昏迷症状所采用的一种治法。温病治疗中的清心开窍、豁痰开窍法即包括在内。

现代研究证实，开窍法的主要作用机理有以下几个方面。①对中枢神经系统的作用：开窍方药能起到恢复神志清醒的作用。“三宝”重要成分麝香小剂量时能兴奋中枢神经系统，具有催醒作用，而大剂量时则起抑制作用，所以既能治疗神昏，又能治疗惊厥。实验提示许多开窍方药具有中枢抑制作用，如水菖蒲、石菖蒲、牛黄、安宫牛黄丸、紫雪丹等都有镇静、抗惊厥作用，提示开窍药对中枢神经系统功能具有双向调节的复杂作用。②对循环系统的作用：实验表明，以麝香、苏合香和冰片等芳香开窍药为主制成的多种制剂都具有迅速扩张冠状动脉、增加冠状动脉血流量、降低心肌耗氧、增加心肌耐缺氧能力和抗心律失常等作用，所以这些制剂被广泛地用于治疗心绞痛、心肌梗塞等内伤杂病。麝香、牛黄和清开灵注射液等具有显著的强心作用，在温病过程中发生的神昏，每伴有心功能的低下，所以开窍药物的强心作用对于神昏患者的治疗有很重要的意义。③改善血液的性质：在麝香、牛黄、清开灵注射液等开窍方药的药理作用研究中发现，这些方药能改善血液的性质，特别是可以改善血凝、血液流变性质，抑制瘀血的形成，这对于外感热病中热瘀证的治疗有重要的意义。正因为具有这些作用，所以一些开窍方药用于治疗脑梗塞引起的半身不遂也有较好的疗效。④解热抗炎作用：一些开窍方药有明显的解热作用，实验发现天然牛黄、人工牛黄及其组成成分胆酸钙、猪胆酸、猪胆酸盐等都有明显的解热作用。实验还证明，安宫牛黄丸和紫雪丹的解热作用迅速；水菖蒲和石菖蒲的提取物也有解热作用。

(5) 益气养阴法

是针对温病中气阴显著耗伤所采用的一种治法。温病治疗中的滋养肺胃、增液润肠、填补真阴，以及益气敛阴、回阳固脱等法都包括在内。

现代研究证实，益气养阴法的主要作用机理有以下几个方面。①提高机体对多种有害刺激的非特异抵抗力，并调整至原有正常状态：如人参能显著增强机体对多种恶劣环境和损伤的抵抗力和耐受力，并可增强机体对感染的抵抗力和耐受力，人参可使感染疟原虫的鸡免于死亡，可使家兔耐受更多量的锥虫感染，并增强机体对金黄色葡萄球菌、大肠杆菌、痢疾杆菌、伤寒杆菌、绿脓杆菌及其他革兰氏阴性杆菌内毒素的抵抗力。人参对低血压病可上升血压，对高血压病则可下降血压；党参可增强机体的非特异性抵抗力。黄芪对实验性感染或损伤过程也具有保护作用。有关研究表明，养阴药有类似适应原样的作用，如对处于高黏状态的动物模型能降低血黏度，而对处于低黏状态的动物模型能提高血黏度。②对神经体液的调节作用：实验证实，人参、生脉散、黄芪、白术和茯苓等益气养阴方药都有兴奋肾上腺皮质功能的作用。甘草具有肾上腺皮质激素样作用，并能增加和延长糖皮质激素的作用。益气养阴方药对神经体液系统功能的调节是扶正作用的重要体现。③对免疫系统功能的影响：实验表明，黄芪对小白鼠病毒性流感及人的感冒有一定的防治作用，人参可以防止体内补体水平的下降。又如人参、黄芪、白术等益气药及生地、知母、玄参等养阴药都有增高白细胞，增加嗜中性粒细胞吞噬杀菌能力等作用。人参、麦冬、五味子及参麦注射液、生脉注射液等益气养阴方药都具有这一作用。黄芪还可增强肺泡巨噬细胞的吞噬功能。由黄芪、党参、灵芝组成的灵芝合剂能明显增强动物脾脏对金黄色葡萄球菌的杀菌能力。在特异性免疫方面，许多益气养阴方药能增强或调节特异性体液免疫和细胞免疫。实验证明，四君子汤、六味地黄丸、四物汤及参附汤等对细胞免疫功能都有一定的促进作用；人参、党参等可增加特异性抗菌抗体的生成；黄芪能提高易患感冒者鼻分泌液中 SIgA 和 IgG 的含量；人参、黄芪等益气药均可促进免疫球蛋白的形成，玄参、天冬、麦冬、沙参、黄精、山萸肉、鳖甲等养阴药也可促进免疫球蛋白的形成。因此益气养阴方药对免疫功能有双向调节作用，如黄芪能使抗体形成过高者降低，过低者升高。④对血液、造血系统及心血管系统的影响：许多益气养阴方药具有补血作用。如人参可使实验动物血红蛋白量、白细胞明显增加，党参可增加红细胞及血红蛋白量，还可降低血小板黏附力。由玄参、麦冬、石斛、玉竹等组成的养阴方，能明显减轻家兔静注大肠杆菌内毒素后引起的血小板减少；生地体外试验显示了抑制血小板聚集的作用，其作用明显优于川芎、赤芍、丹皮、丹参等化瘀药。在对血液凝固方面的影响，党参能促进凝血过程，白术却表现了抗凝作用。在对血液黏度方面的影响，养阴方可以减轻或避免家兔静注大肠杆菌内毒素后引起的全血及血浆黏度的下降。⑤抗休克、抗DIC作用：回阳救逆药参附液、四逆汤等均有明显的抗休克作用，四逆汤能使内毒素休克鼠的四肢厥冷得到缓解。实验证明，益气养阴方药在治疗感染性休克、心源性休克及失血性休克方面都有明显作用。如生脉散及生脉注射液对内毒素休克、心源性休克、失血性休克、过敏性休克等均有保护作用，保元汤对内毒素休克也有明显的保护作用。⑥抗感染作用：实验中发现，有一些益气养阴药对实验性感染有明显的对抗作用。有报道用小鼠进行大规模的方药筛选，党参及含党参的复方对绿脓杆菌感染有一定保护作用；黄芪对滤泡性口腔炎病毒等多种病毒有一定抑制作用，人参可增强实验动物对森林病毒感染的抵抗力。含有党参、黄芪、白术等益气养阴，清热凉血药的方剂，对小鼠实验性绿脓杆菌、金黄色葡萄球菌性败血症有明显保护作用，还可使青霉素、链霉素的抗菌作用增加2~4倍。

此外，许多益气养阴方药还具有解毒及中和内毒素的作用。如人参、黄芪、白术、茯苓、甘草和灵芝等均有良好的保肝作用，参麦注射液、生脉饮等益气养阴方药对于内毒素所引起的大鼠或小鼠的休克死亡具有明显的保护作用等。

(6) 其他

①解表法　本教材的泄卫透表法属于解表法范围，包括疏风泄热、透表清暑、宣表化湿、疏表润燥等法。现代研究提示，该法大致有以下几方面作用：促进汗腺分泌功能及血管舒张反应，加快人体散热，促使体温下降；调整人体免疫功能，有利于祛除病原微生物及其毒素，抑制感染初期的一些超敏反应以减轻临床症状，改善全身和病变局部的血液循环，有利于局部炎症的吸收和人体功能的恢复；有些解表方药还具有一定的抗病原微生物作用。

②和解法　本教材的和解祛邪法属于和解法范围，包括清泄少阳、分消走泄、开达膜原等法。现代研究提示，该法的方药具有解热、抗菌、消炎、疏泄利胆、调整胃肠和人体免疫功能等作用。

③祛湿法　本教材的祛湿解热法属于祛湿法范围，包括宣气化湿、燥湿清热、分利湿邪等法。现代研究提示，有的祛湿方药对病原微生物有抑制或杀灭作用，或能调整胃肠功能，或能调整、提高人体的免疫功能，有的还能修复组织的损伤、具有利尿作用等。

④息风法　本教材的息风止痉法包括凉肝息风、滋阴息风等法。现代研究提示，息风止痉法的许多方药具有镇静、抗惊厥作用；还有降血压、抗炎、解热、抗血小板聚集、调整免疫功能等作用。

温病急症的治疗

温病过程中所出现的各种症状一般都是作为一个证候的组成部分，所以在治疗时应主要针对其证候的病机确定治法。但有时在温病过程中会出现一些急重症状，需要对其采取相应的治疗措施，这种治疗措施不仅仅是对症治疗，而是在辨证论治理论指导下运用一些针对性较强的急救治疗方法，尤其是药物、针灸、外治等综合治疗方法的运用。对于温病常见的一些危重病证，这种治疗是非常必要的。以下讨论在温病过程中较常见的高热、咳喘、神昏、抽搐、厥脱、出血、呕吐、小便不利等几种急重症状的治疗方法。

(1) 高热

对温病高热的治疗，实际体现在各种治法里，首先要在辨证论治原则的指导下，分清病邪之属性、病变之部位，分别投用解表、清热、攻下、化湿、祛瘀等法。此外，还可参考以下方法进行处理。

物理降温和针刺治疗　对温病出现高热者，采取物理降温既经济便捷，效果又较明显。物理降温的方法甚多，包括室内降温、头敷冰袋、用温水或30%酒精擦浴等。另外，也可用药物外治法，如荆芥、薄荷各15g煎水擦浴，特别是反复擦拭手足和胸口，以使微微汗出。对高热患者也可配合针刺，如取大椎、曲池、曲泽、合谷、内庭，及十二井穴放血等。也可取耳穴，如神门、肾上腺、皮质下、耳尖等，用强刺激，留针20~30分钟。

辨证治疗

发热恶寒　多见于温病初起阶段，是邪在卫表或表里同病之象。如属邪在卫表，其热势多不甚，较少出现高热。对风热外袭者，治以疏散风热，方如银翘散、桑菊饮之类；对燥热在表者，治以疏表润燥，方如桑杏汤之类；对湿邪犯表者，则治以宣表化湿，方如藿香正气散。但如属表里同病者，就必须表里兼治。其中如属内蕴暑湿，外受表寒，则应解表清化暑湿，方如新加香薷饮；如热郁气分而外有表邪，则应疏表清里，方如葱豉桔梗汤、增损双解散之类；如暑热炽盛于阳明，里热蒸迫而逼津液外出，汗大出则气随汗泄而致腠理疏松，见壮热而背微恶寒，此种发热微恶寒与表证之发热恶寒不同，治疗主以清热保津，代表方如白虎加人参汤。

寒热往来　如兼见口苦，胸胁疼痛，脉弦，为热在半表半里，少阳枢机不利之象，治疗应选和解少阳之法，方如小柴胡汤。如发生于湿热性温病中，往往属痰热在少阳，可伴有口苦，烦渴，溲赤，脘痞呕恶，苔黄腻等症状，治疗应以清泄少阳为法，方如蒿芩清胆汤。如表现为寒热起伏，连绵不断，多为湿热郁阻三焦，或湿热秽浊郁闭膜原之象。前者热势多持续日久不退，伴时有恶寒，胸脘痞满，治疗应以分消走泄为法，方如温胆汤；后者寒热之势多呈恶寒重而热象相对不甚显著，其苔多白厚腻或如积粉，应治以疏利透达之法，方如达原饮。

壮热　为邪入气分，邪正剧争，邪热蒸腾于内外，里热蒸迫之象，同时有大汗、口渴和脉洪大等表现。治疗应以清泄气分邪热为大法，以白虎汤治之。

日晡潮热　如发生于热结肠腑之阳明热结证，多伴有便秘或热结旁流，腹满痛，苔焦黄等腑实见证，应治以通腑泄热，方如三承气汤之类；属蓄血证者，应治以通瘀破结，方如桃仁承气汤；属湿热交蒸者，应治以清热化湿，方如王氏连朴饮；属阴虚内热者，可酌情选用沙参麦冬汤或加减复脉汤。

身热不扬　为湿热病邪蕴阻卫气，湿重于热，热为湿遏，热势不能外达，湿蕴热蒸之象。应治以宣气化湿法，方如三仁汤。

发热夜甚　为热入营分，劫灼营阴之象，同时还可伴时有谵语，口渴不欲饮，斑疹隐隐，舌绛，脉细数等营分见证。应治以凉营泄热法，方如清营汤。

常用成药　清开灵注射液10~30ml，加入5%葡萄糖氯化钠注射液500ml中，静脉点滴，每日1~2次。其他可酌情使用柴胡注射液、鱼腥草注射液、鹿蹄草注射液、蒿甲醚注射液等。

(2) 咳喘

咳喘是邪犯肺经后出现的主要症状，其中咳喘较甚者非常痛苦，应及时采取措施制止。由于温病咳喘的发生多为邪热壅阻于肺，肺失宣降所致，所以一般不宜单纯使用止咳喘之法，而要从清除肺热入手。其中亦有因肺之化源欲竭或肺气大虚而气喘急者，属危重之证，应及时救治。

针刺治疗　对肺气壅盛的气喘，可取大椎、肺俞、身柱、天突、内关等穴，强刺激。

辨证治疗　肺热壅盛而咳喘者，症见发热，咳喘，胸痛，咯黄痰，治以清热宣肺平喘，方用麻杏石甘汤。如属肺热腑实者，则发热，咳喘，便秘，苔黄燥，治以宣肺通腑，方用宣白承气汤。如属痰浊壅盛，阻塞气道者，治应祛除痰浊，可用猴枣散、鲜竹沥水等。如属水饮阻肺者，治应化饮泻肺，方用葶苈大枣泻肺汤。如因肺气大虚而喘者，治以补益气阴，方用生脉散等。

常用成药　咳势较甚者，可配合用止咳化痰剂，如复方罗汉果止咳露、急支糖浆等，每次10ml，每日3次。喘促较甚者，可配合用α-细辛脑，成人每次口服60mg，每日3次；儿童每日口服量为4~5mg/kg，分3次服。咯痰不爽者，可加用鲜竹沥水。

(3) 神昏

温病过程中出现神昏，一般属病情危重之象，昏迷持续时间的长短与其预后有密切的关系，如进一步发展还可引起正气外脱。其产生的原因较为复杂，应及时采取措施进行治疗，特别应注意祛除引起神昏的原因。

针刺治疗　如属实邪内闭者，可用毫针点刺十宣、人中等；针刺合谷、太冲、人中、内关等穴，或十二井穴放血。也可取耳穴，如交感、脑、心、皮质下等，强刺激，留针30分钟，每10分钟捻针1次。如属正气外脱者，宜灸关元、泻气海、补三阴交。

辨证治疗

神志昏蒙　多为气分湿热之邪不解，蒸酿痰浊而蒙蔽心包，扰及心神所致。应治以清热化湿，豁痰开窍，方如菖蒲郁金汤。如湿浊蒙蔽心包，神识不清，苔白腻者，治以温开之法，方用苏合香丸。如湿热秽浊之气蔽阻清窍而神昏，头痛胀，烦躁者，当辟秽化浊开窍，方用通关散。

神昏谵语　多为热扰心包或邪热闭于心包之象。如属营热扰心者应治以清营泄热，方如清营汤；热闭心包者应治以清心开窍，可用安宫牛黄丸、紫雪丹、至宝丹（即“三宝”），或牛黄清心丸等，并可配合用清宫汤；属阳明腑实而胃热乘心者应治以攻下腑实，方如大小承气汤等；阳明腑实兼热闭心包者，神昏较甚，应二者兼治，方如牛黄承气汤。

昏愦不语　多为热闭心包，或邪热夹痰闭阻心包，或瘀热闭阻心包而致窍机堵塞之象，也可由心气大虚，心神失养而致。以热闭心包为主者，应治以清心开窍，如用“三宝”之类；如属热瘀闭阻心包，应治以化瘀清心开窍，方用犀地清络饮；若为内闭外脱之证，则当开窍固脱并施，用“三宝”加生脉散或参附汤；心神失养者应救逆回阳为治，用四逆汤或参附龙牡汤之类。

神志如狂　多为下焦蓄血，瘀热扰心所致，并可伴见少腹硬满疼痛，大便色黑，舌质紫暗等症。应治以通瘀破结，苏醒神志，方如桃仁承气汤。

常用成药　现代临床在传统开窍方的基础上研制了一批注射液，不仅使用方便快速，而且疗效也较好。主要有以下几种。

醒脑静注射液　每次10～20ml，溶于5%葡萄糖注射液中静脉滴注。病情较轻者，也可减少用量而肌注或加入10%葡萄糖注射液10ml中静脉注射。

清开灵注射液　每次20～40ml，溶于5%葡萄糖注射液中静脉滴注。

菖蒲郁金注射液　每次10～20ml，溶于5%葡萄糖注射液中静脉滴注。病情较轻者，也可用2ml肌注，每日4～6次。

(4) 抽搐

在温病过程中出现抽搐，多为肝风内动所致，也是一种病情危重的标志。如抽搐持续时间较长，极易造成正气外脱而死亡，即使生命得救，也易留下神志异常、耳聋、失明、运动障碍等后遗症。所以在抽搐发生时应积极采取各种有效措施以及时控制。

针刺治疗　针刺百会、大椎、曲池、风府、太冲、十宣等。也可取耳穴，如肝、皮质下、神门、脑干等，强刺激，留针20～40分钟。

辨证治疗　主要辨动风之虚实而分别施治。

实风内动　为邪热炽盛，燔灼筋脉所致。由于动风的原始因素不同，所以治疗的原则为祛除引起动风的邪热，即凉肝息风，主方为羚角钩藤汤。如属气分邪热者应酌情加入清气之品；属金囚木旺者应适当加入清肺热之品；属营分热盛者应配合凉营；属血分热盛者应伍以凉血。总之，应通过祛除动风之因，加强其息风的作用。

如属昏、痉并见者，即邪热内陷手足厥阴，临床除见有痉厥动风之症外，尚伴有热陷心包之神昏谵语，此时应息风与开窍兼治之。

虚风内动　见于温病后期，为邪热耗伤肝肾真阴，筋脉失于濡养所致。治疗应以滋阴息风为原则，即滋补肝肾真阴，以潜镇虚风，方如大定风珠。

常用成药：可在治疗抽搐的药方中加入牛黄粉0.6～0.9g，每日1～2次，或加入羚羊角粉0.9～1.5g，每日1～2次，儿童减半。小儿可考虑用琥珀抱龙丸、牛黄抱龙丸、小儿回春丹等。必要时配合西药抗惊厥药。此外，清开灵注射液、鱼腥草注射液等清热解毒制剂也可酌情使用。

(5) 厥脱

厥脱是温病病变中较常见的危重证候，由阳热内郁而不能外达，或元气不能内守而外脱所致。对其治疗应辨别其寒热属性和阴阳之分，采取不同的治疗措施，其主要内容在本章“固正救脱法”中已经作了讨论。以下介绍一些相应的急救措施。

针刺治疗　有以下几组穴位可供参考：①主穴，素髎、内关；配穴，少冲、少泽、中冲、涌泉等。②主穴，足三里、合谷等；配穴，涌泉。③主穴，人中；配穴，内关、足三里、十宣等。均以强刺激为主，或用电针。如体温明显降低，可灸百会、神阙、关元等穴位。耳针可选肾上腺、升压点、皮质下、心等，留针1～2小时。

辨证治疗

热厥　为热毒炽盛，郁闭于内，气机逆乱，阴阳气不相顺接，阳气不能外达四肢所致。治疗应以迅速清除邪热为主，可选用大剂清热解毒之品，伴有窍闭者可配合清心开窍。

寒厥　为阳气大伤，虚寒内生，全身失于温煦所致，甚者可伴有阳气外脱。治疗应以温补阳气为主，可选四逆汤、参附汤之类。

阴竭 为邪热耗伤阴液，或因汗、吐、泻、亡血太过而致阴液大伤，阴竭而元气无所依附，所以也称为气阴外脱。本证可与热厥并见，或由热厥发展而来，也可在温病过程中由大汗、剧泻或大出血造成。治疗重在益气敛阴，方如生脉散。

阳脱 为阳气衰竭不能内守而外脱之象。本证可与寒厥并见，或由寒厥发展而来；也可由阴竭进一步发展而导致阳气外脱，从而形成阴阳俱脱之证。治疗应重以温阳益气，方如独参汤、参附龙牡汤，或用参附汤加五味子、山萸肉、怀牛膝等。

常用成药

生脉注射液 每次40~60ml，以等量5%或10%葡萄糖注射液稀释后静脉注射，或加入5%或10%葡萄糖注射液250~500ml中静脉点滴，较适用于气阴外脱者。

参附注射液 每次用10~20ml，加入50%葡萄糖注射液50ml静脉注射，1~2次后，再用40~80ml加入5%或10%葡萄糖注射液250~500ml中静脉点滴，较适用于阳气外脱者。

其他也可用清开灵注射液、醒脑静注射液、鹿蹄草注射液、青皮注射液或枳实注射液等。对有明显瘀血阻滞之象者，可配合复方丹参注射液20~30ml，加入10%葡萄糖注射液100~250ml中静脉滴注。

(6) 出血

温病过程中发生的出血，既可表现为局部的出血，也可为广泛性的出血。其中出血量大者，可引起气随血脱，每易危及生命，应及时采取措施以止血。

辨证治疗 由于出血是温病发展到血分证的重要标志，故无论出血的部位、病变的脏腑，多以凉血清热为治疗原则，可选用犀角地黄汤为主方，并结合出血的不同特点和部位，选择恰当的止血药物。如热毒盛于肺而咳血、咯血者，主以清解肺热，凉血解毒，方用银翘散合犀角地黄汤；如胃热亢盛而吐血者，主以清热止血，方用黄连解毒汤加生大黄、侧柏叶、地榆等；如热伤肠络而便血者，主以凉血解毒，方用犀角地黄汤加地榆、茜草、侧柏叶等。如有血瘀征象者，还应加入化瘀之品。若出血过多，导致气随血脱之危象者，则应急投益气固脱以治之。

常用成药 对温病出血者，在针对病因进行治疗的同时，可配合三七粉，每次2~3g，每日3次口服，或用云南白药，每次0.3~0.4g，每日3次口服。如出血量过大，应注意防止气随血脱，必要时可配合西药或输血。

(7) 呕吐

在温病过程中因邪热、痰饮或食滞等犯胃，导致胃气上逆，可有呕吐发生，一般可按病证性质辨证论治，其中特别剧烈者应采取急救措施。

针刺治疗 针刺合谷、内关、足三里、内庭、中脘、公孙等，每次选2~3个穴位。耳穴如胃、肝、脾、神门等。一般都用强刺激，可留针20分钟。

辨证治疗 突然呕吐如喷者，多为肝经火盛引动肝风犯于胃所致，同时可伴见高热，烦渴，头痛，项强，抽搐等，应立即投以大剂清热解毒，泻火凉肝之品。于夏秋季节，猝然腹中绞痛，欲吐不得吐，欲泻不得泻，烦躁闷乱，甚则面色青惨，四肢厥冷，头汗淋漓，脉象沉伏等，属干霍乱之危证，应治以辟秽解毒，利气宣阳，方如玉枢丹或行军散之类。

常用成药 除上所述之外，对湿热秽浊之气引起的呕吐还有红灵丹、藿香正气散、六和定中丸等可供选用。如呕吐过剧而阴液大伤者，应及时补充阴液，可用生脉注射液，必要时可配合静脉输液。

(8) 小便不利

在温病过程中，如出现小便短少，甚至涓滴不畅，其发生原因与邪热灼津、湿热或瘀热蕴结下焦、肾阴虚衰等有关，如不能及时纠正，严重者可引起尿毒上攻，应区别不同原因进行治疗。

针刺治疗　针刺可选阴陵泉、三阴交、中髎、次髎等，强刺激。

辨证治疗　对温病中出现的小便不利，应辨明是阴液亏损所致，还是水液或瘀血内阻，或属肾阴亏虚等，其治法完全不同。如小便减少是由邪热伤津所致，可见小便短赤，尿时灼热，伴有口渴舌红，苔黄燥，应以清泄邪热，滋阴养液为治，方如冬地三黄汤。如因湿热蕴结下焦，膀胱气化失司而引起，可伴有尿频、尿急、尿痛，治以清利湿热，方如八正散。如属湿浊阻于下焦，导致泌别失司，可兼见热蒸头胀，少腹作胀，苔白腻等，治以利湿导浊，方用茯苓皮汤，同时见神识不清者，用苏合香丸开窍。如因热瘀阻于下焦而小便明显减少，甚至涓滴不畅者，当予通瘀破积，方用桃仁承气汤，其中用大黄攻下，称之为“通大便以利小便”。如心营邪热下移小肠而引起小便短赤热痛，伴有身热夜甚，心烦舌绛者，治以清心凉营，清泻小肠，方用导赤清心汤。如因肾阴虚衰而致小便不利，伴有五心烦热，口干舌红，脉细数，治以滋阴清热，主用知柏地黄汤。

文献辑要

《读医随笔·卷四》

表里俱病者，俱伤于邪也，非表邪实，里正虚之谓也。邪气者，六淫是也。试以寒热明其例。

表里俱寒者，治宜温中以散寒，里气壮而外邪可退矣。仲景于身体疼痛，下利清谷，先温其里，后攻其表者，是指示大法如此。其实表里两感于寒，温里、发表，一时并用，正不必分先后也。

表里俱热者，治宜甘寒，佐以辛凉解散。如叶香岩温热治法，若阳明腑实者，更先以苦寒咸寒攻下之。如服承气，大便得通而汗自出是也。二者表里同气，故重在里，治其里而表亦即应手而愈矣。即或表有未尽余邪，再略清其表可也。若先攻其表，不但里虚而表不能净，即令表净而正气受伤，里邪又将从何路以驱除之?

表热里寒者，如其人素属中寒而新感风热，治宜解表而已；如其人内伤生冷，外伤风热，表里俱属新邪，则治宜辛凉疏表之中，佐以芳香理气，以化内寒。

表寒里热者，如其热是因表邪，腠理闭遏所致，但解表而已；如其热是温邪蕴结而表又新感风寒，轻者辛凉疏其里热，而外寒自祛，重者寒力足蔽其热，治宜辛香轻悍，急通其表，免致表邪久束，里热愈深，溃入经络，沾滞血分，便难措手，但剂中宜佐凉滋，不可过燥，表解，急清里热。二者表里异气，故重在表，所谓先攻其易也。若先攻里不但表邪内陷，恐里邪未易去，而表邪已坚矣。此法之大体也。又当随时消息病势之缓急，以为施治之先后，神明于法中，而非死守板法也。共庶几乎！

大抵病由外陷内者，须开其表而撑其里，使邪仍从原路出也。昔人尝谓少阴之邪，仍以太阳为出路；太阴之邪，仍以阳明为出路。故凡外邪内陷日久者，服药后能转见表证，即是邪气退出也。又如内伤饮食，以致恶寒，则攻滞之中必兼理气；内伤精血，以致发热，则养阴之中必寓潜阳。此又表里互虚互实之治法也。

《温病合编·治温病总论》

伤寒非汗不解，最喜发汗；伤风非汗不解，最喜解肌；温病亦非汗不解，最忌麻桂辛温发汗，汗伤津液，最喜辛平、辛凉解肌，导邪外出。若暑温则又不然，暑非汗不解，宜用香薷发之，汗后亦不可屡虚其表，致令厥脱也。若大汗不止，仍归白虎法，不比伤寒、伤风之漏汗不止，必用桂附护阳实表也。若湿温着于经络，多身痛、身热之候，医者误认伤寒而大汗之，遂成邪入心包神昏肢逆。仲景谓湿家忌汗，发汗则病痉，人可知所戒矣。更有粗工，稍知治温热法，一遇湿温，亦以治温热之法治之，较之误认温热为伤寒者厥罪惟均。不知湿温二气杂感，浊阴弥漫，轻者宣之则愈，重者宣之不愈，往往用苦温之品助之化燥而后清，清而后愈，一为阳病，一为半阴半阳病，至鲁至道，难易较然。再按温热病虑涸其阴，救阴为急，即愈后亦当以甘凉甘酸滋阴为法。惟平素阳虚或寒凉过当，邪去正衰，不扶其阳则气立孤危，故又以益阳为急务。湿温虑伤其阳，温阳为急，即愈后亦当以甘温辛甘扶阳为法。惟病后化燥有当用凉润者，又不可拘。再按温热属阳，以阳从阳，故阳明燥土病居多；湿温属阴，以阴从阴，故太阴湿土病居多。暑兼湿热，故各居其半，审其湿热二气偏多偏少，则治疗不难矣。

《广瘟疫论·卷四》

汗法

时疫贵解其邪热，而邪热必有着落。方着落在肌表时，非汗则邪无出路，故汗法为治时疫之一大法也。但风寒汗不厌早，时疫汗不厌迟；风寒发汗，必兼辛温辛热以宣阳，时疫发汗，必兼辛凉辛寒以救阴；风寒发汗，治表不犯里，时疫发汗，治表必通里。其不同有如此，故方疫邪传变出表时，轻者亦可得表药而汗散，若重者，虽大剂麻黄、羌、葛亦无汗也，以伏邪发而未尽之故。亦有不用表药而自汗淋漓，邪终不解者。盖此汗缘里热郁蒸而出，乃邪汗，非正汗也。必待伏邪尽发，表里全彻，然后或战汗、或狂汗而解，所谓汗不厌迟者，此也。辛凉发汗则人参败毒散、荆防败毒散之类是；辛寒发汗则大青龙、九味羌活、大羌活之类是；发表兼通里则吴氏三消饮、六神通解散、防风通圣散之类是。

更有不求汗而自汗解者，如里热闭甚，用大承气以通其里，一不已而再，再不已而三，直待里邪逐尽，表里自和，多有战汗而解，此不求汗而自汗解者一；又如里热燥甚，病者思得凉水，久而不得，忽得痛饮，饮盏落枕而汗大出，汗出即解，此不求汗而自汗解者二；又如平素气虚，屡用汗药不得汗，后加人参于诸解表药中，覆杯立汗，此不求汗而自汗解者三；又如阴虚及夺血枯竭之极，用表药全然无汗，用大滋阴、润燥、生津药数剂而汗出如水，此不求汗而自汗解者四。

总之疫邪汗法，不专在乎升表，而在乎通其郁闭，和其阴阳。郁闭在表，辛凉、辛寒以通之；郁闭在里，苦寒攻利以通之。阳亢者，饮水以济其阴；阴竭者，滋润以回其燥。气滞者开导，血凝者消瘀。必察其表里无一毫阻滞，乃汗法之万全，此时疫汗法理不同于风寒。

谨撮诸汗证详列于左（后）：发热，恶寒，无汗，头项痛，背痛，腰痛，肩臂痛，膝胫痛，周身肢节痛。

下法

时疫下法与伤寒不同：伤寒下不厌迟，时疫下不厌早；伤寒在下其燥结，时疫在下其郁热；伤寒里证当下，必待表证全罢，时疫不论表邪罢与不罢，但兼里证即下；伤寒上焦有邪不可下，必待结在中、下二焦方可下，时疫上焦有邪亦可下，若必待结至中、下二焦始下，则有下之不通而死者；伤寒一下即已，仲景承气诸方多不过三剂，时疫用下药至少三剂，多则有一、二十剂者。

时疫下法有六：结邪在胸上，贝母下之，贝母本非下药，用至两许即解；结邪在胸及心下，小陷胸下之；结邪在胸胁连心下，大柴胡汤下之；结邪在脐上，小承气汤下之，结邪在当脐及脐下，调胃承气汤下之；痞满燥实，三焦俱结，大承气汤下之。此外又有本质素虚，或老人，久病，或屡汗、屡下后，下证虽具而不任峻攻者，则麻仁丸、蜜煎导法、猪胆导法为妙。

下法之轻、重、缓、急，总以见证为主，详列于后：

急下证：舌干，舌卷，舌短，舌生芒刺，舌黑，齿燥，鼻如烟煤，胸腹满痛，狂，沉昏，发热汗多，身冷，呃逆。

当下证：舌黄，谵语，善忘，多言，协热利，头胀痛，烦躁。

缓下证：舌淡黄苔，微渴，大便闭，小便黄赤，潮热，齿燥。

以上诸症，缓下者不下，则必渐重而为当下证；当下者缓下，则必加重而为急下证；急下者失下，则虽下之多不通，而致结热自下逆上，胀满直至心下，又逆上透过膈膜，有至胸满如石，咽喉锯响，目直视反白，或睛盲、瞳散，耳聋，九窍不通，虽有神丹，莫之能救矣。外更有蓄血、蓄水诸证下法，前已散见诸条，兹再详列，以便翻阅：

蓄水证：小便不利、大便微利。

蓄血证：小便自利、大便黑。

他若蓄水、蓄血在胸胁，不当下者，此不赘。

清法

时疫为热证，未有不当清者也。其在表宜汗，使热从汗泄，汗法亦清法也；在里宜下，使热从下泄，下法亦清法也。若在表已得汗而热不退，在里已下而热不解，或本来有热无结，则惟以寒凉直折以清其热而已，故清法可济汗、下之不逮，三者之用，可合而亦可分。时疫当清者十之六、七，则清法不可不细讲也。

凡清热之要，在视热邪之浅深：热之浅者，在营卫，以石膏、黄芩为主，柴胡、葛根为辅；热之深者，在胸膈，花粉、知母、蒌仁、栀子、豆豉为主。热在肠胃者，当用下法，不用清法，或下而兼清亦可。热入心包者，黄连、犀角、羚羊角为主。热直入心脏则难救矣，用牛黄犹可十中救一，须用至钱许，少则无济，非若小儿惊风诸方，每用分许即可有效。

当清诸证，详列于下：

热在营卫证：身热汗自出，不恶寒反恶热，身重，头面项红肿，周身红肿，斑疹，鼻孔干，唇燥，烦躁，遗尿，舌苔白。

热在胸膈证：身热反减，渴，呕，咳，咽干，谵语，多言，胸前红肿，舌苔厚白。

热在肠胃证：便血，便脓血，余悉见下证条中。

热在心包及心证：狂，昏沉，多睡，舌黑。

和法

寒热并用之谓和，补泻合剂之谓和，表里双解之谓和，平其亢厉之谓和。所谓寒热并用者，因时疫之热夹有他邪之寒，故用此法以和之也。凡方中有黄连与生姜同用，黄芩与半夏同用，石膏与苍术同用，知母与草果同用者皆是。所谓补泻合用者，因时疫之邪气实，人之正气虚，故用此法以和之。凡方中有参、芪、归、芍与硝、黄、枳、朴同用者是。所谓表里双解者，因疫邪既有表证，复有里证，故用此法以和之。凡方中有麻、葛、羌、防、柴、前与硝、黄、栀、芩、苓、泽、枳、朴合用者是。所谓平其亢厉者，因时疫之大势已去而余邪未解，故用此法以和之，或用下法而小其剂料，缓其时日；或用清法而变其汤剂，易为丸散者皆是。凡此和法，虽名为和，实寓有汗、下、清、补之意。疫邪尤有宜和者。

凡热不清，用清凉药不效，即当察其热之所附丽。盖无所附丽之热，为虚而无形之气。如盛夏炎蒸，遇风雨即解，故人身之热，气清即退。有所附丽之热，为实而有物。如洪炉柴炭，虽沃以水，尤有沸腾之忧，必撤去柴炭而热始退。凡热之所附丽，非痰即滞，非滞即血，迳清其热，不去其物，未能有效。必视其附丽何物，于清热诸方加入何药，效始能捷。此和法之精微神变者也。

宜和之证，详列于下：寒热往来，盗汗，口苦，咽干，头眩，舌强，渴，胸胁满，耳聋，小便黄，呕吐下利而心下痛，口干舌强而恶寒，大小便闭而寒热，痞满而悸，二便自利而舌苔，形体瘦损而舌苔。

凡此表里、虚实、寒热相兼者不可枚举，引此数端，可以类推。其有似和而实非和证者，详后辨似条。

补法

时疫本不当补，而有屡经汗、下、清解不退者，必待补而愈。此为病药所伤，当消息其所伤在阴、在阳，以施补阴、补阳之法。疫邪为热证，伤阴者多，然亦有用药太过而伤阳者，则补阴、补阳又当酌其轻重，不可偏废。凡已经汗、下、清、和而烦热加甚者，当补阴以济阳。所谓寒之不寒，责其无水者是，六味、四物、生脉、养荣诸方酌用。当其汗、下、清、和，热退而昏倦、痞、利不止者，当补阳。所谓养正以却邪者是，四君、异功、生脉、六君、理中、建中、附子等方酌用。

诸证详后：当补阴证：舌干无苔，舌黑无苔，耳聋，目直视，目不明，服清凉药渴不止，服清凉药烦热加甚，服攻下药舌苔愈长，服攻下药舌苔芒刺燥裂愈甚，服清凉药身热愈甚，身体枯瘦，用利水药小便愈不通，腰膝痿软，周身骨节痛不可移动，多睡。

当补阳证：多冷汗，汗出身冷经日不回，小便清而多，大便利清谷，呕吐用清热开导药愈甚，自利用清下药愈甚，痞满。

《时病论·附论·治时病常变须会通论》

弗执定某证之常，必施某法，某证之变，必施某法，临证时随机活法可也。姑先论其常而通其用，如初起因于风者，宜以解肌散表法；因于寒者，宜以辛温解表法；因于暑者，宜以清凉涤暑法；因于湿者，宜以增损胃苓法；因于燥者，宜以苦温平燥法；因于火者，宜以清凉透邪法。此皆言初患六气之常证，通用之定法也。至于反常之变证，不定之活法，则又不可不知。如春温条中，有舌绛齿燥，谵语神昏，手足瘛疭，昏瞶不语之变；湿温条中，有或笑或痉，撮空理线，舌苔黄刺，或转焦黑之变。然而亦非一定之变也，须知春温亦有湿温之变证，湿温亦有春温之变证，论中不能印定，须活法而通治之。此又不特存春温、湿温可以会通，而暑温、冬温，以及诸病，皆有等证之变，悉可以通治之。又如诸病，见有舌绛齿燥，热伤于阴者，清热保津法可通用之。谵语神昏，热乱神明者，祛热宣窍法可通用之。手足瘛疭，热极生风者，清离定巽法可通用之。昏瞶不语，痰袭心包者，宣窍导痰法可通用之。乃至发笑之证，皆由邪袭于心；发痉之证，皆系风乘虚入；或至撮空理线，循衣摸床等证，皆当审其虚实，通其活法，则不但治时病可以融会，即治杂病亦有贯通之妙耳。

《重订广温热论·验方妙用》

发表法：凡能发汗、发痦、发疹、发斑、发丹、发痧、发瘖、发痘等方，皆谓之发表法。温热病，首贵透解其伏邪，而伏邪初发，必有着落，方着落在皮肉肌腠时，非发表则邪无出路，故发表法为治温热病之一大法也。其大要不专在乎发汗，而在乎开其郁闭，宣其气血。郁闭在表，辛凉芳淡以发之；郁闭在半表半里苦辛和解以发之。阳亢者饮水以济其液，阴虚者生津以润其燥，气滞者宣其气机，血凝者通其络瘀；庶几有痦者则发痦，有斑疹者则发斑疹，有瘖者则发瘖，有痘者则发痘，必察其表无一毫阻滞，始为发表法之完善，此温热病发表之法大不同于风寒也。

攻里法：凡能降气、蠲痰、导滞、逐水、通瘀、退黄、下胀、追虫等方，皆谓之攻里法。攻里法者，解其在里之结邪也……故里病总以解结为治，结一解而病无不去，岂但大便闭结、大肠胶闭、协热下利、热结旁流四者之邪结在里而必须攻以解结哉？

和解法：凡属表里双解，温凉并用，苦辛分消，补泻兼施，平其复遗，调其气血等方，皆谓之和解法。和法者，双方并治，分解其兼症夹症之复方，及调理复症之小方缓方也。温热伏邪，初起自内外出，每多因新感风寒暑湿而发。惟温病之发，因风寒者居多；热病之发，兼暑湿者为甚。兼风兼暑，其性阳，其气轻扬，伏邪反因而易溃；兼寒兼湿，其性阴，其气抑遏，伏邪每滞而难达。故一宜表里双解，一宜温凉并用。其病每多夹并而传变，如夹食、夹痰、夹水、夹瘀之类，与伏邪互并，结于胸胁脘腹之膜络中，致伏邪因之郁结不得透发，不透发安能外解。凡用双解法不效，即当察其所夹为何物，而于双解法中，加入消食、消痰、消水、消瘀等药，效始能捷，病始能去，故治宜苦辛分消。更有气血两虚，阴阳并亏，如吴又可所谓四不足者，复受温热伏邪，往往有正气内溃而邪入愈深者；亦有阴气先伤而阳气独发者。《内经》所云：病温虚甚死，即此类也，故治宜补泻兼施。且有病人不讲卫生，病家不知看护，每见劳复、食复、自复、怒复者；亦有余邪未净，或由失于调理，或由故犯禁忌，而见遗症迭出者，故治宜平其复遗，调其气血，为温热病中期末期之善后要法。凡此和解之法，虽名为和，实寓有汗下温清消化补益之意，此皆和解法之精微神妙变化无穷者也。

清凉法：温热郁于气分为伏热，郁于血分为伏火，通称伏邪，热与火未有不当清凉者也。当其伏邪外溃在表，法宜辛凉开达，使热从表泄，则发表法亦清凉法也。伏邪内结在里，法宜苦寒通降，使火从下泄，则攻里法亦清凉法也。伏邪在半表半里。法宜双方和解，使热从表泄，火从里泄，则和解法亦清凉法也。若在表已得汗而热不退，在里已下而热不解，在半表里已和解而热犹不净，或本来有热无结，则惟以清凉直折，以肃清其火而已，故清凉法可济发表攻里和解之不逮，四者之用，可合而亦可分。

补益法：温热诸症，每有屡经汗下清解不退者，必待补益而始痊。此由本体素虚，或因素有内伤，或为病药所残，自当消息其气血阴阳，以施补益之法。温热虽伤阴分血液者居多，然亦有凉药太过而伤阳气者，则补血补阴、补气补阳，又当酌其轻重，不可偏废。凡屡经汗下清和而烦热更甚者，当补阴血以济阳，所谓寒之不寒责其无水者是也。屡汗下清和热退而昏倦痞利不止者，当补阳气以培元，所谓祛邪必先扶正，正足邪自去也。

第七章 温病的预防与护理

预防是指采取一定的措施以防止疾病的发生。“预防为主”是我国卫生工作方针之一，由于温病多具有一定的传染性和流行性，所以应认真贯彻预防为主的方针，重视对温病的预防。而对温病的治疗还要重视对患者的护理，正确的护理不仅能减轻痛苦，还能提高疗效、减少并发症和后遗症的发生。

一、温病的预防

（一）预防温病的意义

温病是一类急性外感热病，其中多数具有传染性、流行性，而且起病急骤，来势较猛，病情较重，有的还会造成难以恢复的后遗症，因而严重地影响人群的健康，甚至威胁生命，对社会和家庭造成严重的危害，所以温病的预防具有十分重要的意义。我国把“预防为主”作为卫生工作的方针之一，50多年来，大力开展以除病灭害为中心的群众性爱国卫生运动，推广预防接种，取得了巨大的成就，温病的发生率明显下降。目前在我国，天花、鼠疫、脊髓灰质炎等急性传染病已被消灭，还有许多严重危害人民健康的传染病，如流行性脑脊髓膜炎、流行性乙型脑炎、霍乱、疟疾、猩红热等，发病率也大为下降。事实证明，温病必须预防，也是可以预防的。我们要继续总结经验，进一步掌握温病发生和流行的规律，采取各种切实有效的措施，包括发掘中医学和民间的方法，更好地预防温病的发生。

（二）预防温病的方法

温病的发生和传播必须具备三个基本环节，即传染源（体内有病原体生存、繁殖并能将病原体排出体外的人或动物）、传播途径（病原体从传染源传染给其他易感者所经过的途径）、易感人群（对某种传染病容易受感染的人群）。这三个环节同时存在并相互联结，缺少其中任何一个环节，就不可能发生传染，形成流行。针对这些环节，预防工作要采取综合措施，并根据不同病种的特点和当时当地的具体情况，抓住关键环节，采取重点措施，如发动群众除“四害”，保护水源、妥善处理粪便、污水、废气、垃圾，搞好饮食卫生等。一旦发生疫情，应立即按规定上报，并采取各种防疫措施，以减少或杜绝其传染和形成流行。

预防温病的具体方法很多，其中尤其是免疫接种等特异性措施，对一些相应的传染病有肯定的预防作用，其具体内容参见《传染病学》，此处不予详述。以下介绍具有中医药特色的一些预防温病的方法。

1. 培固正气，强壮体质

《素问·刺法论》说：“正气存内，邪不可干”，而《素问·评热病论》又说“邪之所凑，其气必虚”，强调正气强盛对抗御外邪的重要作用。增强人体正气可以提高机体抗御温邪入侵的能力，从而使温邪不能侵犯人体，或即使感受了温邪也不会发病，即使发病其病情也较轻微，易于治愈、康复。培固正气，强壮体质的方法甚多，以下列举几个方面。

（1）锻炼身体以增强体质

我国人民创造了许多保健强身的方法，如气功、太极拳、五禽戏、八段锦、保健按摩及其他各种武术运动等，都可以增强体内正气。现代的各种体育运动也同样可以增强体质。可以根据自身的年龄、职业、居住条件、爱好等选择锻炼项目，持之以恒，可提高自身抵抗力，有助于抵御外界温邪的侵袭。

（2）顺应四时气候变化

人类生存在自然界中，与自然界条件息息相关，如这些条件的改变超过了人体的适应能力，可导致温病的发生与流行。另一方面，人们在日常生活中，应根据季节的变化和气温的升降合理安排作息时间，及时调整衣被和室内温度。冬日不可受寒，但也不宜保暖过度；夏日不可在炎日下过分劳作，但也不宜贪凉露宿、恣食生冷。这对于小儿来说尤为重要，因小儿在生活上自理能力较差，加上脏腑娇嫩，容易受外界气候变化的影响，因此更应重视适应四时气候的变化。顺应四时气候变化是保护人体正气的重要方面，如忽视了这一点，人体往往会减弱对温邪的抵御能力而患病。《素问·移精变气论》说：“失四时之从，逆寒暑之宜，贼风数至，虚邪朝夕，内至五脏骨髓，外伤空窍肌肤，所以小病必甚，大病必死”，就是强调了顺应自然界气候的重要性。

（3）避免过度消耗正气

《素问·金匮真言论》提出：“夫精者，身之本也，故藏于精者，春不病温。”强调了人体内阴精对于抵御外来温邪的侵袭起着重要的作用，因而必须注意保护阴精。保护阴精实质就是保护体内防御温邪入侵的正气，除了要避免房劳过度，不宜早婚、早育外，还要注意日常生活劳逸结合，保持心情舒畅、情绪稳定等。正如吴鞠通《温病条辨》中所说：“不藏精三字须活看，不专主房劳说，一切人事之能摇动其精者皆是”。

（4）注意环境、个人、饮食卫生

应经常保持生活和工作环境的整洁卫生，居处要空气新鲜、阳光充足、温度适宜。养成良好的个人卫生习惯，饭前便后洗手，不随地吐痰。在饮食上不食用腐败变质食物，不过食辛辣炙煿之品，不嗜烟酒等。

现代开展大规模的人工免疫接种，也可以看作是增强人体正气的一项有效措施。事实证明，推广预防接种是预防乃至消灭许多传染病的最有效手段。

2. 及时诊治，控制传播

对具有传染性的温病患者，必须早期发现、早期隔离、早期诊断治疗，及时向有关防疫部门报告，使防疫部门能随时掌握疫情，采取相应措施。

（1）早期诊治

早期发现并治疗具有传染性的温病患者，不仅有利于患者及早得到诊治，提高治愈率，缩短病程，减少病死率和后遗症，使患者早日恢复健康，同时也有助于及早控制疾病的传播，防止发生流行。因此，必须熟悉不同季节多发的传染性温病，熟悉这些温病的初起临床表现及相关的诊断标准，提高早期的确诊率，及时采用相应的治疗方法。

(2) 及时隔离

为了有效地控制传染性温病的传播，对患者严格而及时的隔离是十分必要的。对于传染性较强的温病，除了对患者进行隔离外，还可对曾经接触过患者的人进行必要的检查和隔离，有时还要采取措施控制人群的流动。患者在隔离期应避免与健康人或其他疾病患者接触，所以一般要在专门的传染病医院或传染病区进行治疗。医生护士及其他人员与这些患者接触时应有一定的隔离措施，如戴口罩、隔离帽，穿隔离衣、鞋等；在病室及其周围要采取一定的消毒处理措施；患者的痰液、呕吐物、粪便、血液等都不可随便向外排放，应集中起来做消毒处理，患者的衣物及其他生活用具也要经过消毒处理。

(3) 控制传播

根据温病的感受途径不同，对各种温病可采取不同的措施来阻断其感染传播的途径。如通过呼吸道传染者，可在流行期间进行室内空气消毒，并保持公共场所的空气流通，尽量避免或减少去公共场所的机会。外出时可戴口罩，同时也注意双手的清洁和消毒，不要挖鼻孔、揉眼睛等；通过消化道传染者，应特别注意饮食和环境卫生，不饮生水，注意饮食用具的消毒，勤洗手，勤剪指甲，消灭苍蝇等害虫，管理好水源、粪便等，以防“病从口入”；通过蚊子、跳蚤、虱子、老鼠等动物传播者，则要采取各种方法进行防虫、驱虫、杀虫或捕杀老鼠等。

3. 预施药物，防止染病

预施药物是指在温病流行期间，在一定范围内，对可能感染温邪的人群使用药物，以防止温病的发生与传播。目前较多使用的预防方法有以下几种。

(1) 熏蒸预防法

即用药物加温燃烧烟熏，或煮沸蒸熏。此法一般适用于以呼吸道为传播途径的温病预防。如在流行期间，每立方米空间用食醋 2～10ml 加一倍量的清水，在居室内煮沸蒸熏 1 小时，主要用于流行性感冒、病毒性肺炎等呼吸道传染病的预防。又如采用苍术、艾叶烟熏剂在室内燃烧烟熏，可用于腮腺炎、水痘、猩红热、流感等传染病的预防。

(2) 滴喷预防法

即用药物滴入鼻孔，或喷入咽部。此法一般也用于呼吸道传染病。如在流行期间，把食醋用冷开水稀释后滴鼻可预防流行性感冒、流行性脑脊髓膜炎等。或用白芷 3g、冰片 1.5g、防风 3g，共研细末，取少量吹入两侧鼻孔，或放在口罩内任其慢慢吸入，也有预防作用。在白喉流行时，用锡类散喷入咽喉部，有一定预防作用。

(3) 药物预防法

即用一味或多味中药煎服，或制成丸、散剂内服。如预防流感、病毒性肺炎等可选用银花、连翘、野菊花、桉树叶、贯众、螃蜞菊、黄皮叶等；预防流行性脑脊髓膜炎可选用大蒜、银花、连翘、九里光、贯众、野菊花、蒲公英、鲜狗肝菜、鲜鬼针草等；预防流行性乙型脑炎可选用大青叶、板蓝根、牛筋草等；预防肠伤寒可选用黄连、黄柏等；预防猩红热可选用黄芩、忍冬藤等；预防麻疹可选用紫草、丝瓜子、贯众、胎盘粉等；预防传染性肝炎可选用板蓝根、糯稻根、茵陈等；预防痢疾可选用马齿苋、大蒜、食醋等。在使用时，可选其中一味或数味煎汤内服，每日 1 剂，连服 2～4 天。

(4) 食物预防法

在某些传染性温病流行期间，有目的地食用一些食物，有助于减少被感染或发病的机会。这一方法简便易行，可以作为一种辅助方法使用。如食用大蒜，或用马齿苋加大蒜煎服，可预防痢疾及其他一些消化道的传染性温病。在流脑流行时节，每日食用大蒜5g左右，有一定的预防作用。在秋末冬初，气候干燥时节，如有白喉流行，可食用甘蔗汁、胡萝卜汤等进行预防。

此外，还有不少流传于民间的预防温病的方法，简便易行，有待于进一步挖掘。

二、温病的护理

在对温病患者进行治疗的同时，还要重视对患者的护理。正确的护理不仅能减轻患者痛苦，还能提高疗效、减少并发症和后遗症的发生、促进患者的康复。

对温病的护理除了一般的护理外，还要根据温病的特点，采取相应的针对性护理措施。温病患者的一般护理应根据中医学理论，强调整体观念和辨证施护，把温病患者作为一个统一的整体，在严密观察病情变化的同时，及时运用中医的基本诊断方法，掌握简单的外治、针灸以及心理护理等方法，配合药物治疗，以提高疗效。温病进入后期时，尤当重视调摄，以免病情反复，并加快病人的康复。对温病患者的针对性护理，是针对温病的特点，对每一病理阶段出现的某一特有症状，采取相应的护理措施。温病进入后期阶段，药物治疗减少，护理调摄需求增加，此时加强护理，对于加快患者的康复显得尤其重要。以下介绍温病一些基本的护理要求。

（一）一般护理

患者生病期间要注意休息以保存正气，发热时要卧床休息，定期测量体温，不要当风而卧，避免冷空气直接吹在患者身上。应保持室内空气流通，温、湿度适当，光线应柔和。在气温较高的季节，有条件者可安装空调，或者采用放置冰块、地面泼洒冷水、电风扇吹风等方法降低室内温度。发热病人以流质食物为主，食物要易于消化，少食肥腻油甘（尤其是在发热期间），忌食鱼腥海鲜及辛辣之品，以高热量、易消化、清淡食品为宜。特别是湿温病患者不可进食质硬、有渣、油腻之物。针对温病易耗伤阴液的病理特点，患者要多喝温开水、淡盐水，或用芦根煎汤代茶，适当饮用各类果汁。同时，应注意口腔护理，保持口腔清洁，可用银花甘草液漱口，或用2%冰硼散溶液清洗口腔，每日2～3次。对长期昏迷或年老体虚而长期卧床的患者，应经常帮助其翻身拍背，可用1%当归红花液按摩骨突部位，每日3次，或用气垫圈，以防发生褥疮。在病变过程中，还应密切观察患者的神情、脉搏、血压、腹部，以及大便状况、小便性状及量等情况，以便及时发现并迅速治疗可能发生的并发症。

（二）针对性护理

1. 发热的护理

观察体温变化，每4小时测体温一次。体温较高者，不宜覆盖过厚衣被，同时采取物理降温措施，如酒精擦浴，或以紫苏叶、葱白浸渍白酒，外擦四肢、胸腹、躯干等，可使体温有所下降。也可用冰袋敷于头额、枕部、腋下，但对无汗身热者，一般不宜用，而可用温水擦浴。如高热而面色苍白，肢冷者，亦宜用温水擦浴。如发热而自汗多者，应及时用干毛巾拭干，更换湿衣、床单，避免受风。

2. **咳喘的护理**

对咳嗽较甚或伴气喘者，取半卧位。咯痰不爽时，可给予拍背，以空心掌自下而上，由外而内轻拍。可适当服萝卜汁以助化痰，必要时可用竹沥水雾化吸入，每日2次。注意保持呼吸道通畅，如发现呼吸困难、唇甲青紫，应立即吸氧，必要时作气管切开。

3. **吐泻的护理**

如病变过程中发生明显的呕吐泄泻，应对患者的排泄物、便具、餐具等用1:200的84消毒液或其他消毒水浸泡消毒。同时应观察和记录大小便的性状、次数、量及腹部情况。

4. **邪入心营的护理**

应密切观察病人的神志情况，如发现烦躁不安、神识昏蒙等现象，应注意邪入心包的可能，并及时采取救治措施。对邪闭心包而已昏迷的患者，尤应精心护理，并及时清除呼吸道的分泌物，咽喉分泌物过多时，应行吸痰，防止痰涎阻塞气道，引起窒息而导致死亡。

5. **动风的护理**

如发现患者易激惹，或局部有抽搐者，应警惕动风的发生。如已发生痉厥，应取平卧位，头侧向一边。如口噤咬牙者，可用开口器，或用压舌板缠纱布后置于口腔，以防咬破口舌。在床边要设床栏，以防患者从床上跌下受伤。同时也要注意保持呼吸道通畅，喉间痰多者要及时吸痰。

6. **出血的护理**

对有出血见症的患者，当令其绝对静卧，并密切观察出血量、血压、脉搏和神态的变化。对咯血者，尤须注意保持呼吸道畅通。对有出血倾向者，应注意观察，警惕大出血和气随血脱危证的发生。

7. **厥脱的护理**

对病情较重的患者要经常巡视，观察血压、呼吸、脉搏的变化，如发现面色苍白，血压下降，烦躁不安或明显嗜睡，肢冷汗出，脉细数或微细者，应注意厥脱的发生。元气暴脱，血压明显下降的厥逆患者应注意保温。

8. **局部病变的护理**

如大头瘟头面部红肿处应加以保护，注意局部卫生，严禁挤压肿痛处及用灸法治疗。皮疹消退而有皮肤脱屑瘙痒时，宜用炉甘石洗剂，以减少瘙痒。

9. **恢复期的护理**

温病患者在体温基本恢复正常时，可根据病情适当进行户外活动。鼓励多饮水，饮食宜易消化、富营养、清淡不腻，肉食不宜多进，适当多食新鲜蔬菜、水果。

专 题 简 介

我国古代预防温病的成就

我国古代医家对温病的预防早就有所论述，这是中医学“治未病”思想的体现。早在二千多年前，中医学已奠定了关于疾病预防思想的基础。如《素问·四气调神大论》说：“圣人不治已病治未病，不治已乱治未乱，此之谓也。夫病已成而后药之，乱已成而后治之，譬犹渴而穿井，斗而铸锥，不亦晚乎"。充分表明当时对于无病早防重要性的深刻认识。同时，还观察到某些疾病可以传染并造成流行。如《素问·刺法论》指出："五疫之至，皆相染易，无问大小，病状相似"，在此基础上又进而提出预防疫病的方法："如何可得不相移易者……不相染者，正气存内，邪不可干，避其毒气"。即主张预防疫病的方法，一方面要保持机体正气的强盛，以抵御病邪的侵袭，另一方面应设法避免与病邪的接触，以防染病。这些论述现在看来，仍然具有一定的指导意义。

《内经》以后，历代医家通过大量的实践，在对温病的传染性和流行性的认识进一步深入的基础上，积累了丰富的预防知识。如关于传染的概念，早在《汉书》中就有"天行疫疠，人相传染"之说。刘河间在《伤寒标本心法类萃》一书中，把疫疠称为"传染"，并把"传染"列作专节讨论。此外，古代医家又明确提出了外邪可以通过皮肤、呼吸道、消化道等途径侵犯人体。如《灵枢·百病始生》说"虚邪之中人也，始于皮肤，皮肤缓则腠理开，开则邪从毛发入"。其后《诸病源候论》中还论及水毒病、射工病等是由于"人行水上及以水洗浴"而感染，即通过皮肤而感受病邪。北宋《太平圣惠方》也载："刀箭所伤，针疮所裂，冒触风寒毒气外邪，从外所中，始则伤于血脉，又则攻于脏腑"，说明皮肤创伤可感染疾病，外邪由表而入里。明代虞抟《医学正传》说："其侍奉亲密之人，或同气连枝之属，熏陶日久，受其恶气，多遭传染"。清代王清任《医林改错》则说"遇天行触浊气之瘟疫，由口鼻而入气管，由气管达于血管"。这些论述阐明了通过呼吸道可以传染疾病。《诸病源候论》指出："人有因吉凶坐席饮啖，而有外邪恶毒之气，随饮食入五脏"。《备急千金要方》则更明确指出："原夫霍乱之为病也，皆因饮食，非关鬼神"。这些是属于通过消化道而传染疾病的。宋代以后的医家从传统的外邪从皮毛而入的认识，逐渐转为重视病邪从口鼻侵袭人体而致病。如杨士瀛《直指方》说瘴气可以通过口鼻而入侵犯人体。吴又可在《温疫论》中更明确提出疠气（杂气）"从口鼻而入"，并说："邪之所着，有天受，有传染"。其后叶天士有"温邪上受"之说。以上这些都强调了温病可通过呼吸道或消化道而传染。薛生白在《湿热病篇》中提出："湿热之邪从表伤者十之一二，由口鼻入者十之八九。"较为全面地指出了皮肤、呼吸道、消化道都是温病的传染途径。

对于昆虫、动物与疾病发生的关系，古代医家也认识到蚊、蝇、鼠等是某些温病的传播媒介。如在宋代彭乘《读墨客挥犀》载有鼠涎"滴器中，食之者得黄疾，通身如蜡，针药所不能疗"。张杲《医说》中也提及"鼠泪坠器中，食之得黄疾"。贾铭《饮食须知》中则有"鼠粪有小毒，食中误食，令人目黄成疸"之说。指出鼠的分泌排泄物污染了食物可使人发生黄疸。清代洪稚存《北江诗话》中说："时赵州有怪鼠，白日入人家即伏地呕血死。人染其气，亦无不立殒者。"指出了老鼠在传播某种烈性传染病（鼠疫）中所起的作用。稍晚成书的汪期莲《温疫汇编》中说："忆昔年入夏，瘟疫大行，有红头青蝇千百为群，凡入人家，必有患瘟而死亡者。"指出了苍蝇与瘟疫的发生有关。

正因为古代医家对温病的传染性和温病的传播途径、传播媒介有所了解，所以采取了一系列预防温病发生、流行的有效措施。

(1) 注意环境和个人卫生

我国是一个有五六千年文明史的国家，早在商代的青铜器上已有洒扫人的象形铭文。周代《礼记·内则》说："凡内外，鸡初鸣……洒扫室堂及庭"，说明当时已有清晨打扫室内外环境卫生的习惯。在城市公共卫生设施方面，历代都很重视疏通沟渠，建立排水系统。如在河北易县挖掘到的战国时代燕国下都的陶质阴沟管道，即为我国早期的地下排水设备，证明我国早已建有城市排水系统。再从发掘到的汉代文物"箕帚俑"来看，至少在汉代，城市中已有了从事卫生清洁的专职人员。又据《后汉书·张让传》载，在当时有毕岚"作翻车渴乌施于桥西，用洒南北郊路"，即用抽水洒水器具以减少路面尘土的飞扬，保持道路清洁。在后汉邯郸淳《笑林》中又载，当时城市中设有"都厕"，即为公共厕所，这对于保持城市环境卫生、管理粪便、减少传染病的发生具有重要的作用。为了保持环境卫生，唐代《备急千金要方》中也有"常习不唾地"之说，要求人们不要随地吐痰。此时人们已有良好的个人卫生习惯，如沐浴、勤换衣报、刷牙漱口等。战国时代的诗人屈原在《楚辞·渔父》中有"新沐者必弹冠，新浴者必振衣"的记载，可见当时人们很重视个人卫生。元代郭金玉《静思集》有"南州牙刷寄来日，去腻涤烦一金直"之句，说明当时已有使用植毛牙刷清洁牙齿的习惯。又据《马可·波罗行记》，元制规定，向大汗献食者，皆用绢巾蒙口鼻，以防唾沫污染食品。这是使用口罩的较早记录。这些良好的卫生习惯对于预防温病的发生有重要的意义。

(2) 重视饮食卫生

在了解"病从口入"的基础上，我国古代人民很早就强调要保持饮食卫生。如在饮水方面，至少在商代，我国已广泛使用水井，并在甲骨文中有了"井"字。到周代，已用砖块垒井壁，设置井栏，上有井盖，并且定期"浚井改水"，同时还有一些用药物消毒井水的方法。这些措施对于保持井水的洁净、预防某些疾病的发生有重要的作用。此外，为了保持水源的洁净，人们还注意到对水源的管理，如王孟英《霍乱论》中提出："平日即留意或疏浚河道，毋使积污，或广凿井泉，毋使饮浊，直可登民寿域"。另一方面，我国人民历来就有不喝生水的习惯，如宋代庄绰在《鸡肋篇》中说："纵细民在道路上，亦必饮煎水"。不饮用生水对于防止许多消化道传染病的发生有重要的意义。在食品卫生方面，古人很重视保持食物的新鲜、清洁。如《论语·乡党》中说："鱼馁而肉败不食，色恶不食，臭恶不食"，即指出不可食用已腐败变质的食品。汉代王充的《论衡》中明确提出："饮食不洁净，天之大恶也。"在张仲景《金匮要略》中提出了许多不可食用的食品，如"猪肉落水浮者"、"六畜自死"等，指出不能食用病死或腐败的肉类。《诸病源候论》中提出"勿食鼠残食"，《备急千金要方》中说"勿食生肉"等，都表明了古代已十分强调注意饮食卫生以预防疾病的发生，这对于预防消化道传染病的发生尤其重要。

(3) 注意防害除害

由于认识到一些昆虫和动物可以传染疾病，所以我国自古以来就注意防害除害，并创造了许多具体的方法。如在周代设有除害防疫的专职人员，运用各种药物驱杀虫害。在敦煌石窟中还保存着一幅"殷人熏火防疫图"，即描述了殷商时期以火燎、烟熏的方法杀虫、防疫的情景。特别要提出的是，明代赵学敏《本草纲目拾遗》中，把"蝇、蚊、虱、蚤、臭虫"列作夏日"五大害"，为人们驱杀的对象。如对苍蝇，人们为防止其污染食物，早就普遍采用了食罩。如南宋陈元靓《岁时广记》引《岁时杂记》中载："都人端午作罩子，以木为骨，用色纱糊之以罩食"。此外还使用蝇拂、竹帘等以驱蝇、防蝇，并用一些药物擦拭器具以辟蝇。在历代本草书中还记载了用百部、藜芦、苦楝子、矾水、藁本等药物灭蝇，用草乌、芥子、皂荚等药物灭蛆的方法。对于蚊子，我国至迟在后汉时期就已较普遍地使用蚊帐。而在周代以前，人们已知道用药草、烟熏驱蚊，如《月令辑要》中引《千金·月金》所载："浮萍阴干和雄黄些少，烧烟去蚊"。据宋代洪迈《夷坚志》载，南宋时，南昌地区已有专门从事"货蚊药以自给"的店家，说明当时蚊药的使用已相当普遍。对于虱子，古人早就知道经常洗浴、更衣可有效地消灭虱子及其卵——虮子。如《淮南子》中说："汤沐具而虮虱相吊"。历代本草书中记载了用雌黄、草蒿、藜芦、牛扁、百部、白矾、轻粉等药物杀虱子及虮子。对于跳蚤，也有采用菖蒲、芸草等药物驱杀的方法。对于臭虫则有采用楝花米、黄柏、木瓜、荞麦秸、百部、雄黄、辣蓼、浮萍、菖蒲等药物驱杀的方法。

(4) 实施严格隔离

古代医家基于对温病具传染性的认识，在《内经》提出的"避其毒气"原则指导下，对某些具有传染性的温病采取了各种严格的隔离措施。据史书记载，我国晋代就有"朝臣家有时疾染易三人以上者，身虽无疾，百日不得入宫"这一严格的隔离措施，即不仅注意与有病之人的隔离，而且还注意到对已与病人有接触但尚未发病者的隔离。明代肖大享《夷俗记》载，在内蒙一带的少数民族有"凡患痘疮，无论父母、兄弟、妻子，俱一切避匿不相见"的习惯。早在汉代，在疫病发生时就有把患者集中起来治疗的做法。如公元162年在军队里发生疫病时，设"庵庐"，即可视为我国早期的临时传染病医院。清初设有"查痘章京"一职，专司检查京城的天花患者，一旦发现，即令其迁出四五十里以外。并开始对外来海船实行海关检疫，以防痘疮（天花）等病传入国内，可视为我国早期的检疫制度。与此同时，古代医家还提出与疫病患者接触时应注意的一些问题，如熊立品《瘟疫传症全书》说："当合境延门，时气大发，瘟疫盛行，递相传染之际……毋近病人床榻，染具秽污；毋凭死者尸棺，触其臭恶；毋食病家时菜，毋拾死人衣物"。隔离疫病患者对于切断传染源，防止疫病的传播具有重要的意义。

(5) 采用药物预防

我国古代医家一直在寻求能够预防温病的药物、方剂。早在《山海经》中就载有预防疫病的药物、食品，如"箴鱼食之无疫疾"。到《诸病源候论》更明确提出，对伤寒、时气、温病等可"预服药"以预防。《备急千金要方》也认为："天地有斯瘴疠，还以天地所生之物防备之"。至于具体的方法，早在《内经》的《素问·刺法论》中就有用小金丹预防疫病的记载。在晋代《肘后方》、唐代《备急千金要方》等古医籍中都列有辟温方，也是以药物预防温病的发生。如《备急千金要方》中有雄黄丸、赤散、太乙流金散、雄黄散、杀鬼烧药、虎头杀鬼丸、金牙散等，分别采用药囊佩带、熏烧、内服或作用于体表等方法来预防温病的发生。元代滑寿则主张在麻疹流行期间用消毒保婴丹、代天宣化丸等来预防发病。而在疫病流行时期，政府也常颁布或施用一些防疫药方，以期控制疫病的蔓延。

(6) 保护和增强人体正气

在"正气存内，邪不可干"思想的指导下，古代医家非常强调通过保护和增强人体的正气来预防温病。如《素问·金匮真言论》说："夫精者，身之本也，故藏于精者，春不病温"。即指出了保护体内阴精对预防温病发生的重要意义。同时提出应注意顺应自然界的气候变化，避免寒凉、炎暑、雨露等因素影响体内的正气。如《素问·移精变气论》指出："失四时之从，逆寒暑之宜，贼风数至，虚邪朝夕，内至五脏骨髓，外伤空窍肌肤，所以小病必甚，大病必死”。还应注意生活有规律，防止劳欲过度，保持精神愉快，以保护体内正气能抗御外邪的入侵、预防疾病的发生。

预防温病传染的最积极有效的措施，则为接种免疫，这也是增强人体正气的方法。我国至少在明代以前就已发明了种痘法以预防天花，开创了世界人工免疫之先河，这是医学科学史上一项重大成就。当时采用的是人痘接种术，据《医宗金鉴》记载，已有痘衣法、痘浆法、旱苗法、水苗法等。种痘术的发明，不仅在当时对保护人民健康起了很大作用，而且为1798年英国人琴纳发明牛痘疫苗预防天花，从而通过世界性的努力在全球消灭天花奠定了基础。

由此可见，中医学对温病的预防有较为深刻的认识，并创造出许多既有民族特色，又有一定效果的预防方法，对中华民族的繁衍昌盛起了重要的作用。当然，限于历史条件，我国古代对温病的预防措施并不能完全控制温病的发生，所以还应与现代的各种预防措施结合起来。

文献辑要

《素问·四气调神大论》

夫四时阴阳者，万物之根本也，所以圣人春夏养阳，秋冬养阴，以从其根，故与万物浮沉于生长之门。逆其根，则伐其本，坏其真矣。故阴阳四时者，万物之终始也，死生之本也。逆之则灾害生，从之则苛疾不起，是谓得道。道者，圣人行之，愚者佩之。从阴阳则生，逆之则死；从之则治，逆之则乱，反顺为逆，是谓内格。是故圣人不治已病治未病，不治已乱治未乱，此之谓也。夫病已成而后药之，乱已成而后治之，譬犹渴而穿井，斗而铸锥，不亦晚乎？

《素问·生气通天论》

苍天之气，清净则志意治，顺之则阳气固，虽有贼邪，弗能害也。此因时之序。故圣人传精神，服天气而通神明。失之则内闭九窍，外壅肌肉，卫气散解，此谓自伤，气之削也。

故风者，百病之始也，清静则肉腠闭拒，虽有大风苛毒，弗之能害，此时之序也。

是以圣人陈阴阳，筋脉和同，骨髓坚固，气血皆从。如是则内外调和，邪不能害，耳目聪明，气立如故。

《千金要方·卷九》

人生天地之间，命有遭际，时有否泰、吉凶、悔吝、苦乐、安危、喜怒、爱憎、存亡、忧畏、关心之虑，日有千条谋身之道，时生万计，乃度一日。是故天无一岁不寒暑，人无一日不忧喜。故有天行温疫病者，即天地变化之一气也。斯盖造化必然之理，不得无之。故圣人虽有补天立极之德而不能废之。虽不能废之，而能以道御之。其次有贤人善于摄生，能知撙节，与时推移，亦得保全。天地有斯瘴疠，还以天地所生之物以防备之，命曰知方，则病无所侵矣。

《医权初编·外感饮食宜忌论》

外感时疫，有言得病即粥汤粒米不可食者，有言饮食始终全不当禁者，议论纷纷不定。

予为细言之，盖人之胃气强弱不同，有天壤之殊，不可执一。其强者，胃气充运，兼之素无积聚，虽有外感内疫，不能阻滞气道，食入易消易饥，乌足为患？外邪不能深入，内疫亦自易出，病易愈耳。若不明此理，妄禁饮食，中气一馁，外邪反致深入，内疫不能鼓荡而出，变为危候也。虚弱之人，胃气原不充运，或兼素有积聚，一经风寒外束、疫邪内发，胃中早已痞满，不饥不食，若再饮食强进，则必中宫填塞，变为承气、陷胸、泻心等汤，及白散、槟榔丸诸症……莫若听其不饥不食，使经络易通，以小柴胡汤加减和之，俟一阳来复之期，或可自愈也。然感寒自外来，未至深入，犹可食粥以御其邪；时疫从内发，当察其果无痞满与舌厚白苔，而能易食易饥者，方可以稀粥与之。

中 篇

第八章 风 温

风温是感受风热病邪所引起的急性外感热病。其特点为初起以肺卫表热证为主要证候，继则出现邪热壅肺等气分证候，后期多表现为肺胃阴伤。本病四季均可发生，但以冬春两季多见，发于冬季者，也叫冬温。本病一般传染性不强或无传染性，但其中有的也具有较强的传染性，甚至可引起大范围的流行而成为温疫。

风温一名，首见于汉代张仲景《伤寒论》："太阳病，发热而渴，不恶寒者，为温病，若发汗已，身灼热者，名风温"。但仲景所指的风温是热病误汗后的坏证，与本章讨论的风温不同。晋代王叔和在《伤寒例》中也提出了风温的病名，但是指感受寒邪后在发病过程中又感受风邪所形成的一种热病。唐代孙思邈《备急千金要方》引《小品方》之葳蕤汤作为治疗张仲景所述风温的主方。后世医家还陆续有不少关于风温的论述，所论的风温与本章的风温概念渐渐接近。如宋代庞安时在《伤寒总病论·卷五》中说："病人素伤于风，因复伤于热，风热相搏，则发风温。四肢不收，头痛身热，常自汗出不解，治在少阴厥阴，不可发汗，汗出则谵语。"提出了其病因与风热有关，也论述了其证治。至清代，叶天士为风温之病明确了概念，指出风温是一种新感温病，如《三时伏气外感篇》所说："风温者，春月受风，其气已温，《经》谓春病在头，治在上焦。肺位最高，邪必先伤。此手太阴气分先病，失治则入手厥阴心包络，血分亦伤"。不仅提出了风温是感受春季时令之邪而致的新感温病，而且还阐明了风温的病机特点和传变趋势。同时，该篇还提出了风温的临床表现和治疗宜忌。其后，陈平伯在第一部有关风温的专著《外感温病篇》中，对本病进行了详细的论述。谓"风温为病，春月与冬季居多，或恶风或不恶风，必身热，咳嗽，烦渴"。指明了本病的发生季节和初起临床证候特点，并对风温的各种病证具体列举了诊治要点和用药。此外，清代的一些著名医家如吴鞠通、吴坤安、王孟英等，都对风温病的因、证、脉、治作了阐述和补充，从而进一步丰富了风温病辨证论治的内容。

根据风温的病理特点和临床表现，本病与西医学呼吸系统的一些急性感染性疾病有密切的关系，如各种病原体引起的肺炎，包括大叶性肺炎、病毒性肺炎、支原体肺炎等，以及普通感冒、流行性感冒和急性支气管炎等。这些疾病如符合风温的特点，即可参考本病辨证论治。另外，传统所说的风温还包括了某些初起以上呼吸道感染为主要表现的其他急性感染性疾病，如流行性脑脊髓膜炎等，当其临床表现符合风温时，也可按风温辨证论治。

病因病机

一、病因发病

风温的病因为风热病邪。春季风木当令，阳气升发，气候温暖多风，易形成风热病邪。正如吴鞠通所说："风温者，初春阳气始开，厥阴行令，风夹温也"。在冬季，如气候反常，应寒反暖，也易形成风热病邪。正如吴坤安所说："凡天时晴燥，温风过暖，感其气者即是风温之邪"。如素禀不足，正气虚弱，特别是肺之气阴亏虚或卫表不固者，或因起居不慎，寒温失调，即可感受风热病邪，着而成病。

二、病机演变

风热病邪属阳邪，既具有风邪的特点，又具有温热性质。其性升散、疏泄，多由口鼻、皮毛侵入人体。肺位居高，首当其冲，所以本病初起以邪犯肺卫为主要病理特点。如叶天士在《温热论》中提出的："温邪上受，首先犯肺"，正是针对风热病邪侵犯人体的这一病理特点而说的。由于肺主气属卫，外合皮毛，卫气敷布皮毛，风热外袭，肺卫失宣，故病变初起即见发热、恶风、咳嗽、口微渴等肺卫证候。如肺卫之邪不解，病邪深入，则其发展趋向大致有两种情况：一是顺传于气分，二是逆传心包。凡邪热由卫入气，属于风温常规的传变过程，故称"顺传"，大多出现邪热侵犯肺脏，肺经邪热亢盛，肺气壅滞，宣降失常的病理改变，常有身热、咳喘、胸痛等临床表现；也可进一步呈阳明邪热炽盛之证，出现大热、大渴、大汗等临床表现。所谓"逆传"是与顺传相对而言的，指肺卫之邪未传入阳明气分而直接内陷心包，闭阻心窍，出现神昏谵语、肢厥舌蹇、舌绛的危重证候，因其属疾病的急剧变化，病情骤然加重，故称之为"逆传心包"。风温病变后期，由于邪热久在肺胃，故多呈肺胃阴伤之象。同时，在本病的发展过程中，也可出现正气骤然外脱的变化，其既可发生于热闭心包之后，即"内闭外脱"，也可在病之早期或极期发生，病情极为危重。另外，在风温过程中，如肺气郁闭过甚，甚可导致肺之化源欲绝，出现喘急、大汗、面色青紫或苍白等症状，也是极危重之象。如吴鞠通在《温病条辨》中提出"汗涌，鼻煽，脉散，皆化源欲绝之征兆也"，并指出"细按温病死状百端，大纲不越五条。在上焦有二：一曰肺之化源绝者死；二曰心神内闭，内闭外脱者死"。

风温的病理变化以肺经为病变重心。风热病邪由口鼻而入，初起多有肺卫见症；继则表证解而肺热渐炽，出现邪热壅肺，肺失宣降之证；热郁于肺，炼液为痰，可致痰热阻肺；或痰热互结于上焦，气机失于通降而成痰热结胸之证；肺与大肠相表里，肺热下移大肠，既可致肠腑气机不行，燥热内结而便秘，也可因肺热移肠，大肠传导失司而致泄泻；邪热在肺，易于耗伤肺胃之阴液，故风温后期多有肺胃阴伤的病理改变。可见风温的病变始终以肺为中心。

本病邪在气分不解，亦可深入营血，但多数风温病临床较少出现营血分证候，至于风温中有因肺热波及血络而外发红疹者，其病变重心仍在气分，与营血分证中出现斑疹隐隐或斑疹透发者不尽相同。

诊　　断

一、诊断依据

1. 本病虽一年四季均可见到，但以冬春季为多，故发生于冬春两季的外感热病，应考虑风温的可能性。

2. 本病的临床特征为发病急骤，初起即见发热，恶风，咳嗽，口微渴，舌苔薄白，舌边尖红，脉浮数等肺卫见症。在病变中期，以邪热壅肺之咳喘、咯痰等气分证为主要病理改变，后期多表现为肺胃阴伤证候。

3. 部分病例可出现发热、神志异常（神昏、谵语）等热陷心包症状。

4. 可配合血液常规检查及胸透或胸部摄片等。

二、鉴别诊断

1. 春温

风温与春温都可发生于春季。但风温病因是风热病邪，发病之初邪犯肺卫，因而在初起见有发热，微恶风寒，咳嗽，口微渴，舌苔薄白，舌边尖红，脉浮数等肺卫表热证；春温是感受温热病邪自里而外发所致，其初起即可见身灼热，烦渴，苔黄，甚则神昏，痉厥，斑疹等里热证候。风温初起病变部位在肺卫，后期易出现肺胃阴伤之象；春温初起病变部位在气分或营分，病情重、变化快，后期常见肝肾阴伤证候。

2. 感冒

感冒有风寒、风热两大类。风寒感冒为风寒外袭肌表所致，虽然可见发热、恶风等表证，但风寒感冒初起临床表现为恶寒重而发热轻，并有口不渴、无汗、苔白而舌不红、脉浮而不数等症状。其中如属寒邪偏胜而外束肌表者，可见身痛无汗，脉浮紧等症；风邪偏胜而伤卫者，可见汗出恶风，脉浮缓等症。这些表现与风温病初起的表热证候均有明显的不同，一般不难区别。风热感冒与风温病因均为风热病邪，初起病变部位均在肺卫，表现为表热证，鉴别较困难。但风热感冒病情多轻浅，初起以发热较轻，微恶风，头痛，鼻塞，打喷嚏，流涕，咳嗽，咽痛等肺卫失宣，清窍不利症状为主，病程短，一般不发生传变而出现脏腑病变；风温初起清窍不利的症状可能不明显，而热势较甚，且很快就可传入气分，出现肺热壅盛甚至热盛阳明等症状。

3. 麻疹

麻疹与风温都可发生于冬春两季，初起都有明显的肺卫表热症状，如发热、恶风、头痛、咳嗽等。但麻疹多伴有两眼发红，怕光，涕泪增多，鼻塞，打喷嚏等，发病后3~5天可出现皮疹，而在皮疹出现前，于口腔两侧近臼齿颊黏膜处可出现灰白色小点，周有红晕，称为麻疹黏膜斑，又称滑氏斑。麻疹以儿童为多见，易发生流行。

4. 肺痈

肺痈多为风热之邪侵犯于肺，热毒深重，蒸腐肺脏，血热壅聚，蕴酿化脓所致。其初起时临床表现与风温相似，但往往症状较重，常见寒战，发热持续难退，咯吐浊痰，渐带脓血，常在病程第二周后大量咳吐脓血痰，味腥臭。X线检查可显示密度增深的阴影或出现液平的空洞。

辨 证 论 治

一、辨治要点

（一）辨证要点

1. 辨析肺经证候

风温以手太阴肺为病变中心，初起即见肺卫表证，症见发热微恶寒，咳嗽，头痛，咽痛等；继则邪热壅肺，症见身热，咳喘，汗出，口渴，若伤及肺络，可见胸痛，咯痰带血，或吐铁锈色痰；后期多表现为肺胃阴伤，症见低热，咳嗽少痰，口干咽燥等。

2. 重视肺经与相关脏腑的病变

如肺热传入阳明胃经，症见壮热，汗出，口渴，脉洪大等；肺热移肠，导致热结肠腑者，可见潮热，便秘，腹痛等；肺热下移而热迫大肠者，可见下利色黄热臭；肺热波及营分，扰及血络者，则见肌肤红疹。

3. 注意证候的演变

邪热由肺卫传入肺、胃、肠腑，热势虽盛，但邪尚在气分，病势较稳定；若出现神志异常，神昏谵语，多为邪热传入心包，病情较重；如出现正气外脱或化源欲绝，则病情更为危重。

（二）治则治法

1. 治则

风温的病变重心在肺经，故以清泄肺热为治疗原则。

2. 治法

初起邪在肺卫，治宜辛散凉泄，透邪外达，主以辛凉解表，并注意辨别证之偏于卫表或偏于肺经，相应调整施治；邪渐入里，如见肺经邪热壅盛者，治宜清热宣肺，酌情配合止咳平喘化痰；邪热灼津为痰，结于胸膈胃脘者，治宜辛开苦降，使痰热分解而易于清化。至于邪热传于胃肠，其在阳明之经者，犹可辛寒透泄，达邪出表；其下迫大肠，传导失司，下利热臭者，宜苦寒清热止利；其热结肠腑，腑气不通者，则宜苦寒攻下，导热下行。若邪热逆传心包或内陷心包，机窍内闭者，以清心开窍为急；其阳气外脱者，以固敛阳气为要。病变后期肺胃阴伤者，宜甘寒滋养肺胃之阴。

（三）治禁

本病初起大忌辛温消散，因为辛温发汗，一则劫夺心液，二则耗散心阳，易致昏谵；再者，温病最善伤阴，发汗则加重阴伤，加速病情变化，正如邵新甫所说：“风为天之阳气，温乃化热之邪，两阳熏灼，先伤上焦……当与辛凉轻剂，清解为先，大忌辛温消散，劫烁清津”。此外，风温初起也不可过用寒凉，以免凉遏卫气，阻碍气机，冰伏邪气，使邪热难于外达，反致传变内陷。

二、常见证型辨治

（一）邪袭肺卫

【证候表现】　发热，微恶风寒，无汗或少汗，头痛，咳嗽，口微渴，苔薄白，舌边尖红，脉浮数。

【病机分析】　本证见于风温初起，为风热病邪侵袭肺卫所致。邪犯于表，卫气被郁，开合失司，可见发热，微恶风寒，无汗或少汗。头为诸阳之会，卫气郁阻，经脉不利则见头痛。风热之邪侵犯肺经，肺气失于宣畅则咳嗽。风热之邪易于损伤阴津，病邪初犯人体，津伤不甚故口微渴。舌苔薄白，舌边尖红，脉浮数，均为风热袭表之征。

本证当与伤寒初起，风寒袭表之证相鉴别。两者均为病变初起，邪犯肌表之证，临床均可见发热恶寒，头痛等症。但伤寒初起，风寒袭表，卫气郁阻较重，腠理闭塞，故恶寒重于发热，身无汗；寒性收引、凝滞，故头痛、身痛较重而脉浮紧；寒邪在表，故舌淡红，苔薄白。风温初起，风热犯于肺卫，阳热较甚，故发热重于恶寒，脉浮数；热邪易于伤阴，则见口渴；热邪在表，则舌边尖红。

【治法】　辛凉解表，宣肺泄热。

【方药】　银翘散或桑菊饮。

银翘散　（《温病条辨》）

连翘　银花　桔梗　薄荷　竹叶　生甘草　荆芥穗　淡豆豉　牛蒡子　鲜苇根

水煎服。

吴鞠通说：“治上焦如羽，非轻不举”，本方取轻清宣透之品以清宣肺卫之邪。方中芥穗、豆豉、薄荷解表透邪，祛邪外出；牛蒡子、甘草、桔梗轻宣肺气以除咳嗽；连翘、银花、竹叶辛凉清解，轻清泄热以解热；苇根生津止渴。本方以辛凉为主，而稍佐辛温之品，如荆芥、淡豆豉，以增强疏表散邪之力，用于风热客表，邪势较盛而表气郁闭较甚，临床见发热恶寒，无汗者较为合适。按《温病条辨》中该方之用：“鲜苇根汤煎，香气大出，即取服，勿过煮。肺药取轻清，过煮则味厚而入中焦矣。病重者，约二时一服，日三服，夜一服；轻者三时一服，日二服，夜一服；病不解者，作再服”，强调了本方不宜久煎，且一日之中可以多次服用。

桑菊饮　（《温病条辨》）

杏仁　连翘　薄荷　桑叶　菊花　苦桔梗　苇根　生甘草

水煎服。

本方亦为辛凉解表之剂。桑叶、菊花、连翘、薄荷辛凉轻透以泄风热；桔梗、甘草、杏仁宣开肺气以止咳嗽；苇根以生津止渴。

银翘散与桑菊饮均为辛凉解表方剂，适用于风热侵犯肺卫之证，但两者清解之力有轻重之别。银翘散中荆芥、豆豉等辛散透表之品合于大队辛凉药物中，其解表之力较胜，故称为“辛凉平剂”，且银花、连翘用量大，并配合竹叶，清热作用较强。桑菊饮多为辛凉之品，力轻平和，其解表之力逊于银翘散，称为“辛凉轻剂”，方中杏仁肃降肺气，止咳作用较银翘散为优。所以风温初起邪袭肺卫而偏于表热较重，以发热微恶寒，咽痛为主症者，宜用银翘散；偏于肺失宣降，表证较轻，以咳嗽为主症者，宜用桑菊饮。

【临床运用】 在运用银翘散时，如恶寒已解，可去荆芥、豆豉；如因风热灼津而口渴较甚者，则加花粉、石斛以生津清热；如恶寒、身痛明显，无汗者，多属表郁较甚，可适当配合辛温疏散之品，如苏叶、防风之类；若热势较高，邪热化火者，可加入黄芩、虎杖、鸭跖草等以清热泻火；咽喉肿痛者，可加马勃、玄参、土牛膝、白僵蚕等以解毒消肿；因肺失宣降而致咳嗽较甚者，可与桑菊饮互参用药，或加杏仁、橘红、川贝、瓜蒌皮、枇杷叶等，以宣肺利气，化痰止咳；肺热盛而咯痰浓稠者，病变多已波及气分，可加黄芩、平地木、鱼腥草、虎杖等以清肺化痰；鼻衄者去荆芥（或用荆芥炭）、豆豉，加白茅根、焦山栀等；若夹有湿邪而见胸膈满闷，苔腻，大便不实者，可加藿香、白豆蔻、青蒿、郁金等。

在运用桑菊饮时，若兼见热入气分而气粗似喘者，可加生石膏、知母以清气分之热；如肺热甚，则加黄芩、鱼腥草、银花、连翘等以清肺热；如热盛伤津口渴者，可加花粉以生津。如属肺气不宣而表热又较甚者，则可与银翘散互参而用药。

（二）肺热炽盛

1. 邪热壅肺

【证候表现】 身热，汗出，烦渴，咳喘，或咯痰黄稠，或带血，或痰呈铁锈色，胸闷胸痛，舌红苔黄，脉数。

【病机分析】 此为风热之邪入里，邪热壅阻肺经气分之证。邪热传里，热邪更加炽盛则身热；里热蒸迫津液外泄则汗出；热盛伤津则烦渴而欲饮；邪热壅肺，肺气失于宣降则胸闷；肺热气滞，脉络失和则出现胸痛；肺热灼液为痰则咯痰黄稠；热伤肺络，则可见痰中带血，或痰呈铁锈色。舌红苔黄，脉数为里热之象。

邪热壅肺之证，其病机有侧重于肺气壅阻或侧重于肺热化火之别。胸闷，咳嗽，喘急为肺热壅阻之象；热盛，胸痛，咳吐腥臭黄痰或铁锈色痰，舌红苔黄，脉滑数为肺热化火之象。另外，本证与邪袭肺卫证的不同之处在于邪袭肺卫属卫分证，见于风热上受，病发初起，病情轻浅，临床表现以发热并见恶寒，无汗或少汗，口渴不甚，苔薄白，脉浮数等为主；本证则为肺热炽盛之气分证，多从前证进一步发展而来，病情较重，系热邪壅肺，肺气不能宣降所致，临床多见咳而兼喘，并有热盛、舌红苔黄等气分里热之象。

【治法】 清热宣肺。

【方药】 麻杏石甘汤或千金苇茎汤。

麻杏石甘汤 （《伤寒论》）

麻黄（去节） 杏仁（去皮尖、碾细） 生石膏（碾细，先煎） 甘草（炙）

水煎服。

方中麻黄辛温，宣肺平喘；石膏辛寒，清泄肺热。麻黄得石膏寒凉之制，则其功专于宣肺平喘，而不在解表发汗；石膏得麻黄，则其功长于清泄肺热。二药的用量，通常石膏多于麻黄 5～10 倍，并可根据肺气郁滞及邪热之轻重程度，调节石膏与麻黄的药量比例。方中配合杏仁降肺气，以助麻黄止咳平喘；甘草生津止咳，调和诸药。

千金苇茎汤　（《备急千金要方》）

苇茎　薏苡仁　冬瓜仁　桃仁

水煎服。

方中重用苇茎（即芦根）清泄肺热；冬瓜仁、薏苡仁清化痰热，排脓解毒；桃仁活血逐瘀。此四药量大力专，有清热化痰，逐瘀排脓之效。可用于肺热亢盛而化火化毒者，也可用于肺痈将成之时，咯吐腥臭脓痰者。

麻杏石甘汤与苇茎汤二方都是用于风温邪热壅肺者。但前者宣肺作用较强，用于咳喘较甚者为宜；后者以清泄肺热和化痰排脓为主，适用于肺经热毒亢盛而肺气郁闭不甚，或有化痈倾向者。

【临床运用】　如热毒炽盛者，上方可加银花、连翘、虎杖、平地木、黄芩、鱼腥草、知母、败酱草、金荞麦等以助清肺解毒化痰之力。如胸部疼痛较甚者，可加桃仁、郁金、瓜蒌、丝瓜络等以活络止痛。痰多而喘急显著者可加葶苈子、苏子等以降气平喘；痰中带血或咯血者加茜草炭、白茅根、侧柏炭、仙鹤草、焦栀子等以凉血止血。如咯吐腥臭脓痰者，用千金苇茎汤可加用《伤寒论》桔梗汤，桔梗不但止咳，更有祛痰排脓之功，配合生甘草清热解毒，调和诸药。

2. 肺热腑实

【证候表现】　潮热便秘，痰涎壅盛，喘促不宁，苔黄腻或黄滑，脉右寸实大。

【病机分析】　本证为既有肺经痰热壅阻，又有肠腑热结不通之肺肠同病证。痰热阻肺，肃降无权，则出现喘促不宁，右脉实大，舌苔也多见黄腻或黄滑。阳明腑实热结，腑气不通则见潮热，便秘。由于肺与大肠相表里，肺气不降则腑气不易下行；肠腑中热结不通，腑气不得下降，则肺中之邪亦少外泄之机。所以本证实系肺与大肠之邪互相影响所致，即肺与大肠脏腑同病，互为因果。

邪热壅肺证也见发热、咳喘，与本证相似，但其属无形邪热壅肺，以肺失宣肃为主，而本证见痰涎壅盛，潮热便秘，属有形之邪阻于肺肠。

【治法】　宣肺化痰，泄热攻下。

【方药】　宣白承气汤。

宣白承气汤　（《温病条辨》）

生石膏　生大黄　杏仁粉　瓜蒌皮

水煎服。

方中以生石膏清肺胃之热，杏仁、瓜蒌皮宣降肺气，化痰定喘；大黄攻下腑实。腑实得下，则肺热易清；肺气清肃，则腑气易通。所以本方为清热宣肺，泄热通腑，肺肠合治之剂。正如吴鞠通所说："以杏仁、石膏宣肺气之痹，以大黄逐肠胃之结，此脏腑合治法也"。本方实取麻杏石甘汤、承气汤二方之意变制而成，由于有宣肺通腑之功效，所以称为宣白承气汤。

【临床运用】　如痰涎壅盛，可酌加竹沥、贝母、半夏、天竺黄等。如喘促较盛，可加葶苈子。如腹胀甚，可加枳壳、厚朴等。

3. 肺热移肠

【证候表现】　身热，咳嗽，口渴，下利色黄热臭，肛门灼热，腹痛而不硬满，苔黄，脉数。

【病机分析】 本证为肺胃邪热下移大肠所致。邪热在肺，肺失清肃，则见身热，咳嗽。热伤肺胃阴液则口渴。肺与大肠相表里，肺热不解，邪热下迫大肠，传导失司，故下利色黄热臭，肛门灼热。苔黄、脉数均为里热之征。

肺肠同病为本证的基本特征，身热、咳嗽为肺热炽盛的表现，下利热臭、肛门灼热为邪热内迫大肠之象。肺热腑实证也是肺肠同病，但本证为肺热下迫大肠而运化失司，故身热，咳嗽，下利稀便，色黄热臭，而无肺热腑实证之潮热便秘、痰壅喘促等症。本证见下利热臭，肛门灼热，与腑实证之热结旁流颇为相似。其区别在于本证为热移大肠，下利多为黄色稀便而不是稀水。又因为本证内无燥屎结于肠腑，所以虽可出现腹痛，但按其腹部并无硬满感觉。而热结旁流的腑实证则为燥屎内结，粪水从旁流下，所以下利多恶臭稀水，腹部必硬满，按之作痛。

【治法】 苦寒清热止利。

【方药】 葛根黄芩黄连汤。

葛根黄芩黄连汤 （《伤寒论》）

葛根 甘草（炙） 黄芩 黄连

水煎服。

方中葛根解肌清热，生津止渴，升清气而止泄利；黄芩、黄连苦寒清热，坚阴止利；甘草甘缓和中，调和诸药。本方主在清热理肠，和中止利，正如陈平伯说："温邪内逼，下注大肠则下利，治之者，宜清泄浊邪，不必专于治利"。本方出自《伤寒论》，原文为："太阳病，桂枝证，医反下之，利遂不止，脉促者，表未解也，喘而汗出者，葛根黄芩黄连汤主之"。所以本方对仍有表证存在者亦适用。

【临床运用】 若肺热较甚，可加入银花、鱼腥草、桔梗等以清肺宣气；如咳嗽较甚可加桑白皮、枇杷叶等；如腹痛较甚，可加白芍；下利较甚可加白头翁、马齿苋、地锦草、辣蓼、藿香等以清热化湿止利；如呕吐恶心者，可加藿香、姜竹茹以化湿止呕，也可配合苏叶，呕吐较甚者，可用玉枢丹。

4. 肺热发疹

【证候表现】 身热，咳嗽，胸闷，肌肤发疹，疹点红润，苔薄白，舌质红，脉数。

【病机分析】 本证为肺经气分热邪外窜肌肤，波及营络所致。邪热内郁则身热；肺气不宣，肺气壅滞则见咳嗽、胸闷。肺热波及营分，窜入血络，则可外发皮疹，疹点一般红润，多粒小而稀疏，常见于胸部，按之可暂退。该皮疹为肺热波及营分而致，其病机重点仍在气分，与营分证之见斑疹隐隐者不同，正如陆子贤在《六因条辨》中所说："疹为太阴风热"。

许多出疹性疾病如麻疹、风疹、烂喉痧等在病变过程中也可见因肺热而引起的皮疹，但由于各属专门的疾病，所以不归于风温肺热发疹之证。

【治法】 宣肺泄热，凉营透疹。

【方药】 银翘散去豆豉，加细生地、丹皮、大青叶，倍玄参方。

银翘散去豆豉，加细生地、丹皮、大青叶，倍玄参方 （《温病条辨》）

连翘 银花 苦桔梗 薄荷（后下） 竹叶 生甘草 荆芥穗 牛蒡子 细生地 大青叶 丹皮 玄参

水煎服。

本方为银翘散加减而成，但因本证邪不在表，故去温散透表之豆豉，以防助长热势；又因肺热波及营分，营热较甚，窜入血络而发疹，所以加入生地、丹皮、大青叶、玄参以凉营泄热解毒。诸药合用，共奏宣肺泄热，凉营透疹之效。

【临床运用】 若无表邪见证，还可去荆芥；皮疹较多者，则可加入蝉蜕、浮萍等透疹外出。

（三）痰热结胸

【证候表现】 身热面赤，渴欲凉饮，饮不解渴，得水则呕，胸脘痞满，按之疼痛，便秘，苔黄滑，脉滑数有力。

【病机分析】 本证为邪热入里，与痰搏结于胸脘而成，故面赤身热。痰热内阻胸脘，津不上承，则口渴，因内有邪热，故欲得冷饮，但属痰热有形之邪结于胸脘，故饮不解渴，得水则呕。痰热内阻，致气机不畅，故胸脘痞满。因为有形之邪内结胸脘，故按之疼痛。痰热内阻，腑气不通，故大便秘结。苔黄滑，脉滑数有力为痰热内阻之象。

本证出现大便秘结，为痰热结于胸脘，影响腑气下降而致，与阳明腑实证出现腹胀满疼痛，苔黄厚干燥之便秘不同。

【治法】 清热化痰开结。

【方药】 小陷胸加枳实汤。

小陷胸加枳实汤 （《温病条辨》）

黄连 瓜蒌 枳实 半夏

水煎服。

本方为《伤寒论》小陷胸汤加枳实而成。方中黄连苦寒清热燥湿，瓜蒌化痰宽胸，半夏辛温除痰散结，枳实降气开结。四药配合，属辛开苦降之法，且润燥相得，寒温合宜，有清热化痰开结之功。

【临床运用】 如呕恶较甚，可加竹茹、生姜汁以和胃降逆。如胸脘胀痛而涉及两胁者，加柴胡、黄芩。

（四）邪入阳明

1. 热炽阳明

【证候表现】 壮热，恶热，汗大出，口渴甚且喜冷饮，苔黄而燥，脉浮洪或滑数。

【病机分析】 本证属肺热传变到阳明胃经，其热势为无形邪热弥漫于内外。阳明胃热亢盛，里热蒸腾，故壮热，恶热，苔黄而燥，脉浮洪或滑数。里热迫津外泄，故汗大出；热盛伤津，引水自救，故渴喜冷饮。

邪热壅肺证亦可见发热，汗出，与本证相似，均属气分证候，但其证病位在肺而尚未影响到胃，以咳喘咯痰，舌苔黄或黄滑为主要表现。痰热结胸证可见面赤，身热，渴欲凉饮，亦与本证相似，但其同时见胸脘痞满，按之疼痛，舌苔黄滑，而无本证壮热，汗大出，苔黄燥等症。在临床上，肺热传至阳明后，肺热症状未除，所以往往表现为肺胃热盛之证。

【治法】 清热保津。

【方药】 白虎汤。

白虎汤 （《伤寒论》）

生石膏（研） 知母 生甘草 白粳米

水煎服。

白虎汤为清泄阳明胃热的代表方剂。方中生石膏辛寒，入肺胃经，能大清胃热，达热出表，可除气分之壮热。知母苦寒而性润，入肺胃二经，清热养阴。知母配石膏，可增强清热止渴除烦之力。生甘草泻火解毒，调和诸药，配粳米可保养胃气，祛邪而不伤正，配石膏则可甘寒生津。本方四药相配，共奏清热保津之功。

【临床运用】 如热毒较盛者，可加银花、连翘、板蓝根、大青叶等清热解毒之品；里热化火者，可佐以黄连、黄芩等清热泻火；如津伤显著者，可加石斛、天花粉、芦根等以生津。如热盛而津气耗损，兼有背微恶寒，脉洪大而芤者，可加人参以益气生津，即为白虎加人参汤；如同时见肺热壅盛而咳喘较明显者，可加杏仁、瓜蒌皮、黄芩、鱼腥草等以清肺化痰。

吴鞠通提出白虎汤有“四禁”，即“脉浮弦而细者，不可与也；脉沉者，不可与也；不渴者，不可与也；汗不出者，不可与也”。是指邪在肌表、少阳时，里虚者、阳明腑实或阴寒内结者、热势不浮盛于内外者都不可用白虎汤。提示只有邪热盛于阳明经者，才可用白虎汤。但在临床上也不必完全拘泥于此“四禁”，有阳明热盛而表气郁闭故无汗者，仍可用白虎汤配合疏散之品。

2. 热结肠腑

【证候表现】 日晡潮热，时有谵语，大便秘结，或纯利恶臭稀水，肛门灼热，腹部胀满硬痛，苔老黄而燥，甚则灰黑而燥裂，脉沉实有力。

【病机分析】 本证属肺经邪热不解，传入胃肠，与肠中糟粕相结而热结肠腑。邪热内结肠腑，里热熏蒸故日晡潮热。邪热与肠中糟粕相结，传导失职，故大便秘结不通。若是燥屎内阻，粪水从旁流下，则可表现为利下纯水，是谓“热结旁流”。其所下之水必恶臭异常，且肛门有灼热感。燥屎内结，腑气壅滞不通，所以腹部胀满硬痛，按之痛甚。热结于内，里热熏蒸，腑热上扰神明，则时有谵语；里热迫津外泄则汗出；腑热内结，津液受损则苔老黄而燥，甚则灰黑而燥裂。因有燥屎内结，邪热伏于里，故脉沉实有力。

【治法】 软坚攻下泄热。

【方药】 调胃承气汤。

调胃承气汤 （《伤寒论》）

甘草（炙） 芒硝（后下） 大黄（去皮，清酒洗）

水煎服。

热结肠腑，有燥屎内结，必以攻下腑实为急务。方中以大黄苦寒攻下泻热；芒硝咸寒软坚泄热润燥，助大黄泻下腑实；甘草以缓硝、黄之峻，使其留中缓下。本方不仅能攻下大肠热结，还有泄胃中积热以调胃气之功，所以名为调胃承气汤。方中不用枳实、厚朴而加甘草，是《伤寒论》三承气汤中攻下力量较缓者，称之为缓下热结之法。其方药作用切合温病阳明腑实证的临床特点，所以多用于治疗温病中的阳明腑实证，适用于邪热较盛，热结于里，而腑气壅滞不太甚之证。

【临床运用】 如见腹胀满较严重，提示腑气壅滞较甚，可加枳实、厚朴以行气破坚，即取大承气汤之意。但所加这两味药性偏温燥，津伤甚者当慎用；如见苔灰黑而燥，伴口唇干燥者，则为津伤已甚，可加玄参、生地、麦冬等以攻下泄热，生津养液，即为增液承气汤。若热毒较甚，可加入黄连、黄芩、栀子、黄柏以苦寒攻下，清热解毒。

3. **胃热阴伤**

【证候表现】 身热自汗，面赤，口舌干燥而渴，虚烦不眠，气短神疲，身重难以转侧，时时泛恶，纳谷不馨，苔黄而燥，舌红而干，脉细数。

【病机分析】 本证为邪热入胃，胃热炽盛，邪正剧争则身热。阳明之脉起于鼻之交頞中而绕于颜面，胃热上扰则面赤。胃热炽盛，逼津外泄则汗出。胃津已伤，则口舌干燥而渴。胃热内扰则虚烦不眠。气虚未复，则气短神疲。气随津泄则气机失运，故身重难以转侧。胃之气阴两伤，失于和降，故时时泛恶，纳谷不馨。苔黄舌红，脉细数是邪热未解而阴液已伤之象。

本证可从热炽阳明证邪热进一步耗伤阴液发展而来，可见于阳明气分证后期，此时往往胃热未清而气阴两伤。

阳明热盛兼气阴两伤之白虎加人参汤证可见身热，烦渴，舌红，脉数，与本证相似，但其证见于气分证极期，以邪甚热炽为主，正虚次之，故阳明四大症俱全，同时见背微恶寒，脉洪大而芤；本证虽有胃热，但阳明四大症已不典型，而阴虚之象较明显。

【治法】 清泄胃热，生津益气。

【方药】 竹叶石膏汤。

竹叶石膏汤 （《伤寒论》）

生石膏 麦冬 半夏 竹叶 甘草 粳米 人参

水煎服。

方中竹叶、石膏清泄阳明胃热，麦冬滋养胃阴，粳米和胃生津。半夏虽为辛温之品，但能降逆解郁，并能和胃，在寒凉滋润药中少量用之，既可防麦冬之滋腻，又合甘草以保胃气，颇得用药之妙。人参能益气养胃生津。本方组方如吴谦所云，“以大寒之剂易为清补之方”，诸药配伍，祛邪不伤正，扶正不恋邪，共奏清热生津，益气和胃之功。

【临床运用】 气阴耗伤较重者，方中人参可用西洋参替代，以补益气阴；有痰热内阻者，可加竹沥清热化痰；热毒尚重者，可加入银花、虎杖、败酱草、鱼腥草等以清热解毒；呕恶较甚者，可加竹茹、橘皮和胃止呕。

（五）热入心包

1. **热陷心包**

【证候表现】 神昏谵语，或昏愦不语，身体灼热，四肢厥冷，舌蹇，舌色鲜泽而绛，脉细数。

【病机分析】 本证多因气分、营血分邪热传入心包所致，也可发生于病变初期，肺卫之邪不顺传气分，而直接传入心包而成，即为逆传心包。本证来势凶险，病情较重，属危重之证。邪热内陷，阻闭包络，堵塞窍机，扰乱神明，则见神昏，或昏愦不语；心包热盛，营阴耗损，心之苗窍不利则舌蹇而舌色鲜泽而绛；营阴耗损则脉象细数；邪热内闭，阻滞气机，阳气不达于四肢，故见四肢厥冷。其热闭浅者，则肢厥较轻，热闭愈重则肢厥愈甚，即所谓“热深厥亦深”。

本证与营分证营热扰心而致的神昏有所不同：营分证的神志症状较轻，且无舌蹇肢厥，而常见斑疹隐隐；热陷心包证则有明显的神志症状，且多伴有舌蹇肢厥。但在营分证中每易同时发生热陷心包，此时可见明显的神志异常，又称为邪犯心营。热结肠腑证与本证均可出现神志异常，但热结肠腑证之神志异常乃肠腑浊热上扰神明，表现为腹满，便秘，脉沉实，谵语或有或无，神志症状一般较轻。

【治法】 清心开窍，凉营泄热。

【方药】 清宫汤送服安宫牛黄丸或紫雪丹、局方至宝丹。

清宫汤 （《温病条辨》）

玄参心　莲子心　竹叶卷心　连翘心　犀角尖（水牛角代，磨冲）　连心麦冬

水煎服。

方中原用犀角，能清心凉营，现临床上都用水牛角代之；玄参心、莲子心、连心麦冬可清心滋液；竹叶卷心、连翘心则清心泄热。诸药合用，共奏清心泄热，凉营滋阴之功。

安宫牛黄丸 （《温病条辨》）

牛黄　郁金　犀角　黄连　朱砂　冰片　麝香　珍珠　山栀　雄黄　黄芩

上为极细末，炼老蜜为丸，每丸一钱，金箔为衣，蜡护。每服一丸。大人病重体实者，日再服，甚至日三服；小儿服半丸，不知再服半丸。

紫雪丹 （《温病条辨》）

滑石　石膏　寒水石　磁石（水煮）　羚羊角　木香　犀角　沉香　丁香　升麻　玄参　炙甘草　朴硝　硝石　辰砂　麝香（研细入煎药拌匀）

冷水调服一二钱。

局方至宝丹 （《温病条辨》）

犀角（镑）　朱砂（飞）　琥珀（研）　玳瑁（镑）　牛黄　麝香

以安息香重汤炖化，和诸药为丸，蜡护。

安宫牛黄丸、至宝丹、紫雪丹三方皆有清热解毒，透络开窍，苏醒神志之功，属凉开之剂，是传统治疗温病神昏之要药，俗称为“三宝”。三方药物组成不同，功效各异。安宫牛黄丸药性最寒凉，长于清热兼能解毒，主要用于高热昏迷之症；紫雪丹寒凉之性稍次之，长于止痉息风，泻热通便，多用于高热惊厥之症；至宝丹寒凉之性更次之，长于芳香辟秽，多用于窍闭谵语之症。

【临床运用】 上列方中犀角均以水牛角（5~10倍剂量）代，并可配合大青叶、生地等药，以发挥凉血解毒作用。若症见痰热蒙蔽心包，神昏肢厥，舌苔浊腻者，可去莲心、麦冬，加入芳香透泄，宣化湿浊之银花、赤豆皮，以清心豁痰，芳香开窍。本证病情严重，可采用中西医结合治疗。现代临床上常用清开灵注射液或醒脑静注射液加入葡萄糖注射液中静脉点滴，两者均是以安宫牛黄丸为基础而改进的新剂型，使用较方便，奏效亦快。

2. 热入心包兼阳明腑实

【证候表现】 身热，神昏，舌蹇，肢厥，便秘，腹部按之硬痛，舌绛，苔黄燥，脉数沉实。

【病机分析】 本证为手厥阴心包与手阳明大肠俱病之证。热陷心包，心经热盛则身热，舌色绛；邪热内盛，阳气闭郁，不能外达则肢厥；邪阻包络，闭塞机窍则神昏谵语。阳明腑

实，燥屎内结，故大便秘结，腹部按之硬痛；苔黄燥，脉数沉实，为热结肠腑之象。

本证所见的身热、神昏、肢厥等症，在一般的阳明腑实证亦能出现，但单纯的阳明腑实证不致出现舌蹇而言语不利，神昏程度亦较轻。

【治法】　清心开窍，攻下腑实。

【方药】　牛黄承气汤。

牛黄承气汤　（《温病条辨》）

即用前安宫牛黄丸二丸，化开，调生大黄末，先服一半，不知再服。

【临床运用】　如肠腑燥结及津伤较甚者，可加入芒硝、玄参等以软坚生津，不仅有助于通下泄热，而且能顾护津液。

（六）正气外脱

【证候表现】　身体灼热，倦卧，气息短促，精神萎靡或神志昏愦，汗多，脉散大或细数无力，或发热骤退，面色苍白，四肢厥冷，汗出淋漓不止，虚烦躁扰，气息短促，舌淡，脉微细欲绝。

【病机分析】　风温发生正气外脱可见于热陷心包之后，即由邪热内闭于心包，继而正气外脱所致，称为“内闭外脱”。此时由于邪热闭于心包，故身灼热而神昏；又有正气外脱，则见倦卧，气息短促，汗多，脉散大或细数无力。内闭外脱可进而引起气脱亡阳。本证也可发生在风温病变过程中，甚至在病之早期，因邪气太盛而正气大虚，导致气阴外脱或阳气暴脱。阳气外亡，则发热骤降而四肢厥冷；气失固摄，津不内守则汗出不止；气虚不足以息，则呼吸短促；心失所养，心神散佚则虚烦躁扰；心阳虚衰，心血不能上荣则面色苍白而舌淡；脉微细欲绝为心阳虚衰，正气暴脱之象。

对正气外脱的辨证，应区分气阴外脱和阳气外脱。气阴外脱又称阴脱、阴竭、亡阴，其主要表现为身热骤降，汗多气短，肢体尚温，神情疲倦或烦躁不安，口渴、尿少，舌光红少苔，脉散大无力或细数无力。阳气外脱又称阳脱、亡阳，其主要表现为四肢逆冷甚至通体厥冷，全身冷汗淋漓，面色苍白，神情淡漠或神识朦胧，气息微弱急促，舌淡而润，脉微细欲绝。

【治法】　益气敛阴固脱或回阳固脱，如属内闭外脱者，配合清心开窍。

【方药】　生脉散或参附汤，属内闭外脱者配合安宫牛黄丸（见本章）。

生脉散　（《温病条辨》）

人参　麦冬（不去心）　五味子

水煎服。

方中用人参补益气阴，麦冬与五味子酸甘化阴，守阴留阳，气阴内守则汗不外泄，气不外脱。全方有益气敛阴固脱之功，适用于气阴外脱之证。

参附汤　（《重订严氏济生方》）

人参（另炖）　熟附子

加生姜水煎服。

方中以人参大补元气，附子温壮真阳。二药合用，具有回阳、益气、固脱的功效，适用于阳气暴脱之证。

【临床运用】 若汗出淋漓不止者，可加龙骨、牡蛎以止汗固脱。本证偏于气阴外脱者，以生脉散为主；偏于阳气暴脱者，以参附汤为主。但在临床上二者常合并使用。现代临床多用生脉注射液或参附注射液加入50%葡萄糖注射液中作静脉推注，每隔15~30分钟1次，直至见效。另外还有其他一些抗厥脱的中成药注射液可以酌情选用。

（七）余邪未净，肺胃阴伤

【证候表现】 低热或不发热，干咳或痰少而黏，口舌干燥而渴，舌光红少苔，脉细数。

【病机分析】 本证多见于风温病恢复期。低热不退说明尚有余邪未净，如不发热则提示邪热已解。肺阴耗伤，不能润养肺金，肺气失于宣降，则咳嗽而无痰，或痰少而黏；肺胃阴伤则口舌干燥而渴。舌干红少苔，脉细均为阴液不足之象。

胃热阴伤证有时也可表现为低热，同时有口舌干燥而渴，气短神疲，与本证相似，但本证余热更轻，肺胃阴伤的症状更为突出。

【治法】 滋养肺胃，清涤余邪。

【方药】 沙参麦冬汤。

沙参麦冬汤 （《温病条辨》）

沙参 玉竹 生甘草 冬桑叶 麦冬 生扁豆 天花粉

水煎服。

方中以沙参、麦冬、玉竹、花粉甘寒生津，润养肺胃；生扁豆、甘草扶助胃气；桑叶轻清宣透以散余邪。诸药相配，共奏清养肺胃之功。

【临床运用】 如肺经热邪尚盛者，可加知母、地骨皮等；胃阴伤明显者，加石斛、芦根；咳重者加杏仁、贝母、枇杷叶等；纳呆者加炒谷麦芽、神曲等。肺胃阴伤严重者，可用生脉注射液静脉点滴。本证还可配合饮食疗法，如进食雪梨汁、荸荠汁、石斛茶等，常有较好效果。同时还应注意避免进食油腻和辛辣食物。

小 结

风温是感受风热病邪引起的急性外感热病，以肺经为病变中心，初起以肺卫证候为主要表现，中期多表现为肺热壅盛，后期常见肺胃阴伤，多发于春冬两季。本病初起邪袭肺卫时，治以辛凉透表。其中表热较著者，宜用银翘散；偏于肺气失宣而以咳嗽为主要表现者，宜用桑菊饮。风温病传变迅速，其中顺传气分者，多见邪热壅肺、肺热腑实、肺热移肠、肺热发疹、痰热结胸、热炽阳明、热结肠腑、胃热阴伤等证候类型。其中属邪热壅肺，肺气郁闭甚者，可用麻杏石甘汤，而肺热化火，热毒盛者，可用千金苇茎汤加味；痰热阻肺而腑有热结者，可用宣白承气汤清肺化痰，泄热攻下；如肺热移肠者，可用葛根黄芩黄连汤清热止利；如肺热发疹者，宜用银翘散去豆豉加细生地、丹皮、大青叶，倍玄参方，以宣肺泄热，凉营透疹。如属痰热结胸者，可用小陷胸加枳实汤。如肺热传入阳明，邪热炽盛者，可用白虎汤清热保津；如阳明热结而成腑实者，当用调胃承气汤以软坚攻下泄热；如出现胃热阴伤者，用竹叶石膏汤。本病邪热传入心包，则有热陷心包、热闭心包兼阳明腑实等证候类型。热陷心包者，治以清心开窍，用清宫汤送服“三宝”；热闭心包而兼有腑实者，可用清心开窍，攻下泄热之牛黄承气汤。本病还可发生正气外脱，其中如发生于热闭心包之后，称为内闭外脱。对正气外脱者，应区别气阴外脱和阳气外脱而分别用生脉散或参附汤，以固脱为急务，如伴热闭心包者，配合安宫牛黄丸等以开窍。风温病后期多见余热未净而肺胃阴津已伤，可用滋养肺胃津液之沙参麦冬汤。

临床参考

临床上对风温的辨证有以下规律：①发热一症，贯穿全程。不论在卫、气或在营、血，皆以发热为主症。热之浅者为卫，其为时短暂，邪热转盛者多为入气，如更进一步热炽而灼伤营阴，则又可入营、甚至入血，并可出现痉、厥、闭、脱等危象。②病源不同，见证有异。凡病毒为病，起病卫分多见，气分次之，入营者最少；急性细菌感染之为病，较快地出现气分高热；患有宿疾而并发感染者，则以气分和营分证候为常见。③病位不同，症状有别。若热犯肺系，常见肺失宣肃，呈现咳喘、咳吐痰涎；若热甚则痰稠甚至为脓痰，轻则痰液稀薄；热侵肠胃则升降失司而出现呕恶、泄泻；热蕴肝胆，则腹痛阵作，甚而发黄；热滞大肠则下利色黄，肛门灼热；热侵膀胱或肾，则腹痛尿频，小便失利，或见血尿癃闭。④逆传变证，多起于气分，由卫分直接传营血者较少见［云南中医杂志　1984；(5)：60］。

有介绍董德懋老中医治疗风温的经验：风热表证，一般治以辛凉解表，急性证候随之消失。然在其证发生发展过程中，常可因其他病邪夹杂而发热不退，致治疗不能中鹄。董老认为，风热表证常可夹杂的病邪有寒、湿、痰、瘀、食等。若风热夹寒，则可兼见恶寒，身痛，无汗，喘促，此时可在辛凉散热方中加麻黄、杏仁，以配合荆芥、豆豉等兼散寒宣肺发表。若风热夹湿，可兼见胸闷，纳呆，恶心，呕吐，汗出热不退或汗出不彻，小便不畅，舌苔腻，此时可在方中加藿香、佩兰、杏仁、通草、白蔻仁、苡仁等，以芳化利湿。若风热夹瘀，常见于妇女经来适断或产后感邪，可兼见少腹痛，腰痛，月经闭，或少腹癥瘕，舌质有瘀点，此时又宜兼加桃仁、丹皮、赤芍、丹参、香附等凉血活血理气之品。对于风热夹痰、夹食，或可加半夏、陈皮、杏仁、枇杷叶化痰，或可加神曲、麦芽、山楂以消导。董老认为，荆芥生用可祛风解表，风热、风寒均可用，如治风寒表证之荆防败毒散，治风热表证之银翘散，皆用荆芥。在表证兼湿、兼瘀时，荆芥既可除湿又可祛瘀，除湿则以生用，祛瘀则可炒用，后者乃“黑以入血”之例［中医杂志　1983；(8)：14］。

病案选读

1. 风温犯肺

张某,男,2岁，1959年3月10日因发热三天住某医院。住院检查摘要：血化验：白细胞总数27，400/立方毫米，中性76%，淋巴24%，体温39.9℃，听诊两肺水泡音。诊断：腺病毒肺炎。

病程与治疗：住院后，曾用青、链、合霉素等抗菌素药物治疗。会诊时，仍高烧无汗，神昏嗜睡，咳嗽微喘，口渴，舌质红，苔微黄，脉浮数，乃风温上受，肺气郁闭，宜辛凉轻剂，宣肺透卫，方用桑菊饮加味。处方：

桑叶一钱　菊花二钱　连翘一钱五分　杏仁一钱五分　桔梗五分　甘草五分　牛蒡子一钱五分　薄荷八分　苇根五钱　竹叶二钱　葱白三寸　共进两剂。

药后得微汗，身热略降，咳嗽有痰，舌质正红，苔薄黄，脉滑数，表闭已开，余热未彻，宜予清疏利痰之剂。处方：

苏叶一钱　前胡一钱　桔梗八分　桑皮一钱　黄芩八分　天花粉二钱　竹叶一钱五分　橘红一钱　枇杷叶二钱　再服一剂。

微汗续出而身热已退，亦不神昏嗜睡，咳嗽不显，唯大便两日未行，舌红减退，苔黄微腻，脉沉数，乃表解里未和之候，宜原方去苏叶加枳实一钱、莱菔子一钱、麦芽二钱。

服后体温正常，咳嗽已止，仍未大便，舌中心有腻苔未退，脉滑数，乃肺胃未和，拟调和肺胃，利湿消滞。处方：

冬瓜仁四钱　杏仁二钱　苡仁四钱　苇根五钱　炒枳实一钱五分　莱菔子一钱五分　麦芽二钱　焦山楂二钱　建曲二钱

服二剂而诸证悉平，食、眠、二便俱正常，停药食养痊愈出院。

原按：叶天士谓“风温上受，首先犯肺”，故以桑菊清轻辛凉之剂，宣肺以散上受之风，透卫以清在表之热。二剂即得微汗，再剂即身热已退，慎勿见其为腺病毒肺炎，初起即投以苦寒重剂，药过病所，失去清轻透达之机，则反伤正阳，易使轻者重，重者危。因思吴鞠通所谓：“治上焦如羽”，实为临床经验之谈。

（中医研究院主编.《蒲辅周医案》. 人民卫生出版社 .1972年）

2. 风温痰热痉厥

徐孩，发热六天，汗泄不畅，咳嗽气急，喉中痰声漉漉，咬牙嚼齿，时时抽搐。舌苔薄腻而黄，脉滑数不扬，筋纹色紫，已达气关。前医叠进羚羊、石斛、钩藤等，病情加剧。良由无形之风温与有形之痰热，互阻肺胃，肃降之令不行，阳明之热内炽，太阴之温不解，有似痉厥，实非痉厥，即马脾风之重证，徒治厥阴无益也。当此危急之秋，非大将不能去大敌，拟麻杏石甘汤加减，冀挽回于什一。

麻黄一钱　杏仁三钱　甘草一钱　石膏三钱　象贝三钱　天竺黄二钱　郁金一钱　鲜竹叶三十张　竹沥五钱冲　活芦根（去节）一两

二诊：昨投麻杏石甘汤加减，发热较轻，咬牙嚼齿抽搐均定，佳兆也。惟咳嗽气逆，喉中尚有痰声，脉滑数，筋纹缩退，口干欲饮，小溲短赤，风温痰热交阻肺胃，一时未易清撤，仍击鼓再进。

麻黄一钱 杏仁三钱 甘草一钱 石膏三钱 象贝三钱 广郁金二钱 天竺黄二钱 马兜铃一钱五分 冬瓜子三钱 淡竹沥五钱冲 活芦根（去节）二两

三诊：两进麻杏石甘汤以来，身热减，气急平，嚼齿抽搐亦平，惟咳嗽痰多，口干欲饮，小溲短赤，大便微溏色黄。风温已得外解，痰热亦有下行之势，脉仍滑数，余焰留恋，然质小体稚，毋使过之，今宜制小其剂。

净蝉衣八分 川象贝一钱五分 金银花三钱 冬桑叶三钱 通草八分 杏仁三钱 炙远志五分 连翘一钱五分 冬瓜子三钱 天花粉三钱 兜铃一钱五分 活芦根一两去节 荸荠汁一酒杯

（武进县医学会编.《丁甘仁医案》. 江苏科学技术出版社 .1988 年）

按语：此属风温，痰热壅肺致痉厥。前医用羚羊、石斛、钩藤等凉肝息风之品不仅动风之症不能解，且有寒凉阴柔之品遏阻，邪热内闭之弊。丁氏以麻杏石甘汤加减治之，待身热减，气急平，仍有余焰留恋者，丁氏又以小剂疏肺化痰，清解余热治之而告愈。

文献辑要

《类证活人书·卷六》

尺寸脉俱浮，头疼身热，常自汗出，体重，其息必喘，四肢不收，嘿嘿但欲眠，此名风温也。其人素伤于风，因复伤于热，风热相薄，即发风温，主四肢不收，头疼身热，常自汗出不解。治在少阴、厥阴。不可发汗，发汗即谵言独语，内烦躁扰不得卧，若惊痫，目乱无精。疗之者，复发其汗，如此死者，医杀之也。风温不可发汗，宜萎蕤汤；风温身灼热者，知母干葛汤；风温加渴甚者，栝蒌根汤；风温脉浮、身重汗出，汉防已汤。

《温热经纬·叶香岩三时伏气外感篇》

风温者，春月受风，其气已温。经谓春病在头，治在上焦，肺位最高，邪必先伤。此手太阴气分先病，失治则入手厥阴心包络，血分亦伤。盖足经顺传，如太阳传阳明，人皆知之；肺病失治，逆传心包络，人多不知者。俗医见身热咳喘，不知肺病在上之旨，妄投荆、防、柴、葛，加入枳、朴、杏、苏、菔子、楂、麦、橘皮之属，辄云解肌消食。有见痰喘，便用大黄礞石滚痰丸，大便数行，上热愈结。幼稚谷少胃薄，表里苦辛化燥，胃汁已伤，复用大黄大苦沉降丸药，致脾日阳和伤极，陡变惊痫，莫救者多矣。

春季温暖，风温极多，温变热最速，若发散风寒、消食，劫伤津液，变证尤速。初起咳嗽喘促，通行用薄荷（汗多不用）、连翘、象贝、牛蒡、花粉、桔梗、沙参、木通、枳壳、橘红，表解热不清，用黄芩、连翘、桑皮、花粉、地骨皮、川贝、知母、山栀……里热不清，朝上凉，晚暮热，即当清解血分，久则滋清养阴。若热陷神昏，痰升喘促，急用牛黄丸、至宝丹之属。

按：此证因初发热喘嗽，首用辛凉清肃上焦，如薄荷、连翘、牛蒡、象贝、桑叶、沙参、栀皮、蒌皮、花粉。若色苍热盛烦渴，用石膏、竹叶辛寒清散，痧症亦当宗此。若日数渐多，邪不得解，芩、连、凉膈亦可选用。至热邪逆传膻中，神昏目瞑，鼻窍无涕泪，诸窍欲闭，其势危急，必用至宝丹或牛黄清心丸。病减后余热，只甘寒清养胃阴足矣。

《温热经纬·陈平伯外感温病篇》

风温为病，春月与冬季居多，或恶风或不恶风，必身热咳嗽烦渴，此风温证之提纲也。

风邪属阳，阳邪从阳，必伤卫气。人身之中，肺主卫，又胃为卫之本，是以风温外薄，肺胃内应，风温内袭，肺胃受病。其温邪之内外有异形，而肺胃之专司无二致，故恶风为或有之证，而热渴、咳嗽为必有之证也。

《医门棒喝·温暑提纲》

风温者，冬至一阳未复，则阳进阴退，立春以后，阳气渐旺，由温而热……人感虚风而当温暖之候，即成温病，故方书称为风温。

《伤寒指掌·风温》

凡天时晴燥，温风过暖，感其气者即是风温之邪，阳气熏灼，先伤上焦。其为病也，身热汗出，头胀咳嗽，喉痛声浊，治宜辛凉轻剂解之，大忌辛温汗散……风温吸入，先伤太阴肺分，右寸脉独大，肺气不舒，身痛胸闷，头胀咳嗽，发热口渴，或发痧疹，主治在太阴气分，栀、豉、桑、杏、蒌皮、牛蒡、连翘、薄荷、桔芩、桔梗、桑叶，清之解之。痰嗽加贝母，声浊不扬加兜铃，火盛脉洪加石膏，咽痛加射干，饱闷加川郁金、枳壳，干咳喉燥加花粉、蔗浆、梨汁，咽喉锁痛加莱菔汁。

《通俗伤寒论·伤寒兼证》

因：伏气温病，感冷风搏引而发，或天时温暖，感风寒郁而暴发，一为伏气，一为新感，病因不同，病势亦轻重迥异。

证：冷风引发伏温者，初起必头疼身热，微恶风寒，继则灼热自汗，渴不恶寒，咳嗽心烦，尺肤热甚，剧则鼻鼾多眠，语言难出，状如惊痫，手足瘛疭，面若火熏，舌苔初则白薄，边尖红燥，继即舌赤苔黄，甚或深红无苔。风寒搏束温邪者，初起头痛怕风，恶寒无汗，继即身热咳嗽，烦渴自汗，咽痛喉肿，舌苔白燥边红，甚则白燥起刺，或由白而转黄。

脉：右寸浮洪，左弦缓者，此新感引动伏气，仲景所谓发汗已，身灼热者，名曰风温是也。甚则寸尺浮洪，且盛而躁，乃外风引动内热，仲景所谓伤寒七八日不解，时时恶风，舌上干燥，大渴而烦，欲饮水数升者，热结在里，表里俱热是也。若右浮数，左弦紧，乃外寒束搏内热，仲景所谓心烦口渴，背微恶寒者是也。发汗后，脉转浮洪有力，仲景所谓服桂枝汤大汗出后，大烦渴不解，脉洪大者是也。

治：冷风引发伏热，先与葱豉桔梗汤，轻清疏风以解表，继与新加白虎汤，辛凉泄热以清里；里热大盛，已见风动瘛疭者，速与羚角钩藤汤，甘咸静镇以息风；终与人参白虎汤，加鲜石斛、梨汁、蔗浆等，甘寒救液以善后。风寒搏束内热，先与新加三拗汤，减轻麻黄，重加牛蒡，微散风寒以解表；继与连翘栀豉汤，加嫩桑芽、鲜竹叶，轻泄温邪以清里；其间痰多者，加淡竹沥（两瓢）、生姜汁（两滴，和匀同冲）；食滞者，加生萝卜汁（两大瓢）、枳实汁（两小瓢，和匀同冲）；见疹者，加炒牛蒡（三钱）、活水芦荀（一两）；喉痛者，加金果榄（一钱）、安南子（三枚）、制月石（五分）、吹加味冰硼散（冰片一分、硼砂一钱、风化硝、山豆根、青黛、胆矾、牛黄各二分，吹喉最效，如痰涎壅塞，以鹅翎蘸桐油和皂荚末少许探吐，喉已成痈者，以喉针刺患处流脓，脓净自愈）。总以肃清肺胃为要法。

《温病合编·卷一》

风温为阳邪，最易伤阴，大忌辛温发散、苦寒攻下劫燥津液。初起头胀，汗出，身热，咳嗽，必然并见，当与辛凉轻剂，清解为先，重剂则遏病所，化燥之时，当审其在气分、在血分。在气分则肺气不得舒转，周行气阻，身痛，脘闷，不饥，邪欲结痹，宜微苦以清降，微辛以宣通；在血分则热伏伤阴，日轻夜重，烦扰不宁，宜与甘凉养阴，仍须佐以疏达，俾邪有出路为是。若被苦寒沉降损伤胃口，阳明顿失循序之职，又有复脉、建中之类以治之。风温咳嗽虽系小病，常见误用辛温发汗销烁肺液，骤变则为痉厥，缓变则为虚劳，学者宜加意焉。

《时病论·风温》

风温之病，发于当春厥阴风木行令之时，少阴君火初交之际……其证头痛恶风，身热自汗，咳嗽口渴，舌苔微白，脉浮而数者，当用辛凉解表法。倘或舌绛苔黄，神昏谵语，以及手足瘛疭等证之变，皆可仿春温变证之法治之。

《六因条辨·下卷》

夫风者天之阳气，温者天之热气，若非其时而见之，即为戾气，人或染之，即为病气。都由冬春久暖，雨泽衍期，风阳化燥，鼓荡寰宇，而人于气交之中，素禀阴亏者，最易凑袭。故风温一症，良由先伏温邪，后再感风，风与温合，是为风温。然温则应火，风则应木，二气相煽，化为壮火，动辄伤肺。故其见症，必面赤舌干，身热神迷，鼻鼾多寐，默默不语，不思饮食，却与中风相似。过一二日后，神志反清，语言反出，似乎欲解，但口渴喜饮，舌干烦热，较甚者何也，以风由外解，而热自内蒸也。故初起即宜外疏风邪，内清温热，须步步照顾阴液，勿泛泛治风而已。倘治失其宜，传变最速，较诸温热则尤险也。

风温初起，面赤口燥，身热神迷，鼻鼾多寐，不语不食。此风热上蒙，宜用葳蕤、知母、麦冬、桑叶、薄荷、沙参、杏仁、鲜菖蒲、广郁金、青竹叶等味，疏风清热也。

《医学衷中参西录·医论》

伤寒初得宜用热药发其汗，麻黄、桂枝诸汤是也。风温初得宜用凉药发其汗，薄荷、连翘、蝉蜕诸药是也。至传经已深，阳明热实，无论伤寒、风温，皆宜治以白虎汤。而愚用白虎汤时，恒加薄荷少许，或连翘、蝉蜕少许，往往服后即可得汗。即但用白虎汤，亦恒有服后即汗者，因方中石膏原有解肌发表之力……斯乃调剂阴阳，听其自汗，非强发其汗也。

第九章 春 温

春温是由温热病邪引起的急性热病，其特点为起病即见里热证候，如发热，心烦，口渴，舌红，苔黄等，甚则见神昏，痉厥，斑疹等。本病发生在春季或冬春之交、春夏之交。

本章所论之春温传统认为属伏邪温病。有关本病的论述肇端于《内经》，如《素问·阴阳应象大论》说："冬伤于寒，春必温病"。《素问·金匮真言论》又说："藏于精者，春不病温"。而晋代王叔和演绎为"冬时严寒……中而即病者，名曰伤寒，不即病者，寒毒藏于肌肤，至春变为温病"。说明古人认为春温的发生外因冬伤于寒，内因身不藏精，且病邪在体内有相当一段时间的伏藏蕴化过程。其后有关春温的论述很多，其概念内涵也较繁杂，如首先提出"春温"病名的宋代医家郭雍在《伤寒补亡论》中说："冬伤于寒，至春发者，谓之温病；冬不伤寒，而春自感风寒温气而病者，亦谓之温；及春有非节之气中人为疫者，亦谓之温"。可见郭氏所谓春温是对春季所患温病的总称，其中实际上包括了感受春季时令之邪而即刻发病的新感温病如风温、温疫等。直到明初，王安道明确提出本病为怫热自内而达于外，故起病即见里热之证，从而揭示了春温的证候机理，并强调治疗以"清里热"为主。其后叶天士在《三时伏气外感篇》中论述了春温的病机特点和证治要点，认为本病为"冬寒内伏，藏于少阴，入春发于少阳"，并提出"昔贤以黄芩汤为主方，苦寒直清里热，热伏于阴，苦味坚阴，乃正治也。知温邪忌散，不与暴感门同法。若因外邪先受，引动在里伏热，必先辛凉以解新邪，继进苦寒以清里热"。俞根初在《通俗伤寒论》中对春温的发病部位及证候类型有颇为精辟的阐述："伏温内发，新寒外束，有实有虚，实邪多发于少阳、膜原，虚邪多发于少阴血分、阴分。"陆子贤在《六因条辨》中列有"春温条辨"专篇，对本病证治条分缕析，较切合临证实用。

在古代文献中对春温发生的认识主要是基于冬伤于寒，至春始发的伏气温病学说，但也有医家认为春温中包括了部分新感温病，或认为春温就是感受春季温热之邪而病。如吴又可在《温疫论》中论及春温时也提出："又有不因冬伤于寒，至春而病温者，此特感春温之气，可名春温"，即认为春温为新感温病。邵仙根在《伤寒指掌》的评语中则说："春温病有两种，冬受寒邪不即病，至春而伏气发热者，名曰春温；若春令太热，外受时邪而病者，此感而即发之春温也。"明确提出春季发生的新感温病也属于春温的范畴。

根据本病的发病季节和证候特点，发生于春季的重型流感、流行性脑脊髓膜炎以及其他化脓性脑膜炎、病毒性脑炎、败血症等，如发病之初即有明显里热证候，多可参考本病进行辨证论治。

病因病机

一、病因发病

关于春温的病因，自《内经》以后，传统的观点认为是“伏寒化温”。即认为春温的发生是由于冬季感受了寒邪，寒邪侵入人体后未及时发病，伏藏于人体内部，至春季阳气升发之时，内伏之寒邪郁而化热，向外透发，从而导致春温的发生。近年有学者根据历史上某些医家提出的“春温有新感而发”，认为春温的病因是发生于春季的温热病邪，这种病邪具有较强的致病力，侵入人体后可迅速由表入里，故病变初期多以里热证为主要表现。同时，在病变过程中里热亢盛，容易伤阴、化火，并出现神昏谵语、抽搐、斑疹、出血等危重证候。温热病邪易于损害人体的肝肾阴液，所以春温后期多表现为肝肾真阴耗损之证。上述两种观点虽然说法不一，但都强调了春温的致病因素具有较突出的温热特性，致病初起即表现出里热亢盛的证候特点。

春温发病除了必须要有外界的致病因素外，还有其内在的发病基础。本病发生的内因是阴精先亏，正气不足，如《素问·金匮真言论》所言“夫精者，身之本也，故藏于精者，春不病温”。凡摄生不慎，过度操劳，思虑多欲，房事不节，汗泻过度，大病之后，禀赋不足等，均可导致阴精亏损，失于封藏，形成阴精不足的体质。而本病的发生，多由于素体阴精亏虚，招致温热病邪侵袭而致病。清代医家柳宝诒在《温热逢源》中指出“经曰：冬伤于寒，春必温病。又曰：冬不藏精，春必病温。分而言之，则一言其邪之实，一言其正之虚。合而言之，则惟其冬不藏精而肾气先虚，寒邪乃得而伤之。”此处所言肾气先虚，就一般而论，应以阴精亏损为主，但有时也出现肾阳亏损者。

二、病机演变

由于温热病邪致病迅速，能很快侵犯入里，故春温起病即见里热炽盛表现。但因个体感邪的轻重和体质有所不同，春温初期有病发于气分和病发于营分之别，其病势发展也不一样。初起发于气分者，邪热虽盛，但正气未衰，一般病情相对较轻，若治疗及时，邪气多可外透而解，如病情进一步发展，则可向营分或血分深入。初起发于营分者，病情较邪发气分者为重，病机以营热炽盛，营阴亏虚为主。若经治疗后，营分之热亦可向外透达，转出气分而解，属于佳象；若邪热炽盛，治不及时，正气耗损，则可致热邪深入血分，病情更为危重。

春温初起虽以里热炽盛为主，但亦有因“新感引动伏邪”而发病者，可有短暂的卫表见症，表现为表里同病，或卫气同病、卫营同病。在病变过程中，每因阴液耗损严重而呈虚实错杂之候。病变初期，虽里热炽盛而兼有阴津不足，但邪实为病机关键；病至极期，邪热盛极，阴伤渐重，甚或出现气阴两伤，或动风、动血、闭窍等病理变化，或出现邪陷正衰，正气极易外脱，病势甚为凶险；病至后期，总以虚多邪少为其病理基础，素体阴精亏损之体，邪热愈发久郁不退，耗损阴精，故易致肝肾阴亏，甚或虚风内动之候，病情危重，预后亦差。本病后期在邪热衰退之后，每有余邪久留阴分不去，恢复较慢。总之，本病由感受温热病邪所致，邪热极易炽盛，致使起病急骤、病情较重、变化较多，具有郁热内伏，热势亢盛，易伤阴液和动风、动血等病理特点。

诊　　断

一、诊断依据

1. 本病是发于春季的急性外感热病。

2. 本病发病急、病情重、变化快，初起即见里热炽盛症状，如突然高热，头痛，呕吐，项强，斑疹隐隐，躁动不安甚至有神志改变等。

3. 本病在病变过程中极易出现斑疹大量透发、痉厥、神昏、正气外脱等危重证候，后期易有肾阴耗竭、虚风内动等表现。如皮肤、黏膜出现瘀斑、瘀点或有脑膜刺激征者要考虑本病。

4. 临床上疑为本病者，可进一步作相应的实验室检查，如血、尿、便、脑脊液常规或斑疹涂片等。

二、鉴别诊断

1. 风温

二者均发生于春季，同是温热性质的温病，具有发病急、变化多、传变快的特点。但风温是感受风热病邪而病，初起以邪在肺卫之表热证为主，病变以肺为中心，后期多见肺胃阴伤；春温是感受温热病邪而病，邪热由里外发，初起以里热证为主，或发于气分，或发于营分，后期多见肝肾阴伤。

2. 感冒

春温属新感引发者，初起为表里同病，发病之初可伴见恶寒、无汗和少汗等表证，易与感冒相混淆。但感冒不特发于春季，四季皆可发生，以咳嗽、喷嚏、流涕、咽痛等肺卫证为主，里热症状不明显，在恶寒消失后，其发热等亦随之减轻，一般5~7天即愈；春温则特发于春季，发病急，病情重，以突发高热、烦渴、尿赤、斑疹隐隐等里热炽盛证候为主，短暂的恶寒消失后，里热证候反而转盛，甚至很快出现神昏、斑疹透发、惊厥或厥脱等症，病程较感冒要长得多。

3. 暑温

暑温与春温初起均有里热亢盛的证候表现，但二者的发病季节有严格的区别，即发于夏至之前者为春温，发于夏至之后者为暑温。此外，暑温初起多见阳明里热炽盛证候，而春温初起多表现为热郁气分或热灼营分证候。

辨 证 论 治

一、辨治要点

（一）辨证要点

1. 辨初起证候

本病初起时当辨其发于气分和营分之不同。发于气分者，邪盛而正虚不甚，病情尚轻，证见身热，口苦而渴，心烦溲赤，舌红苔黄，脉数等。发于营分者，邪盛正虚，病情较重，证见身热夜甚，心烦躁扰，甚或时有谵语，咽燥口干，口反不甚渴饮，或有斑疹隐隐，舌红绛．脉细数等。同时，还应辨识表证之有无。春温初起虽以里热证为主，但也可兼见头痛、恶寒、无汗等卫表见症，即所谓“新感引动伏邪”。其表证一般较轻，短暂即逝而纯见里热证候。对有邪在表者，应辨析新感外邪之属性。若为风寒，一般兼见恶寒，头痛项强，无汗，肢体酸痛等；若为风热，则见微恶风，咳嗽，口渴，咽痛等。

2. 辨邪实正虚

本病患者多为阴精先亏，复感温热病邪而发，病程中每呈邪热亢盛与阴液耗损并存的虚实错杂之候。病变初期，里热炽盛而兼有阴虚，邪实为病机的重点；病至中期，热炽阴伤并重，如春温腑实多兼阴液亏损或气液两虚；病变后期，邪热渐退或余邪留伏，肝肾阴伤上升为主要矛盾，邪少虚多成为此期的证候特点。若热势虽盛而正气损伤较轻，一般预后尚可；但若正气虚亏，尤其是真阴真阳亏损较甚，则可迅速出现内闭外脱、虚风内动、正衰邪陷等证，甚至阴阳离决而导致死亡。掌握了这些特点，对于春温的辨治才有法度可循。

3. 辨动风虚实

春温每多动风之变，可见于中期或末期，辨析关键在于审其虚实。实风多见于春温极期，系热盛动风之候，证属里热炽盛，引动肝风，其证属实；虚风每见于春温后期，乃阴虚动风之候，证属肝肾阴亏，筋脉失养，其证属虚。

（二）治则治法

1. 治则

春温治疗应以清泄里热为主，并注意透邪外出，顾护阴液。由于本病病变部位广泛，病情易虚实错杂，临床治疗时应根据不同的病变部位、病变阶段、邪正虚实等情况灵活变化。因本病属里热外发，治疗时应重视使邪有外达之机，故透邪外出是本病治疗的一个着眼点。又因春温病热势燎原，最易灼伤阴液，阴液一伤，往往变证蜂起，故其治疗又当步步顾护阴液，以防阴液涸竭，或邪热内闭而发生昏、痉、厥、脱等变证。

2. 治法

本病若系新感引动，表里同病者，可先解外，而后清里，如叶天士所说：“若因外邪先受，引动在里伏热，必先辛凉以解新邪，继进苦寒，以清里热”；也可表里双解。但须注意解表切忌大剂辛温发汗，恐过汗反致心阴心阳耗散，或真阴灼竭而发生昏愦等变证。若属邪热郁里而见表证者，也可通过清里而表证自解。

对邪热盛于里者，主以清里热，而清热之法有辛寒、苦寒、甘寒等不同。在清热的同时，要注重透邪外达，或使卫气之邪热通过宣郁透达，辛寒宣泄之法而直接达邪于外，或使营分邪热轻清而透转气分。同时又要重视顾护阴液，养阴之法或取甘寒凉润生津，或用咸寒厚味滋补，或以酸寒养阴敛津。

本病初起如热郁少阳气分，宜苦寒清透；热在营分则以清营泄热为法；如兼表邪者须表里同治或先表后里。热在阳明则或用辛寒泄热，或用通腑泄热。热盛动风者治宜凉肝息风；热盛动血，迫血妄行而见斑疹或出血者，治宜清热凉血解毒。后期热伤肝肾之阴，治以滋养肝肾阴精为主。兼有虚风者，配合柔筋潜阳息风；壮火仍炽者，配合苦寒清热；邪留阴分者，注意领邪出阴。如余邪深伏阴分者，当滋阴透邪。

在整个治疗过程中，除注重使用清（热）、养（阴）、透（邪）三法外，尚需根据病情，灵活掌握和运用他法。如出现阳虚欲脱时，则不可固执养阴一法，而当回阳固脱。又如透邪外出，一般当用轻清宣透之品，但若属热结肠腑，则当咸寒攻下。至若夹食、夹痰、夹瘀者，又当分别配合消食、化痰、活血等法。

二、常见证型辨治

（一）初发证治

1.气分郁热

【证候表现】　身热，口苦而渴，干呕心烦，小便短赤，胸胁不舒，舌红苔黄，脉象弦数。

【病机分析】　温热病邪侵犯人体后可直接犯于气分，多表现为邪热郁于少阳胆腑，即叶天士提出春温的发病特点为“伏于少阴，发于少阳”。热郁气分，故身热而不恶寒。邪热内郁化火，或胆火上扰，则口苦心烦。胆热犯胃，胃失和降，则发干呕，里热伤津，故见口渴而小便短赤。胸胁为肝胆经脉所循之处，邪郁胆腑，经脉不畅，故胸胁不舒。舌红苔黄、脉象弦数为里热郁于胆经之象。

胃热炽盛证可见身热，烦渴，舌红，苔黄，脉数，与本证相似，同为气分热盛之证，但病位在阳明胃而不在少阳胆，故无口苦，胸胁满闷不舒，脉弦等症，其热势外盛，故有壮热，大汗，大渴，脉洪大等症。伤寒邪在少阳证，病属少阳经证，邪在半表半里，故以寒热往来，胸胁苦满为主症，与本证见身热，口渴，小便短赤，舌红苔黄，脉弦数等少阳胆腑郁热伤津者不同。

【治法】　苦寒清热，宣郁透邪。

【方药】　黄芩汤加豆豉、玄参方。

黄芩汤加豆豉、玄参方　（《温热逢源》）

黄芩　淡豆豉　玄参　白芍　生甘草

水煎服。

本方以《伤寒论》黄芩汤加豆豉、玄参去大枣组成。方中以黄芩为君，苦寒泻火，直清少阳胆热；玄参养阴清热解毒；芍药、甘草酸甘化阴以生津液；佐豆豉发郁热，透邪外达，兼以除烦。叶天士认为黄芩汤为春温正治之方，柳宝诒深谙其理，加佐豆豉、玄参，使本方“清”、“养”、“透”三法兼备，确为治疗春温热郁少阳胆腑证之良方。但由于本方清热泻火之力较弱，所以在临床运用时多须配合其他清热解毒泻火之品。

【临床运用】　上方在临床运用时，每加黄连、栀子、龙胆草等以加强其清热泻火之力。若伴见头痛恶寒，无汗或少汗者，为兼有表邪，即属新感引动伏气者，可加葛根、蝉蜕、薄荷以透达卫表之邪，或参下述“卫气同病”证论治。如伴寒热往来，胸胁胀闷，心烦者，为胆经郁热之候，加柴胡、栀子以疏胆清热。胆热炽盛，口苦、呕吐甚者，加龙胆草、黄连、竹茹、代赭石以清胆降逆止呕，或配合玉枢丹。胆经郁热较甚，也可用吴鞠通《温病条辨》之黄连黄芩汤（黄连、黄芩、郁金、豆豉）以清宣胆腑郁热。

春温初起亦可见邪热郁阻胸膈之证，临床常见身热不甚，心烦懊侬，坐卧不安等症状，可用《伤寒论》之栀子豉汤（栀子、淡豆豉）清宣胸膈郁热。

2. 卫气同病

【证候表现】　发热恶寒，无汗或有汗，头项强痛，肢体酸痛，心烦口渴，腹胀，大便干燥，唇焦，舌苔黄燥，脉象滑数或弦数。

【病机分析】　本证为邪郁于里，新感时令之邪引动内伏之郁热所致的卫气同病证，属表里同病之类。时邪困阻卫表，卫气抗邪，腠理闭塞，则见发热恶寒，无汗或有汗；经脉为外邪所阻，经气不利则头项强痛，肢体酸痛；里热内蕴，扰神伤津故见心烦，口渴；邪热伏藏于里，升降失常，气机不畅，故腹胀；舌苔黄燥，舌红脉数为邪热炽盛之象。

【治法】　解表清里。

【方药】　葱豉桔梗汤加黄芩或增损双解散。

葱豉桔梗汤　（《通俗伤寒论》）加黄芩

鲜葱白　淡豆豉　桔梗　薄荷　栀子　连翘　竹叶　甘草　黄芩

水煎服。

本方系葱豉汤合辛散、清热之品组成。方中葱白、豆豉、薄荷、桔梗辛散外邪，黄芩、连翘、栀子、甘草、淡竹叶清泄里热。诸药合用，具有表里同治，外散里清之功效。

增损双解散　（《伤寒瘟疫条辨》）

荆芥　防风　炙僵蚕　蝉蜕　姜黄　薄荷叶（后下）　黄连　炒山栀　黄芩　连翘　桔梗　生石膏（先下）　生大黄（后下）　芒硝（冲服）　滑石（包）　当归　白芍　生甘草

水煎去渣，冲芒硝，入蜜三匙，黄酒半酒杯，和匀冷服。现多次水煎后入芒硝服。

增损双解散在双解散的基础上加减而成，方中包含了升降散（大黄、姜黄、白僵蚕、蝉衣，《伤寒瘟疫条辨》方）的成分。方内荆芥、防风、薄荷叶、蝉蜕疏表散邪，僵蚕、姜黄、当归、芍药通络和营，黄连、黄芩、山栀、连翘、石膏清透里热，大黄、芒硝通腑，配桔梗以调升降之机，合滑石使热从小便而去。生甘草和中，又可清热解毒。

葱豉桔梗汤加黄芩方与增损双解散同为治疗表里同病者，但前者疏表之力较平和，清里之力亦较弱；后者不仅疏表用辛温之品，解表之力较强，清里作用亦较强，又有硝、黄攻下之品，所以对表邪偏于寒而里热亢盛且有腑结者更为适宜。

【临床运用】　若系外感风热之邪，表热之证明显者，可加银花、牛蒡子、竹叶等以疏风泄热；若系风寒外束，恶寒、无汗较重者，可用苏叶、防风等以疏表散寒；若经气郁滞，头痛、身痛显著者可加羌活、白芷等疏通经脉，行气止痛；若患者里热不甚，无明显大便燥结者，可去大黄、芒硝；阴津损伤，口渴者，可加天花粉生津止渴；气分郁热较甚，口苦，心烦者，主用黄芩、黄连、栀子等苦寒之品以直折里热。

3. 热灼营分

【证候表现】 身热夜甚，心烦躁扰，甚或时有谵语，或斑疹隐隐，咽燥口干而反不甚渴，舌质红绛，苔薄或无苔，脉细数。

【病机分析】 本证多见于营阴素虚而温热病邪直犯营分，或春温病变过程中因气分邪热不解，进而传入营分，致营热炽盛而营阴耗伤的患者。故既可见于发病之初，属温热病邪直犯营分者，也可发生于春温病气分证邪热深入营分者。其主要病机为营热较盛，营阴受损，心神被扰。热入营分，营热炽甚则身热夜甚，舌绛，热灼营阴，营阴受损，则咽干不甚渴，脉细数。热邪入营，心神被扰，则心烦躁扰，甚则时有谵语。如热毒入营，走窜血络，可见斑疹隐隐。

营分证可见时有谵语，与阳明热盛腑实发生的谵语有在气、在营之不同，可从有无大渴、大汗，大便是否燥结，腹部有无满痛，舌上有无苔垢等方面进行鉴别。若邪热由气传营，气分邪热仍在者，舌质绛而多有黄苔；若邪热深入营分，气分证不再存在，则舌呈纯绛而少苔垢。如本证见神昏谵语较重，则又当注意是否兼有热闭心包之热入心营证。

【治法】 清营泄热。

【方药】 清营汤。

清营汤 （《温病条辨》）

犀角（水牛角代） 生地 玄参 竹叶心 麦冬 丹参 黄连 银花 连翘（连心用）

水煎服。

本方为清泄营热的基本方。方中用水牛角易原方的犀角，清心凉营泄热，伍以黄连清心热而解毒；生地、玄参、麦冬清热滋阴；银花、连翘、竹叶性凉质轻，轻清透热，宣通气机，与清营药配合，可使营热外达，透出气分而解，此即叶天士“入营犹可透热转气”之法；丹参活血，清除脉络瘀热。清营汤在《温病条辨》中有用黄连和不用黄连之别，如营阴耗伤不甚而有心烦者，可用黄连配合水牛角清心解毒，但黄连苦燥，用量宜小；如营阴耗伤较甚，舌绛而干，则慎用黄连，以免苦燥伤阴。

【临床运用】 如兼有表证者，可伴恶寒、无汗、身痛，亦属表里同病，可加豆豉、薄荷、牛蒡子等以宣透表邪，或参下述“卫营同病”证论治。若黄苔尽退，舌转深绛，斑疹透发，为热毒由营渐转入血，当去银花、连翘、竹叶等气药，加用凉血解毒之品。若见神昏谵语，舌蹇肢厥，为热入心营之证，可加用安宫牛黄丸或紫雪丹，也可用清开灵注射液或醒脑静注射液。阴液亏损严重，应重视滋阴，同时可及时补充水分，必要时给予静脉补液。如见斑疹隐隐，可及时配合散血之法，用丹参注射液加入静脉补液中点滴。

4. 卫营同病

【证候表现】 发热，微恶风寒，汗少或无汗，咽痛，咳嗽，口渴，肌肤斑疹隐隐，心烦躁扰，甚或时有谵语，舌红绛，苔白黄相兼，脉象浮弦数。

【病机分析】 本证为卫营同病，表有邪阻，营有热灼之候。外感温邪，卫表失常，故发热而微恶风寒。在卫之邪郁闭腠理则汗少或无汗。如外邪犯肺，肺气失宣则有咽痛，咳嗽。

邪热伤及营阴则口渴而不甚渴饮；营热扰乱心神则见心烦躁扰，甚或时有谵语；营热波及血络则肌肤斑疹隐隐。舌红绛，苔白黄相兼，脉浮弦数是卫营同病之象。

本证与风温肺热发疹类似，都有发热、皮疹、咳嗽等症状，但本证所发之疹多为出血性，按之不退色，且有舌绛等症，故为热在营分，同时兼有表证，属卫营同病，其演变趋势往往邪热炽盛，病情很快加重。肺热发疹属肺热波及血络，病在气分，故多为充血性皮疹，且无舌绛等营分表现，其邪热多不甚，病情较轻。

【治法】 泄卫透营。

【方药】 银翘散去豆豉，加细生地、丹皮、大青叶，倍玄参方（见第八章）。

方中银花、连翘、荆芥、薄荷、牛蒡子为泄卫透表而设，投生地、玄参、丹皮、大青叶以凉营泄热解毒，加生甘草调和诸药。本方也可用于风温肺热发疹之证，但二者病机有偏于气或偏于营之不同，因而用药也有侧重于清肺与侧重于凉营之别。

【临床运用】 本方中荆芥性温，为增强透邪外达之力而用，若表邪见证不明显，荆芥可去之；如皮疹较多，按之退色者，则可加入蝉蜕、浮萍等透疹。对本证斑疹隐隐的治疗，应以凉营透疹为大法，不可妄用辛温升提。如营热较剧可加入水牛角、赤芍等清营泄热，也可配合清开灵注射液。

（二）邪盛气分证治

春温病的气分证，既可见于初发，也可从卫气同病证发展而来，其时表证解而气分里热更盛。本病初发时所见的气分郁热证前已作介绍，以下介绍其他几种春温常见的气分证。

1. 热灼胸膈

【证候表现】 身热不已，面红目赤，胸膈灼热如焚，烦躁不安，唇焦，咽燥，口渴，口舌生疮，齿龈肿痛，或大便秘结，舌红，苔黄，脉滑数。

【病机分析】 本证属郁热充斥，化火灼津。邪热燔灼，熏蒸胸膈，故身热不已，面红目赤，胸膈灼热如焚。胸膈炽热扰于心则烦躁不安；火热炎上，灼伤津液致使唇焦，咽燥，口渴，口舌生疮，齿龈肿痛；胸膈炽热及肠，腑失通降可致大便秘结。舌红，苔黄，脉滑数为里热燔灼之象。

【治法】 清泄膈热。

【方药】 凉膈散。

凉膈散 （《太平惠民和剂局方》）

大黄（酒浸） 芒硝 甘草 栀子 薄荷叶 连翘 竹叶 黄芩（酒炒） 蜜

水煎服。

本方清透并举，上下兼顾。方中连翘、栀子、黄芩、薄荷、竹叶清泄头面胸膈之灼热以治上；大黄、芒硝通腑泄热，“以泻代清”而治下；甘草、白蜜缓急润燥。诸药合之可凉膈泄热，清上泻下。热灼胸膈证不论有无便秘，均可使用凉膈散，其中硝、黄之用主要不为腑实而设，意在使胸膈郁热下泄。

【临床运用】 如口渴、咽燥较甚，可加入花粉、芦根以生津止渴。如大便稀溏，可去芒硝。现代临床运用本方时，方中蜜多不用。

2. 阳明热炽

【证候表现】 壮热，面赤，汗多，心烦，渴喜凉饮，舌质红，苔黄而燥，脉洪大或滑数。

【病机分析】 热邪未能外解，可能传入阳明。此时正邪剧争，故见壮热。阳明之脉荣于面，邪热循经上蒸，故见面赤。热盛迫津外泄，故见汗多。热盛扰乱心神则心烦，热盛津伤则渴喜凉饮。舌苔黄燥，脉象洪大或滑数系热盛津伤之征。

【治法】 清热保津。

【方药】 白虎汤（见第八章）。

【临床运用】 春温如见本证，往往热毒较甚，故临床多注重清热解毒方药的使用，白虎汤可与苦寒泻火之品配合。热势壮盛，发热较高者，可配合双黄连粉针剂或穿琥宁等静脉点滴，同时注意及时采取综合措施以降低体温，如予冰袋或药液擦浴。若热盛津伤，烦渴甚者，加山栀、竹叶、石斛、芦根等清热解毒，生津除烦，并应及时补充水分，必要时给予补液。兼有气阴两伤而见微喘，脉芤者，可加人参或西洋参以清热生津益气。

3. 热结肠腑

【证候表现】 身热，便秘，腹部硬满疼痛，苔黄厚燥裂，脉沉。或伴见口干唇裂，舌苔焦燥，脉象沉细；或伴见口干咽燥，倦怠少气，撮空摸床，肢体震颤，目不了了，苔干黄或焦黑，脉沉弱或沉细；或伴见小便涓滴不畅，溺时疼痛，尿色红赤，时烦渴，舌红脉数。

【病机分析】 阳明热盛，燥屎内结故见身热，便秘，脉沉。阳明燥结，腑气壅滞故腹部硬满胀痛。邪热内盛，热结津伤，甚则阴液亏损，故见口干唇燥，舌苔焦燥，脉细。如热结腑实，应下失下，而致气液两虚则见口干咽燥，唇裂舌焦，倦怠少气，撮空摸床，目不了了，脉沉弱或沉细。若腑实内结，兼见小肠热盛，下注膀胱，则小便短赤涩痛。

【治法】 本证总的治法是通腑泄热，同时应根据兼夹不同而配合相应治法。阳明腑实，热结液亏者，宜攻下腑实，增液滋阴；阳明腑实，气液俱亏者，宜攻补兼施，正邪合治；热结肠腑，小肠热盛者，宜通腑泻小肠火热。

【方药】 本证的代表方为调胃承气汤（见第八章），如属阳明腑实，热结液亏者，方用增液承气汤；阳明腑实，气液俱亏者，方用新加黄龙汤；热结肠腑，小肠热盛者，方用导赤承气汤。

增液承气汤 （《温病条辨》）

鲜生地　玄参　麦冬　生大黄（后下）　元明粉（冲）

水煎服。

本方即增液汤加硝、黄而成。吴鞠通在《温病条辨》中提出："温病之不大便，不出热结液干二者之外……热结液干之大实证，则用大承气；偏于热结而液不干者，旁流是也，则用调胃承气；偏于液干多而热结少者，则用增液，所以迴护其虚，务存津液之心法也。"本证为阳明腑实阴亏，故方取增液汤之玄参、麦冬、生地以养阴润肠，增水行舟，更加大黄、芒硝以泻热软坚，攻下腑实。

新加黄龙汤 （《温病条辨》）

生地　麦冬　玄参　生大黄（后下）　芒硝（冲）　当归　人参　生甘草　姜汁（冲）　海参（洗）

水煎服。

本方由陶节庵《伤寒六书》之黄龙汤加减变化而成，原方是针对伤寒热结且气血两虚之证而设，吴鞠通则于该方去枳、朴，加麦冬、生地、海参、玄参制成新加黄龙汤。全方以大黄、芒硝泄热软坚，攻下燥屎，为阳明腑实结热寻一出路；以人参、甘草大补元气；生地、麦冬、当归、玄参滋阴润燥，海参滋补阴液，咸寒软坚；并加姜汁宣通胃气，以代枳、朴之用，既除阳明气机之结滞，又无耗气伤阴之弊，诸药合用共成扶正攻下，邪正合治之剂。

导赤承气汤 （《温病条辨》）

生地 赤芍 黄连 黄柏 生大黄（后下） 芒硝（后下）

水煎服。

本方由导赤散、调胃承气汤加减组合而成，故名导赤承气汤。方中以赤芍、生地凉血养阴，大黄、芒硝攻下大肠热结，黄连、黄柏清泄小肠火热。此为二肠同治之法，大小肠之热去，则膀胱之热亦解，二便自然通利。

【临床运用】 热结肠腑，须用苦寒攻下。大黄为寒下之要药，用之得当使邪热由下而出，但对于阴液亏损或元气不足之证，攻下须同时滋养阴液，兼顾元气。若热炽阴伤，烦渴，舌红而干者，加知母、竹叶、花粉等。口渴较甚，热邪伤阴较重，可加玄参、芦根等，并应及时补充水分，必要时给予补液。若见小便赤色有血，可加白茅根、小蓟等。如阳明腑实，热结液亏者服本方后，大便虽通而热未退，或退而未尽，口燥咽干，舌苔干黄或金黄色，脉沉实有力，此为热邪复聚，可以本方去芒硝，加丹皮、知母以撤其热。

（三）热炽营血

春温病出现营血分证是病情较为危重的表现，其中营分证既可见于病之初发时，也可从气分病证发展而来的。春温初发的营分证前已介绍，以下介绍其他几种春温常见的营血分证。

1. 气营（血）两燔

【证候表现】 壮热，目赤，头痛，口渴饮冷，心烦躁扰，甚或谵语，斑疹隐隐；甚或大渴引饮，头痛如劈，骨节烦痛，烦躁不安，或时谵语，甚则昏狂谵妄，或发斑吐衄，舌绛或深绛，苔黄燥，脉滑数、弦数或洪大有力。

【病机分析】 本证为气分邪热未解，深入传于营血分，营热、血热又盛。因其热邪燔炽于气营（血），故名曰“两燔”，属气营（血）同病之证。邪热炽盛，燔灼气分，则壮热，苔黄燥，口渴饮冷或大渴引饮。火热炎上则目赤，头痛。热灼营阴，热扰心神，故心烦躁扰，甚或谵语。营热损伤血络，溢于肌肤，则斑疹隐隐。若气分不解，涉及血分，导致热毒充斥气血两经，则属气血两燔。血分热炽，扰乱心神而烦躁不安，甚则昏狂谵妄；热盛动血可致发斑，吐衄。热毒充斥，故头痛如劈，骨节烦痛。舌绛是热在营血之象，舌色深绛者多已深入血分。苔黄燥提示气分邪热未解，脉数或洪为热盛之象。

气营两燔与气血两燔在病机和临床表现上有所区别：如见壮热，口渴，苔黄而兼心烦，时谵语，或斑疹隐隐，舌绛者，属气营两燔；如见壮热，口渴，苔黄而兼斑疹透发、或吐衄下血，舌深绛者，属气血两燔。

【治法】 气营（血）两清。

【方药】 气营两燔，热毒尚不甚者用玉女煎去牛膝、熟地加细生地、玄参方，热毒炽盛气血而斑疹显露者用化斑汤，气营（血）两燔之重证，热毒亢盛至极者用清瘟败毒饮。

玉女煎去牛膝、熟地加细生地、玄参方 （《温病条辨》）

生石膏（先下） 知母 玄参 生地 麦冬

水煎服。

此方系吴鞠通据《景岳全书》玉女煎加减而成。方中石膏、知母清气分邪热；玄参、生地、麦冬清营滋阴，实寓白虎汤加增液汤之意。吴氏指出："气血两燔，不可专治一边……去牛膝者，牛膝趋下，不合太阴证之用，改熟地为细生地者，亦取其轻而不重，凉而不温之义，且细生地能发血中之表也。加玄参者，取其壮水制火，预防咽痛失血等证也"。

化斑汤 （《温病条辨》）

生石膏（先下） 知母 生甘草 玄参 犀角（水牛角代，先下）

水煎服。

本方即白虎汤加犀角（水牛角代）、玄参而成。斑属胃，胃主肌肉，阳明热毒内郁营血，外逼肌肤，故用白虎汤清气解肌，泄热救阴。由于热毒较重，逼迫营血而致斑疹显露，故配合犀角、玄参清营血以解毒化斑。

清瘟败毒饮 （《疫疹一得》）

生石膏（先下） 生地 黄连 犀角（水牛角代，先下） 山栀 黄芩 知母 赤芍 桔梗 玄参 丹皮 连翘 竹叶 生甘草

水煎服。

本方系由白虎汤、凉膈散、黄连解毒汤及犀角地黄汤四方组合而成。方内石膏、知母大清阳明气热，清热保津；水牛角、生地、玄参、丹皮、赤芍等清营凉血解毒；黄连、黄芩、栀子、连翘泻火解毒；竹叶清心除烦；桔梗载药上行，开宣肺气，畅达气机以促药力；甘草解毒利咽。

以上三方皆为气营（血）两清之剂。而加减玉女煎泻火解毒力较弱，主要用于气营两燔证，而热毒尚不甚者；化斑汤用于热毒炽盛于气血而斑疹显露者；清瘟败毒饮则用于气（营）血两燔之重证，热毒亢盛至极者。对本证的治疗，尤应注重清气，气热得清，营（血）之热可顺势外透而解，方药使用上多重用石膏。如余师愚所说："此（清瘟败毒饮）皆大寒解毒之剂，故重用石膏，先平甚者，而诸经之火自无不安矣。"

【临床运用】 在用加减玉女煎治疗气营两燔证时，如热毒较炽盛者，可加黄连、黄芩、板蓝根、大青叶等清热解毒之品。在用化斑汤治疗斑疹透发时，可加丹皮、大青叶、赤芍等凉血散血，化斑解毒之品。清瘟败毒饮药味多而用量大，热毒不甚者，不宜轻投。如吐衄重者，可去桔梗加白茅根、小蓟；斑疹紫黑者，可重用生地、赤芍，加紫草、丹参、红花、归尾；大便秘结，腹胀满者，加大黄、芒硝。

若见神昏谵语，舌謇肢厥，可加用安宫牛黄丸，或紫雪丹、至宝丹，也可用现代制剂如清开灵注射液、醒脑静注射液等以清热解毒，清心开窍。热盛痉厥者，加僵蚕、蝉衣、地龙、全蝎等以平肝息风。阴液亏损严重者，应加强滋阴之力，及时补充水分，必要时给予静脉补液。本证如见斑疹隐隐，应及早散血，如加用丹参、三七粉，或静脉点滴丹参注射液。

2. 热盛动血

【证候表现】 身体灼热，躁扰不安，甚或昏狂谵妄，斑疹密布，色深红甚或紫黑，或吐衄、便血，舌质深绛，脉数。

【病机分析】 本证为热毒炽盛于血分，迫血妄行之候，属典型的血分证。热灼营血故身

体灼热；邪热内扰心神则躁扰不安，甚或昏狂谵妄。热伤血络，迫血外溢于肌肤，故斑疹密布；热毒烁血致瘀，瘀热互结，则斑色可呈紫黑。如热伤阳络，血上溢而致吐衄，或热伤阴络，血下溢则便血、溺血。舌质深绛，脉数为热毒已入血分之象。本证的病机除血热亢盛，耗血动血外，还有瘀热内阻。

热灼营阴证可见身灼热，谵语，斑疹隐隐，舌绛，脉细数，与本证有相似之处，但无斑疹密布，或伴发广泛出血等明显动血之象。

【治法】 凉血散血，清热解毒。

【方药】 犀角地黄汤。

犀角地黄汤 （《温病条辨》）

犀角（水牛角代） 生地黄 芍药 丹皮

水煎服。

叶天士曰："入血就恐耗血动血，直须凉血散血。"方中用水牛角代犀角以清心凉血，解血分热毒；生地凉血养阴，与水牛角相配凉血止血，滋阴养血；芍药配丹皮清热凉血，活血散瘀。四药配合，共达清热解毒，凉血散血之功。叶氏之所以要强调"散血"，一方面是针对存在于血分证中的热瘀病机，另一方面也为了避免凉血之品过于寒凝而有碍血行，导致留瘀之弊。

【临床运用】 犀角地黄汤是治疗血分证的代表方，而在临床运用时，应根据不同的病情进行加减。如吐血可加侧柏叶、白茅根、三七；衄血加白茅根、黄芩、焦栀子；便血加槐米、地榆炭；尿血加小蓟、琥珀、白茅根以凉血止血。若热毒较甚，形成瘀热而症见昏狂，斑色紫者，可加水蛭、大黄、神犀丹以活血祛瘀解毒，并可配合丹参注射液、双黄连粉针剂等静脉点滴。如同时伴见壮热，烦渴，苔黄，脉洪者，为气分邪热亦盛，属气血两燔之证，加石膏、知母、黄连、黄芩、栀子、白茅根等清热解毒，凉血止血。如热盛伤阴，出血不止，舌紫绛而干，加紫草、玄参、三七、西洋参清热凉血，益阴止血，并及时补充水分，必要时给予静脉补液。

3. 热与血结

【证候表现】 身热，少腹坚满，按之疼痛，小便自利，大便色黑，神志如狂，或清或乱，口干而漱水不欲咽，舌紫绛色暗或有瘀斑，脉象沉实而涩。

【病机分析】 本证乃热毒内陷血分，热与血结，蓄于下焦所致，又称下焦蓄血证。热与血结，瘀蓄下焦，故见少腹坚满，按之疼痛，大便黑而小便自利。心主血，血分瘀热上扰心神，则神志如狂，或清或乱。热灼营血，津液耗伤故口干，热蒸营阴上潮故口干而漱水不欲咽。热瘀相结，气血运行不畅，故见舌绛紫色暗或有瘀斑，脉沉实或涩。

热盛迫血证也可见身灼热，躁扰昏狂，便血色黑，舌紫绛，与本证相似，但无本证瘀热蓄结下焦之少腹坚满疼痛等表现。

【治法】 泄热通结，活血逐瘀。

【方药】 桃仁承气汤。

桃仁承气汤 （《温病条辨》）

生大黄（后下） 芒硝（冲） 桃仁 赤芍 丹皮 当归

水煎服。

下焦蓄血证是热瘀相结为患，若只清热则瘀不去，仅祛瘀则热不解，故当清热祛瘀并用。方中大黄、芒硝泄热软坚，攻逐瘀结；丹皮、赤芍、桃仁清热凉血消瘀；当归和血养血，并行血中之气。本方是以《伤寒论》桃核承气汤化裁而成，因本证邪热较盛，故去原方中辛温之桂枝、甘缓之甘草，加丹皮、芍药、当归以凉血散血。

【临床运用】 对本证的治疗，应重视清热凉血和活血散血。血热盛者可加清热凉血的紫草、水牛角等，瘀血较甚者可加活血散瘀的三七粉，热瘀甚者还可用丹参注射液静脉点滴。热瘀相结于里，宜用苦寒攻下，以大黄为要药，用之得当，可使热瘀之邪由下而出。若见神志昏狂，可加用安宫牛黄丸，或紫雪丹、至宝丹，也可用清开灵注射液静脉点滴。阴液亏损严重者应加强养阴，注意及时补充水分，必要时给予静脉补液。

（四）热入心包

春温之热入心包证与风温之热入心包证相类，可以互参。

（五）阳气暴脱

【证候表现】 热势骤降，四肢厥冷，面色青灰，冷汗淋漓，皮肤出现花纹，斑疹成片，色紫暗，肢端青紫，呼吸弱，血压低，舌淡，脉微细欲绝。

【病机分析】 此为邪陷正衰而发生阳气暴脱之危重病证，可发生于春温病过程中，如发生于热闭心包证之中，即为内闭外脱证。阳气暴脱，则热势突然下降；阳气外亡，不能布达于外，故面色青灰，冷汗淋漓，肢体厥冷；阳气脱则无力行血，血不能行，脉络凝滞不通，或阳气不能摄血而致血液离经妄行，故肢端青紫，皮肤出现花纹，或斑疹成片；阳气脱而致肺主呼吸和心主血脉之功能失司，则呼吸弱，血压低，舌淡，脉微细欲绝。

【治法】 回阳救逆。

【方药】 回阳救急汤加减。

回阳救急汤 （《伤寒六书》）加减

熟附子（先下） 干姜 肉桂（后下） 人参 茯苓 炙甘草 生龙骨（先下） 生牡蛎（先下） 麝香（冲） 白术 陈皮 生姜

水煎服。

本方是由四逆汤合六君子汤，再加五味子、肉桂、麝香、龙骨、牡蛎而成。麝香芳香辛窜，能开窍醒神，并鼓舞阳气之运行，可助参、附、姜、桂温阳之用，亦可借其辛散之性透散内陷之热毒。熟附子、干姜、肉桂回阳救逆；人参、茯苓、甘草补益心气，温壮心阳；龙骨、牡蛎、五味子固脱救逆；白术、陈皮、生姜可温运脾阳。

本方为大温大热之剂，服后见厥回脱止，手足转温，即当停用，以防温热之品助热生变。

【临床运用】 本证病情极为危重，临床治疗时可配合治疗厥脱的现代制剂如生脉注射液（参麦注射液）或参附注射液等。如继发于热闭心包之后，即属内闭外脱者，应配合清心开窍之品，如安宫牛黄丸等，也可用清开灵注射液、醒脑静注射液等。若兼有明显的血脉瘀阻，见爪甲青紫，舌质紫暗者，可加丹参、赤芍、桃仁、红花活血化瘀，或用丹参注射液静脉点滴。

（六）热盛动风

【证候表现】 高热不退，头痛头胀，烦渴，烦闷躁扰，甚则狂乱、神昏，手足抽搐，或见颈项强直、角弓反张，舌干红绛，脉弦数。

【病机分析】 本证为热邪亢盛而内陷，深入足厥阴肝经，热盛动风之候。热毒内盛则高热不退，津液损伤则烦渴甚，邪热扰乱心神，则神昏、狂乱。热盛引动肝风，筋脉挛急，故手足躁扰或抽搐，或引起颈项强直，角弓反张。邪热灼伤肝阴，伤及营血时可见舌红绛，脉细弦数。

春温的不同阶段，只要邪热亢极，均有可能引动肝风而发生痉厥。若外邪郁闭在表，加之里热内蕴而引动肝风者，可兼有恶寒，无汗或少汗，头晕痛等卫表见症，尤多见于小儿；如气分邪热亢盛而动风可兼有壮热，烦渴引饮，舌红苔黄燥，脉洪大或弦数等症；营热动风则兼有身热夜甚，心烦，舌红绛，脉弦细而数等症；血热动风则兼有灼热躁扰，肌肤发斑或窍道出血，舌干绛等症。

【治法】 清热凉肝息风。

【方药】 羚角钩藤汤。

羚角钩藤汤（《通俗伤寒论》）

羚角片（先下） 川贝母 霜桑叶 鲜生地 钩藤（后下） 滁菊花 生白芍 鲜竹茹 生甘草 茯神

水煎服。

方中以羚羊角、钩藤凉肝息风止痉；菊花、桑叶轻清宣透，助羚羊角、钩藤息风透热。鲜生地养阴，白芍滋润柔肝，濡润筋脉，缓解挛急，配以甘草又有酸甘化阴之效。茯神宁心安神镇惊，川贝、竹茹清肝胆郁热而化痰通络。诸药配合，可使热清阴复，痉止风定。

【临床运用】 本证在治疗上应重视祛除引起肝风内动的邪热，故主以清热凉肝以息风。如身热炽盛而痉厥者，特别是小儿高热痉厥时，应首先采用物理降温的方法，如温水或酒精擦浴，并注意室内通风，降低室温等。本证发生后，必要时可中西医结合进行救治，以及时控制痉厥。如痉厥而兼有表气郁闭者，应予解表清里，息风止痉之法，上方可加入僵蚕、蝉衣、银花等以清透表邪，祛风止痉；热盛动风如属气分热盛者，可加石膏、知母等以大清气热；营血分热盛而伴见肌肤发斑者，加水牛角、板蓝根、丹皮、紫草等以凉血解毒；角弓反张或抽搐较重者，加全蝎、地龙、蜈蚣等以息风止痉，或加用羚羊角粉口服。若见神志昏狂，可加用安宫牛黄丸，或紫雪丹、至宝丹，也可用醒脑静注射液或清开灵注射液静脉点滴。腑实便秘者，可加大黄、芒硝等以攻下泄热；痰涎壅盛者，加竹沥、姜汁以清热涤痰。阴液亏损严重者，应加强滋阴治疗，及时补充水分、电解质，可配合静脉补液。

（七）热灼真阴

1. 真阴亏损

【证候表现】 身热不甚，日久不退，午后面部潮红，或颧赤，手足心热甚于手足背，咽干齿黑，或心悸，或神倦耳聋，舌质干绛，甚则紫暗痿软，脉虚软或结代。

【病机分析】 以上为春温病后期真阴亏损之证。阴虚不能制阳而虚热内生，故身热不甚，但可久久不退。手足心热甚于手足背亦为虚热之象。阴液枯涸不能上滋，故咽干齿黑。真阴亏耗，心失所养，故心悸；肾精亏损，不能上滋则神倦耳聋。阴精亏耗，脉络凝滞，故舌干绛紫暗痿软，脉虚软或结代。

邪热在少阳亦可发生耳聋，系少阳风热上扰，清窍不利所致，其证属实，症见突然发作，耳鸣如钟，迅即失聪，甚则全不能听，多有胀闷感，并兼有口苦咽干，头目胀晕等症。本证的耳聋则系肾精亏耗，耳窍失养所致，其证属虚，症见耳聋逐渐加重，其声较低，并伴有低热盗汗，口燥咽干诸症，且见于温病之后期，故二者不难区别。

【治法】 滋补肝肾。

【方药】 加减复脉汤。

加减复脉汤 （《温病条辨》）

炙甘草 大生地 生白芍 焙麦冬 阿胶（烊冲） 大麻仁

水煎服。

本方由《伤寒论》炙甘草汤去参、桂、姜、枣加白芍而成，如吴鞠通在《温病条辨》下焦篇中所说："在仲景当日，治伤于寒者之结代，自有取于参、桂、姜、枣，复脉中之阳；今治伤于温者之阳亢阴竭，不得再补其阳也。用古法而不拘用古方，医者之化裁也"。方中白芍、地黄、阿胶、麦冬滋养肝肾真阴，炙甘草、麻仁扶正润燥。全方共奏滋阴退热，养液润燥之功，为治疗温邪深入下焦，肝肾阴伤之主方。《温病条辨》说："热邪深入，或在少阴，或在厥阴，均宜复脉。"即指出本方适用于邪热致肝肾阴伤者。

【临床运用】 对春温的治疗如误用汗法而致汗出过多，耗伤心气，见汗自出不止，心无所主，震震悸动者，上方宜去麻仁加生牡蛎、生龙骨，名救逆汤，以滋阴敛汗，摄阳固脱。若下之不当而兼见大便溏者，去麻仁加生牡蛎，成一甲复脉汤，以滋阴固摄。如肝肾阴液伤而虚风将起，见手指蠕动者，加生牡蛎、生鳖甲，成二甲复脉汤，以防痉厥发生。如正气虚衰至极而见脉虚大欲散者，更加人参（另炖服）以补益元气，增加固脱之力。加减复脉汤是针对真阴大伤之证而设，若邪热尚盛者，不得与之，以防滋腻恋邪难解，必真阴耗损，热由虚生者方可用之。如肝肾阴液亏耗严重，可配合麦味地黄口服液，或用生脉注射液静脉点滴，以加强滋补肝肾阴液之功。

2. 阴虚风动

【证候表现】 低热，手指蠕动，或口角颤动，或瘛疭，两目上视或斜视，筋惕肉瞤，心中憺憺大动，甚则心中作痛，时时欲脱，形消神倦，齿黑唇裂，舌干绛或光绛，脉虚弱或细促。

【病机分析】 此系邪热久耗真阴所致的水不涵木，虚风内动证候，见于春温后期。肝肾阴虚，虚热内生则发低热。肝为风木之脏，藏血而主筋，邪热深入下焦，灼烁肝肾阴血，筋脉失于濡养，故有手指蠕动，甚或口角颤动，或瘛疭，筋惕肉瞤等虚风内动表现。阴虚水亏，心失所养，故见心中憺憺大动，甚则心中作痛。心失所养，则神倦欲眠。阴液枯涸，不能濡养肌肤，故见形体消瘦。肝开窍于目，肝风内动循经引发，则两目上视或斜视。真阴竭极，阴阳离决，则可见时时欲脱。齿黑唇裂，舌干绛少苔或光绛无苔，脉象虚弱或细促为肝肾阴亏，虚风内动之象。

【治法】 滋阴养血，潜阳息风。

【方药】　三甲复脉汤或大定风珠。

三甲复脉汤　（《温病条辨》）

炙甘草　大生地　生白芍　麦冬　阿胶　麻仁　生牡蛎（先下）　生鳖甲（先下）　生龟板（先下）

水煎服。

本方为加减复脉汤加生牡蛎、生鳖甲、生龟板而成，在滋养肝肾的基础上，加三甲以潜阳息风，养心安神。

大定风珠　（《温病条辨》）

生白芍　阿胶　生龟板（先下）　大生地　麻仁　五味子　生牡蛎（先下）　麦冬　炙甘草　生鳖甲（先下）　鸡子黄（冲）

水煎服。

在春温后期肝肾阴伤甚而导致阴竭至极，出现时时欲脱，属纯虚无邪者，可用大定风珠以敛阴留阳，防虚脱之虞。本方系三甲复脉汤加鸡子黄、五味子而成，为治疗肝肾阴虚，虚风内动重证之主方。鸡子黄为血肉有情之品，可滋补心肾，以增强滋阴息风之效；五味子补阴敛阳以防厥脱之变；再配合加减复脉汤滋补肝肾之阴，三甲滋阴潜阳息风。本方为救阴重剂，其用药味厚滋腻，使用不当，有恋邪之弊，只适用于纯虚无邪，阴虚至极，正气时时欲脱之虚风内动重证。

【临床运用】　三甲复脉汤和大定风珠皆针对真阴损伤严重，虚风内动而设，须邪热已去，纯属阴虚动风者方可使用，邪热尚盛者不得与之，以防滋腻恋邪难解。正如吴鞠通所说："壮火尚盛者，不得用定风珠、复脉"。在临床上，如肝肾阴液亏耗严重，可配合麦味地黄口服液，或用生脉注射液等静脉滴注。兼有肺气将绝而喘息气促者，急加人参以培元固本。若将成阴阳两脱之势而兼见自汗不止者，加龙骨、人参、浮小麦益气敛汗固脱；若心阴心气大伤而兼见心悸者，加人参、茯神、炒枣仁、浮小麦等益气养心安神。

3. 阴虚火炽

【证候表现】　身热不甚，心烦不得卧，舌红，苔黄或薄黑而干，脉细数。

【病机分析】　本证为春温后期，邪热久羁而灼伤肾阴，心火亢盛之候。水亏火旺，水火不能相济，火愈亢而阴愈伤，阴愈亏而火愈炽，即属吴鞠通所言"真阴欲竭，壮火复炽"之证。阴虚火炽则身热，但因邪热已衰，故热势不甚。心火炎于上则心烦不得卧；肾水亏于下则口燥咽干，舌苔薄黑而干，脉细。舌红，苔黄或薄黑而干，脉细数亦是阴虚火炽之象。

温病过程中因热郁胸膈也可发生心烦不寐，但二者的症状表现和病机都有明显的区别。热郁胸膈为膈热扰心所致，可见于温病后期余热未净者，也可见于温病初起，但无肾阴耗伤和心火上炎之象；本证则系春温后期水火失济所致，有肾阴耗伤和心火上炎的表现。

【治法】　清心火，育肾阴。

【方药】　黄连阿胶汤。

黄连阿胶汤　（《温病条辨》）

黄连　黄芩　炒白芍　阿胶　鸡子黄（冲）

水煎服。

本方即《伤寒论》中黄连阿胶汤，仅在用量上有些变化。方中用黄连、黄芩泻心火，坚真阴；鸡子黄安中焦，补精血，通心肾；阿胶、白芍滋肝肾，抑亢阳。诸药配伍，上泄心火，下滋肾水，为泄火育阴，攻补兼施之方。正如吴鞠通所说：“以黄芩从黄连，外泻壮火而内坚真阴；以芍药从阿胶，内护真阴而外捍亢阳。名黄连阿胶汤者，取一刚以御外侮，一柔以护内主之义也”。而鸡子黄在方中起到交通心肾之作用，吴氏称其能“上通心气，下达肾气”。

【临床运用】 黄连阿胶汤是针对春温后期阴虚火炽证而设，其时既有真阴亏损，又有邪热亢盛，尤其是心火较旺。若此时邪热犹盛，可加用鱼腥草注射液、双黄连注射液等；若肝肾阴液亏耗较严重，可加用生地、生脉注射液等。

（八）邪留阴分

【证候表现】 夜热早凉，热退无汗，能食形瘦，舌红苔少，脉沉细略数。

【病机分析】 本证多见于春温后期，属正气已虚，余邪留伏阴分之证。卫气日行于阳，夜行于阴，入夜后卫气行于阴则与阴分之留邪相搏，故夜热；卫气日行于阳，天明后不与阴分之邪相争，故早凉。留伏之余邪未能随卫气外出，故热虽退而身无汗。余邪久留，营阴耗损，肌肤失于充养则见形瘦。邪留于体内，阴精亏乏，故舌红苔少，脉沉细略数。

真阴耗竭证、阴虚火炽证与本证均属温热类温病的后期，但三者病机不同，证候有异。真阴耗竭证属肾阴亏损，虚热内生，虚多邪少之候，以低热，舌干绛，脉虚细或结代为主症，病情较重；阴虚火炽证乃阴伤而邪火仍盛之证，以身热，心烦不寐，舌红为主症；本证为肾阴亏损，余邪深伏阴分，亦属邪少虚多之候，以夜热早凉，热退无汗为主症。

【治法】 滋阴清热，搜邪透络。

【方药】 青蒿鳖甲汤。

青蒿鳖甲汤 （《温病条辨·下焦篇》）

青蒿 鳖甲（先下） 细生地 知母 丹皮

水煎服。

对本证的治疗，如纯用养阴恐滋腻恋邪，单用清热又惧苦燥伤阴，只宜养阴透热并举。上方中鳖甲咸寒滋阴，入络搜邪，青蒿芳香，透络清热，两药相配，导邪从阴分而出。本方之用，妙在青蒿与鳖甲的配伍，吴鞠通指出：“再此方有先入后出之妙，青蒿不能直入阴分，有鳖甲领之入也；鳖甲不能独出阳分，有青蒿领之出也”。二药相合，搜剔阴分邪热，使之透达于外。生地滋阴养液，丹皮凉血，并散血中余热，知母清热生津润燥，清气分之邪热，合而用之可使阴分邪热得以透解。

本方出自《温病条辨》下焦篇，但在《温病条辨》中焦篇也有一首青蒿鳖甲汤，用以治疗疟病，方中有桑叶、花粉，而无生地，与本方名虽同而证各异，当辨之。

【临床运用】 青蒿鳖甲汤具有较好的透解阴分邪热的作用，除了治疗春温后期邪留阴分之证外，对于各种感染性疾病后期长期低热不退或其他多种不明原因的长期发热及某些功能性发热，均有较好的退热作用。兼肺阴虚者可加沙参、麦冬、川贝母等滋养肺阴，还可用生脉注射液静脉点滴。兼胃阴虚者可加玉竹、石斛、山药等滋养胃阴。还可佐以食疗，如雪梨汁、荸荠汁、石斛茶等。虚热明显而呈五心烦热者可加地骨皮、白薇、胡黄连等清虚热。

小 结

春温是由温热病邪引起的急性热病，临床上以发病急、病情重及初起里热较盛为特点，发生在春季。

春温的病变特点为在里郁热外发，发病之初即见气分或营分里热之证，病变过程中热势亢盛，故其伤阴明显。因而对本病的治疗应以清里热为原则，同时要处处顾护阴液，并注意透邪外达。

春温的发病有初发气分和初发营分之别，并有兼夹表邪与不兼夹表邪之不同。发于气分者多为里热内郁少阳胆腑，治宜苦寒清热，宣郁透邪，予黄芩汤加味；卫气同病者，治宜疏表清里，方用葱豉桔梗汤加黄芩或增损双解散。发于营分者，多为热灼营阴，治以清营泄热，主用清营汤；卫营同病者，治宜泄卫透营，予银翘散去豆豉，加细生地、丹皮、大青叶，倍玄参方。

春温的气分病变除上所述外，有热灼胸膈者，治宜清泄膈热，方用凉膈散；病邪传入阳明，阳明热邪炽盛，治宜清热生津，予白虎汤加味。若热结肠腑，属热结液亏者，治宜增液通下，予增液承气汤；热结气液俱亏者，治宜攻补兼施，予新加黄龙汤；属热结肠腑，小肠热盛者，治宜通腑泻热，予导赤承气汤。

春温邪热从气分而传入营分者，治宜清营泄热，方用清营汤。若气（营）血两燔，治宜辛寒清气合凉营（血）解毒，用玉女煎去牛膝、熟地加细生地、玄参方，或化斑汤，或清瘟败毒饮；若热盛动血，治宜凉血散血，清热解毒，予犀角地黄汤；若热与血结，治宜泄热通结，活血逐瘀，予桃仁承气汤。

春温过程中热入心包者，治宜清心开窍，以清宫汤送服安宫牛黄丸或紫雪丹、至宝丹；内闭外脱者，治宜开闭固脱，以生脉散或参附汤送服安宫牛黄丸或紫雪丹、至宝丹。热盛动风治宜清热凉肝息风，以羚角钩藤汤加味。邪陷正衰，阳气暴脱者，急宜回阳固脱，予回阳救急汤加减。

春温后期，热灼真阴者，治宜滋补肝肾，润养阴液，用加减复脉汤；阴虚风动者，治宜滋阴养血，潜阳息风，予三甲复脉汤或大定风珠；阴虚火炽者，治宜清热降火，育阴安神，予黄连阿胶汤；邪留阴分者，治宜滋阴清热，搜邪透络，方用青蒿鳖甲汤。

临 床 参 考

春温是以发病急速、病情危重、起病即见里热炽盛表现等为特征的急性热病，春季多发的流行性脑脊髓膜炎起病后常迅速出现高热、头痛、皮肤瘀斑、烦躁甚至神昏等气 血分热盛症状，多可按春温论治，其中有的初起有短暂的卫分证样上呼吸道感染表现，属新感引动伏邪。如福建省中医研究所流脑治疗研究小组报道中西医结合治疗流脑178例，中医按温病卫气营血辨证治疗：卫分证以银翘散、桑菊饮为主加减，气分证以白虎汤、凉膈散、蒿芩清胆汤为主加减，营分证以清营汤送服神犀丹为主，气营两燔证用清瘟败毒饮，血分证以犀角地黄汤为主，开窍祛邪用安宫牛黄丸、紫雪丹等，疗效显著［福建中医药 1995，(5)：15]。有报道以清瘟败毒饮为主治疗流脑100例，治愈98例，主要症状消失时间为发热平均2天、头痛平均1.6天，呕吐平均1.1天［新医学 1972；(2)：30]。有报道指出，在春温的过程中，热盛和伤津这一对矛盾，贯穿于疾病的全过程。故对其治疗，亦自始至终贯彻育阴保津的原则，如白虎汤、竹叶石膏汤之清热生津，增液汤、加减复脉汤之生津滋阴，清营汤、犀角地黄汤之清营凉血，皆为直接的育阴保津法。承气汤的泻下法，一般认为会伤及阴液，但适当的攻下不独无害于津液，更有利于阴液的留存［广西中医药 1981；(2)：3]。秦伯未老中医将春温的全部病程分作四个时期论治，即恶寒期、化热期、入营期和伤阴期。恶寒期以辛凉清解为主，用银翘散加减。化热期热盛于中焦气分者，用白虎汤；肺热偏重者，用减味竹叶石膏汤；大便不通者，又可选用凉膈散、护胃承气汤等；若出现白痦，则用自拟之氤氲汤芳香透化之。入营期，如邪气初入营分，用凉营法，主以清营汤；气血两燔者，用玉女煎治疗；邪热迫血妄行或发斑，多用犀角地黄汤加减；至于邪犯心营，则用凉开三宝拯危救急。伤阴期以养血滋阴为主，佐以潜阳息风，方以加减复脉汤、三甲复脉汤和大定风珠等随症选用［江苏中医 1989；(7)：5]。余氏以清热解毒、凉血活血、息风止痉为主要治疗大法，治疗普通型流脑38例，痊愈34例，无效4例［河南中医 1995；15 (2)：35]。褚氏以清热解毒，增液透邪立法，自拟大黄石膏汤加减治疗小儿春温，辅以成药紫雪散，多获良效［中医杂志 2001;42 (5)：274]。祝氏治疗春温气营两燔证，侧重于立透表邪，兼清营热，用银花、连翘、竹叶、牛蒡子、薄荷、甘草、桔梗、青黛、仙鹤草、生地等，取得了良好的效果［黑龙江中医药 1998；(3)：28]。

病案选读

1. 春温过汗变证

城东章某，得春温时病。前医不识，遂谓伤寒，辄用荆、防、羌、独等药。一剂得汗，身热退清，次剂罔灵，复热如火，大渴饮冷，其势如狂。更医治之，谓为火证，竟以三黄解毒为君，不但热势不平，更变神昏瘛疭，急来商治于丰。诊其脉，弦滑有力；视其舌，黄燥无津。丰曰："此春温病也，初起本宜发汗，解其在表之寒，所以热从汗解。惜乎继服原方，过汗遂化为燥，又加苦寒遏其邪热；以致诸变丛生。当从邪入心包，肝风内动治之。"急以祛热宣窍法（连翘、犀角、川贝母、鲜菖蒲、至宝丹），加羚角、钩藤。服一剂，瘛疭稍定，神识亦清，惟津液未回，唇舌尚燥，守旧法，除去至宝、菖蒲，加入沙参、鲜地，连尝三剂，诸恙咸安。

（《时病论》. 人民卫生出版社 .1964年）

按语：此为春温病救误之病例。前医误用辛温过汗，致热炽津伤，继又误用苦寒沉降，致邪遏热陷。本例连续经过两逆，以致神昏瘛疭。雷氏紧扣其脉舌表现而断为"邪入心也，肝风内动"之证，投以祛热宣窍之法，并加入羚角、钩藤等凉肝息风药，热清则昏痉自解。

后因津伤未复，故加用沙参、鲜地等以养阴液，终于收功。

2. 春温热结阳明

王皱石弟患春温，始则谵语发狂。连服清解大剂，遂昏沉不语，肢冷如冰，目闭不开，遗溺不饮，医皆束手。孟英诊其脉弦大而缓滑，黄腻之苔满布，秽气直喷。投承气汤加银花、石斛、黄芩、竹茹、玄参、石菖蒲，下胶黑矢甚多，而神稍清，略进汤饮。次日去硝、黄，加海蜇、莱菔、黄连、石膏，服二剂而战解，肢和苔退，进粥……不劳余力而愈。

(《王孟英医案》. 上海科学技术出版社 .1989 年)

按语：此为春温邪结阳明，热厥似脱之例，证极险恶，阴阳疑似。孟英辨此，是从脉之弦大缓滑，苔之黄腻满布，更加口秽喷人等里实征象以把握其病机本质，而排除了昏沉肢冷如冰，目闭遗尿，口不渴等寒厥似脱之假象。可见舌脉在阴证辨证中的重要地位。再者，病初起即谵语发狂，不是邪气直中心包，就是热浊熏蒸上蒙。如是前者治应清心开闭，后者则须清热涤浊。前医大剂清解而变证生，以为后医审辨之借鉴，且苔黄、脉滑、口秽，邪结阳明，秽浊壅闭之象已明，故王氏治用承气涤腑，加玄参、石斛生津，银花、黄芩解毒，菖蒲辟秽，证药相合，其效自捷。不过，从苔黄腻、脉缓滑、口不渴、药后大便胶滞看，此证挟秽浊较甚，方中菖蒲辟秽力弱，若加用紫金片似更佳。

3. 温热病后阴虚液涸

张某，女，1岁，因发热咳嗽已五日于1959年1月24日住某医院。

住院检查摘要：体温38℃，皮肤枯燥，消瘦，色素沉着，夹有紫斑，口四周青紫，肺叩浊，水泡音密聚，心音弱，肝大3厘米。血化验：白细胞总数4 200/立方毫米，中性粒细胞61%，淋巴细胞39%，体重4.16公斤。诊断：1. 重症迁延性肺炎。2. 三度营养不良。3. 贫血。

病程与治疗：入院表现精神萎靡，有时烦躁，咳嗽微喘，发热，四肢清凉，并见拘紧现象，病势危重，治疗一个半月，虽保全了生命，但褥疮形成，肺大片实化不消失，体重日减，使用各种抗菌素已一月之久，并多次输血，而病儿日沉困，白细胞总数高达38 400/立方毫米，转为迁延性肺炎，当时在治疗上非常困难。于3月11日请蒲老会诊。证见肌肉消瘦，形槁神呆，咽间有痰，久热不退，脉短涩，舌无苔，属气液枯竭，不能荣五脏，濡筋骨，利关节，温肌肤，以致元气虚怯，营血消烁，宜甘温咸润生津，并益气增液。处方：

干生地四钱 清阿胶三钱（另烊） 麦门冬二钱 炙甘草三钱 白芍药三钱 生龙骨三钱 生牡蛎四钱 制龟板八钱 炙鳖甲四钱 台党参三钱 远志肉一钱五分 浓煎300毫升，鸡子黄一枚另化冲，童便一小杯先服，分二日服。

连服三周后，大便次数较多，去干地、童便，加大枣三枚（擘）、浮小麦三钱，再服二周痰尚多，再加胆南星一钱、天竺黄二钱。

自服中药后，病情逐渐好转和恢复。①不规则发热二周后，体温逐渐恢复正常；②肺大片实化逐渐消失；③用药一周后，褥疮消失，皮肤滋润，色素沉着减退，一个半月后，皮下脂肪渐丰满；④体重显著增加；⑤咳嗽痰壅消失；⑥食欲由减退到很好；⑦由精神萎靡，转为能笑、能坐、能玩。于同年5月8日痊愈出院。

(中医研究院主编.《蒲辅周医案》. 人民卫生出版社 .1972 年)

按语：本例从发病时间及临床表现看，虽不属于典型的春温病，但其见证为“营血消灼”，治须“甘温咸润生津，益气增液”，符合春温后期的证治。本例属温病久羁，气阴两伤，迁延两月之久，已成阴虚液涸虚怯之危候，非大剂三甲复脉法甘温咸润之品并用，不足以填补其虚，若不长期坚持“阳不足者温之以气，阴不足者补之以味”的原则，则难奏效，故本例服药二周后虚热始退，一个半月后气液始充，形神始复。

文献辑要

《素问·金匮真言论》

夫精者，身之本也。故藏于精者，春不病温。

《伤寒补亡论·温病六条》

冬伤于寒，至春发者，谓之温病；冬不伤寒，而春自感风寒温气而病者，亦谓之温；及春有非节之气中人为疫者，亦谓之温……然春温之病，古无专治之法。

《温疫论·诸家温疫正误》

注云（或作汪云）：又有不因冬月伤于寒，至春而病温者，此特感春温之气，可名春温。

且言寒毒藏于肌肤之间。肌为肌表，肤为皮之浅者，其间一毫一窍，无非营卫经行所摄之地，即感冒些小风寒，尚不能稽留，当即为病，何况受严寒杀厉之气，且感于皮肤最浅之处，反能容隐者耶！以此推之，必无是事矣。

《伤寒指掌·卷一》

邵仙根按：春温病有两种：冬受寒邪不即病，至春而伏气发热者，名曰春温；若夏令太热，外受时邪而病者，此感而即发之春温也。辨证之法，伏气春温，初起但热不寒而口渴，此自内而发出于外也；感而即发之春温，初起微寒，后则但热不寒，此由肺卫而受也。

《医门棒喝》

又言人身受邪，无不即病，未有久伏过时而发者，其说甚似有理，浅陋者莫不遵信为然，不知其悖经义，而误后学之害也……若人身内脏腑，外营卫于中十二经十五络、三百六十五孙络、六百五十七穴，细微幽奥，曲折难明，今以一群一邑之地，匪类伏匿，犹且不能觉察，况人身经穴渊邃隐微，而邪气如烟之渐熏，水之渐渍，故如《内经》论诸痛诸积，皆由初感外邪，伏而不觉，以致渐侵入内所成者也，安可必谓其随感即病而无伏邪者乎？又如人之痘毒，其未发时全然不觉，何以又能伏耶？

《温热经纬·叶香岩三时伏气外感篇》

藏于精者，春不病温，小儿之多温病何耶？良以冬暖而失闭藏耳。夫冬岂年年皆暖欤？因父母以姑息为心，唯恐其冻，往往衣被过厚，甚则戕之以裘帛，虽天令潜藏，而真气已暗为发泄矣，温病之多，不亦宜乎？此理不但幼科不知，即先贤亦从未道及也。

《温热逢源·卷下》

经曰：冬伤于寒，春必病温，又曰：冬不藏精，春必病温。分而言之，则一言其邪之实，一言其正之虚。合而言之，则惟其冬不藏精而肾气先虚，寒邪乃得而伤之。语势虽若两平，其义原归一贯也……原其邪之初受，盖以肾气先虚，故邪乃凑之而伏于少阴。逮春时阳气内动，则寒邪化热而出。其发也，有因阳气内动而发者，亦有时邪外感引动而发者……寒邪潜伏少阴，寒必伤阳；肾阳既弱，则不能蒸化而鼓动之。每见有温邪初发而肾阳先馁，因之邪机冰伏，欲达不达，展转之间，邪即内陷，不可挽救，此最难着手之危证。其或邪已化热，则邪热燎原，最易灼伤阴液，阴液一伤，变症蜂起，故治伏温病，当步步顾其阴液……愚意不若用黄芩汤加豆豉、玄参，为至当不易之法。盖黄芩汤为清泄里热之专剂，加以豆豉为黑豆所造，本入肾经，又蒸罨而成，与伏邪之蒸郁而发相同，且性味和平，无逼汗耗阴之弊，故豆豉为宣发少阴伏邪的对之药。再加玄参以补肾阴。一面泄热，一面透邪，凡温邪初起，邪热未离少阴者，其治法不外是矣。

《六因条辨·春温辨论》

引王叔和云：寒毒藏于肌肤，至春而变为温，至夏而变为热，以致后人翻驳。何不云：肾精不藏之人，至春易病温，至夏易病热，便能深入理谭矣。即《内经》冬伤于寒，春必病温之句，注家咸谓冬令闭藏，寒毒伏于肾中，病不即发，至春阳气大泄，内伏之寒邪随升令而外达。后贤钱天来已大非其说矣，谓：冬伤于寒者，乃冬伤寒水之脏，即冬不藏精之互词，非比暑湿之邪能伏处身中，况肾为生命之本，所关最大，安有寒邪内入，相安无事，直待春时始发之理？由此推之，显系温之为病，由肾精之不藏矣。盖肾既失藏，坎水先亏，少阳之少火悉化为壮火，与春时之温气互相交炽。然亦必因外感微寒而能引动，故初起亦似伤寒之头痛身疼，发热恶寒，较诸伤寒，则传变尤速，而于幼稚者为甚。以体属纯阳，阳与阳合，其感尤易，甚而化斑化痘，为惊为厥者也。

治法总宜辛凉清解，预顾阴液，大忌辛温升散，鼓动风阳。

《通俗伤寒论·春温伤寒》

何秀山按：春温兼寒，初用葱豉桔梗汤辛凉开表，先解其外感最稳。若不开表，则表寒何由而解？表寒既解，则伏热始可外溃。热火少阳胆经而出者，多发疹点，新加木贼煎加牛蒡、连翘以透疹。热从阳明胃经而出者，多发斑，新加白虎汤加牛蒡、连翘以透斑。疹斑既透，则里热悉从外达，应即身凉脉静而愈。若犹不愈，则胃肠必有积热，选用诸承气汤，急攻之以存津液，病多速愈。此伏气春温实证之治法也。若春温虚证，伏于少阴血分、阴分者，其阴血既伤，肝风易动，切忌妄用柴、葛、荆、防，升发其阳以劫阴，阴虚则内风窜动。上窜脑户则头摇晕厥，横窜筋脉则手足瘛疭。如初起热因寒郁而不宣，宜用连翘栀豉汤去蔻末，加鲜葱白、苏薄荷，轻清透发以宣泄之。气宣热透，血虚液燥，继与清燥养营汤加野菰根、鲜茅根，甘凉濡润以肃清之。继则虚多邪少，当以养阴退热为主，如阿胶黄连汤之属，切不可能用苦寒，重伤正气，此伏气春温虚证之治法也。

《时病论·冬伤于寒春必病温大意》

春温之病，因于冬受微寒，伏于肌肤而不即发，或因冬不藏精，伏于少阴而不即发；皆待来春加感外寒，触动伏气乃发焉。即《经》所谓“冬伤于寒，春必病温；冬不藏精，春必病温”是也。其初起之证，头身皆痛，寒热无汗，咳嗽口渴，舌苔浮白，脉息举之有余，或弦或紧，寻之或滑或数，此宜辛温解表法为先；倘或舌苔化燥，或黄或焦，是温热已抵于胃，即用凉解里热法；如舌绛齿燥，谵语神昏，是温热深踞阳明营分，即宜清热解毒法，以保其津液也；如有手足瘛疭，脉来弦数，是为热极生风，即宜却热息风法；如或昏愦不知人，不语如尸厥，此邪窜人心包，即宜祛热宣窍法。春温变幻，不一而足，务在临机应变可也。

《重订广温热论·温热夹症疗法》

治法以伏邪为重，他邪为轻，故略治他邪，而新病即解。

如夹痰水、食、郁、蓄血等邪属实者，则以夹邪为先，伏邪为后，盖清其夹邪，而伏邪始能透发，透发方能传变，传变乃可解利也。

《医学衷中参西录·医论》

是以寒气之中人也，其重者即时成病，即冬令之伤寒也。其轻者微受寒侵，不能即病，由皮肤内侵，潜伏于三焦脂膜之中，阻塞气化之升降流通，即能暗生内热。迨至内热积而益深，又兼春回阳生触发其热，或更薄受外感以激发其热，是以其热自内暴发而成温病，即后世方书所谓伏气成温也。

治之之法，有清一代名医多有谓此证不宜发汗者。然仍宜即脉证之现象而详为区别。若其脉象虽有实热，而仍在浮分，且头疼，舌苔犹白者，仍当投以汗解之剂。然宜以辛凉发汗，若薄荷叶、连翘、蝉退诸药，且更以清热之药佐之。若拙拟之清解汤、凉解汤、寒解汤三方，斟酌病之轻重，皆可选用也。此乃先有伏气又薄受外感之温病也。

若其病初得即表里壮热，脉象洪实，其舌苔或白而欲黄者，宜投以白虎汤，再加宣散之品若连翘、茅根诸药。如此治法，非取汗解，然恒服药后竟自汗而解，即或服药后不见汗，其病亦解。因大队寒凉之品与清轻宣散之品相并，自能排逐内蕴之热，息息自腠理达于皮毛以透出也（此乃伏气暴发，自内达外之温病，春夏之交多有之）。盖此等证皆以先有伏气，至春深萌动欲发，而又或因暴怒，或因劳心劳力过度，或因作苦于烈日之中，或因酣眠于暖室内，是以一发表里即壮热。治之者，只可宣散清解，而不宜发汗也。此冬伤于寒，春必温病之大略治法也……

又有因伏气所化之热先伏藏于三焦脂膜之中，迨至感春阳萌动而触发，其发动之后，恒因冬不藏精者其肾脏虚损，伏气乘虚而窜入少阴。其为病状：精神短少，喜偃卧，昏昏似睡，舌皮干，毫无苔，小便短赤，其热郁于中而肌肤却无甚热。其在冬令，为少阴伤寒，即少阴证，初得宜治以黄连阿胶汤者也。在春令，即为少阴温病。而愚治此证，恒用白虎加人参汤，以生地黄代知母，生怀山药代粳米，更先用鲜白茅根三两煎汤以之代水煎药，将药煎一大剂，取汤一大碗，分三次温饮下，每饮一次调入生鸡子黄一枚。初饮一次后，其脉当见大，或变为洪大，饮至三次后，其脉又复和平，而病即愈矣。此即冬不藏精春必温病者之大略治法也。

第十章　暑　温

暑温是感受暑热病邪引起的急性外感热病，发病急骤，初起即可见壮热，烦渴，汗多，脉洪大等阳明气分热盛证候，传变迅速，易伤津耗气，多有化火、生痰、闭窍、动风之变，发生于夏暑当令之时。本病有夹湿和不夹湿之别，夹湿者又称为暑湿。

早在《内经》中就有暑病的记载。如《素问·热论》说：“凡病伤寒而成温者，先夏至日者为病温，后夏至日者为病暑”。提出了伏寒为暑病病因的学说，因其病发于夏至之后，故称病暑。《内经》还指出了暑病的一些临床特点，如《素问·生气通天论》：“因于暑，汗，烦则喘喝，静则多言，体若燔炭，汗出而散”。汉代张仲景将感受暑邪所致的病称为“中暍”，并对其因证脉治作了论述，如《金匮要略·痉湿暍病脉证并治第二》：“太阳中热者，暍是也，汗出恶寒，身热而渴，白虎加人参汤主之”。至宋元时期，对暑病的证治认识有了进一步发展，有的医家明确提出夏暑之病有“伏寒而发”与“感暑而发”两类，如宋代陈无择提出冬伤寒至夏而发者为热病，夏间即发者即伤暑，二者不同。他在《三因极一病证方论》中指出：“伤暑者……此是夏间即病，非冬伤寒至夏发为热病也”。元代戴思恭在《丹溪心法》中把暑病分为冒暑、中暑、伤暑三类。张元素以动静而得分阴暑和阳暑，他说：“静而得之为中暑，动而得之为中热，中暑者为阴证，中热者为阳证”。明代张景岳则以受寒受热分阴暑、阳暑，他说：“阴暑者，因暑而受寒也……阳暑者，乃因暑而受热也”。从而使暑病的分类更趋全面。到清代，人们对暑病的认识更加深入。清初喻嘉言提出暑病概属新感暑邪所致，并非伏寒化温引起，“盖暑病乃夏月新受之病，岂有冬月伏寒春时不发，至夏始发之理乎?”叶天士在《三时伏气外感篇》中更明确提出“夏暑发自阳明”的病理特点及“暑必兼湿”的见解。吴鞠通则在《温病条辨》中首次提出了暑温的病名：“暑温者，正夏之时，暑病之偏于热者也”，并提出“暑兼湿热，偏于暑之热者为暑温”，也强调了暑病具有夹湿的特点。

根据暑温的发病季节和临床表现，西医学中发于夏季的流行性乙型脑炎、登革热和登革出血热、钩端螺旋体病、流行性感冒以及热射病等多可参照本病辨证论治。

病因病机

一、病因发病

暑温的病因是暑热病邪。暑热病邪是在夏季炎热酷烈的气候条件下形成的，正如朱丹溪所说：“暑乃夏月炎暑也，盛热之气者火也”。雷少逸也指出：“其时天暑地热，人在其中，感之皆称暑病。”暑热病邪虽为阳邪，但易夹湿。这是因为在夏季炎热的气候条件下，地湿蒸腾，加之雨水较多，以致暑热既盛且湿气亦重，暑、湿相合又称暑湿病邪，可发为暑温夹湿之证，这种病证又称为暑湿。但因暑邪夹湿有多少之异，所以暑热病邪与暑湿病邪二者并无绝对界限，都可称为暑邪。而暑温与暑湿也非两种截然不同的疾病，总属于暑温范围。暑温的发生与人体正气不足，不能抵御病邪的侵袭有着直接关系。夏月暑气当令，气候炎热，此时人们多睡眠不足，易于劳累，加上汗出较多，脾胃运化功能亦弱，所以正气较虚，或素禀不足，或饮食失节伤及正气，暑热病邪可乘虚而入发为暑温。正如王安道《医经溯洄集》中所说："暑热者，夏之令也，大行于天地之间，人或劳动，或饥饿，元气亏乏，不足以御天令亢极，于是受伤而为病"。此外，喻嘉言还认为体内有湿之人较易感受暑邪，"体内多湿之人，最易中暑，两相感之故也。外暑蒸动内湿，两气交通而中暑"。

二、病机演变

暑为火热之气，其性酷烈，暑热病邪侵入人体，起病急骤，传变迅速，可直接侵入气分而多无明显的卫分过程，初起即见壮热、汗多、口渴、脉洪等阳明气分热盛的证候。叶天士所说"夏暑发自阳明"即概括了本病发病的病理特点。如属暑温夹湿之证，初起可有较明显的卫分证阶段，同时还可有热盛气分和湿邪困阻太阴的病变。若暑湿兼寒，则又可有暑湿内阻气分而寒邪外遏的表现。

暑性炎热，最易耗气伤津，因而本病在热盛气分阶段即可伴有气阴两伤，甚或出现气阴欲脱等危候。暑气通于心，不仅在病变过程中暑热病邪极易深入心营，内闭清窍，出现神昏谵语，也有暑热病邪直接侵犯心营而病者。如邪热入营而气分邪热仍盛，则形成气营两燔之证。此外，暑热炽盛，易引动肝风，出现痉厥之变。如邪热亢盛，内迫血分，损伤血络，又可致咯血、吐血、衄血或发斑疹等变化。其中暑伤肺络可致咯血，迫血外溢肌肤则可外发斑疹等。但暑热伤人，每变幻无常，张凤逵《伤暑全书》中提出其致病有"不拘表里，不以渐次"的特点。所以暑热病邪可以直接侵犯心包或肝经，一病即见神昏痉厥，这些危重病证在小儿尤为多见。

本病后期，暑热渐退而津气未复，多表现为正虚邪恋之候。如属肾阴耗伤而心火亢盛，则可见心热烦躁，消渴，麻痹，甚或因水不涵木，虚风内动而致手足蠕动。如在病程中曾因闭窍、动风而发生神昏、痉厥，且持续时间较长者，其瘥后每因痰瘀留伏包络，机窍不灵而见痴呆、失语、耳聋等症；若痰瘀阻滞经络，筋脉失利，则可见手足拘挛、肢体强直或瘫痪等症。这些症状如久不得复，可留下终身残疾。

诊　　断

一、诊断依据

1. 发病有明显的季节性，系夏暑当令之时，多为夏至到处暑期间。

2. 起病急骤，初起时一般较少卫分证表现，发病即可见高热、烦渴、汗多、脉洪等阳明气分热盛之象。但如兼夹湿邪，初病时也可有明显的卫表见证。

3. 病程中传变快，变化多，可有化火、生痰、动风等表现，又易产生津气欲脱、闭窍、伤络动血等严重病证。如暑邪直入心营或肝经，可突然发生神昏、痉厥。

4. 若伴见脘痞身重，苔腻，则多为暑温兼湿之证；如兼见恶寒，无汗等症，则多为寒遏暑湿之候。

二、鉴别诊断

1. 冒暑

冒暑即夏季感冒，以邪在卫表为主要表现，病情较轻，很少出现气分里热症状，更少向营血证。

2. 暑秽

暑秽为暑湿秽浊交阻，气机困滞所致，发生于夏季。本病以中焦脾胃见症为主，少数严重病例可出现神昏耳聋。本病虽发病急，但病程较短，一般热势不甚，不出现营血分证。

3. 湿温

湿温和暑温都是夏季常见温病，其中暑温兼湿与湿温颇为相似。但湿温为感受湿热病邪所致，起病较缓，初起以湿重而热象不著为特点，邪多留恋气分，病变以脾胃为中心，病势缠绵，病程较长。暑温兼湿则起病急骤，初起即以暑热炽盛证候为主，虽兼夹湿邪，但暑热偏盛的症状表现较为突出，病程中变化较多，易入营血，并多昏、痉、厥、脱等危重病证发生。

4. 疫毒痢

疫毒痢与暑温发病季节相似，起病突然，多见于小儿，可致热盛动风，内陷心包，甚则阳气外脱，与暑温往往不易鉴别。疫毒痢除发病更急、厥脱症状出现比暑温更快外，还可通过实验室检查，如脑脊液常规、盐水灌肠或肛门拭取大便等检查，作出鉴别。

辨 证 论 治

一、辨治要点

（一）辨证要点

1. 辨感邪有无兼夹

暑温所感病邪为暑热病邪，如兼夹湿邪，即为暑湿病邪，如夹湿又兼寒，则属暑、湿、寒三气兼感，在诊断时必须依据临床证候详加辨析。凡初起即见阳明气分里热证候的为单纯感受暑热病邪；若兼见脘闷、身重、苔腻等症状的为兼夹湿邪之象；如起病之初证见发热恶寒，头痛无汗，心烦口渴，脘闷苔腻，则系暑湿兼有外邪的表现。同时还应注意辨兼夹湿、寒之程度，暑中夹湿者，其湿之轻重有所不同，但在病初一般都是暑热甚于湿邪，以后则湿邪进一步化燥化火，此与湿热病邪致病初起以湿重于热为特点有所不同。在临床上，根据暑温是否兼夹湿邪，分为不夹湿的暑温本病和暑温兼湿两类。

2. 辨热势高低轻重

暑温病火势亢盛程度每与病情轻重密切相关，一般来说，邪热越盛则越易导致津气外脱、闭窍动风、伤络动血等严重病变。因而掌握热势之轻重可以推断本病的病情轻重。而体温的高低可以作为本病热势轻重的参考，如体温持续在40℃以上者，一般提示病情较重。

3. 辨气阴耗伤程度

本病最易耗伤气阴，导致多种凶险变证，故对气阴耗损的程度应给予高度重视。凡见口渴引饮，舌干少津即提示津伤；见神疲脉虚，即属气耗；两者并见，即为津伤气耗。如进而出现消渴不已，舌光绛而干，脉细数，则为肝肾真阴被灼；如兼见咯血，则为肺阴灼伤，络脉受损；若汗出淋漓，喘喝脉散，则为津气欲脱之象。

4. 辨神昏、痉厥先兆

本病往往突然发生神昏、痉厥，不仅提示病情较重，而且易造成不良后果。为把握治疗的主动，对昏痉的先兆应细加辨析，及早发现。凡见嗜睡，进而沉睡，或烦躁不寐，静而多言者，多为神昏之先兆；若见手足或面部肌肉不时微微抽动，惊惕肉瞤，项强者，则应防其动风痉厥。

（二）治则治法

1. 治则

暑热病邪属火热之邪，因此暑温的基本治则是清暑泄热。

2. 治法

根据病程中的病理变化及其证候表现，其相应的治疗大法是初起暑伤气分，阳明热盛者，治以辛寒清气，涤暑泄热；如进而暑伤津气，则宜甘寒之剂以清热生津；病之后期邪热虽衰但余热未尽或津气大伤，又当以甘酸之品益气敛津，酸苦之品以泄热生津。叶天士在《三时伏气外感篇》中引用张凤逵的话说："暑病首用辛凉，继用甘寒，再用酸泄酸敛"，概括了暑温特别是暑温本病邪在气分各阶段的治疗大法。

若暑热内传，深入营血，或内陷厥阴而引起闭窍、动风时，则须根据具体病情采用清营凉血、清心开窍、凉肝息风等法。

后期多为余邪未清，气阴未复，故常用益气养阴、清泄余热等法以善其后。余邪夹痰、夹瘀留滞络脉者，当在清除余邪的同时化痰行瘀通络。

对暑兼湿邪之证，则应在清暑之中兼以祛湿。王纶在《明医杂著》中说："治暑之法，清心利小便最好。"虽是针对暑邪的性质及病理特点而确立的治则，但用于暑湿尤为适宜，能导湿下行。若属表寒遏伏暑湿，则宜在清暑化湿的同时兼以解表散寒。

二、常见证型辨治

（一）气分证治

1. 暑温本证

（1）暑入阳明

【证候表现】 壮热汗多，口渴心烦，头痛且晕，面赤气粗，或背微恶寒，苔黄燥，脉洪数或洪大而芤。

【病机分析】 此为暑温初起，暑热之邪侵入阳明气分，邪正剧烈交争之候。邪热炽盛，阳明里热蒸腾于外，则热势壮盛；暑邪内扰于心，则心烦；热邪上蒸头目，则头痛且晕，面赤气粗；热邪迫津外泄，则汗多；邪热耗伤津液，故口渴引饮；热盛津伤，故见齿燥；苔黄燥，脉洪数为阳明热盛之象。若汗泄过多，津气耗伤，腠理疏松，则背微恶寒；汗多而津气耗伤过甚，则可见脉洪大而芤。

本证的背微恶寒须与卫分表证之恶寒相鉴别，本证背微恶寒为汗出过多，肌腠疏松，阳气受伤所致，同时伴见热盛，大汗，烦渴，苔黄燥，脉洪数等气分热盛之象；卫表证的恶寒为邪侵肌表，卫阳被郁而致，伴见无汗，苔薄白，脉浮等卫表见症。两者一属里证，一属表证，不可混淆。本证的苔黄燥应与阳明腑实之黄苔相区别，本证见黄燥苔是属热盛津伤之象，黄苔之质地较薄，虽干燥但无裂纹，也不起芒刺；阳明腑实证之黄燥苔为邪热与燥屎内结肠腑而致，黄苔之质地大多较厚，燥而焦裂起刺。

【治法】 清泄暑热；津气受伤者兼以益气生津。

【方药】 白虎汤（见第八章）或白虎加人参汤。

白虎加人参汤 （《伤寒论》）

生石膏（研） 知母 甘草 白粳米 人参

水煎服。

暑犯阳明，热盛于内而蒸腾于外，内外俱热，用白虎汤清暑泄热，透邪外达。吴鞠通说："白虎本为达热出表"，即指此意。若阳明热盛而津气耗伤者，当选白虎加人参汤，清热中佐以益气生津之品。

【临床运用】 治疗本证不宜滥用苦寒之品，而应以透泄热邪为主。若暑热较盛可加银花、连翘、竹叶、荷叶、西瓜翠衣等以增强清暑泄热透邪之力。若发病之初兼有暑湿而见微恶寒，胸痞，呕恶，苔腻者，可酌加藿香、佩兰、滑石或六一散等芳化渗利之品。若兼有暑湿遏于卫表而见微恶风寒，身热无汗者，可加藿香、大豆卷、银花、连翘等以疏解表邪。大便不通，热结肠腑者，可酌加大黄、玄明粉等通腑泄热。

(2) 暑伤津气

【证候表现】 身热心烦，小便短黄，口渴自汗，气短而促，肢倦神疲，苔黄干燥，脉虚无力。

【病机分析】 本证属暑热未去而津气已伤之候。暑热内蒸，故身热，心烦，小便色黄。热盛迫津外泄则汗多，汗泄太过，既伤津又耗气。暑热伤津，则口渴，小便短，苔黄燥；暑热伤气，肺气已虚，则气短而促；元气受伤，则肢倦神疲，脉虚无力。

【治法】 清热涤暑，益气生津。

【方药】 王氏清暑益气汤。

王氏清暑益气汤 （《温热经纬》）

西洋参 石斛 麦冬 黄连 竹叶 知母 荷梗 甘草 粳米 西瓜翠衣

水煎服。

本方属清补合剂，为暑热较盛而津气已明显耗伤者设。方中西瓜翠衣、黄连、竹叶、知母、荷梗清解暑热，西洋参、石斛、麦冬、甘草、粳米益气生津。此方清暑泄热之力不及白虎加人参汤，而益气生津的作用较优。黄连苦寒，有化燥伤津之弊，用量宜轻。

【临床运用】 本方在临床使用时当权衡暑热与正虚之孰轻孰重。暑热重者，当加重清透暑热药的用量，或加用石膏、银花之类以清涤暑热；伤津耗气重者，当加重益气生津药的用量，并酌减黄连或不用，防其化燥伤阴。方中西洋参亦可重用北沙参代之。如在暑温后期见本证而久热不退，可去黄连、知母，加白薇、地骨皮、青蒿等。

(3) 津气欲脱

【证候表现】 身热骤退，汗出不止，喘喝欲脱，脉散大。

【病机分析】 本证为暑热已去，津气耗伤过甚而致欲脱之候。气阴耗伤太甚，不能固摄于外，津液失于内守，故汗出不止而身热骤退；津气大亏，肺之化源欲绝，则见喘喝欲脱，脉散大无力。本证汗出愈多则津气愈耗，正气愈伤则汗泄愈甚，属气阴外脱之证，与阳气衰微所致之阳脱而见汗出，肢冷，脉微欲绝者不同。

【治疗方法】 益气敛津，生脉固脱。

【代表方剂】 生脉散（见第八章）。

方中人参双补气阴，麦冬、五味子酸甘化阴，有“守阴留阳，阳留则汗止”之效。本方纯属补气敛阴，若暑热邪气未尽者，切勿妄投。正如徐灵胎在《兰台轨范》所说：“此方伤暑之后，存其津液。庸医即以之治暑病，误甚。”

【临床运用】 临床上如津气大亏而邪热尚盛者，可与清热涤暑剂合用，以免留邪为患，如加入银花、连翘、石膏、知母等清暑泄热。对本证的治疗，亦可用生脉注射液静脉注射或静脉点滴。如兼见阳气外脱之四肢厥冷，面色苍白，脉微细欲绝等，则应加入附子、干姜等回阳固脱之品，或选用参附龙牡汤，也可用参附注射液静脉注射。

(4) 热结肠腑

【证候表现】 身热，日晡为甚，腹胀满硬痛，谵语狂乱，大便秘结或热结旁流，循衣摸床，舌卷囊缩，舌红，苔黄厚燥裂或起刺，脉沉数。

【病机分析】 此为暑热伤津，热结阳明之腑实证。暑为火热之气，郁蒸于肠腑，与肠中糟粕互结，形成阳明腑实证，故身热而以日晡为甚。肠中热结，传导失司，腑气不通，故大便秘结而腹满硬痛。若大便虽结，热迫于中，粪水从旁而下，必见大便稀水，色黄臭秽，即为“热结旁流”。邪热循经上扰心神，神不守舍则谵语狂乱，循衣摸床。热邪炽盛，侵犯足厥阴肝经，则舌卷囊缩。舌红，苔黄燥厚裂，脉沉数，为暑热灼伤津液，热结肠腑的表现。

本证除具有肠腑结热的表现外，每每尚有上、中、下三焦火毒之证，病情较为深重。

【治法】 通腑泄热，清热解毒。

【方药】 调胃承气汤（见第八章）或解毒承气汤。

解毒承气汤 （《伤寒瘟疫条辨》）

黄连　黄芩　黄柏　栀子　枳实（麸炒）　厚朴（姜汁炒）　大黄（酒洗）　芒硝（另入）　白僵蚕（酒炒）　蝉蜕（全）

水煎服。

本方为黄连解毒汤、升降散合大承气汤加味而成。方中以大承气汤通腑泄热，荡涤肠腑热结，使邪热随攻下而外泄。黄连解毒汤清暑解毒；升降散中的僵蚕、蝉蜕透邪外达，息风止痉，可防热盛动风，对于肠腑热结而热毒较盛者较为适用。

【临床运用】 如热毒炽盛者，还可加大青叶、生石膏；肝风内动者，可加羚羊角、钩藤；若兼气虚者，可加人参以益气。近年来对暑温中属流行性乙型脑炎等急性传染病的治疗，有主张即使未见明显阳明腑实者，亦可适当配合大黄等攻下之品，使邪热有外泄之机，以提高疗效，此说可供临床参考。

2. 暑温夹湿

(1) 暑湿在卫

【证候表现】 身热，微恶风寒，头痛胀重，身重肢节酸楚，无汗或微汗，脘痞，口不渴，舌光红，苔白腻或微黄腻，脉浮滑数或濡数。

如感受暑湿又兼有寒邪在表者，可见发热无汗，恶寒，甚则寒战，身形拘急，胸闷脘痞，心中烦，时有呕恶，舌苔薄腻，脉象浮弦。

【病机分析】 此为暑湿之邪郁遏肌表之候。暑湿袭表，闭阻卫分，则见发热，恶寒，暑性炎热，故身热较甚。腠理郁遏，则无汗或微汗。清阳之气为暑湿闭阻，则头痛胀重。暑湿遏阻经络肌肤，则身重肢体酸楚。湿郁于内，气机不畅故脘痞而口不渴。舌尖红，苔白腻或微黄腻，脉浮滑数或濡数乃暑湿在表之象。

如先受暑湿病邪再感寒邪，以致暑湿内阻，寒邪外束，卫气郁闭，表气不通，则发热而恶寒较著，无汗，身形拘急。如邪正剧争，则可发生寒战。湿邪内阻，则胸脘痞闷，时有呕恶。暑热内郁则心烦。舌苔薄腻，脉象浮弦皆为暑湿内蕴，邪束于表之象。

【治法】 透表祛邪，涤暑化湿。

【方药】 卫分宣湿饮或新加香薷饮。

卫分宣湿饮 （《暑病证治要略》）

西香薷 全青蒿（后下） 滑石 浙茯苓 通草 苦杏仁 淡竹叶 鲜冬瓜皮 鲜荷叶边

水煎服。

方中香薷解表散寒，涤暑化湿，青蒿清解暑热，二药皆为芳香之品，合用则可透达肌表暑湿；杏仁宣通上焦气机，鲜荷叶芳香涤除暑热，更助其宣透之力；滑石、茯苓、通草、冬瓜皮、淡竹叶等清暑利湿，可渗湿于热下。诸药合用，共奏透表祛邪，涤暑化湿之功。如恶寒不重，辛温之香薷可减量使用。为保芳香透达之效，青蒿当后下，取轻可去实之效。

新加香薷饮 （《温病条辨》）

香薷 银花 鲜扁豆花 厚朴 连翘

水煎服。

本方为三物香薷饮以扁豆花易扁豆，加银花、连翘而成。方中香薷芳香可祛除暑湿，辛温以解在表之寒，正如李时珍所说："盖香薷乃夏月解表之药，如冬月之用麻黄"。再合银花、扁豆花、连翘以辛凉清热涤暑。吴鞠通称此法为辛温复辛凉法，药虽仅五味，却合散寒、化湿、清暑于一方。

卫分宣湿饮和新加香薷饮同治暑湿在卫，但前方辛温和以甘淡，意在透邪达表而化湿，适用于暑湿在表而热象较轻者，后者辛温配伍辛凉，重在解表寒，清暑湿，适用于寒邪外束而暑湿内郁之证。

【临床运用】 若湿邪较重，可加藿香、佩兰、白豆蔻等；若暑热较甚，可酌加淡竹叶、石膏、西瓜翠衣等。外寒甚而见恶寒明显，头痛，脉象浮紧者，可加荆芥、蔓荆子疏风散寒。如尿黄赤短少，可加用芦根、生甘草等，以导湿下行，并使暑热有出路。若药后汗出恶寒解，香薷即应停用，以免其发散太过而耗伤正气。

(2) 邪干胃肠

【证候表现】 发热，腹痛，心烦躁扰，口渴喜饮，呕吐频作，大便泄泻，泻下急迫臭秽，小便短赤，舌红，苔腻，脉濡数。

【病机分析】 本证为暑湿之邪直趋中道，邪干胃肠而致升清降浊功能失常之候。暑湿之邪干于胃肠，正邪交争则发热。扰乱心神则心烦躁扰，邪热灼伤阴液及吐泻伤阴则口渴喜饮，小便短赤。暑湿内伤胃肠，胃失和降则呕吐；下迫大肠则大便泄泻，势急且便下臭秽。舌红，苔腻，脉濡数皆为暑湿盛于肠胃之征。

【治疗】 清解暑热，化气利湿。

【方药】 苓桂甘露饮。

苓桂甘露饮 （《宣明论方》）

茯苓 甘草 白术（炙） 泽泻 官桂（去皮） 猪苓 滑石 石膏 寒水石

水煎服。

本方由六一散合五苓散，再加石膏、寒水石而成。方中六一散合二石清暑利湿；佐以五苓散化气行水，健脾渗湿。共奏清解暑热，化气利湿之功。

【临床运用】 若见呕吐较剧者可加生姜、竹茹和胃止呕，甚则可加玉枢丹；小便短少者加车前草渗湿利水；四肢酸楚，筋脉拘急者，加川木瓜、白芍舒筋缓急。

(3) 暑湿困阻中焦

【证候表现】 壮热烦渴，汗多溺短，脘痞身重，脉洪大。

【病机分析】 本证属暑湿困阻中焦，以暑热盛于阳明为主，兼有湿困太阴之候。因阳明胃热亢盛，故见壮热烦渴，汗多溺短，脉洪大；因太阴脾土蕴湿，故见脘痞身重。

【治法】 清热祛湿。

【方药】 白虎加苍术汤。

白虎加苍术汤 （《类证活人书》）

石膏 知母 甘草（炙） 粳米 苍术

水煎服。

本方由白虎汤加苍术而成，以白虎汤清阳明胃热，苍术燥太阴脾湿。暑热夹湿为患，徒清热则湿不退，而湿祛则热易清，故应清暑祛湿同施。

【临床运用】 如中焦湿邪较盛，可加藿香、佩兰、滑石、茯苓、大豆卷、通草等芳化渗利之品。若阳明热盛较著，可酌加竹叶、银花等以清透暑邪；若热盛化火，可酌加黄芩、黄连、栀子以清热解毒。如属中焦暑湿俱盛而呈现湿热并重者，可取辛开苦降之法，药用厚朴、黄连、半夏、黄芩等。若肢体酸楚较甚者，可加桑枝、汉防己、丝瓜络等化湿通络。

(4) 暑湿弥漫三焦

【证候表现】 身热面赤，耳聋眩晕，咳痰带血，不甚渴饮，胸闷脘痞，恶心呕吐，大便溏臭或下利稀水，小便短赤，舌红赤，苔黄滑。

【病机分析】 本证为暑湿均盛，弥漫三焦之候。暑湿内盛则身热，上蒸则面赤，蒙蔽清窍，则耳聋眩晕。暑湿犯肺，肺气不利，肺络受损，则胸闷而咳痰带血。暑湿郁阻，中焦气机升降失调，则脘腹痞满，不甚渴饮，恶心呕吐。暑湿蕴结下焦，小肠泌别失职，大肠传导失司，则小便短赤，大便溏臭或下利稀水。舌红赤，苔黄滑为暑湿内盛之象。

【治法】 清热利湿，宣通三焦。

【方药】 三石汤。

三石汤 （《温病条辨》）

飞滑石 生石膏（先下） 寒水石 杏仁 竹茹（炒） 银花（花露更妙） 金汁（冲） 白通草

水煎服。

本证邪在气分而病位涉及上、中、下焦。方中杏仁宣开上焦肺气，气化则暑湿易化；石膏、竹茹清泄中焦邪热；滑石、寒水石、通草清利下焦湿热；银花、金汁涤暑解毒。

【临床运用】 应根据暑湿弥漫三焦部位的侧重不同而分别选择用药：如暑湿偏于上焦者，主用杏仁、荷叶、大豆卷、淡豆豉等；偏重于中焦者，主用石膏、竹叶、竹茹、苍术、半夏、厚朴等；偏重于下焦者，主用滑石、寒水石、猪苓、茯苓、泽泻、通草等。此外，若见心胸烦闷较甚者，可加栀子皮、竹叶心；痰多带血者，可加川贝、竹沥、白茅根；小便赤痛明显者，可加车前草、薏苡仁等以加强清利暑湿之功。

（二）营血分证治

1. 暑入心营

【证候表现】 灼热烦躁，夜寐不安，时有谵语，甚或昏愦不语，舌红绛，脉细数。

【病机分析】 本证为暑热内陷心营之候。暑入营分，心神被扰，则灼热烦躁，夜寐不安，或时有谵语。如暑热内闭心包，则神昏谵语，甚则昏愦不语。

若暑热之邪直犯心包，症见猝然昏倒，不知人事，身热肢厥，气粗如喘，牙关微紧，则称为“暑厥”。

【治法】 清营泄热，清心开窍。

【方药】 清营汤（见第九章）配合安宫牛黄丸（见第八章）、紫雪丹（见第八章）、行军散等。

行军散 （《重订霍乱论》）

西牛黄 麝香 珍珠 冰片 硼砂 雄黄 火硝 金箔

本方为清暑热，开心窍之剂，多用于暑厥发生时的急救。

【临床运用】 本证为暑热犯于心营而致，故用清营汤清营分之热，并配合安宫牛黄丸、紫雪丹、行军散等清心开窍之品。

如因猝中暑邪而骤然闭窍昏厥者，除服上述清心开窍剂外，还可配合针刺人中、十宣、曲池、合谷等穴位以加强清泄邪热，苏醒神志之力。同时应注意环境的通风降温。

临床上本证还可用清开灵注射液或醒脑静注射液加入葡萄糖注射液中静脉滴注。如兼见腹满硬痛，大便秘结等，应酌情配合通下，使热有外出之路。

2. 气营两燔

【证候表现】 壮热，头痛如劈，口渴引饮，心烦躁扰，甚或谵语，神昏，或有斑疹隐隐，舌绛，苔黄燥，脉弦数或洪大有力。

【病机分析】 本证为气分邪热未解，继而营热又盛，为气营邪热俱盛，故名“两燔”。

邪热炽盛，燔灼气分，则壮热，口渴饮冷或大渴引饮。火热炎上则头痛剧烈如劈。热灼营阴，心神被扰，故心烦躁扰，甚或谵语神昏。若热伤血络，溢于肌肤，则可见斑疹隐隐。舌绛是热在营分之象，苔黄燥，脉数为邪热亢盛之象。

【治法】 清气凉营，解毒救阴。

【方药】 玉女煎去牛膝、熟地加细生地、玄参方（见第九章）

【临床运用】 如热毒较甚，可加入水牛角、大青叶、板蓝根等以清热解毒，并加用清开灵注射液静脉点滴。如见便秘，腹胀满者，可加入大黄以攻下泄热。如兼有神昏痉厥，可配合安宫牛黄丸等，或加用僵蚕、全蝎、地龙、蝉衣、郁金、菖蒲等开窍息风之品，并可静脉点滴醒脑静注射液。也可参“暑入心营”、“暑热动风”等证施治。

3. 暑入血分

【证候表现】 灼热躁扰，神志谵妄，斑疹密布，色呈紫黑，吐血、衄血、便血，或兼见四肢抽搐，角弓反张，喉间痰壅，舌深绛苔焦。

【病机分析】 此为暑热火毒燔灼血分，致闭窍、动血、生痰、动风之险重证候。暑热内陷心包，扰乱心神，则灼热，烦躁不安，谵妄神昏。血热伤络，迫血妄行，则吐血、衄血、便血，肌肤发斑，如血分毒瘀滞络，则斑色紫黑。血热引动肝风，则见四肢抽搐，角弓反张。风动痰涌，则喉间痰壅。舌深绛，苔焦为血分热毒炽盛而阴液大伤之象。

【治法】 凉血解毒，开窍息风。

【方药】 神犀丹合安宫牛黄丸（见第八章）等。

神犀丹 （《温热经纬》）

犀角（水牛角代，磨汁） 石菖蒲 黄芩 细生地（捣细、绞汁） 银花（鲜者捣汁用尤佳） 金汁（大黄代） 连翘 板蓝根 香豉 玄参 花粉 紫草

本方以犀角、金汁、银花、连翘、玄参、黄芩、板蓝根、生地、紫草凉血解毒；佐花粉与生地、玄参共奏生津止渴之效；加豆豉、配紫草以透斑，石菖蒲芳香化痰开窍。王孟英在《温热经纬》中论及该方功效时说：“温热暑疫诸病，邪不即解，耗液伤营，逆传内陷，痉厥昏狂，谵语发斑等证，但看病人舌色干光，或紫绛，或圆硬，或黑苔，皆以此丹救之。”但如窍闭较甚，该方清心开窍力较弱，故须配合安宫牛黄丸等清心开窍之剂，既可加强开窍醒神之力，又可加强清热凉血解毒之效。

本证病情复杂，热毒深重，宜煎剂配合急救成药使用。神犀丹虽凉血解毒作用较好，但开窍息风的力量不够，对痰热闭窍者应配合安宫牛黄丸或紫雪丹等。

【临床运用】 如有动风抽搐者当配合羚角钩藤汤以凉肝息风；痰涎壅盛者加天竺黄、胆南星、竹沥清化热痰，或送服猴枣散以清化痰热，并注意吸痰，以防痰涎阻塞气道。血热炽盛又伴气分热甚者，热势壮盛，烦渴而多有黄燥之苔，属气血两燔之证，可加生石膏、知母等清气药，或用清瘟败毒饮加减。若发斑兼吐血者，加茅根、知母、茜草；斑色紫黑者，加生地、紫草、大青叶，或用丹参注射液静脉滴注。如血热亢盛而神昏严重者，可用清开灵注射液或醒脑静注射液。

4. 暑伤肺络

【证候表现】 灼热烦渴，咳嗽气促，头目不清，咳血或痰中带血丝，舌红苔黄，脉细数。

【病机分析】　本证实际上也是暑温血分证之一，为暑热或暑湿之邪化燥化火内陷血分损伤肺络之候。暑热蒸迫，消灼津液，则灼热烦渴，头目不清，舌红苔黄，脉数。热壅于肺，肺失清肃，则咳嗽气粗。热损肺络，血从上溢，则见咳血或痰中带血丝，甚至大量咯血而致口鼻血涌，出现气随血脱之危候。

由于本证在临床表现上以骤然略血，咳嗽为特征，颇似痨瘵，又称为“暑瘵”。

【治法】　凉血安络，清暑保肺。

【方药】　犀角地黄汤（见第八章）合黄连解毒汤加减。

黄连解毒汤　（《外台秘要》）

黄连　黄柏　黄芩　山栀

水煎服。

犀角地黄汤能凉血安络，黄连解毒汤能清暑解毒保肺。

【临床运用】　若肺热尚轻，亦可用银翘散去豆豉、芥穗、薄荷，合犀角地黄汤清肺宁络止血。若兼气分热盛而烦渴甚者，属气血两燔之证，加石膏、知母等以清气泄热，热毒甚者可投清瘟败毒饮以大清气血热毒。若出血较多者，加参三七、茅根、侧柏炭、藕节炭、白及等以清热泻火，凉血止血；若出现气随血脱之证，须急投独参汤、参附汤等益气固脱之剂，或急予生脉注射液或参附注射液以益气敛阴，固脱救逆。

（三）暑热动风

【证候表现】　身灼热，四肢抽搐，甚或角弓反张，牙关紧闭，神志不清，或喉有痰壅，脉象弦数或弦滑。

【病机分析】　此为气分或营血分暑热亢盛而引动肝风之候。暑为阳邪，火热鸱张，最易内陷厥阴，引动肝风，而致痉厥。暑热炽盛，引动肝风，故身体灼热，四肢抽搐，角弓反张，牙关紧闭，脉弦数或弦滑。风火相煽，扰乱心神，则见神志不清。风动生痰，痰随火升，则喉有痰壅。

本证既见于暑温的病变过程中，亦可因猝中暑热之邪而突然发生，尤多见于小儿患者。吴鞠通说：“小儿暑温，身热，卒然痉厥，名曰暑痫。”其所说暑痫又称为“暑风”。

暑热动风前常有先兆表现，应及早发现，及早控制痉厥的发生。如抽搐持续不解，则预后较差，较易留有各种后遗症。

【治法】　清暑泄热，息风止痉。

【方药】　羚角钩藤汤（见第九章）。

【临床运用】　本方在临床运用时应结合具体情况灵活加减。若心营热盛者，可加水牛角、玄参、丹皮等清营泄热；阳明经热亢盛者，加石膏、知母等辛寒之品以清气热；若阳明腑实者，可加大黄、芒硝、全瓜蒌通腑泄热；若热毒炽盛者，加板蓝根、大青叶以清热解毒；若抽搐频繁，难以控制者，加全蝎、蜈蚣、地龙、僵蚕等加强息风定痉之力；若兼邪陷心包者，可加紫雪丹、至宝丹清心化痰，息风开窍，或用醒脑静注射液静脉滴注；若见痰涎壅盛者，可加胆南星、天竺黄、竹沥等清化热痰，或配合猴枣散，同时注意吸痰，以防气道阻塞。

(四) 后期证治

1. 暑伤心肾

【证候表现】 心热烦躁，消渴不已，肢体麻痹，舌红，苔薄黄，或薄黑而干，脉细数。

【病机分析】 此为暑温后期，暑热久羁，耗伤肾阴，余邪未净，心肾两伤，水火不济之候。余热上助心火，扰乱心神则心热烦躁。肾水被劫，不能上济则消渴不已。肾水不能滋养肝木，筋失濡养则肢体麻痹。舌红，苔薄黄薄黑而干，脉细数为阴伤火炽之象。

春温病在后期因阴虚火炽可见身热，心烦，口渴，舌红苔黄，脉细数，与本证相似，同属水亏火旺，水火失济之证，但春温后期阴虚火炽证以心烦不寐之扰神症状为主，本证则以心烦，消渴不已之津伤症状为著。另外，阳明热盛证亦可见心烦，口渴，舌红，苔黄，与本证相似。但阳明热盛证见于暑温气分热盛之时，以邪实为主，故伴见壮热，汗多，脉洪大等；本证则见于暑温后期，属暑伤心肾，水亏火旺，以正虚为主，故见低热，舌红，脉细数等。

【治法】 清泄心火，滋养肾水。

【方药】 连梅汤。

连梅汤 （《温病条辨》）

黄连　乌梅　麦冬　生地　阿胶

水煎服。

本方为《伤寒论》黄连阿胶汤去黄芩、芍药、鸡子黄加乌梅、生地、麦冬而成，方中黄连清泻心火，阿胶、生地、麦冬滋养肾水。乌梅与黄连合用，有酸苦泄热之效；乌梅、生地、麦冬相合，有酸甘化阴之功。诸药合用，可使心火清而肾水复，即所谓“泻南补北”之法。

本方与黄连阿胶汤都治心肾不交，但后者用黄芩、黄连配鸡子黄，重在育阴清热。本方以黄连配乌梅、生地、麦冬，重在酸苦泄热，酸甘化阴，正合暑温治疗“终用酸泄酸敛”的大法。

【临床运用】 若见脉虚大而芤者，为气阴不足，应加人参以益气养阴；若口渴甚，可加鲜石斛、天花粉；若心烦不寐，加远志、酸枣仁、珍珠母；若心火旺，加莲子心；若头晕目眩者，加天麻、白芍、何首乌；余邪不尽，热势久久不退者，可用青蒿鳖甲汤加减以滋阴透热。

2. 暑湿伤气

【证候表现】 身热自汗，心烦口渴，胸闷气短，四肢困倦，神疲乏力，小便短赤，大便溏薄，舌苔腻，脉大无力或濡滑而数。

【病机分析】 此为暑湿久羁，耗损元气之候，多见于后期，但若暑湿较盛，亦可见于暑湿为患之极期。暑湿内郁，热迫津液外泄，则身热自汗。暑热扰心，损伤津液，故心烦口渴。暑湿困阻气机，伤及中气，元气亏损则胸闷气短，四肢困倦，神疲乏力。暑热下迫，湿性下趋，水道清浊不分，则小便短赤，大便溏薄。舌苔腻，脉大无力或濡滑而数属暑湿内困之象。

【治法】 清暑化湿，益气和中。

【方药】 东垣清暑益气汤。

东垣清暑益气汤 （《脾胃论》）

黄芪　苍术　炒党参　升麻　橘皮　炒白术　泽泻　黄柏　麦门冬　青皮　葛根　当归

身　六曲　五味子　炙甘草

水煎服。

本方用人参、黄芪、炙甘草益气固表，扶正敛汗；苍术、白术健脾燥湿，配泽泻利水渗湿；麦冬、五味子保肺生津，黄柏泻火存阴，当归养阴血；升麻、葛根升举清气；青皮、陈皮理气和中，六曲和胃消食。全方药味多而不杂，药力和而不峻，药性平而不偏，在清化暑湿的同时，又能助运和中，补益气阴。

本方与王氏清暑益气汤虽方名相同，但二者的适应证有异。王氏清暑益气汤用于暑热未退，津气耗伤较甚之证；本方用于暑湿未尽，元气不足，气阴损伤之证。故王氏清暑益气汤清暑热之力较强，并在益气的同时注重养阴生津；本方清暑生津之力稍逊，而在益气培中的同时侧重于健脾燥湿。临床运用时应注意区别。

【临床运用】　本证见于暑湿为患的病证，在临床上当权衡暑湿与气虚之侧重而予变通加减。如暑湿尚盛，应加重清化暑湿之力；如气虚较甚，则当重用补气之品。

3. 余邪未尽

(1) 暑湿未尽，蒙扰清阳

【证候表现】　低热未除，头目不清，昏眩微胀，口渴不甚，舌淡红，苔薄腻，脉濡。

【病机分析】　此为暑湿余邪未尽之候。暑湿余邪留滞气分，故仍见低热不解；暑湿余邪蒙扰清阳，故见头目不清，昏眩微胀；阴伤未复，故口虽渴而不甚；舌淡红，苔薄腻，脉濡为微有余湿，病变轻浅之象。

【治法】　清化暑湿余邪。

【方药】　清络饮。

清络饮　(《温病条辨》)

鲜荷叶边　鲜银花　西瓜翠衣　丝瓜皮　鲜竹叶心　鲜扁豆花

水煎服。

方中鲜银花、西瓜翠衣、丝瓜皮清暑泄热，其中西瓜翠衣尚能生津止渴，并能导暑热由小便而去；鲜荷叶边、扁豆花清暑化湿；鲜竹叶心清心利水，令暑湿从下而泄。全方共奏清化暑湿，祛除余邪之功。

【临床运用】　本方能清暑利湿，但利湿之力较弱，若尿少而黄，苔腻者，可加苡仁、滑石、甘草梢泄热利湿；若兼见干咳无痰，咳声清高者，为暑湿余邪伤及肺络，可加杏仁、桔梗、麦冬、知母、甘草等宣肺润燥。

由于本方有清暑化湿之效，所以夏暑季节感受暑湿之邪的初期，见发热，头目不清，胸痞，纳差等症状时，亦每可投用本方，不必拘于暑温夹湿之后期。

(2) 暑热未尽，痰瘀滞络

【证候表现】　低热不退，心悸烦躁，手足颤动，神情呆钝，默默不语，甚则痴呆，失语，失明，耳聋，或手足拘挛、肢体强直、瘫痪等。

【病机分析】　此为暑温后期，余热夹痰、夹瘀留滞脉络久久不去而致。余热未清，气阴亏损则低热不退，心悸烦躁；甚则因阴液大伤，虚风内动而手足颤动；痰热阻滞包络，灵机失运则神情呆钝，默默无语，甚或痴呆；痰瘀滞于经络，或见失语，或见失明，或见耳聋；痰瘀留滞经络则见手足拘挛，肢体强直，甚则瘫痪。若暑湿未净，亦见低热。

【治法】 化痰祛瘀搜络。

【方药】 三甲散加减。

三甲散加减 （《湿热病篇》）

醉地鳖虫 醋炒鳖甲 土炒穿山甲 生僵蚕 柴胡 桃仁泥

水煎服

本方为薛生白仿吴又可三甲散而制定的加减方，方中柴胡配鳖甲以透散阴分的邪热，桃仁配地鳖虫破瘀活血通络，僵蚕配穿山甲入络搜邪。

【临床运用】 如余热未清而低热难退者，可酌加青蒿、地骨皮、白薇等。如痰浊蒙闭清窍而致意识不清，神呆，失语，失聪，舌苔腻浊而无热者，可酌用苏合香丸以豁痰开窍。如心肝火旺而伴见躁狂，面赤，舌红苔黄者，可酌加龙胆草、栀子、生地、朱砂等。如见痰瘀阻络而肢体拘急，强直或手足震颤、不时抽动者，除可加止痉散（全蝎、蜈蚣、地龙、僵蚕）外，还可配合白附子、陈胆星、乌梢蛇、桃仁、红花、白芥子等化痰祛瘀通络，或用华佗再造丸等以加强活血通络之效，同时还可选用生地、当归、赤芍、白芍等养血活血之品，既有行血息风之效，又有养血护正之功。如肝肾阴亏而致虚风内动者，可用大定风珠滋补肝肾，潜镇虚风。

小 结

暑温是感受夏令暑热病邪而发生的一种急性外感热病。以发病急骤，初起即可见阳明气分证候，病程中易伤津耗气，易有化火、生痰、闭窍、动风之变为临床特点。

暑热病邪之性酷烈，传变迅速，所以本病初起即以气分热盛证候为典型表现，故叶天士说“夏暑发自阳明”。《内经》云：“壮火食气”，暑热炽盛，不仅伤津耗液，也可损伤正气，加之汗泄太过，津液受损，所以本病又极易出现津亏气耗，甚至发生津气欲脱之危候。暑性属火，火气通于心，暑热病邪最易深入心营，加之暑热炼液为痰，可迅速出现痰热闭窍之神昏。暑热引动肝风，又易发生暑热动风之痉厥。窍闭风动之证既可由气分迅速内陷而成，亦可因病邪猖獗，又恰逢人体正气不足，尤其小儿娇嫩之体，邪气可以直中厥阴，一病即见窍闭动风之证，分别称为暑厥、暑风。暑热夹湿者又称暑湿，除暑热见证外，还可见胸痞，身重，苔腻，脉濡等湿邪阻遏之象。本病初起一般卫分证不明显，或卫分证时间极短，而暑湿初起邪气在卫表逗留时间较长，寒热、身痛等卫表证候亦较明显。暑湿之邪入气分后，大多留连或困阻脾胃，或壅滞肺络，或弥漫三焦，均有不同程度的湿邪郁阻证候，其热象则以阳明热盛为主，但也可进一步涉及其他脏腑。本病后期，邪热渐退，正气未复，而余热、痰湿、瘀血等邪阻于内，故多见正虚邪恋之证。部分患者在病变过程中，因神昏、痉厥时间较长，致痰热阻滞经络而留有各种后遗症。

清暑泄热为本病的基本治法。暑温本证初起时邪在气分，阳明气热炽盛者，应以辛寒之白虎汤清泄暑热；如进而暑热伤津，则用甘寒之王氏清暑益气汤涤暑、益气、生津；若暑热去而津气大伤，则宜甘酸之生脉散益气敛津，如余邪未尽，则又当用酸苦之连梅汤。暑温夹湿，暑湿在卫者，以卫分宣湿饮、新加香薷饮清暑化湿，透表散寒；暑湿困阻中焦者，以苍术白虎汤清暑化湿；暑湿弥漫三焦者，以三石汤清化暑湿，宣通三焦。如暑邪已入营，则宜清营汤、安宫牛黄丸清营透热，清心开窍；暑入血分者，以神犀丹合安宫牛黄丸凉血解毒，清心开窍；暑伤肺络者，以犀角地黄汤合黄连解毒汤清热凉血，安络解毒。暑热动风者，以羚角钩藤汤凉肝息风。暑温后期，暑伤心肾者，可用连梅汤清心滋肾；暑湿伤气者，以东垣清暑益气汤清暑化湿，培元和中；余邪蒙扰清阳者，以清络饮清化遗留之暑湿；余邪未净，痰瘀阻络者，以三甲散化痰祛瘀通络。

【附】 冒暑 暑秽

一、冒暑

冒暑即暑月感冒，由感受暑兼湿邪或夹寒邪引起，以肌表、肺卫见症为主要临床表现。本病病情较轻，邪势轻浅，病程较短，极少发生传变，预后良好。冒暑大致有以下两种类型。

1. 暑湿内蕴，寒邪束表

【证候表现】 发热恶寒，头痛无汗，鼻塞流涕，身形拘急，脘痞心烦，舌苔薄腻。

【病机分析】 本证为暑湿内蕴又兼寒邪外束之候。寒邪束表，表气闭郁则发热恶寒，鼻塞流涕，头痛无汗，身形拘急。湿邪内阻则脘痞苔腻。暑热扰心则心烦不安。

暑温兼湿之暑湿在卫证亦可见发热恶寒，头痛无汗，胸闷脘痞等症，与本证的病机相似，但其热势及头痛较甚，或有呕吐，其病情较重，传变快，可很快向气营血分发展，病程亦长，往往很快就可出现昏睡、项强、进一步发展则可见神昏、惊厥。而本证邪在肌表，其热势及头痛症状较轻，经治疗后迅速好转，病情轻浅。

【治法】 疏表散寒，涤暑化湿。

【方药】 新加香薷饮（见本章）。

2. 暑热夹湿，郁阻肺卫

【证候表现】 发热恶寒，汗出，咳嗽，头晕，苔薄微腻。

【病机分析】 本证为暑湿困阻肺卫，肺气失宣之候。暑湿外袭，卫表被郁则发热恶寒。暑热内蒸，腠理开泄则汗出。暑湿在肺，肺失宣降则咳嗽。暑湿上蒸，故头晕。苔薄白微腻为暑湿犯肺之象。

【治法】 涤暑清热，化湿宣肺。

【方药】 雷氏清凉涤暑法。

雷氏清凉涤暑法(《时病论》)

滑石（水飞） 生甘草 通草 青蒿 白扁豆 连翘（去心） 白茯苓 西瓜翠衣

水煎服。

方中青蒿、扁豆、连翘、西瓜翠衣清热涤暑，透邪外出；滑石、甘草、茯苓、通草利湿泄热。

【临床运用】 若咳嗽较甚，可加杏仁、瓜蒌皮、枇杷叶等宣肺化痰止咳之品；如暑热较盛，可酌加银花、丝瓜皮、鲜荷叶，以加强清热涤暑之力；湿邪较重，可酌加车前子、泽泻等分利湿热。

二、暑秽

暑秽为夏月因感受暑湿秽浊之气所致，以猝然闷乱，烦躁为主要临床表现的一种病证。俗称“发痧”、“龌龊”，实际也是猝中暑邪的一种病证。

【证候表现】 突然发生头痛而胀，胸脘痞闷，烦躁呕恶，肤热有汗，甚则神昏耳聋。

【病机分析】 本证猝然感受暑湿秽浊之气，困阻气机，故胸脘痞闷，烦躁呕恶；阻遏清阳，故头痛且胀。暑湿郁蒸，则肤热而有汗，但其热不甚，汗亦不畅。秽浊之气蒙蔽清窍，则神昏耳聋。如偏于暑热重者，苔多黄腻，且有心烦口渴等表现；偏于湿浊重者，则舌苔白腻，口多不渴。

本证所见之神昏、耳聋大多程度较轻，高声呼之可应，且无灼热舌绛，舌蹇肢厥等症，与热陷心包之神昏而见舌蹇肢厥，灼热舌绛者明显不同。且本病虽来势急骤，但如治疗得当，恢复亦快，与一般温病之邪热内陷重证有所不同。

【治法】 芳香辟秽，化湿涤浊。

【方药】 藿香正气散、通关散或玉枢丹（又名紫金锭）。

藿香正气散 （《太平惠民和剂局方》）

藿香 苏叶 白芷 大腹皮 茯苓 白术（土炒） 半夏曲 陈皮 厚朴（姜制） 桔梗 炙甘草

水煎服。

方中藿香辛温散风寒，芳香化湿去浊；苏叶、白芷疏散表邪，芳化湿邪；茯苓、白术健脾运湿；大腹皮、陈皮宽中理气化湿；半夏曲燥湿降气，和胃止呕；桔梗宣肺利气；生姜、大枣、炙甘草调和脾胃。全方奏发散表邪，芳化辟秽，理气和中之功。

通关散 （《丹溪心法附余》）

猪牙皂 细辛

两药等分为细末，取少量吹鼻取嚏。

方中猪牙皂上通肺气以通鼻窍，下导肠气以通便。细辛通诸窍而化痰。二者合用，搐鼻取嚏，宣通肺气，肺气通则周身之气畅通，则窍机畅通而神志自清。

玉枢丹 （《外科正宗》）

山慈菇 五倍子 千金子霜 红芽大戟 朱砂 雄黄 麝香

【临床运用】 藿香正气散性偏温燥，用于暑兼寒湿者更妥。若湿中蕴热，可加六一散清热利湿。除以上治法外，还可用市售成药救急十滴水，每服一瓶，温开水送下。或用刮痧疗法，在患者背部自上而下，由内向外刮拭，以皮肤呈紫红色为度。

临床参考

暑温最常出现高热、昏迷和抽搐三大症状，除按暑温发展规律进行辨证论治外，尚可分别采用对症处理的措施。

1. 高热

控制高热是治疗暑温的关键。高热可导致痉厥、昏迷等重症，甚至出现厥脱、肺之化源欲竭的危候。因此，急挫热势是制止病情恶化的重要措施。常用的药物有清开灵注射液、牛黄清心丸等。也可用温水或薄荷15g煎水擦浴，得微汗而热势减退。

2. 昏迷

暑温如属乙脑患者，昏迷多较早出现，昏迷时间的久暂直接影响其预后。窍闭神昏也可发展为内闭外脱，危及患者生命，故对昏迷的处理应十分重视。临床对昏迷的患者除用“三宝”之类开窍及清开灵注射液外，还可用其他中药制剂，如醒脑静注射液、菖蒲郁金注射液、牛黄抱龙丸或琥珀抱龙丸。也可用牛角醒脑汤（水牛角30g、郁金12g、菖蒲12g，水煎服，成人每天1～2剂，小儿酌减）。

3. 抽搐

抽搐多为热盛动风所致，故清热是控制抽搐的主要方法，即撤热以息风。临床可用牛黄粉0.6～0.9g，每日1～2次，儿童减半；或用羚羊角0.9～1.5g，每日1～2次，儿童减半，均有清热镇痉之效。抽搐严重而难以控制者，应尽快查明原因，可适当配合安定、水合氯醛，或脱水剂等。

4. 呼吸衰竭

本病如发生呼吸衰竭，除用西医抢救措施外，中医可分四型救治。

(1) 痰火壅肺型（合并肺部感染） 治宜泻壅救肺，清热解毒，方用泻火平喘汤（银花、连翘、石膏、大青叶、杏仁、滑石、知母、葶苈子、浙贝母、甘草等）。

(2) 腑结肺痹型 治宜通下救肺，泻火平喘，方用泻火承气汤（大黄、芒硝、厚朴、枳实、知母、石膏、连翘、银花、瓜蒌、杏仁、葶苈子等）。

(3) 气阴两竭型 治宜益气救阴，方用加味生脉散（人参、麦冬、五味子、磁石、龙骨、牡蛎等）。

(4) 阳衰喘脱型（类似中毒性休克） 治宜回阳救逆，纳气固脱，方用加味参附汤（熟附子、人参、五味子、山茱萸、怀牛膝等）。

现代临床对“流行性乙型脑炎”的辨证多归于暑温范畴。江育仁老中医将该病分为三期，即初期多为卫气同病；中期多为气分实热证，可有邪毒化火入里，充斥内外，闭窍动风等表现；后期为恢复期和后遗症［南京中医学院学报 1994；10（3）：27］。刘氏根据临床实际，将乙脑分为阳明气热、气营两燔和热入营血三型［湖南中医杂志 1993；9（2）：6］。在治疗方面，各地积累了丰富的经验，报道内容也较多。但大都是根据温病卫气营血理论的辨证结果，确定相应的治法。张氏将乙脑的治法归纳为五种：即清气分热、清营分热、清血分热、清热涤痰和养阴清热［河南中医 1992；12（5）：224］。江氏从热、痰、风立论，强调治疗乙脑要注意照顾此三大因素［中国中医急症杂志 1999；8（8）：169］。治疗乙脑多配合使用中成药，如清开灵注射液、醒脑静注射液、双黄连粉针剂和安宫牛黄丸等，同时进行西医对症处理。亦有将清瘟败毒饮、白虎汤等加味使用的，取得了较好的效果［湖南中医药导报 2002；8（5）：267］。乙脑的后遗症多采用针灸治疗。选穴多以醒脑开窍，行气化痰，活血通络为原则，随证加减。亦取得一定效果［针灸临床杂志 1998；14（4）:32］。

医案选读

1. 暑温邪入血分

壬戌七月十四日，周，五十二岁 世人悉以羌防柴葛治四时杂感，竟谓天地有冬而无夏，不亦冤哉！以致暑邪不解，深入血分成厥，衄血不止，夜间烦躁，势已胶锢难解，焉得速功？

飞滑石三钱 犀角三钱 冬桑叶三钱 羚羊角三钱 玄参五钱 鲜芦根一两 细生地五钱 丹皮五钱 鲜荷叶边一张 杏仁泥三钱 今晚一帖，明早一帖。

十五日 与热似乎稍缓，据云夜间烦躁亦减，是其佳处；但脉弦细沉数，非痉厥所宜，急育阴而敛阳，复咸以制厥法。

生地六钱 生鳖甲六钱 犀角三钱 玄参六钱 羚羊角三钱 丹皮三钱 麦冬（连心）八钱 生白芍四钱 桑叶三钱 日服二帖。

十六日 脉之弦刚者大觉和缓，沉者已起，是为起色。但热病本属伤阴，况医者误以伤寒温燥药五、六帖之多，无怪乎舌苔燥如革也。议启肾液法。

玄参一两 天冬三钱 丹皮五钱 沙参三钱 麦冬五钱 银花三钱 犀角三钱 鳖甲八钱 桑叶二钱 日服三帖。

十七日 即于前方内加细生地六钱 连翘一钱五分 鲜荷叶边三钱 再按暑热之邪，深入下焦血分。身半以下，地气主之，热来甚于上焦，岂非热邪深入之明征乎？必借芳香以为搜邪之用。不然，恐日久胶锢之邪，一时难解也。一日热邪不解，则真阴正气日亏一日矣，此紫雪丹之必不可少也；紫雪丹一钱五分，分三次服。

十八日 厥已回，面赤，舌苔干黑芒刺，脉沉数有力，十余日不大便，皆下证也。人虽虚，然亦可以调胃承气汤小和之。

大黄（生）五钱 玄明粉（冲）三钱 甘草（生）三钱 先用一半煎一茶杯，缓缓服，俟夜间不便再服下半剂。服前方半剂，即解黑大便许多。便后用此方：

麦冬一两 大生地一两 鳖甲一两 白芍六钱

十九日 大下宿粪若许，舌苔化而未滋润，脉仍洪数，微有潮热，除存阴无二法。

沙参三钱 大生地一两 鳖甲五钱 麦冬六钱 生白芍六钱 牡蛎五钱 天冬三钱 炙甘草三钱 丹皮四钱 日服二帖。

廿一日 小便短而赤甚，微咳，面微赤，尺脉仍有动数之象。议甘润益下，以治虚热；少复苦味，以治不尽之实邪。且甘苦合化阴气而利小便也。

按：甘苦合化阴气利小便法，举世不知，在温热门中诚为利小便之上上妙法。盖热伤阴液，小便无由而生，故以甘润益水之源；小肠火腑，非苦不通，为邪热所阻，故以苦药泻小肠而退邪热。甘得苦则不呆滞，苦得甘则不刚燥，合而成功也。

生鳖甲八钱 玄参五钱 麦冬（连心）六钱 生白芍六钱 沙参三钱 麻仁三钱 古勇连一钱 阿胶三钱 丹皮三钱 炙甘草四钱 日二帖。

廿二日 已得效，仍服前方二帖。

廿三日 复脉复苦法，清下焦血分之阴热。

玄参五钱 鳖甲（生）五钱 阿胶（化冲）三钱 白芍（生）六钱 天冬二钱 丹皮三

钱 麻仁五钱 麦冬（连心）五钱 甘草（炙）五钱 日服二帖。

（《吴鞠通医案》. 人民卫生出版社 .1960 年）

按语：此为暑温邪入血分，暑温初起多为病发于里，故叶天士有“夏暑发自阳明”之说。暑热在里，不宜用解表之法治之，而前医以羌防柴葛辛温解表之剂治之，以致暑邪不解，深入血分成厥。吴氏治以凉血散血、滋阴、息风之法，后又急以育阴而敛阳，复咸以制厥法治之。对厥已回，因有日久胶锢之邪未解而阴虚之证，仍以调胃承气汤小和之。病情稳定后，投以滋补肾阴合以苦味以清泄不尽之实邪。“甘得苦则不呆滞，苦得甘则不刚燥”，对阴亏兼有邪热者，临床上常甘苦合用而收功。

2. 暑温邪传心包

壬戌六月廿九日，甘，二十四岁 暑温邪传心包，谵语神昏，右脉洪大数实而模糊，势甚危险。

连翘六钱 生石膏一两 麦冬六钱 银花八钱 细生地六钱 知母五钱 玄参六钱 生甘草三钱 竹叶三钱 煮成三碗，分三次服。牛黄丸二丸、紫血丹三钱，另服。

七月初一日 温邪入心包络，神昏惊厥，极重之证。

连翘三钱 生石膏六钱 麦冬（连心）五钱 银花五钱 细生地五钱 知母二钱 丹皮三钱 生甘草一钱五分 竹叶二钱 今晚二帖，明早一帖，再服紫血丹四钱。

（《吴鞠通医案》. 人民卫生出版社 .1960 年）

按语：对邪传心包之证的治疗，在用清心开窍方的同时，应根据邪热之所在而主以清除邪热。本案针对其邪在气营，投以加减玉女煎，同时用牛黄丸及紫雪丹（即紫血丹）。

3. 暑温夹湿蕴蒸阳明

计左 暑温一候，发热有汗不解，口渴欲饮，胸闷气粗，入夜烦躁，梦语如谵，小溲短赤，舌苔薄黄，脉象濡数。暑邪湿热蕴蒸阳明，漫布三焦，经所谓：因于暑，烦则喘喝，静则多言是也。颇虑暑热逆传厥阴，致有昏厥之变。

清水豆卷四钱 青蒿梗钱半 天花粉三钱 硃茯神三钱 通草八分 黑山栀钱半 带心连翘三钱 益元散三钱包 青荷梗一支 竹叶心三钱 郁金钱半 万氏牛黄清心丸一粒包煎。

二诊 暑温九天，汗多发热不解，烦闷谵语，口渴欲饮，舌边红苔黄，脉象濡数，右部洪滑。良由暑湿化热，蕴蒸阳明之里。阳明者胃也。胃之支脉，贯络心包，胃热上蒸心包，扰乱神明，故神烦而谵语也。恙势正在鸱张，还虑增剧，今拟竹叶石膏汤加味。

生石膏五钱 茯苓三钱 郁金钱半 仙半夏钱半 通草八分 竹黄二钱 鲜竹叶心三钱 益元散三钱包 鲜石菖蒲五分 白茅根三钱去心 荷梗一支 万氏牛黄清心丸一粒包煎。

三诊 神识渐清，壮热亦减，原方去石膏、牛黄清心丸，加连翘心、花粉、芦根。

（武进县医学会编.《丁甘仁医案》. 江苏科学技术出版社 .1988 年）

按语：本证初为暑夹湿邪而蕴蒸于阳明，但同时已有传入厥阴之象，故又见谵语，所以治疗主以清暑化湿，并用万氏牛黄丸。继则暑湿化热，阳明邪热仍盛，故又改用竹叶石膏汤，仍加万氏牛黄丸。其后病情渐减得愈。丁氏用药，虽未有营分见证，但见夜间梦语如谵，即予清心开窍之剂，提示在气分阶段同样可以发生邪传心包之变。

文献辑要

《素问·刺志论》

气盛身寒，得之伤寒。气虚身热，得之伤暑。

《素问·热论》

凡病伤寒而成温者，先夏至日者为病温，后夏至日者为病暑，暑当与汗皆出，勿止。

《素问·生气通天论》

因于暑，汗，烦则喘喝，静则多言，体若燔炭，汗出而散。

《金匮要略·痉湿暍病脉证并治第二》

太阳中热者，暍是也。汗出恶寒，身热而渴，白虎加人参汤主之。

《伤寒论·伤寒例》

中而即病者，名曰伤寒；不即病者，寒毒藏于肌肤，至春变为温病，至夏变为暑病。暑病者，热极重于温也。

《丹溪心法·中暑》

引戴元礼云：暑乃夏月炎暑也，盛热之气者，火也，有冒、有伤、有中，三者有轻重之分，虚实之辨。

戴元礼云：暑风者，夏月卒倒，不省人事者是也。有因火者，有因痰者。火，君相二火也；暑，天地二火也，内外合而炎烁，所以卒倒也。痰者，人身之痰饮也，因暑气入而鼓激痰饮，塞凝心之窍道，则手足不知动蹑而卒倒也。此二者皆可吐。《内经》曰：火郁则发之，吐即发散也，量其虚实而吐之，吐醒后，可用清剂调治之。

戴元礼云：或腹痛水泻者，胃与大肠受之；恶心者，胃口有痰饮也。此二者，冒暑也。可用黄连香薷饮、清暑益气汤。盖黄连退暑热，香薷消蓄水。

《医学正传·卷三》

一证曰热病，即中热也。脉洪而紧盛，头疼身热，口燥心烦。此盖得之于冬感寒邪，郁积至夏而即发，乃挟暑而成火热之候也。是宜黄连、白虎、解毒等汤，清凉之剂调之而愈。

《明医杂著·暑病》

夏至日后病热为暑。暑者，相火行令也，夏月人感之，自口齿而入，伤心包络之经，其脉虚或浮大而散，或弦细芤迟。盖热伤气则气消而脉虚弱。其为症：汗，烦则喘喝，静则多言，身热而烦，心痛，大渴引饮，头疼自汗，倦怠少气，或下血、发黄、生斑，甚者火热致金不能平木，搐搦，不省人事。

治暑之法，清心利小便最好，暑伤气，宜补真气为要。

《伤寒准绳·夏为暑病》

夏至以后，时令炎热，有人壮热烦渴而不恶寒者，热病也。热病与中暑相似，但热病脉盛，中暑脉虚。

《伤暑全书·暑证》

治法轻者以五苓散，以利小便，导火下泻而暑自解，或香薷饮，辛散以驱暑毒，木瓜制暑之要药也，或藿香正气散、十味香薷饮之类；重者人参败毒散、桂苓甘露饮、竹叶石膏汤、白虎汤之类；弱者用生脉散、清暑益气汤、补中益气汤等。

夏月有卒然晕倒，不省人事，手足逆冷者，为暑厥。此阴风也，不可骤用寒凉药。先以辛温药散解之，俟醒，然后用辛凉以清火除根，误用热药及艾灸立死。童便和姜汁灌亦易醒。

忽然手足搐挛，厉声呻吟，角弓反张，如中恶状，为暑风。亦有先病热，后甚渐成风者，谵语，狂呼，浪走，气力百倍，此阳风也，治法以寒凉攻劫之，与阴风不同，皆宜解散化痰，不宜汗下。有日久而脾胃弱者，宜温补。

盛暑三月，火能灼金，若不禁辛酒，脾火暴甚，有劳热躁扰而火动于心肺者，令人咳嗽气喘，骤吐血衄血，头目不清，胸膈烦渴不宁。

《景岳全书·杂证谟》

暑有八症：脉虚，自汗，身热，背寒，面垢，烦渴，手足微冷，体重是也。

《医门法律·热暑湿三门》

中暑卒倒无知，名曰暑风。大率有虚实两途，实者，痰之实也，平素积痰，充满经络，一旦感召盛暑，痰阻其气，卒倒流涎，此湿暍合病之最剧者也，宜先吐其痰，后清其暑，犹易为也；虚者，阳之虚也，平素阳气衰微不振，阴寒久已用事，一旦感召盛暑，邪凑其虚，此湿暍病之得自虚寒者也，宜回阳药中兼清其暑，最难为也。

《冯氏锦囊·方脉暑门合参》

暑为阳邪，故蒸热；暑必兼湿，故自汗；暑湿于心则烦，于肺则渴，于脾则吐利，上蒸于头则重而痛；暑能伤气，故倦怠。

《杂病源流犀烛·暑病源流》

又有暑瘵者，暑月火能烁金，不禁辛酒，脾火暴盛，劳热躁烦，火动心脾，以致喘咳，忽吐衄，头目不清，胸膈烦渴不宁，即老稚亦有此病。昧者以为劳瘵，不知此由火载血上，非真阴亏损而为虚劳也。

《温热经纬·三时伏气外感篇》

夏暑发自阳明，古人以白虎汤为主方，后贤刘河间创议迥出诸家，谓温热时邪当分三焦投药，以苦辛寒为主，若拘六经分证，仍是伤寒治法，致误多矣……长夏湿令，暑必兼湿，暑伤气分，湿亦伤气。汗则耗气伤阳，胃汁大受劫烁，变病由此甚多。

《温热经纬·卷二》

春气温和，夏季暑热，原为一证，故夏月中暑仲景标曰中热也。昔人以动静分为暑热二证，盖未知暑为何气耳。

《时病论·夏伤于暑大意》

夏伤于暑者，谓季夏、小暑、大暑之令，伤于暑也。其时天暑地热，人在其中，感之皆称暑病。夫暑邪袭人，有伤暑、冒暑、中暑之分，且有暑风、暑温、暑咳、暑瘵之异。伤暑者，静而得之为伤阴暑，动而得之为伤阳暑。冒暑者，较伤暑为轻，不过邪冒肌表而已。中暑者，即中暍也，忽然卒倒，如中风状。暑风者，须臾昏倒，手足遂抽。暑温者较阳暑略为轻可。暑咳者，暑热袭肺而咳逆。暑瘵者，暑热劫络而吐血。

暑风之病，良由暑热极盛，金被火刑，木无所畏，则风从内而生。此与外感风邪之治法，相悬霄壤，若误汗之，变证百出矣。夫木既化乎风，而脾土未尝不受其所制者，是以卒然昏倒，四肢搐搦，内扰神舍，志识不清，脉多弦劲或洪大，或滑数。总当去时令之火，火去则金自清而木自平，兼开郁闷之痰，痰开则神自安而气自宁也。

冒暑者，偶然感冒暑邪，较伤暑之证稍为轻浅耳。夫暑热之邪，初冒于肌表者，即有头晕，寒热，汗出，咳嗽等症，宜以清凉涤暑法加杏仁、蒌壳治之。其症虽较伤暑为轻，然失治入里，此又不可以不知也。如入于肉分者，则周身烦躁，头胀体烧，或身如针刺，或有赤肿等症，宜以祛暑解毒法治之。如入于肠胃者，则有腹痛水泻，小便短赤，口渴欲饮，呕逆等症，宜以增损胃苓法佐黄连治之。然冒暑之证，虽谓为轻，亦必须防微杜渐耳。

秽浊者，即俗称为龌龊也。是证多发于夏秋之间，良由天暑下逼，地湿上腾，暑湿交蒸，更兼秽浊之气，交混于内。人受之，由口鼻而入，直犯膜原。初起头痛而胀，胸脘痞闷，肤热有汗，频欲恶心，右脉滞钝者是也。然有暑湿之分，不可以不察也。如偏于暑者，舌苔黄色，口渴心烦，为暑秽也；偏于湿者，苔白而腻，口不作渴，为湿秽也。均宜芳香化浊法治之，暑秽加滑石、甘草，湿秽加神曲、茅、苍。

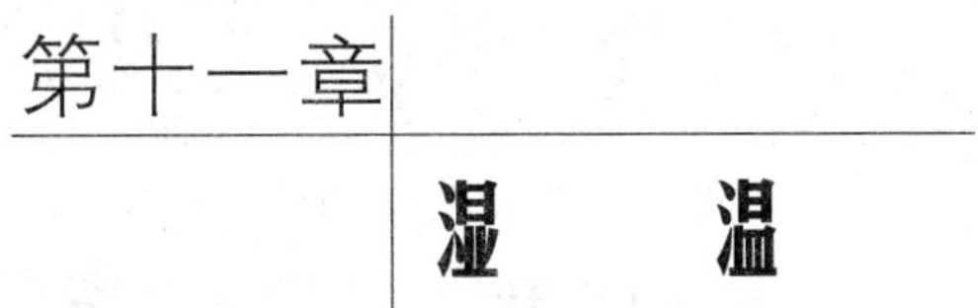

第十一章　湿　温

湿温是感受湿热病邪所引起的急性外感热病。初起以身热不扬，胸闷脘痞，苔腻脉缓等为主要症状，起病较缓，病势缠绵，病程较长，多稽留于气分，以脾胃为病变中心。本病四时均可发生，但多发于夏末秋初雨湿较盛而气候炎热的长夏季节。

湿温病名首见于《难经·五十八难》："伤寒有五，有中风，有伤寒，有湿温，有热病，有温病。"可见，该书将其归属于广义伤寒范畴，并指出其脉象特点为"阳濡而弱，阴小而急"。其后，晋代王叔和在《脉经》中指出湿温的病因为"其人常伤于湿，因而中暍，湿热相搏，则发湿温"。其证治特点为"病苦两胫逆冷，腹满叉胸，头目痛苦，妄言。治在足太阴，不可发汗"。宋代朱肱《伤寒类证活人书》指出：湿温当用"白虎加苍术汤主之"。金元医家刘河间在《素问病机气宜保命集》中提出："治湿之法，不利小便，非其治也"，并创制"天水散"（六一散）等方，开湿温病清热利湿法之先河，为湿温的治疗提供了基本的方法。朱丹溪则提出"东南地卑弱，湿热相火为病十居八九"，其关于湿热为患的论述，对后世产生了较深的影响。但在此以前，对湿温的认识仍隶属于广义伤寒之中，局限于热病（暑病）夹湿个别证治的体会，缺乏较为系统、全面的论述。

至明清时代，人们对湿温有了更全面、深刻的认识。吴又可《温疫论》中所论者实为湿热相搏之温疫，创"邪在膜原"之说，主张用达原饮治湿热疫初起邪在膜原者。叶天士《温热论》中将温病分为"夹风"、"夹湿"两大类，又提出本病的发生是"里湿素盛，外邪入里，里湿为合"，提出"在阳旺之躯，胃湿恒多；在阴盛之体，脾湿亦不少，然其化火则一"，并主张对湿热的治疗应"渗湿于热下，不与热相搏，势必孤矣"。薛生白所著《湿热病篇》是第一部系统论述湿温的专著，对湿温病的发生发展、辨证治疗作了全面、具体的论述，并创立了按水湿在上、中、下三焦辨证的方法，被称为水湿三焦辨证。此后，吴鞠通借鉴叶天士论治湿温的经验，在《温病条辨》中立湿温为专病，详细阐述了其三焦分证论治的规律，并载有众多治疗湿温的名方，如三仁汤、五加减正气散、黄芩滑石汤、薏苡竹叶散、三石汤等，均为后世所沿用。以后又经王孟英、雷少逸、张聿青、何廉臣等医家不断补充，使湿温的辨治内容更加丰富、充实。

西医学中发生于夏秋季节的伤寒、副伤寒、沙门氏菌属感染、某些肠道病毒感染、钩端螺旋体病、病毒性肝炎、大叶性肺炎和支气管肺炎等病，如符合湿温的病证特点和临床表现，均可参考本病进行辨证治疗。

病因病机

一、病因发病

湿热病邪是本病致病的主因。其形成与季节气候有密切关系。湿土之气寄旺于四时，尤以夏秋季节为盛，因此时天暑下逼，地湿上腾，湿热交蒸时易形成湿热病邪，人处此气中，则易感受湿热病邪。而太阴脾土内伤又是本病发生的内在因素。长夏湿热偏重，脾胃功能本多呆滞，若饮食不节，劳倦过度，恣食生冷，则更易损伤脾胃，运化功能失司，导致内湿停聚。此时若感受外界湿热病邪，则外来之湿热病邪与脾胃内湿相合而引发湿温。正如薛生白《湿热病篇》所说："太阴内伤，湿饮停聚，客邪再至，内外相引，故病湿热。此皆先有内伤，再感客邪……或有先因于湿，再因饥劳而病者，亦属内伤夹湿，标本同病"。因此，湿温的发病是内因和外因两方面相互作用的结果，亦即叶天士所谓"外邪入里，里湿为合"，吴鞠通所说"内不能运水谷之湿，外复感时令之湿"，内外合邪，方能发病。

湿热病邪多由口鼻而入，由肌表侵入者较少，正如薛生白所说："湿热之邪，从表伤者十之一二，由口鼻入者，十之八九"。脏腑之中脾为湿土之脏，胃为水谷之海，同属中土，湿土之气同类相召，加上湿热病邪又多通过饮食而直接犯于脾胃，故湿热之邪侵犯人体，多阳明、太阴受病，以脾胃为病变中心。由于湿为阴邪，其性重浊黏腻，难以骤化，一旦与热相合，更是如油入面，蕴蒸胶着，缠绵难解，所以本病起病较缓，传变较慢，病势缠绵，病程较长，而且在热势减退后又有可能复发，即"炉灰复燃"。

二、病机演变

湿温初起，以湿中蕴热，邪遏卫气为主要病理变化，即湿热外遏肌表，内蕴脾胃。随后卫表见症逐渐消除，则病机以湿热郁蒸气分为主，病位重心为中焦脾胃。湿热蕴阻脾胃，其病有偏于脾和偏于胃之分。病偏于脾者，在证候上表现为湿重于热；病偏于胃者，在证候上表现为热重于湿。一般而言，病程的前期，多表现为湿重热轻，随着病程的发展，湿邪逐渐化热，则逐渐转化为热重湿轻。同时，湿热的这一转化，还与中气的盛衰有密切的关系。薛生白说："中气实则病在阳明，中气虚则病在太阴。"即指素体中阳偏旺者，邪从热化而病变偏于阳明胃，表现为热重湿轻；素体中阳偏虚者，则邪易从湿化，病变偏于太阴脾，表现为湿重热轻。湿热之邪郁蒸气分，虽以中焦脾胃病变为主，但因湿邪还有蒙上流下的特性，故病程中尚能弥漫三焦，涉及其他脏腑，出现较为复杂的病证。如湿热郁蒸，蒙蔽于上，壅塞清窍，则神志不清；如湿邪下注小肠，蕴结膀胱，则小便不利；湿邪阻于大肠，传导失司，则可致大便不畅或下利黏垢；湿热内蕴肝胆，则身目俱黄；湿热外蒸肌腠，则发白痦等。若为顺证，邪在气分阶段大多可逐渐解除而向愈。至恢复期，主要以胃气未醒，脾虚不运等证候为主，一般经过适当调理可逐渐恢复健康。

湿温病变过程中，湿热郁蒸过久，既可因湿热化燥而伤阴，也可因湿盛困阻而伤阳。如邪热偏盛者易伤津液，湿邪偏盛者易伤阳气，但一般以伤阳为多见，正如吴鞠通所说："伤脾胃之阳者，十常八九，伤脾胃之阴者，十居一二"。若湿重热轻，湿浊久郁不解，则湿渐伤阳发展为湿胜阳微，甚至可转化为寒湿之证。如热重湿轻，则湿热交蒸而化燥，可耗伤阴液，或形成阳明腑实，或深入营血分，内陷厥阴，出现神昏谵语、斑疹、出血、动风发痉等危重证候，尤以热伤肠络，迫血外溢而致大便下血为多见，严重者可因出血过多，导致气随血脱，危及生命。

诊　断

一、诊断依据

1. 本病一年四季均有发病，但以夏秋季节为多，特别在长夏季节较为多见。

2. 本病起病较缓，初起症见恶寒发热，热势不扬，四肢酸楚，脉濡缓。继而热势渐升，持续难退，伴有头身重痛，胸闷脘痞，腹胀呕恶，舌苔垢腻。

3. 传变较慢，病势缠绵，病程较长，而以湿热留恋气分阶段为主。病程中易见白㾦，后期易出现大便下血的严重变化。

二、鉴别诊断

1. 暑温兼湿

暑温兼湿又称暑湿，与湿温均属湿与热相夹为患，且也都可发生于夏季。二者之鉴别可参见第十章。

2. 疟疾

某些疟疾的临床表现与本病初起相似，也多在夏、秋发病。但疟疾发病急骤，发热前伴寒战，热退时多汗，且寒热发有定时，往往呈周期性发作，外周血及骨髓涂片可发现疟原虫。

3. 湿阻

湿温和湿阻均可见于夏秋季节雨水较多之时，但湿阻为湿邪郁阻脾胃而引起，临床以脾胃运化功能失调为主证。虽然也可见到身重肢倦，脘腹胀满，饮食无味，中满不饥，便溏，苔腻等类似湿温的临床表现，但全身症状较轻，一般不发热，或仅有低热，更无卫气营血的演变过程。

4. 阴虚发热

湿温起病较缓，病程较长，午后身热较甚，缠绵难解，“状若阴虚”，故可能误诊为阴虚发热。但湿温为夏末秋初感受湿热病邪而发，初起有表证，并伴有身重，胸脘痞闷，苔腻，脉濡等湿热郁阻之证候。而阴虚发热为内伤杂病，四季皆可见到，起病更缓，多在不知不觉中，病变无表证过程，虽有午后低热，但多迁延日久而热势不转盛，并有咽干口燥，五心烦热，盗汗，舌红少苔或干咳少痰，脉细数等阴虚火旺见症。

辨证论治

一、辨治要点

（一）辨证要点

1. 辨湿热的轻重程度

湿温由湿热病邪引起，因此在治疗前应辨清湿与热孰轻孰重，这对于把握其主要病机，确定正确的治法，具有十分重要的临床意义。湿为阴邪，热为阳邪，其湿偏盛者，多见热势不扬，朝轻暮重，汗少而黏，头身困重，面色淡黄，口淡无味，口不渴或渴不欲饮，胸脘痞满，大便稀溏，小便混浊，苔白腻或白滑，脉濡缓。湿热并重者，临床多见发热汗出不解，口渴不欲多饮，脘痞呕恶，便溏色黄，小便短赤，苔黄腻，脉濡数。热重湿轻者，临床表现为热势壮盛，汗出不解，面垢微红，心烦，大便不畅或下利黏垢，秽臭难近，小便短赤，渴不多饮，口苦黏腻，苔黄腻或黄浊，舌质红，脉濡数或滑数。

2. 辨湿热在三焦的所属部位

湿温虽以脾胃为病变中心，但湿邪有蒙上流下的特点，因而临床辨证施治之际，必须辨清湿热所属的三焦部位，以制定相应的治疗大法。偏于上焦者，多见恶寒发热，头胀重，胸部痞闷，或因湿热酿痰而蒙蔽心包，轻则神志淡漠，甚则时有昏蒙谵语；偏于中焦者，多见脘腹胀满，恶心呕吐，便溏不爽，知饥不食，四肢倦怠，苔厚腻等症；偏于下焦者，则可见小便不利，或见小便不通而兼热蒸头胀，或见大便不通，腹满，下利黏垢等症。

3. 辨卫气营血的浅深层次

湿温与其他温病一样，亦有卫气营血浅深层次之分，但由于湿热病邪发病有“内外合邪”的特点，所以本病初起时，往往表现为卫气同病，湿邪偏盛。待表解而邪气完全进入气分，此时湿与热蕴结蒸腾，胶合难解，以致病邪久久稽留于气分，致使本病的气分阶段最长，证候亦最复杂。当湿热之邪化燥伤阴，病邪亦可侵入营血，其营血阶段的辨证与其他温病基本相同。

4. 辨证候的虚实

湿温病在整个病程中虽然以邪实为主，但在后期可出现湿热化燥、化火损伤阴液，或湿邪损伤阳气等虚象，临证时应细察详辨。气分湿邪化燥可见热盛津伤、阳明腑实等证。深传营血，动血伤阴，出血过多，可出现气随血脱之危象。如湿邪久郁，阳气受损，可出现湿胜阳微的虚象。对“气随血脱”及“湿胜阳微”这类情况的辨别，关键在即将发生之前，注意观察发热、面色、神态、气息、脉象等方面的变化，如出现体温骤降，面色苍白，神情委顿，呼吸急促，脉象细微短促等症状，当考虑由实转虚变证的发生，应予高度重视。

（二）治则治法

1. 治则

湿温的治疗以祛湿清热为基本原则。由于湿热病邪所引起的病证具有湿与热的两重性质，所以湿、热必须兼治。吴鞠通在《温病条辨·中焦篇》中说："徒清热则湿不退，徒祛湿则热愈炽"，即强调了清热祛湿同用的必要性，既去其湿，又清其热，使湿热分离，而不能相搏为患。由于湿性黏腻缠绵，湿不去则热不除，故对本病的治疗更应注意祛湿，湿去热孤，其热才更易清解。

2. 治法

（1）根据湿热所在部位的不同，治法有别

湿邪在上焦者宜芳化，在中焦者宜苦燥，在下焦者宜淡渗。湿温病初期多邪遏卫表，以上焦气机被湿热之邪所困，肺气不能宣化湿邪为主，同时兼有湿邪困脾。此阶段以湿重于热为特征，治疗上宜用芳香化湿为主，特别注意宣展肺气，以肺主一身之气，气化则湿亦得化，与此同时兼以清热。病在中焦，湿渐化热，经过一段时间后，湿重于热逐渐转为湿热并重，此时当治以苦辛开降，即以苦寒清热燥湿，苦辛行气化湿；如湿热蕴毒，湿毒症状显著者，则予清热解毒化湿。如湿邪进一步化热，出现热重于湿之证，则以清热为主，祛湿为次。病在中焦，不论湿热并重或热重于湿，苦寒清热燥湿是主要治法。如湿热下流下焦膀胱，则以淡渗清热利湿为主。

（2）详审湿热偏盛，确定祛湿与清热的侧重

一般来说，初起湿邪偏盛，宜芳化之品宣透表里之湿。中期湿热蕴蒸，湿邪偏重者，治以化湿为主，稍佐泄热，使湿去而热孤；热邪偏重者，则以清热为主，兼以化湿；湿热俱甚者，则应清热化湿并重。

（3）辨邪正虚实，祛邪扶正兼顾

在湿温病的整个病变过程中，其病机性质大多以邪实为主，后期可出现邪退正虚之象。具体来说，本病所出现的正虚既有湿热化燥化火伤阴之证，又有湿邪伤阳之证，临证当细察详辨，其中对于伤阳之变尤当警惕。气分湿邪燥化，最易损伤津液，治疗时应根据伤阴的程度，适当配伍生津而不碍湿之品以滋补阴液。由于湿邪燥化往往是逐渐转化的过程，故应注意在邪热亢盛之时，有时仍可能有余湿未尽的表现，清热不可过用苦寒。此外，在疾病过程中，有些患者还可因气分湿郁过久而致阳气受损，或素体阳气不足，导致"湿胜阳微"的病理变化，病情往往可由实证骤然转化为虚证，出现身热骤降，面色苍白，神情委顿，汗泄不止，脉象细微等严重证候，此时应立即投以温阳固脱之剂，以急救回阳。

对湿温的治疗还应重视宣气机，利小便。湿性黏腻，易阻遏气机，湿阻气滞，气滞复加重湿阻。施治之法，祛湿与宣畅气机当并举，湿邪才易除之。另外，治疗湿温病湿未完全化燥前，不论邪在上、中、下焦，或在表、在里，均可配合利小便之法，使湿热之邪有外出之路，即如刘河间所说："治湿之法，不利小便，非其治也"。

（4）分病程阶段，确立治疗重点

湿温初起邪在卫气阶段，以上焦气机被湿热之邪所困，肺气不能宣化湿邪为主要表现，同时还兼有湿邪困脾。此阶段以湿重于热为特征，治宜芳香之品宣透表里之湿，兼以清热。表解后，湿热之邪主要在中焦气分，在湿重于热时，治以芳香宣化湿热，即以苦辛温之品开达透泄湿浊。如湿渐化热，可表现为湿热并重，治以苦辛开降，即以苦寒清热燥湿，苦辛行气化湿；如湿热蕴毒，湿毒症状显著者，则予清热解毒化湿；若湿热酿痰，蒙蔽心包，而见神志昏蒙者，其治仍当清热化湿兼以豁痰开窍。如湿邪进一步化热，转变为热重于湿之证，

则以清热为主，祛湿为次。湿热流注下焦，治宜淡渗以清热利湿。

湿热病邪化火化燥深入营血分后，湿邪已除，多表现为邪热较盛，耗伤营阴血液，治疗与一般温热类温病相同，主以清营养阴，凉血散血。如邪初传营分，湿邪未尽者，仍须适当配合祛湿之法。

如湿邪在气分阶段久留，损伤阳气，可导致湿胜阳微。其中有湿重热轻，湿郁而伤中阳者，出现腹满便溏，少食无味，舌苔白腻等症，治宜温脾理气化湿。若寒湿甚重伤及脾肾阳气而出现身冷，胸痞，舌淡苔白，脉沉细缓等症，治宜温肾补脾化湿。

病至恢复期，常有余邪未净，气机不畅的证候，应酌情清泄余邪，宣畅气机；如病邪已解，胃气未醒，脾运不健者，则以醒胃健脾之品善其后。

（三）治疗禁忌

湿温初起忌用辛温发汗、苦寒攻下、滋养阴液之法，即吴鞠通所说："汗之则神昏耳聋，甚则目瞑不欲言，下之则洞泄，润之则病深不解"。指出了湿温病初起治疗的三大禁忌。其意是指湿温初起见头痛，恶寒，口不渴，身重疼痛，易误作伤寒而用辛温发汗之法，湿热之邪随辛温发表之药蒸腾上逆，多蒙蔽清窍，出现神昏、耳聋等清窍被湿邪壅塞之症；湿温若见胸闷脘痞，误作内有积滞而过早用苦寒攻下，则可损伤脾胃之阳气而致脾气下陷，出现洞泄难止；若见午后热甚，误作阴虚之证而误用滋阴养液，致使湿邪滞着不化，病情迁延难愈。但随着病情的发展，如湿热化燥，内结阳明或湿热夹滞者，则不可不下；若热盛而阴液已伤者，则滋阴养液之品又每常使用。因此，湿温治法"三禁"主要是针对湿温初起而言的，而对湿温全过程的治疗则不可拘泥于"三禁"之说。

二、常见证型辨治

（一）湿重于热

1. 湿遏卫气

【证候表现】 恶寒少汗，身热不扬，午后热甚，头重如裹，身重肢倦，胸闷脘痞，面色淡黄，口不渴，苔白腻，脉濡缓。

【病机分析】 本证为湿温初起，内外合邪，卫气同病，湿重热轻之候，既有湿热外遏肌腠之卫表见症，又有湿郁气分脾失健运之里证。卫被湿遏，腠理疏泄失常，故恶寒少汗。湿阻清阳，故头重如裹。湿困肌腠，故身重肢倦。热处湿中，为湿所遏，故身虽热而其势不扬，且午后身热较显。湿阻中焦，气机失畅，故胸闷脘痞。面色淡黄，口不渴，苔白腻，脉濡缓等，均为湿邪偏盛之象。

本证见发热恶寒，头痛少汗而口不渴，类似风寒表证，但脉不浮紧而濡缓，项不强痛，且有胸闷脘痞，苔白腻等湿郁见症，据此可作鉴别。本证胸闷脘痞，与食滞相似，但无嗳腐食臭，亦可区别。本证午后热甚，与阴虚潮热类似，但无五心烦热，颧红，盗汗，舌红少苔等见症，不难鉴别。

【治法】 芳香辛散，宣气化湿。

【方药】 藿朴夏苓汤或三仁汤。

藿朴夏苓汤 （《医原》）

藿香 半夏 赤苓 杏仁 生苡仁 蔻仁 猪苓 泽泻 淡豆豉 厚朴

水煎服。

方中豆豉、杏仁、藿香芳香宣透，祛表湿而开上焦肺气，肺气得宣则脾湿亦化。厚朴、半夏、蔻仁理气燥湿，疏通中焦，使湿去而气机得畅。生苡仁、猪苓、赤苓、泽泻淡渗而通利下焦。全方上、中、下三焦同治，可使表里之湿内外分解。

三仁汤 （《温病条辨》）

杏仁 飞滑石 白通草 白蔻仁 竹叶 厚朴 生苡仁 半夏

甘澜水煎服。

本方用杏仁宣开上焦肺气；白蔻仁、厚朴、半夏入中焦，芳香化浊，燥湿理气；生苡仁、滑石、通草入下焦，利湿泄热；竹叶清宣透热。方中诸药合用，疏通三焦气机，

藿朴夏苓汤和三仁汤均有宣上、畅中、导下的作用，能够宣化表里之湿，所以都适用于湿温初起湿遏卫气，表里合邪之证。特别是二方重视宣开上焦肺气，对于湿邪的祛除尤为重要，如吴鞠通说："盖肺主一身之气，气化则湿亦化也"。但藿朴夏苓汤中用豆豉配藿香疏表透邪，用生薏仁、猪苓、泽泻淡渗利湿，其宣透和淡渗作用较强，适用于湿邪较重，热象不显而表证较著者；三仁汤用竹叶、滑石、通草透泄湿中之热，故用于湿渐化热，卫表湿郁稍轻者为佳。

【临床运用】 湿温初起邪遏卫气证的治疗主以开上、运中、渗下之法，因病邪偏于上中焦，所以用药主以芳香化湿之品以宣化湿邪，常用藿香、佩兰、大豆黄卷、白豆蔻、荷叶等。同时配伍宣展肺气之品，如杏仁、淡豆豉等，以取流气化湿之效。如湿中蕴热者，则伍以竹叶、连翘、黄芩等清轻之品，但一般不过用苦寒之品，以防寒凝碍湿。至于茯苓、滑石、通草、苡仁等淡渗之品，也每配伍使用，既可通过利小便导湿外出，又有助于使邪热从小便外泄。

2. 邪阻膜原

【证候表现】 寒热往来如疟，寒甚热微，身痛有汗，手足沉重，呕逆胀满，舌苔白厚腻浊，或如积粉，脉缓。

【病机分析】 本证为湿温初发的又一证型，属湿热秽浊之邪郁伏膜原，阻遏阳气之候。膜原亦属半表半里，薛生白《湿热病篇》认为："膜原者，外通肌肉，内近胃腑，即三焦之门户，实一身之半表半里也"。湿热秽浊之邪从口鼻而入，直趋中道，可归于膜原。病邪郁伏膜原，阳气不能布达于肌表而恶寒；至阳气渐积，郁闭暂通，则恶寒消失而见发热汗出。阳气郁伸交替，故寒热往来起伏，类似疟疾。由于湿浊偏重，阳气郁闭较甚，故恶寒甚而热象较微。湿浊停著肌肉经络，则见手足沉重，肢体疼痛。湿浊中阻，气机失畅，胃气上逆，则呕逆胀满。湿甚则舌苔白厚腻浊，或如积粉，脉呈缓象。

【治法】 疏利透达膜原湿浊。

本证湿热秽浊郁伏较甚，非一般化湿之剂所能奏效，需投以疏利透达之法，以开达湿浊之邪。

【方药】 达原饮或雷氏宣透膜原法。

达原饮 （《温疫论》）

槟榔　厚朴　草果仁　知母　芍药　黄芩　甘草

水煎服。

本方用厚朴、槟榔、草果直达膜原，破戾气所结，除盘踞膜原之伏邪。配知母滋阴清热，白芍敛阴和血，黄芩清燥热，甘草和中。全方共奏疏利透达膜原湿浊之功。

雷氏宣透膜原法　（《时病论》）

厚朴（姜制）　槟榔　草果仁（煨）　黄芩（酒炒）　粉甘草　藿香叶　半夏（姜制）

加生姜二片为引，水煎服。

本方系从达原饮化裁而来，即达原饮去酸敛滋润之白芍、知母，加化湿泄浊之半夏、藿香。方中厚朴、槟榔、草果直达膜原，疏利透达盘踞之湿浊；辅藿香、半夏、生姜以助理气化湿，除秽调脾；佐黄芩清湿中之蕴热；甘草为和中之用。

【临床运用】　以上两方药性偏于温燥，临床运用时必须辨证准确，并应注意中病即止。一旦湿开热透，热势转甚，即应转手清化。慎勿过剂使用，以免助热劫津而酿生他变。

3. 湿困中焦

【证候表现】　身热不扬，脘痞腹胀，恶心呕吐，口不渴，或渴不欲饮，或渴喜热饮，大便溏泄，小便混浊，苔白腻，脉濡缓。

【病机分析】　本证为湿浊偏盛，困阻中焦，脾胃升降失司之候，多从上述湿遏卫气证发展而来。膜原湿浊亦可传归脾胃，如章虚谷说："始受于膜原，终归于脾胃"。脾胃受湿所困，气机郁滞，运化失司，则见脘痞腹胀，恶心呕吐，大便溏泄，如《素问·阴阳应象大论》所云："清气在下，则生飧泄，浊气在上，则生䐜胀"。湿邪阻遏，清阳不升，津液不能输布于上，则口不渴，或渴不欲饮，或喜热饮。湿邪下趋，泌别失职，则见小便混浊。苔白腻、脉濡缓，为湿邪偏重的征象。

【治法】　燥湿化浊。

【方药】　雷氏芳香化浊法。

雷氏芳香化浊法　（《时病论》）

藿香叶　佩兰叶　陈广皮　制半夏　大腹皮（酒洗）　厚朴（姜汁炒）　鲜荷叶

水煎服。

本方用藿香、佩兰芳化湿浊；用陈皮、半夏、厚朴、大腹皮燥湿理气和中；佐以鲜荷叶透热升清化浊。全方具有芳香化浊，燥湿理气的功效。

本证系湿中蕴热，湿象偏重，故治疗宜温运化湿为主，不可早投寒凉之剂，以免气机郁闭，湿浊难化，正如章虚谷所说："三焦升降之气，由脾鼓运，中焦和则上下气顺，脾气弱则湿自内生。湿盛而脾不健运，浊壅不行，自觉闷极。虽有热邪，其内湿盛，而舌苔不燥。当先开泄其湿，而后清热，不可投寒凉，以闭其湿也"。

4. 湿阻肠道，传导失司

【证候表现】　少腹硬满，大便不通，神识如蒙，苔垢腻。

【病机分析】　本证是湿热浊邪郁结肠道，气机闭阻，传导失司所致。肠道湿阻气滞，故见少腹硬满，大便不通，舌苔垢腻。若浊气上逆，则可见神识昏蒙。本证多见于湿温病邪在气分日久不解，肠道湿热垢浊蕴而成结，虽属湿重热轻之证，但一般不见于病之早期。

临证须与阳明腑实证加以鉴别：本证为湿浊郁闭肠道，腹满多无按痛，且舌苔垢腻；而阳明腑实证多大腹部硬满而有按痛，苔多黄厚而焦燥，以此为辨。

【治法】　宣通气机，清化湿浊。

【方药】　宣清导浊汤。

宣清导浊汤　（《温病条辨》）

猪苓　茯苓　寒水石　晚蚕沙　皂荚子

水煎服。

本方用晚蚕沙清化湿浊；皂荚子化湿除秽，宣通气机；猪苓、茯苓、寒水石利湿泄热。浊化热清，气机宣通，则大便通畅，诸症皆可缓解。

【临床运用】　若肠腑湿浊较甚，少腹胀满拘急者，可加杏仁、瓜蒌实、槟榔等肃肺气以畅腑气；若神志昏蒙较甚，可加服苏合香丸开窍醒神。本证大便不通非热结肠道所致，故不可用苦寒攻下。

5. 湿浊上蒙，泌别失职

【证候表现】　热蒸头胀，呕逆神迷，小便不通，渴不多饮，舌苔白腻。

【病机分析】　本证为湿浊久困而致蒙上流下之候。湿热郁蒸于上，则热蒸头胀，甚则蒙蔽心包而神迷。湿困中焦，胃气不能下降则可呕逆。湿浊注于下，泌别失职，故小便不通。渴不多饮，苔白腻，属湿遏气机，湿重于热之象。

本证以症见神迷，呕逆，小便不通为特点。尿闭则湿浊不得外泄，上蒙清窍，头胀神迷更甚，同时湿浊在中焦不去，呕逆亦难除。而本证出现的小便不利与单纯的湿阻膀胱或小肠热盛导致的小便不利在其他临床症状上有所不同，应注意区别。

【治法】　先予芳香开窍，继进淡渗利湿。

【方药】　芳香开窍用苏合香丸，淡渗利湿用茯苓皮汤。

苏合香丸　（《太平惠民和剂局方》）

白术　青木香　乌犀屑　香附子（炒去毛）　朱砂　诃黎勒　白檀香　安息香（别为末）用无灰酒熬膏　沉香　麝香（研）　丁香　荜茇　龙脑（研）　苏合香油（入安息香膏内）熏陆香（即乳香，别研）

上药除苏合香油外，均研成极细粉末和匀，然后将苏合香油用白蜜适量（微温）调匀拌入药粉内，加炼蜜制成药丸。

茯苓皮汤　（《温病条辨》）

茯苓皮　生薏苡　猪苓　大腹皮　白通草　淡竹叶

水煎服。

苏合香丸有芳香开闭，通窍醒神之功。茯苓皮汤中有茯苓皮、猪苓、薏苡、通草等淡渗利湿之品，佐以淡竹叶利湿泄热，大腹皮理气化湿。全方能渗利湿邪，使小便得以通行，湿浊得下，则不致上蒙。

【临床运用】　由于神迷、小便不通均属危急之症，所以如见本证，以二方同时使用为妥，必要时还可采用中西医结合的措施进行治疗。

（二）湿热并重

1. 湿热中阻

【证候表现】　发热汗出不解，口渴不欲多饮，脘闷呕恶，心中烦闷，便溏色黄，小溲短赤，苔黄腻，脉濡数。

【病机分析】 本证为湿郁化热，湿热俱盛，相互交蒸于中焦脾胃之候，多从前述湿困中焦证进一步发展而来。里热偏盛，证见发热，汗出，口渴，溲赤等。湿热胶着留连，虽有汗出，但热势不能因汗而解。热盛津伤则小便短少；又因津不上承而口渴，且内有湿邪所阻，故所饮不多。湿热扰心则心烦；湿邪郁闭，故烦而且闷。湿热中阻，气机不畅，浊气不得下降，则脘痞呕恶。脾失升运，湿邪流下，故见大便溏薄。此外，苔腻色黄，脉濡而数，皆为湿热俱盛之象。

【治法】 苦辛开降，清化湿热。

【方药】 王氏连朴饮。

王氏连朴饮 （《霍乱论》）

川连 厚朴 石菖蒲 醋炒半夏 淡豆豉 炒山栀 芦根

水煎服。

本方以黄连、山栀苦泄里热，厚朴、半夏开泄脾湿，苦辛并进，共奏分解湿热之效。同时以豆豉配山栀可宣透蕴热；石菖蒲芳香化浊，助厚朴、半夏醒脾化湿；芦根清热利湿，生津止渴。

【临床运用】 若湿热较重，可酌加黄芩、滑石、通草、猪苓以增强清热利湿之效。若湿热郁蒸肌表，外发白痦，可加竹叶、薏苡仁，以增透热渗湿之功。呕吐较甚者，可加姜汁、竹茹降逆止呕。若湿热互结，中焦痞塞不通者，可用吴鞠通《温病条辨》半夏泻心汤去人参、干姜、甘草、大枣加枳实生姜方（半夏、生姜、黄连、黄芩、枳实）。

2. 湿热蕴毒

【证候表现】 发热口渴，胸痞腹胀，肢酸倦怠，咽喉肿痛，小便黄赤，或身目发黄，苔黄而腻，脉滑数。

【病机分析】 本证为湿热交蒸，蕴酿成毒，充斥气分之候。热毒伤津，则见发热口渴。热毒上壅，则咽喉肿痛。湿热下蕴，则小便色赤。湿邪阻滞，气机受困，则胸闷腹胀，肢酸倦怠。若湿热交蒸，肝胆疏泄失常，胆汁外溢，则兼见身目发黄。舌苔黄腻，脉滑数，均为湿热蕴阻之象。

【治法】 清热化湿，解毒利咽。

【方药】 甘露消毒丹。

甘露消毒丹 （《温热经纬》）

飞滑石 绵茵陈 淡黄芩 石菖蒲 川贝母 木通 藿香 射干 连翘 薄荷 白蔻仁

各药晒燥，生研极细，开水调服，日二次。或以神曲糊丸，如弹子大，开水化服亦可。

本方用黄芩、连翘、薄荷清热透邪。射干、川贝解毒散结，利咽消肿。藿香、蔻仁、石菖蒲芳香化浊，宣上畅中。茵陈、滑石、木通利湿泄热，以导邪下行。本方又名普济解疫丹。王孟英说："此治湿温时疫之主方也"，认为凡湿温疫疠之病邪尚在气分者，悉以此丹治之立效。

【临床运用】 临床上运用本方治疗黄疸明显者时，可减去川贝母、薄荷，加大黄，以加强清热排毒退黄的作用。如胁痛较甚，可加炒川楝子、延胡索、蒲公英、柴胡等，以疏通肝胆之络。如咽喉肿痛较明显，可加白僵蚕、银花、桔梗等。

3. **湿热酿痰，蒙蔽心包**

【证候表现】　身热不退，朝轻暮重，神识昏蒙，时清时昧，或似清似昧，时或谵语，舌苔黄腻，脉濡滑而数。

【病机分析】　本证为气分湿热酿蒸痰浊，蒙蔽心包之候。气分湿热郁而不解，心包为湿热痰浊所蒙，心神受其干扰，故见神识昏蒙，似清似昧或时清时昧等。气分湿热蕴蒸，故身热不退，朝轻暮重。舌苔黄腻，脉象濡滑而数，均为湿热蕴蒸气分之象。

本证与热闭心包，均以神志异常为主，但二者病变性质不同，应注意鉴别。前者为湿热酿生痰浊，包络受其蒙蔽；后者为热邪内陷，灼液为痰，痰热闭阻心包。前者病在气分，后者已入营血。前者心神为痰湿蒙蔽而神志时清时昧、似醒似睡、时或谵语；后者心神为热邪逼扰而神昏谵妄，或昏愦不语。前者湿热熏蒸，上泛于舌而苔黄腻；后者营血受灼而舌质红绛。

本证与阳明腑实引起的时有谵语，并伴见腹满痛，便秘，苔黄厚燥裂者亦不同，临床时应注意鉴别。

【治法】　清热化湿，豁痰开窍。

【方药】　菖蒲郁金汤合苏合香丸（见本章）或至宝丹（见第八章）。

菖蒲郁金汤　（《温病全书》）

石菖蒲　广郁金　炒山栀　青连翘　细木通　鲜竹叶　粉丹皮　淡竹沥　灯心　紫金片（即玉枢丹）

水煎服。

方中以菖蒲、郁金、竹沥、紫金片等化湿豁痰，开蔽醒神；用山栀、丹皮、连翘、竹叶清泄湿中之蕴热；木通、灯心导湿热下行，适用于气分湿热郁蒸，酿痰蒙蔽心包之证。

【临床运用】　治疗本证时可根据痰湿、痰热的偏重，配合使用其他芳香开窍成药。痰热较重，邪热炽盛者，可加服至宝丹，以清心化痰，辟秽开窍；若湿浊偏盛而热势不著者，可送服苏合香丸化湿辟秽，芳香开窍。现代临床上对神志昏蒙较甚者可酌用菖蒲注射液、醒脑静注射液等。

（三）热重于湿

【证候表现】　高热汗出，面赤气粗，口渴欲饮，脘痞身重，苔黄微腻，脉滑数。

【病机分析】　本证为湿渐化热，阳明热炽，兼太阴脾湿未化而成热重湿轻之候。其高热汗出，口渴欲饮，面赤气粗，苔黄，脉滑数等均为阳明热盛，里热蒸迫之象。身重脘痞，苔微腻为太阴脾湿未化之象。

【治法】　清泄阳明胃热，兼化太阴脾湿。

【方药】　白虎加苍术汤（见第十章）。

本方以白虎汤清泄阳明之热，苍术燥太阴脾湿。其临床运用可参照第十章暑温“暑湿困阻中焦”证。

（四）化燥入血

【证候表现】　身灼热，心烦躁扰，发斑，或上窍出血，或便下鲜血，舌绛而干。

【病机分析】 本证为湿热化燥，深入营血，动血伤阴之候。营血热炽，热盛阴伤，故身灼热，舌干绛；血热扰心闭窍，则心烦躁扰；血热迫血妄行，则出血或发斑。

湿温病以脾胃为病变中心，邪从燥化时，病变偏于阳明，最易损伤肠络而致便下鲜血，这也是湿温血分证最常见的表现。现代临床上还可配合大便镜检，如隐血试验阳性，即应警惕肠出血的发生。如出血过多，可引起气随血脱之危象，应予高度警惕。

【治法】 凉血解毒止血。

【方药】 犀角地黄汤（见第九章）。

本证病势危急，应急投凉血解毒之剂以救治。正如薛生白所说："大进凉血解毒之剂，以救阴而泄邪，邪解而血自止矣"。应用犀角地黄汤进行治疗，正是取其凉血清热解毒之功，以达止血目的。

【临床运用】 为了加强清热凉血解毒作用，可加紫草、连翘、银花、茜根等。若已有明显出血，可适当加入紫珠草、地榆炭、侧柏炭、参三七等以助止血之效。若兼身灼热不已，烦躁不安，小便短赤，可加山栀仁、醋炒大黄、黄连等清泄热毒；若兼腹痛，可重用白芍缓急止痛；若兼神昏狂躁，舌黑短缩，皮肤斑点紫黑，可加入穿山甲、人中黄、桃仁、丹参、紫珠草，并送服安宫牛黄丸，以清热化瘀，开窍醒神，也可配合清开灵注射液、醒脑静注射液等作静脉滴注。

若便血不止，骤然热退身凉，伴面色苍白，汗出肢冷，舌淡无华，脉象微细欲绝者，为气随血脱之危象，应急予独参汤、参附汤或四逆加人参汤频频送服，以益气固脱。同时可配合输血等抢救措施。待元气回复，虚脱危象解除之后，再予温阳健脾，养血止血之法治之，可选用黄土汤。

黄土汤 （《金匮要略》）

甘草 干地黄 白术 附子（炮） 阿胶 黄芩 灶中黄土

水煎服。

脾统血，脾健则能统血而血得止。故上方以白术、黄土、附子温阳健脾；阿胶、地黄滋阴养血；黄芩苦寒坚阴，清肠道余热，且防术、附之过于燥热；甘草调和诸药，兼以益气。本方寒热并用，润燥共济，阴阳两调，扶阳而不伤阴，益阴而不损阳，故能收到气复血止，阴生阳长之效。

（五）湿从寒化

【证候表现】 脘腹胀满，大便不爽，或溏泻，食少无味，苔白腻，或白腻而滑，脉缓。

【病机分析】 本证为湿重热微，湿郁伤阳，进而寒化，困阻中焦之候。病位以中焦脾胃为主，寒湿困阻中焦，导致脾胃升降失司，气机不畅，故脘腹胀满。脾阳不升，湿浊下流则大便不爽或溏泻。脾失健运，胃气不降则少食无味。苔白腻或白腻而滑，脉缓，均为寒湿困脾之象。

【治法】 温运脾阳，燥湿理气。

【方药】 四加减正气散或五加减正气散。

四加减正气散 （《温病条辨》）

藿香梗 厚朴 茯苓 广皮 草果 楂肉（炒） 神曲

水煎服。

五加减正气散 （《温病条辨》）

藿香梗 广皮 茯苓 厚朴 大腹皮 谷芽 苍术

水煎服。

上两方均为吴鞠通《温病条辨》所创之方，是五首加减正气散中的二首，均以藿香梗、厚朴、陈皮、茯苓为基础，有理气燥湿，温运脾阳之功。四加减正气散中加草果以苦温燥湿化浊；加楂肉、神曲健脾开胃。五加减正气散则以苍术、大腹皮温运燥湿，理气畅中；谷芽升脾和胃。两方虽功效相近，但四加减正气散长于温运脾阳，燥湿化浊，适用于寒湿蕴中而苔白腻或白滑，脉缓较明显者；五加减正气散则长于健脾化湿，理气畅中，适用于脘闷，便溏，腹胀较明显者。

【临床运用】 湿温湿从寒化者，多表现为寒湿困于中焦，脾运失司，属湿温之变证。治疗时主以温化脾湿，药用藿香、厚朴、半夏、茯苓、白豆蔻、草豆蔻、苍术等；但同时亦需注意理气和胃，理气如陈皮、木香、苏梗等，和胃如神曲、谷芽、麦芽、山楂等。

（六）后期证治

1. 湿胜阳微

【证候表现】 身冷，汗泄，胸痞，口渴，下肢浮肿，苔白腻，舌淡，脉细缓。

【病机分析】 本证为湿温病后期，湿从寒化，寒湿损伤脾肾阳气，即所谓湿胜阳微之候。此属湿温之变证，多因素体中阳不足，湿从寒化更伤其阳，日久脾虚及肾所致，亦可因清热化湿不如法，伤及阳气而引起。阳气虚衰，寒从中生，故身冷，舌淡，脉细而缓。阳虚卫外不固，故汗泄。阳虚蒸化无力，津不上承故口渴，但不欲饮，或喜热饮。阳虚不能化水，则可见下肢浮肿。寒湿内阻则见舌苔白腻，胸痞等症。

【治法】 补气扶阳，运脾逐湿。

【方药】 真武汤或扶阳逐湿汤。

真武汤 （《伤寒论》）

茯苓 芍药 生姜 白术 附子（炮去皮）

水煎服。

方中附子温补肾阳，化气利水，茯苓、白术健脾渗湿利水，生姜则可温散水气，芍药和里益阴。全方既能温阳又能利水。

扶阳逐湿汤（《温热经纬》）

人参 附子 益智仁 白术 茯苓

水煎服。

本方出自《湿热病篇》，薛氏说：“湿邪伤阳，理合扶阳逐湿”。治以人参、附子、益智仁补气温阳，以扶脾肾阳气之虚衰；白术、茯苓健脾助运，以化内阻之湿。

以上二方作用和组成大致相同，后者是从前者化裁而来，适用于脾肾阳虚而寒湿内生者。

【临床运用】 如若病情进一步发展，肾阳衰微，水湿内盛较甚，出现形寒神疲，心悸气短，头目昏眩，小便不利，甚或面浮肢肿者，可适当重用附子、白术、茯苓等温阳利水之品，同时选择配合人参、肉桂、益智仁、巴戟天等温阳药。也可酌情用参附注射液静脉点滴。

2. 余邪未净

【证候表现】 身热已退，脘中微闷，知饥不食，苔薄腻。

【病机分析】 本证为湿热之邪虽退，而余邪未净之候。邪热已退，故不发热。余湿未净，故脘中微闷，苔薄腻。胃气未舒，脾气未醒，故知饥不食。

本证见于湿温病恢复期，其临床表现可无明显症状，但应注意未净之余邪，常可死灰复燃，致热势又起，特别是舌苔仍腻者，尤应注意。

【治法】 轻清芳化，涤除余邪。

【方药】 薛氏五叶芦根汤。

薛氏五叶芦根汤 （《温热经纬》）

藿香 佩兰叶 鲜荷叶 枇杷叶 薄荷叶 芦根 冬瓜仁

水煎服。

本证邪热已衰，尚有余邪未解，但正气未复，故只宜轻清宣化，不可再滥施攻伐。正如薛生白所说："此湿热已解，余邪蒙蔽清阳，胃气不舒，宜用极轻清之品，以宣上焦阳气。若投味重之剂，是与病情不相涉矣。"方中用藿香叶、佩兰叶、鲜荷叶芳香化湿，醒脾舒胃；用薄荷叶、枇杷叶轻清透泄余热，芦根、冬瓜仁清利余湿。全方轻清灵动，为治疗湿温恢复期热退而余湿未净之良方。

小 结

湿温是感受湿热病邪而引起的一种急性外感热病，四季都可发生，但多发于夏秋湿热偏盛之季。临床以发病较缓，传变较慢，病势缠绵，病程较长，病变部位重心在脾胃，邪热主要稽留于气分为特点。

湿温的发病内因于脾胃受伤，湿邪停聚，外因于感受湿热病邪，内外合邪，即可引发本病。湿温的病机变化以脾胃为中心，并随脾胃中气之盛衰强弱而转化。中阳偏虚者，则邪从湿化而病变偏于太阴，表现为湿重热轻证；中阳偏旺者，则邪从热化而病变偏于阳明，表现为热重湿轻证。湿重于热者，既可损伤中阳而转为寒湿之证，也可逐渐化热而转为热重于湿证；热重于湿者，则易化燥伤阴，甚则深入营血，发为营热阴伤或热甚动血之证。

湿温的辨证首当辨析湿与热之孰轻孰重；次当辨别湿热所在上、中、下三焦的脏腑部位；三当辨察病机在卫在气在营在血之浅深层次；四当审定证情的虚实转化。湿温的治疗以祛湿清热为原则。湿重者，重在化湿，根据湿邪所在的部位分别采用宣化、苦燥、淡渗等法；热重者，重在清热，应根据热邪所在部位及浅深层次，拟轻清、苦泄、苦下、清营、凉血等治法。

湿温初起湿热郁遏卫气者，用藿朴夏苓汤、三仁汤宣化表里之湿；如湿浊郁伏膜原者，用达原饮或雷少逸宣透膜原法疏利透达膜原湿热秽浊之邪；湿热困阻中焦，脾胃升降失司者，用王氏连朴饮辛开苦降，清化湿热；湿热蕴毒充斥气分者，用甘露消毒丹清热化湿解毒；湿热酿痰蒙蔽心包，致神识昏蒙者，用菖蒲郁金汤合苏合香丸或至宝丹清化开蔽；属热盛阳明，湿困太阴者，用白虎加苍术汤辛寒清泄阳明，兼化太阴之湿；湿从寒化，转为寒湿者，用四或五加减正气散温运脾阳，燥湿理气；出现湿胜阳微者，用真武汤或薛氏扶阳逐湿汤温阳化湿利水；湿热化燥入血，损伤肠络而便血者，用犀角地黄汤加味以凉血解毒；如便血不止，气随血脱者，先用回阳固脱之参附汤，继用黄土汤益气摄血；湿温恢复期，邪热渐退而余湿未净者，用薛氏五叶芦根汤轻清芳化，涤除余邪。

临床参考

湿温的证治内容在临床上可以适用于许多湿热性疾病，有关中医治疗湿温的临床报道较多。如急性黄疸型病毒性肝炎出现身目俱黄，其色鲜明，身困重，身热不扬，纳差，恶油腻，胸腹胀闷，小便黄如浓茶色，口淡不渴，舌苔白厚腻，脉濡缓等症状，属湿温湿重于热之证，可用三仁汤加减，即去竹叶，加茵陈、茯苓、泽泻等。一周后诸症减，继服10天，症状基本消失，目微黄。上方去茵陈、杏仁，加白术继服半个月后，肝功能正常（陕西中医 1977；(12)：56)。王氏报道用芳香化湿法之藿朴夏苓汤加减治疗湿温病23例，病人均有不同程度头昏胀重，肢体酸困症状，其中痊愈18例，占78%，好转5例，占22%，总有效率100%（江苏中医 1994；(6)：20)。魏氏报道将湿温分为三型，湿重于热型用藿朴夏苓汤加减，热重于湿型用王氏连朴饮加减，邪入营血型用清营汤、犀角地黄汤加减，共治疗68例。服药时间最短2日，最长6日，平均3.7日，其中痊愈55例，占81%；好转13例，占20%；总有效率100%（河北中医 1998；(5)：288)。申氏报道用三仁汤加减治疗湿温发热，病人经西医检查排除急性传染病，诊断为发热待查，治疗106例，痊愈98例，显效7例，无效1例（河南中医药学刊 2000；(3)：62)。曾氏用王氏连朴饮加减，湿偏甚者加藿香、蔻仁、薏苡仁、佩兰；热偏甚者加银花、连翘、生石膏、柴胡、青蒿；湿热并重者加茵陈、黄芩、生石膏，治疗76例，痊愈71例，好转4例，无效1例，总有效率97.4%（云南中医中药杂志 2002；(3)：9)。

病案选读

1. 湿温湿重于热

张左，湿温旬日，烦热无汗，赤疹隐约不透，胸次窒闷异常，咳不扬爽，时常谵语，烦渴不欲饮，饮喜极沸之汤，脉数细滑，苔白心黄，近根厚揹。此由无形之邪，有形之湿，相持不化，邪虽欲泄，而里湿郁结，则表气不能外通，所以疏之汗之，而疹汗仍不能畅。热与湿交蒸，胸中清旷之地，遂如云雾之乡，神机转至弥漫，深恐湿蒸为痰，内蒙昏痉。

三仁汤去滑石 川朴 竹叶 加豆豉 橘红 郁金 枳壳 菖蒲 佛手

二诊：昨进辛宣淡化，上焦之气分稍开，熏蒸之热势稍缓，神识沉迷转清，谵语抽搐已定，烦闷亦得略松，舌苔较退，但气时上冲，冲则咳逆，脉数糊滑。良以郁蒸稍解，而邪湿之势尚在极甚之时，虽有退机，犹不足济。肺胃被蒸，气难下降，所以气冲欲咳仍未俱减也。

前法之中，再参疏肺下气。

甜葶苈　通草　光杏仁　制半夏　冬瓜子　广郁金　薄橘红　滑石块　炒枳壳　枇杷叶　桔梗　竹茹

三诊：胸闷懊烦，气冲咳逆，次第减轻，咯吐之痰亦觉爽利，舌苔亦得大化，但脉仍不扬。其肺胃之间尚是熏蒸之地，表不得越，邪无出路，还难恃为稳定也。

光杏仁　广郁金　淡黄芩　桑叶　甜葶苈　桔梗　白蔻仁　生苡仁　制半夏　炒香豆豉　橘红　枇杷叶

四诊：咳嗽气逆大退，痰亦爽利，谵语热烦亦得渐减，特小溲清而不爽，大便不行。频转矢气，脉数糊滑，苔化而中独厚，犹是湿痰内阻，邪难泄越，再导其滞。

郁金　橘红　桔梗　制半夏　赤茯苓　生苡仁　滑石　通草　萆薢　竹沥达痰丸三钱　佛手　通草汤先送下。

五诊：大便畅行，懊烦大定，热亦较轻，口渴亦减，但赤疹虽布甚寥寥，汗不外达，脉象较爽，舌根苔白尚揹。邪湿之熏蒸虽得渐松，而未能透泄，须望其外越，方为稳妥也。

光杏仁　郁金　橘红　生苡仁　枳壳　滑石块　炒蒌皮　葶苈子　桔梗　通草　木通　制半夏　赤白茯苓

六诊：熏蒸弥漫之势虽松，而湿性黏腻，不克遽行泄化，里气不宣，表气难达，汗瘖均不得发越，咳嗽气逆，小溲不爽，脉数滑苔白。邪湿互相犄角，尚难稳当。

郁金　光杏仁　橘红　冬瓜子　桔梗　鲜佛手　制半夏　生薏仁　蔻仁　赤猪苓　通草　苇茎

七诊：热势递减，咳亦渐松，然湿从内搏，邪不外越，是以热势恋恋不退，不能外达，而欲从内化，非欲速可以从事也。

豆卷　滑石　光杏仁　郁金　制半夏　通草　新会红　猪苓　桔梗　枳壳　生苡仁　鲜佛手

八诊：清理余蕴方

豆卷　生苡仁　制半夏　通草　广皮　福泽泻　光杏仁　鲜佛手　白蔻仁　夏佩兰

如胸闷加桔梗、郁金，甚者川朴、枳壳、藿香，头胀加蒺藜、天麻、僵蚕，理胃加生熟谷芽、沉香曲、玫瑰花。

（《张聿青医案》. 上海科技出版社 .1963 年）

按语：本例为湿温湿重于热，虽见时谵语，但非邪入心包之象，用三仁汤加减，主以辛宣淡化，药后神识即转清。继用芳化祛痰之品，病情渐趋痊愈。本案对于湿温的用药颇多启示，可供参考。

2. 湿温

张某，男，1 岁半，1964 年 5 月 3 日初诊。

4 月 24 日发热，咳嗽气急，体温 39℃～40℃，住某医院确诊为腺病毒肺炎。用多种西药治疗未效，病情缠绵，其母心情焦急异常，经同道介绍前来求治。患儿迄今发热未退，烦躁多哭，烦躁时头额有汗，咳嗽尚甚，咳声不畅，不思食，不饮水，且拒食饮，大便溏软，腹不胀满，小便黄，脉沉滑，面黄，舌质淡，苔白黄腻带秽，因湿热郁闭，肺气不宣，治宜宣肺卫，化痰湿。处方：

连皮茯苓二钱 法半夏二钱 杏仁（去皮）一钱五分 苡仁四钱 冬瓜仁二钱 白蔻（打）八分 芦根三钱 桑皮一钱五分 麦芽（炒）一钱五分 竹茹一钱 象贝一钱 枇杷叶（炙）二钱 慢火煎三十分钟，取三十毫升，每次服两匙，两剂。

1964年5月5日再诊：服上药两剂后，周身漐漐潮汗出，即思乳食，今日体温已平，烦躁亦除，精神活跃，面色转红润，唯咳嗽较频，食欲渐增，大便每日一行，夹有少量黏物，脉沉滑微数，舌正红，秽腻苔已退，郁闭已开，湿痰未净，宗前法加减。处方：

连皮茯苓二钱 法半夏一钱 橘红一钱 杏仁一钱五分 苡仁四钱 冬瓜仁二钱 象贝一钱 桑皮一钱五分 竹茹一钱 麦芽一钱五分 芦根三钱 枇杷叶（炙）二钱 两剂而愈。

（中医研究院主编.《蒲辅周医案》. 人民卫生出版社 .1972年）

按语：患儿确诊为腺病毒肺炎，起病高烧、咳嗽气急，用多种西药，体温稍降，而胸透阴影不吸收，咳嗽仍频，烦躁多哭，哭时仅头额有汗，便溏腹软，小便黄，脉沉滑，舌质淡，苔黄腻带秽，据病情显为外感湿邪所致。辨证求因，春末多雨，气候偏湿，感受湿邪，清阳郁闭，卫失疏泄，肺失清肃，痰湿内聚，以致热不得越，所以立法宣通肺卫，通阳利湿，非风寒故不用发表之品，服后上焦得通，胃气即和，遍身漐漐汗出，而体温恢复正常，但仍咳嗽较频，此为郁闭已开，湿痰外出之象，故因势利导，再予疏利痰湿，调理肺胃，两剂而获痊愈。

3. 湿温化燥入营

郑左，湿温十六天，身灼热，有汗不退，口渴欲饮，烦躁少寐，梦语如谵，目红溲赤，舌红糙无津，脉象弦数，红疹布于胸膺之间。此温已化热，湿已化燥，燥火入营，伤阴劫津，有吸尽西江之势，化源告竭，风动痉厥之变恐在目前。亟拟大剂生津凉营，以清炎炎之威，冀其津生邪却，出险入夷为幸。

鲜生地六钱 天花粉三钱 川贝母二钱 生甘草八分 粉丹皮二钱 冬桑叶三钱 银花八钱 白薇一钱五分 羚羊片八分 朱茯神三钱 带心连翘三钱 茅芦根各一两 鲜石斛四钱 鲜竹叶三十片

二诊：湿温十八天，甘寒清解，已服二剂。舌红糙略润，津液有来复之渐；身灼热、口渴引饮均减，夜寐略安，佳境也。红疹布而渐多，目白红丝，小溲短赤，脉数不静。少阴之阴已伤，水不济火，营分之热尚炽，木火升腾。前方既见效机，毋庸改弦易辙也。

原方加：西洋参一钱五分，鲜藕四两（切片入煎）。

三诊：湿温三候，温化热，湿化燥。叠进生津凉解，身灼热大减，寐安，梦语亦止，红疹满布，营分之热已得外达。脉数不静，舌较光红，小便黄。七八日未更衣，阴液难以骤复，木火尚炽，余焰未熄。仍拟生津泄热，佐通腑气，虽缓下，亦寓存阴之意。

西洋参一钱五分 冬桑叶二钱 天花粉三钱 白薇一钱五分 鲜生地四钱 粉丹皮二钱 川贝母三钱 生甘草六分 鲜石斛四钱 朱茯神三钱 郁李仁三钱（研） 麻仁四钱（研） 活芦根一只（去节）

四诊：湿温二十二天，身灼热已退，寐安神清，红疹布而渐化，腑气亦通，舌质红，苔微白，脉象濡软而数，精神疲倦，小溲淡黄，谷食无味，邪退正虚，脾胃鼓舞无权，今拟养正和胃，寒凉慎用，虑过犹不及也。

西洋参三钱（米炒） 朱茯神三钱 川石斛三钱 生甘草五分 通草八分 瓜蒌皮二钱

广橘白一钱　川贝母二钱　北秫米三钱（包）

（武进县医学会编.《丁甘仁医案》. 江苏科学技术出版社 .1988 年）

按语：此为湿温，温已化热，湿已化燥，燥火入营，伤阴劫津之证，丁氏治以大剂生津凉营之品。服药后，因阴液难以骤复，木火尚炽，余焰未熄，仍投以生津泄热，并佐以通腑气以存阴。待病到后期，邪退正虚，脾胃鼓舞无权者，以养正和胃治之而取效。

4. 湿温正虚阳脱

周左，湿温月余，身热汗多，神识昏糊，谵语郑声，唇燥口干不欲饮，谷食不进，舌苔干腻，脉象沉细。此湿邪久困太阴，陷入少阴。湿为阴邪，最易伤阳，卫阳失于外护则汗多；浮阳越于躯壳则身热；神不守舍则神糊，与热入心包者有霄壤之别。动则微喘，肾气不纳也。十余日未更衣，此阴结也。脉症参合，正气涣散，阴阳脱离，即在目前矣。急拟参附回阳、龙牡潜阳，苟能阳回神定，庶可望转危为安之幸。

别直参二钱　熟附块二钱　左牡蛎三钱　大砂仁八分　仙半夏二钱　炙远志一钱　花龙骨三钱　朱茯神三钱　炒枣仁三钱　北秫米三钱（包）　浮小麦四钱

二诊：两进参附回阳、龙牡潜阳，汗收神清，阳气有内返之佳境。口干，渴喜热饮，纳谷衰少，精神困顿，十余日未更衣，腹内微胀，并不拒按，苔干腻，脉沉细。阳不运行，阴气凝结，肠垢不得下达，犹严寒之时，水冰而地坼也。险岭虽逾，未入坦途，再拟扶正助阳，温通腑气。

别直参一钱五分　熟附块一钱五分　朱茯神三钱　炙远志一钱　炒枣仁三钱　仙半夏三钱　陈广皮一钱　大麻仁四钱（研）　郁李仁三钱（研）　焦谷芽四钱　半硫丸二钱（包）

外用蜜煎导法。

三诊：服两剂后，腑气已通，余恙如故，原方去半硫丸、郁李仁、大麻仁，加米炒于术。

（武进县医学会编.《丁甘仁医案》. 江苏科学技术出版社 .1988 年）

按语：湿温后期，由于湿邪伤阳，可见阳虚之证，甚则阳气可外脱，其时之治与一般温热性疾病大异，当投温补之品。本案中用参附加龙牡汤加味，用后阳气得回，病情向愈。而其关键在于辨证之正确，初诊时虽见身热大汗，但口干而不欲饮，脉沉细，不得误认为阳热内盛之证。虽见神昏，但作郑声，不能误认为热闭心包之证。

5. 湿热郁遏气分，湿盛于热

患者李某　男　22岁　起病迄今已十天，始觉怕冷，继则发热，体温在40℃左右，用抗疟药无效，某医院诊断为副伤寒，予合霉素、链霉素，体温未退，来诊入院。

当时症状：身热不扬，体温38℃，汗出不多，周身酸楚，头昏面黄，胸闷不饥，小便黄，大便干，日行一次，舌苔白而微腻，脉濡。检查白细胞 4 600/mm^3，中性粒细胞 70%，淋巴细胞 30%，肥达氏反应“H” 1:160，“O” 1:160。证属湿热郁遏气分，阻滞中焦，湿盛于热之候。治拟芳化宣中，淡渗利湿法，仿藿朴夏苓汤、三仁汤意。处方：藿香　佩兰　青蒿　杏仁　苡仁各三钱　厚朴　通草各一钱　蔻仁八分（后下）　法半夏二钱　陈皮　炒枳壳各一钱五分　茯苓　大豆卷　滑石各四钱。药后得汗，翌晨热平，午后回升至37.5℃，继进一帖，热降不复再升，惟头昏身倦，纳少，舌苔薄，脉细。原方再投一日，诸证均瘥。转以芳化和中，运脾醒胃，调治数日，痊愈出院。

出院后因劳累太过，饮食不慎，约一星期后再度复发，形寒发热，身热不扬，日晡为甚，体温在38℃～39℃之间，汗少，胸闷恶心，纳谷作阻，时感腹痛，大便正常，小溲黄，口干而黏，渴不多饮，头昏痛，舌苔白腻，脉濡数。经四天后再次入院，当日下午体温高达39.7℃，检查白细胞总数2 500/mm^3、中性粒细胞70%、淋巴细胞28%、肥达氏反应“H”1:320、“O”1:320。辨其证为湿热未净，食伤脾胃，运化失常。治以芳化运中，淡渗利湿，仿不换金正气散、三仁汤意。药用藿佩兰　茯苓　杏薏仁各三钱　厚朴　通草各一钱　蔻仁八分　法半夏二钱　茅术　陈皮　炒枳壳各一钱五分　大豆卷　滑石　六曲各四钱。日服三帖。药后得汗，体温上午近平，午后之高峰每日亦呈阶梯型下降，经一周体温正常，诸证均罢。在此治程中，第五日因大便二日未行加山楂四钱以消导；第六日因体温已在37.5℃左右，故去豆卷，加青蒿三钱；第七日因苔腻转薄，故去茅术，加黄芩一钱五分以清热。热平后原方巩固，继服三日，每日一剂，并因胸脘痞闷去黄芩，加郁金二钱。后因舌苔剥脱，转用六君汤意健脾养胃，调治经旬出院。

(江苏新医学院中医内科教研组、第一附属医院内科编.《中医内科学》.江苏人民出版社.1977年)

按语：本病为典型之湿温病湿重于热之证，所以经芳化宣中，淡渗利湿而解。尤应注意的是本病在一周后复发，为余邪复盛，再投芳化运中，淡渗利湿之法而愈。

文献辑要

《伤寒类证活人书·卷六》

问：两胫逆冷，胸腹满，多汗，头目痛，苦妄言者何？曰：此名湿温也。其人尝伤于湿，因而中暑，湿热相搏，则发湿温。病苦两胫逆冷，腹满，叉胸，多汗，头目痛，苦妄言。其脉阳濡而弱，阴小而急。治在太阴，不可发汗。汗出必不能言，耳聋，不知痛所在，身青面色变，名曰重暍。如此死者，医杀之耳。白虎加苍术汤主之。

《素问病机气宜保命集·病机论》

治湿之法，不利小便，非其治也。

《医学入门·正伤寒》

湿温，胸满妄言，两胫逆冷如雪。夏月先伤湿而后伤暑，名曰湿温。湿与热搏，两胫逆冷，甚则遍身亦冷，胸满头痛，壮热自汗。若再发汗，令人呕聋，身变青色，不语，名曰重暍，必死。

《医门法律·热暑湿三门》

湿温即暑与湿交合之温病。素伤于湿，因复伤暑，两邪相搏，深入太阴。以太阴主湿，召暑而入其中也。

又云：凡治湿病，当利小便，而阳虚者一概利之，转至杀人，医之罪也。

《张氏医通·暑》

肥人湿热素盛，加以暑气相搏，则为湿温。证必自汗足冷，漉漉如从水中出，脉虽沉细而小便必赤涩，不可误认阴寒而与温药。

《温病条辨·上焦篇》

头痛恶寒，身重疼痛，口不渴，脉弦细而濡，面色淡黄，胸闷不饥，午后身热，状若阴虚，病难速已，名曰湿温。汗之则神昏耳聋，甚则目瞑不欲言，下之则洞泄，润之则病深不解。长夏深秋冬日同法，三仁汤主之。

叶霖按：湿温之因有三：其脉阳濡而弱，阴小而急，此先受暑后中湿，乃暑邪蒸湿者是也。证见两胫冷，腹满，叉胸，头目痛，苦妄言。治在足太阴，不可发汗。此先伤于湿，因而中暍，湿热相搏者是也。脉濡弱，舌苔白或绛底，呕逆口干，不能汤饮，胸爽而满闷，身潮热，汗出稍凉，少倾又热。此春分后秋分前，少阴君火，少阳相火，太阴湿土，三气合行，加以天热下降，地湿上腾，由口鼻吸受，着于脾胃者是也。

《温热经纬·仲景湿温篇》

既受湿又感暑也，即为湿温，亦有湿邪久伏而化热者。

《伤寒指掌·伤寒类证》

按湿温证，因长夏每多阴雨，得日气煦照，则潮湿上蒸，袭人肌表，着于经络，则发热头胀，身痛，足胫痛，舌苔腻白等症。重者兼感时邪不正之气，即为湿温疫症。

邪入气分：暑湿之邪阻于肺，必咽痛，发热，身痛，舌苔黄厚黏腻，烦渴不解。当清上焦，如连翘、桔梗、滑石、射干、米仁、马勃、通草、淡竹叶、银花、芦根之类。如见身发斑疹，舌黄燥厚，当凉膈疏斑，如连翘、薄荷、生栀、石膏、牛蒡、杏仁、枳实、黄芩之类。

邪乘包络：湿温之邪，乘于心包络则神识昏呆，发热身痛，四肢不暖，舌苔鲜红燥刺者，宜解手厥阴之邪，如犀角尖、连翘、石菖蒲、川郁金、玄参、赤小豆、西黄之属主之。

邪入营分：如湿温之邪入于血络，舌苔中黄边赤，发为赤斑丹疹，神昏谵语，宜清疏血分以透斑，佐芳香逐秽以开闭，犀角、连翘、赤芍、银花、牛蒡、菖蒲、郁金、玄参、薄荷、人中黄之类。

邪阻上焦：病起发热头胀，渐至耳聋，喉痛欲闭，鼻中衄血，此邪混气之象。邪在上焦空虚之所，非苦寒直达胃中之药可以治，病不能即解，即有昏痉之变，宜轻清理上为治，如连翘、马勃、牛蒡、银花、射干、白金汁。如见呃忒，加枇杷叶、竹茹。

《重订广温热论·湿火之证治》

湿多者湿重于热也，其病多发于太阴肺脾。其舌苔必白腻，或白滑而厚，或白苔带灰兼黏腻浮滑，或白带黑点而黏腻，或兼黑纹而黏腻，甚或舌苔满布，厚如积粉，板贴不松。脉息模糊不清，或沉细似伏、断续不匀。神多沉困嗜睡，证必凛凛恶寒，甚至足冷。头目胀痛，昏重，如裹如蒙，身痛不能屈伸，身重不能转侧，肢节肌肉疼而且烦，腿足痛而且痠，胸膈痞满，渴不引饮，或竟不渴，午后寒热，状若阴虚，小便短涩黄热，大便溏而不爽甚或水泻。治法以轻开肺气为主。肺主一身之气，肺气化则脾湿自化，即有兼邪，亦与之俱化，宜用藿朴夏苓汤，体轻而味辛淡者治之，启上闸，开支河，导湿下行，以为出路，湿去气通，布津于外，自然汗解。

又云：热多者热重于湿也，其病多发于阳明胃肠。热结在里，由中蒸上，此时气分邪热郁遏灼津，尚未郁结血分，其舌苔必黄腻，舌之边尖红紫欠津，或底白罩黄混浊不清，或纯黄少白，或黄色燥刺，或苔白底绛，或黄中带黑、浮滑黏腻，或白苔渐黄而灰黑，伏邪重者苔亦厚且满，板贴不松，脉息数滞不调。症必神烦口渴，渴不引饮，甚则耳聋干呕，面色红黄黑混，口气秽浊。余则前论诸症或现或不现，但必胸腹热满，按之灼手，甚或按之作痛。宜用枳实栀豉合小陷胸汤加连翘、茵陈之清芬，姜汁炒子芩、木通之苦辛，内通外达，表里两彻，使伏邪从汗利而双解。渐欲化燥，渴甚脉大，气粗而逆者，重加石膏、知母清肺气而滋化源，惟芦根、灯芯尤宜多用（先煎代水），轻清甘淡，泄热化湿，下行从膀胱而解，外达从白痦而解，或斑疹齐发而解。至于传变，凡胃家湿热郁蒸肺气，致肺气不能敷布水精，外达下行，必见烦渴、多汗、斑疹、停饮、发黄等证。

《全国名医验案类编》

按：湿温之为病，有湿遏热伏者，有湿重热轻者，有湿轻热重者，有湿热并重者，有湿热俱轻者，且有夹痰、夹水、夹食、夹气、夹瘀者。临证之时，首要辨明湿与温之孰轻孰重，有无兼夹，然后对证发药，随机策应，庶可用药当而确收成效焉。

第十二章 伏 暑

伏暑是由暑热或暑湿病邪郁伏在里，为秋冬时令之邪所诱发的一种急性热病。其发病急骤，病情较重，初起即可见暑湿发于气分或暑热炽于营分等里热见症。鉴于本病发病季节有秋冬迟早之不同，加之初起即有明显的里热证，因而又有“晚发”、“伏暑晚发”、“伏暑秋发”、“冬月伏暑”、“伏暑伤寒”等名称。

有关伏暑的论述源于《内经》，《素问·生气通天论》载“夏伤于暑，秋为痎疟”，虽未明确提出“伏暑”的名称，但这是暑邪伏而为病的最早记载。宋《太平惠民和剂局方》有：“丈夫妇人伏暑发热作渴，呕吐恶心，黄连一味为丸”的记载，但其所称“伏暑”是指病因而非病名。明代方广《丹溪心法附余》也载有桂苓甘露饮治疗“伏暑引饮过度，肚腹膨胀，霍乱泻利”等。李梴《医学入门》对伏暑邪伏部位、病机和临床表现进行了论述，并提出了伏暑的病名。其后王肯堂《证治准绳》明确指出：“暑邪久伏而发者，名曰伏暑”。至此，伏暑病名正式确立。到了清代，许多温病学家对伏暑的因证脉治有了更加深入的研究，如周扬俊的《温热暑疫全书》、俞根初的《通俗伤寒论》、吴鞠通的《温病条辨》、吴坤安的《伤寒指掌》、陆子贤的《六因条辨》等书，都设专章讨论伏暑的发生发展及诊治规律，从而使伏暑在理论和治疗上渐臻完善。

西医学中的流行性出血热、病毒性脑炎、伤寒、登革热和登革出血热、钩端螺旋体病、败血症等，如发病季节、临床特征与伏暑相似，即可归属伏暑范围，可参考本病进行辨证论治。

病 因 病 机

一、病因发病

伏暑的病因是暑邪，包括了暑热病邪和暑热夹湿的暑湿病邪两类。传统认为是夏月感受暑邪，郁积于体内，未即时发病，至深秋或初冬，由当令时邪触动诱发而成伏暑。正如俞根初说：“夏伤于暑，被湿所遏而蕴伏，至深秋霜降，及立冬前后，为外寒搏动而触发。”传统还认为，暑邪伏而后发的病情轻重与发病季节有关，如吴鞠通《温病条辨》载：“长夏受暑，过夏而发者，名曰伏暑。霜未降而发者少轻，霜既降而发者则重，冬日发者尤重”。但对于本病的病因，也有认为是秋冬季节感受了具有暑邪特点的病邪而发病的，则与伏邪学说的观点有所不同。

感受暑邪后是否发病，主要决定于人体正邪两方面的因素。《温病条辨》认为伏暑的发病为“长夏盛暑，气壮者不受也；稍弱者，但头晕片刻，或半日而已；次则即病。其不即病而内舍于骨髓，外舍于分肉之间者，气虚者也。盖气虚不能传送暑邪外出，必待秋凉金气相搏而后出也。其有气虚甚者，必待深秋大凉，初冬微寒相逼而出”。其意是要说明，邪正强弱不同，在感受暑邪后有不病、即病、邪气隐伏过时而发三种可能。一是正盛邪轻，邪不敌正，邪退而不病；二是正虚邪重，或正盛邪实，均可感邪即病；三是邪气较微，正气亦较虚，邪微不足以致害，正虚不足以抗邪外出，邪气得以潜藏隐伏，而不出现病状，多不被察觉。随着时日的迁延，病邪不断耗伤正气，加上外界气候变化对人体的影响，正邪双方逐渐发生变化，甚至失去平衡，导致病变发生而病状显现于外。而这第三种情况就是伏暑的发病机理，即病邪因气虚而侵入人体，隐伏不发，进而耗损正气，降低了人体的防御能力，待秋、冬寒凉之气激发，便自里发动而为病。

二、病机演变

由于伏邪性质和邪伏部位不同，伏暑发病有两种类型：若为暑湿病邪郁伏气分而发，其病变以暑湿内郁气分为重心；若为暑热病邪郁伏营分而发，其病变以暑热内舍营分为重心。一般来说，病发于气分，病情较轻；病发于营分，病情较重。伏邪发病多由时令之邪引动而发，故两种类型初起均兼表证，或表现为卫气同病，或表现为卫营同病。

初起卫气同病者，在表解后则见暑湿内蕴气分，郁阻少阳；进而暑湿困阻脾胃，或与胃肠积滞胶结，阻于肠道。由于暑与湿有轻重的区别，以及胃阳、脾气有强弱的不同，故病程的演变尚可转化为不同的证候类型，也可化燥伤阴而深入营血。初起即卫营同病者，表解之后则见热郁营分，或可表现为心营热盛下移小肠证；进而营热深入血分，多见热瘀互结，内闭包络，或导致瘀热蕴结下焦，并可出现瘀闭心包、热盛动风、斑疹透发等见证。不论是暑湿内郁气分，还是暑热内舍营分，均可在病程中有正气耗伤，甚至导致气阴两脱或阳气外脱。病之后期可见肾气大伤，下元亏虚，固摄失司的病机变化。

诊　断

一、诊断依据

1. 发病季节在深秋或冬季。

2. 起病急骤，病情较重，初起即见暑湿或暑热内蕴的里热证候。如为暑湿发于气分者，起病即见高热、心烦口渴、脘痞、舌红苔腻等；如为暑热发于营分者，起病即见高热，心烦，舌绛，甚至皮肤、黏膜出血而发斑等。两种类型均可兼有恶寒等卫表证，但较短暂，在卫分证消失后即呈现出一派里热证。本病的病程一般较长，多缠绵难愈。

3. 部分患者可迅速出现尿少、出血、发斑、神昏、抽搐、厥脱等危重证候。待邪退后，可见多尿、遗尿等肾虚之象。

二、鉴别诊断

1. 秋燥、风温

秋燥、风温与伏暑都可发于秋季，初起均可有肺卫表证。但秋燥和风温的早期病变重心在肺卫，初起表证明显而无里热证候。伏暑初发病即见明显的里热证，表现为卫气同病或卫营同病，其后的病变可涉及少阳、胃、肠、三焦、膀胱、脾、心、肺、肝、肾等脏腑部位。

2. 暑温

暑温发病有严格的季节性，发于暑气当令的夏季，初起以阳明气分热盛为特征。伏暑则发于秋冬，发病之初即表现为表里同病，表解后则以暑热夹湿伏于气分或暑热郁于营分为特点。

3. 湿温

湿温多发于夏末秋初，而本病的发病季节多在深秋或冬季。湿温初起以湿郁卫分、气分为特征，热象多不显著，病变过程以脾胃为中心。伏暑初起虽有表证，但以暑湿内蕴气分，或暑热内舍营分的里热证较为明显。其病变演变较快，变证较多，病情较重，易深入营血，内陷厥阴，或猝然出现正气外脱证。

辨证论治

一、辨治要点

（一）辨证要点

1. 辨明伏邪的性质

伏暑属伏气温病，初起即以里热炽盛为主要特征。由于本病的致病原因是暑邪，包括暑湿发于气分和暑热发于营分等不同表现。因此，本病辨证首当辨明内伏病邪的性质。如见身热，心烦，口渴，脘痞，苔腻，即为暑湿外发，并应进一步区别暑与湿的轻重以及病机转归。若见高热，烦躁，口干不欲饮，舌绛苔少者，即为暑热外发。暑湿化燥、化火后及暑热之邪传变迅速，故要注意是否有入血动血、闭窍动风、伤津耗气及正气外脱等病机变化。

此外，引动伏邪外发的时令之邪虽以风寒为多见，但亦不乏因气候反常而形成的风热之邪，故对外邪的寒热性质应详加分辨。

2. 辨清伏暑的发病部位

伏暑初起有病发于气和病发于营之别。一般暑湿发于气分者其病位有在少阳、脾胃、肠腑等不同；暑热发于营分者，其病位可涉及心包、小肠、肝肾和全身脉络。

3. 辨气血阴阳状态

暑邪本易损伤气阴，若其久伏，暗耗正气，内伏之暑邪则可骤然发作，病势猛烈，大伤气血阴阳，甚至导致阴阳气血外脱，故临床须察微知著，及时掌握气血阴阳的病变状况。

（二）治则治法

1. 治则

本病初起表现为表里同病，故初起的治则是解表清里，但重点仍在清泄伏邪。

2. 治法

伏暑初起属暑湿郁伏而发于气分兼表者，治以解表清暑化湿；暑热郁伏而发于营分者，当解表清营。表证消失后，邪在气分，暑湿郁于少阳，宜清泄少阳，分消湿热。暑湿在气分传变诸证，其治疗大法与暑温夹湿、湿温之气分证基本相同，可互相参照。故吴鞠通说："伏暑、暑温、湿温，证本一源。前后互参，不可偏执。"邪在营血分者，大体与各种温热类温病邪入营血分的证治相同。

本病多有小便改变及出血、斑疹的发生。小便短少不利者，可见于气、营、血各阶段，若为气分热结阴伤，治当滋阴生津，泻火解毒；若为心营小肠同病，治当清心凉营，导热通腑；若因热瘀内阻肾络而见尿闭者，急以凉血化瘀，泄浊解毒。小便频数量多者，可见于本病的后期，乃肾气受伤所致，治当益肾缩尿。本病易发生斑疹，是血分瘀热互结，脉络损伤，迫血妄行所致，治当凉血化瘀。如邪热瘀滞较甚，脏腑受伤过重，或津气耗伤太甚或有大量出血，可导致脏腑衰竭，气阴两脱或阳气外脱，则应益气养阴或回阳固脱。

本病部分患者大病瘥后，可能遗留震颤、瘫痪等症，可参考暑温后遗症及春温"虚风内动"等证予以调治。

二、常见证型辨治

（一）伏暑初发

1. 卫气同病

【证候表现】　发热，恶风寒，头痛，周身酸痛，无汗或少汗，心烦口渴，小便短赤，脘痞，苔腻，脉濡数。

【病机分析】　本证为暑湿内郁气分，时邪束表，卫气同病之候。暑热内郁，故见心烦口渴，小便短赤，脉数；湿邪困阻气机，则脘痞，苔腻，脉濡。时邪郁表则见发热，恶风寒，头痛，周身酸痛，无汗或少汗等。

【治法】　清暑化湿，疏表透邪。

【方药】　银翘散去牛蒡子、玄参加杏仁、滑石方或黄连香薷饮。

银翘散去牛蒡子、玄参加杏仁、滑石方　（《温病条辨》）

即于银翘散（见第八章）内，去牛蒡子、玄参，加杏仁、飞滑石。

水煎服。

银翘散疏透表邪且轻清泄热，又因有暑湿之邪内阻，故去牛蒡子、玄参之润，加杏仁、滑石宣开气机，分利暑湿，使表里之邪各得分解。

黄连香薷饮　（《类证活人书》）

香薷　扁豆　厚朴　黄连

水煎服。

本方又称四物香薷饮。方中用香薷、厚朴、扁豆以解表散寒，涤暑化湿；黄连清热除烦。诸药配合可使表里之邪各得分解。故适用于暑湿郁于气分，暑热亢盛，心烦、口渴较甚，且有风寒束表，复见恶寒发热，无汗身痛较重者。

以上二方所治的病证有所不同：银翘散去牛蒡子、玄参加杏仁、滑石方适用于在表之邪偏热者，而黄连香薷饮适用于在表之邪属寒者。

【临床运用】　如胸闷，加郁金、香豉；呕而痰多，加半夏、茯苓；小便短赤，加薏仁、白通草。如里热较甚者，可酌加山栀、黄芩以清在里之郁热。如苔腻、脘痞、泛恶等湿邪内阻症状明显者，加半夏、荷叶、佩兰、滑石等；如心烦、口渴、溲赤、舌红等暑热症状较甚者，加银花、连翘、寒水石、竹叶等。

2. 卫营同病

【证候表现】 发热，微恶风寒，头痛，无汗或少汗，心烦不寐，口干而不甚渴饮，或有斑疹隐隐，舌赤少苔，脉浮细数。

【病机分析】 本证为暑热内郁营分，由风热时邪引发的卫营同病之候。热灼营阴，营热阴伤，故见心烦不寐，口干不甚渴饮，斑疹隐隐，舌赤少苔，脉细数等营分证候。风热外袭，肺卫失宣，故兼见发热，微恶风寒，头痛，脉浮等卫表证候。

【治法】 清营泄热，辛凉透表。

【方药】 银翘散加生地、丹皮、赤芍、麦冬方。

银翘散加生地、丹皮、赤芍、麦冬方 (《温病条辨》)

于银翘散（见第八章）内加生地、丹皮、赤芍、麦冬。

水煎服。

方用银翘散辛凉解表，疏散风热，加生地、麦冬凉营滋阴，赤芍、丹皮清营泄热。

【临床运用】 如阴液不足，汗源匮乏而致汗不出者，可加玉竹、玄参等以生津增液助汗。如欲加强本方凉营清热解毒的作用，可加入黄连、栀子等苦寒解毒之品，以清泄暑热。如暑热燔灼而营阴受损重者，也可用清营汤合银翘散加减，或用清开灵注射液加入糖盐水中静脉滴注，以加强清热凉营的功效。阴液耗伤严重者要注意补养阴液，可配合生地、麦冬、石斛等甘寒养阴之品，重者可用生脉注射液静脉点滴。

(二) 气分证治

1. 邪阻少阳

【证候表现】 寒热似疟，口渴心烦，脘痞，身热午后较甚，入暮尤剧，天明得汗诸症稍减，但胸腹灼热不除，苔黄白而腻，脉弦数。

【病机分析】 本证为暑热夹湿郁阻少阳，热重于湿之候。邪阻少阳，枢机不利，故寒热往来如疟状，脉弦数。暑热内蒸则口渴心烦，湿邪内阻则脘痞苔腻。湿为阴邪，阴邪旺于阴分，午后暮夜属阴，邪正于午后暮夜相争剧烈，故身热增高。天明阳气渐旺，机体气机一时舒展，腠理开泄而得以出汗，故身热下降，诸症减轻。但因湿邪郁遏，邪未能尽解，故胸腹灼热不除。

【治法】 清泄少阳，分消湿热。

【方药】 蒿芩清胆汤。

蒿芩清胆汤 (《通俗伤寒论》)

青蒿　黄芩　淡竹茹　仙半夏　枳壳　陈皮　赤苓　碧玉散

水煎服。

本方为俞根初用以治疗伏暑传胃，暑重湿轻之方。方中青蒿芳香清透，黄芩苦寒泄降，两药合用以清泄少阳暑热，疏利枢机；陈皮、半夏、竹茹、枳壳辛开湿郁，和胃降逆化痰；赤苓、碧玉散清利暑湿，淡渗湿邪，使暑湿去，枢机利，而诸症可愈。

【临床运用】 若暑热较重者可加栀子、荷叶等加强清暑热之功效；若湿邪较重，加大豆卷、白豆蔻、薏苡仁、通草等以加强化湿的作用。

2. 暑湿夹滞，阻结肠道

【证候表现】 身热稽留，胸腹灼热，呕恶，便溏不爽，色黄如酱，苔黄垢腻，脉滑数。

【病机分析】 本证由暑湿郁蒸气分，困阻中焦，并与积滞互结，阻滞肠道所致。暑湿郁蒸，故身热稽留。湿热胶结肠道，传导失司，气机不畅，故大便溏而不爽，色黄如酱。暑湿积滞蕴结于里，则胸腹灼热。湿热阻遏气机，胃气不降，浊气上逆，则恶心呕吐。舌苔黄而垢腻，脉滑数，均为里有暑湿积滞之象。

【治法】 导滞通下，清热化湿。

【方药】 枳实导滞汤。

枳实导滞汤 （《通俗伤寒论》）

枳实 生大黄（酒洗） 山楂 槟榔 川朴 川连 六曲 连翘 紫草 木通 甘草

水煎服。

本证属暑湿与积滞胶结于肠道，非通导不能祛其积滞，非清化不能解其暑湿，故用枳实导滞汤苦辛通降，清热化湿，消导积滞。方中大黄、枳实、厚朴、槟榔推荡积滞，通腑泄热；山楂、六曲消导化滞和中；黄连、连翘、紫草清热解毒，木通利湿清热，甘草调和诸药。

本证属暑湿夹滞郁结肠道，非阳明腑实燥结，故不得用三承气汤苦寒下夺或咸寒软坚。若误投承气汤大剂攻下，不仅暑湿难以清化，且徒伤正气。又因本证为暑湿夹滞胶着肠腑，非一次导下即能使病邪尽除，往往需要连续攻下，湿热积滞之邪始尽。但制剂宜轻，因势利导，即所谓“轻法频下”。肠腑邪尽的标准应以湿热夹滞之证消失为依据，其中大便由稀溏转为成形即是邪尽的标志之一。如叶天士在《温热论》中所说：“伤寒邪热在里，劫烁津液，下之宜猛；此多湿热内搏，下之宜轻。伤寒大便溏为邪已尽，不可再下；湿温病大便溏为邪未尽，必大便硬，慎不可再攻也，以粪燥为无湿矣。”同时，大便是否爽快也是判断肠腑有无积滞的重要参考症状。

【临床运用】 如暑湿较重，可加用鱼腥草注射液、双黄连注射液等清热解毒之剂静脉滴注，以加强清化暑热的功效。

3. 热结阴伤

【证候表现】 热势壮盛不退，小便短少不利，口渴欲饮冷，无汗，心烦躁扰，舌干红，苔黄燥，脉细数。

【病机分析】 此为暑热郁阻气分，邪热亢盛而阴液耗伤之证。暑热炽盛则身热。热灼阴伤，津液干涸，故口渴，无汗，小便短少不利。舌干红，苔黄燥，脉细数皆为气分热结阴伤之象。本证小便短少不利非膀胱气化失司，乃阴伤液涸，泉源枯竭所致；其无汗亦非外邪束表导致腠理闭塞，而是津液枯涸，无作汗之源，宜详辨之。

阳明热炽之白虎汤证也可见大热，烦渴，与本证相似。但白虎汤证乃热壅阳明气分，正邪剧争，热势浮盛于内外，迫津外泄，所以高热不退，汗出不止，脉洪大有力，一派实热之象，尚无明显的阴津亏虚诸症。而本证热势内郁，阴津已明显亏虚，故二者不同。

【治法】 滋阴生津，泻火解毒。

【方药】 冬地三黄汤。

冬地三黄汤 （《温病条辨》）

麦冬 黄连 苇根汁（冲） 玄参 黄柏 银花露（冲） 细生地 黄芩 生甘草

水煎服。

本方用三黄苦寒以清泄郁热；生地、麦冬、玄参甘寒以滋阴生津；花露、苇汁甘凉滋润，清泄肺热；甘草配生地等以化阴生津，共成甘苦合化阴气法，以治疗热结阴伤之小便不利。吴鞠通认为“大凡小便不通，有责之膀胱不开者，有责之上游结热者，有责之肺气不化者。温热之小便不通无膀胱不开证，皆上游（指小肠）热结与肺气不化然。小肠为火腑，故以三黄苦药通之；热结则液干，故以甘寒润之；金受火刑，化气维艰，故倍用麦冬以化之”。吴鞠通还提出：温病热结阴伤之小便不利者，禁用淡渗法，忌五苓、八正散之类，也不可纯用苦寒，避免化燥伤阴。冬地三黄汤的使用，应注意其用药比例，方中用甘寒十之八九，用苦寒仅十之一二，体现了甘苦合化之意。

【临床运用】 如伴见神昏谵语，加水牛角、连翘、竹叶卷心以清心泄热，或加用醒脑静注射液、清开灵注射液静脉点滴。如阴液亏耗严重，可用生脉注射液加入静脉输液中点滴。如小便短少而兼有瘀热结于下焦，可加大黄、芒硝、桃仁以通腑化瘀，亦有助于利小便。如热甚引动肝风而痉厥者，加羚羊角、钩藤、菊花以凉肝息风。本证小便短赤为热盛津伤所致，不可误作水湿停阻膀胱而用淡渗通利之品。

（三）营血分证治

1. 热在心营，下移小肠

【证候表现】 身热夜甚，心烦不寐，口干但不甚渴饮，小便短赤热痛，舌绛，脉细数。

【病机分析】 本证由心营邪热下移小肠所致，既有心热在营见症，又有小肠热结表现。热在心营，营阴受损，故见身热夜甚，口干但不甚渴饮，舌绛，脉细数。热扰心神，则心烦不寐。心与小肠相表里，心营之热下移小肠，则小便短赤热痛。

本证为心营小肠同病，与单纯的热灼营阴证有所不同，其主要区别在于有无小肠热结而致的小便短赤热痛。亦应注意本证的小便短赤热痛与邪在气分热结阴伤的小便短少不利发生的病机不同，伴见症状也有所区别。本证属心营有热，但与营分证兼有热闭心包之热入心营证有所不同，不可混为一谈。

【治法】 清心凉营，清泻小肠。

【方药】 导赤清心汤。

导赤清心汤 （《通俗伤寒论》）

鲜生地 朱茯神 细木通 原麦冬（辰砂染） 粉丹皮 益元散（包煎） 淡竹叶 莲子心（冲） 灯心（辰砂染） 莹白童便（冲）

水煎服。

本方以生地、丹皮、麦冬清营热养营阴；朱茯神、莲子心、灯心可清心热、宁心神；木通、竹叶心、益元散、童便清导小肠之热。全方可使心营之热得清，小肠之火下行。在临床应用时，可酌加水牛角、玄参、赤芍、黄连等，以增强清营凉血，滋阴泻火之用。本方既清心热，又泻火腑，符合王纶提出的“治暑之法，清心利小便最好”。何秀山说：“是以小便清通者，包络心经之热，悉从下降，神气亦清矣”，也反映了这一治疗思想。

【临床运用】　如心营邪热较甚，可酌加水牛角、玄参、赤芍、黄连等，以增强清营凉血，滋阴泻火之作用。若本证又伴有热闭心包而见神昏谵语，舌蹇肢厥，可加用安宫牛黄丸或紫雪丹，也可用清开灵注射液或醒脑静注射液加入静脉补液中点滴。如阴液亏损严重，应加强滋阴治疗，并及时补充水分，必要时给予静脉补液。如见斑疹隐隐，多为营热扰及血络，可及早注意凉营散血，酌用丹参注射液加入静脉补液中点滴。

2. 热闭心包，血络瘀滞

【证候表现】　身热夜甚，神昏谵语，口干而漱水不欲咽，斑疹逐渐增多、扩大，斑色青紫，舌深绛或紫暗。

【病机分析】　此为血分瘀热闭塞心包，阻滞血络之候。邪热深入营血分则身热夜甚。迫血妄行，则见皮肤黏膜出血而斑点进行性扩大，斑色青紫则为瘀血之象。瘀热阻滞心包络，故神昏谵语。口干漱水不欲咽，舌深绛或紫暗等均为瘀血阻滞脉络之象。

本证与一般的的热闭心包证临床表现相似，但本证由于有瘀血与邪热互结而闭塞于心包，所以还有斑疹及口干而漱水不欲咽，舌深绛或紫暗等瘀血见证。

本证还要与瘀热蓄于下焦而出现的神志异常相鉴别：下焦瘀热蓄结，见神志狂乱，少腹坚满，大便色黑；本证则见昏谵、斑疹透发等血分热盛，热闭心包之象。

【治法】　凉血化瘀，开窍通络。

【方药】　犀地清络饮或犀珀至宝丹。

犀地清络饮　（《通俗伤寒论》）

犀角（水牛角代）　粉丹皮　青连翘（带心）　淡竹沥（和匀）　鲜生地　生赤芍　原桃仁（去皮）　生姜汁（同冲）

先用鲜茅根、灯心煎汤代水，煎上药后，鲜石菖蒲汁冲服。

何秀山在《重订通俗伤寒论》中说：热陷包络神昏，非痰迷心窍，即瘀塞心孔，必用轻清灵通之品，始能开窍而透络。本方为轻清透络，通瘀泄热之良方，方中用犀角地黄汤加桃仁以凉血化瘀，滋阴通络；用连翘、灯心清心泄热；用菖蒲、竹沥、生姜三汁以涤痰开窍，共奏凉血清心，化瘀通络之效。若瘀热阻滞心包络，神昏谵语明显者，可配合犀珀至宝丹以增强清心化瘀开窍之力。

犀珀至宝丹　（《通俗伤寒论》）

犀角（水牛角代）　羚羊角　广郁金　琥珀　炒山甲　连翘心　石菖蒲　蟾酥　飞辰砂　真玳瑁　麝香　血竭　藏红花　桂枝尖　粉丹皮

上药研细，猪心血为丸，金箔为衣。

方中以水牛角、玳瑁、连翘、丹皮、蟾酥清热解毒，羚羊角凉肝息风，琥珀、金箔、辰砂重镇安神，郁金、石菖蒲、麝香开窍醒神，穿山甲、血竭、红花、桂枝化瘀通络，猪心血入心养心。全方凉血化瘀，开窍通络之力较强，故本证症情严重者，多与前方配合使用，以助其力。何廉臣认为此丹大剂通瘀，直达心窍，又能上清脑络，下降浊阴，专治一切时邪内陷血分，瘀塞心窍，不省人事，昏厥如尸，目瞪口呆之症，若用之得当，奏效极速。

【临床运用】　本证在治疗上应重视清热凉血散血，热瘀甚者可用丹参注射液静脉点滴。阴液亏损严重者应加强滋阴治疗，注意及时补充水分，必要时给予补液。临床若见神昏谵语较明显，可加用安宫牛黄丸或紫雪丹，也可用清开灵注射液或醒脑静注射液加入静脉补液中点滴。

3. 热瘀气脱

【证候表现】 身热面赤，皮肤、黏膜瘀斑，心烦躁扰，四肢厥冷，汗出不止，舌色暗绛，脉虚数。

【病机分析】 本证为暑邪内郁血分，热瘀互结，气阴两脱之候。暑入血分，煎熬血液成瘀，热瘀搏结，损伤血络，迫血妄行，则身热面赤，出血发斑，舌色暗绛。瘀热上扰心神，则心烦躁扰。瘀热内阻，气血津液环流不畅，脏腑失养而致气阴两脱，故四肢厥冷，汗出不止，脉虚数。如进一步发展，可出现身热骤降，冷汗淋漓，舌色转淡，脉微细欲绝等阳气外脱之危象。

【治法】 急宜凉血化瘀，益气养阴固脱。

【方药】 犀角地黄汤（见第九章）合生脉散（见第八章）加味。

【临床运用】 本证危重，应及时抢救，对热瘀互结，气阴两脱者，可考虑用生脉注射液静脉滴注。若属心肾之阳大衰，瘀血内阻而阳气外脱，症见四肢厥冷，冷汗不止，气息微弱，神疲倦卧，面色青灰，唇青，舌淡暗，脉微者，治宜益气回阳固脱，兼以化瘀通络，可用四逆加人参汤（炙甘草、干姜、制附片、红参），另加丹参、桃仁、赤芍以活血通络。如症情严重，可用参附注射液静脉注射，若病情渐趋稳定，续用参附注射液静脉滴注，必要时可采取中西医结合方法进行抢救。

4. 肾气亏损，固摄失职

【证候表现】 小便频数量多，甚至遗尿，口渴引饮，腰酸肢软，头晕耳鸣，舌淡，脉沉弱。

【病机分析】 此为病变后期，病邪已退，肾虚不固之候。暑邪内盛，甚则伤及肾，邪热虽去而肾之固摄功能失司，膀胱失约，故小便频数量多，甚至遗尿。肾阳虚弱，气化失司，津液不能上承，故口渴引饮。腰为肾之府，肾又主骨，肾气亏虚，故腰酸肢软。肾气不足，不能上奉脑髓及清窍，故头晕，耳鸣。舌淡，脉虚弱亦为肾虚之象。

【治法】 温阳化气，益肾缩尿。

【方药】 右归丸合缩泉丸加减。

右归丸 （《景岳全书》）

熟地 炒山药 山茱萸 枸杞 鹿角胶 菟丝子 杜仲 当归 制附子

炼蜜为丸，或水煎服。

右归丸为金匮肾气丸去茯苓、泽泻、丹皮加鹿角胶、菟丝子、当归、枸杞、杜仲而成，功专于补肾气，滋肾阴，温肾阳。

缩泉丸（《妇人良方》）

乌药 益智仁 山药

为丸，或水煎服。

本方有固肾缩尿之力，配合右归丸治暑邪伤肾，肾气不固，肾阳虚而不能司气化之职所发生的尿频、尿量过多之证。

【临床运用】 临床上两方皆可变丸剂为汤剂。症情稳定之后，再改为丸剂服用，以巩固疗效。

小　　结

伏暑是暑湿病邪或暑热病邪郁伏，由时令之邪引动，在秋冬而发的一种急性热病。其起病即见里热证候，多表现为表里同病，且每兼夹湿邪为患，故病情缠绵而多反复，病程迁延而较难痊愈。

伏暑的治疗以清泄里热为主，初起当疏表清里，其兼有湿邪者，又当兼以化湿。本病发病多由时令之邪触激而发，或发于气分，或发于营分，均有表证，故在清化气分暑湿或凉营养阴时，不能忽视解表透邪。暑湿郁于气分而兼表者，用银翘散去牛蒡子、玄参加杏仁、滑石方；若暑热郁伏较盛而兼风寒束表者，用黄连香薷饮。暑热发于营分而兼表者，用银翘散加生地、丹皮、赤芍、麦冬方清营泄热，辛凉透表；暑热夹湿郁阻少阳气分，寒热似疟者，当和解少阳，既导暑热外达，又分消在里湿浊，用蒿芩清胆汤；暑湿夹滞郁阻肠道，便溏不爽，身热不除者，唯借通导方能逐邪外出，应清暑化湿与导滞通腑并举，轻法频下，务使邪尽为度，可选用枳实导滞汤。本病不论病在气分，或在营血分，甚至在恢复期，均可出现小便短少不利，应注意辨治。若气分热结阴伤，小便短少者，用冬地三黄汤滋阴生津，泻火解毒，甘苦合化阴气，不可纯用淡渗或苦寒清里，以免耗伤阴津。若热在心营，下移小肠者，用导赤清心汤清心凉营，清泄小肠。热瘀肾络，小便不通者，多为溺毒入血，病情危重，应化瘀通络，通腑泻浊，其方药也可制成灌肠剂作保留灌肠，取效尤捷。若热瘀互结，内闭包络而神昏者，用犀地清络饮、犀珀至宝丹等凉血化瘀，开窍醒神；若瘀热耗伤津气，出现脏气衰竭，元气外脱者，用犀角地黄汤合生脉散凉血散血，益气养阴固脱。本病后期见肾气已伤，固摄无权，小便量多者，用右归丸合缩泉丸温阳化气，益肾缩尿。

临床参考

伏暑理论在临床上运用颇多。根据临床医家的报道，发于秋冬的流行性出血热、乙型脑炎、病毒性脑炎及某些重症伤寒等多属于伏暑范畴，治疗上多按伏暑辨治，清里透表、清热化湿、清热利湿化瘀等是常用之法。钱氏认为乙型脑炎的治疗以“辛凉为主”，初起治以辛凉透邪，方以银翘散、白虎汤，有表证者即配合青蒿、佩兰叶、香薷、桑叶；温邪内闭心包而神昏，主以辛凉透邪，芳香开窍法，方以白虎汤加味，佐以牛黄丸、至宝丹；内热动风而痉厥，主以辛凉透邪，芳香开窍，平肝息风法，入石决明、钩藤、薄荷、全蝎、蜈蚣等［中医杂志　1956；(5)：246］。又如治疗钩端螺旋体病16例，其中流感伤寒型8例，治以清暑透表化湿，用清络饮合银翘散加减，结果全部有效，平均退热时间为1～5天，获效时间为8.75天［湖北中医杂志　1985；(3)：31］。还有姚氏报道用蒿芩清胆汤治疗高热34例，其中包括病毒感染、肝脓肿及不明原因所致的高热，体温在38.5℃～41℃，发热时间最短为8天，最长为70天，均曾用抗生素及退热药未效。方中青蒿6～30克、竹茹12克、法半夏8克、茯苓10克、黄芩6～10克、枳壳、陈皮各5～10克，碧玉散12克（包煎）。结果服本方1～3剂后，均获退热良效［江苏中医杂志 1987；（6）：6］。张氏报道治疗24例伏暑，全部用中药汤剂。分为三型：卫分证6人，最高体温38.9℃，用藿香正气散为代表方治疗，共用12剂，平均2剂即退热；气分少阳证12例，最高体温39.6℃，用蒿芩清胆汤为代表方治疗，共用36剂，平均3剂退热；气分中焦证6例，最高体温40.1℃，用三仁汤或甘露消毒丹为代表方治疗，共10剂，平均1.6剂退热。作者认为常见有邪遏卫气、邪滞气分少阳、邪阻中焦等型，治疗应发汗解表或清泻里热，祛湿法在治疗中有重要意义，并要注意清理余邪［陕西中医学院学报 1996；（4）：10］。沈氏治疗伏暑验案4则：1. 邪伏少阳，痰湿阻滞（沙门氏菌属感染）。用小柴胡、温胆汤和解少阳，清化痰热；用藿香、佩兰、“三仁”宣化暑湿，融伤寒、温病方于一炉，使枢利痰化，暑清湿透，热邪自无立足之地。2. 邪结肠腑，湿热蕴结（急性肠炎）。认为属暑热湿邪，深伏肠腑，至冬郁极乃发，病情深重。湿热蕴结肠腑，胶着缠绵，邪无出路，病人虽屡用抗生素亦无济于事，非通因通用，不能祛除其湿热之邪，故用枳实导滞汤，下不厌早，必待湿热之邪涤净，乃为病愈之时。3. 湿热遏气，暑湿蕴中（伤寒）。本案时值深秋发病，与暑湿伏邪相关，治当参合暑温、伏暑之法，从宣化气机，清暑化湿立意，用三仁汤宣化湿邪，使湿去热孤，再配以清化暑热之品，更使热达湿开，其热自退。4. 邪在少阳，枢机不利（流行性感冒）。根据病人寒热如疟，脘痞胸闷，心烦呕恶，苔黄腻，辨为暑湿伏郁少阳，枢机不利之证，用蒿芩清胆汤清泄少阳，佐以清化暑湿，药证相符，故病获愈［江西中医药 2003；（5）：9］。

医案选读

1. 伏暑化热入阴，痰浊堵闭

张 病几一月，犹然耳聋，神识不慧，嗽甚痰黏，呼吸喉间有音。此非伤寒暴感，皆夏秋间暑湿热气内郁，新凉引动内伏之邪，当以轻剂清解三焦，奈何医者不晓伏气为病，但以发散消食、寒凉清火为事，致胃汁消亡，真阴尽烁，舌边赤，齿板燥裂血。邪留营中，有内闭瘛疭厥逆之变。况右脉小数，左脉涩弱，热固在里，当此阴伤日久，下之再犯亡阴之戒。从来头面都是清窍，既为邪蒙，精华气血不肯流行，诸窍失司聪明矣。此轻清清解，断断然也。议清上焦气血之壅为先，不投重剂苦寒，正仿古人肥人之病，虑虚其阳耳。

连翘心 玄参 犀角 郁金 橘红（蜜水炒） 黑栀皮 川贝 鲜菖蒲根 加竹沥

（《临证指南医案》. 上海科技出版社 .1959年）

按语：本例为伏暑新感引动伏气，由于前医误治，大伤津液，邪入营分。对其治疗，叶氏在用凉营之品的同时，仍注意主以轻清，避免苦寒重剂。此亦清代江浙医家用药之一大特点。

2. 伏暑夹湿

罗某，男，62岁，干部，1960年9月1日初诊。素体中虚脾弱，长夏宿营于海滨，至秋后白露前数日，稍感精神不佳，体重减轻，脉搏稍快，微有低热，服用抗菌素数日，高热转增达40℃以上，随出现呕吐，胸腹胀满，大便溏泻，每日六七次，手足凉，额腹热，微汗出，小便频数，便时茎痛，四肢关节酸痛。脉两寸微浮数，右关沉数，左关弦数，两尺沉濡，舌质红，苔白腻。结合病因脉证，中医辨证为伏暑夹湿，热郁三焦。治以清暑利湿，苦辛淡渗法。处方：

藿香二钱 杏仁一钱五分 香薷一钱 连皮茯苓三钱 黄芩一钱五分 滑石三钱 薏苡仁五钱 防已一钱五分 猪苓一钱五分 竹叶一钱五分 通草一钱五分 荷叶二钱 服二剂。

复诊：热减吐止，解小便时茎痛消失，关节酸痛见轻，大便每日减至四五次。身倦乏力，食纳尚差，脉寸沉细，关沉滑，尺沉迟。病势虽减，但湿热未尽，胃气未复，宜和胃气并清湿热。处方：

山茵陈二钱 藿香梗二钱 新会皮一钱五分 连皮茯苓三钱 川厚朴一钱 豆卷三钱 白蔻仁八分 滑石块三钱 扁豆皮三钱 猪苓一钱五分 薏苡仁四钱 炒稻芽二钱 通草一钱 荷叶三钱 服二剂。

再诊：热再退，周身漐漐汗出，小便正常，大便一日二次，食纳仍差，食后腹微胀，昨日一度出冷汗，六脉沉细微数，舌转正红苔退。湿热已尽，胃气尚差，宜益胃养阴为治。处方：

玉竹二钱 沙参二钱 茯神三钱 石斛四钱 桑寄生三钱 炒稻芽二钱 新会皮二钱 莲子肉四钱 扁豆皮三钱 荷叶三钱 连服三剂，诸症悉平，饮食、二便俱正常，停药以饮食调养月余而康复。

（中医研究院主编.《蒲辅周医案》. 人民卫生出版社 .1972 年）

按语：本例为伏暑夹湿。长夏宿营于海滨，素体中虚阳弱，感受暑湿，潜伏体内，迨至仲秋复感新凉引动伏邪而发。辨证属伏暑夹湿，热郁三焦，先以清暑利湿，继则和胃利湿，再以和胃养阴而取效满意。

3. 伏暑化火伤阴

武林陈某，素信于丰，一日忽作寒热，来邀诊治，因被雨阻未往，伊有同事知医，遂用辛散风寒之药，得大汗而热退尽。讵知次日午刻，热势仍然，汗多口渴，痰喘诸恙又萌，脉象举取滑而有力，沉取数甚，舌苔黄黑无津。丰曰："此伏暑病也，理当先用微辛以透其表，荆、防、羌、芷过于辛温，宜乎劫夺液矣。今之见症，伏邪已化为火，金脏被其所刑，当用清凉涤暑法，去扁豆、通草，加细地、洋参。服二剂，舌苔转润，渴饮亦减，惟午后尚有微烧，故照旧方，更佐蝉衣、荷叶，又服二剂，热从汗解。但痰喘依然，夜卧不能安枕，改用二陈、苏、葶、旋、杏，服之又中病机。后议补养常方，稛载归里矣。

（《时病论》. 人民卫生出版社 .1964 年）

按语：伏暑外发必有新感引动。在治疗上，一般采用表里双解，或先表后里之法。本案前医无论作何诊断，但其针对邪客肌表之发热恶寒，予以解表之剂，毕竟取得汗出热退表解之效。惟陈某所患乃伏暑之病，非单纯风寒外感，可一汗击解，故于次日重见发热。再则，伏暑为新感风寒之邪所引动，若行先表后里之法，当用"微辛以透其表"，切忌大汗发越。而前医所投荆、防、羌、芷有辛燥温散之弊，故服药之后，乃是一派里热伤阴之象。雷氏治以清凉涤暑法（青蒿、连翘、白扁豆、白茯苓、通草、滑石、甘草、西瓜翠衣），去扁豆、通草者，以免更伤津液；加生地、洋参，则在益气救阴，故仅连服二剂则热衰津复，舌苔转润，渴饮亦减，惟余焰未尽，故又佐以蝉衣、荷叶透泄余热。后因痰喘宿疾未除，改用肃降化痰之剂。最后则以补养常方而收全功。综观全过程，足见雷氏治病步骤之分明。若接诊之时，未能抓住伏暑过服辛温，化火伤阴这一主要病机，而反以痰喘宿疾为先，则后果不堪设想。故雷氏于《时病论》中所说“种种变证，务在临证之时，细审病之新久，体之虚实”，确是经验之谈。

文献辑要

《医学入门·杂病提纲》

伏暑即冒暑久而藏伏三焦肠胃之间。热伤气而不伤形，旬日莫觉，变出寒热不定，霍乱吐泻，膨胀中满，疟痢烦渴，腹痛下血等症。

《临证指南医案·暑》

邵新甫按：认明暑湿二气，何者为重？再究其病实在营气何分？大凡六气伤人，因人而化；阴虚者火旺，邪归营分为多；阳虚者湿盛，邪伤气分为多。

《温病条辨·上焦篇》

长夏受暑，过夏而发者，名曰伏暑。霜未降而发者少轻，霜既降而发者则重，冬日发者尤重，子、午、丑、未之年为多也。

长夏盛暑，气壮者不受也；稍弱者但头晕片刻，或半日而已，次则即病；其不即病而内舍于骨髓，外舍于分肉之间者，气虚者也。盖气虚不能传送暑邪外出，必待秋凉金气相搏而后出也。金气本所以退烦暑，金欲退之，而暑无所藏，故伏暑病发也。其有气虚甚者，虽金风亦不能击之使出，必待深秋大凉，初冬微寒，相逼而出，故尤为重也。

叶霖按：四时皆有伏气，非冬寒夏暑为然。伏暑多挟湿，脉色必滞，口舌必腻，或有微寒，或单发热，热时脘痞气窒，渴闷烦冤，每午后则甚，入暮更剧，天明得汗稍缓，至午后又甚，似疟无定时。

《医原·湿气论》

伏暑及伏暑晚发较春夏温病来热稍缓而病实重。初起微寒发热，午后较重，状似疟疾而不分明；继而但热不寒，热甚于夜，天明得汗，身热稍退而胸腹之热不除，日日如是，往往五七候始解，推此病之由，总缘阴虚之质，夏月汗多伤液，内舍空虚，阳浮于外，暑湿合邪，深踞膜原……初起邪在气分，必须分别湿多、热多……

《温热暑疫全书·暑病方论》

人受暑热之毒，栖伏三焦肠胃之间，久久而发者为伏暑。如霍乱吐泻，发于秋间，以及疟疾等症。

《通俗伤寒论·伏暑伤寒》

邪伏膜原，外寒搏束而发者，初起头痛身热，恶寒无汗，体痛肢懈，脘闷恶心，口或渴或不渴，午后较重，胃不欲食，大便或秘或溏，色如红酱，溺黄浊而热，继则状如疟疾，但寒热模糊，不甚分明，或皮肤隐隐见疹，或红或白，甚或但热不寒，热甚于夜，夜多谵语，转辗反侧，烦躁无奈，渴喜冷饮或呕或呃，天明得汗身热虽退，而胸腹之热不除，日日如是，速则三四候即解，缓则五七候始除，舌苔初则白腻而厚或满布如积粉，继则由白转黄，甚则转灰转黑，或糙或干或焦而起刺，或燥而开裂，此为伏暑之实证，多吉少凶。若邪舍于营，外寒激动而发者，一起即寒少热多，日轻夜重，头痛而晕，目赤唇红，面垢齿燥，心烦恶热，躁扰不宁，口干不喜饮，饮即干呕，咽燥如故，肢虽厥冷而胸腹灼热如焚，脐间动气跃跃，按之震手，男则腰痛如折，先有梦遗或临病泄精。女则少腹痠痛，带下如注，或经不应期而骤至。大便多秘，或解而不多，或溏而不爽，肛门如灼，溺短赤涩，剧则手足瘛疭，昏厥不语，或烦则狂言乱语，静则郑声独语，舌色鲜红起刺，别无苔垢，甚则深红起裂，或嫩红而干光，必俟其血分转出气分，苔始渐布薄黄及上罩薄苔黏腻，或红中起白点，或红中夹黑苔，或红中夹黄黑起刺，此为伏暑之虚症，多凶少吉。

何廉臣勘：春夏间伏气遏热，秋冬间伏暑晚发，其因虽有伤寒伤暑之不同，而其蒸变为伏火则一。故其证候疗法大致相同。要诀在先辨湿燥，次明虚实。

《时病论·夏伤于暑秋必痎疟大意》

伏天所受之暑者，其邪盛，患于当时；其邪微，发于秋后，时贤谓秋时晚发，即伏暑之病也。是时凉风飒飒，侵袭肌肤，新邪欲入，伏气欲出，以致寒热如疟，或微寒或微热，不能如疟分清。其脉必滞，其舌必腻，脘痞气塞，渴闷烦冤，每至午后则甚，入暮更剧，热至天明得汗，则诸恙稍缓。日日如是，必要二三候外，方得全解。倘调理非法，不治者甚多。不比风寒之邪，一汗而解，温热之气，投凉则安。拟用清宣温化法（连翘、杏仁、瓜蒌壳、陈皮、茯苓、制半夏、甘草、佩兰叶），使其气分开，则新邪先解，而伏气亦随解也。然是证变易为多，其初起如疟，先服清宣温化法。倘畏寒已解，独发热淹绵，可加芦、竹、连翘，本法内之半夏、陈皮乃删去，恐其温燥之品伤津液也。其舌苔本腻，倘渐黄、渐燥、渐黑、渐焦，是伏暑之热已伤其阴，于本法内可加洋参、麦冬、玄参、细地治之。倘神识昏蒙者，是邪逼近心包，益元散、紫雪丹，量其证之轻重而用。倘壮热舌焦，神昏谵语，脉实不虚，是邪热归并阳明，宜用润下救津法治之。如年壮体强，以生军易熟军，更为有力。种种变证务在临证之时，细审病之新久，体之虚实。

《伤寒指掌·伤寒类证》

晚发者夏受暑湿之邪，留伏于里，至秋新邪引动而发也。其症于疟疾相似，但寒热模糊，脉象沉滞，舌苔黏腻，脘痞烦闷，午后更热，天明汗解，或无汗，清晨稍解。此暑湿之邪留着于里，最难骤愈，治法不外三焦主治。在上焦则舌苔白腻，头胀身痛，肢疼胸闷，咽干溺涩等症，当泄气分之热，宜连翘、杏仁、滑石、薄荷、橘红、通草、半夏、桔梗，热邪重加黄芩、芦根，湿邪重加白蔻、厚朴。在中焦则舌苔微黄黏腻，痞闷胸满，或目黄舌白，口渴溺赤，宜湿热兼治，用泻心法，半夏、陈皮、赤苓、枳实、川连、通草之类；若湿邪重，则脾阳受伤，目黄腹胀，小溲不利或大便不实，又宜温中祛湿，如茅术、厚朴、二苓、泽泻、木香、木瓜之类，湿甚加干姜。湿热结于下焦气分，必兼小腹胀满，小便不利，宜茯苓、猪苓、滑石、寒水石、晚蚕沙、茵陈、泽泻之类，桂苓甘露饮亦可。若暑湿之邪入于营分，则口渴、心烦、舌赤，宜清营分之邪，犀角、鲜地、菖蒲、玄参、连翘、银花之类。若舌苔中黄边绛，齿燥唇焦，脉左数右大，此暑邪内燔，气血两伤也，玉女煎。

《柳选四家医案·环溪草堂医案》

暑乃郁蒸之热，湿为濡滞之邪，暑雨地湿，湿淫热郁。惟气虚者，受其邪；惟素有温热者，感其气。如体肥多湿之人，暑即寓于湿之内，劳心气虚之人，热即伏于气之中。于是气机不达，三焦不宣，身热不扬，小水不利，头独额热，心胸痞闷，舌苔白腻，底绛尖红，种种皆湿遏热伏之征。显系邪蕴于中，不能外达。拟以栀豉上下宣泄之、鸡苏表里分消之、二陈从中以和之，芳香宣窍以达之。

第十三章　秋　燥

秋燥是秋季感受燥热病邪所引起的急性外感热病，初起邪在肺卫时即有咽干、鼻燥、咳嗽少痰、皮肤干燥等津伤的见症，一般传变较少，病情较轻，病程较短，极少数病例病邪可传下焦肝肾。本病发生在秋季，尤以初秋多见。

关于燥邪致病的记载最早见于《内经》，其中“清气大来，燥之胜也”，“岁金太过，燥气流行”，“岁木不及，燥乃大行”等记载都指出了燥气的形成与岁运及时令有关。同时还提出了“燥胜则干”、“燥者濡之”等燥邪致病的基本特点和治疗原则，而“燥化于天，治以辛寒，佐以苦甘”等，则为燥病确立了治疗大法。金元医家时期的刘河间在《素问玄机原病式》中指出“诸涩枯涸，干劲皴揭，皆属于燥”，对燥邪的致病特点作了进一步的发挥，补充了《内经》病机十九条的缺如。同时代的医家朱丹溪以四物汤加减，李东垣从养荣血、补肝肾、润肠液等方面立法制方论治燥病，但他们所论的多属津血干枯的内燥证。自明代李梴指出燥有内、外之分后，才引起了医家对外感燥邪致病的重视。清代喻嘉言在《医门法律》中设专篇《秋燥论》论述燥邪为病，认为《内经》所述“秋伤于湿”当为“秋伤于燥”，并对内伤之燥、外感之燥作了比较系统的论述，首创秋燥病名，制清燥救肺汤用于秋燥病的治疗。关于秋燥的寒热属性，明清医家各抒已见。如喻嘉言认为燥属火热，而沈目南则认为燥属次寒，吴鞠通以胜复气化理论来区分燥邪的寒热属性，认为燥之胜气属凉，复气属热。俞根初、王孟英、费晋卿等医家都认为秋季气候有温、凉之别，秋燥亦有温、凉两类。从临床实际来看，秋燥确有温燥和凉燥之分。因为凉燥不属于温病范围，故本章所论述的秋燥主要是指温燥。

根据秋燥的发病季节和临床表现，西医学中发于秋季的上呼吸道感染、急性支气管炎、肺炎等疾病，如符合秋燥的特点，均可参考本病进行辨证施治。

病因病机

一、病因发病

秋燥的致病原因是感受秋令燥热病邪。秋季气候有偏热、偏凉的不同。俞根初说：“秋深初凉，西风肃杀，感之者多病风燥，此属凉燥……若久晴无雨，秋阳以曝，感之者多病温燥，此属燥热。”可见燥热病邪是在初秋天热干燥无雨的气候条件下形成的。秋季燥气当令，且初秋承夏之后，大多夏火余气未尽，常见久晴无雨、秋阳以曝，故易于形成燥热病邪。若机体正气不足，摄护失慎，机体防御能力减弱，则每易感受燥热病邪而发病。

二、病机演变

秋日燥金主令，而肺亦属燥金，故燥热病邪由口鼻而入，必先犯于肺。正如喻嘉言所说“燥气先伤于上焦华盖。”叶天士亦谓：“温自上受，燥自上伤，理亦相等，均是肺气受病。”肺外合皮毛，所以本病初起多见肺卫证候，与风温初起临床表现相似。唯因燥邪有伤津的特性，故同时伴有津液干燥征象。肺卫燥热之邪不解，势必内传于里，且易化火，在这一过程中伤津耗液之象则更为明显。此时其病变重心在肺，并可涉及胃、肠等。如燥热在肺，可形成肺燥阴伤，除可导致肺之宣肃功能失常外，还可见络伤咳血。如传入胃肠，则可形成肺燥肠热、肺燥肠闭或腑实阴伤等证候。在气分证后期，燥热渐退，则多见肺胃阴伤之象。少数患者，感邪较重，正气较虚，亦可出现内陷营血或传入下焦等病理变化。如传入营血者，可损伤血络，迫血妄行；如深入下焦者，则可伤及肝肾之阴，甚至导致水不涵木、虚风内动等证。但本病一般证情较轻，病大多在卫分、气分阶段即可告愈，危重病例较为少见。

诊 断

一、诊断依据

1. 本病具有明显的季节性，一般发生于久晴无雨，秋阳以曝，燥热偏盛的初秋时节，故秋季尤其是初秋发生的外感热病应考虑秋燥之可能。

2. 发病初起有发热恶寒、咳嗽等肺卫见证，同时伴有口、鼻、咽、唇、皮肤等处津液干燥的征象。

3. 本病的病变重心在肺，病情较轻，传变较少，后期以肺胃阴伤者为多，少有传入下焦者。

二、鉴别诊断

秋燥主要应与风温、风寒感冒、伏暑等疾病进行鉴别。

1. 风温

秋燥与风温初起症状相似，皆有发热恶寒、咳嗽、口渴等肺卫见症。但风温多发于冬春两季，初起以表热证为主，津液干燥见症不如本病显著，且病情发展快，易发生逆传心包之变。

2. 风寒感冒

秋燥与风寒感冒均可发生于秋季，但风寒感冒多见于深秋近冬之时，尤好发于冬季，属风寒外袭肌表所致，初起以恶寒重发热轻、无汗、头痛、肢体疼痛、口不渴、脉浮紧等风寒外束肌表的症状为主。

3. 伏暑

伏暑虽亦可发于秋季，初起时也可有表证，但伏暑所感为暑邪，起病较急，临床以暑湿或暑热在里见症为主，其发于气分者，病变重心在脾胃少阳，发于营分者，病变重心在营血，所以病情较重，变化较多。故伏暑与以肺为病变重心的秋燥在临床上较易区别。

辨 证 论 治

一、辨治要点

(一) 辨证要点

1. 辨燥邪的寒热属性

本章所论虽为温燥，但燥邪的性质有寒热之分。一凉一温，所引起的病证亦有温燥、凉燥之分。临床辨证时，可从发病时气候的温热寒凉、发热恶寒的孰重孰轻、口渴与否、痰质的稀稠、舌质的变化等方面加以分析辨别。一般来说，温燥发于初秋气候较热之时，邪在表时恶寒较轻，并在短时间内随汗出而消失，同时鼻中有燥热感，痰稠而黏或少痰，口渴，舌边尖红赤，其津液的损伤程度较凉燥为甚；凉燥多发于深秋气候转冷之时，邪在表时恶寒较重，持续时间亦较长，每伴鼻鸣而塞，或流清涕，口不渴，舌质正常。由于凉燥之邪化热入里后的证候表现与温燥基本相同，故辨燥病的寒热属性主要是在秋燥发病的初起阶段。

2. 审燥热的所在部位

秋燥的病机变化以肺经为病变中心，燥热传入气分之后，病变中心仍在肺，但病位可涉及胃、肠等脏腑，因而出现不同的证候类型，当加以区别。病变以肺为主者，以燥热炽盛，肺津受损为主要表现，或可因燥热损伤血络而咳血。若肺经燥热下移大肠，则见大便泄泻，即为肺燥肠热；如肺不布津于肠而见大便秘结，即为肺燥肠闭。若燥热聚于上焦，上干头目清窍，则可致清窍干燥之证。所以，应根据其临床特点详细分辨燥热所伤的部位。

3. 察燥热与阴伤的轻重主次

燥热病邪易于损伤津液，故秋燥以津液干燥征象为特征。但在秋燥病的不同阶段，燥热和阴伤在程度上有主次之分：一般病程的初、中期以燥热偏盛为主，津伤为次，或燥热阴伤并重；后期则主要表现为阴津的耗伤。对燥热与阴伤的侧重，在临床上主要应根据病程及症状表现进行鉴别。同时，本病的阴伤所在脏腑与病机的差异，致使不同证候类型的阴伤程度有一定区别：燥热在肺者，津伤程度相对较轻；燥邪入胃，可致肺胃之阴两伤，津伤程度较重；若燥邪久羁而传入下焦，则可耗伤肝肾之阴。由于燥热阴伤的轻重主次直接影响着治法的确立，故应注意辨别。

(二) 治则治法

1. 治则

秋燥的治疗原则是滋润祛邪。燥邪为病，最易伤津。故《素问·至真要大论》提出“燥者濡之”的治燥原则。但秋燥为病，毕竟还有邪热，因此在滋润的基础上，还需予以清泄热邪。

2. 治法

对秋燥的治法，要掌握秋燥初、中、末三期的治法。秋燥在不同的病程阶段，其病机特点不同。俞根初《通俗伤寒论》说：“秋燥一证，先伤肺津，次伤胃液，终伤肝血肾阴”，而“上燥治气，中燥增液，下燥治血”就是针对秋燥初、中、末不同阶段确立的治疗大法。初起阶段邪在肺卫，肺气宣肃失司，治宜辛以宣肺透邪，润以治燥保肺，“治气”即为“治肺”。病至中期，病邪已进入气分，燥热已炽，津伤尤甚，宜清养并施，即在清肺、清胃、通腑之时，注重养阴增液。而少数病例因燥热化火，内陷营血，治宜清营凉血，与其他温邪深入营血病证的治疗基本相同。如深入下焦，耗伤肝肾之阴，病属后期，则须填精，故“治血”之意实指补肾阴。

3. 治禁

燥与火虽然皆可伤阴耗液，但燥邪的性质不同于火邪，故治疗时用药有所不同。秋燥的治疗“宜柔润，忌苦燥”。苦味药性燥易伤阴，而燥证的治疗喜柔润，即使初起，亦须用甘润之品，而在病程中应慎用苦寒性燥之品。正如汪瑟庵在《温病条辨》按语中所说：“燥证路径无多，故方法甚简。始用辛凉，继用甘凉，与温热相似。但温热传至中焦，间有当用寒苦者，燥证则惟喜柔润，最忌苦燥，断无用之之理矣。”由于燥热性质有其特殊性，虽近于火，而又不同于火，故治疗时尤须掌握其用药的分寸。具体而言，一般温病在化热化火之后常用苦寒清热泻火之法，而燥证之治却独喜柔润，最忌苦寒伤阴。因此，治火之法可以用苦寒，治燥则必用甘寒。火郁发之，燥胜润之；火邪炎上可以直折，燥伤津液则必用濡养。

二、常见证型辨治

（一）邪在肺卫

【临床表现】　发热，微恶风寒，少汗，干咳或痰少而黏，咽干鼻燥，或有皮肤干燥，口渴，舌边尖红，苔薄白乏津，脉右寸数大。

【病机分析】　此为秋燥初起，燥热侵袭肺卫之候。卫气失和，则发热，微恶风寒，少汗。肺气失宣，则咳嗽。燥热伤及肺津，则在肺气失宣的同时有津乏失润，可见干咳少痰，鼻咽干燥，口渴。肺主皮毛，肺津不足，不能滋养皮肤则可见皮肤干燥。舌边尖红，苔薄白乏津，脉右寸数大等皆为邪犯上焦肺卫之征。

【治法】　辛凉甘润，轻透肺卫。

【方药】　桑杏汤。

桑杏汤　（《温病条辨》）

桑叶　杏仁　沙参　象贝　豆豉　栀子皮　梨皮

水煎服。

方中桑叶、豆豉辛散透热，疏解在表之邪；杏仁、象贝宣肺化痰止咳；栀子皮质轻而力趋上焦，能清上焦燥热；沙参、梨皮甘凉生津，养阴润燥。全方辛透而不伤津，润燥而不碍表，体现了叶天士所说的：“当以辛凉甘润之方，气燥自平而愈”。

【临床运用】　若感燥不甚，类同风热外感者，亦可采用桑菊饮（见第八章）以轻透肺卫之邪。津液耗伤较明显者，要注意补充水分，可嘱患者多饮水或多食水果如梨、苹果、西瓜等。若咳嗽较明显，可加炙百部、枇杷叶等。若咳痰黏而黄稠者，可加川贝、瓜蒌皮等以清热化痰。咽部红肿、干痛较甚者，加牛蒡子、桔梗、生甘草、白僵蚕、板蓝根等清热利咽。鼻燥衄血者，加白茅根、侧柏叶、旱莲草等以凉血生津润燥。如发热较著，可加银花、连翘等以加强辛凉清解之力。

（二）邪在气分

1. 燥干清窍

【证候表现】　发热，口渴，耳鸣，目赤，龈肿，咽痛，苔薄黄而干燥，脉数。

【病机分析】　本证为上焦气分燥热化火上扰清窍所致。发热，口渴，苔薄黄而干，脉数为燥热盛于气分之征。燥火上炎，上干头面，清窍不利故见耳鸣，目赤，龈肿，咽痛。

【治法】　清宣气热，润燥利窍。

【方药】　翘荷汤。

翘荷汤　（《温病条辨》）

薄荷　连翘　生甘草　黑栀皮　桔梗　绿豆皮

水煎服。

方中薄荷辛凉宣透，清头目而利诸窍；连翘、栀子皮、绿豆皮等轻清之品，能走上焦而清气分在上的燥热；桔梗、甘草兼能利咽喉。诸药合用，体现了“治上焦如羽，非轻不举”的治疗原则。

【临床运用】　原方可加桑叶、蝉衣以增强宣泄透热功效。《温病条辨》原方所附加减法谓“耳鸣者加羚羊角、苦丁茶，目赤者加鲜菊叶、苦丁茶、夏枯草，咽痛者加牛蒡子、黄芩”。可供临床参考。但必须注意，本证慎用苦寒之品，以免化燥伤阴或药过病所。

2. 燥热伤肺

【临床表现】　发热，口渴，心烦，干咳少痰，气逆而喘，胸满胁痛，咽干，鼻燥，舌边尖红，苔薄白干燥或薄黄而燥，脉数。

【病机分析】　本证为肺经燥热较盛而灼伤阴液之候。燥热壅肺，故身热，口渴，心烦，脉数。肺受燥热所伤，清肃失司，则干咳而喘。气滞络脉不通，则胸满胁痛。燥热在上，故咽干鼻燥。舌边尖红赤，苔薄燥，也是燥热在肺之象。本证虽有时出现苔薄白而燥，舌边尖红，但结合其他症状表现，燥热已盛于肺，不可误认为是表热之证。

【治法】　清肺泄热，养阴润燥。

【方药】　清燥救肺汤。

清燥救肺汤　（《医门法律》）

冬桑叶　煅石膏　甘草　人参　胡麻仁　阿胶　麦冬　杏仁（去皮尖炒）　枇杷叶（去毛蜜炙）

水煎服。

方中石膏、桑叶清宣肺热；胡麻仁、阿胶、麦冬润燥养阴；杏仁、枇杷叶宣肃肺气。人参、甘草之用是取《难经·十四难》“损其肺者益其气”之法，对燥热伤肺者，益气以生津，且参、草亦兼益阴之效。但要掌握用量，不宜过大。诸药共奏清燥泄热，滋肺养阴之功。

【临床运用】　本证为燥热化火，肺之气阴两伤，治疗应以清肺润燥为主。既不可因胸满胁痛而用辛香之品，以防耗气，亦不可因火盛而用苦寒泻火之品，以防伤津。

如表邪未尽，可去阿胶加牛蒡子、连翘增强透表之力。如痰滞难咯，可加瓜蒌皮、川贝。邪热重而津伤较甚，肺气虚不明显者，以北沙参或西洋参易人参。咳痰带血者，加仙鹤草、旱莲草、白茅根、侧柏叶清络止血。如胸满胁痛者，可加丝瓜络、橘络、郁金、延胡索等和络止痛。

3. 肺燥肠热，络伤咳血

【证候表现】 初病喉痒干咳，继则因咳甚而痰黏带血，胸胁疼痛，腹部灼热，大便泄泻，舌红，苔薄黄干燥，脉数。

【病机分析】 此为肺中燥热下迫大肠，又有燥热伤肺，肺络受伤而咳血，肺与大肠同病之候。燥热耗伤肺津，肺失宣降，则喉痒干咳，痰黏；燥热灼伤肺络，则痰中带血，胸胁疼痛。肺热下移大肠，则腹部灼热；热迫津液下泄，则大便泄泻。舌红，苔薄黄而干，脉数，均为里有燥热之象。

本证虽见咳血，但无其他热入血分的表现，故属气热伤络，不可与血分证混淆。又本证所见泄泻，其典型症状是腹部灼热，大便水泻，肛门热痛，甚或腹痛而泻，泻必艰涩难行，似痢非痢。此属热利，与虚寒泄泻之下利清谷、水粪夹杂或五更泻明显不同，也与痢疾泄泻之里急后重、利下赤白脓血者有别。

【治法】 润肺清肠，清热止血。

【方药】 阿胶黄芩汤。

阿胶黄芩汤 （《通俗伤寒论》）

阿胶　黄芩　甜杏仁　生白芍　生桑皮　生甘草　鲜车前草　甘蔗梢

先用生糯米，开水泡取汁，代水煎药。

方中阿胶、甜杏仁、生桑皮、甘蔗梢养血生津，肃肺止咳，上宁肺络，下濡大肠；且阿胶尚能止血，对络伤出血者尤为适合；再以黄芩、生白芍、生甘草酸苦泄热坚阴，以治其利；且芍药与甘草相配，又能酸甘化阴，缓急止痛；鲜车前草既可润肺止咳，又能引导肺与大肠之热从小肠而去。诸药合用有润肺清肠，泄热止血之效，是俞根初专为肺热肠燥所设之方。

【临床运用】 若肺之燥热太甚而咯血较多者，加白茅根、侧柏叶、栀子皮等凉血止血之品；如属肠热较盛而泻利较剧者，可加葛根、黄连等以清泄肠热而止腹泻。

4. 肺燥肠闭

【证候表现】 咳嗽不爽而多痰，胸满腹胀，大便秘结，舌红而干。

【病机分析】 此为肺有燥热，液亏肠闭，亦属肺与大肠同病之候。肺受燥伤，宣肃失司，肺气郁滞，故咳嗽不爽且胸满。肺之输布功能失职，津液停聚则多痰；津液不能布散，使大肠失去濡润，传导失司，则见腹胀，便结。舌干红为燥热之征。

本证与肺燥肠热证都属肺与大肠同病，二者不同之处为本证属肺有燥热，津液不布，津液停聚则痰多，液亏肠闭则大便秘结；肺燥肠热证为肺中燥热伤阴，移热大肠，肺阴受伤则干咳痰黏，邪热下迫则大便泄泻，如燥热化火伤及肺络则咯血。

【治法】 肃肺化痰，润肠通便。

【方药】 五仁橘皮汤。

五仁橘皮汤 （《通俗伤寒论》）

甜杏仁（研细）　松子仁　郁李仁（杵）　桃仁（杵）　柏子仁（杵）　橘皮（蜜炙）

水煎服。

方中五仁皆为富含油脂之物，能养阴润燥，滑肠通便。其中杏仁又能润肺宣肺；橘皮行气化痰，并能助运，蜜炙后润而不燥，对肺燥而肠液不足者尤为适用。

【临床运用】　本方对内科杂病中肠液不足导致的便秘证也多可使用。如便秘较重，可加入瓜蒌仁、火麻仁以增强润肠通便之功；如咳嗽较甚，再加入桔梗、前胡、紫菀等药以宣通肺气，恢复肺输布津液的功能。

5. 腑实阴伤

【证候表现】　潮热，腹部胀满，大便秘结，口干唇燥，或有神昏谵语，苔黑干燥，脉沉细。

【病机分析】　本证为燥热内结于阳明，津伤肠燥之候。身热以午后为甚，腹部胀满甚至拒按，大便秘结，舌黑干燥都是燥热结于肠腑之象。腑热上扰阳明，则可见神昏谵语。口干唇燥，脉沉而细，为阴津亏损之象。

本证与肺燥肠闭证均有腹胀便秘，但病机不同：肺燥肠闭证，身热不著，神志清醒，见有咳嗽痰多，苔白或薄黄欠润；而本证身热较明显，神昏谵语，舌苔黑燥而干。可见两者病情轻重差异明显。

本证所见神昏谵语，多为一过性发作，较热闭心包之昏谵为轻，临床亦应仔细分辨。如有明显的神昏谵语，则多兼有热闭心包之证。

【治法】　滋阴润燥，通腑泄热。

【方药】　调胃承气汤（见第八章）加鲜首乌、鲜生地、鲜石斛

燥热内结阳明之证，当攻下泄热以去其实；津液耗伤已甚，又当滋养阴液以复其阴。用调胃承气汤攻下腑实，以去燥结；加入首乌、生地、石斛滋阴润燥以养阴液。选用养阴之品皆为鲜药，因其汁多，滋养作用较干者更胜。全方滋阴通腑同用，通腑本身即可存阴，滋阴润燥亦有助于通腑，滋阴与通下并用，相得益彰。

【临床运用】　温病中出现阳明腑实证，每伴有阴液耗伤，而秋燥之阳明腑实更易出现腑实阴伤。治疗本证时，如鲜药不能备，亦可用增液承气汤之类。

6. 肺胃阴伤

【证候表现】　身热不甚，干咳不已，口舌干燥而渴，舌红少苔，脉细。

【病机分析】　本证为秋燥气分证后期，燥热渐退而肺胃阴液未复之候。外感燥热之邪渐退，则身热不甚或无热。肺津伤，清肃失司，则干咳不已。胃阴伤，则口舌干燥而渴。舌红少苔，脉细数为阴虚之象。

【治法】　滋养肺胃，滋阴润燥。

【方药】　沙参麦冬汤（见第八章）或五汁饮。

五汁饮　（《温病条辨》）

梨汁　荸荠汁　鲜苇根汁　麦冬汁　藕汁（或蔗汁）

临时斟酌用量，和匀凉服。不甚喜凉者，重炖温服。

方中五物甘寒，皆用鲜汁，滋阴作用较强。如属津伤而邪热尚盛者，应配以清热药；如兼肠燥便秘者，加鲜生地、鲜何首乌、鲜石斛、火麻仁等以润肠通便。

【临床运用】　本证的性质属邪少虚多，其虚在肺胃津伤，故只宜甘寒，忌用苦寒。正如吴鞠通所说："温病燥热，欲解燥者，先滋其干，不可纯用苦寒也，服之反燥甚"。这说明了苦寒之品不仅不能退虚热，反有苦燥劫津之弊。如兼肠燥便秘者，加鲜生地、鲜何首乌、鲜石斛、火麻仁等以润肠通便。本证与风温后期出现的肺胃阴虚证并无本质不同，即使在阴伤

程度上有所不同，在治疗方法上仍可互参。

（三）气营（血）两燔

【证候表现】 壮热，口渴，烦躁不安，肌肤发斑，吐血、咯血、衄血，舌红赤或绛，苔黄燥，脉数。

【病机分析】 此为气分燥热未解，又进一步传入营血分之候。气分热盛，则见身热，口渴，苔黄燥，脉数。热炽营血，迫血妄行，则烦躁不安，肌肤发斑，甚或吐血、咯血、衄血。舌红赤或绛为热在心营之象。但秋燥一般病情较轻，出现本证的可能性较小。

【治法】 气营（血）两清。

【方药】 玉女煎去牛膝、熟地，加细生地、玄参方（见第九章），气血热毒者炽盛用清瘟败毒饮（见第九章）。

方中石膏、知母大清气分之热，玄参、生地、麦冬合用取增液汤之方意，以复阴液，全方药物辛凉甘寒，避免了苦寒化燥之弊，诸药同用，可两清气营（血）之燥热。

（四）燥伤真阴

【证候表现】 低热不解，手足心热甚于手足背，口渴，或干咳，或不咳，甚则痉厥，舌质干绛，脉虚。

【病机分析】 此为燥热病邪深入下焦，耗伤真阴，邪少虚多之候。燥热未净，真阴已伤，则低热不解，手足心热甚于手足背。肾阴耗伤，津液不能上承，故口渴。肾水不能上沃肺金，故干咳。如因水不涵木而致虚风内动，则可见痉厥。舌质干绛，脉虚皆为真阴耗伤之象。

【治法】 滋养肝肾。

【方药】 加减复脉汤（见第九章），如有虚风内动则用三甲复脉汤（见第九章）。

秋燥后期耗伤真阴及引起虚风内动者甚少见，如有发生则可参考第九章施治。

小　结

秋燥是秋季感受燥热病邪而致的一种外感热病，初起邪在肺卫时即有口、鼻、咽喉、皮肤的津液干燥见症，以肺经为病变中心，一般病情较轻，传变较少，病程较短，易于痊愈，极少数病例邪入下焦，耗伤肝肾真阴。“燥胜则干”为其致病特点，滋润祛邪是其治疗原则。温燥初起与风温初起颇相似，只是津液干燥的症状更为突出。其治疗应在疏表之中加入润燥之品，予以桑杏汤，感邪较轻者，也可用桑菊饮。秋燥的气分证，以肺、胃、肠的燥热证为多见。若燥热之邪化火上干清窍，则以翘荷汤轻宣上焦燥热。燥热伤肺，损及肺阴者，用清燥救肺汤清肺养阴润燥；肺燥肠闭，治以润肺肠之燥为主，用五仁橘皮汤；若燥热与糟粕相结而成腑实证且阴伤明显者，用调胃承气汤加三味鲜药滋阴通下。如肺热伤肺络，又下移大肠而致咯血泄泻，成肺燥肠热证，用阿胶黄芩汤两清肺肠，润燥止血。若气热入营血而成气营两燔或气血两燔证，治同其他温病的气营两燔或气血两燔证。秋燥后期，邪渐退而肺胃阴液未复，用沙参麦冬汤或五汁饮滋养肺胃；如出现燥伤真阴者，用加减复脉汤；如有虚风内动则用三甲复脉汤。

临床参考

临床上按秋燥辨治呼吸道感染性疾病的报道较多。如张氏用自拟清润饮（北沙参、浙贝母、川贝母、当归、茅根、芦根、淡豆豉、杏仁、炒山栀、前胡、晚蚕沙、鲜梨）治疗秋燥78例，其中胸腔透视示肺脏正常者21例、急性支气管炎者32例、慢性支气管炎者10例、陈旧性肺结核者12例、支气管扩张者3例。津伤者加麦冬、玉竹、黄精滋养肺阴，热重加石膏、知母，属寒者加荆芥、防风、紫菀、紫苏，痰中带血者加茜草根、生藕节、紫珠草。治愈（临床症状体征消失，胸腔透视复查肺脏正常）57例，占73.08%；好转（咳嗽减轻，鼻咽干燥好转）18例；占23.07%，无效3例，占3.85%。总有效率96.15%［四川中医 1999；(3)：28］。李氏报道以《温病条辨》所载之桑杏汤加减治疗秋燥，方药组成为桑叶、苦杏仁、新疆贝母、北沙参、栀子、桔梗、百部、陈皮、制半夏，咳嗽较剧且咽痒难忍，加蝉衣、冬花、牛蒡子；痰少极难咯出，加花粉、麦冬；舌质红，大便干，加厚朴、制大黄；胸闷气短，加全瓜蒌。治疗38例，治愈30例，占78.9%；好转6例，占15.8%；未愈2例，占5.3%，总有效率为94.7%［新疆中医药 2003；(2)：19］。

病案选读

1. 温燥伤肺

【病者】 王敬贤，年三十五岁，业商，住南街柴场弄。

【病名】 温燥伤肺。

【原因】 秋深久晴无雨，天气温燥，遂感其气而发病。

【证候】 初起头疼身热，干咳无痰，即咯痰多稀而黏，气逆而喘，咽喉干痛，鼻干唇燥，胸闷胁痛，心烦口渴。

【诊断】 脉右浮数，左弦涩，舌苔白薄而干，边尖俱红，此《内经》所谓“燥化于天，热反胜之”是也。

【疗法】 遵经旨以辛凉为君，佐以苦甘，清燥救肺汤加减。

【处方】 冬桑叶三钱　生石膏四钱（冰糖水炒）　原麦冬钱半　栝楼仁四钱（杵）　光杏仁二钱　南沙参钱半　生甘草七分　制月石二分　柿霜钱半（分冲）　先用鲜枇杷叶一两（去毛筋）　雅梨皮一两　二味煎汤代水。

次诊：连进辛凉甘润，肃清上焦，上焦虽渐清解，然犹口渴神烦，气逆欲呕，脉右浮大搏数者，此燥热由肺而顺传胃经也，治用竹叶石膏汤加减，甘寒清镇以肃降之。

次方：生石膏六钱（杵）　毛西参钱半　生甘草六分　甘蔗浆两瓢（冲）　竹沥夏钱半

原麦冬钱半　鲜竹叶卅片　雅梨汁两瓢（冲）　先用野菰根二两　鲜茅根二两（去皮）　鲜刮竹茹三钱　煎汤代水。

三诊：烦渴已除，气平呕止，惟大便燥结，腹满似胀，小便短涩，脉右浮数沉滞。此由气为燥郁，不能布津下输，故二便不调而秘涩，张石顽所谓："燥于下必乘大肠也"。治以增液润肠，五汁饮加减。

三方：鲜生地汁两大瓢　雅梨汁两大瓢　生莱菔汁两大瓢　广郁金三支（磨汁约二小匙）用净白蜜一两，同四汁重汤炖温，以便通为度。

四诊：一剂而频转矢气，二剂而畅解燥矢，先如羊粪，继则夹有稠痰，气平咳止，胃纳渐增，脉转柔软，舌转淡红微干，用清燥养营汤，调理以善其后。

四方：白归身一钱　生白芍三钱　肥知母三钱　蔗浆两瓢（冲）　细生地二钱　生甘草五分　天花粉二钱　蜜枣两枚（擘）

效果：连投四剂，胃渐纳谷，神气复原而愈。

廉按：喻西昌谓《内经·生气通天论》"秋伤于燥，上逆而咳，发为痿厥"。燥病之要，一言而终，即"诸气膹郁，皆属于肺"，"诸痿喘呕，皆属于上"二条指燥病言，明甚。至若左胠胁痛，不能转侧，嗌干面尘，身无膏泽，足外反热，腰痛，筋挛，惊骇，丈夫㿗疝，妇人少腹痛，目眯眦疮，则又燥病之本于肝而散见不一者也，而要皆秋伤于燥之征也。故治秋燥病，须分肺肝二脏，遵《内经》"燥化于天，热反胜之"之旨，一以甘寒为主，发明《内经》"燥者润之"之法，自制清燥汤，随症加减，此治秋伤温燥之方法也。此案前后四方，大旨以辛凉甘润为主，对症发药，药随症变，总不越叶氏上燥治气、下燥治血之范围。

（何廉臣选编．《全国名医验案类编·何拯华医案》．上海科学技术出版社．1959 年）

2. 温燥（支气管炎）

王某，女，27 岁，工人。1960 年 10 月 4 日因寒热头痛、咳嗽七天入院，同月 14 日出院。住院号：6599。

患者于 9 月 27 日开始头痛，形寒身热，肩背腰部痠痛，咳嗽日轻夜重，痰多稠白，胸痞纳呆。入院体检：体温 38.7℃，脉搏 86 次/分，心脏听诊无异常，肺两侧呼吸音粗糙，腹平软，肝脾未及。白细胞 8 000，中性 70%，淋巴 28%，嗜酸性 2%。诊断为支气管炎。

初诊：1960 年 10 月 5 日。秋燥之邪外束，痰热之郁内阻，遂使肺失清润之司，以致身热头痛无汗，咳嗽痰稠，口渴喜饮。舌苔薄腻微黄，脉来浮滑且数。当以辛凉以祛外邪，苦寒以清痰热。

薄荷叶一钱五分（后下）　荆芥穗一钱五分　蔓荆子三钱　嫩前胡一钱五分　金银花四钱　连翘壳四钱　黑山栀四钱　一帖。

二诊：10 月 6 日。身热退而未尽，胸痞不畅，两目无神。舌苔薄净，脉来濡数。燥热夹痰互阻，气机郁塞不宣。今拟原法出入。

原方去黑山栀，加枯黄芩、冬桑叶、嫩苏梗各一钱五分，一帖。

三诊；10 月 7 日。身热得汗渐解，咳呛未止，胸痞未畅。舌苔薄腻，脉来濡滑微数，燥热夹痰内蕴肺胃，尚未清彻。今拟仿叶香岩辛凉甘润之意，以桑杏汤化裁。

冬桑叶二钱　白蒺藜三钱　嫩前胡一钱五分　苦桔梗一钱　清炙草一钱　光杏仁四钱　川贝粉一钱五分（包）　一帖。

四诊：10月8日。身热已退，咳呛未止，头晕目眩。苔薄净，脉濡软。血虚之体，燥热伤肺。当以甘凉润肺而养营血。

白归身一钱五分 炒白芍一线五分 黑穞豆衣四钱 天花粉四钱 川贝粉一钱五分（包） 光杏仁四钱 生甘草一钱 二帖。

五诊：10月10日。咳呛渐稀，头晕神疲。再以原法续进。

原方二帖。

六诊：10月12日。咳呛渐瘥，入夜较甚。舌质红不绛，脉濡滑。今拟清燥润肺而养营血。

南沙参四钱 川贝粉一钱五分（包） 甜苦杏仁各三钱 天花粉四钱 白归身一钱五分 炒白芍三钱 黑穞豆衣四钱 茅芦根各三钱 二帖。

（张耀卿等.《内科临证录》. 上海科学技术出版社 .1978年）

按：本例属燥热夹痰阻于肺经。病之初起虽见无汗，但口渴喜饮，脉数苔薄腻微黄，皆为燥热之象，故治宜辛凉而不可误投辛温。然既属秋燥，起手即投苦寒，一则凉遏过甚，二则有化燥之弊，故用药亦不无可商榷之处。

3. 燥热伤肺咳嗽（支气管炎）

张某，女，62岁，1978年10月23日初诊。

去年炎夏初病，咳嗽少痰，当时天气燥热，汗出多，咳嗽时休时作。曾服抗菌素、止咳药及宣肃止咳化痰之中药，均无效，至今年余。近来咳嗽转剧，呛咳不断，痰粘不爽，入夜尤甚，不得安卧，性情烦躁易怒，口中干渴。胸透未见异常，周围血象正常。

诊时见口唇干裂，舌质苍老，红瘦少津，无苔，脉弦数，不恶寒，喜饮水。证属燥热气逆咳嗽，治宜甘寒润燥止咳。处方：桑叶10g，南沙参10g，北沙参10g，生地10g，麦冬10g，杏仁10g，炙甘草6g，天花粉12g，枇杷叶（去毛）4片。2剂，水煎服。

10月25日复诊时见呛咳减。夜寐渐安，痰易咳出，口渴减轻，精神较前好转，口唇亦较前濡润。舌质苍老色红，脉细数，此为津液渐回之象。近日肩痛，上方减花粉量至10g，加桑枝12g，秦艽10g，2剂。药后呛咳止，诸症亦平。

（上海中医药杂志 1984；2：19）

按语：本证虽属外感，但病已延及年余，所以严格来说不属秋燥之病。然而其病机属肺有燥热，与秋燥有互通之处，故投用治秋燥之法，主以辛润宣肺，用药甚为平妥，所以能取得较好的疗效。

文献辑要

《河间六书·病机论第七》

诸涩枯涸，干劲皴揭，皆属于燥。涩枯者，水液衰少，血不荣于皮肉，气不通利，故皮肤皱揭而涩也。及甚则麻痹不仁；涸干者，水少火多，《系辞》云：吾万物者，莫熯乎火，故火极热甚，水液干而不润于身，皮肤乃起裂，手足有如斧伤而深二、三分者。燥寒为属秋阴，而其性异于寒湿，而仅同于火热风也，风能胜湿，热能耗液，皆能成燥。

《医门法律·尚论》

燥者火类，所以火就燥也。

治燥病者，补肾水阴寒之虚，而泻心火阳热之实，除肠中燥热之甚，济胃中津液之衰。使道路散而不结，津液生而不枯，气血利而不涩，则病日已矣。

《张氏医通·燥》

燥在上必乘肺经，故上逆而咳……燥于下必乘大肠，故大便燥结。然须分邪实、津耗、血枯三者为治。

《三时伏气外感篇》

秋深初凉，稚年发热咳嗽，证似春月风温证。但温乃渐热之称，凉即渐冷之意。春月为病，犹是冬令固密之余，秋令感伤，恰值夏热发泄之后，其体质之虚实不同，但温自上受，燥自上伤，理亦相等，均是肺气受病。世人误认暴感风寒，混投三阳发散，津劫燥甚，喘急告危。若果暴凉外束，身热痰嗽，只宜葱豉汤，或苏梗、前胡、杏仁、枳、桔之属，仅一二剂亦可。更有粗工，亦知热病，与泻白散加芩、连之属，不知愈苦助燥，必增他变。当以辛凉甘润之方，气燥自平而愈。慎勿用苦燥，劫烁胃汁。

《燥病论》（转引自《温病条辨·卷一》）

殊不知燥病属凉，谓之次寒，病与感寒同类……奈后贤悉谓属热，大相径庭。如盛夏暑热熏蒸，则人身汗出濈濈肌肉潮润而不燥也；冬月寒凝肃杀，而人身干槁燥冽。故深秋燥令气行，人体肺金应之，肌肤亦燥，乃火令无权，故燥属凉，前人谓热非矣。

《温病条辨·上焦篇》

秋燥之气，轻则为燥，重则为寒，化气为湿，复气为火。

《医醇賸义·秋燥》

燥者干也，对湿言之也。立秋以后，湿气去而燥气来，初秋尚热则燥而热，深秋既凉则燥而凉。以燥为全体，而以热与凉为之用，兼此二义，方见燥字圆活，法当清润、温润。

《通俗伤寒论·秋燥伤寒》

《内经》云："燥热在上"，故秋燥一证，先伤肺津，次伤胃液，终伤肝血肾阴。故《内经》云："燥者润之"。首必辨其凉燥、温燥……总之，上燥则咳，嘉言清燥救肺汤为主药；中燥则渴，仲景人参白虎汤为主药；下燥则结，景岳济川煎为主药；肠燥则隔食，五仁橘皮汤为主药；筋燥则痉挛，阿胶鸡子黄汤为主药……

因秋深初凉，西风肃杀，感之者多病风燥，此属燥凉，较严冬风寒为轻，若久晴无雨，秋阳以曝，感之者多病温燥，此属燥热，较暮春风温为重。然间有夹暑湿内伏而发，故其病有肺燥脾湿者，亦有肺燥肠热者，以及胃燥肝热者，脾湿肾燥者。全在临症者，先其所因，伏其所主，推求其受病之源而已。

《重订通俗伤寒论·秋燥伤寒》

何秀山按：春月地气动而湿胜，故春分以后，风湿暑湿之证多。秋月天气肃而燥胜，故秋分以后，风燥凉燥之证多。若天气晴暖，秋阳以曝，温燥之证，反多于凉燥。前哲沈目南谓《性理大全》燥属次寒，感其气者，遵《内经》燥淫所胜，平以苦温，佐以辛甘之法，主用香苏散加味，此治秋伤凉燥之方法也。喻嘉言谓《生气通天论》秋伤于燥，上逆而咳，发为痿厥，燥病之要，一言而终，即“诸气膹郁，皆属于肺”，“诸痿喘呕，皆属于上”，二条指燥病言，明甚，更多属于肺之燥……故治秋燥病，须分肺肝二脏，遵《内经》燥化于天，热反胜之之旨，一以甘寒为主，发明《内经》燥者润之之法，自制清燥救肺汤，随证加药，此治秋伤温燥之方法也。

何廉臣按：凡治燥病，先辨凉温。王孟英曰：以五气而论，则燥为凉邪，阴凝则燥，乃其本气。但秋承夏后，火之余炎未息，若火既就之，阴竭则燥，是其标气，治分温润、凉润二法。费晋卿曰：燥者干也，对湿言之也。立秋以后，湿气去而燥气来。初秋尚热，则燥而热，深秋既凉，则燥而凉，以燥为全体，而以热与凉为之用。兼此二义，方见燥字圆活，法当清润，温润，次辨虚实。

徐荣斋转引何廉臣语：六气之中，惟燥气难明，盖燥有凉燥、温燥、上燥、下燥之分。凉燥者，燥之胜气也，治以温润，杏苏散主之；温燥者，燥之复气也，治以清润，清燥救肺汤主之；上燥治气，吴氏桑杏汤主之；下燥治血，滋燥养营汤主之。

《全国名医验案类编·燥痉昏厥案》

廉按：燥与火不同，火为实证，热盛阳亢，身热多汗，法宜苦寒夺其实而泻其热；燥为虚证，阴亏失润，肌肤熯燥，法宜甘寒养其阴而润其燥。

第十四章 大 头 瘟

大头瘟是感受风热时毒而引起的，以头面焮赤肿大为特征的一种急性外感热病，多发生于冬春二季。本病除具有憎寒发热等全身症状外，并有头面红肿疼痛的表现，所以古代医家将其归于温毒范围内。如本病发生大规模的流行，又可归于温疫的范畴。

本病的病名在《内经》《伤寒论》等汉代以前的文献中并无记载。隋代巢元方《诸病源候论》的丹毒病诸候、肿病诸候中有类似本病临床表现的描述。唐代孙思邈《千金翼方》疮痈卷中所叙述的丹毒，也与本病有相似之处。而首次将本病列专篇论述的是金代刘河间，他在《素问病机气宜保命集·大头论》中根据本病头面焮赤肿大的特点，称之为“大头病”。俞震《古今医案按》记载，金元时期泰和二年（公元 1201 年），“大头伤寒”流行，李东垣制普济消毒饮，广施其方而全活甚众。明代陶华《伤寒全生集》称本病为大头伤风，认为其病因“一曰时毒，一曰疫毒，盖天行疫毒之气，人感之而为大头伤风也”，治宜“退热消毒”。张景岳在《景岳全书·杂证谟·瘟疫》中将本病称为“大头瘟”或“虾蟆瘟”，认为系“天行邪毒客于三阳之经”所致，在病理性质上有“表里虚实之辨”。清代俞根初《通俗伤寒论》又把本病称为“大头风”。吴鞠通《温病条辨》将本病归于“温毒”之中，并谓本病“俗名大头温、虾蟆温”。上述这些病名都是根据其临床特征，或针对其病因、病性而命名的。如《通俗伤寒论·大头伤寒》说：“风温将发，更感时毒，乃天行之疠气，感其气而发者，故名大头天行病……状如伤寒，故名大头伤寒；病多互相传染，长幼相似，故通称大头瘟”。

西医学所说的颜面丹毒、流行性腮腺炎等病与本病有相似之处，可参照本病的辨治方法治疗。但中医历代文献上记载的大头瘟有强烈的传染性，可引起大范围的流行，并有较高的死亡率，显然并不一定是颜面丹毒、流行性腮腺炎之类的疾病。

病 因 病 机

一、病因发病

本病的病因是感受温毒病邪中的风热时毒。风热时毒具有风热病邪的性质，起病急，初犯肺卫，易伤阴津，多发生在温暖多风的春季或应寒反暖的冬季。同时，风热时毒又具有热毒的特性，致病后发展速度较快，易致局部气血壅滞，出现红肿热痛，并可攻窜流走，出现全身症状。当人体正气不足时，风热时毒可乘虚而入，从而导致本病的发生，且可造成传播流行。

二、病机演变

风热时毒自口鼻而入，初起邪毒袭于肺卫，致卫受邪郁，同时热毒郁肺，时毒上攻，故先有短暂的憎寒发热，并有全身酸楚，咽痛口渴，头面红肿等症状。继之很快导致气分热毒蒸迫肺胃，出现壮热烦躁，口渴引饮，咽喉疼痛等里热炽盛的临床症状，并因风性上行，故邪毒攻窜于头面，搏结于脉络，导致头面红肿疼痛，甚则溃烂。因肺与大肠相表里，且胃肠一气相通，故毒壅肺胃之时，可致肠道腑气不畅，表现为身热如焚，头面赤肿，大便秘结等热结肠腑之证。后期肺胃热毒渐解，呈现胃阴耗伤征象。本病以肺胃气分病变为主，如邪毒内陷，亦可深入营血，或犯手足厥阴经，出现动血耗血、神昏惊厥等病理变化，但目前临床上甚少见到，所以本病一般预后较好。

总之，本病的病位主要在头面，病变脏腑在肺胃，基本病机变化为风热时毒壅盛肺胃，热毒蒸迫。

诊　　断

一、诊断依据

1. 发病有一定的季节性，多发生于冬春季。

2. 有特殊的临床表现，如起病急，初起有憎寒发热、无汗、全身酸楚、咽痛口渴等肺卫表热证，不久即热势陡增而憎寒罢，以气分肺胃热毒蒸迫为主要病机，病情发展少有深入营血者。同时伴有明显的肿毒征象，如头面焮赤肿痛，伴有咽喉疼痛，但一般不破溃糜烂。

二、鉴别诊断

1. 痄腮

两者均多见于冬春季节，亦有头面部腮颈肿胀等相似处，但可从发病年龄、肿胀部位、肌肤色泽等方面比较，二者易于鉴别。痄腮以儿童罹患为多，且以一侧或两侧腮肿为特征。其肿胀特点是以耳垂为中心的漫肿，与健康皮肤间没有明显界限，皮肤紧张而不红，伴有咀嚼疼痛，张口不利。后期可能因热毒从少阳内窜厥阴经脉而继发睾丸肿痛。但古代文献中也有医家把痄腮混同于大头瘟者，在阅读时应注意。

2. 发颐

两病都有憎寒壮热、面颊红肿热痛等症状，但发病的经过、肿痛部位有别。大头瘟始发病即在头面部出现焮赤肿痛，或伴有咽喉疼痛，发颐则是由伤寒或温病余邪热毒聚于少阳、阳明经而发者，多继发于其他病之后。大头瘟风热时毒可循太阳、少阳、阳明三经上攻头面，但以面颊、阳明经为重点，而发颐以少阳经为重点，常为单侧，初起颐颔处下颌角疼痛，肿如核桃，开口困难，成脓时疼痛加剧，红赤肿胀，可波及同侧耳前耳后及颊部，溃破后可从内颊部流出脓液，与大头瘟有别。

3. 漆疮

漆疮可有突然面部红肿，但界限不明显，灼热发痒，不痛，一般不发热。且漆疮有与油漆、生漆接触史，发病部位也不局限于头面部。

辨 证 论 治

一、辨治要点

（一）辨证要点

1. 辨病变部位

大头瘟的辨证，首要辨析邪毒郁结头面的具体部位、肿胀先后、肿核的软硬及红赤程度等。肿块多先起于鼻，其次是耳，然后从耳至脑后。正如《伤寒全生集·辨大头伤风》谓："盖此毒先肿鼻，次肿于耳，从耳至头上络脑后结块。"大头瘟虽病在头面，但应区分不同的头面经络致病。如先肿于鼻额以至于面目甚肿者属阳明，发于耳之上下前后并头目者属少阳，发于前额、头顶及脑后项下者属太阳，发于头、耳、目、鼻者为三阳俱病。

2. 辨肿痛性质

如肿胀处发硬，肌肤焮红灼热者，属热毒较甚；如肿胀伴疱疹糜烂者，则属热邪夹湿毒秽浊。

3. 辨全身症状

在辨证时要通过全身症状的辨察以明病机。如伴见恶寒发热者，病在卫分；若见憎寒壮热，或但热不寒，烦躁口渴者，为病在气分，肺胃热毒壅盛；如见神昏谵语，肌肤有瘀斑者，为热毒已入营血。

（二）治则治法

1. 治则

大头瘟为风热时毒壅结气血所致，故疏风清热，解毒散结为本病的治疗原则。

2. 治法

病之初起，邪偏卫表，宜疏风透邪为主，兼以解毒消肿；如毒壅肺胃，宜清热解毒为主，兼以疏风消肿；如局部红肿严重，宜清瘟败毒，散结消肿。《景岳全书·瘟疫》谓："内火未盛者，先当解散……若时气盛行，宜清火解毒……时毒内外俱实，当双解。"总之，热毒得清则壮热可退，肿痛可消。同时，可配合清热解毒，化瘀止痛之方外敷，以增加内服汤剂之力。此外，据病情还可配合通腑、凉膈、清心、养阴等法治疗。

大头瘟初起可见恶寒、憎寒等症，此为风热时毒壅滞卫表，卫阳被遏所致，治疗不可使用辛温之品，以防发散助火，加重病势。但清热也不能寒凉太过，以免冰遏气机，内伤正气，导致肿块更硬，病程延长。清凉中应寓疏邪透解热毒之意，使邪气不致壅结不解。另外，《丹溪心法》提到对本病"切勿用降药"，因病在高巅之上，误用降药就可能引邪深入，反增治疗难度。

二、常见证候辨治

（一）邪犯肺卫

【证候表现】 恶寒发热，热势不甚，无汗或少汗，头痛，头面轻度红肿，全身酸楚，目赤，咽痛，口渴，舌苔薄黄，脉浮数。

【病机分析】 本证为风热时毒侵犯肺卫，发病初起之轻证。邪毒犯于肺卫，卫气被遏，腠理开合失司，故见恶寒，发热，全身酸楚，无汗或少汗；风热炎上则见目赤，咽痛；热邪犯肺卫，津液受伤故见口渴。热毒上窜头面，则发生轻度红肿。苔薄黄，脉浮数为风热时毒犯于肺卫之征。

【治法】 疏风透表，宣肺利咽。

【方药】 葱豉桔梗汤（见第九章）加牛蒡子、银花、大青叶、蝉蜕。

方中用葱白通阳散表，并与大队辛凉疏散之药相伍，起到透散风热，畅达气血之功；豆豉、薄荷、牛蒡子、蝉蜕等辛凉质轻，可疏风透散肺卫之邪；山栀、连翘、银花、大青叶、淡竹叶泄热解毒，使热毒之邪自内、自下而解，同时制约辛散药之温性；桔梗、蝉蜕、甘草可宣肺利咽。

【临床运用】 若口渴甚者，可加生地、玄参等以清热生津利咽。无汗者可加荆芥疏风解表。

风热时毒侵犯肺卫，治以疏风透表，宣肺利咽为要，但注意不可用辛温发汗，恐辛散发汗太过，耗伤正气，并助热邪为患。投用清热之品也不能寒凉太过，以免损伤正气，清凉中应寓疏邪透解热毒，使邪气不致壅结不解。

（二）毒壅肺胃

【证候表现】 热势益增，口渴引饮，烦躁不安，头面焮赤红肿，咽喉疼痛加剧，舌赤苔黄，脉实数。

【病机分析】 本证为卫分之热已解，热毒入于气分，内壅肺胃之候。热毒炽盛，充斥肺胃，随经上窜，搏结头面脉络，故咽喉肿痛加剧，头面焮赤红肿。气分热炽，正邪抗争，里热亢盛而阴液受伤，故热势剧增，壮热渴饮。里热扰及心神，故烦躁不安。舌赤苔黄，脉实数为热毒炽盛肺胃之象。

【治法】 清热解毒，疏风消肿。

【方药】 内服普济消毒饮，外敷三黄二香散。

普济消毒饮 （《东垣十书》）

黄芩 黄连 玄参 连翘 板蓝根 马勃 牛蒡子 薄荷 僵蚕 桔梗 升麻 柴胡 陈皮 生甘草

水煎服。

普济消毒饮是治疗大头瘟的著名方剂。方中用薄荷、牛蒡子、僵蚕、柴胡等透卫泄热，以解肺卫之风热时毒；用黄芩、黄连苦寒直折气分火热，并有清热解毒之效；连翘、板蓝根、马勃解毒消肿；玄参滋肾水而上制邪火；升麻、柴胡、桔梗升载诸药，直达病所；佐陈皮疏利中焦；甘草和中，与桔梗配伍又可清热利咽。

三黄二香散 （《温病条辨》）

黄连　生大黄　黄柏　乳香　没药

研极细粉，用细茶汁调敷或用香油调敷。

上方用黄连、黄柏、生大黄泻火解毒，用乳香、没药活血散瘀，消肿止痛。全方具有清火解毒，消肿止痛等作用。

【临床运用】　若表邪仍在，可加荆芥、防风、葛根，与原方中的薄荷、牛蒡子、升麻、柴胡等相伍，以透表疏散，方取表里双解之意。若初起里热不甚，可去芩、连；若邪毒偏盛，头面红肿明显，加夏枯草、菊花等以清上犯之热毒。头面肿胀紫赤者，加丹皮、紫草、丹参等以凉血通络。兼腑实便秘者，加生大黄通腑泄热，导火毒下行。本证所用的外敷方也可选如意金黄散、青黛散等具有清热解毒，消肿止痛作用的外用方。

吴鞠通《温病条辨·上焦篇》指出“温毒咽痛喉肿，耳前耳后肿，颊肿，面正赤，或喉不痛，但外肿，甚则耳聋，俗名大头温、虾蟆温者，普济消毒饮去柴胡、升麻主之。初起一二日，再去芩、连，三四日加之佳”，并认为“其方之妙，妙在以凉膈散为主，而加化清气之马勃、僵蚕、银花，得轻可去实之妙；再加玄参、牛蒡、板蓝根，败毒而利肺气，补肾水以上济邪火；去柴胡、升麻者，以升腾飞越太过之病，不当再用升也……去黄芩、黄连者，芩、连里药也。病初起未至中焦，不得先用里药，故犯中焦也”。吴氏的这些见解，可供临证参考。但方中柴胡、升麻既能疏表泄热，又可引药入少阳经，一般认为不必去之。

邪热炽盛，出现神昏谵语者，应注意及时降温，可予冰袋或酒精擦浴。同时，亦可用清开灵注射液静脉滴注。

（三）毒壅肺胃，邪结肠腑

【证候表现】　身热如焚，呼吸急促，烦躁口渴，咽痛，目赤，头面及两耳上下前后焮赤肿痛，大便秘结，小便热赤短少，舌赤苔黄，脉数。

【病机分析】　本证为风热时毒壅盛于肺胃未能清解，又进一步波及肠腑之候。肺热壅盛，气失宣降，则身热如焚，呼吸急促；热毒壅胃，胃津损伤，故烦热口渴，小便热赤短少；邪毒壅滞肠腑，大肠传导失司，则大便秘结。肺胃热毒上攻头面则头面焮赤肿痛、咽痛、目赤。舌苔黄，脉数是肺胃热毒之象。

【治法】　清透热毒，攻下泄热。

【方药】　通圣消毒散。

通圣消毒散（《证治准绳》）

防风　川芎　白芷　银花　连翘　牛蒡子　薄荷　焦栀　滑石　芒硝　酒炒生大黄　苦桔梗　生甘草　犀角（水牛角代）　大青叶　鲜葱白　淡香豉

以活水芦茼、鲜紫背浮萍煎汤代水煎服。

上方用薄荷、防风、葱白、豆豉、白芷、浮萍、银花、连翘、牛蒡子辛凉与辛温合用，以起调畅气血并防寒凉冰遏之目的，且轻清灵动，透邪外出，使肺胃蕴热得以外达；栀子、芦根、大青叶清解肺胃热毒；水牛角清营凉血解毒，防热毒内陷营血；大黄、芒硝通腑泄热；滑石清热利尿。诸药相伍，使热毒从大、小便而解，体现了治热病当给邪以出路的重要思想。

桔梗开宣肺气，起到气化则热散的目的。诸药合用，共奏分消表里上下热毒之功。

【临床运用】　如口渴甚者，可加花粉、麦冬生津止渴；咽喉疼痛较重者，可加玄参、马勃、僵蚕清热利咽。若邪毒偏盛，头面红肿明显，加夏枯草、菊花等以清上犯之热毒；头面肿胀紫赤者，加丹皮、紫草、丹参等以凉血通络；面上燎疱宛如火烫，痛不可忍，或破溃流水者，可选黄连、石膏、紫草、紫花地丁、土茯苓、薏苡仁等清热除湿解毒。邪热炽盛而致神昏谵语者，可服用安宫牛黄丸，亦可用清开灵注射液治疗。对本证的治疗也应同时配合外敷三黄二香散等。

（四）胃阴耗伤

【证候表现】　身热已退，头面焮肿消失，口渴欲饮，不欲食，咽干，目干涩，唇干红，舌干少津，无苔或少苔，脉细数。

【病机分析】　本证为大头瘟后期，肺胃热毒已解，津液受伤之候。肺胃热毒已解，故见热退，面赤肿痛消失。胃津耗损，故口渴欲饮；胃阴不足，受纳腐熟功能未复，故见不欲饮食；胃阴耗伤，阴津不能上荣，官窍不利，故见咽干，目涩，唇干红。舌干少津，无苔或少苔，脉细数等，为胃阴亏耗之象。

【治法】　滋养胃阴。

【方药】　七鲜育阴汤。

七鲜育阴汤　（《重订通俗伤寒论》）

鲜生地　鲜石斛　鲜茅根　鲜稻穗　鲜雅梨汁　鲜蔗汁（冲服）　鲜枇杷叶（去毛炒香）

水煎服。

方用生地、石斛、茅根、梨汁、蔗汁甘寒生津，滋养胃阴；鲜稻穗养胃气；枇杷叶和降胃气。待胃阴复，胃气和降，自能进食。方中鲜稻穗也可用谷、麦芽代替。

【临床运用】　如仍有余热未净者，可加玉竹、桑叶以清泄热邪；胃阴耗伤较甚者，可加北沙参、麦冬以滋养胃阴，并可酌情加入少量砂仁振奋胃气，取阳生阴长之意；也可加入乌梅、五味子、木瓜等酸味之品，与甘寒养胃阴之药合用，起到酸甘化阴之效。如兼有气虚，呈气阴两伤者，可加太子参，重者用西洋参等。

小　　结

大头瘟是由风热时毒引起的以头面焮赤肿大为特征的急性外感热病，多发于冬春季节，属于温毒的范畴。

风热时毒自口鼻而入，初起邪毒袭于肺卫，致卫受邪郁，故先有短暂的憎寒发热，同时因热毒郁肺，时毒上攻，很快就有头面红肿等表现。继之因气分热毒蒸迫肺胃，出现壮热烦躁，口渴引饮，咽喉疼痛等里热炽盛的临床症状，且邪毒攻窜头面，搏结脉络，导致头面红肿疼痛，甚则发生溃烂。后期肺胃热毒渐解，呈现胃阴耗伤之象。本病以邪在肺胃气分为主，但如邪毒内陷，亦可深入营血，或犯手足厥阴经，出现动血耗血、神昏惊厥等病理变化，但目前临床上甚少见到，所以本病预后较好，很少引起死亡。对本病的治疗当以疏风清热，散结消肿为原则。早期病变轻浅，热郁肺卫者，用葱豉桔梗汤加味疏表透卫。中期热盛充斥肺胃者，用普济消毒饮清热解毒，疏风消肿；热毒较盛，壅滞肠腑者，用通圣消毒散清透热毒，攻下泄热。后期阴液耗伤者，用七鲜育阴汤滋养肺胃之阴。此外，本病治疗应注意内治与外治相结合，可外敷泻火解毒，散瘀消肿的三黄二香散、如意金黄散、青黛散等。本病的典型病例目前临床上已极少见，但有关证治内容对于指导热毒犯于头面诸多疾病的诊治仍有重要的参考价值。

临床参考

目前临床上许多见头面部红肿热痛的疾病，如颜面丹毒、流行性腮腺炎、头面部淋巴结肿大等病变，虽然从严格的意义上来说不属大头瘟，但多可按照大头瘟的理论进行辨证和治疗，并取得了较好的疗效。如马氏采用五味消毒饮治愈1例颜面丹毒患者，药物为公英30g、紫花地丁30g、银花30g、菊花10g、天葵子12g、大青叶30g、连翘15g、丹皮12g、生地30g、天花粉12g、黄芩10g、栀子10g、大黄10g、竹叶10g。服药6剂后，红肿热痛全消［贵阳中医学院学报　1995；17（4）：32］。张氏用普济消毒饮加赤芍、丹参、白附子治疗头面部颈淋巴结炎、颌下淋巴结炎、耳后淋巴结炎、痄腮合并颌下淋巴结炎、颌面部蜂窝组织炎共120例。结果痊愈112例、好转8例，未见无效病例。本组病例最少服药3剂，最多15剂［四川中医　1997；15（11）：32］。王氏用普济消毒饮治疗头面部肿毒，效果也满意［四川中医　1985；3（5）：41］。胡氏治疗48例流行性腮腺炎患者，轻型以银翘散加减，重型以普济消毒饮加减，发热者用清开灵注射液肌肉注射或静脉点滴，配合紫金锭醋调敷颊部，每天5~6次。若用新鲜虎耳草捣烂外敷，作用更佳［江西中医学院学报　2000；12（3）：56］。任氏运用普济消毒饮的加减方自拟柴葛消腮汤治疗60例腮腺炎，效果颇佳。药物组成：柴胡、葛根、生石膏、天花粉、牛蒡子（炒研）各10g，黄芩、生甘草、连翘（去心）、僵蚕、桔梗各6g，升麻3g。以上诸药剂量视患儿年龄、病情酌情加减。60例患者全部治愈，其中轻型多服2剂而愈，重型服3~5剂而康复，治愈率为100%［江西中医药　1998；29（5）：38］。马氏用普济消毒饮加减方安腮消毒饮治疗腮腺炎92例，效果显著。药物为金银花、牛蒡子、连翘、僵蚕、玄参、陈皮各8g，板蓝根、蒲公英各10g，柴胡、黄芩、升麻、薄荷各6g，黄连、全蝎、甘草各3g。每天1剂。便秘者加大黄5g，邪毒引睾窜腹，睾丸肿胀疼痛者加龙胆草3g、川楝子6g、荔枝核8g［新中医　1999；31（11）：47］。

有人提出，温毒致病具有局部“静”与全身“动”的两个特点，因而本病除内服药物外，局部外敷法也是治疗本病的重要方法，病情轻者单用外敷法即可取效，重者需要内服与外治结合。报道使用较多的方法有：六神丸、蚯蚓（鲜蚯蚓20g，捣碎后外敷腮部红肿处，2次/日）、三黄黑白散（大黄、黄连、黄柏各50g，青黛、芒硝各100g，冰片10g。共研为细末）、土茯苓（在粗质碗内倒入适量食醋，将土茯苓一枚磨醋成浓汁，浸湿纱布块，敷于肿胀的腮腺部位，每日换药4次）、赤小豆（以赤小豆70粒，捣碎为细末，鸡蛋清一个，调和成糊状，敷于患处，每日更换1次，至肿痛消失后再敷1次）、生大黄粉（加食醋调成糊状，均匀地涂于纱布上，敷于患处，外加薄塑料纸以防药液外渗，每日敷药2次）等等。

另外，某些清热解毒类中成药注射液治疗本病也有较好疗效。如用清开灵注射液、鱼腥草注射液、穿琥宁注射液、柴胡注射液、双黄连注射液等。

病案选读

1. 肺胃火炽，热毒上攻

朱左，头面肿大如斗，寒热，口干，咽痛，腑结，大头瘟之重症也。头为诸阳之首，惟风可到，风为天之阳气，首犯上焦，肺胃之火，乘势升腾，三阳俱病，拟普济消毒饮加减。

荆芥穗钱半　青防风一钱　软柴胡八分　酒炒黄芩钱半　酒炒川连八分　苦桔梗一钱　连翘壳三钱　炒牛蒡二钱　轻马勃八分　生甘草八分　炙僵蚕三钱　酒制川军三钱　板蓝根三钱

二诊：肿势较昨大松，寒热咽痛亦减，既见效机，未便更张。

荆芥穗钱半　青防风一钱　薄荷叶八分　炒牛蒡二钱　酒炒黄芩一钱半　酒炒川连八分　生甘草六分　苦桔梗一钱　轻马勃八分　大贝母三钱　炙僵蚕三钱　连翘壳三钱　板蓝根三钱

三诊：肿消热退，咽痛未愈，外感之风邪已解，炎炎之肝火未靖也，再予清解。

冬桑叶三钱　生甘草六分　金银花三钱　甘菊花二钱　苦桔梗一钱　连翘壳三钱　粉丹皮钱半　轻马勃八分　黛蛤散五钱（包）　鲜竹叶三十张。

（武进县医学会编．《丁甘仁医案》．江苏科学技术出版社．1988年）

按语：此例为大头瘟热毒盛于肺胃，当以清热解毒，疏风消肿之法治之，方用普济消毒饮加减。但丁氏在用本方时，加入酒制大黄一味，可增加清头面热毒之力量，在肿势退后即停用。

2. 大头瘟

张某　男　56岁　1960年4月20日

发烧两日，头面红肿，微有恶寒，继则寒罢而热增。今日开始头面红肿热痛加重，两目不能开张，咽喉红肿且痛，口渴心烦，大便2~3日未行，舌苔黄厚质红，两脉洪滑且数，按之有力。此风温时毒侵袭卫、气，内蕴滞热，势将成温毒大头瘟证。用疏风清热解毒方法，使热祛毒解，消其肿痛。

薄荷3克（后下）　牛蒡子6克　苦桔梗8克　片姜黄6克　黄芩12克　酒黄连4.5克　生甘草6克　玄参10克　连翘10克　板蓝根10克　马勃3克　紫雪散3克（冲）　二付

二诊　1960年4月23日

服上药后，遍身小汗，恶寒已解，身热渐退，大便一次，头面红肿略消，两目已能张开，咽喉肿势稍减，仍时作痛，心烦但夜已成寐，两脉洪滑，数势已差，按之力弱。温热蕴毒渐解，气分之热未清，再以普济消毒饮法加减，忌食荤腥之物。

蝉衣6克　赤芍10克　牛蒡子6克　紫草6克　连翘12克　银花15克　花粉12克　蚤休10克　鲜茅芦根各30克　紫雪散1.8克（分冲）　二付

三诊　1960年4月26日

温毒蕴热渐解，头面红肿已退，体温正常，夜寐已安，大便溏薄，每日一次，小溲赤少，脉象弦滑而力差，舌苔根部略厚。温热蕴毒已解，胃肠余滞未清，再以清化湿热兼导积滞，饮食当慎。

僵蚕8克 蝉衣6克 片姜黄6克 连翘10克 蚤休10克 水红花子10克 焦三仙各10克 瓜蒌仁25克 元明粉1.5克（分冲） 二付

前药又二剂之后，诸恙皆安，大便正常，舌苔已化为正常，慎饮食，忌荤腥一周而安。

（赵绍琴等编著.《温病纵横》. 人民卫生出版社.1982年）

按语：大头瘟多因风热时毒引起，治疗常以普济消毒饮为主方。赵氏对此案患者一、二诊均使用本方加减，并认为此方有升散之品，反易助邪热上升，不利于病情，故赵氏使用本方往往去升麻、柴胡，临床可参考。三诊时通过舌苔根部略厚，采取清化湿热兼导积滞法，效果明显，体现了辨证施治思想。

文献辑要

《素问病机气宜保命集·大头论》

夫大头病者，是阳明邪热太甚，资实少阳相火而为之也，多在少阳，或在阳明，或传太阳，视其肿势在何部分，随经取之。

湿热为肿，木盛为痛，此邪见于头，多在两耳前后先出者，皆主其病也。治之大不宜药速，速则过其病所，谓上热未除，中寒复生，必伤人命。

《古今医案按·大头瘟》

泰和二年四月，民多疫病，初觉憎寒壮热体重，次传头面肿甚，目不能开，上喘，咽喉不利，舌干口燥，俗云大头伤寒，染之多不救。张县丞患此，医以承气汤加板蓝根下之，稍缓。翌日其病如故，下之又缓，终莫能愈，渐至危笃。请东垣视之，乃曰：身半以上，天之气也，邪热客于心肺之间，上攻头面而为肿，以承气泻胃，是诛伐无过，殊不知适其病所为故。遂用芩、连各五钱，苦寒泻心肺之火；玄参二钱，连翘、板蓝根、马勃、鼠粘子各一钱，苦辛平清火散肿消毒；僵蚕七分，清痰利膈；甘草二钱以缓之，桔梗三分以载之，则诸药浮而不沉；升麻七分，升气于右，柴胡五分，升气于左。清阳升于高巅，则浊邪不能复居其位。经曰："邪之所凑，其气必虚"。用人参二钱以补虚，再佐陈皮二钱以利其壅滞之气，名普济消毒饮子。若大便秘者，加大黄。共为细末，半用汤调，时时服之。半用蜜丸噙化。且施其方，全活甚众。

《通俗伤寒论·大头伤寒》

因：风温将发，更感时毒，乃天行之疠气感其气而发者，故名大头天行病；又系风毒，故名大头风；状如伤寒，故名大头伤寒；病多互相传染，长幼相似，故通称大头瘟。多发于春冬两季，间有暑风挟湿热气蒸，亦多发此病。人体手足六经，惟三阳与厥阴诸经皆上头面清窍，必先辨其为太阳时毒、少阳时毒、阳明时毒、厥阴时毒、三阳同时受时毒、少厥并受时毒，分际斯清。

证：太阳时毒，初起头项强痛，身热体重，憎寒恶风，继即头脑项下胀大，并耳后赤肿。少阳时毒，一起即寒热往来，口苦咽干，胸胁满闷，隐隐见疹，两耳上下前后硬肿而痛，两额角旁亦皆红而肿，甚或咽喉不利，喉肿而痹。阳明时毒，一起即壮热气喘，口干舌燥，咽痛喉肿，额上面部，焮赤而肿，或发疱疮，瘢点隐隐，目肿难开。厥阴时毒，一起即头痛吐涎，巅顶尤痛，寒热类疟，一身筋挛，手足微厥，面青目赤。耳聋颊肿，腮颐亦皆肿硬而疼，胸满呕逆，甚则状如惊痫，时发瘛疭，上为喉痹，下便脓血。若三阳同受时毒，则头面耳目鼻及咽喉，皆发红肿热痛。少厥并受时毒，则巅顶及两耳上下前后，尤为焮赤肿疼，呕吐酸苦，或兼吐蛔，甚则两胁剧疼；疼甚则厥，厥后发痉。其舌苔，在太阳，苔虽薄白，舌色反红，或白薄而燥刺，边尖俱红。少阳则红多白少，或夹灰黄杂色，甚或白如积粉，边沿色红而紫。阳明则舌苔正黄，黄而薄腻，甚或深黄厚腻，间夹灰黑，或老黄焦黑，多起芒刺。三阳同受，多舌赤苔黄，或夹灰点黑刺。少厥并受，更多舌色紫红，甚或焦紫起刺。

脉：左浮弦而盛者，太阳经受时毒也。左浮弦搏数者，少阳经受时毒也。右不甚浮，按之洪盛搏数，右大于左者，阳明经受时毒也。左右浮沉俱盛，按之弦洪搏数者，三阳经同受时毒也。左浮弦搏数，右洪盛滑数者，少厥两经并受时毒也。此即东垣所谓大头伤寒，风毒邪热客于心肺之间，上攻头面为肿是也。然经谓风气通于肝，肝脉直上巅顶，往往少阳火旺，搏动肝风，风助火势，火假风威，外风引动内风，而为生死反掌之危候也。

治：法当内外并治，治之速，十全七八，不速治，十死八九。内治，以辛凉发散、宣气解毒为主，轻则葱豉桔梗汤，加牛蒡、银花、大青（各三钱），蝉蜕（钱半），先用三豆汤（生绿豆一两、大黑豆六钱、杜赤豆四钱、青荷叶一圈）代水煎药。重则用通圣消毒散加减（荆芥、防风、川芎、白芷各一钱，银花、连翘、牛蒡、薄荷、焦栀、滑石各二钱，风化硝、酒炒生锦纹、苦桔梗、生甘草各五分，先用犀角尖一钱、大青叶五钱、鲜葱白三枚、淡香豉四钱、活水芦笋二两、鲜紫背浮萍三钱，用蜡雪水煎汤代水，重则日服二剂，夜服一剂，药须开水略煎）疏风解表以宣上，上焦宣化，热毒尚盛，便结溺涩者，继与解毒承气汤，三焦分消以逐毒，毒去热减，终与清燥养营汤，加鲜茅根（一两）、西洋参（二钱），清养气液以善后。若少厥并受，时毒大盛，风火交煽，痉厥兼臻者，速与羚角钩藤汤，加犀角汁（二瓢）、金汁（二两）、童便（一杯、冲）、紫雪（五分至八分），泻火息风以消毒，继以七鲜育阴汤，清滋津液以善后。外治，以细针遍刺肿处（用绣花极细引针三十六支，用线扎成圆大空灵一支，医必预备应用），先放紫血，继放黄涎，泄出血毒以消肿，即用清凉救苦散（芙蓉叶、二桑叶、白芷、白及、白蔹、生军、川连、川柏、腰黄、乳香、没药、杜赤豆、草河车、制月石各二钱，共为末，蜜水调，肿处频扫之）涂敷肿处以退火。咽痛喉痹者，急用生桐油和皂荚末少许，白鹅翎蘸以扫喉，探吐痰涎以开痹，继吹加味冰硼散以退肿，终用土牛膝汁二瓢和开水一碗，调入制月石二钱、紫雪二分，俟其烊化，频频含漱以祛腐。总之，此毒先肿鼻，次肿耳，从耳至头上，络脑后，结块则止，不散，必成脓，故必内外兼治，始能消散。切忌骤用苦寒，如东垣普济消毒饮之芩连并用，亦禁浪用辛热，如节庵荆防败毒散之羌独二活，贻误颇多，学者慎毋拘守成方也。

《伤寒指掌·卷四》

初起憎寒壮热体重，次传头面大肿，目不能开，或咽喉不利，俗名大头伤寒是也。东垣谓阳明邪热太甚，挟少阳木火而生，阳明湿热甚为肿，少阳木火盛则痛。阳明之邪，首大肿；

少阳之邪，肿于耳之前后也。治法不宜药峻，峻则药过其所，所谓上热未除，中寒复起，其死尤速。当少与，时时呷之。方用酒制芩、连、人中黄以解毒，荆、防、薄荷以去风，连翘、天虫、桔梗、牛蒡以散结。头痛、恶寒、无汗加二活以散寒；阳明引经加升麻、犀角水；少阳引经加柴胡、花粉，普济消毒饮妙。十余日表证仍在者，亦用荆、防、薄荷微散之。

《温热暑疫全书·大头瘟》

大头瘟者，此天行之厉气也。其湿热伤高巅之上，必多汗气蒸，初憎寒壮热，体重，头面肿甚，目不能开，上喘，咽喉不利，舌干口燥。不速治，十死八九，宜普济消毒散。如大便硬，加酒蒸大黄一二钱，缓缓服，作丸噙化尤妙。若额上面部焮赤，面肿，脉数者，属阳明，本方加石膏，内实加大黄。若发于耳之上下前后，并额角旁红肿者，此少阳也，本方加柴胡、栝楼根，便实亦加大黄。若发于头脑项下，并耳后赤肿者，此太阳也，荆防败毒散去人参加芩、连，甚者砭针刺之。

第十五章 烂 喉 痧

烂喉痧是感受温热时毒而引起的，以发热、咽喉肿痛糜烂、肌肤丹痧密布等为主要临床特征的一种急性外感热病，多发于冬春二季。因其能相互传染，引起流行，故又名“疫喉痧”、“疫喉”、“疫毒痧”、“疫疹”、“疫痧”、“时喉痧”等；因其有咽喉溃烂、肌肤丹痧等表现，故又称为“烂喉痧”、“烂喉丹痧”；因其肌肤发生的痧疹赤若涂丹，又称为“丹痧”，也作“疓痧”。

本病名在清代前的著作中未见记载。有人认为，张仲景《金匮要略》所述之“阳毒”，症见“面赤斑斑如锦纹，咽喉痛，唾脓血”，与本病相似。隋代巢元方《诸病源候论》所载之“阳毒”，亦见“身重腰脊痛，烦闷，面赤斑斑，咽喉痛，或下利狂走”等症状，并将其归于“时气”，表明其发生与季节有关，且有传染性，甚至能酿成流行，类似本病。唐代孙思邈《千金翼方》列有“丹胗”的治疗方药，可能包括本病的治疗在内。但在此后很长的历史时期缺少本病流行的记载，直到清代的医学文献对烂喉痧进行了较明确的论述。如叶天士《临证指南医案·疫门》记录了以“喉痛、丹疹，舌如硃，神躁，暮昏”为主症的病案，其表现酷似本病，可以认为是首次记录本病较为可靠的病例。金保三在《烂喉疓痧辑要》中记载：“雍正癸丑年间以来，有烂喉痧一证，发于冬春之际，不分老幼，遍相传染。发则壮热烦渴，疓密肌红，宛如锦纹，咽喉疼痛肿烂，一团火热内炽”，较为真实地记录了本病在我国流行的情况及临床特征。其后，随着本病不断发生大规模的流行，有关本病的专著陆续问世，如陈耕道的《疫痧草》、夏春农的《疫喉浅论》等，对烂喉痧的发生、病机、辨证、防治等作了较为系统的论述，积累了丰富的诊治经验。也因此一般学者认为本病是18世纪初从国外传入我国的。

本病即西医学的猩红热。其他一些出疹性疾病若临床特征与本病相似，也可参考本病进行辨证论治。

病 因 病 机

一、病因发病

本病病因为温毒病邪中的温热时毒。此邪多形成于冬春季节，既有风热病邪的特点，又具热毒病邪的属性。由于致病后易发生皮肤丹痧和咽部红肿糜烂，故温热时毒又称为痧毒。在冬春季节，若人体正气亏虚，卫外功能下降，不能抗邪，或起居不慎，寒温失调，腠理疏松，则外界的温热时毒极易侵入人体而发病。温热时毒侵犯人体的途径主要是通过口鼻而入，但也可通过局部皮肤黏膜直接接触而传染。陈耕道在《疫痧草·辨论疫毒感染》中说：“其人正气适亏，口鼻吸受其毒而发者为感染；家有疫痧人，吸受病人之毒而发者为传染。所自虽殊，其毒则一也。”提出了该病感邪途径可以有所不同，但其所指都属通过口鼻而传染者，如非通过口鼻而感受者，其毒的表现仍然是一致的。

二、病机演变

温热时毒多由口鼻而入，口鼻通于肺胃，故肺胃首先受病。肺主气而合皮毛，邪毒犯肺，肺气不宣，卫受邪郁，则见憎寒发热之表证。邪毒迅速传里，热毒充斥肺胃，上攻咽喉，正气奋起抗争，可见壮热，咽喉红肿疼痛，甚则血败肉腐发为糜烂。如陈耕道《疫痧草·自叙》说：“自口鼻吸入，着于肺胃，肺主咽喉，故疫痧多兼烂喉也”。肺胃热毒窜扰血络，则肌肤丹痧密布。亦如何廉臣所说：“疫痧时气，吸从口鼻，并入肺经气分则烂喉，并入胃经血分者则发痧……喉痧气血同病，内外异形，其病根不外热毒，热胜则肿，毒胜则烂。”

若正盛邪衰，机体驱邪外出，则在肺胃之邪热可迅速外解而得愈；若热毒较重，正不敌邪，热毒不仅可内陷营血，出现气营（血）两燔的重证，而且可迅速内陷心包，堵塞机窍，逼乱神明，症见高热，神昏，肢厥，舌绛，丹痧紫黑等，证情甚为凶险。更甚者可因热邪内闭，阴津耗竭，阴阳不能相互维系，致阳气外脱而死亡。

本病后期，毒去阴伤。如余毒未尽则见低热，咽痛；肺胃阴伤，形体失于濡养，则见身体消瘦，颈、胸、四肢等部位肌肤甲错，皮肤有片状脱皮，口干，舌红等。但有部分患者因遗毒未尽而留于关节、心、肾等处，发生关节肿痛、心悸、水肿等，则成内伤疾病。

总之，本病的病因是温热时毒，基本病机是热毒蕴伏肺胃，燔灼气营（血），内外充斥。病变部位在咽喉和皮肤，主要涉及的脏腑是肺胃。

诊　断

一、诊断依据

1. 本病多发生于冬春二季。

2. 有与烂喉痧病人接触史而出现发热等症状者，要考虑本病。

3. 起病急，初起即有发热，呈持续性壮热，并有头痛，全身不适，纳呆等。多数患者在发病后12～24小时内即出现皮肤红疹，48小时达高峰。皮疹为弥漫性红色小点，呈鸡皮样，抚摸似砂纸，疹点之间的皮肤有红晕。最早见于颈部、腋下、腹股沟。同时伴有咽喉部的红肿疼痛，进而糜烂。或可见舌红绛或紫绛起刺，状如杨梅。然后按出疹顺序皮疹先后消退，2～3日内退尽，重者可持续1周。丹痧退后，在病程1周末常开始有皮肤脱屑。

但近年来本病的发生往往临床症状不典型，如皮疹不表现为典型的丹痧，咽喉症状不严重，无明显的杨梅舌，疹退后无典型的脱屑等，应注意辨别。

二、鉴别诊断

1. 白喉

白喉虽有咽喉肿痛，但有典型的不易剥落的灰白色假膜，剥时易出血，且无丹疹外现，面颊不显红晕而呈苍白色，与本病不同。

2. 麻疹

麻疹的皮疹一般于起病后 3 日出现，先从发际、头面开始，然后遍布全身，最后手足心均现疹点，皮疹之间可见正常皮肤。疹点逐渐发出，先疏后密，通常在 3 日内出齐。疹退后皮肤有糠秕样脱屑及色素沉着，但无大片脱屑。发病 2~3 日，在皮疹出现前，可先在口腔两侧颊黏膜靠臼齿处出现麻疹黏膜斑。一般无咽喉糜烂。

3. 风疹

其疹子初现及出齐时间虽与烂喉痧相近，但疹色淡红，稀疏均匀，最初见于面部。且发热等全身症状轻微，一般不伴咽喉症状。疹子收没较快，一般 2~3 日即可迅速隐退，疹退无脱屑。可伴全身淋巴结肿大，以耳后、颈后、枕后淋巴结较为明显，并有压痛，持续数日消肿。

4. 药疹

皮疹形态不一，出疹前有服用药物史，多见于摩擦及受压部位。无明显的卫气营血过程及杨梅舌等表现，一般无咽喉红肿糜烂，停药后皮疹即可消退。

辨 证 论 治

一、辨治要点

（一）辨证要点

1. 辨初中末三期

本病在初起即可见到咽喉肿痛、肌肤丹痧隐现等热毒壅滞咽喉，窜及血络之表现，并由于温热时毒具有攻窜、壅滞之性，且其热毒较一般温邪为烈，故可迅速发展为咽喉糜烂，丹痧密布。而其肺卫证候往往为时甚短，热毒迅即内传，壅遏肺胃，充斥内外，或为卫气同病，或为气营（血）两燔。所以本病的辨证，其卫、气、营、血界限不甚清晰，而应注重对初、中、末三期之辨。初期以肺卫证候或卫气同病为特征，中期以气分证候或气营（血）两燔为特征，末期以余毒未净，阴津大亏为特征。其中以中期为本病之极盛时期，病情最为重笃，时毒内闭心包甚至内闭外脱等险恶之证也大多见于此期。

2. 辨顺证逆证

烂喉痧起病急骤，但其病情轻重悬殊甚大，预后各异。其中属逆证者，病情重、传变快，甚者可危及患者生命，所以为了掌握治疗的主动权，辨其证候之顺逆甚为重要。

一般说来，可从察痧、视喉、观神、切脉及呼吸、热势等方面予以辨识：凡痧疹颗粒分明，颜色红活，咽喉浅表糜烂，神情清爽，随着疹子的出齐而身热渐趋正常，呼吸亦归平稳，脉浮数有力者，系正气较盛，能使时毒透达，属于顺证；若痧疹稠密重叠，颜色紫赤，或急现急隐，咽喉糜烂较深，或大片腐烂，呼吸不利，神昏谵语，体温骤然降于正常之下，脉细数无力者，则为正不胜邪，邪毒内陷，属于逆证。正如《疫痧草·辨论疫痧治法》中说："医者当视其喉，喉烂宜浅不宜深也；观其神，神气宜清不宜昏也；按其脉，脉宜浮数有神，不宜沉细无力也；察其痧，痧宜颗粒分明，而缓达透表，不宜赤如红纸而急现隐约也。合而论之，以定吉凶。”

（二）治则治法

1. 治则

因本病热毒较盛，故以清泄热毒为基本治则。夏春农在《疫喉浅论·疫喉痧论治》中指出：“疫喉痧治法全重乎清也，而始终法程不离乎清透、清化、清凉攻下、清热育阴之旨也。若参入败毒之品更妙。”

2. 治法

对本病的治疗可按病变各个阶段而分别施治。

（1）初期治以辛凉清透

本病初期，无论邪在肺卫，或卫气同病，只要表气不畅者，皆当以透邪外出为要法。近代名医丁甘仁提出：“烂喉痧以畅汗为第一要义”。所谓畅汗，是以汗出通畅作为表气已畅，热达腠开，营卫调和的一个标志。所以又有“得汗则安”的说法。但临床之际，又不可把汗出作为目的，而随意用辛温升散之品强取其汗，否则，必有助热伤阴之弊。同时，本病病因是温热时毒，温热之性极强，所以在发病之初往往已有里热，若单行解表则里热更炽，纯以清里则表证无由而解。所以对本病初期阶段的治疗不可单执疏透一法，而应以辛凉清透，使邪从汗透而热随汗泄，表里兼顾，更为适宜。

（2）中期注重泄火解毒，清营凉血

病至中期，正是热毒炽盛之际，泄火解毒乃为正治。但邪有在气、在营、在血之分。偏于气分者，侧重清气；偏于营血者，侧重清营凉血；气营（血）两燔者，则当清气凉营（血）并施。除此而外，对本病中期之治，有几个问题应予注意：其一，因病已离表，辛透之品不宜再用。若仍执辛散开透之方，邪火愈炽，咽喉肿势亦增，腐亦滋蔓，以致滴水下咽，痛如刀割，炎势燎原，杀人最暴。其二，若时毒内结阳明而为腑实者，尤当及时苦寒攻下，釜底抽薪，待腑气通畅，痧火自息，咽喉亦愈。其三，若见神昏谵语，乃时毒内陷心包之象，喉痧重险之候，须急予清心开窍。其四，尤须注意正气存亡。倘正气不支，邪毒内陷，必成内闭外脱之势。若时毒内闭心包而气阴两虚者，应急予清心开窍，益气敛阴；若时毒内闭心包与阳气外脱并见者，应急予清心开窍，回阳救逆。稍有迟疑，尤恐不治。

（3）末期宜用滋阴生津，清解余毒

病至末期，热毒虽已大减，但尚有余邪，且阴液已在前期病程中大量耗损，故其治疗当邪正两顾。其中尤须注意除邪务尽，以免死灰复燃，或遗毒另滋他患。

总之，烂喉痧治法，正如夏春农在《疫喉浅论·疫喉痧论治》中所说：“首当辛凉透表，继用苦寒泄热，终宜甘寒救液。兼痰者清化之，兼湿者淡渗之，兼风者清散之。辛温升托皆在所禁”。

二、常见证型辨治

（一）毒侵肺卫

【证候表现】 初起憎寒发热，继则壮热烦渴，咽喉红肿疼痛，甚或糜烂，肌肤丹痧隐约，舌红，苔白而干，或有珠状突起，脉数或浮数。

【病机分析】 本证为烂喉痧初起，时毒外袭肌表，内侵肺胃之候。邪犯肌表，卫表受邪，卫气闭郁，邪正相争，故憎寒发热。初起邪在卫表故见苔白而干。毒侵肺胃，上攻其门户咽喉，故见咽喉红肿疼痛，甚则糜烂，但此时咽喉溃烂多不甚。热毒盛于肺卫，扰及营分，窜及血络，则皮肤丹痧隐约。舌红，脉数均为热毒偏盛之象。

【治法】 透表泄热，清咽解毒。

【方药】 内服清咽栀豉汤，配合玉钥匙外用。

清咽栀豉汤 （《疫喉浅论》）

生山栀 香豆豉 香银花 苏薄荷 牛蒡子 粉甘草 蝉衣 白僵蚕 犀角（水牛角代，磨冲） 连翘壳 苦桔梗 马勃 芦根 灯心 竹叶

水煎服。

对本证的治疗首重清透。上方用豆豉、薄荷、牛蒡、蝉衣、桔梗等宣肺透表散邪；银花、连翘、山栀等清热解毒；以水牛角易原方中的犀角凉血解毒；马勃、僵蚕、甘草解毒利咽；另用芦根护阴生津；灯心草、竹叶清心并导热下行。诸药合用，以解毒为中心，兼利咽凉营透疹，并疏散表邪。

咽喉红肿，尚未糜烂者，可用玉钥匙吹喉。

玉钥匙 （《三因极一病证方论》）

焰硝 硼砂 脑子（冰片） 白僵蚕

本散为喉科的外治药，有清热利咽，定痛消肿之功用。方中用焰硝软坚散结解毒；硼砂清热化痰，解毒防腐；冰片开结散郁，清热止痛防腐；僵蚕祛风散结解痉。用于喉痧初起，咽喉红肿而糜烂不甚者。

【临床运用】 本证虽见肌肤丹痧隐约，但其病机是肺胃热毒外窜肌肤而致，故临床治疗时不可误认作邪陷营血而滥用清营凉血之品。同时，本证治疗虽以透达热毒为原则，但亦不可过用寒凉，以免凉遏冰伏之弊。表郁较重者，可酌情加入荆芥、防风等以辛散表邪，表解即撤去。咽喉肿痛明显者，可加入挂金灯、橄榄、土牛膝根等清热利咽。此外，尚可用土牛膝根洗净，捣烂取汁，重汤炖温，频频漱喉；或用射干不拘多少，开水浸泡绞汁，加醋少许，噙漱。

（二）毒壅气分

【证候表现】 壮热，口渴，烦躁，咽喉红肿腐烂，肌肤丹痧显露，舌红赤有珠，苔黄燥，脉洪数。

【病机分析】 本证系表邪已解，热毒壅结肺胃气分之候。壮热、烦渴为气分热盛，正邪抗争，里热阴伤所致。热毒壅结，气血不畅，膜败肉腐，则见咽喉红肿糜烂。肌肤丹痧显露为热毒外窜血络之象。气分热毒炽盛故见舌红赤有珠，苔黄燥，脉洪数。

【治法】 清气解毒。

【方药】 内服余氏清心凉膈散，配合锡类散外用。

余氏清心凉膈散 （《温热经纬》）

连翘 黄芩 山栀 薄荷 石膏 桔梗 甘草 竹叶

水煎服。

本方即凉膈散去硝、黄加石膏、桔梗而成。方用连翘、黄芩、竹叶、山栀清泄气分邪热；生石膏大清气分之炽热；薄荷、桔梗、甘草轻宣上焦气机，兼利咽解毒。全方配伍共奏清气泄热，解毒利咽之功。

同时用锡类散少许，吹于患处。

锡类散 （《金匮翼》）

象牙屑（焙） 珍珠（制） 青黛（飞） 冰片 壁钱（用泥壁上者） 西牛黄 焙指甲

共研细末，每用少许吹于咽喉患处。

锡类散亦为喉科常用吹喉药，能清热解毒，去腐生肌，咽喉肿痛又有破溃糜烂者用之较为适宜。

【临床运用】 对本证的治疗还可加丹皮、赤芍、紫草等以凉营解毒。若兼大便秘结者，酌加大黄、芒硝通腑泄热；邪热结于颈项，肿痛坚硬者，加浙贝、蒲公英、赤芍以活血化痰，清热解毒；气分热毒极盛者，还可加入银花、大青叶等以增强清泄热毒之功。如邪热较盛发热较著者，可加用鱼腥草注射液、双黄连粉针剂，或用穿琥宁注射液静脉点滴。咽喉红肿腐烂者，可加用六神丸口服。如见口大渴，烦躁，舌干红，属热邪伤阴较甚者，可加入生地、玄参、花粉等甘寒养阴生津。

（三）毒燔气营（血）

【证候表现】 咽喉红肿糜烂，甚则气道阻塞，声哑气急，丹痧密布，红晕如斑，赤紫成片，壮热，汗多，口渴，烦躁，舌绛或紫绛干燥，遍起芒刺，状如杨梅，脉细数。

【病机分析】 本证系邪毒化火，燔灼气血之候。病情重笃凶险，易出现各种危急变证。气分热盛故见壮热，汗多，口渴，烦躁；营血热炽，则见丹痧密布，红晕如斑；气血热势燔灼，上炎于咽喉导致血肉腐败，故咽喉肿痛更加严重，且有腐烂、渗血，甚则可致气道阻塞不通；热毒化火，热灼营阴，则见舌绛干燥，遍起芒刺，如血分热毒炽盛，则舌紫绛起刺，状如杨梅。脉细数为营血热甚而营血阴液耗损之象。

【治法】 清气凉营（血），解毒救阴。

【方药】 内服凉营清气汤，配合珠黄散外用。

凉营清气汤 （《丁甘仁医案》）

犀角（水牛角代，磨冲） 鲜石斛 黑山栀 牡丹皮 鲜生地 薄荷叶 川雅连 京赤芍 京玄参 生石膏 生甘草 连翘壳 鲜竹叶 茅芦根（去心节） 金汁（冲）

水煎服。

上方用栀子、薄荷、连翘壳、川连、生石膏清透气分邪热；用玄参、石斛、竹叶、芦根、茅根甘寒生津，清热解毒；用水牛角、丹皮、生地、赤芍、金汁清热凉血，解毒活血。本方实为玉女煎、凉膈散、犀角地黄汤诸方相合而用，共奏两清气营（血），解毒生津之效。

珠黄散 （《太平惠民和剂局方》）

珍珠（豆腐制） 西牛黄

研为极细末，用时取少许，吹于患处，以清热解毒，去腐生新。

【临床运用】 痰多而黄黏稠者，可用鲜竹沥清热化痰。咽喉红肿腐烂者，加用六神丸清热解毒，利咽消肿。如热毒内陷心包，症见灼热昏谵，遍身紫赤，肢凉脉沉等，可冲服安宫牛黄丸、紫雪丹以清心开窍。也可用清开灵注射液或醒脑静注射液加入静脉补液中点滴。如在热闭心包时见丹痧突然隐没，沉昏如迷，肢体厥冷，气息微弱，脉沉伏，为内闭外脱之象，宜先用参附龙牡汤救逆固脱、安宫牛黄丸清心开窍以急救，若经治疗后闭脱之象得救而热毒复盛，仍当投用清泄热毒之剂进行调治。邪热盛者，可加用鱼腥草注射液、双黄连粉针剂，或用穿琥宁注射液静脉点滴。热邪伤阴者，应及时补充水分，或输液。如丹痧密布并赤紫成片，应注意清热凉血散血为要，可用丹参注射液加入葡萄糖氯化钠注射液中静脉点滴。

（四）余毒未尽，肺胃阴伤

【证候表现】 咽喉腐烂渐减，但仍疼痛，丹痧渐退，壮热已除，惟午后仍低热，口干唇燥，皮肤干燥脱屑，舌红而干，脉象细数。

【病机分析】 此为烂喉痧恢复期的表现。热毒已衰退，余邪未净，肺胃阴伤未复，故壮热除，但仍有午后低热持续及咽喉轻度糜烂等症。肺胃阴伤故见口干唇燥，皮肤干燥，脱屑等症。舌红而干，脉细数等，均系阴津耗损之象。

【治法】 滋阴生津，兼清余热。

【方药】 清咽养营汤。

清咽养营汤(《疫喉浅论》)

西洋参 大生地 抱木茯神 大麦冬 大白芍 嘉定花粉 天冬 拣玄参 肥知母 炙甘草

水煎服。

本方重在滋阴生津，故药用洋参（可用北沙参替代）益气养阴；天冬、麦冬、生地、玄参甘寒养阴；白芍、甘草酸甘化阴；知母、花粉滋养阴液并兼清泄余热；茯神宁心安神。

【临床运用】 若余毒较著，低热、咽痛较明显，可加入青蒿、银花等清热解毒，透泄热邪。若兼腰痛、尿血，为阴伤动血，宜加女贞子、旱莲草、白茅根、小蓟、山栀仁等以凉血止血；若兼四肢酸痛，甚则关节难于屈伸者，宜加丝瓜络、川牛膝、赤芍、桃仁等以化瘀通络。咽喉糜烂未愈者，仍可用锡类散、珠黄散等外吹患处。本病后期如遗毒流于关节、心、肾而发生痹证、心悸、水肿者，可按内科学中有关疾病辨证治疗。

小 结

烂喉痧多发生于冬春季节，是感受温毒病邪中的温热时毒而引起的以发热、咽喉肿痛糜烂、肌肤丹痧密布为特点的一种急性外感热病。邪从口鼻而入，肺胃首当受病。邪毒上冲咽喉，窜入血络，则致咽喉肿痛，糜烂，肌肤丹痧密布。若经及时正确的治疗，邪毒可从肺卫外解，则病趋痊愈，预后良好。若失治误治，温热时毒可从气分内陷营血，导致气血两燔，甚或邪热内陷厥阴，导致机窍阻闭，神明逼乱，则病情深重。若咽喉大片腐烂，阻塞气道，气道不畅，可致呼吸窘迫，危及生命。亦可因遗毒流入关节、心、肾而变生痹证、心悸、水肿等内伤杂病。

清泄热毒为本病的基本治疗原则。初起邪在肺卫者，可用清咽栀豉汤透表泄热，解毒利咽，配合玉钥匙外用。此时以透达热毒为原则，但不可过用寒凉，以免有凉遏冰伏之弊。中期邪毒入里，壅结上焦气分，宜余氏清心凉膈散清气解毒，配合锡类散外用。若热毒入营，气营（血）两燔，则当气营（血）两清，解毒救阴，可用凉营清气汤，配合珠黄散外用。邪毒内闭心包者，急予清心开窍，可选用安宫牛黄丸、紫雪丹等。内闭外脱者，则应以开闭固脱为急务，可用参附龙牡汤配合安宫牛黄丸。病至后期，邪毒渐退而阴液已伤，可投予清咽养营汤以滋阴生津，兼清余热。

临床参考

烂喉痧相当于西医学中的猩红热，多因冬春暴暖，素体阴虚火旺，外感温热时毒而发病。现代该病以轻证为多，症状多不典型。采用中医药治疗，一般初期注重透邪出表，中期主以清气凉营解毒，后期则养阴清热。钱氏用《备急千金要方》中解肌汤为主方（葛根30g、麻黄9g、黄芩、芍药、甘草各15g、大枣12枚）治疗丹痧62例，治愈39例，占61.29%；好转17例，占27.42%；无效7例，占11.29%。总有效率达88.71%。咽喉肿痛，吞咽不利者，加蝉蜕5g，射干、大青叶，山豆根各15g以解毒利咽消肿；皮疹密布，色红如丹，弥漫全身者，加连翘、玄参、丹皮各20g，石膏30g；日晡潮热，皮肤脱屑者，加生地、麦冬、知母、花粉各15g。体温在38.5℃以下者，每日1剂，首煎顿服，留渣再煎代茶饮。38.5℃以上者，每日2剂，每剂均首煎顿服，留渣再煎代茶饮［云南中医中药杂志　2000；21（4）：33］。已故名医徐慧灵运用《温病条辨》银翘散去豆豉，加丹皮、细生地、大青叶，倍玄参方治疗猩红热，疗效卓著。1971年冬季成都地区猩红热流行，徐老以此方化裁治疗猩红热数十例，一般2～4剂使患儿热退疹消［成都中医学院学报　1993；16（4）：35］。钱氏用泄热解毒汤治疗猩红热81例，总有效率97.53%。其基本方为炒黄芩10g、蒲公英15g、虎杖12g、射干10g、土牛膝10g、紫草10g、生甘草3g。作者体会，除并发心肌炎及肾小球肾炎的患者外，单用泄热解毒汤就能达到治疗目的［河北中医　1998；20（4）：230］。李氏以中医辨证为主，将猩红热分为三型：邪袭肺卫型（初期）、邪入气营型（中期）、阴伤型（后期），分别采取银翘散、凉营清气汤、清咽养营汤治疗，31例猩红热中，均2～5天内治愈，随访观察无并发症，治愈率100%［云南中医药杂志　2001；22（4）：14］。另有一种类猩红热主要临床表现与经典的猩红热颇为相似，以中青年发病居多，中毒症状严重，病程长，并发症多，多数患者咽拭子培养中可分离出毒力较强的链球菌。常规使用青霉素等抗生素治疗效果不佳，且易发生多脏器损害。遵循中医治病求本之旨意，予杀菌泄毒，并分五型论治，取得了较满意的疗效。五型为毒犯卫气、毒湿蕴结、毒入营血、毒盛内陷、毒伤阴虚。分别选用银翘散合解肌透痧汤（药用银花、连翘、山栀、野菊花、桔梗、大青叶、生甘草。烦躁不安，舌起红刺者，加淡竹叶、黄芩、玄参）、解毒汤合茵陈蒿汤化裁（药用板蓝根、蒲公英、银花、茵陈、虎杖、山豆根、赤芍、金钱草、炒麦芽、茯苓。重度黄疸，加生大黄、鲜生地、炒山栀）、凉营清气汤化裁（药用水牛角、生石膏、鲜生地、大青叶、野菊花、生大黄、黄连、山栀、蒲公英、山豆根、甘草。若壮热不已，加寒水石、葛根；烦躁不安，加重楼、玄参；口渴引饮，加天花粉、鲜芦根）、清营汤（药用水牛角、玄参、连翘、赤芍、银花、麦冬、菖蒲、郁金；安宫牛黄丸1粒，分2次，以药汁送服）、黄连阿胶汤（药用黄连、阿胶、银柴胡、青蒿、知母、丹皮、沙参、麦冬、银花、生黄芪）治疗，获显效［江苏中医 1997；18（4）：40］。钱氏用泄热解毒汤治疗对青霉素过敏之猩红热28例，总有效率94.42%，药物为炒黄芩10g、半枝莲10g、蒲公英15g、紫地丁15g、虎杖12g、嫩射干10g、土牛膝10g、紫草根10g、野菊花10g、生甘草3g［江苏临床医学杂志 1997；1（3）：190］。卢氏认为治疗丹痧应“一透二清三养阴”。初起治疗重在透字，轻清宣达，务使丹痧外透，使毒不得上攻咽喉而喉病转轻。常用药物为双花、连翘、桔梗、牛蒡子、公英、桑叶。痧为阳邪，热炽阴伤，当复其阴，宜急清气凉营，养阴生津。同时保持大肠腑气通畅，使咽喉之毒得以下泄。方选清营汤、沙参麦冬汤加减［江西中医药 1996；27（3）：12］。孙氏治疗时行丹痧疫毒入气窜营一例，采取清气凉营，清火解毒之法，获良效。方为：金银花20g、生石膏（先煎）60g、连翘10g、肥知母10g、麦冬10g、天花粉10g、黄芩10g、蚤休10g、紫草5g、射干5g、甘草节5g。2剂，水煎分服［江苏中医 1997;18（3）：11］。

综上观之，清热一法须贯穿本病治疗始终，而清热药物的选用大多为辛凉、辛寒之品，少用苦寒之药，尤其在初期更应防止苦寒之品冰遏气机，养阴之药多用甘寒。由于本病具有明显的咽喉肿痛，因而清热利咽药物也是常用之品。

病案选读

1. 烂喉痧肺胃蕴热

金某，痧点较昨稍透，兼有起浆白疹，咽赤作痛，偏左起腐。肺胃蕴热，未能宣泄，病起三朝，势在正甚。

连翘壳 马勃 荆芥 薄荷叶 桔梗 射干 牛蒡子 蝉衣 广郁金 灯心

二诊：痧点虽布，面心足胫尚未递发，烦热胸闷咽痛，舌苔黄糙少津。肺胃之邪，不克宣泄，夹滞不化，恐化火内窜。

净蝉衣 牛蒡子 连翘壳 麻黄 苦桔梗 苏薄荷叶 广郁金 炒枳壳 煨石膏 茅根肉

三诊：咽痛稍轻，肌肤丹赤，投辛温、寒，宣泄肺胃，热势大减，苔黄大化，而舌边红刺。邪欲化火，再以清泄。

连翘壳 广郁金 滑石块 炒枳壳 煨石膏 黑山栀 淡豆豉 杏仁 牛蒡子 竹叶心

四诊：肌肤丹赤，而痧点未经畅透，肺胃蕴热不能宣泄，邪势化火，劫烁阴津，舌绛干毛。恐邪热内传而神昏发痉。

犀角尖三分（磨） 丹皮二钱 鸡苏散四钱 玄参三钱 杏仁三钱 荆芥一钱 牛蒡三钱 鲜生地五钱 连翘三钱 广郁金一钱半 茅根肉八钱 竹叶三十片 灯心三尺

五诊：丹痧渐化，而火风未能尽泄，咽痛甚重，大便不行，舌绛无津，拟急下存阴法。

犀角尖三分（磨） 丹皮二钱 玄参肉二钱 防风一钱 元明粉一钱半 生广军三钱 鲜生地五钱 大贝母二钱 荆芥一钱 黑山栀三钱 生甘草五分 桔梗一钱

六诊：大便畅行，咽痛大减，然仍热甚于里，舌红尖刺无津。痧化太早，邪势化火，劫烁阴津，未为稳当。

玄参肉 细生地 连翘壳 桔梗 银花 郁金 天门冬 山栀 生甘草 竹叶 鲜芦根

七诊：咽痛渐定，热势大减，舌绛刺亦退，然舌心尚觉干毛，还是阴津未复也。

细生地四钱 连翘三钱 银花一钱五分 鲜石斛五钱 天花粉二钱 大玄参三钱 生甘草五分 天门冬三钱 绿豆衣三钱 山栀三钱 芦根一两五钱 竹叶三十片

八诊：脉静身凉，履夷出险，幸甚。拟清养肺胃，以御余炎。

大天冬 大玄参 连翘 白银花 茯苓 绿豆衣 川贝母 竹叶心 鲜芦根

（《张聿青医案》.上海科学技术出版社.1963年）

按语：此例在初诊时因肺胃蕴热，未能宣泄，故以透表泄热，解毒利咽透疹之法治之；继之咽痛稍轻，但肌肤丹赤，且舌边有红刺者，为邪欲化火，以清泄之法治之；对肺胃蕴热不能宣泄，邪势化火，劫烁阴津，恐邪热内传而神昏发痉，以解毒救阴，透表泄热之法治之；对丹痧渐化，见有大便不行，舌绛无津等症，以清热解毒，急下存阴之法治之；对烂喉痧后期阴伤，余毒未尽者，主以清养肺胃，以御余炎。

2. 烂喉丹痧

宗某 男 25岁 1936年3月26日

发热2~3天，今晨面部、胸腹、四肢皮肤斑疹红晕，咽痛喉肿，扁桃腺肿大，化脓有白腐，今日体温39.5℃，口周围苍白，舌红尖部起刺，状似杨梅，根部黄厚，质绛且干，自觉头晕心烦急躁，不能入睡，唇焦破裂流血，大便二日未行，小便赤短深红。此温邪蕴热，气营两燔，烂喉痧重证。姑以凉营透斑，清气泄热，防其逆传昏厥或高烧，忌食荤腥甜黏油重之品。

连翘15克 忍冬花30克 紫草9克 生石膏24克 知母9克 玄参45克 生草9克 地丁9克 花粉9克 僵蚕9克 杏仁9克 鲜茅芦根各45克 香犀角0.6克（冲） 二付

二诊 1936年3月28日

药后胸腹四肢皮肤丹痧已透，神志清楚，身热渐减，体温38℃，咽痛喉肿皆减，扁桃腺肿见轻，仍有白腐，舌绛起刺，状如杨梅，根部黄厚，两日来，夜寐尚安，心烦也减，唇仍焦破，大便已通不多，小便短红，烂喉丹痧重证，热毒壅滞，窜扰营分，今日已见转机，再以清透热毒，凉营育阴，病势虽见好转，然毒热甚重，防其逆传。

蝉衣4.5克 生石膏24克 玄参45克 山栀6克 连翘30克 银花30克 丹皮9克 黄芩9克 竹叶6克 鲜茅芦根各45克 香犀角0.3克（冲） 二付

三诊 1936年3月31日

身热渐退，神志也清，体温37.4℃，皮肤丹痧已透齐，咽痛止而喉肿也退，大便每日一次，小便黄少，心烦已除，夜寐甚安，舌苔渐化，肥刺已退，唇仍色深紫，病势已减，余热未清，再以甘寒育阴，凉营解毒。病已向愈，防其反复，饮食寒暖诸应适宜。

细生地30克 肥知母9克 淡竹叶3克 连翘24克 银花24克 丹皮9克 玄参30克 赤芍9克 北沙参30克 冬瓜皮30克 三付

四诊 1936年4月4日

身热退净，皮肤已渐脱屑，神志甚清，精神好，饮食如常，二便自调，舌苔化净，舌质略红，两脉细弱力差，烂喉丹痧已愈，再以调理肠胃，以后天补先天之法。

北沙参24克 细生地24克 赤白芍各9克 冬瓜皮30克 苓皮24克 焦麦芽9克 鸡内金9克 四付

五诊 1936年4月9日

烂喉丹痧已愈，皮肤脱屑未齐，诸恙皆平，胃纳甚佳，夜寐安稳，病已愈，用散剂调理。

焦三仙各150克 鸡内金150克 砂仁3克 共研细末，

每早晚各服9克，加糖9克，开水冲拌。其味酸甜，又助消化，病后最宜。

（赵绍琴等编著．《温病纵横》．人民卫生出版社．1982年）

3. 烂喉痧热毒壅结

天津瑞云里，沈姓学生，年十六岁，于仲春得温疹兼喉痧证。

病因：因在体育场中游戏，努力过度，周身出汗为风邪所袭，遂得斯病。

证候：初病时微觉恶寒头痛，翌日即表里俱壮热，咽喉闷疼。延医服药病未见轻，喉中疼闷似加剧，周身又复出疹，遂延余为诊治。其肌肤甚热，出疹甚密，连无疹之处其肌肤亦红，诚西人所谓猩红热也。其心中亦自觉热甚，其喉中扁桃腺处皆红肿，其左边有如榆荚一块发白。自言不惟饮食疼难下咽，即呼吸亦甚觉有碍。诊其脉左右皆洪滑有力，一分钟九十八至。愚为刺其少商出血，复为针其合谷，又为拟一清咽、表疹、泻火之方，俾服之。

处方：生石膏二两捣细 玄参六钱 天花粉六钱 射干三钱 牛蒡子三钱捣碎 浙贝母三钱 青连翘三钱 鲜芦根三钱 甘草钱半 粳米三钱

共煎汤两大盅，分两次温服下。

复诊：翌日过午复为诊视，其表里之热皆稍退，脉象之洪滑亦稍减，疹出又稍加多。从前三日未大便，至此则通下一次。再视其喉，其红肿似加增，白处稍大，病人自言此时饮水必须努力始能下咽，呼吸之滞碍似又加剧。愚曰：此为极危险之病，非刺患处出血不可。遂用圭式小刀，于喉左右红肿之处，各刺一长口，放出紫血若干，遽觉呼吸顺利。拟再投以清热消肿托表疹毒之剂。

处方：生石膏一两捣细 天花粉六钱 赤芍三钱 板蓝根三钱 牛蒡子三钱捣细 生蒲黄三钱 浙贝母三钱 青连翘三钱 鲜芦根三钱

共煎一大盅半，分两次温服。

效果：将药连服两剂，其病脱然全愈。

（张锡纯．《医学衷中参西录》．河北人民出版社．1974年）

按语：此案初诊时，表邪已净，热炽肺胃，喉头红肿疼痛，尚未至破溃糜烂。处方以清泻肺胃，解毒利咽为法。因其扁桃腺红肿，呼吸有碍，故刺少商穴出血，针刺合谷，以泻热消肿。复诊时喉头红肿加剧，呼吸窒碍，故用圭式小刀于红肿处刺一长口，放出紫血，使呼吸畅通。此案处方并无甚特殊，惟其用刀、针外治之法，有其独到之处，但以刀刺患处，应谨慎操作，避免邪毒扩张。

文献辑要

《疫痧草·辨论疫痧治法》

烂喉疫痧，以喉为主，烂喉浅者疫邪轻，烂喉深者疫邪重。疫邪轻者易治，重者难痊。医者当视其喉，喉烂宜浅不宜深也；观其神，神气宜清不宜昏也；按其脉，脉宜浮数有神，不宜沉细无力；察其痧，痧宜颗粒分明而缓达透表，不宜赤如红纸而急现隐约也。合而论之，以定吉凶。

《疫痧草·辨论治疫痧法不同治伤寒》

疫痧之火，迅如雷电，身热一发，便见烂喉，神呆痧隐，肌赤不分颗粒。其毒火炎炎，灼伤脏腑，在片刻间尔，安能如伤寒之传遍六经，绵延日久哉？其治法，必如伤寒之疏达既透而后清之、化之，则恐十死八九矣。治疫痧者，在疫火未肆之前，而先化其火，则其火渐化，其病渐松。在疫火既肆之后，而化其火，吾恐化之无益矣。汗虽无，身灼热，痧虽隐，无颗粒，脉虽郁，喉已腐，舌虽垢，神已烦，疏不兼清，每多凶，达而兼化，每多吉。必如伤寒症之疏达既透，而后清之、化之，岂非十死八九哉？

《疫痧草·遗毒》

疫痧火毒未清，以致遗毒，遗毒发于项间、腮畔及喉外四肢为重。痧邪甚者乃遗毒，遗毒之证，不可轻视也。遗毒而烂喉不减，饮食不增，身热不止者，俱难治。其治法，火盛者宜清火化毒，正虚者宜扶正化毒。疫痧恶症，有痧隐神昏，喉烂极盛，而喉外坚肿，是毒结咽喉而无从发泄，所以喉外坚肿也，见之不治。此症见多在一候之内。有痧后毒走四肢，四肢光亮浮肿者难治，此症见每在两候之外。

《喉痧证治概要·时疫烂喉痧麻正痧、风痧、红痧、白喉总论》

时疫喉痧，由来久矣，壬寅春起，寒暖无常，天时不正，屡见盛行……独称时疫烂喉丹痧者何也，因此症发于夏秋者少，冬春者多。乃冬不藏精，冬应寒而反温，春犹寒禁，春应温而反冷，经所谓非其时而有其气，酿成疫疠之邪也。邪从口鼻入于肺胃，咽喉为肺胃之门户，暴寒束于外，疫毒郁于内，蒸腾肺胃两经，厥少之火，乘势上亢，于是发为烂喉丹痧。丹与痧略有分别，丹则成片，痧则成颗。其治法与白喉迥然不同。白喉忌表一书主滋阴清肺汤……而时疫丹痧，初起则不可不速表，故先用汗法，次用清法，或用下法，须分初、中、末三层，在气在营，或气分多，或营分多，脉象无定，辨之宜确。一有不慎，毫厘千里……先哲云，丹痧有汗则生，无汗则死。金针度人，二语尽之矣。故此症当表则表之，当清则清之，或用釜底抽薪法，亦急下存阴之意。谚云，救病如救火，走马看咽喉，用药贵乎迅速，万不可误时失机。

《疫喉浅论·疫喉痧论治》

疫喉痧皆由口鼻吸受疫病不正之气而得，方中当参入败毒之品更妙，或加芳香逐秽一二味尤佳。

疫喉初起，先取鲜土牛膝根汁一茶盅，内麝香一厘和匀，隔水炖温服，先吐痰涎，然后随证进方，亦可移重就轻。如遍身皮肤紫赤，痧点颗粒不分，即当除去麝香为要，再首列吐法数条参酌用之可也。

闷痧之证，最为凶恶，咽喉腐溃，汤饮难受，壮热神烦，遍身紫赤，颗粒无分，肢凉脉伏，舌苔灰白，垢腻满布，面青目瞪，口紧流涎，指甲色青，胸满气粗，搐搦谵语，自利溲短。以上等证，百无一生，可速用通关散搐鼻取嚏，以开其闭，随用苏薄荷一钱、连翘一钱五分、天花粉三钱、象贝母三钱、川郁金一钱五分、鲜浮萍三钱（汗多者去），煎汤磨入玉枢丹一枚，和匀频灌之，候形色稍转再酌进汤剂为要。如无以上诸般闭象，不宜轻用搐鼻取嚏辛燥之药，玉枢丹亦不宜轻投也。

《烂喉痧痧辑要·叶天士医案附录》

雍正癸丑年间以来，有烂喉痧一证，发于冬春之际，不分老幼，遍相传染。发则壮热烦渴，痧密肌红，宛如锦纹，咽喉疼痛肿烂，一团火热内炽。医家见其热火甚也，投以犀、羚、芩、连、栀、膏之类，辄至隐伏昏闭，或烂喉废食。延俟不治，或便泻内陷，转倏凶危，医者束手，病家委之于命。孰知初起之时，频进解肌散表，温毒外达多有生者。《内经》所谓微者逆之，甚者从之。火热之甚寒凉强遏，多致不救，良可慨也。

《温热逢源·伏温外窜血络发斑疹喉痧等证》

又有一种烂喉丹痧……鲜生地为此证清营泄热必用之药，欲兼疏散之意，重则用豆豉同打，轻则用薄荷叶同打，均可。丹皮清血中伏热，且味辛主散，炒黑用之最合。银花清营化毒，玄参清咽滋水，均为此证必用之药。

《全国名医验案类编》

瘟毒喉痧案按：喉痧与白喉，医者辄多误治。今揭其异点于左，俾学者一览了然。喉痧由于风温时毒，或湿热秽浊之毒；白喉由于风燥煤毒，或煎炒辛热之毒，其异点一。喉痧初起，即憎寒壮热，或乍寒乍热；白喉初起，即浑身发热，或身反不热，其异点二。喉痧初起，即痧点隐约，甚或密布，肌红且多，发于邪盛火旺之时，其色鲜红而紫艳；白喉初起，并不发痧点，即或见痧点，亦多发于邪退毒轻之际，其色淡红而枯燥，其异点三。喉痧初起，喉红肿黏涎，继即色现深紫，或紫黑黄腐灰白不等；白喉初起，喉微痛，或不痛，有随发而白随现者，有至二三日而白始见者，有白腐假膜成片者，有白点白条白块不等者，甚至有满喉皆白者，其异点四。喉痧初起，皆毒盛火亢，初陷则耳前后肿，颊车不开，再陷则神昏谵语，痉厥立至，鼻煽音哑，肺阴告竭而毙；白喉初起，即毒灼阴虚，初溃则白块自落，鼻孔流血，再溃则两目直视，肢厥神倦，黏汗自出，肺气上脱而毙。其异点五。而其所殊途同轨者，同为喉烂，同为疫毒，同为传染，同为毒盛血热，同为气液两伤，阴津枯涸耳。惟治疗之法，喉痧繁杂，白喉简单，喉痧之繁，繁在初治，初治之杂，杂在新邪。盖因喉痧一症，虽由疫毒内伏，其发也，往往伏邪因新邪引动而出，或因风寒，或因瘟毒，或因风热风燥，或因湿热秽浊，皆当查明原因，对症发药。

第十六章 温 疫

温疫是感受疫疠毒邪引起的一类急性外感热病，以急骤起病，传变迅速，病情凶险，具有较强的传染性并能引起流行为主要特征。本病一年四季都可发生，一般通过呼吸道传染的温疫多发于冬春季，而通过肠道传染的温疫多发生于夏秋季。

温疫并不是专指某一种具体的疾病，凡是具有上述特点的温病都可称为温疫，所以前面讨论的一些温病，如风温、春温、湿温、暑温、烂喉痧、大头瘟等，一旦发生了较大范围的流行，也可称为温疫。如在温疫过程中，肌肤有明显的斑疹出现，则又称为疫疹。本章讨论的温疫主要有肺热疫、湿热疫、暑（温）热疫等。其他如烂喉痧、大头瘟及四时温病成疫者，其证治在前面已有讨论，本章不再重复。

古人对疫病早有认识，早在《左传》《礼记》中就有“疫”、“疠”等疾病的记载，并已认识到疫病流行与气候异常密切相关。如《礼记·月令》提出：“孟春……行秋令，则其民大疫”。在《内经》中对疫病的记载则更为详细，如《素问·刺法论》说：“五疫之至，皆相染易，无问大小，病状相似”。强调了疫病发病具有传染性并能引起流行。汉代医学家张仲景在《伤寒论》序中说：“余宗族素多，向余二百，建安纪年以来犹未十稔，其死亡者，三分有二，伤寒十居其七”。可知该书讨论的伤寒即包括了温疫在内，而书中的一些方剂，如白虎汤、三承气汤等也被后世广泛用于温疫的治疗。其后，隋代巢元方在《诸病源候论》中列有专章论述疫病，该书“疫疠病候”指出：“其病与时气、温热等病相类，皆由一岁之内，节气不和，寒暑乖候，或有暴风疾雨，雾露不散，则民多疾疫，病无长少，率皆相似”。明清时期，温疫的流行更为严重，如鼠疫、霍乱、白喉、天花、烂喉痧、肠伤寒、斑疹伤寒等都在许多地区流行，温病学家通过大量的临床实践，对疫病的病因病机和诊治规律有了更深入的认识。其中贡献和影响最大者，当推明末医家吴又可的《温疫论》。书中对温疫的病因、病机、诊断和治疗作了全面系统地阐述，认为温疫是感受“疠气”所致，治疗应重在祛邪，并创疏利透达等法以作祛邪之用。吴又可为其后温疫学派的形成起了奠基作用。至清代，医家余霖撰《疫疹一得》，主论温疫中以肌肤外发斑疹为特点的疾病，主张治以清热解毒为主，对后世产生了深刻的影响。以上吴又可所论之疫，属于湿热性质之温疫，称为湿热疫，而余师愚所论之疫，属于暑燥性质之温疫，称为暑热疫。此外，尚有众多医家对各种温疫病的辨证论治作了深入的论述，如戴天章的《广瘟疫论》、杨璿的《伤寒瘟疫条辨》、刘奎的《松峰说疫》、熊立品的《治疫全书》、陈耕道的《疫痧草》及汪期莲的《温疫汇编》、王士雄的《霍乱论》等，使有关温疫的辨治理论渐趋完善。中华人民共和国成立后，随着生产、生活水平的不断提高，卫生防疫工作取得了重大成就，温疫的发生大大减少。但有时仍有一些疫病的流行，如 2002 年冬至 2003 初夏在我国、东南亚各国以至全球许多国家流行的传染性非典型肺炎，给我国的国民经济和社会生活造成了重大的影响，同时也提醒人们，决不能忽视对温疫的防治。

由于温疫是一类温病的总称，所以包括的疾病甚多。根据温疫的临床特征，现代医学中的鼠疫、霍乱、艾滋病、登革热和登革出血热、斑疹伤寒、流行性出血热、传染性非典型肺炎、流行性感冒等，凡引起较大范围流行者，都可参照温疫进行辨证论治。

病因病机

一、病因发病

温疫的病因是疫疠毒邪，又称“疠气”、“疫邪”、“疫疠病邪”，但其可分别兼具有风、热、暑、湿、燥之性，所以具体而言，其中又有风热疫邪、暑热疫邪、湿热疫邪等区别。疫疠毒邪具有较强的致病力，触之者易感染而病，所以温疫具有较强的传染性，并可引起程度不等的流行。疫疠毒邪的形成往往与反常的或灾害性的气候条件有一定关系，或由于战乱、饥馑、卫生条件低劣、污秽不洁之物处理不善，最终导致疫疠毒邪的形成并侵犯人体。

在不同的气候和环境条件下产生的疫疠毒邪各别，如在冬春温风过暖的条件下，其邪属性偏风热；在夏季暑热偏盛的条件下，则其邪属性偏暑热；在夏秋雨湿偏盛的条件下，则其邪属性偏湿热秽浊。属风热疫邪者引起的温疫与风温相似，但易兼夹秽浊之性，临床特点以肺热和肺气壅闭为主要表现；具湿热秽浊之性的疫疠毒邪易致湿热疫，临床特点是侵袭人体后多遏伏于膜原，初起常见湿热蕴伏膜原的证候；另一类为暑热性质的疫疠毒邪易致暑热疫，性质暴戾猖獗，临床特点是初起病变重心大多在阳明胃，但病势常可充斥表里上下，易发斑疹，病情复杂，传变迅速。

本病的发病，与人体正气的强弱、邪气的盛衰有着十分密切的关系。《温疫论》说：“本气充满，邪不易入；本气适逢亏欠，呼吸之间，外邪因而乘之。”《疫疹一得》亦认为：“以其胃本不虚，偶染疫邪，不能入胃。”说明人体正气强盛，疫疠毒邪不易伤人而致病，即使发病，病情也相对较轻。相反，若素禀正气亏虚或疫疠毒邪太盛，超过了人体的防御能力，则易导致温疫的发生。

二、病机演变

疫疠毒邪侵犯人体往往因疫邪的种类不同而病位各异。但由于疫邪性质暴戾，侵入人体后往往迅速充斥表里、内外，弥漫上、中、下三焦，造成多脏腑、多组织的广泛损害，心、肝、肾、脾、胃、肠等皆可受累。倘若患者出现明显的神志异常症状、痉厥、肌肤发斑疹或有多部位出血，甚至正气外脱，则大多病势凶险，预后不良。由于感邪方式、病邪性质及毒蕴部位的差异，所以温疫发病后的病机和临床表现十分复杂，更是病情多变的直接原因。肺热疫为感受风热疫邪所致，邪自口鼻而入，先犯肺卫，继则很快引起肺热亢盛，且能郁闭肺气，甚至导致化源欲绝。湿热疫为感受湿热疫毒所致，疫邪自口鼻而入，可直达膜原，出现邪遏膜原的见证。继之病邪向里传变，可见表病、里病、表里同病等不同类型，其表病为邪热壅于肌表或里热浮溢于表，里病又有上中下三部之分，有湿热内溃胸膈、阳明实热、劫烁阴液等病理变化。暑（温）热疫多为感受暑热火毒所致，初起即见表里同病之象，即淫热火毒燔炽阳明，可伴有太阳表证。同时疫邪可在短时间内迅速外窜经络，内攻脏腑，出现热毒充斥表里上下内外的复杂证候。病程中热毒极易侵扰营血、灼伤血络而引发斑疹，亦可内陷厥阴而导致昏谵、痉厥，或可引起发疮、肿毒。此外，疫邪又可直犯于脾，运化失司，则可见腹痛、吐泻；邪伤于肾，膀胱气化失常，则可见少尿、多尿等。如疫邪乘虚深入，病变常可波及十二经，致使变证蜂起，危象毕现。病之后期，还可出现阴液耗伤、脾胃虚弱、心神失常、热流经络等表现。

诊 断

一、诊断依据

1. 起病急骤，初起或先见发热恶寒，咳嗽等肺卫表证；或见憎寒壮热，继则但热不寒，苔白如积粉，舌质红绛等邪伏膜原之证；或见身大热，头痛如劈，吐泻腹痛，或吐衄发斑，舌绛苔焦，脉浮大而数等热毒盛于内外之象。

2. 传变迅速，症状复杂，病情凶险。可在短时间内出现闭窍神昏、动风痉厥、伤络动血、喘急、厥脱、尿闭等危重证候。

3. 有强烈的传染性，易发生流行，在一个短时期内即有较多的人患病。应注意有无与相关温疫患者接触史。

由于温疫涉及到多种现代医学的急性传染病，所以不仅要重视中医诊断和辨证，还必须及时结合现代诊断方法，如血常规、尿常规、胸透以及血清学检查等，作出诊断，如为传染病还应迅速上报疫情，以便有关部门采取相应的预防和控制措施。

二、鉴别诊断

温疫应与一般的四时温病鉴别。一般的四时温病，包括温毒等病在内，不致造成明显的流行。而温疫起病急骤，传变较快，病势凶险，具有强烈的传染性和流行性。当然，温疫与温病并无绝对的区别，如一般的温病发生了大范围的流行，亦可称为温疫。

辨 证 论 治

一、辨治要点

（一）辨证要点

1. 辨病机明病位

温疫起病急骤，传变迅速，可在短时期内危及患者的生命。因此，应辨清疫疠毒邪在卫气营血的深浅层次，明确其病变部位在何脏何腑。

2. 辨病邪明属性

温疫由疫疠毒邪引起，各种疫邪的致病特点不同，所以应强调辨明病邪的属性。如发病后见肺卫表证，且很快出现肺热亢盛和肺气郁闭见证者，多为风热疫邪侵袭；若发病后身热不扬，或憎寒发热，全身重滞，胸脘痞满，苔腻浊或白如积粉，则多为湿热秽浊之邪侵袭；若发病后热势张扬，高热口渴，唇燥舌干，肌肤斑疹，尿少便结，则多为温热（暑）疫邪所感。但温疫为病，往往易兼夹秽浊之气，因而在辨证时对有胸闷腹胀，呕恶，泄泻，苔腻等表现者，应注意是否有秽浊之邪的存在。

3. 辨病势明预后

温疫起病后发展变化十分复杂，病情可在转瞬间突变。因此，正确推测病势的发展方向，以判断预后的吉凶，并及时制订相应的治疗方案，也是非常重要的。一般可从热势、神志、斑疹的色泽及分布等方面进行判断。若热势骤降，呼吸急促甚至喘憋，神志由烦躁转为昏谵、昏愦，甚至发生厥脱、动风，肌肤斑疹色深稠密，甚至融合成片，均属病势严重，预后不良之象。相反，若热势逐渐降低，或身热夜甚转为白昼热盛，呼吸平稳，神志无明显异常，虽外发斑疹，但色泽明润不深，则大多提示病势有好的转机，预后亦较好。

（二）治则治法

1. 治则

对于温疫的治疗，总以祛邪为第一要义。正如《温疫论》所言："大凡客邪贵乎早逐，乘人气血未乱，肌肉未消，津液未耗，病人不致危殆，投剂不至掣肘，愈后亦易平复。欲为万全之策者，不过知邪之所在，早拔去病根为要耳。"对疫邪的治疗，往往用药较猛，并投以重剂，意在逐邪务早、务尽。

2. 治法

首先应针对病邪在卫气营血和脏腑部位的不同而确立治法。如属卫气同病者治以解表清里；邪遏膜原者治以辟秽化浊，开达膜原；阳明热盛者治以清泄热毒；热盛迫血外发斑疹者治以凉血化斑；热陷手足厥阴者治以开窍息风；后期余邪未净，阴伤络阻者治以养阴泄热，清透包络。

同时应根据疫邪性质的不同，分别采取不同的治法。如风热疫邪侵袭，治疗主以疏风泄热，如兼夹湿浊，则配合化湿泄浊；如湿热疫邪侵袭，治疗应以化湿辟秽为主，待湿热疫毒化热化燥，方可治同温热、暑热；如为暑（温）热疫邪所感，治疗应注意清热解毒，清气凉营（血），生津救阴。

二、常见证型辨治

（一）初起证治

1. 邪犯肺卫

见第八章。

2. 卫气同病

【证候表现】 发热，微恶风寒，无汗或少汗，头身疼痛，或肢体酸楚，口微渴，心烦少寐，舌红，苔薄，脉数。

【病机分析】 本证见于多种疫病初起，疫邪既侵袭卫表、肌腠，又亢炽于气分，而形成卫气同病之候。邪在卫表，卫阳被遏，则见发热，微恶风寒，无汗或少汗。如疫邪留滞于肌腠经络，气血阻滞，则头身疼痛，或肢体酸楚。气分有热，则口微渴，心烦少寐。舌红，苔薄，均为疫邪郁阻卫气之象，如兼夹湿邪则苔可腻，如气分邪热已盛，则苔可呈黄色。

【治法】 解肌透表，清泄气热。

【方药】 柴葛解肌汤。

柴葛解肌汤 （《伤寒六书》）

柴胡　葛根　甘草　黄芩　羌活　白芷　芍药　桔梗　石膏

水煎服。

柴胡、葛根透表解肌以助汗出，使疫邪从表而去；羌活、白芷解表宣痹止痛；黄芩、石膏清泄气分里热；白芍、甘草酸甘化阴，和营泄热；桔梗宣开肺气；生姜、大枣调营卫而和中。合而成方，具有寒温并用，外散表邪，内清郁热之功。由于方中羌活、白芷等兼有祛表湿的作用，所以对兼有湿邪在表者本方尤为适用。

【临床运用】 如恶寒、无汗明显者，可去黄芩，加豆豉、荆芥或香薷以解表发汗。热盛而心烦较重者，可加知母、竹叶清心除烦；肌肉、关节疼痛较重者，加秦艽、薏苡仁祛湿通络；如咽喉疼痛，可加白僵蚕、蝉衣等。如兼有湿浊之邪，可酌加藿香、佩兰等芳化之品。

3. 邪遏膜原

【证候表现】 初起憎寒壮热，继之但热不寒，昼夜发热，日晡益甚，头痛烦躁，胸闷呕恶，苔白厚浊腻或垢腻如积粉，舌质紫绛，脉濡数。

【病机分析】 本证为湿热邪气伏于膜原之证，多见于湿热疫初起，亦可由卫气同病证发展而来。湿热疫邪浮越于太阳经，则初起憎寒壮热，头痛；疫邪亢盛，则昼夜发热。湿热郁蒸午后为甚，故日晡发热益甚。湿热蒸腾，上攻头面，则头痛烦躁；湿热阻滞，气机不畅，则胸闷呕恶。苔白厚浊腻或垢腻如积粉，脉濡数，皆湿热疫毒郁遏膜原之象。

本证初起与伤寒表证相似，但湿浊之象明显，应注意鉴别。

【治法】 疏利透达，辟秽化浊。

【方药】 达原饮（见第十一章）。

【临床运用】 邪离膜原的快慢与邪气盛衰和正气强弱有关。感邪轻者，服达原饮一二剂，疫邪可随汗而解；正气强者，服达原饮二三日邪即被逐出。正气不足，半月或十数日疫邪仍可在膜原。膜原之邪可波及诸经而出现不同的兼证，达原饮亦须随证化裁：如见胁痛、耳聋、寒热、口苦者，加柴胡解少阳经之邪；目痛、鼻干、少眠，加葛根解阳明经之热；腰背项痛，加羌活解太阳经之热。若感邪重，舌苔如积粉而满布，服达原饮后邪不外解，而从内陷，既有以上三阳经证，又见舌根先黄，渐至中央亦黄者，这是表、里和半表半里均有邪气侵袭，本方加大黄、葛根、羌活、柴胡及姜、枣共煎服，方名三消饮。如服达原饮后，舌变黄色，随现胸膈满痛，大渴烦躁，此为湿热之邪内传阳明，逐渐化燥阻塞胃腑，而膜原之邪仍然锢结未解，可用达原饮加大黄下之。若热甚者，可加青蒿、柴胡、金银花；若呕恶甚者，可加制半夏或姜竹茹；若大便秘结，可加大黄（后下）、芒硝。

4. 表寒里热

【证候表现】 发热恶寒，无汗或少汗，头项强痛，肢体酸痛，腹胀便结，或见目眩耳聋，皮肤斑疹疮疡，唇干或焦，苔黄燥，脉弦滑而数。

【病机分析】 此为暑热疫邪郁伏于里，寒邪困束于表所致之证。寒邪外束，经气不利，则发热恶寒，无汗或少汗，头项强痛，肢体酸痛。里热郁滞，上干头目，则目眩耳聋。热毒发于营分血络，则见肌肤斑疹疮疡。热盛阳明，腑气不通，则腹胀便结。唇干或焦，苔黄燥，脉弦滑而数均为热盛阴伤之象。

本证与前述之卫气同病证同属表里同病，但前证感受湿热性质之疫邪，而本证无明显湿邪，且其表邪属寒，在里之邪有在气、在营血者，故二证有所不同。

【治法】 疏表散寒，清泄里热。

【方药】 增损双解散（见第九章）。

【临床运用】 阴伤较甚者，可加沙参、麦冬；热毒较甚或发为疮疡者，可加银花、大青叶、野菊花、紫花地丁等。

（二）邪热闭肺

【证候表现】 发热，不恶寒，咳嗽，或干咳，痰中带血丝，呼吸急促，鼻翼煽动，甚则喘喝欲脱，苔黄，舌红，脉滑数。

【病机分析】 本证多见于肺热疫，多从邪犯肺卫证发展而来。因邪热入里，故发热已盛而恶寒表证已解。邪毒在肺，导致肺气不宣，故咳嗽；咳甚而肺络受伤，故有时痰中带血，与邪入血分者有别。因邪热郁闭肺气，故喘急，即所谓“肺痹”。其甚者，肺之化源欲绝，喘急而正气欲脱。苔黄舌红及脉滑数皆为肺经里热之象。

【治法】 清热解毒，泻肺定喘。

【方药】 麻杏石甘汤（见第八章）合葶苈大枣泻肺汤。

葶苈大枣泻肺汤 （《金匮要略》）

葶苈子 大枣

水煎服。

方中葶苈子能泻肺逐痰，下气平喘，大枣则安中护正。二药配合，泻肺而不伤正。

【临床运用】 肺热盛者，可加入黄芩、桑白皮、鱼腥草，或用鱼腥草注射液静脉滴注。伴呕恶者，可加玉枢丹。伴泄泻者，酌加葛根、黄芩、藿香等。现代临床常用清开灵注射液静脉滴注。

（三）邪传阳明

【证候表现】 壮热大汗，口渴引饮，烦躁不宁，或腹满拒按，便秘，舌红，苔黄燥甚或焦黑起刺，脉洪而数或沉实。

【病机分析】 本证为各种疫疠毒邪化燥化火传于阳明，包括了邪热浮盛阳明和阳明腑实二证。邪热炽盛于阳明，故壮热大汗，口渴引饮，烦躁不宁。热结腑实则腹满拒按，便秘。舌红，苔黄燥或焦黑起刺，脉洪大或沉实，均为阳明气分热盛之象。

【治法】 辛寒清热泄邪，或苦寒攻下邪毒。

【方药】 白虎汤（见第八章）、大承气汤或调胃承气汤（见第八章）。

大承气汤 （《伤寒论》）

大黄 厚朴 枳实 芒硝

水煎服。体弱者减半量服。

该方出自《伤寒论》，方中大黄攻结散热为君，枳实下气消痞为臣，厚朴除满，芒硝软坚润燥。四药合用，有急下存阴之效。

【临床运用】 虽然在《温疫论》中用大承气汤作为治疗温疫热结肠腑证的主方，但在实际应用时，仍多用调胃承气汤加减，并可参考风温、春温等章有关该方临床运用的内容。若热盛津伤明显者，可加玄参、麦冬、石斛等养阴生津；若阳明热毒亢盛，烦躁口苦较重者，可加黄连、山栀、大青叶等清热泄火解毒，也可用清开灵注射液静脉滴注。

（四）气营（血）两燔

1. 热毒充斥表里

【证候表现】 身大热，头痛如劈，腰痛如被杖，两日昏瞀，或狂躁谵妄，口干咽痛，吐泻腹痛，或吐衄发斑，舌绛苔焦，或生芒刺，脉浮大而数，或沉数，或六脉沉细而数。

【病机分析】 此为温热毒邪充斥于表里十二经之候。邪热浸淫于表里则身大热；窜于肾之络则腰痛剧烈；上攻头目则头痛，目昏瞀；邪热扰心则狂躁谵妄；火毒之邪燔灼于胃，消烁津液，则口干咽痛，舌起芒刺；邪热窜于胃肠，则吐泻腹痛。热毒深重，无所不至，气血俱热，迫血妄行，则吐衄发斑。舌绛苔焦或生芒刺，脉浮大而数，皆为邪毒充斥而阴液大伤之象。脉沉细则为邪气闭伏之象。

【治法】 泄热解毒，大清气血。

【方药】 清瘟败毒饮（见第九章）。

【临床运用】 壮热，头痛如劈，两目昏瞀较重者，可重用石膏、玄参，并加用野菊花清火泄热。骨节烦疼，身痛如被杖较甚者，可加用黄柏清肾经之热。若斑出热不解，兼腹满便秘，脉数有力，加生大黄、芒硝通腑泄热。若斑色深紫，胃热炽盛，气血郁滞不行，加红花、归尾、紫草通络透斑。咽痛较甚者，加山豆根、板蓝根、马勃清热利咽；如热毒炽盛者，可配合内服片仔癀；神昏谵语者，可配合醒脑静注射液或清开灵注射液，或用安宫牛黄丸、至宝丹等以清心开窍。惊厥抽搐者，去桔梗，加羚羊角、钩藤、全蝎息风止痉。邪毒闭伏重，见六脉沉细者，可配合针刺曲泽、委中泄血分火毒。

2. 热毒蔓延脏腑

【证候表现】 大热大渴，口开气粗，或绞肠痛绝，或头脑胀痛欲死，或口噤不言，或浑身发臭难闻，或猝然倒仆不省人事，腹满痛，便秘，双目直视，脉乱，舌干黑无苔，或红裂，或黑苔起刺有瓣状物，或舌有灰晕。

【病机分析】 此为脏腑实热已极，热毒传遍三阴之候。热极伤津，饮水自救，则大热大渴。淫热火毒充斥，熏蒸胃肠，秽气为其所遏，故绞肠痛绝，浑身发臭难闻。邪欲求外出之路则口开气粗；热毒疫邪上扰于脑则头脑胀痛欲死；痰浊内阻，神明无主则仆地不省人事。风火相煽，将发痉厥，则口噤不言。热毒结于肠腑，气机郁闭则腹满痛，便秘。精气耗散欲竭则双目直视。阴伤之极则舌干黑无苔或红裂，而舌黑起瓣或灰晕重重为三阴热毒亢极而阴津将绝之象。脉乱为淫热内伏，气血内乱之象。

由于热毒极盛，疫火深伏而不外达，可出现周身如冰，六脉沉伏的假寒之象，应从黑苔起刺、舌质红裂、浑身发臭难闻、舌有灰晕等方面判断其为真热假寒证。

本证与上述热毒充斥表里证都属热毒盛极，充斥表里脏腑之重证。但本证兼有热结肠腑，无形邪热亢盛而有形热结亦锢。

【治法】　大剂苦寒清热解毒，泻下泄热救阴。

【方药】　十全苦寒救补汤。

十全苦寒救补汤　（《重订广温热论》）

生石膏　知母　黄柏　黄芩　黄连　芒硝　大黄　厚朴　枳实　犀角

水煎服。

淫热深入三阴，神气内乱，精气将竭，非重剂清热解毒不足以泄其毒热，救其真阴，故本方组成以白虎汤、黄连解毒汤、大承气汤合用，名之十全苦寒救补汤。其中，白虎汤辛寒清肺胃之热，黄连解毒汤苦寒泻三焦之火，大承气汤通腑撤热，更以犀角凉营解毒。全方具有清透脏腑之热，祛除三阴邪毒之功效。

本方与清瘟败毒饮均为清除温热疫邪的重剂，但二方配伍不同，功用亦有所侧重。本方中有攻下重剂大承气汤釜底抽薪，以去秽浊毒邪，有泻火解毒重剂黄连解毒汤直折三焦火毒，有辛凉重剂白虎汤清泄表里之热。全方力猛而专，通过清泄气分有形、无形邪来达到救护阴精、挽救生命的目的。清瘟败毒饮以清透无形邪热为主，其中白虎汤、黄连解毒汤与犀角地黄汤同用，气血两清，故气血两燔，邪气闭郁不得外透者较为适宜。

3. 毒盛发斑

【证候表现】　壮热日晡益甚，口渴引饮，烦躁不安，或腹满便秘，斑色显露，红赤甚或紫黑，初见于胸膺，后则全身密布，舌红苔黄燥，脉洪大或沉实。

【病机分析】　本证为疫疠毒邪直传阳明胃腑，化燥迫血外溢所致，系气血两燔之证。阳明热盛，则壮热日晡益甚，口渴引饮，烦躁不安。热结腑实，则腹满便秘；阳明热毒迫血妄行，血溢肌肤则发斑，斑色红赤者热毒较重，斑色紫黑者热毒极盛，病情严重。舌红苔黄燥，脉洪大或沉实为热盛伤阴及腑实之象。

【治法】　清气解毒，凉血化斑。

【方药】　化斑汤（见第九章）或托里举斑汤。

托里举斑汤　（《温疫论》）

白芍　当归　升麻　白芷　柴胡　穿山甲（蜜炙）

水姜煎服。

方用白芍、当归养血和血，穿山甲通络，共使血气和而斑外发；升麻、白芷、柴胡升提阳气，使内陷之斑毒外透。全方和中通络，升阳举斑。虽有中气不振而不用温补，以免助热伤阴；虽斑毒重而不用大剂清凉解毒，以免再伤中气。与姜同煎取其助胃气之功。

化斑汤和托里举斑汤皆用于温疫阳明热毒炽盛，迫血外发斑疹之证。但化斑汤中既有白虎汤清气泄热，又有犀角、玄参清营凉血化斑，故以祛邪为主，兼顾正气，适用于邪盛而正伤较轻者；托里举斑汤祛邪扶正之力均较和缓，故适用于正伤而邪气内陷之证，冀其邪渐祛而正渐复。

【临床运用】　兼腹满胀痛，大便秘结，脉数有力者，可加生大黄、玄明粉以通腑泻热。若因里气壅闭而斑疹发出不畅者，亦可配合下法，使里实去而卫气疏通，邪毒随之外解。但如下后斑渐出而仍有可下之征，再用下法即应严格掌握“缓缓下之”的原则，以防攻下太过损伤中气而导致斑毒内陷。若热毒极甚，可加大青叶、丹皮清热解毒。若斑出热不解，胃津大伤者，加梨皮、蔗浆，甚者加生地、麦冬养阴生津。现代临床也可配合清开灵注射液静脉滴注。

（五）热陷厥阴

【证候表现】 身灼热，肢厥，神昏谵语或昏愦不语，颈项强直，牙关紧闭，两目上视，手足抽搐，斑疹紫黑，舌质红绛，脉细数。

【病机分析】 本证为疫毒化火化燥内陷心包、肝风内动之证，即为邪热内陷手足厥阴。疫毒侵入心营，内陷心包，故见身灼热，神昏谵语或昏愦不语；疫毒炽盛，引动肝风则见颈项强直，牙关紧闭，两目上视，手足抽搐；疫毒炽盛而内迫血分，故斑疹紫黑。舌红绛，脉细数为营血邪热炽盛之象。

【治法】 清心开窍，凉肝息风，解毒化斑。

【方药】 清宫汤（见第八章）、安宫牛黄丸（见第八章）或紫雪丹（见第八章）、羚角钩藤汤（见第九章）。

【临床运用】 热盛神昏者还可用醒脑净注射液、清开灵注射液静脉点滴。若阳明热结而见神迷肢厥，腹满便秘者，当加大黄、芒硝通腑泄热。若热竭肾水，尿量极少，酌加生地、知母、龟板、阿胶等以滋肾水。

（六）正气暴脱

【证候表现】 身热骤降，面色苍白，气短息微或喘急，大汗不止，四肢湿冷，心烦不安或神昏，斑疹晦暗或突然隐退，或见各种出血，舌质淡，脉微欲绝。

【病机分析】 本症多因疫毒亢极，阳气外脱；或肺气郁闭，化源欲绝；或出血过多，气血逆乱，正气暴脱所致。正不胜邪，邪毒内陷则身热骤降，斑疹晦暗或突然隐退；阳气外脱则面色苍白，气短息微，或见喘急，大汗不止，四肢湿冷；心阳衰弱，神不守舍则心烦不安或神昏谵语。舌淡，脉微欲绝为气脱之象。

【治法】 益气固脱，回阳救逆。

【方药】 生脉散（见第八章）合四逆汤。

四逆汤 （《伤寒论》）

熟附子　干姜　炙甘草

水煎服。

方中附子、干姜温阳散寒，救逆固脱；炙甘草益气解毒。共奏固阳救逆之功。

【临床运用】 临床上要辨别气阴外脱及阳气外脱之侧重不同，治疗重点也各有异。现代临床多选用参附注射液、生脉注射液等静脉注射或静脉滴注。如见冷汗淋漓，加龙骨、牡蛎、山茱萸敛汗固脱。若脉急疾，躁扰不卧，神昏者，属内闭外脱，可同时送服安宫牛黄丸清心开窍。

（七）恢复期证治

1. 肠燥便秘

【证候表现】 发热已退，饮食渐增，大便多日不行而无所苦，舌质偏红，苔薄而干，脉细。

【病机分析】 此为温疫病后，正虚邪恋之候，可出现多种见症。本证饮食渐增，但大便多日不解，因其无潮热、腹满痛、苔黄燥，故属病中气液耗伤太过，肠中津液亏损不能濡润，气虚推送无力所致。因邪气已去或大部已去，故发热已退。舌质偏红，苔薄而干，脉细均为阴伤未复之象。

本证虽有大便不通之症，系由肠液不足而致，故又称为“无水舟停”，与阳明腑实证不同。其邪已去，故无身热、腹满等表现。

【治法】 润肠通便。

【方药】 增液汤或当归润燥汤。

增液汤 （《温病条辨》）

玄参 生地 麦冬（连心）

水煎服。

本方用三味养阴生津之品，滋养肠液而促使大便排出。吴鞠通曰：“独取玄参为君者，玄参味苦咸微寒，壮水制火，通二便，启肾水上潮于天，其能治液干，固不待言，《本经》称其主治腹中寒热积聚，其并能解热结可知。麦冬主治心腹结气，伤中伤饱，胃络脉绝，羸瘦短气，亦系能补能润能通之品，故以为之佐。生地亦主寒热积聚，逐血痹，用细者，取其补而不腻，兼能走络也。三者合用，作增水行舟之计，故汤名增液，但非重用不为功。”指出了该方作用及用量的特点。

当归润燥汤 （《杂病源流犀烛》）

当归 大黄 熟地 生地 甘草 桃仁 麻仁 升麻 红花

先水煎其中七味药，至水减半，再入桃仁、麻仁再煎至半。

本方多滋润养液之品，当归、红花、生熟地养阴血，通血滞；桃仁、麻仁润肠增液；升麻升提胃气，大黄降胃浊，二药合用调整气机，以达升清降浊之效；甘草调和诸药，又能益气。全方滋而不滞，对热病后因肠中阴液大伤而大便不行者甚为适用。

【临床运用】 若低热不退，可加白薇、地骨皮养阴清热。若口渴明显，可加石斛、天花粉、沙参、玉竹之类生津止渴。若兼见舌淡脉弱等气虚之象，可加入补气之黄芪、人参。

2. 余邪留滞

【证候表现】 身热虽退，但终日昏睡不醒，或错语呻吟，或神情呆滞，舌色红，苔少或有黏腻薄苔，脉细略数。

【病机分析】 此为温疫瘥后，虽热已退但心包络之邪热未尽之候，故见昏睡不语，或错语呻吟等轻度神志异常。舌红少苔为营阴未复，余热未尽之象。若为黏腻薄苔，则为包络痰热未除。

【治法】 化痰祛瘀搜络，涤除余邪。

【方药】 三甲散加减（见第十章）

【临床运用】 若夹有痰热，可加天竺黄、石菖蒲、胆南星清热化痰。如神志症状较明显，可根据证情的邪热偏重或痰浊偏重，分别加用安宫牛黄丸、至宝丹，或用苏合香丸等，以开窍醒神。并可参考暑温的临床运用内容。

小 结

温疫是感受疫疠毒邪而引起的一类急性外感热病，发病急，传染性强，容易造成广泛的流行。临床以起病急骤、传变迅速、热势亢盛或见肌肤外发斑疹为特征。疫疠毒邪的性质有湿热和温热之分，前者多见湿热疫邪，后者为风热疫邪和暑（温）热疫邪。风热疫邪和湿热疫邪多从口鼻而入，或先犯肺卫，或伏蕴于膜原；暑热疫毒则多从太阳而干阳明，炽盛于胃。病程中因病邪性质的差异，其传变方式和侵犯脏腑的部位可有显著不同。但其基本病机是疫疠毒邪侵入人体后迅速充斥表里内外，弥漫上、中、下三焦，造成卫气营血及有关脏腑的广泛损害，临床表现亦复杂多变。

温疫病的基本治则是迅速祛除病邪，其具体治法应根据病机、病邪、病势等灵活调整变化。肺热疫为感受风热疫邪引起，初起时以邪在肺卫为主要表现，治以银翘散。如疫病初起卫阳被遏而里热已盛，则属卫气同病之候，治以柴葛解肌汤解肌透表，清泄气热；湿热疫为感受湿热疫邪引起，初起邪气直犯膜原，则治以达原饮疏利透达膜原湿浊之邪。暑（温）热疫为感受暑热火毒疫邪而发病，初起卫气同病多形成表寒里热证，治以增损双解散解表清里。不论疫邪初起致病有何表现，传里后均可出现气分和营血分病变。如疫邪致肺热亢盛，肺气郁闭，治以麻杏石甘汤合葶苈大枣泻肺汤；疫邪化燥化火盛于阳明，或形成阳明热结之证，分别用白虎汤、大承气汤或调胃承气汤清泄阳明或攻逐里实；热毒亢盛而发斑，为邪热入血，迫血妄行之证，治以化斑汤、托里举斑汤凉血解毒化斑或和营通络举斑；疫邪化燥化火闭阻心包，引动肝风，则治以安宫牛黄丸或紫雪丹合羚角钩藤汤清心开窍，凉肝息风。如见热毒充斥表里，用清瘟败毒饮清热解毒，气血两清；热毒蔓延脏腑，三阴热毒极盛而阴津将绝，用十全苦寒救补汤退三阴淫热。如疫毒亢极而正气暴脱者，可急以生脉散合四逆汤益气固脱，回阳救逆。温疫恢复期，正虚邪恋，可出现诸多证候，若属肠燥便秘，治以增液汤或当归润燥汤润肠通便；若余邪留滞者，可用三甲散加减以涤除痰瘀等余邪。

临 床 参 考

湿热疫病以初憎寒，进而见发热、头疼身痛、乏力、甚者苔白如积粉、舌边红绛等邪遏膜原证候为临床特征。根据其传染流行特点、发病方式和临床表现，西医学中的霍乱、急性无黄疸型肝炎、重型肝炎、流感等疾病，凡具有湿热疫特征者，可参考进行辨证论治。如潘氏用治疗湿热疫邪伏膜原之达原饮加减治疗病毒感染性发热226例，方用槟榔、草果、知母各15g，川朴10g，黄芩12g，甘草3g。邪在少阳加柴胡，太阳加羌活，阳明加葛根；腹胀，便秘，苔黄加大黄。每日2剂水煎取液，150ml/6小时，口服。阴虚者禁用，舌苔燥者慎用。禁辛辣厚味及油腻之品。结果均痊愈［四川中医　2001；19（4）：42］。钟氏用中西医结合方法治疗流行性出血热54例，发热期湿热遏伏用黄芩10g，藿香、连翘各12g，薄荷6g（后下），白豆蔻（后下）、草果（后下）、菖蒲各5g，茵陈30g，六一散（包）、薏苡仁各20g；卫气同病用生石膏（先下）、芦根各30g，知母、黄芩、金银花、连翘各10g，薄荷（后下）、生甘草各6g，板蓝根25g；气营（血）两燔用生石膏、水牛角（先下）各30g，知母、黄芩、丹皮、赤芍、紫草、大黄（后下）各10g，黄连3g，生地、半边莲各15g。少尿期瘀热蕴结用大黄（后下）、芒硝（分冲）、桃仁、丹皮、赤芍、紫草各10g，生地、车前子、滑石各15g，白茅根30g，肾阴亏耗用知母、黄柏、丹皮、山茱萸各12g，茯苓、泽泻、麦冬各15g，生地、山药、白茅根各30g，西洋参10g。多尿期肺胃燥热用淡竹叶3g，西洋参10g，石膏20g（先下），炙甘草6g，麦冬、北沙参、玉竹、天花粉各5g；肾虚不固用熟地、山药、山茱萸各15g，枸杞子、丹皮、杜仲、熟附子各10g，益智仁、桑螵蛸、乌药各6g，黄芪20g。每日1剂水煎服。恢复期用中成药口服。并结合西医常规治疗。结果：治愈52例，腔道大出血停用中药2例［新中医　2001；33（7）：35］。楮氏用甘露消毒丹治疗急性病毒性肝炎40例，药用白豆蔻、薄荷各6g，藿香、木通、黄芩、贝母、射干、菖蒲各10g，茵陈30g，滑石、连翘各15g。对照组36例，用三仁汤：杏仁、通草、厚朴、法半夏各10g，滑石、薏苡仁各15g，竹叶、白豆蔻各6g。每日1剂水煎服，10日为1疗程，共3个疗程；结果：两组分别治愈39例和25例（$P<0.01$），显效1例和9例，好转0例和2例。治疗组HBsAg转阴8例，HBeAg转阴13例，治疗前后比较有显著性差异（$P<0.01$）［中医杂志　1999；40（2）：87］。陈氏用达原饮治疗21例小儿病毒性脑炎。用本方：槟榔、草果、黄芩、知母、芍药各6g，厚朴、甘草各3g。随症加减，每日1剂水煎服。结果：显效15例，有效4例，无效2例［中国中医急症　1999;8（4）：188］。

暑热疫多发于战乱饥馑，或久旱无雨，暑气亢盛之年。西医学的一些烈性传染病如流行性出血热、斑疹伤寒、登革热与登革出血热、流行性乙型脑炎等具有暑热疫特点的可参考本病辨治。其特点为初起即见热毒燔炽阳明，充斥表里、上下、内外，经常卫气营血分证候并见。临床常见高热、头痛、身痛、斑疹、出血、甚至昏谵、痉厥等一派热毒极盛的表现。治疗宜用祛邪为主。清瘟败毒饮为治疗温疫类温病疫毒充斥气血的主方，刘氏以之加减治疗登革热30例，方为生石膏30g（先下），生地、赤芍、土茯苓各20g，黄连、栀子、黄芩各10g，知母、藿香各12g，水牛角（先下）、丹皮、茵陈、紫草各15g，甘草5g。剂量随年龄增减，每日2剂水煎服。并用具有清热泄火作用的双黄连粉针剂静滴，每日1次。与西药病毒唑静滴之对照组30例比较。结果均治愈，但中药治疗组白细胞、血小板复常及退热时间均短于对照组［实用中医药杂志　1998；14（7）：6］。郝氏同样用清瘟败毒饮治疗流行性出血热120例，并根据不同病变阶段和临床表现加减制成不同成方，每日1剂水煎服。与病毒唑治疗组60例对照。结果：少尿期及低血压休克期的越期率好于对照组，发热、多尿、血小板复常及尿蛋白转阴日数均短于对照组，并发症亦少于对照组［中国中西医结合急救杂志　2001；8（1）：45］。魏氏则用清泄逐瘀法为主治疗流行性出血热急性肾功能衰竭80例，方用犀角地黄汤合桃仁承气汤加减：生地、白茅根、生石膏（先煎）、板蓝根各30g，水牛角60g，丹皮、黄连、大黄、芒硝、桃仁各10g，赤芍、玄参、知母各13g，甘草6g。热甚加公英、连翘；呕吐加姜竹茹、赭石；休克加西洋参、麦冬；出血加三七。每日1~2剂水煎服。结果：治愈77例，死亡3例［中医杂志　2000；41（7）：441］。徐氏用加味白虎汤为主治疗恙虫病102例，方用石膏、滑石各24g，知母、黄芩、藿香、扁豆、厚朴、蔻仁各10g，生地、郁金、菖蒲各15g；湿重加苍术；每日2剂水煎服。并用双黄连注射液或穿琥宁静滴，每日1次，7日为1

疗程；高热、昏迷者用清开灵静滴，每日2次。结果均告治愈［中西医结合实用临床急救 1997；4（2）：69］。杨氏抢救极重型流行性乙型脑炎呼吸衰竭93例，用生石膏、知母、板蓝根、丹皮、党参、五味子、钩藤、菖蒲、僵蚕等。痰多黄稠加天竺黄、青礞石、竹沥达痰丸；痰多而稀加制南星、姜半夏或礞石滚痰丸；痰多难出加陈胆星、大贝母、天竺黄或猴枣散；昏迷热甚加紫雪散；深昏迷，高热，抽搐加抗热牛黄散；深昏迷抽搐热不甚加至宝丹；热极生风加生石决明、蜈蚣、全蝎；便秘加生大黄、元明粉；脉伏，肢冷加红参、熟附子、生牡蛎。并用皮质激素、东莨菪碱及脱水、扩容、纠酸、强心、吸氧等对症治疗。结果：治愈75例，死亡16例，自动出院2例［中西医结合实用临床急救 1997；4（3）：120］。

2002年冬至2003年初夏，我国流行传染性非典型性肺炎，广大中医药工作者投身于这场战斗中，总结了许多宝贵的经验。如任氏提出对本病的治疗可分为早、中、晚三期：发病3～5天为早期，属热毒袭肺，治以清热宣肺，疏表通络；发病3～10天为中期，其中属疫毒侵肺，表里热炽者，治以宣肺透表，泻热平喘，热毒炽盛者，治以清热凉血，泻火解毒，保津护肺；发病后7～14天为晚期，其中属邪盛正虚，内闭喘脱者，治以益气固脱，通闭开窍，而温毒闭肺者，治以宣肺开闭，利气平喘。本病的恢复期属气阴两伤，余邪未尽，治以益气养阴，佐以通络［《中医药专家谈SARS》.中国中医药出版社.2003年］。对本病的治疗，李氏提出初起属邪犯肺卫，治以辛凉解表，宣肺止咳，主以银翘散合升降散加减（金银花15g，连翘12g，板蓝根12g，蝉衣6g，豆豉12g，僵蚕10g，片姜黄6g，桔梗10g，荆芥穗8g，浙贝母15g，杏仁后下10g，薄荷后下6g，每日二剂，水煎分四次服）。如腹泻加藿香正气胶囊，配合清开灵注射液、川芎嗪注射液。继则属邪热壅肺，治以清热解毒，益气活血，佐以利湿，主以麻杏石甘汤合升降散加减（生麻黄8g，杏仁后下10g，生石膏先煎50g，生甘草8g，蝉衣8g，僵蚕10g，西洋参15g，丹参30g，片姜黄8g，生苡仁15g，桑白皮15g，葶苈子15g，金银花15g，黄芩12g。每日两剂，水煎分四次服）。如痰多而便秘，加生大黄、天竺黄；可配合清开灵注射液；气阴两虚配合参麦注射液；肢厥阳气外脱配合参附注射液。气阴两虚，气虚血瘀者，治以益气养阴，活血化瘀，主用西洋参10g，麦冬15g，北沙参15g，生黄芪15g，丹参30g，五味子6g，炙甘草10g，生地10g，黄精15g，每日一剂，水煎分两次服。后期见肺脾气虚，余邪未清，治以理肺健脾，清利余邪，主用生黄芪20g，党参15g，陈皮10g，茯苓皮10g，丹参30g，焦三仙30g，砂仁后下6g，制半夏9g，炒白术12g，金银花15g，每日一剂，水煎分二次服。肺部阴影不吸收者，加炙百部12g，石韦15g，水蛭粉分冲3g［《中医药防治非典型肺炎（SRAS）研究（二）》.中医古籍出版社.2003年］。有关本病的临床报道也有不少。如全氏把本病分为5期进行辨证治疗。①发热期，其中初期（邪在肺卫），治以疏风清热，解毒化湿，用SARS1号（芦根、银花、蝉蜕等），同时用双黄连粉针剂、鱼腥草注射液静脉滴注；壮热期（邪热壅肺），治以清热宣肺、解毒活血，用SARS2号（炙麻黄、生石膏、杏仁等），同时用清开灵注射液、鱼腥草注射液、丹参注射液等；热毒期（气营两燔，毒瘀互结），治以清气凉营，解毒活血，用SARS3号（生石膏、生地、水牛角等），同时用醒脑静注射液、鱼腥草注射液等。②喘咳期（肺热壅盛，痰瘀互结），治以泻肺平喘，通腑活血，用SARS5号（黄芩、桑白皮、全瓜蒌等），同时用丹参注射液静脉滴注。③喘脱期，其中宗气外脱者治以益气固脱，活血化瘀，用SARS6号（太子参、黄芪、吴茱萸等），同时用丹参注射液、参麦注射液静脉滴注；元气外脱者治以温阳固脱，活血化瘀，用SARS7号（吉林人参、淡附子、黄芪等)，同时用丹参注射液、参附注射液静脉滴注。④恢复期，其中心脾两虚型治以益气健脾、养阴活血，用 SARS8 号（太子参、麦冬、焦三仙等），同时用丹参注射液、生脉注射液静脉滴注，另外又按心肾不交、肝经湿热、火毒伤阴、肺络癥积分别用 SARS9～12 号［中医杂志 2003；44（7）：506］。朱氏治疗 37 例“非典”患者，采用静脉滴注清热解毒针剂（清开灵注射液、鱼腥草注射液），同时按邪在肺卫或卫气同病、邪热疫毒充斥表里、气机不利而治以轻清宣化，以基础方（僵蚕、蝉蜕、桔梗、甘草、玄参、马勃、重楼、岗梅根、柴胡、厚朴）加味，热毒盛加黄芩、蒲公英，湿热盛加苍术、陈皮，咳嗽加枇杷叶。适当配合皮质激素和抗生素，平均退热时间 2.97 天，平均胸片阴影吸收时 6.20 天，平均住院时间 8.86 天，全部治愈或明显好转［天津中医药·非典专辑 2003；20（6）：15］。

医 案 选 读

1. 温疫发斑

病者：孙云山，年三十一岁，酱园柜员，住景德镇。

病名：温疫发斑。

原因：夏历八月，斑症流行，平素嗜酒，起居不慎，故易于传染。

证候：面部浮肿，四肢酥麻，恶寒发热，脊强无汗，口渴嗜茶，腹内不安，荐骨痛甚，斑发隐隐。

诊断：舌根淡黄少津，脉浮而数，浮为外越之象，数主高热之征。脉症合参，断为阳明热郁发斑之候。

疗法：斑宜外达，必汗先泄而斑随之出，故用麻杏甘石汤，鼓其外出，仍虑力薄，复加防风、独活，助其发汗之力也。

处方：净麻黄八分 防风一钱 生甘草六分 生石膏八钱 独活八分 苦杏仁二钱

效果：服一剂，汗出而寒热退，二剂身痒斑出，三剂荐骨痛止，四剂全愈。

（何廉臣选编．《重印全国名医验案类编·胡剑华诊》．上海科技出版社．1959 年）

按语：此例为温疫阳明热郁发斑之候。对本案的治疗力主斑宜外达，以麻杏甘石汤加味治之，以清泄阳明热郁，透邪外达，药服四剂而告愈。

2. 湿热疫

吴某，男，28 岁，干部。1988 年 1 月 3 日入院。发病三日，病起发热（40℃）微恶寒，全身酸痛，头昏痛，视物昏花，面红目赤，尿少便结，口苦，渴喜热饮，有“三红”症，无皮肤出血点，软腭可见散在出血点，舌红苔薄黄，脉弦数。初予柴胡桂枝汤合剂 250 毫升，次晨体温 39.4℃，软腭及舌下见多个出血点，心烦不寐，舌红苔黄，脉有洪象。遂改用加减清瘟败毒饮合剂 500 毫升分 2 次直肠滴注，“清开灵”10 毫升静注，银翘解毒合剂 200 毫升口服。药后体温反升至 40.2℃，憎寒壮热，额汗量少，身重腰痛，恶心，口不渴，尿短黄赤，脉濡数。经细加辨析，知其证非温热，而是湿热，且湿重热轻所致。乃改投达原饮合剂 100 毫升，柴胡口服液 30 毫升，青蒿口服液 100 毫升，频频口服。药后，体温迅速降至 38℃，次晨继续下降至37.4℃，诸症为之大减，从而直接进入恢复期。住院8天，痊愈出院。

（《当代名医证治汇粹·流行性出血热证治》，宋祖敬主编，河北科学技术出版社，1990年）

按语：此例为湿热疫，前医用清热解毒，辛凉疏散之品治之，反见诸症加剧，因其证非单纯温热，而是湿热，且为湿重热轻之证，宜用疏利透达，辟秽化浊之法治之，方用达原饮、柴胡口服液、青蒿口服液，频频口服。药后诸症大减，痊愈出院。

3. 暑燥疫热结旁流（流行性乙型脑炎）

梁某，男，28岁，住某医院。诊断为流行性乙型脑炎。

住院检查摘要：（略）

病程与治疗：病已六日，曾连服中药清热、解毒、养阴之剂，病势有增无减。会诊时，体温高达40.3℃，脉象沉数有力，腹满微硬，哕声连续，目赤不闭，无汗，手足妄动，烦躁不宁，有欲狂之势，神昏谵语，四肢微厥，昨日下利纯青黑水，此虽病邪羁踞阳明，热结旁流之象，但未至大实满，而且舌苔秽腻，色不老黄，未可与大承气汤，乃用小承气汤法微和之。

服药后，哕止便通，汗出厥回，神清热退，诸证豁然，再以养阴和胃之剂调理而愈。

原按：此患者证见腹满微硬，谵语欲狂，热结旁流，目赤肢厥，身热无汗，脉沉数有力，乃里闭表郁之证，虽屡用清热、解毒、养阴之剂，而表不解，必须下之。下之则里通而表自和，若泥于温病忌下之禁，当下不下，里愈结，表愈闭，热结津伤，造成内闭外脱。说明脑炎治疗并非绝对禁用下法；惟非下证而误下，酿成内陷则属非是。这是一个很明显的"辨证论治"的实际例证。

（《蒲辅周医案·内科治验》，高辉远等整理，中医研究院主编，人民卫生出版社，1972年）

4. 暑燥疫（登革热）

黄某，女，48岁，教师，住院号：62130。10月13日因发热恶寒，头痛，全身骨节酸痛4天收入院。

患者4天前无明显诱因而出现发热恶寒，伴头痛，全身骨节酸痛，以腰痛为甚，发热以下午或夜晚为甚（T38℃～39℃），肌肤出疹，色红，无咳嗽，胃纳差，口干，时有腹痛，便溏，3～4次/日，舌边尖红、苔微黄干，脉弦细数。体检：T38℃，神清，四肢及胸腹部皮肤可见散在红色出血点，眼睑结膜充血++，双肺未闻干湿罗音，心（-），束臂试验阳性。血常规：WBC 3.0×10^9/L，RBC 3.76×10^{12}/L，HGB 10^9g/L，PLT 84×10^9/L。西医诊断：登革热。中医诊断：暑燥疫。辨证：卫营同病。治以清暑解毒，凉营透疹。处方：水牛角（先煎）、石膏（先煎）各30克，生地、野菊花各20克，银花、黄芩各15克，赤芍、丹皮、知母各12克，黄连、甘草各6克。日2剂，水煎服，上、下午各进1剂。

15日二诊：仍有发热（T38.5℃），腰痛乏力，皮疹，尿黄，大便干，舌红、苔黄，脉弦数。治以清热祛湿，凉血透疹。处方：苡仁30克，红条紫草、滑石、黄芩各15克，丹皮、法半夏、赤芍各12克，青蒿（后下）10克，甘草、陈皮各3克。水煎服，日2剂。

19日三诊：发热已退，神疲乏力，口干口苦，时有胸闷，皮疹消退，舌淡红、苔白稍腻，脉弦细数。此为登革热后期，余邪未清，治宜清涤余邪，养阴生津。处方：生苡仁20克，沙参、麦冬、连翘、菊花、茯苓、板蓝根、花粉各12克，甘草3克。日1剂，再服4天而病痊愈。

（《中国百年百名中医临床家丛书·刘仕昌》，钟嘉熙、林培政主编，中国中医药出版社，2001年）

按语：本例经防疫站会诊确诊登革热。治疗以清解疫毒为主，佐以凉营透疹祛湿，配合双黄连粉针剂3克，静滴；板蓝根注射液2毫升，肌注，每日2次，以加强清热解毒之力，疫毒得清，诸症得除。

文献辑要

《重庆堂随笔·论药性》

吴又可治疫主大黄，盖所论湿温为病。湿为地气，即仲圣所云浊邪中下之疫，浊邪乃有形之湿秽，故宜下而不宜清；余师愚治疫主石膏，盖所论者暑热为病，暑为天气，即仲圣所云清邪中上之疫，清邪乃无形之燥火，故宜清而不宜下。二公皆卓识，可为治疫两大法门。

《伤寒瘟疫条辨·卷一》

伤寒得天地之常气，风寒外感，自气分而传入血分；温病得天地杂气，邪毒内入，由血分而发出气分，一彼一此，乃风马牛不相及也。何以言之？常气者，风寒暑湿燥火，天地四时错行之六气也；杂气者，非风非寒非暑非湿非燥非火，天地间另为一种，偶荒旱潦疵疠烟瘴之毒气也。故常气受病，在表浅而易；杂气受病，在里深而难。就令如序例所云，寒毒藏于肌肤，至春夏变以温病，亦寒毒之自变为温，自变为暑耳！还是冬来常气，亦犹冬伤于寒，春必病温之说，于杂气何与？千古流弊，祗缘人不知疵疠旱潦之杂气而为温病，遂与伤寒视而为一病，不分两治。余固不辞谫陋，条分缕析，将温病与伤寒辨明，各有病原，各有脉息，各有证候，各有治法，各有方药，令医家早为曲突徙薪之计，庶不至焦头烂额耳！

《温热暑疫全书·附喻嘉言温疫论》

饥馑兵凶之际，疫病盛行，大率春夏之交为甚。盖温暑热湿之气，胶结互蒸，人在其中，无隙可避。病者当之，魄汗淋漓，一人病气，足充一室，况于连床并榻，沿门阖境，共酿之气，益以出户，尸虫载道腐墐，燔柴掩席，委壑投崖，种种恶秽，上混苍天清净之气，下败水土物产之气，人受之者，亲上亲下，病从其类，有必然之势。如世俗所称大头瘟者，头面腮颐肿如瓜瓠者是也；所称虾蟆瘟者，喉痹失音，颈筋胀大者是也；所称瓜瓤瘟者，胸高胁起，呕汁如血是也；所称疙瘩瘟者，遍身红肿，发块如瘤者是也；所称绞肠瘟者，腹鸣干呕，水泄不通者是也；所称软脚瘟者，便清泄白，足重难移者是也。

《增订叶评伤暑全书·时疫》

霖按：疫者，犹徭役之谓，大则一郡一城，小则一村一镇，比户传染，多见于大凶之后。盖旱潦兵火之余，烈日郁蒸，尸骸之气，与亢胜之气混合，化为沴厉之毒，散漫于天地之间，沿门阖境，最易沾染，若不传染，便非温疫，乃四时常气之温热证耳。越人所谓异乎寒热之温病，其脉行在诸经，不知何经之动也，各随其经之所在而取之。缘古无瘟字，温即瘟疫之谓也。夫温疫为天地沴厉之气，不可以常理测，即不可以常法治。方书温瘟不分，治法多误，良可慨矣。先哲治疫，有上焦如雾，升逐解毒，中焦如沤，疏逐解毒，下焦如渎，决逐解毒之论，深得治疫要领。故吴又可《温疫论》治热湿相搏之疫，首用达原饮，继则三消承气以决逐之……杨栗山《寒温条辨》中，亦以升降散升决并用为首方。若余师愚《疫疹一得》之清瘟败毒饮，乃专治热淫所胜之温疫，故一意清热，而不兼驱湿也。

第十七章 疟疾

疟疾是感受疟邪引起的以寒战、壮热、汗出交作、休作有时为主要特征的急性外感热病。本病一年四季皆可发生，但多见于夏秋蚊虫孳生繁殖季节。

我国对本病的记载较早。殷商时代甲骨文中就有了象形的“疟”字，表明在三千年前我国已有本病流行的文字记载。疟疾病名最早见于春秋战国时期的《春秋左氏传》中，尔后在《内经》中称本病为疟，且对本病有较深入的认识，对典型的疟疾症状作了描述。如《素问·疟论》说：“夫疟气者，并于阳则阳胜，并于阴则阴胜，阴胜则寒，阳胜则热”，“疟之始发也，先起于毫毛，伸欠乃作，寒栗鼓颔，腰脊俱痛，寒去则内外皆热，头痛如破，渴欲冷饮”。其所谓“疟气”即后世所说的“疟邪”。当时已提出了寒疟、温疟、瘅疟、风疟、日作疟、间日发疟、间二日发疟以及肺疟、心疟、肝疟、脾疟、肾疟、胃疟等名。《神农本草经》记载用恒山（常山）等治疗疟疾。《金匮要略·疟病》阐发了疟疾的辨证论治，并有了瘅疟、温疟、牝疟、疟母等分类及其相应的治法。晋代《肘后备急方·治寒热诸疟》则记载了用青蒿一握，以水二升渍，绞取汁尽服之以治疗疟疾的方法。隋代《诸病源候论》也有心、脾、肺、肾等五脏疟的记载。唐代出现了截疟疗法，如《备急千金要方》《外台秘要》等书记载了以常山、蜀漆等为主药的截疟方。宋代陈言《三因极一病证方论·疟叙论》首先提出了“疟备内、外、不内外三因”的理论，认为疟疾的发生“外则感四气，内则动七情，饮食、饥饱、房室、劳逸，皆能致疟”，并分别列有证治内容。金代张子和在《儒门事亲·疟非脾寒及祟怪辨》中说：“余尝用张长沙汗、吐、下三法，愈疟极多”，主张用汗、吐、下三法治疟。明代《医学入门·暑类·疟》主张分阴阳、辨寒热、明六经、别异气，以作为辨证、立法、处方之依据，对疟疾辨证论治的论述甚详。邵新甫在《临证指南医案·疟》中明确指出诸疟由伏邪所致，非旦夕之因为患也。该书中所载的一批疟疾病案为后世治疗疟疾提供了宝贵的经验。至此，对疟疾的证治益臻完善。1949 年以后，不仅临床上广泛运用中医药方法治疗疟疾，而且对其作用机理和有效成分进行了研究，取得了丰硕的成果。其中尤其是治疟特效药青蒿素的提取，为丰富和发展疟疾的治疗起了重要的作用。

本病包括西医学中的各类疟疾，如间日疟、恶性疟疾、脑型疟疾、慢性疟疾，以及由疟疾引起的肝脾肿大、临床上某些有类似疟疾表现的热性病等，均可参照本病辨证论治。

病因病机

一、病因发病

外因感受风寒暑湿，疟邪、瘴毒乘虚侵入人体；内因起居不慎、饮食劳倦、情志所伤而诱发。疟邪、瘴毒夹杂时令之邪及痰饮、劳倦、情志等因素而形成不同的疟疾证候。所以本病以疟邪、瘴毒为原发病因，而以风寒暑湿等时令之邪及饮食、劳倦、情志所伤为诱发因素，其中尤以暑湿诱发者居多。因夏秋暑湿当令之际，正是蚊虫、疟邪猖獗之时，故极易导致发病。

二、病机演变

疟邪侵入人体后，伏藏于少阳半表半里。正邪交争则寒热互作；正胜邪伏则寒热休止。其休作时间及疟发迟早与疟邪伏藏的深浅和部位有关。如邪留浅者，多为一日发、间日发；邪留深者，为三日发。疟发移早，为邪在阳分；疟发移迟，为邪陷阴分。

疟疾的病机转化决定于感受疟邪的强弱、外感时邪的轻重及人体正气的盛衰等。若正气强，感邪轻，疟发的部位以少阳为主。若正气虚，复受暑热、瘴毒之邪，与体内伏藏之疟邪胶结而动，邪势猖獗，除在少阳与正气相争外，还可涉及肝胆，热迫津液，或壅阻肠道，伤及脂膜血络，甚则邪闭心脑而成险候。晚期每多耗伤阴血而成肝肾不足之证。若感寒湿、瘴气而发者，每由少阳而伤及脾胃，健运失职，聚津成痰。若疟久不愈，则易耗伤气血，或气滞痰凝，瘀血阻滞，而结成痞块、积聚之证候。

邪正相搏于少阳是各类疟疾的共同病机，但因兼时令之邪的不同、体质阴阳盛衰有别，临床表现各有区别。如以寒热往来、休作定时为典型表现者，称为正疟；如素体阳盛，感受疟邪后，阳热亢盛者，称为温疟；如疟邪与暑邪兼感为病，则为暑疟；如疟邪与寒邪兼感为病，则为寒疟；如疟邪与湿邪兼感为病，则为湿疟。又有在岭南山瘴之地感受瘴毒而病者，则为瘴疟。瘴毒亦是疟邪中的一种，因其发病多在山瘴湿热秽浊较盛的地区，致病急重，故称之为瘴毒。其中热毒偏甚者，可见壮热，神昏，痉厥，是为热瘴；有因瘴毒湿浊内闭，阻遏阳气而偏于寒者，称为寒瘴。如疟疾反复发作，日久不愈，则可耗伤气血，以致正虚邪恋，每遇劳而发，称为劳疟。如邪阻日久，气血运行不畅，瘀血积于左胁下而形成痞块者，称为疟母。

诊　　断

一、诊断依据

1. 本病一年四季均可发病，但以夏秋季节为多见。

2. 疟疾的典型症状为依次出现寒战、高热、汗出、热退身凉，并呈周期性发作，休作定时，或每日一发、或间日一发、或三日一发。

3. 本病有一定的地域性。如间日发者在全国各地都有；瘴疟则多发于岭南地区及我国西南部。因而在夏秋季节发病，有疟疾流行地区旅居史、疟疾病史、半月之内的输血史，原因不明的发热患者，应考虑本病的可能性。

4. 实验室检查是诊断的重要手段。寒热初发时，血液涂片可查到疟原虫。若查不出，可作骨髓涂片检查，阳性率较高。

二、鉴别诊断

1. 时行感冒

早期症状与疟疾较相似，但时行感冒有明显的肺卫症状，如恶寒，发热，头痛，肢体酸楚，喉痒，咳嗽，鼻塞，打喷嚏，流清涕等；其寒热多无定时。而疟疾的寒战、高热则休作有时，呈周期性发作，在发作间歇期一般无症状，故不难鉴别。

2. 暑湿

暑湿亦可见到寒热起伏似疟的表现，但其热象明显，寒战较少见，无周期性的寒热发作，兼有肢体疼痛，脘痞苔腻等湿邪内郁的表现。

3. 湿温

湿温起病较缓，一般无寒战；如进入气分后可见高热，但无周期性发作，并可伴有身重，胸脘痞闷，呕恶，苔腻等湿热郁阻气分的症状，较易与本病别。

4. 肺痨

肺痨发热多为阴虚内热，以午后或夜间潮热为特征，与疟疾的寒热休作定时不同。粟粒性肺结核也可见寒战、高热、汗多，颇似疟疾，但粟粒性肺结核有进行性消瘦，并有气急、发绀、盗汗等症，寒热发作无规律性，X线胸片可见粟粒样改变。

辨 证 论 治

一、辨治要点

(一) 辨证要点

1. 辨寒热盛衰

寒热的偏盛决定疟疾的类型。如寒战、高热较典型者，为正疟；热甚于寒，以热为主者，为温疟、暑疟；寒甚于热，以寒为主者，为寒疟。

2. 辨邪正盛衰

宜根据病情的轻重、病程的长短来辨别邪正盛衰。一般病程短，间日发作者，病情较轻，为正气未衰；若疟疾每日发作，或间二日发作，体温或过高或过低，伴有神志昏迷谵狂，头痛呕吐者，病情较重；若病程较长，反复发作，为邪势渐衰而正气亦虚，多见于劳疟。

(二) 治则治法

1. 治则　祛邪截疟为本病的治疗原则。祛邪是针对病因，选择具有祛除疟邪作用的方药；截疟是掌握治疗时机，截断疟疾的发作。

2. **治法** 对疟疾的辨治应根据病邪兼夹之不同，病情之轻重，寒热之偏盛，正气之盛衰，以及病程的久暂等，确定其属于何种类型，以采取针对性的治疗措施。本病初期一般正气未衰，邪气较盛，病变属实，以祛邪截疟为主；如已发展为正虚邪实，治以扶正祛邪；如发作已止，多正气虚衰，应主以扶正补虚，以复正气；如疟发日久，或时发时止，气血日渐亏虚而转化为劳疟者，治当以补虚为主，兼以祛邪，但劳疟复感新邪而发，则又可转化为实证。治疗疟疾的服药时间一般以症状发作前的二小时为宜，以截断其发作。

二、常见证型辨治

（一）正疟

【证候表现】 初起肢体酸楚，呵欠乏力，畏寒战栗，寒罢则发热，继则通体灼热，头痛面赤，口渴心烦，数小时后，汗出淋漓，发热骤退，诸症消失，或稍觉头昏神疲，舌红苔薄白或薄黄，脉弦。每隔日发作，或三日一发。

【病机分析】 此为疟邪伏于少阳半表半里，出入营卫所致。疟邪出与卫气相遇，郁遏阳气，致阳气不能外达，郁甚则见寒战，肢体酸楚，呵欠乏力。继则阳气振奋，与疟邪相争，正邪剧争，故见壮热烦渴，头痛面赤。汗出淋漓为热迫津泄所致。热随汗泄，疟邪亦退藏于半表半里，邪正相离，则热势骤退，诸证消失。初起时邪热尚轻，苔多薄白，如多次发作，里热较甚，亦可见薄黄苔。疟邪伏于少阳半表半里，故脉弦，弦紧者主寒重，弦数者主热重。

【治法】 祛邪截疟，和解达邪。

【方药】 小柴胡汤加减。

小柴胡汤 （《伤寒论》）加减

柴胡 黄芩 半夏 生姜 人参 甘草 大枣 常山 槟榔 草果

水煎服。常山易引起恶心、呕吐，故本方宜温服而不宜热服。

方中用柴胡、黄芩和解少阳半表半里之邪；半夏、生姜降逆和胃；人参、甘草、大枣益气和中补虚，扶正达邪；常山、槟榔、草果截疟。

【临床运用】 若热势较重而口渴，汗多者，可加石膏、知母、天花粉以清热生津；若寒重而汗少，骨节疼痛者，加桂枝调和营卫；兼痰湿内阻而胸闷脘痞，呕吐，苔腻者，可去参、草、枣，加苍术、藿香、厚朴以燥化湿邪。

寒战时应注意保暖，发热时应减去衣被，热甚伤津，要鼓励患者多饮水；高热可用物理降温的方法，如酒精擦浴，或用薄荷、荆芥等煎水擦浴。

（二）温疟

【证候表现】 少气烦冤，手足热而欲呕，头痛，骨节烦痛，口渴引饮，舌红苔黄，脉弦数。

【病机分析】 温疟是素体阳盛，疟邪兼暑内蕴之证。阳胜则热，故热多寒少，且手足热；热盛伤气则少气烦冤；热灼胃阴，胃气不降则欲作呕吐；头痛，骨节烦痛，口渴引饮，舌红，脉数等皆为邪热炽盛之象。

【治法】 清热和解达邪。

【方药】 白虎加桂枝汤加减。

白虎加桂枝汤（《金匮要略》）加减

石膏 知母 桂枝 柴胡 青蒿 甘草

水煎服。

方中石膏、知母可清泄邪热，配以桂枝解表透邪，二者配合为表里双解之法；加柴胡、青蒿以和解少阳半表半里之邪；甘草调和诸药。

【临床运用】 若热结便秘者，稍加大黄以泻火通便；若但热不寒，热盛津伤者，可用白虎加人参汤（见第十章）加麦冬、生地、沙参等以清热生津。若疟久邪恋，阴液亏耗，形体消瘦，热势不盛，舌光红而干，脉细数者，宜用青蒿鳖甲汤（见第九章）加减以滋阴清热。

发热时应减去衣被，热甚伤津，要鼓励患者多饮水；高热可用物理降温的方法，如酒精擦浴，或用薄荷、荆芥等煎水擦浴。

（三）暑疟

【证候表现】 寒热定时发作，热重寒轻，热后汗出淋漓，汗后诸症消退，伴口渴引饮，面垢齿燥，胸闷泛恶，尿黄赤，舌苔黄白而腻，脉弦数。

【病机分析】 暑疟是疟邪夹暑热或暑湿病邪所致。疟邪为病，故有疟疾之寒热时作，汗出热退，休作有时等基本症状。暑为亢热之邪，故热重寒轻。热则伤津，故口渴引饮，唇齿干燥，尿黄赤，暑多夹湿，故面垢，胸闷泛恶，苔腻则为暑中夹湿之象。尿黄赤，脉数都是阳热亢盛之象。本证与正疟相类，但暑热夹湿见症较明显。

【治法】 清暑化湿截疟。

【方药】 蒿芩清胆汤（见第十二章）加减

方中青蒿、黄芩清泄少阳暑热而利枢机，竹茹、枳壳、半夏、陈皮辛开和胃，化湿理气，赤苓、碧玉散清利湿热。全方可令暑湿祛，枢机利，诸症可愈。

【临床运用】 应用时可加入马鞭草、蜀漆，以协同青蒿，使祛邪截疟之力更胜。若热势较盛，暑热重而湿较轻，去半夏、陈皮之燥，加石膏、知母清热养阴。若热退后汗出不止，加北沙参、麦冬、牡蛎益气养阴敛汗。

暑多夹湿，治疗本证应清暑化湿，但应注意权衡暑与湿的轻重。若暑未夹湿，重在清暑，稍佐淡渗以助泄热，慎用苦温燥湿之品以防助热。暑热最易耗气伤阴，若见气阴耗伤则应清暑益气养阴与祛邪截疟之品并用。

（四）湿疟

【证候表现】 寒热定时发作，身热不扬，汗出不畅，胸脘痞闷，呕恶纳呆，疲乏困重，口渴不欲饮，便溏，舌苔滑腻，脉弦缓。

【病机分析】 湿疟为疟邪夹湿之证。疟邪为患，故寒热定时发作。湿性黏滞，故身热不扬，汗出不畅。脾为湿土，感湿则同气相召，内困于脾，故胸脘痞闷，呕恶纳呆，大便溏薄。湿热阻于经络，故疲乏困重。湿阻气机，津不上潮，故口渴不欲饮。舌苔滑腻，脉弦缓俱为湿邪内蕴之象。

【治法】 燥湿化浊，祛邪截疟。

【方药】 厚朴草果汤加减。

厚朴草果汤 （《温病条辨》）加减

厚朴 杏仁 草果 陈皮 半夏 茯苓

水煎服。

方中草果祛邪截疟，厚朴、陈皮、半夏苦温燥湿，杏仁宣降气机以助燥湿。

【临床运用】 应用时可加入擅长祛邪截疟的常山、马鞭草，则祛邪截疟力量更强。如呕恶者，加生姜、竹茹和胃止呕。小便少者，加薏苡仁、车前子分利小便。身体疼重者，加羌活、紫苏除湿通络。

（五）寒疟

【证候表现】 寒热定时而发，寒多热少，头痛，肢体疼痛，口不渴或喜热饮，胸胁痞闷，欲吐不吐，舌质淡红，舌苔薄白，脉弦紧。

【病机分析】 寒疟是素体阳虚，复感疟邪内伏，或兼感寒邪为病。寒湿内盛，阳气不能外达故见寒多热少，口不渴或渴喜热饮；寒邪滞于经脉则头痛，肢体疼痛。寒湿内困，脾胃失于健运，气机不畅，故见胸胁痞闷、欲吐不吐之症。舌苔薄白，脉弦紧均为寒邪内盛之象。

【治法】 散寒截疟，和解祛邪。

【方药】 柴胡桂枝干姜汤加减或附子理中汤合蜀漆散加减。

柴胡桂枝干姜汤 （《伤寒论》）加减

柴胡 桂枝 干姜 甘草 黄芩 瓜蒌根 牡蛎 草果 槟榔 常山

水煎服。

方中柴胡、黄芩和解表里；桂枝、干姜、甘草温化寒湿，温阳达邪；瓜蒌根、牡蛎软坚散结；伍以草果、槟榔、常山截疟。

附子理中丸 （《阎氏小儿方论》）合蜀漆散 （《金匮要略》）加减

人参 白术 甘草 附子 干姜 蜀漆 云母 龙骨 草果 槟榔

两方原一为丸剂，一为散剂，现代临床多用水煎服。

方中用参、术、附、姜、草温脾祛寒，蜀漆、草果、槟榔以截疟，配合云母、龙骨镇惊安神。

【临床运用】 汗出不畅者，去牡蛎；但寒不热，倦怠嗜卧，胸痞泛恶者，去黄芩，或用附子理中汤合蜀漆散加减，以运脾阳；头痛较甚者可加白蒺藜、川芎；寒战较甚者，可加荆芥穗；肢体疼痛者，可加羌活、秦艽。

（六）瘴疟

1. 热瘴

【证候表现】 热甚寒微或壮热不寒，汗出，肢体烦疼，面红目赤，烦渴饮冷，胸闷，呕吐，便秘，尿赤，头痛，神昏谵语，痉厥，或有黄疸，舌质红绛，或布黑苔，脉洪数或弦数。

【病机分析】 热瘴是瘴疟的一种证型，因感受山瘴热毒疟邪而致。本证热毒内蕴，邪热内盛，故见热甚寒微，甚则但热不寒，肢体烦疼。热毒上攻则头痛，面红目赤；热毒内蕴中焦，胃气上逆则胸闷，呕吐；热盛津伤，故烦渴饮冷，便秘；热移膀胱则见尿赤；如热毒蒸迫，胆汁外溢则出现黄疸；热毒上蒙心窍，神明失司，故神昏谵语；热毒炽盛，木火相煽则发为痉厥。舌绛而有黑苔，脉数等，均为热毒内盛之象。

【治法】 清热辟秽解毒。

【方药】 清瘴汤加减。

清瘴汤（验方）加减

黄芩 黄连 知母 常山 青蒿 半夏 陈皮 竹茹 枳实 茯苓 益元散 生甘草 柴胡

水煎服。

方中用黄芩、黄连、知母、柴胡以清热解毒；常山、青蒿祛邪除瘴截疟；半夏、陈皮、竹茹、茯苓、枳实清胆和胃，化湿止呕；益元散清暑利湿安神；甘草解毒，调和诸药。

【临床运用】 热盛伤津，口渴心烦，舌红少津者，加生地、玄参、石斛、玉竹以养阴生津；大便干结者，舌苔垢黑者，加生大黄、元明粉以通腑泄热；神昏谵语者，急用紫雪丹或至宝丹清心开窍。

高热可用物理降温的方法，如酒精擦浴，亦可用柴胡注射液、蒿甲醚注射液肌注；若大便秘结者，要注意泄热祛邪，可加用三黄片、青宁丸等；痉厥在治疗上应重视清热息风，可加用羚羊角粉口服；临床若见神志昏迷，可加用安宫牛黄丸或紫雪丹；热盛神昏者可用醒脑静注射液 4～6ml 肌肉注射，也可用清开灵注射液或醒脑静注射液静脉点滴；阴液亏损严重者应加强滋阴之力。

对热瘴的治疗，可选用青蒿素及其衍生物的制剂，一般可口服青蒿琥酯或双氢青蒿素。

2. 冷瘴

【证候表现】 寒甚热微，或但寒不热，或呕吐腹泻，甚则神昏不语，苔白厚腻，脉弦滑。

【病机分析】 本证为感受瘴毒湿浊，素体阳虚，或湿重于热，或湿从寒化，壅遏三焦所致。阳气被瘴毒湿浊阻遏，不能宣达，故寒甚热微，或但寒不热；寒湿内困脾胃，升降失司，运化失调，故呕吐腹泻；瘴毒痰湿之邪蒙闭心窍则致神昏不语。苔白腻，脉弦滑等为痰湿中阻之征。

【治法】 散寒辟秽，解毒除瘴。

【方药】 不换金正气散加减。

不换金正气散（验方）加减

藿香 佩兰 陈皮 菖蒲 荷叶 厚朴 苍术 草果 槟榔 甘草 半夏

水煎服。

方中用藿香、佩兰、陈皮、菖蒲、荷叶等芳香之品以健脾理气，辟秽化浊；厚朴、苍术、半夏温化寒湿以和中；草果、槟榔截疟理气除湿；甘草调和诸药，兼具解毒之效。

【临床运用】 若见瘴毒湿浊蒙闭心窍，而见神志昏迷者，加服苏合香丸以辟秽开窍；亦可用青蒿片或蒿甲醚注射液治疗。

（七）劳疟

【证候表现】 疟疾日久不愈，小劳即发，或瘥后复发，寒热时作，面色萎黄，倦怠嗜卧，头目眩晕，舌质淡胖，脉细弱。

【病机分析】 本证为疟疾日久不愈，小劳即发，或瘥后复发，营卫不和之证。疟疾日久，气血耗损，疟邪未除，若过劳而发或瘥后复发，则见寒热时作；疟久不愈，脾胃虚弱，生化之源不足，故面色萎黄，倦怠嗜卧，头目眩晕，舌淡脉细。

【治法】 补益正气，扶正祛邪。

【方药】 何人饮加减。

何人饮 （《景岳全书》）加减

人参 当归 首乌 陈皮 生姜 甘草 常山 青蒿

水煎服。

方中用常山、青蒿截疟；当归、首乌、人参补益气血以扶正；生姜、陈皮理气和中散寒；甘草和中。诸药共奏扶正祛邪之功。

【临床运用】 可加用青蒿琥酯片或蒿甲醚注射液肌注。若津液受伤较甚，口干，咽干，手足心热，舌红少津者，去当归，加乌梅、白芍；若气虚懒言，极度疲乏，纳呆者可加黄芪、升麻。疟疾日久，耗伤气血，补益为要，可加用参苓白术散、六君子丸。气血虚弱甚者，可加用黄芪注射液或参麦注射液。

（八）疟母

【证候表现】 疟疾反复发作，终年不愈，胁下结成痞块，胀痛不舒，面色晦暗，舌见瘀斑，脉弦而涩。

【病机分析】 本证为久疟不愈，气机郁滞，血行不畅，瘀血痰浊，结于胁下而出现胁下结块，胀痛不舒；面色晦暗，舌见瘀斑，脉弦而涩，均为血瘀痰凝之象。

【治法】 软坚散结，祛瘀化痰，截疟消癖。

【方药】 鳖甲煎丸。

鳖甲煎丸 （《金匮要略》）

炙鳖甲 射干 黄芩 鼠妇 桂枝 干姜 大黄 石韦 厚朴 紫葳 阿胶珠 柴胡 烧蜣螂（熬） 芍药 牡丹皮 炒地鳖虫 炒葶苈子 半夏 人参 瞿麦 桃仁 赤硝 炙蜂房

上药为末。另取打铁炉下灰，用清酒浸灰，加入鳖甲煮烂，绞取汁，和其他药末为丸，如梧桐子大。

方中主用鳖甲以软坚消癖，滋养阴血；用地鳖虫、桃仁、大黄、牡丹皮、蜣螂、紫薇等活血化瘀通络，以助鳖甲消癖；柴胡、黄芩以和解半表半里之疟邪；用半夏、葶苈子、射干、厚朴等理气化痰之品以祛除气滞痰积；佐以人参、阿胶、芍药等以养血益气。

【临床运用】 久疟不愈，痰瘀交阻，痞块硬满者，可加用大黄䗪虫丸以加强软坚散结之功。气血亏虚严重者，当配合八珍丸或十全大补膏等补益气血，以虚实兼顾，扶正祛邪。

小 结

疟疾是感受疟邪而引起的，以寒战、壮热、汗出休作有时为主要特征的一种急性热病。本病多发于夏秋，其病变以疟邪伏藏于半表半里，出入在营卫之间，正邪交争为主，初起以实证居多，久则气血亏耗，渐致正虚邪恋，进而造成血瘀痰凝结于胁下而成本虚标实之证。

本病的治则是祛邪截疟，虚证以扶正补虚为主。按其临床类型分为正疟、温疟、暑疟、湿疟、寒疟、瘴疟（又分为热瘴和冷瘴）、劳疟、疟母等。正疟是典型的疟疾，主以祛邪截疟，和解达邪，方用小柴胡汤加减；偏热盛者为温疟，主以清热和解达邪，方用白虎加桂枝汤加减；偏于暑热者为暑疟，主以清暑化湿截疟，方用蒿芩清胆汤加减；偏于湿浊者为湿疟，主以燥湿化浊、祛邪截疟，方用厚朴草果汤加减；偏寒胜者为寒疟，主以散寒截疟，和解祛邪，方用柴胡桂枝干姜汤加减、附子理中汤合蜀漆散加减。感染瘴疫之气而病者为瘴疟，治当辟秽除瘴解毒。其中属热瘴者，治当清热辟秽解毒，方用清瘴汤加减；属冷瘴者，治当散寒辟秽，解毒除瘴，方用不换金正气散加减。如遇劳即发为劳疟，治当补益正气，扶正祛邪，方用何人饮加减。如发作日久而致结成痞块者为疟母，治以软坚散结，祛瘀化痰，截疟消癖为主，方用鳖甲煎丸。对本病的治疗可针对疟邪用药，可用青蒿素及其衍生物之类的制剂，而在辨证论治方面则对热盛者主以清热、寒甚者主以祛寒、兼暑者清暑、有湿者化湿、夹痰者祛痰、夹食者消滞、夹瘀者散瘀等。疟久而转为虚证者，可以根据不同情况，或调补脾胃，或补养气血，随证调治。如虚实夹杂、寒热交错，则当攻补兼施，温凉并用。

临 床 参 考

疟疾的中医治疗通常在辨证论治的基础上加用具有截疟作用的中药，如常山、槟榔、草果、青蒿、鸦胆子等。邵氏治疟立五法。①和中清邪法：适用于疟疾初起。常用药物青皮、厚朴、酒炒柴胡、茵陈、炒芩、半夏、威灵仙、老姜、槟榔、山楂、麦芽等，随证选用。②截邪祛湿法：疟疾邪在少阳，兼有湿邪，病势较重者，适用此法。常选药物威灵仙、草果、老姜、青果、槟榔、川朴、苦参、柴胡、黄芩等以截邪，佐以通草、猪苓、滑石、豆卷、茵陈、荷叶、省头草等芳香渗利之品，随证选用。③祛邪保胎法：针对妊娠期间患疟疾的特殊情况，提出截邪与保胎并举，常选药物青皮、川朴、天仙藤、草果、槟榔、大腹皮、苏梗、阳春砂、白术、炒芩、桑寄生等。④柔肝息风法：对于疟热伤阴或热极生风等证，必须及早投用柔肝息风之品，以防生变，常选用药物桑叶、菊花、炒白芍、炒驴胶、石斛、石决明、金果榄、天麻等。⑤扶正祛邪法：适用于劳疟或疟疾经久不愈瘥后复发的病证。常用药物人参、江西术、炙黄芪、当归、茯苓、首乌、威灵仙、柴胡、秦艽、炒芩等［浙江中医学院学报 1991；15（6）：34］。针灸治疗疟疾也非常具有特色。刘氏对针刺治疗恶性疟疾230例的病原疗效进行了观察。以大椎、陶道为主穴，疗效标准为针三次后复查末梢血，恶性疟原虫阴性、症状消失者为治愈；若血检仍为阳性，重复一疗程后再复查，转阴者亦为治愈；经针六次，末梢血恶性疟原虫仍阳性者为未愈。结果，针三次治愈率为41.7%，针六次治愈率为54.8%，总治愈率为96.5%，说明针刺对恶性疟疾有较好的疗效［中国针灸 1989；(2)：15]。青蒿素及其衍生物如双氢青蒿素、青蒿琥酯、蒿甲醚等疗效肯定，给药途径方便，在临床上已得到了广泛的应用。

病案选读

1. 湿热蕴结

任某，男，47岁。病例号：1070。初诊日期：1961年8月9日。

主诉：周期性寒热发作已近一年。

现病史：患者于1960年9月开始出现隔日寒热发作一次，某医院检查证实为间日疟。经服用奎宁等多种抗疟药物，一时发作停止，但停药不久则复发。今年一月份以来，每于月初发作，虽经治疗未能制止。发热程度尚有逐渐增高趋势，体温最高达41℃。经某医院检查：肝脾肿大，血涂片镜检发现疟原虫。来诊时适值疟疾发作期，昨日下午，先寒战继而发热，体温最高38.5℃；伴有头痛，周身酸楚，口苦咽干，至晚8时汗出热解。平日眠食、二便均正常。

舌象：舌苔薄白，根部稍腻，舌边尖红。脉象：弦滑略数。

西医诊断：疟疾。

中医辨证：疟疾日久，湿热蕴结血分，灼伤阴血。

治法：清热利湿，凉血养阴，佐以截疟。

方药：秦艽6.5克 鳖甲10克 生地15克 杭白芍15克 茯苓10克 常山3克 银柴胡4.5克 槟榔10克 石斛12克 天花粉12克 野菊花10克 丹皮10克 茵陈12克 小蓟12克

治疗经过：服药次日未再发寒热，共进上方四剂。至8月31日复诊时正值疟疾发作前期，疲乏无力，面色皖白，口干微苦，苔薄、舌尖红，两脉沉缓。证见气阴不足之象，方药如下：

生芪10克 白术10克 生地12克 杭白芍15克 天花粉15克 秦艽10克 龟板12克 石斛12克 龙骨12克 银柴胡6克 小蓟15克 丹皮10克 败酱草15克 槟榔10克 常山3克 草果3克

上方连服十剂，当月寒热未作，食纳正常。9月7日来诊，嘱仍以上方每月初服用十剂，连续已4～5个月。随诊观察至1963年12月，疟疾未再发作。

（北京中医医院编.《关幼波临床经验选·杂病临证体验》.人民卫生出版社.1979年）

2. 痰湿蕴结

王，男，30岁。痰湿内伏，枢机不和，疟发间日而来，先寒后热，头痛胸满欲吐，腹笥作胀。舌苔厚腻，脉象弦滑。治以清脾饮加味。

制厚朴5g 煨草果5g 制茅术5g 柴胡5g 炒黄芩6g 姜半夏8g 威灵仙9g 白蒺藜

9g 小青皮5g 茯苓12g 乌药9g 炒生姜3片 竹茹9g

二诊：前方服后，疟发已轻，呕止，头痛、胸闷、腹胀俱瘥，苔腻转薄，脉仍弦滑。再宗原法。

柴胡2.4g 黄芩5g 茯苓12g 制川朴2.4g 小青皮5g 白蒺藜9g 姜半夏8g 生谷芽9g 威灵仙9g 煨草果2.4g 制茅术5g 台乌药6g

（浙江省中医学会、浙江中医药研究所编.《叶熙春专辑·疟疾》人民卫生出版社.1986年）

3. 寒疟发厥

病者：路观澜君令嫒，年18岁，住宜兴东庙巷。

病名：寒疟发厥。

原因：干犯大寒，伏藏厥少之经。

证候：先寒后热，寒时气从少腹上攻则厥，面青肢冰，目上挺约一时半，厥回而热，多吐稀涎，微汗乃退。

诊断：脉搏细弦，不为指挠，苔白舌淡。此系厥少二经伏寒窃发，病势方张，不可藐视。

疗法：寒者热之，桂、附之属，逆者平之，赭、覆之品，以之为君；更佐姜、萸以祛陈寒，枳、朴以疏气机。

处方：代赭石二两生打 熟附片五分 干姜五分 肉桂五分 淡吴萸五分 旋覆花三钱包煎 川厚朴钱半 枳实二钱 制半夏钱半

接方：当归一钱 炒白芍钱半 北细辛五分 鲜生姜一钱 桂枝一钱 清炙草五分 汉木通八分 大红枣四枚

效果：一剂病减，再剂厥止。继用当归四逆汤加减，疟除胃动而痊。

（何廉臣选编.《全国名医验案类编·王经邦诊》.上海科技出版社.1959年）

按语：本案疟发特点为发则有寒厥，见面青肢冰，吐稀涎，故用药主以温热之品温里祛寒，并佐理气降逆之品。但案中姜、附、萸、桂等温热药用量都不大，继用当归四逆汤善后。

4. 温疟兼痰厥

病者：吴氏妇，年28岁，住屺亭桥。

病名：温疟兼痰厥。

原因：肺素有热，先伤于寒，后伤于风。

证候：先微寒，后大热，寒时则厥，神昏肢冰，半时许吐痰数口，则厥回而热，大渴大汗，气促便赤。

诊断：《金匮》论温疟与《内经》互异，然阴气伤为瘅疟，肺有热为温疟，乃是定论，不必拘于微寒与不寒也。此症先微寒，后大热，脉右洪，苔白薄者，温疟也。然来时则厥，吐痰则醒，明有宿痰内蕴，乘疟窃发，互相为患，故断为温疟兼痰厥。

疗法：桂枝白虎汤加减。以膏、知、芦根清透伏热为君；花粉、石菖蒲、玉枢丹豁痰开窍为臣；佐桂枝以辛散外寒；使甘草以调和诸药也。

处方：川桂枝四分 天花粉三钱 鲜石菖一钱煎碎，生冲 活水芦根一两去节 生石膏五钱研细 肥知母三钱 玉枢丹二盅磨汁、研冲 生粉甘草五分

效果：一剂知，二剂已。惟痰未尽除，用外台竹沥饮加减（淡竹沥两瓢，生姜汁二三滴，梨汁两瓢，加水略滚，温服），调理以善后。服三剂，痰除胃动而愈。

（何廉臣选编.《全国名医验案类编·过允文诊》. 上海科技出版社 .1959 年）

按语：此例为温疟兼痰厥，治以清热和解达邪，豁痰开窍，方用桂枝白虎汤加减，并经调治而痊愈。

5. 真热假寒

石符生，随乃翁自蜀来浙，同时患疟，医者以小柴胡汤加姜、桂投之不效，改用四兽休疟等法，反致恶寒日甚，谷食不进，惟饮烧酒姜汤，围火榻前，重裘厚覆，胸腹痞闷，喜以热熨，犹觉冷气上冲，频吐黏稠痰沫。延至腊初，疲惫不堪，始忆及丙甲之恙，访孟英过诊。脉沉而滑数，苔色黄腻不渴，便溏溺赤。曰：是途次所受之暑湿失于清解，复以温补之品，从而附益之，酿成痰饮，盘踞三焦，气机为之阻塞。所以喜得热熨热饮，气冲反觉如冰……以脉形兼证并究，则其为真热假寒，自昭昭若揭矣。予大剂苦寒之药，以芦菔汤煎。渐服渐不畏寒，痰渐少，谷渐增。继用甘凉善后，乔梓皆得安全。

（王士雄著 .《王孟英医案·卷一》. 中国中医药出版社 .1997 年）

按语：此为疟病中较少见的病案。患者恶寒甚，喜热熨而有冷气上冲，辨证似属寒证。但王孟英从其溺赤、脉沉而滑数知其属热证，故用大剂苦寒药以清热，并以芦菔汤（即萝卜汤）煎，服后症状得减，再用甘凉之法调理而愈。

文 献 辑 要

《素问·疟论》

夫疟者之寒，汤火不能温也；及其热，冰水不能寒也……疟气者，必更盛更虚。当气之所在也，病在阳，则热而脉躁；在阴，则寒而脉静，极则阴阳俱衰，卫气相离，故病得休；卫气集，则复病也。

《金匮要略·疟病篇》

疟多寒者名曰牝疟，蜀漆散主之。

结为癥瘕，名曰疟母，急治之，宜鳖甲煎丸。

《类证治裁·疟证》

疟疾四时皆有，而多发于夏秋。

《诸病源候论·劳疟候》

凡疟积久不瘥者，则表里俱虚，客邪未散，真气不复，故疟虽暂间，小劳便发。

《格至余论·痎疟论》

常山、乌梅、砒、丹等为祛痰之剂，若误用之，轻病为重，重病必死……或曰，古方用砒、丹、乌梅、常山得效者不为少，子以为不可用乎？予曰：腑受病者浅，一日一作、间日一作者，是胃气尚强，犹可与也；彼三日一作者，病已在脏矣，在脏者难治。

《景岳全书·疟疾》

凡疟疾初作，必多寒热，大抵皆属少阳经病。治疟之法，凡将发之时与正发之际慎毋勉强施治，即治亦无效，必待阴阳并极，势平气退之后，然后察而治之。或于未发二、三时之先迎而夺之可也……予近治疟，每迎其锐而击之，最捷最效，是可见古法之有不必泥者。

《医门法律·疟证门》

疟邪每伏藏于半表半里，入而与阴争则寒，出而与阳争则热。半表半里，少阳也，所以寒热往来，亦少阳所主。凡用截疟之法，不俟疟势稍衰，辄求速止者，医之罪也。

《温热经纬·卷三》

疟之为病，因暑而发者居多，方书虽有痰食、寒热、瘴疠之异，幼稚之体，多因脾胃受病。

《医宗金鉴·杂病心法要诀》

卫气者，一日一夜周于身……病初邪浅者，卫行未失常度，其邪日与卫会，故日作也；病久邪深者，卫行迟失常度，其邪不能日与卫会，故间日乃作也；时有间二日、间三日，或至数日作者，亦卫气行愈迟，会愈迟，故作愈迟也。

《冷庐医话·卷二》

治疟有谓必当用柴胡者，以疟不离少阳，非柴胡不能截也，有谓不可概用柴胡者，以风寒正疟则宜之，若感受风温、湿温、暑热之气而成疟者，不可执以为治也。愚谓疟邪未入少阳，或无寒但热，或无热但寒，或寒热无定候者，原不得用柴胡，若既见少阳证必当用柴胡，以升清肝胆之热，虽因温热暑湿，亦何碍乎。

第十八章　霍　乱

霍乱是时行疫疠之邪随饮食侵入人体胃肠，以起病急骤，卒然发作，上吐下泻，发热，腹痛或不痛为临床特征的一种急性病。本病四季均有发生，但以夏秋湿邪较盛之季尤易发病。如发生较大范围的流行，又可归属于温疫之内。

霍乱是以临床特征命名的，因其发病急骤，病情严重，病变常在顷刻之间挥霍撩乱，故名霍乱。民间亦称之为“绞肠痧”、“瘪螺痧”、“吊脚痧”等。

本病的记载首见于《内经》。《灵枢·经脉》说：“足太阴……厥气上逆则霍乱。”《灵枢·五乱》说：“清气在阴，浊气在阳，营气顺脉，卫气逆行，清浊相干……乱于肠胃，则为霍乱”。《素问·六元正纪大论》说：“土郁之发……民病心腹胀……呕吐霍乱”。指出了脾胃运化机能失常，厥气上逆，升降失司，营卫清浊相干，乱于肠胃，导致霍乱，其病位在于脾胃。《伤寒论·辨霍乱病脉证并治》对霍乱作了专篇论述。指出了霍乱病的特征，并述及热多、寒多、亡阴、亡阳等不同类型以及相应的治法用药，为后世对霍乱病的认识奠定了基础。《诸病源候论·霍乱病诸候》详细论述了霍乱的病因和症状，并首先提出了“干霍乱”之名及其病因和证候特点。《景岳全书》中指出，所以称之为霍乱，是“以其上吐下泻，反复不宁而挥霍撩乱，故曰霍乱”。清代王孟英所著《霍乱论》指出：“凡霍乱盛行，多在夏热亢旱酷暑之年，则其证必剧。自夏末秋初而起，直至立冬后始息”，“迨一朝卒发，渐至阖户沿村，风行似疫”，“热霍乱流行似疫，世之所同也。寒霍乱偶有所伤，人之所独也”。着重论述了霍乱的好发季节、传染特点，并分别指出了寒霍乱、热霍乱之证治方法。有人认为，王氏所论之霍乱即是西医学所说的霍乱，而在此之前的各种文献中有关霍乱的论述，则主要是以上吐下泻为特点的其他胃肠道疾病。

中医学所说的霍乱病包括了西医传染病学中由霍乱弧菌引起的霍乱和由埃尔托弧菌引起的副霍乱，同时也包括了各种急性肠胃炎、细菌性食物中毒等其他胃肠道疾病。为了区别疾病的属性和严重程度，一般把西医传染病学的霍乱、副霍乱称为“真霍乱”，将急性胃肠炎、细菌性食物中毒称为“类霍乱”。本章重点讨论真霍乱，类霍乱也可参照其辨证论治。

病因病机

一、病因发病

本病多发于夏秋之际。因当令暑湿之气较盛，暑湿蒸腾，充斥上下，若调摄失慎，极易感受暑湿秽浊疫疠邪气；或因贪凉露宿，以致寒湿秽浊之气侵犯中焦，均可导致脾胃受伤，运化失常，气机逆乱，升降失司，清浊相干，乱于肠胃，而成上吐下泻之霍乱。《时病论》指出：“霍乱之证，在夏秋为多，得之于风、寒、暑、热，饮食生冷之邪，杂糅交病于中，正不能堪，一任邪之挥霍撩乱，故令三焦混淆，清浊相干，乱于肠胃也”。说明暑湿、寒湿之邪对本病的作用。气候变化的异常，非其时而有其气，也是导致霍乱发生的重要原因。此外，人体脾胃素虚与本病的发生亦密切相关，如素体脾胃虚弱，疫毒便可从口乘虚入侵，直犯中焦，肆虐妄行。这亦是同感疫毒，而有人发病、有人不发病，有人病轻、有人病重的原因所在。

归纳霍乱发生的原因，主要责之于感受外来时行疫疠之邪和饮食不慎两个方面，二者多互为因果。饮食不慎损伤脾胃，运化失司，则易感受秽浊疫疠之气而发病；人体感受疫疠秽浊之邪，蕴于中焦，损伤脾胃，升降失常，清浊相干，气逆于上则为呕吐，清气不升，湿浊下趋则为泄泻，上吐下泻而发为霍乱。

二、病机演变

本病多起病急骤，病势凶险。病位在脾胃、大小肠。其病变多因外感疫毒，内伤饮食而损伤脾胃，运化失司，清浊相干，乱于肠胃。因感邪性质及强弱不同，素体阴阳盛衰有异，若为湿热秽浊壅阻中焦，或者阳盛之体，邪火热化，湿热自内而生，则病从热化而成热霍乱；若素体阳虚，脾不健运，或重感寒湿疫疠之邪，或贪凉饮冷，则病从寒化而成寒霍乱。剧烈吐泻，津液大量亡失，阴津耗竭，则有亡阴之弊，可出现目眶下陷，皮肤松皱，甚至螺纹干瘪等一系列阴津耗竭之象，进而发展为阴损及阳，阴阳俱脱，甚至危及生命。大量津液丢失，筋脉失去濡养，痉挛拘急，可以引起小腿及腹部肌肉痉挛，即所谓“吊脚痧”或“绞肠痧”。亦有因疫疠秽浊之气过重，邪滞中焦，升降气机窒塞，上下不通，发为“干霍乱”者，病情尤为深重。由于本病发生较急骤，来势凶猛，吐泻暴作，极易损伤人体阴津和脾胃阳气，因此，本病发病初起阶段以邪实为主，到病之中后阶段常常呈现出邪气未去而津液亡失，阳气虚脱，虚实夹杂的病理特点。

诊　断

一、诊断依据

1. 本病一年四季均可发生，多发于夏秋季节。

2. 起病较急骤，其中有的来势凶猛，一病即见暴吐下利，每日4次以上，一般腹痛不明显，也可伴腹痛如绞，吐泻物可呈米泔水或清水样。

3. 本病的发生与饮食有较大关系，每发生于有暴饮暴食及不洁食物史者。

对本病的诊断尤应重视真霍乱，该病属烈性传染病，危害性极大。真霍乱的发生具有一定的区域性和传染性，所以对于来自疫区的上吐下泻患者，或吐泻物呈米泔水状者，应考虑真霍乱的可能性，必须留大便送检，并按规定及时上报防疫部门。

二、鉴别诊断

1. 呕吐

呕吐是许多疾病在发生发展过程中易出现的一个症状，也常见于多种热性病中，每有原发病可循。单纯的呕吐常分无物的干呕与有物的吐两种情况，不伴泄泻，或即使有泄泻也不严重。霍乱则有明显的季节性，上吐下泻并见，可以与之鉴别。

2. 泄泻

泄泻与霍乱的发病季节相似，也常有饮食不洁的病史，但泄泻以大便稀薄，甚如水样为特点，较少伴呕吐，或呕吐不甚严重。霍乱则一病即以上吐下泻、吐泻并见，或泻下米泔水样大便为特点，可资区别。

3. 痢疾

痢疾的发病以夏秋季节为多，严重的痢疾亦可发病急骤，呕吐、腹泻、腹痛并见。不过，痢疾尚有里急后重、下利赤白脓血的特点；霍乱则以吐泻兼作或泻下如米泔水样大便为特征，多无里急后重和下利赤白脓血。故两者不难区别。

辨 证 论 治

一、辨治要点

（一）辨证要点

1. 辨真霍乱与类霍乱

可从吐泻轻重及吐泻物性状等方面加以辨别。类霍乱吐泻较轻，病情轻；真霍乱吐泻重，病情重。若呕吐仅见恶心或吐出物为食物残渣，为类霍乱；呕吐剧烈，吐出物为米泔水样或清水样，为真霍乱；泄泻次数少，泄泻物为黄色稀便，或混有黏液，气味秽臭，便后无畅快感，为类霍乱；泄泻频繁量多，泄泻物为米泔水样或洗肉水样，粪便不秽臭，或呈鱼腥味，便后畅快感明显，为真霍乱。一般先吐后泻病较轻，先泻后吐病较重。类霍乱病程较短，一般1~4天；真霍乱病程稍长，一般5~7天。

2. 辨干霍乱与湿霍乱

《医学入门》谓：“一种湿霍乱，有物有声；一种干霍乱，有声无物。”若见腹中绞痛，欲吐不得吐，欲泻不得泻，为干霍乱；而能呕吐、泻下出内容物者为湿霍乱。干霍乱病情重于湿霍乱。《医宗必读》谓：“干霍乱者，心腹胀满搅痛，欲吐不吐，欲泻不泻，躁乱昏愦，俗名搅肠痧。”《景岳全书》谓：“干霍乱证，最为危候……盖邪浅者，易于行动，故即见吐利。邪深者，阴阳格拒，气道不通，故为此证。”

3. 辨寒热真假

弄清霍乱属性的寒热，是辨析霍乱的重要内容。由于频繁剧烈的吐泻及病邪的酷烈，会使得一些症状体征发生变异，造成假象，须对寒热真假仔细辨识。如肢冷脉伏一般出现于寒证，但热极似阴也可有相同表现。《霍乱论·病情》谓：“伤暑霍乱，甚或手足厥冷，少气，唇面爪甲皆青，腹痛自汗，六脉皆伏，而察其吐泻酸秽，泻下臭恶，小便黄赤热短，或吐泻皆系清水，而泻出如火……皆是热伏厥阴也，热极似阴。”口渴烦躁一般出现于热证，但真寒假热证亦可出现相似症状。《霍乱论·病情》谓：“虚冷甚于内则反逼其阳于外矣，故其外候每多假热之象。或烦躁去衣而欲坐地，或面赤喜冷而不欲咽，或脉大虚弦而不任按，是皆元气耗散，虚阳失守。”辨寒热真假，以吐泻物的性质、气味为依据较有参考价值。吐泻物清稀，无臭秽属寒；吐泻物色黄黏稠，臭秽难闻为热。再结合病史、症状、体征综合分析，即可正确地判断寒热真假。《素问玄机原病式》谓：“大法吐泻烦渴为热，不渴为寒或热，吐泻始得之，亦有不渴者……若亡津液过多，则亦燥而渴也。但寒者脉当沉细而迟，热者脉当实大而数，或损气亡液过极，则亦不能实数而反弱缓，虽尔亦为热矣。”

4. 辨津亏程度

频繁地吐泻，大量的津液丢失，必然发生津伤液耗。津液有润泽肌肤、濡养筋脉的作用，观察肌肤之枯荣，肢体有无抽搐转筋等状况，可以判断津液亡失程度。若肌肤干燥松弛，两目凹陷，指螺皱瘪，肢体抽搐，两脚转筋，甚则阴囊收缩，反映肌肤失润，筋脉失养严重，津液亡失太多。若肌肤弹性尚可，无明显螺瘪目陷，两脚无转筋，说明肌肤、筋脉失养不重，津液亡失较轻。

5. 辨闭证脱证

霍乱之闭证和脱证的表现多相似，均可出现腹中或胀或痛，颠倒不安，甚则神昏不省，四肢如冰，两手无脉等，若闭脱不辨，则祸不旋踵。《痧疫指迷》谓：“但脱证汗多，闭证汗少；闭证神识多迷蒙，脱证神识多清爽；闭证小便短涩赤黄，脱证小便清长不热（按：因大量吐泻，霍乱脱证未必小便清长）；脱证舌苔多于宣润而和，闭证舌苔不拘或黄或白，必黏腻混浊；闭证之脉，忽然便无，脱证之脉，渐次而绝。以此数款辨之，似可无所逃情。”

6. 辨亡阴亡阳

霍乱中所发生的脱证有亡阴、亡阳之别，亦当分辨。亡阴证见皮肤松弛，目眶内陷，指螺皱瘪，心烦口渴，舌干绛红，脉细数；亡阳证见面色苍白，汗出肢冷，唇甲青紫，声嘶息微，脉细欲绝，血压明显下降。无论亡阴亡阳，均表明病情已发展到危重阶段。

（二）治则治法

1. 治则

本病的治疗原则是急则治标，辟秽解毒。霍乱为危急病症，治不及时，危及生命，故刘河间《素问玄机原病式》中说：“转筋霍乱者，治法如用兵之急，不可缓也”。霍乱由疫毒壅塞中焦，阴阳乖隔，升降逆乱所致，故急则治标，辟秽解毒，祛风散寒或清热化湿以宣通气机，恢复胃肠升降功能为首要治则。

2. 重视救逆，益阴扶阳

《痧症全书》谓：“痧无补法”，系强调霍乱由疫毒为病，重在祛邪。事实上霍乱剧烈吐泻，大量津液亡失，“所泻皆五脏之津液”（《霍乱论》），正气极度受累，亡阴亡阳可致死亡，故应重视救逆，有条件者应快速补液，益阴扶阳，这是霍乱的又一重要治则。

3. 一法为主，反佐以治

“寒者热之，热者寒之”，为一般寒热证的治则。而霍乱常因风寒暑湿，饮食生冷杂糅于中焦，胃肠处于一种寒热互结，清浊相干，阴阳痞隔的矛盾状态，不可单纯地清热或散寒，常须一法为主，反佐以治。常须辛开苦降，寒热并用才能开痞去结，顺畅中焦。《医宗必读》谓：霍乱“由脾土郁极，不得发越，以至火热内扰，不可过于攻，过攻则脾愈虚。不可过于热，过热则火愈炽。不可过于寒，过寒则火必捍格。须反佐以治，然后郁可开，火可散”。

4. 内外同治，诸法并举

霍乱发病急骤，变化迅速，不必拘泥于口服给药，应内外同治，诸法并举。如汤剂与丹、丸剂并服；内服药与肌肉、静脉注射并用；药物与针刺放血、刮痧、探吐等法并举；中西医结合救治，不仅能争取抢救时间，还能极大地提高抢救效果。

5. 重治病因，忌用收涩

霍乱剧烈吐泻，大量亡津失液，宜急止之，但其法重在针对病因进行治疗，忌用强力收涩之法以止吐泻。《霍乱论》谓：“止，非通因塞用之谓也。”《痧症全书》亦谓：“宜驱不宜止。”霍乱为邪气乱于肠胃，只能祛其邪气，疫疠者辟秽解毒，湿者分利阴阳，热者清其暑火，寒者散其风寒，食者消其积滞，邪去正安而吐泻自停。若强为收涩，投镇吐止泻之剂，则只有留邪之憾。

二、常见证型辨治

（一）湿热证

【证候表现】　身热较重，暴吐暴泻，吐泻交作，甚则呕吐如喷，吐出物酸腐热臭，混有食物或黏液，泻出物呈黄水样，甚则如米泔水样，热臭难闻，头身疼痛，心烦，口渴，腹中绞痛阵作，甚则转筋，小便黄赤灼热，舌苔黄腻，脉象濡数。

【病机分析】　夏秋季节，由于饮食摄生不慎，感受时令之邪，暑湿秽浊从口鼻而入，直趋中道，损伤脾胃，秽浊之邪乱于肠胃，气机逆乱，清浊相干，升降失司，故见暴吐暴泻；脾胃运化失司，运化失常，食物不得消化，故吐出物混有食物残渣；湿热下迫大肠，则泻出物带有黏液和泡沫，并且泻出物呈黄水样；身热、头身疼痛为湿热秽浊邪气侵袭，卫表清阳被遏，卫表不和之症；邪壅肠胃，滞而不通故见腹中绞痛；若津伤严重则会出现转筋；邪热内留，津液损伤，故见心烦口渴，小便黄赤灼热，舌苔黄腻，脉象濡数。

【治法】　清热化湿，辟秽化浊。

【方药】　蚕矢汤或燃照汤加减。

蚕矢汤　（《随息居重订霍乱论》）

晚蚕沙（包）　木瓜　薏苡仁　制半夏　黄连　大豆黄卷　黄芩　通草　吴茱萸　焦山栀

水煎服。

本方具有清热舒筋，和中利湿的作用。方中选用木瓜、蚕沙舒筋活络，专为霍乱转筋而设，因此用于湿热霍乱兼转筋拘挛者较为贴切。半夏、吴茱萸、黄连、黄芩、山栀相配，辛开苦泄，清热燥化中焦湿邪，湿浊无以留着。大豆黄卷透邪外解，宣化湿邪，通草、苡仁淡渗分利，使湿浊自下而去。

燃照汤　（《随息居重订霍乱论》）加减

酒黄芩　焦山栀　制厚朴　省头草　滑石　白蔻仁（后下）　豆豉　制半夏

水煎服。

本方取省头草、黄芩、山栀、滑石、豆豉以清暑泄热，宣利湿浊之邪；半夏、厚朴、白蔻仁以理气和中，化湿辟秽，故吐利较甚者用之颇佳。

【临床运用】　身热甚者，可选用白虎汤、竹叶石膏汤、甘露消毒丹之类清泻其暑热之邪；若脘闷吐甚，汤药难进，可先服玉枢丹以辟秽止吐；若脘痞，干呕较甚，加竹茹，重用川朴、白豆蔻；若夹食滞者，加焦六曲、焦山楂等消食导滞；小便短少者，加通草、车前草淡渗利湿以通小便；若手足厥冷，腹痛，自汗，口渴，唇面指甲青紫，呕吐酸秽，泻下恶臭，小便黄赤，六脉俱伏，是为热伏于内，热深厥深之真热假寒证，应重用石膏、竹叶、花粉以清热生津，补益气阴。

暑湿秽浊，直趋中道，损伤脾胃，治以清热化湿，辟秽化浊。可加用黄连素片、甘露消毒丹、玉枢丹、行军散等治疗。暑热盛者可合用双黄连粉剂、鱼腥草注射液或穿琥宁注射液加入补液中静脉点滴。本证口渴、吐泻较甚者，属热邪耗伤气阴，应及时补充水分。邪热炽盛，出现神昏谵语者，应注意及时降低体温，可予冰袋或酒精擦浴。亦可用清开灵注射液肌注或静脉点滴治疗。吐泻剧烈者，可加用针刺疗法：取穴承山（双）、曲泽（双）、十宣等，用三棱针急刺放出紫色血少许。或取足三里（双）、委中（双）、曲池（双），用毫针行泻法。

（二）寒湿证

【证候表现】　恶寒发热，恶寒重发热轻，头身疼痛，突发吐泻交作，吐出物如清水样，或如米泔水样，泻出淡黄色稀便，甚则如米泔水样，不甚秽臭，腹痛不甚或腹部冷痛，喜温喜按，口不渴或渴喜热饮，胸脘痞闷，四肢清冷，舌苔白而浊腻，脉象濡弱。

【病机分析】　外感秽浊之邪，郁遏肌表卫阳，邪正相争，则有恶寒发热，头痛身痛，因寒湿之邪为患，故见恶寒重发热轻；寒湿秽浊壅滞中焦，脾阳受损，运化失司，清浊不分，气机不运，升降悖逆，脾不升清而下陷故见腹泻，胃不降浊而上逆故见呕吐，而致吐泻交作；且因寒气偏胜，故吐出物如清水样，泻出清黄色稀便而不甚秽臭；寒湿秽浊之邪郁阻中焦，中阳被遏故见腹部冷痛，喜按喜温；寒湿凝滞中焦则口不渴或口渴喜热饮；寒湿内停，清阳受阻，气机凝滞，不得舒展，故见胸脘痞闷不适，四肢清冷；舌苔白腻而浊，脉象濡弱皆为寒湿内侵，中阳郁遏之象。

【治法】　温中散寒，芳化湿浊。

【方药】　藿香正气散（见第十章）、附子理中丸加减。

附子理中丸　（《阎氏小儿方论》）加减

炮附片　炒焦白术　炮姜　党参　炙甘草　陈皮　苏叶梗（各）　竹茹

原为丸剂，现代临床多用水煎服。

藿香正气散具有芳香辟秽化浊之功，方中藿香辛温，芳香化浊，辟秽止呕，紫苏、白芷、桔梗散寒利膈，三药相配，具有散寒化湿，芳香化浊，辟秽止呕之功，半夏、炮姜、姜竹茹和胃降逆止呕，茯苓、白术、大腹皮、厚朴、白术、甘草、大枣理气和中祛湿，本方对寒湿霍乱以湿邪偏重者较为适宜。附子理中丸加味具温振脾阳，健运脾胃之功，方中附子、干姜振奋脾阳，党参、白术、炮姜、苏叶梗、甘草健脾温中，竹茹除烦止呕。本方对于寒湿霍乱尤以阳虚寒盛明显者较为适合。

【临床运用】 若阳气既虚而阴津亦不足者，则可用通脉四逆汤合猪胆汁以反佐从治，既通其阳，又顾其阴；呕逆甚，脉象沉伏者，为脾胃阳气大虚，阴寒上逆，加吴茱萸、肉桂、丁香以温中降逆；若见寒热错杂，兼见心烦、口渴，舌苔黄者，加黄连以配干姜，寒温并用，和中道而止吐泻；若阴寒较甚，既吐且利，大汗淋漓，四肢厥冷，转筋拘急者，加用吴茱萸、木瓜，或加重附子用量以温经通络。

寒湿秽浊壅滞中焦，治以温中散寒，芳化湿浊。可选用藿香正气口服液、行军散、玉枢丹、急救回生丹等口服。本证口渴、吐泻较甚者，注意防止失水性休克，应及时补充水分和盐分。脾胃阳气大虚，阴寒上逆吐泻者，应用生脉注射液或参麦注射液静注，或用参附注射液静脉点滴。吐泻剧烈者，可加用针刺疗法：取穴承山（双）、曲泽（双）、十宣等，用三棱针急刺放出紫色血少许。或取足三里（双）、委中（双）、曲池（双），用毫针行补泻法。亦可用神阙隔姜、隔盐灸或用刮痧疗法。

（三）干霍乱

【证候表现】 卒然腹中绞痛，痛甚如刀劈，欲吐不得吐，欲泻不得泻，身热，烦躁闷乱，甚则面色青惨，昏愦如迷，四肢逆冷，头汗如雨，舌淡苔白，脉象沉伏。

【病机分析】 夏暑秽浊疫疠之邪，阻遏中焦，气机窒塞，升降格拒，上下不通，故见卒发腹中绞痛，甚则如刀劈，欲吐不得吐，欲泻不得泻；秽毒邪气侵犯机体，邪正抗争故见身热；浊邪壅闭，阳气关格于上下，清阳不得舒展，则烦躁闷乱；秽浊毒邪阻遏中阳，中阳闭塞，气机逆乱，阳气不得宣通以荣于头面四末，故见面色青惨，昏愦如迷，四肢逆冷，头汗如雨；舌苔淡白，脉象沉伏为毒邪内盛，阻遏阳气之象。

【治法】 利气宣滞，避秽解毒。

【方药】 玉枢丹（见第十章）或行军散（见第十章）加减。

玉枢丹用于干霍乱中道闭阻而欲吐不能吐，欲泻不得泻之证，全方有芳香泄浊，开窍逐邪之功效。行军散专为吐泻腹痛，窍闭神昏者而设。

【临床运用】 邪气过盛，可先用烧盐放入热汤调服，以刺激咽喉探吐，一经吐出，不仅烦躁闷乱之症状可减，而使下窍宣畅，二便自然通利；腹胀较重，欲便不能，加用乌药、沉香、厚朴以破气散滞；若汤药并进，而仍欲吐泻不得出者，可以加用厚朴汤治之；若小便不通，加用冬葵子、滑石以利尿泄浊；如吐泻已通畅，病势见减，可用藿香正气散以善其后。

秽浊疫疠之邪，阻遏中焦，气机窒塞，治以利气宣滞，避秽解毒。可选用藿香正气丸、行军散、玉枢丹、急救回生丹等口服。吐泻剧烈，腹痛如绞，或如刀劈，可用吴茱萸、青盐各30g，炒热熨于脐下以温通阳气；亦可用神阙隔姜、隔盐灸。可加用针刺疗法：取穴承山（双）、曲泽（双）、十宣等，用三棱针急刺放出紫色血少许。或取足三里（双）、委中（双）、曲池（双），用毫针行补泻法。干霍乱因气机壅塞可用搐鼻取嚏法，如用皂角末、通关散、红灵丹少许吹鼻取嚏，嚏出则气机通畅。亦可用探吐或刮痧疗法。

（四）亡阴证

【证候表现】 吐泻并作不止，吐泻物如米泔水样，疲软无力，目眶凹陷，指螺皱瘪，声嘶，面色黄白，心烦，口渴引饮，呼吸短促，尿少尿闭，舌质干红，脉象细数。

【病机分析】 本证为吐泻交作不止，阴津亡失太过而致。外感秽浊疫疠之邪太重，直犯中道，清浊相干，升降失司故见吐泻频作不止；体内津液大量亡失，气阴两伤，筋脉失养，故见疲软无力；津气耗竭，亡阴脱液太甚故见目眶凹陷，指螺皱瘪；津伤及阴，足少阴肾经上络咽喉，阴亏则咽喉失养，遂见声嘶；津液大量亡失，阳随阴脱，不能上荣于面故见面色黄白之象；吐泻太过，津精耗竭，失于滋润而见心烦，口渴引饮；病重犯及肾阴，致肾不纳气，故呼吸短促；肾水干涸，则出现尿少尿闭，舌质干红，脉象细数。

【治法】 益气养阴，救逆生津。

【方药】 生脉散（见第八章）合大定风珠（见第九章）。

生脉散方用人参补益元气，麦冬、五味子酸甘化阴，守阴留阳，用于霍乱亡阴甚宜。大定风珠具镇中通上达下之功，为滋阴填精，柔肝息风固脱之方，用于霍乱重伤阴液，虚风内动，时时欲脱，纯虚无邪之证尤宜。

【临床运用】 腹泻明显者，可用五味子、乌梅以涩肠止泻；口渴甚，用知母、竹沥等以清热生津；若四肢疲软明显，可加用西洋参、白芍补益气阴；声嘶者可用诃子以固肾开音；呕吐剧烈不止者，加用半夏、竹沥、竹茹；呼吸急促用五味子、冬虫夏草等以补肾纳气；本病之少尿甚至尿闭忌用渗利之品，当以石斛、麦冬、地黄、玄参益水之源；对于目眶凹陷，指螺皱瘪之脱水征象，可用淡盐水口服。

气阴两伤，治以益气养阴，可用生脉散，并嘱患者大量饮服淡盐水，或用生脉口服液。本证口渴、吐泻较甚者，须及时补充水分。气阴耗伤严重者，可予以大量生脉注射液加入静脉输液中点滴。若汗出过多，有阳气衰微之象者，可于本方加附子、生龙骨、生牡蛎等。若气阴耗伤，损及阳气而吐泻不止者，应用生脉注射液或参附注射液加入糖盐水中静脉点滴。吐泻剧烈者，可加用针刺疗法：取穴承山（双）、曲泽（双）、十宣等，用三棱针急刺放出紫色血少许。或取足三里（双）、委中（双）、曲池（双），用毫针行补泻法。亦可用神阙隔姜、隔盐灸或用刮痧疗法。

（五）亡阳证

【证候表现】 吐泻交作不止，四肢厥冷，汗出身凉，呼吸微弱，语声低怯，恶寒倦卧，精神萎靡，舌质淡白，脉象沉细，甚则细微欲绝。

【病机分析】 本证为吐泻交作不止，阴液亡失太过，阳随阴脱之候。由于秽浊疫疠之邪郁阻中焦，清浊相干，升降失司，故见吐泻交作不止；四肢厥冷为吐泻过久，阳气暴脱，阴寒内盛，阳衰不能温煦所致；阴寒内盛，阳越于外，阴阳格拒故见汗出身凉；肾阳不足，摄纳无权，则见呼吸微弱，语声低怯；肾阳不足，正气亏损，阴寒内盛，故见恶寒倦卧，精神萎靡之象；舌质淡白，脉象沉细或微细欲绝为阳气亡失，阴阳分离之危候。此时测血压也可发现血压明显下降。

【治法】 益气固脱，回阳救逆。

【方药】 通脉四逆汤或参附汤（见第八章）加减。

通脉四逆汤 （《伤寒论》）

炙甘草 干姜 生附子 猪胆汁

水煎服。

通脉四逆汤为回阳固脱之剂。方中重用干姜、附子，取其大辛大热之性，速破在内之阴寒，急回外越之阳气，炙甘草配姜附补虚回阳，猪胆汁引阳药入阴，全方共奏固逆救脱，破阴回阳之效，用于寒盛阳微之证尤宜；参附汤以人参大补元气为君，附子温壮真阳为臣，二药合用，大温大补，具有回阳益气，救逆固脱之功，用于见脉微欲绝，时时欲脱之象最佳。

【临床运用】　若阴寒盛于下而虚阳迫于上致面赤烦躁者，可加用葱白，此即取白通汤之意以驱阴通阳；若阴寒极盛，格阳于外而见下利不止，面赤，干呕而烦躁，厥逆无脉者，可加用葱白、人尿、猪胆汁，即取白通加猪胆汁汤之意，是在温阳药中反佐以咸寒苦降之品以防对热药的格拒；呕吐剧烈，加生姜以散寒止呕；腹痛甚，加白芍以和阴缓急止痛；大汗不止，加牡蛎、山茱萸以敛汗固脱；若病势严重而见下利不止，四肢厥冷，脉微欲绝，可重用干姜，以加强温阳通里的效果；若阴液内竭而见下利，利忽自止，四肢厥逆，恶寒，脉微不显，可在四逆汤中重加人参，取益阴救逆，回阳复阴之功。

阴液亡失太过，阳随阴脱，病势危急凶险，救治不当，常致气脱阳亡。可用独参汤，以野山参为佳，亦可用四逆加人参汤。吐泻量多者，阳气随阴津亡脱，应急予生脉注射液30~50ml加入静脉补液中静滴，甚者用参附注射液静滴治疗。本证口渴、吐泻较甚者，注意防止失水性休克，应及时补充水分。吐泻剧烈者，可加用针刺疗法：取穴承山（双）、曲泽（双）、十宣等，用三棱针急刺放出紫色血少许。或取足三里（双）、委中（双）、曲池（双），用毫针行补泻法。亦可用神阙隔姜、隔盐灸或用刮痧疗法。

小　　结

霍乱是因饮食不洁且感受秽浊之气导致以突然吐泻交作为主要特征的急性外感病。霍乱的主要表现是起病急骤，突起腹痛或不痛，吐泻交作，次数频繁，且有强烈传染性。它有寒证和热证之不同，又有干霍乱和湿霍乱的区分。霍乱的病位在脾胃、大小肠。其病机为秽浊之气阻遏中焦，导致升降失司，清浊相干，乱于肠胃。若吐泻过甚，可以导致阴竭阳亡。

霍乱发病急险，在治疗上应辨其寒热属性，在芳香化浊，和中化湿的基础上，分别立清热化湿和温化寒湿法。前者以蚕矢汤、燃照汤为代表方，后者以藿香正气汤、附子理中汤加减为代表方。在亡阴时应急以救阴，方用生脉散、大定风珠等；在亡阳时要回阳固脱，方用通脉四逆汤或参附汤等。对于干霍乱的危重证候，应采用综合疗法，药物除玉枢丹、行军散外，还可用探吐、取嚏、针刺、熨灸等方法。对霍乱的治疗还应注意及时补液，纠正水、电解质、酸碱平衡失调。病情发展而出现亡阴或亡阳时，还应及时采取补益气阴或温补阳气以固脱的方法急救之。

临床参考

真霍乱病情凶险危急，传染性极强，近年来在我国已得到了较好的控制，发病率很低。尽管如此，我们仍要保持高度的警惕。一旦发现，要及时向疾病控制中心报告，并抓紧时间作好急救工作。除了传统的急救药物和针灸、探吐、取嚏等方法外，还应积极地进行中西医结合的综合救治。余氏报道用七味白术散加味治愈霍乱10例，所有病例均上吐下泻，大便培养见霍乱弧菌，治以健脾和胃，清热生津之七味白术散加黄连、法夏，ORS口服补盐液（代茶频饮）而愈，经肛拭取材培养连续3次均转阴，平均住院6天，平均治愈时间3天［江西中医学院学报　2000；12（3）：15~16］。

类霍乱病情不及真霍乱凶险，临床较为常见。范氏应用藿香正气汤加减治疗急性胃肠炎112例，获得满意效果。在原方基础上加桂枝、砂仁、吴茱萸、焦三仙，去桔梗、白芷、枳壳、大腹皮，以增强温中和胃，降逆止泻之功，大大提高了原方的治疗效果（陕西中医　1994；15（7）：299）。朱氏报道，用三仁汤加味治疗急性胃肠炎300例，药用杏仁10g，白蔻仁10g，薏苡仁30g，滑石15g，竹叶10g，厚朴15g，通草15g，制半夏10g，木瓜15g，石韦20g，白芍15g，神曲20g，焦山楂15g，甘草5g，水煎服，每日1剂。治疗结果：服药2剂治愈者60例；服药4剂治愈者140例；服药6剂治愈者81例；服药8剂症状明显好转（显效）者19例［中国中医急症　2003；12（2）：176~177］。

病案选读

1. 湿热霍乱

居左　疫疠之邪夹暑湿滞互阻，太阴阳明为病，腹中绞痛，烦躁不安，上为呕吐，下为泄泻，四肢逆冷，口干欲饮，脉细欲伏，舌苔薄腻而黄。清气在阴，浊气在阳，阴阳反戾，气乱于中，遂有此变。湿遏热伏，气机否塞，所以四肢逆冷，脉道为之不利，霍乱重症。急拟黄连解毒汤加味，辛开苦降，芳香化浊。

川雅连八分　淡吴萸三分　淡黄芩钱半　鲜竹茹三钱　枳实炭一钱　大白芍钱半　灶心土五钱　藿香梗钱半　仙半夏钱半　六神曲三钱　玉枢丹三分磨冲　阴阳水煎。

（武进县医学会编.《丁甘仁医案》.江苏科学技术出版社.1988年）

按语：此例湿热霍乱，治以清热化湿，芳香化浊，方以黄连解毒汤加味治之而愈。丁氏虽然主用苦寒清热之品，但也注重芳香祛湿化浊药的运用。案中以吴萸之辛热与芩、连之苦寒相伍，取辛开苦降之意，也是治疗各种湿热性疾病，如湿热痢、湿热泄泻、湿温病湿热中阻证等常用之法。

2. 霍乱转筋

丁酉八九月间，杭州盛行霍乱转筋之证。沈氏妇夜深患此，继即音哑、厥逆。比晓，孟英诊其脉，弦细以涩，两尺如无，口极渴，而沾饮即吐不已，足腓坚硬如石，转时痛楚欲绝。

乃暑湿内伏，阻塞气机，宣降无权，乱而上逆也。为仿《金匮》鸡矢白散例，处蚕矢汤一方，令以阴阳水煎成，候凉徐服。此药入口竟不吐。外以烧酒令人用力摩擦其转戾坚硬之处，擦及时许，郁热散而筋结始软；再以盐卤浸之，遂不转戾，吐泻渐止。晡时复予前药半剂，夜得安寐，次日但觉困极耳！予致和汤数服而痊。后治相类者多人，悉以是法出入获效；惟误服附子者，最难救疗。

（王孟英撰、石念祖注．《王氏医案绎注·附录》．上海商务印书馆．1957年）

按语：此例为湿热霍乱，见转筋等症，治以清热化湿，芳香化浊，方以蚕矢汤，并配合外治之法，吐泻渐止，转筋亦解，再予致和汤（《霍乱论》方，由北沙参、白扁豆、石斛、陈仓米、枇杷叶、鲜竹叶、麦冬、陈木瓜、甘草等组成）调治而愈。

3. 干霍乱

孙 上不得吐，下不得泄，肢冷脉伏，躁烦不宁，脘腹胀硬，此所谓干霍乱也。病已四日，声音低微。邪锢气蔽，阴阳之气不能交济，即有离脱之象。当此之际，急宜开泄，得以转机，再商煎剂。

先服飞龙夺命丹，接服玉枢丹，西珀、灯芯汤下。

二诊：迭进开泄之品，大便得泻，足冷得温，手虽未热，两脉均起，气机渐有通达之象；惟腹中按之仍痛，小水未通，其中郁伏之邪，尚未一律外达，病势大有作为。立方宜泄邪为主，再得松机乃吉。

川朴　郁金　豆卷　藿梗　江枳壳　沉香曲　焦查炭　木香　猪苓　苏叶梗　木通　玉枢丹

三诊：大便屡次畅行，小水亦通，舌转赤绛，苔转黄燥，口渴引饮。郁伏之邪，燔灼阳明，腹中仍痛，积垢尚多，病情尚有波折。拟方专用清透法，兼泄积热。

鲜生地（豆豉打）　鲜石斛　淡黄芩　生枳实　瓜蒌仁　郁金　生锦纹（酒炒）　苏叶　茅根

四诊：大便屡次畅解，舌苔清润，积垢得以清净。惟夜不安卧，腹中未和，浊热尚未清泄也。方与清化，兼参泄降。

鲜生地　鲜石斛　淡黄芩　姜皮　生枳实　枣仁（川连炒）　黑山栀　软白前　竹茹　茅根

（张耀卿整理．《柳宝诒医案》．人民卫生出版社．1981年）

按语：本案属干霍乱，治疗先用中成药开泄，所用的飞龙夺命丹方出《急救仙方》，由雄黄、蟾酥、铜绿、朱砂、血竭、乳香、没药、胆矾、寒水石、轻粉、麝香、冰片、蜈蚣、蜗牛组成，为治疗疔疮、痈疽之方，又用玉枢丹等，意在辟秽解毒。继用理气祛湿化浊之剂调治。可见对本病的治疗使用成药是很有必要的。

文献辑要

《素问·六元正纪大论》

太阴所至为中满霍乱吐下。

《灵枢·五乱》

清气在阴，浊气在阳，营气顺脉，卫气逆行，清浊相干……乱于肠胃，则为霍乱。

《伤寒论·辨霍乱病脉证并治》

呕吐而利，此名霍乱……既吐且利，小便复利，而大汗出，下利清谷，内寒外热，脉微欲绝者，四逆汤主之。

《千金要方·霍乱第六》

大凡霍乱皆中食脍酪，及饱食杂物过度，不能自裁，夜卧失覆，不善将息所致，以此殒命者众。

《三因极一病证方论·霍乱凡例》

转筋者，以阳明养宗筋，属胃与大肠，令暴下暴吐，津液顿亡……宗筋失养，必致挛缩。

《丹溪心法·霍乱》

多因夹食伤寒，阴阳乖隔，上吐下利，而躁扰痛闷，是其候也。偏阳则多热，偏阴则多寒，卒然而来，危甚风烛。其湿霍乱死者少，干霍乱死者多。盖以所伤之物，或因吐利而尽，泄出则止，故死者少也。夫上不得吐，下不得利，所伤之物，拥闭正气，关格阴阳，其死者多。

《证治要诀·中恶》

欲吐不吐，欲泻不泻，心腹缠据，痛不可妨，上下不通，言语不定，如见鬼神，俗谓之干霍乱……近世俗医谓之卷肠沙，人多信之，殊不知即是霍乱，侥幸而愈者，一通之功耳。

《证治准绳·内科准绳》

霍乱之后，阳气已脱，或遗尿而不知，或气少而不语，或膏汗如珠，或大躁欲入水，或四肢不收，皆不可治也。

《景岳全书·杂证谟》

转筋霍乱证，以其足腹之筋，拘挛急痛，甚至牵缩阴丸，痛迫小腹，最为急候，此是阳明、厥阴气血俱伤之候也。

干霍乱证，最为危候，其证则上欲吐而不能出，下欲泻而不能行，胸腹搅痛，胀急闷乱，此必内有饮食停阻，外有寒邪闭遏。盖邪浅者，易于行动，故即见吐利。邪深者，阴阳格拒，气道不通，故为此证。若不速治，多致暴死。

《医宗必读·霍乱》

干霍乱者，心腹胀满搅痛，欲吐不吐，欲泻不泻，躁乱昏愦，俗名搅肠沙。

《随息居重订霍乱论·卷上·病情第一》

霍乱湿多热少道其常也，至于转筋，已风自火出，而有胜湿夺津之势矣……触犯臭秽，而腹痛呕逆，刮其脊背，随发红斑者，俗谓之痧，甚则欲吐不吐，欲泻不泻，干呕疞痛者，曰绞肠痧。更有感恶毒异气而骤发黑痧，俗名番痧，卒然昏倒，腹痛面色黑胀，不呼不叫，如不急治，两三时即毙。有微发寒热，腹痛麻瞀，呕恶神昏者，或濈濈汗出，或隐隐发斑，此毒邪焮发于表也。亦有发即泻利厥逆，腹胀无脉者，此毒邪内伏，不能外发也，所患最暴，多有不及见斑而死者。

《霍乱燃犀说·卷上》

霍乱证，无论四肢厥冷，畏寒、舌白，一派阴寒气象，毕呈显露；若服丁附姜桂等药，则百无一生者矣……霍乱有称为吊脚痧者，即霍乱之剧而转筋者，原非另有一证也……干霍乱，因毒邪入于营分，周身隧络为之壅塞，故又谓之痧胀……霍乱，又有感恶毒异气所致者，即张路玉所谓番痧证也。卒然昏倒，腹痛、面色黑胀、不呼不叫，如不急治，两三时即毙。腹痛麻瞀，呕恶神昏者，或濈濈汗出，或隐隐发斑，此毒邪发于表也。有发即泻利，厥逆腹胀，无脉者，此毒邪内伏也，所患最暴。多有不及见斑而死者。

《医学入门·霍乱》

一种暑霍乱，即湿霍乱，但此疾夏秋惟甚，纵寒月亦多由伏暑，故名。一种湿霍乱，有声有物。一种干霍乱，有声无物。标因外感四气，或日间感热，夜间受冷，或内素郁热，外又感寒，一时阴阳错乱，然病本因饮食失节，或酥酪酒浆生冷，以致湿热内甚，中焦脾土失运，当升不升，当降不降，是以上吐下泻，脉多伏绝。

《张氏医通·霍乱》

心腹胀痛，欲吐不吐，欲泻不泻，烦躁闷乱。俗名搅肠痧，此土郁不能发泄，火热内炽，阴阳不交之故。

下 篇

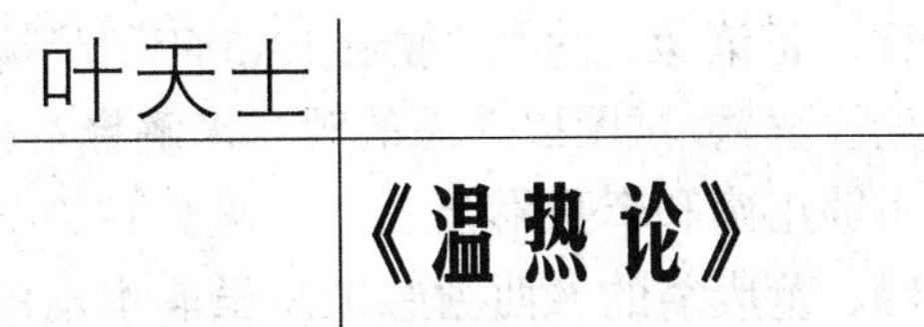

叶天士《温热论》

《温热论》是清代名医叶桂（字天士、号香岩）所著。叶氏是江苏吴县（今苏州）人，生于1667年，殁于1746年，享年79岁。其祖父及父亲均为名医，叶氏少受家学，十四岁其父去世后，改随其父的门人朱君专心习医。勤勉好学，闻某人有医学专长，即拜为门下，据说在青年时期曾拜师十七位，即使在成名之后，还师从多人。正因为叶氏能博采众长，融会贯通，故能自成一家而成为一代医学大师。叶氏不但精于内科，对幼科、妇科、外科等也多有建树。沈德潜称誉道："以是名著朝野，即下至贩夫竖子，远至邻省外服，无不知有叶天士先生"。史籍称他"切脉、望色、听言，病之所在，如见五脏"。叶天士极受当时及后人的推崇，其学说也广为流传。如石韫玉在《叶氏医案存真》序中说："至今谈方术者，必举其（天士）姓字，以为仲景、元化一流人也"。在《清史稿》中也说："大江南北，言医者，辄以桂为宗，百余年来，私淑者众"。

叶氏因平生忙于诊务，所以著作不多。现在所流传的十多种叶氏著作，除了有一部分是其门人或后人整理而成的，还有一些是伪托叶氏之作。由其门人、后人整理而成的《温热论》《临证指南医案》《幼科要略》《叶氏医案存真》《眉寿堂方案选存》《叶天士晚年方案真本》《叶氏医案未刻本》等，比较真实地反映了叶氏的学术思想和诊疗经验。

叶氏对温病学的形成贡献甚大，被称为"温热大师"。其代表著作《温热论》为"先生游于洞庭山，门人顾景文随之舟中，以当时所语信笔录记"（《吴医汇讲》）而成，成书年代不晚于乾隆十一年（公元1746年），被世人公认是温病学的奠基之作。《温热论》内容涉及温病学理论的各个方面，如温病的病因、感受途径、病机、分类、诊法、辨证、治法、预后等。本篇最早载于华岫云所编《临证指南医案》之中，名为《温热论》。该书刊于1766年，称为"华本"，又称"种福堂本"。其次为收入唐大烈《吴医汇讲》中的《温热证治》，又称为《温热论治二十则》，约刊于1792年，称为"唐本"。上述两种版本内容基本相同，文字稍有出入。后世的版本虽多，皆出于这两个版本。

自本篇问世之后，为其作注的不下十余家。如华岫云在《临证指南医案》中，对其作了较为简单的注释，可以看作是《温热论》的最早注本。在《医门棒喝》中，章虚谷依唐本把该篇原文分为34节，名为《叶天士温病论》。每节都作了较为详细的注释和较深刻的发挥，是本篇最早的系统注释本，约刊于1825年。王孟英《温热经纬》中以"华本"为据收入本篇，更名为《叶香岩外感温热篇》，除了王氏有精辟的阐发外，还收入了华氏、章氏和吴鞠通、魏柳洲、沈尧封、茅雨人、杨照藜、何报之、尤拙吾等众多医家的有关论述和注解，约刊于1852年。凌嘉六《温热类编》收入本篇，名为《温热论治》，并有简短小注，著于1866年。宋佑甫《南病别鉴》中把本篇称为《叶香岩温证论治》，在原文中作了夹注，特别在用药方面有较多的发挥，著于1878年。《周学海评注医书十二种》收入本篇，主要以“唐本”为据，亦有周氏之注，约著于1891年。陈光淞《温热论笺正》为注释《温热论》的专著，以“笺叶氏之旨，正诸家之失”，著于1915年。吴锡璜《中西温热串解》中收入本篇，名为《叶香岩温热论注解》，试图以西医的观点来解释本篇的温病学理论，虽不失为一个积极的尝试，但难免有不够正确和牵强附会之处，著于1920年。此外，吴坤安的《伤寒指掌》、茅雨人的《感证集腋》、董废翁的《西塘感证》虽非本篇的释本，但也对本篇内容作了阐发，可供参考。1949年至今，对本篇的研究又有了深入发展，如金寿山《温热论新编》中把原文分为十二类，并冠以标题，加以注释，刊于1960年。杨达夫《集注新解叶天士温热论》中收入了前人的大量注释，并附有许多作者经治的病例，开创了把《温热论》理论与临床病例直接联系起来研究的先例。自1964年后，在全国中医院校统编教材《温病学讲义》中收录了本篇，并对原文进行了阐释、选注，作了按语。自此以后，历版《温病学》教材中都收有本篇。

全篇计37段，仅3700余字，但内容丰富，代表了叶氏主要的温病学术思想，可概括为以下几个方面。

1. 阐明了温病的发生发展规律

叶氏明确提出了温病的病因是温邪，突破了“伏寒化温”的温病病因说及邪从皮毛而入的传统认识，为新感温病概念的确立奠定了基础。对温病的感邪途径提出了“上受”之说，即邪从口鼻而人，特别提出了“首先犯肺”，然后可以顺传气分或逆传心包。病变在气分，可分别出现邪留三焦、致成里结等不同部位的病变，又可进一步传人营分乃至血分。另外，本篇对温病卫气营血的传变、温病神昏和痉厥、后期伤阴等方面的论述，都是对温病发展规律的总结。

2. 创立卫气营血理论，奠定了温病学辨证论治的理论体系

叶氏按卫气营血划分温病病变阶段，以揭示病变浅深、轻重层次，作为温病辨证之纲。同时，按卫气营血确立了温病各阶段的治疗原则，这一原则至今仍在指导临床。

3. 辨明温病与伤寒之异

叶氏进一步明确了温病与伤寒在病因、传变及治疗上的不同点。如温病与伤寒病因寒温有别，温病的病因是“温邪”。二者传变情况不同，温邪热变最速，并始终以温热为主要标志，在病变过程中又以伤阴之病机较为突出；而寒邪所引起的伤寒，其初病表现为寒象，然后才化热传里，在病之后期较易伤阳而转化为虚寒之证。叶氏还提出，温病“若论治法则与伤寒大异也”，并多处论述温病与伤寒治法之异同。

4. 丰富和发展了温病诊断学的内容

本篇37条原文中有15条是专论舌诊的，从而突出了舌诊在温病诊断中的重要作用。另外又提出了验齿、辨斑疹、白痦等诊断方法，这些内容多数是前人未论及的，属叶氏独到经验，对于充实中医诊断辨证学的内容有很大的价值。

叶氏在讨论这些诊断学内容时，还指出了其中多数症状对应的治疗原则或方法，所以实

际上已形成了病证的辨治纲要，对于温病许多病证的诊断和治疗具有重要的指导意义。

5. 论述了妇人温病的证治特点

本篇讨论了妇女在胎前、产后以及月经期间热入血室的证治特点。

本教材以“华本”原文为据，对其内容进行分类释义，并选录有代表性的注释供学习时参考。原文后括号内数字，为《温热论》条文顺序编号。

一、温病大纲

【原文】 温邪上受[1]，首先犯肺，逆传心包[2]。肺主气属卫，心主血属营，辨营卫气血虽与伤寒同，若论治法则与伤寒大异也。(1)

【词解】

[1] 上受：指邪气侵入途径为口鼻，感受部位为肺。口鼻为清窍，在人体的上部；肺如华盖，位置最高，居脏腑之首。所以邪从口鼻而入犯于肺称为上受。

[2] 逆传心包：指温邪侵犯肺卫后，不顺传于阳明气分，而直陷心包，出现高热，神昏，谵语，肢厥，舌绛等临床表现。

【选注】

华岫云 邪从口鼻而入，故曰上受。但春温，冬时伏寒藏于少阴，遇春时温气而发，非必上受之邪也。则此所论温邪，乃是风热、湿温之发于春末夏初者也。

章虚谷 诸邪伤人，风为领袖，故称百病之长，即随寒热温凉之气变化为病，故经言其善行而数变也。身半以上，天气主之，为阳；身半以下，地气主之，为阴。风从寒化属阴，故先受于足经；风从热化属阳，故先受于手经。所以言“温邪上受，首先犯肺”者，由卫分而入肺经也。以卫气通肺，营气通心，而邪自卫入营，故逆传心包也。《内经》言：心为一身之大主而不受邪，受邪则神去而死。凡言邪之在心者，皆心之包络受之，盖包络为心脏之衣也。心属火，肺属金，火本克金，而肺邪反传于心，故曰“逆传”也。风寒先受于足经，当用辛温发汗；风温先受于手经，宜用辛平解表，上下部异，寒温不同，故治法大异，此伤寒与温病，其初感至传变皆不同也。

吴鞠通 温病由口鼻而入，鼻气通于肺，口气通于胃，肺病逆传则为心包。上焦病不治，则传中焦，胃与脾也。中焦病不治，即传下焦，肝与肾也。始上焦，终下焦。

周学海 按“伤寒从毛窍而入，温病从口鼻而入”二语世莫不奉为定案矣，其实二者亦皆互有，而总以毛窍入者为多……若果尽从口鼻而入，何以治法中有汗法乎？本文“上受”二字，即《内经》邪气在上义。

王孟英 《难经》从所胜来者为微邪，章氏引为逆传心包解，误矣！盖温邪始从上受，病在卫分，得从外解，则不传矣。第四章云“不从外解，必致里结”，是由上焦气分，以及中下二焦者为顺传。惟包络上居膻中，邪不外解，又不下行，易于袭人，是以内陷营分者为逆传也。然则温病之顺传，天士虽未点出，则细绎其议论，则以邪从气分下行为顺，邪入营分内陷为逆也。苟无其顺，何以为逆？章氏不能深究，而以生克为解，既乖本旨，又悖经文，岂越人之书竟未读耶？

杨照藜 肺与心相通，故肺热最易入心，天士有见于此，故未言“顺传”，而先言“逆传”也。

陈光淞 按“逆传”二字，见于陶氏《全生集·伤寒传足不传手经论》，云：阳邪传卫，阴血自燥，热入膀胱，壬病（膀胱为壬水）逆传于丙（心为丙火）。叶氏逆传之说，当本诸此，以肺与膀胱同主表也。章、王二注均非。且病以退为顺，进为逆；由内达外为顺，由外入内为逆。温邪由卫入营，故云为逆。若三焦不得从外解，致成里结，由因循误治所致，由外入里，岂得谓顺？王氏之说尤为强辩。又按叶氏《医案·幼科风温》中，有足经顺传，如太阳传阳明，肺病失治逆传心包之语，尤证其说出于陶氏。盖以邪归胃腑，可下而愈为顺也。

【释义】 本节为温病证治之总纲，概括了温病（特别是新感温病）的病因、感邪途径、发病部位、传变趋势及其与伤寒的区别。

1. 关于温病的病因

叶天士明确提出温邪是温病的病因，突出了温病病因的温热性质，标志着温病病因学说已趋成熟。温邪致病学说的意义，可从以下几个方面理解。

（1）划清了温病与伤寒在病因上的界限 由于中医学的病因学说产生于推理和临床表现的反证基础上，而不是通过直接观察得到的，所以长期以来比较笼统和混乱。以温病的病因而论，自《内经》提出“冬伤于寒，春必病温”以后，多数医家认为温病由伏寒化温所致。而叶氏明确提出“温邪”是温病的病因，与伤寒的病因截然有别，从而结束了长期以来温病与伤寒在病因上都归于寒邪，混淆不清的状况。

（2）对传统“六气致病”说的突破 传统“六气致病”说的基础是以气候反常而形成的所谓“六淫”为一切外感疾病的病因，而叶氏的“温邪”概念吸取了吴又可杂气学说的内涵。此处所说的“温邪”已并非单纯的气候异常的因素，而是自然界中存在的一类可以引起温病的致病因子，实质上指出了这是一类特异性致病因素。

（3）阐明了这类致病因子的致病特点 以温邪作为温病的病因，就很明确地指出了这一类致病因子所引起的疾病都具有温热的特性。这一点较之吴又可的杂气学说高出一筹，因为杂气学说虽然指出了其可引起多种疾病，但对于其致病的寒热特性却不能得到相应的反映，当然也就不能运用到审因论治的临床实践中。

应该明确，温邪是一个概括范围较为广泛的抽象概念，并不是指具体某种特定疾病的病因，而是所有温病病因的总称，这一类致病因素所引起的疾病都具有温热性质，既包括风热病邪、暑热病邪、燥热病邪等温热类病邪，也包括湿热病邪、暑湿病邪等湿热类病邪。这对于认识温病的发病、临床表现、诊断和治法的共同规律非常重要。

2. 温病的感邪途径

温病的感邪途径为邪从“上受”。华岫云注曰：“邪从口鼻而入，故曰上受”。可见“上受”指的是邪从口鼻侵入，口气通于胃，鼻气通于肺，邪从口鼻而入，当有从鼻吸入犯肺和从口入犯脾胃两种类型。叶氏此处强调通过呼吸而入肺，故发病部位是“首先犯肺”，由于肺位最高，肺开窍于鼻，外合皮毛，与卫气相同，主一身之表，故温邪外侵，多先犯肺而出现肺卫见证。

需要指出的是，并非所有温病均由“上受”引起，也并非都首先出现肺卫见证，有起于中焦的，亦有一病即见营血证者，所以不能把“上受”这一论述作为所有温病的感邪途径和起病方式，而只是指部分新感温病而言，临床上对每一种温病应具体分析。

3. 温病的传变趋势

温病的传变有顺传、逆传两种趋势，虽条文仅提出“逆传心包”，但逆传是相对顺传而言，如王孟英所释：“然则温病之顺传，天士虽未点出，而细绎其议论，则以邪从气分下行为顺，邪入营分内陷为逆也。苟无其顺，何以为逆”。可见温病首犯肺卫，治疗及时每可从外解，否则可由肺卫顺传阳明气分，或逆传心包，或内陷营分。而逆传心包则是其中病邪由肺卫直接传入心包，以致出现神昏谵语等神志异常症状的一种较为危重的病证。顺传指温病按一般由浅入深的规律逐步发展，病机演变由上焦肺卫传入阴明气分。如叶氏《三时伏气外感篇》所云：“足经顺传，如太阳传阳明，人皆知之。”由此可知顺传言其常，逆传言其变，知常达变才能正确掌握其传变规律。

4. 肺心与卫气营血的关系

叶氏提出“肺主气属卫，心主血属营”，由于肺与心同居上焦，肺主一身之气，与卫气相通，卫行脉外，有卫外功能；心主一身之血，营行脉中，营气通于心。肺与心同处于上焦，与卫气营血的生成、运行有密切的关系。这是从生理上分析肺心与卫气营血的关系。而在温病过程中，肺与心包的病变必然影响到卫气营血的正常功能，反映出表里浅深的不同病理变化。在此基础上，叶氏创卫气营血四种证候类型，以辨别其浅深轻重。一般说来，温邪犯肺在卫分者，病情轻浅；传入气分者，病情较重；逆传心包及病在营分者，病情严重；深入血分者则最为深重。

但是在理解时不可误认为卫、气的病变只与肺有关，营、血的病变只与心有关。如脾胃为人身的生化之源，与气的生成输布关系密切，所以脾胃气分的病变也很常见；又如卫气“循皮肤之中，分肉之间，熏于肓膜，散于胸腹”（《素问·痹论》），肺主皮毛，与卫气相通，脾胃主肌肉，亦与卫气相通，如陈平伯说：“人身之中，肺主卫，又胃为卫之本”。薛生白在《湿热病篇》中也提出湿热病起于脾胃，初起亦可见湿遏卫阳之表证，并认为：“所云表者，乃太阴阳明之表”，可见并非只有肺经才有卫分。我们习惯上常把肺卫并称，所以容易误解为只有肺才与卫分有关。同样，营血分的病变与肝、肾等脏也有密切的关系。所以，用卫气营血来分析温病的发展阶段，反映疾病浅深轻重的辨证方法不仅适用于上焦心肺，而且适用于各种温病各个病位的辨证。

5. 温病与伤寒的异同

叶氏云：“辨营卫气血虽与伤寒同”，即指出在辨证方法上伤寒与温病有相同之点。二者都须辨热性病由浅入深、由表入里、从实致虚的规律，在对外感热性病进行辨证的本质这一点上可以说二者是相同的。同时，伤寒亦有用营卫气血来分析病机的，在《伤寒论》中有“卫气不和”、“卫气不共荣气谐和”、“荣弱卫强”、“血弱气尽”、“荣气不足，血少故也”等论述。而且在《伤寒论》中也论及了各种有关血分的病变，如衄血、便血、吐血等出血病证，还有蓄血证、热入血室证等。卫气营血辨证理论是用卫气营血来概括、分析温病过程中的病机变化，所以说“辨营卫气血与伤寒同”。但也要看到，这里所说的“同”并非完全相同，因为温病学的卫气营血辨证方法已形成了一整套理论体系，与《伤寒论》中仅用营卫气血伤寒分析病机并不完全相同。

由于二者病因有寒温之别，侵犯部位各异，病证性质更大不相同，因而治疗上有很大区别。叶氏这里指出的“若论治法则与伤寒大异也”，主要指温病和伤寒初起治疗大相径庭。温病初起，多属温邪袭于肺卫，治疗以辛凉解表为主；伤寒初起，多属寒邪犯于太阳，治疗以辛温解表为主。

如果我们对伤寒和温病的治法之异作一较为具体的分析，就可以清楚地看到两者在治法上的区别。

	温　病	伤　寒
初起在表	辛凉解表	辛温解表
邪在少阳	分消上下（治手少阳三焦）	和解表里（治足少阳胆）
里结阳明	如夹湿滞则下之宜轻，下后便硬不可再下	下之宜猛，下后便溏不可再下
病中护正	注重养阴生津	注意顾护阳气
后期补正	多补肺胃、肝肾之阴	多温脾肾之阳

【原文】　大凡看法，卫之后方言气，营之后方言血。在卫汗[1]之可也，到气才可清气[2]，入营犹可透热转气[3]，如犀角、玄参、羚羊角等物，入血就恐耗血动血，直须凉血散血[4]，如生地、丹皮、阿胶、赤芍等物。否则前后不循缓急之法[5]，虑其动手便错，反致慌张矣。(8)

【词解】

[1] 汗：指“汗法”。这里具体是指用辛凉药物疏解卫分病邪。

[2] 清气：指用辛寒、苦寒药物，以专清气分里热的方法，即“清气法”。

[3] 透热转气：也叫“透营出气”。是治疗营分证的大法，即在清泄营分邪热的主药中加入轻清宣透之品，将营分邪热引出气分，向外透发的方法。

[4] 凉血散血：指治疗血分证的大法，即清泄血分热邪，并配合活血消瘀。

[5] 缓急之法：指治疗中应分清“卫、气、营、血”，按疾病的发展顺序，抓住主要矛盾，采取积极措施，急的、主要的先治，缓的、次要的后治。

【选注】

华岫云　辛凉开肺便是汗剂，非如伤寒之用麻桂辛温也。

章虚谷　仲景辨六经证治，于一经中皆有表里深浅之分……若温病，邪从手经而入，与伤寒不同，其始皆由营卫则同，其后传变则异，故先生于营卫中又分气血之浅深，精细极矣。凡温病初起，发热而微恶寒者，邪在卫分；不恶寒而恶热，小便色黄，已入气分矣；若脉数舌绛，邪入营分；若舌深绛，烦扰不寐，或夜有谵语，已入血分矣。邪在卫分，汗之，宜辛平表散，不可用凉。清气热方可用辛凉，若太凉，反使邪不外达而内闭，则病重。故虽入营，犹可开达转出气分而解。倘不如此细辨施治，动手便错矣。故先生为传仲景之道脉，迥非诸家之立言所能及也。

王孟英　外感温病如此看法，风寒诸感无不皆然。此古人未达之旨，近惟王清任知之。若伏气温病，自里出表，乃先从血分而后达于气分，故起病之初。往往舌润而无苔垢，但察其脉软而或弦，或微数，口未渴而心烦恶热，即宜投以清解营阴之药；迨邪从气分而化，苔始渐布，然后再清其气分可也。伏邪重者，初起即舌绛咽干，甚有肢冷脉伏之假象，亟宜大清阴分伏邪，继必厚腻黄浊之苔渐生，此伏邪与新邪先后不同处。更有伏邪深沉，不能一齐外出者，虽治之得法，而苔退舌淡之后，逾一二日舌复干绛，苔复黄燥，正如抽蕉剥茧，层出不穷，不比外感温邪由卫及气、自营而血也。秋月伏暑证，轻浅者邪伏膜原，深沉者亦多如此。苟阅历不多，未必知其曲折乃尔也。附识以告留心医学者。

陈光淞　盖自其约而言之，则卫为气，营为血；循其等而言之，则卫为气之标，气为卫之本，营为血之帅，血为营之徒也。是以血属营之后，而入营者就可透热转气。失此不治，则营病而血亦病，血滞而气不能营，故直须凉血散血，通其经隧之途，使营气复其故道也。此卫气营血之次第，学者细察《素问》调经、经络诸论，及《灵枢》营气、卫气、营卫生会等篇，自能了然矣。

吴锡璜　治温热病虽宜用凉解，然虑其寒滞，宣透法仍不可少。

【释义】　本节提出了温病的辨治纲领，讨论了卫气营血的传变规律、浅深层次及相应治法。

1. 卫气营血的传变规律

“卫之后方言气，营之后方言血”，是继“肺主气属卫，心主血属营”之说后，进一步阐明了卫气营血病机的浅深层次及轻重程度。由于生理上卫气营血在分布部位、活动范围、生成过程上都有浅深先后的不同，所以在病理上，卫气营血的传变必然反映温病发展过程中的病位浅深、病情轻重及病程先后。一般说来，温病初起邪多在卫分，病程较轻；继之传入气分，病情较重；进而深入营分，耗伤营阴，扰及心神，病情更重；若进入血分阶段，耗血动血，扰乱神明，病情最为深重。

但对温病的这一传变规律决不可机械地理解。其一，温病的传变形式是多种多样的，也有不完全依此规律者，如王孟英注中所提示的“若伏气温病，自里出表，乃先从血分，而后达于气分……不比外感温邪，由卫及气自营而血也”。故卫气营血的传变顺序仅是新感温病常见的传变方式，临床尚可见初起即发于气分或营血分者。其二，温病的病变阶段往往不是单纯的表现为一个证型，每有卫气同病、卫营同病、气营（血）同病者，另外，在每一阶段之间还可出现一些过渡证型。因而不可拘于卫气营血某一固定模式，要知常而达变。其三，卫气营血只是反映了一个大致的病变阶段，在每个阶段还有许多具体的证候类型，如在卫之邪有风热、湿热、暑热、燥热之别；在气分之病有在肺、胃、脾、胆、肠、胸膈等之别；在营之证有营热炽盛、营阴耗损等之别；在血分之证有瘀热阻于下焦、瘀热交结于胸、热入血室之别。其四，卫气营血虽然反映了温病的发展阶段，但并不是代表了温病的全过程，如有学者提出了在血分证之后，应加入一个虚多邪少阶段，即温病的后期及恢复期阶段，或称为阴伤期。所以对卫气营血病变过程的认识，应在理解了其正面的含义外，还要从其他方面来全面、准确地理解。

另外，卫气营血这四个阶段，有时也更概括地用气、血为纲，如陈光淞说：“约而言之，则卫为气，营为血”。正如叶氏所说的：“肺主气属卫，心主血属营”，指出了卫可属于气，营可属于血。叶氏还论及“气病有不传血分”，实质上，这里所谓的血分就包括了营分在内。在其他医家的论述中，以气赅卫，或以血赅营（也有言营而实指血）的情况还是不少的。

2. 卫气营血各阶段治疗大法

叶氏确定了温病卫气营血各个阶段的治疗大法。

(1) 在卫汗之可也　即邪在卫分，主以汗法。这里所说的“汗”是指辛凉透达之剂，本篇第二条所说：“在表初用辛凉轻剂”，正是“汗”之最明确的注脚。辛能宣散，凉能清解，意在宣肺透解使邪热外达，即华氏所云：“辛凉开肺便是汗剂”。此时最忌辛温或过于寒凉之品。如误用辛温解表之剂，有助热耗阴之弊；而过用寒凉又可因凉遏而邪不能外达。后世吴鞠通的银翘散、桑菊饮均循此法而创制。由于卫分阶段的病邪性质有风热、暑热、湿热、燥热病邪不同，所以汗法的具体内容不尽相同。

(2) 到气才可清气　其中“才可”二字提示了应严格掌握清气法使用的时机，必须在确定邪入气分后，方可用清气法，不可早用、滥用，其意是防寒凝郁遏病邪之弊。对叶氏所说的“清气”，可从以下几个方面理解：①叶氏所说的清气，一般是以清气泄热为主，须注意使邪热有外达之机，所以邪热初在气分者，多用轻透清邪之品，热毒深重时才用苦寒沉降之药；②气分证的病变相当复杂，其病变部位也相当多，如有邪热在肺、胃、脾、胆、肠、三焦、膀胱、胸膈等不同，病邪又有轻重之别，性质还有夹湿、夹滞、夹瘀、夹痰、夹食、夹毒等异，所以清气法在具体运用时治法很复杂；③由于气分证所包括的范围甚广，清气法尚不能代表气分证的全部治法，如气分阶段的阳明腑实证主用下法、湿热证则须用化湿法等，都是治疗气分证的方法，本段中所说的“到气才可清气”，既代表了气分阶段的治疗大法，也只是气分证的代表性治法。

(3) 入营犹可透热转气　这是营分证的治疗大法。“犹可”二字点出了邪入营分的治疗仍要强调使邪热外透而解。邪热入营后当以清营为主，但尚可加入透泄之品，立足透邪外达，使营分邪热能转出气分而解。故叶氏所举药物如犀角、玄参、羚羊角等均为清营凉血之品，再配合银花、连翘、竹叶等清泄之品，方可达到透热转气的目的。另外，清营之品多寒凉滋腻，如生地、玄参、麦冬等，若一味用此类药物，易阻遏气机，不利于营分邪热外达，故加一些轻清宣透之品，能促使气机通达，有利于邪热清除。本段原文为“入营犹可透热转气，如犀角、玄参、羚羊角等物”，不能误解叶氏所列举的药物是透热转气的代表药，而应是这些药再加上透热转气的药物，所以原文可理解为“入营犹可透热转气，如犀角、玄参、羚羊角等加上银花、连翘、竹叶之类”。

(4) 入血就恐耗血动血，直须凉血散血　邪热入血分后，则在血热的基础上又见“耗血动血”的病理变化，耗血是耗伤营阴和血液，动血是血热逼血妄行产生出血、瘀血。故当治以凉血散血之法，具体可采用凉血养阴，活血散血之品清解血分热毒，以生地、丹皮、犀角、赤芍等药物为主加减化裁、灵活运用。在这一句中概括了血分证的病机和治法，将全句联系起来，就可以得出较为全面而准确的认识。既然在治法中提到凉血，说明其病机有血热，而且是血分证病机的中心环节和基本病机；在治法中谈到散血，表明在血分证阶段血行有所不畅或存在致瘀的病机；既然在病机中提到耗血，那么在治法中就可以配合滋养阴血之品。再结合其后叶氏所列举的药物如生地、丹皮、阿胶、赤芍，由此不难理解血分证的病机由血热、瘀血、阴血耗伤、出血四个方面组成，而对血分证的治疗大法包括了凉血、养血（阴）、散血三个方面。

叶氏所提出的在温病各个不同阶段应遵循的治疗大法，对临床实践有着重要的指导意义。但叶氏对各个阶段的证候未具体论及，章注中论述了各阶段的主要见证、治法及注意点，补充了原文之缺，但章注中“邪在卫分，汗之，宜辛平表散，不可用凉”的说法，王孟英认为不妥，故在《温热经纬》引用时改为“邪在卫分，汗之，宜辛凉轻解”，较为合理。

二、邪在肺卫

【原文】　盖伤寒之邪留恋在表，然后化热入里，温邪则热变最速。未传心包，邪尚在肺，肺主气，其合皮毛，故云在表。在表初用辛凉轻剂。挟风则加入薄荷、牛蒡之属，挟湿加芦根、滑石之流。或透风于热外[1]，或渗湿于热下[2]，不与热相搏，势必孤矣。(2)

【词解】

［1］透风于热外：指治温热夹风在表的一种方法。即于辛凉清泄中加入薄荷、牛蒡等疏风之品，使风从外解，热自易清。

［2］渗湿于热下：指治温热夹湿在表的方法，即于辛凉清泄之中加入芦根、滑石之类，使湿从下利，则湿去热孤，热自易解而病可愈。

【选注】

章虚谷　伤寒邪在太阳，必恶寒甚。其身热者，阳郁不伸之故，而邪未化热也。传至阳明，其邪化热则不恶寒，始可用凉解之法，若有一分恶寒，仍当温散。盖以寒邪阴凝，故须麻桂猛剂。若温邪为阳，只宜轻散，倘重剂大汗而伤津液，反化燥火，则难治矣。始初解表用辛，不宜太凉，恐遏其邪，反从内走也。或遇阴雨连绵，湿气感于皮毛，当先去表湿，使热外透可解，否则湿闭其热而内侵，病必重矣。其挟内湿者，清热必兼渗利之法，不使湿热相搏，则易解也。

陈光淞　盖温邪为病，必有所挟，不外风与湿之两途：风，阳邪，宜表而出之，故曰透外；湿，阴邪，宜分而利之，故曰渗下。

吴锡璜　不恶寒者，言其常也。若阳明发热汗多，则有背微恶寒之症。伤寒辛温发汗，取皮肤濈濈微似有汗者佳；温病辛凉解表，必须汗多，内邪方得外泄。

【释义】　本节论述伤寒与温病传变的区别，并提出温病初起邪在肺卫及其夹风夹湿的不同治法。

1. 伤寒与温病传变辨异

本文从传变角度进一步阐明伤寒与温病“治法大异”的道理。伤寒为外感寒邪为病，寒性凝滞，易伤阳气，化热较慢。初起寒邪在表，卫阳被遏，表寒证要持续一定时间，必经寒郁化热的过程才出现里热之证，故称“伤寒之邪留恋在表”。温病是外感温邪而发病，温为阳邪，其性属热，初起即呈现表热证，而且容易入里内传出现里热见证，或逆传心包，或径入营分、血分等，故云“温邪则热变最速”。但另一方面也要看到，“热变”的快慢是相对而言的，是指一般的情况，不可视为绝对之辞，亦并不代表伤寒的传变一定比温病慢。如伤寒中有直中三阴经者，其传变就极为迅速；另一方面，温病中的某些病种，如湿温等，其传变表现得相当缓慢。

2. 温邪在表的治疗

叶氏提出温病初起，邪客于表，出现肺卫见证，当用“辛凉轻剂”，也就是用轻清宣透之品，以宣肺泄卫，祛除在表之邪。切不可误用辛温助火化燥，以免反生他变。要注意的是，叶氏在这里所说的“辛凉轻剂”包括了常用的银翘散、桑菊饮之类，而不是吴鞠通《温病条辨》中所说的辛凉轻剂即桑菊饮。当然，叶氏在这里所说的表证只是指在肺卫之邪，如叶氏说：“肺主气，其合皮毛，故云在表”，而不是包括了所有的表证。所以如湿邪犯于肌表、湿温初起邪遏卫气等证，其治法都不限于“辛凉轻剂”之列。同时，叶氏强调在表初用辛凉轻剂，也指出了对温邪在表者不能过用寒凉，以免遏伏病邪而不易外解。

3. 温邪在表夹风夹湿的治疗大法

温邪在表常出现夹风或夹湿两种兼夹证，夹风者可加入薄荷、牛蒡子之类轻清疏散之品，以透风于热外，表而散之；夹湿者则加入芦根、滑石之类，其利湿而不伤阴，以渗湿于热下，分而利之。使风、湿均不致与热相结，热势孤立则病易除。

将温病以夹风或夹湿为依据分为两大类型，这对后世的影响很大，直到现在，温病仍是分为温热与湿热两大类。如汪瑟庵在《温病条辨》中的按语："温热、湿热为本书两大纲"，其源亦大概出于此。

本节中所说夹风、夹湿的治法，承上文来看，当然是指温邪在表时的治法，但其指导意义却不仅限于表证，特别是湿热性疾病的治疗，当以祛湿为要，正如叶氏所说的："热自湿中而起，湿不去则热不除也"，已成为后世治疗湿热性疾病的重要原则。

后世注家中，章氏从病邪性质、病机、证候及传变等方面分析了伤寒与温病的不同，并提出一需麻桂猛剂，一宜轻散的道理，及温邪之解表不宜过汗、过凉，夹湿尚有表湿、里湿之不同等，论述较全面深刻。陈氏对透外、渗下的解释简明而确切。吴氏认为阳明发热亦可见背恶寒，为经验之谈，对其温病"辛凉解表必须汗多"的提法，当理解为与伤寒辛温发汗取微汗相对而言，因温病初起发汗过多亦可导致损伤心阳、耗伤阴液之变，当慎之。

【原文】 不尔，风挟温热而燥生，清窍[1]必干，为水主之气不能上荣[2]，两阳[3]相劫也。湿与温合，蒸郁而蒙蔽于上，清窍为之壅塞，浊邪害清[4]也。其病有类伤寒，其验之之法，伤寒多有变证，温热虽久，在一经不移，以此为辨。(3)

【词解】

[1] 清窍：指眼、耳、鼻、口等头面部诸窍，也有以心窍为清窍者，此处指前者。

[2] 水主之气不能上荣：水主之气包括肺肾之气。因为肾主水，肺属金而生水。这里是指温热之邪耗伤津液，而致头面诸窍失去濡润。

[3] 两阳：指风邪和温邪都是阳邪。

[4] 浊邪害清："浊"，指湿邪，"清"指清窍。即湿热熏蒸，上蒙清窍，致使耳鼻失灵，出现耳聋鼻塞等症状。

【选注】

章虚谷 胃中水谷，由阳气化生津液，故阳虚而寒者，无津液上升。停饮于胃，遏其阳气，亦无津液上升，而皆燥渴，仲景已备论之。此言风热两阳邪劫其津液，而成燥渴，其因各有不同，则治法迥异也。至风雨雾露湿邪受于上焦，与温邪蒸郁而上蒙清窍，如仲景所云头中寒湿，头痛鼻塞，纳药鼻中一条，而与温邪蒙蔽虽同，又有寒热不同也。其寒湿下受于足经者，仲景多用姜、附、术、苓；挟风而在表者，用麻、桂、防已。良以寒湿皆阴邪，而风从寒化亦为阴，故治之皆用辛温之法也。伤寒先受于足经，足经脉长而多传变；温邪先受于手经，手经脉短，故少传变。是温病伤寒之不同，皆有可辨者也。

凌嘉六 温热挟风为风温，挟湿为湿温，此宜分别。春夏之交多风温，夏秋之交多湿温，挟湿大便溏、小便不利；挟风则头痛、恶风或咽干口燥。

宋佑甫 初当辛平解散，若过凉遏，邪反内走，用温发汗，劫津化火。有阳虚气不化液而燥，治宜甘温；有积饮液不上升而燥，治宜甘辛；有阴液枯涸而干燥，治宜酸甘。此风热劫烁津液，治宜甘寒。

陈光淞　按此条明风温、湿温俱有清窍干塞。分析言之，恐人以伤寒之法误治，尤恐以湿温之浊邪害清，与风温之两阳相劫混治也。右第一节（指篇首至此）首论伤寒、温热感受证治之不同，温病有挟风、挟湿之异治，其所入之途，有卫气营血之次第。总举其纲，以告学者，下文乃详言之。

吴锡璜　温邪在肺，鼻窍每多闭塞，甚至见风而鼻出清涕，与辛夷散证大相似，用桑叶、甘菊、山栀皮、杏仁、薄荷之类，轻清以泄风热，每每获效；误用辛夷散，竟有变为昏痉者，余临症时曾遇之。

【释义】　本节进一步阐明温热夹风夹湿的证候表现，以及温热夹湿病证与伤寒的鉴别要点。

1. 温热夹风的病机和证候特点

温热夹风的病机特点是“两阳相劫”，而其证候特点是“清窍必干”。承上文所说，如不能“透风于热外”，则温热夹风者势必化燥，耗劫津液，出现清窍（指头面部目、耳、鼻、口诸窍）干燥的证候。风与温热俱属阳邪，两阳相遇，风火交炽，必耗伤津液（即水主之气），致使无津上荣，而出现口、鼻等头面清窍干燥之象。这里虽然是阐述风热疾病的病机特点，但实际上也指出了温病重要的病机共性，即易损伤阴液。正如《温病条辨》所说：“温热，阳邪也，阳盛伤人之阴也。”

2. 温热夹湿的病机和证候特点

如温热夹湿者，其病机特点是“浊邪害清”，而其证候特点是“清窍壅塞”。湿为阴邪，重浊黏腻，热为阳邪，熏蒸向上，湿热相搏，热蒸湿动，势必蒙蔽于上，致使清阳之气被阻遏，必然出现头昏重，耳聋，鼻塞，胸闷等症状，即叶氏所说“浊邪害清”之候。

需指出的是，叶氏将“干”、“塞”作为温热夹风、夹湿的辨证要点，是因为这是温热伤津与湿热蒙蔽较典型的证候，但在理解时不可拘泥。临床上有风热在肺而闭塞鼻窍的，也有湿阻气机，气不布津而口渴的，但伴随的证候各有不同，应予详辨。

3. 伤寒与温热夹湿病证传变的区别

文中提出“伤寒多有变证，温热虽久，在一经不移”。但本节中所说的“温热”实际是指湿热而言的。因为其紧接“浊邪害清”之后，所以应理解为温热夹湿之证，即湿温之类。其与伤寒有相类之处，特别是初起的临床见证有某些相似之处，如二者在初起之时，都可以表现为发热、恶寒、身重疼痛、口多不渴、苔白等。正如《温病条辨》中所说湿温“头痛、恶寒、身重疼痛，有似伤寒”。然而，这仅是某些临床症状的相似，绝非病证本质的相同。

至于伤寒与温热夹湿病证之异，叶氏主要是从传变情况来区别，即“伤寒多有变证”。由于伤寒初起寒邪留恋在表，然后化热入里，传入少阳、阳明，后又传入三阴，病之性质则由热转寒，故其性质多变。而温热夹湿证因为有淹滞黏腻的湿邪蕴蒸其中，病程中变化较慢较少，往往在气分阶段有一较长过程病情无显著变化，故叶氏曰“温热虽久，在一经不移”。当然，也是相对伤寒而言。实际上伤寒与温病在临床上的异同，主要还是根据其全面的表现来区别的。在临床上，温病的传变未必少，也未必久在一经不移。

诸家对此条各抒己见，章氏以手足经长短释之，说理牵强；宋氏及吴氏补充了治法及用药，可供临证参考。

三、邪陷营血

【原文】 前言辛凉散风，甘淡驱湿，若病仍不解，是渐欲入营也。营分受热，则血液受劫，心神不安，夜甚无寐，或斑点隐隐，即撤去气药[1]。如从风热陷入者，用犀角、竹叶之属；如从湿热陷入者，犀角、花露[2]之品，参入凉血清热方中。若加烦躁，大便不通，金汁亦可加入，老年或平素有寒者，以人中黄代之，急急透斑为要。(4)

【词解】

[1] 撤去气药：指除去治疗邪在卫气分时所用的透风渗湿药。

[2] 花露：是用花类药物置水上蒸发，取其蒸出的汽水用。这里指菊花露或金银花露。

【选注】

章虚谷　热入于营，舌色必绛。风热无湿者，舌无苔，或有苔亦薄也；热兼湿者，必有浊苔而多痰也，然湿在表分者舌亦无苔（王孟英曰：亦有薄苔），其脉浮部必细涩也。此论先生口授及门，以吴人气质薄弱，故用药多轻淡，是因地制宜之法，与仲景之理法同，而方药不同。或不明其理法，而但仿用轻淡之药，是效颦也；或以吴又可为宗者，又谓叶法轻淡如儿戏不可用，是皆坐井论天者也（王孟英曰：又可亦是吴人）。

汪曰桢　急急透斑，不过凉血清热解毒，俗医必以胡荽、浮萍、樱桃核、西河柳为透法，大谬。

凌嘉六　烦躁，大便不通，宜用大黄、知母、厚朴、花粉之类，金汁亦可加入。

宋佑甫　乍入营分，脉数舌绛，犹可透热，仍转气分而解，开达即所以转气分。

陈光淞　花露芳香清剂，和中利肠，清暑化热，有气无质，能透窍入络，疏瀹灵府，故从湿热陷入者宜之……按营分受热，至于斑点隐隐，急以透斑为要。透斑之法，不外凉血清热，甚者下之，所谓炀灶减薪，去其壅塞，则光焰自透。若金汁、人中黄所不能下者，大黄、玄明粉亦宜加入。在学者见证施治，神而明之，细玩“烦躁、大便不通”之语，自得之矣。

吴锡璜　津不足者，热邪即易入营，而伏邪由营发出者，亦恒有之。

【释义】 本节概括了温病热陷营分的主症和治法。

1. 营分证的形成

前已述及温热夹风或温热夹湿者，按法治之，邪当得解。但也有病情仍发生急剧变化而加重者，究其原因是由于邪热较盛或正气抗邪能力不足，导致正不胜邪，病邪进一步深入，渐次陷入营分。对这段原文的理解要注意以下几点。

(1) 本段所说“辛凉散风，甘淡驱湿，若病仍不解，是渐欲入营也”，应理解为已在气分之邪，经用治风热或治湿热之法而未愈者，可能会传入营分。如认为在表之邪不解都要传入营分，则与临床实际不符。故此处“是渐欲入营”可理解为“恐渐欲入营”。

(2) 营分证的形成并不是全都由气分证传来。其中还有从卫分证直接“逆传”所致者，也有在病之初即表现为营分证，如伏气温病之发自营分者。

(3) 温病的发展多有其自身的规律，有的即使按常规治疗也较易发生传变而出现营分证，特别是某些伏气温病及素体营阴不足者，邪热易传营分而出现营分证。但有些温病却较少发展为营分证，如多数的风温和秋燥等。

2. 营分证的病机与主症

热邪入营主要的病机变化为“血液受劫，心神不安”。这里所说的“血液”显然是指营阴而言。叶氏接着指出了营分证的主症为“心神不安，夜甚无寐，或斑点隐隐”。这是由于心主血属营，营气通于心，故营分有热必导致心神不安，夜甚无寐。营血同行脉中，血液受累，营热迫血外溢肌肤，则见斑疹隐隐。除这些主要见症外，章虚谷又补充了“热入于营，舌色必绛”。并从舌苔变化分辨夹风、夹湿的不同，甚为关键。临床还当见身热夜甚，口干而不甚渴饮，时有谵语，脉细数等其他营分证的症状。

文中提到了营分证病邪有夹湿与不夹湿之分，在临床表现上有所不同。对这两类病证的鉴别，除了要结合疾病发展的过程和在气分证阶段曾有的临床表现外，舌诊有重要的意义。如章虚谷所说：“热入于营，舌色必绛。风热无湿者，舌无苔，或有苔亦薄也；热兼湿者，必有浊苔而多痰也。”这对从营分证的症状来区别两类病证性质有一定的参考意义。

3. 营分证的治疗

叶氏在本段中所论治疗营分证的主要原则有三。

(1) 撤去气药。这里所说的“气药”泛指作用于卫分、气分的药物，而不仅是指辛凉散风，甘淡驱湿等类药物。因此时邪已入营分，治法亦当转以清泄营热为主，不能再按气分证的治法用气分药。同时，这里所说的“撤去气药”，是指不再用前文所述治疗邪在卫表时所用的祛风、渗湿药，但并非完全不能用气分之药。因后文中所举的竹叶、花露等都属气分药；而叶氏对营分证的治则“透热转气”法中也须有轻清邪热之气分药。

(2) 以清营透热为大法，以犀角为主药，但应视其来路及病证性质的不同而配合不同的药物。如从风热陷入者，加竹叶之类重在透泄热邪；如从湿热陷入者，加花露之类重在清泄芳化。因竹叶清香透热，适合于风热之邪陷入营分者；而花露性芬芳，有清化湿热之效，故适合于从湿热陷入营分者。叶霖又补充说：如从风热陷入者，宜用犀角、石膏、连翘、栀子、黄芩之属；如从湿热陷入者，宜鲜生地、犀角、银花、人中黄、大青叶、玄参、丹皮、黄芩、黄连之类。

(3) 重视清火解毒。对热毒极盛，锢结于里而症见烦躁，大便不通者，加入金汁以清火解毒。但因其性极寒凉，对老年阳气不足或素体虚寒者当慎用，可用人中黄代之。陈、凌二氏对烦躁，大便不通用金汁、人中黄仍不能解者，提出宜加入大黄等通下之品，以对阳明腑实，热毒锢结造成斑透不畅者，起到“炀灶减薪”的作用。腑气得通，里热得泄，斑疹自透，这是对叶氏营分证治疗的补充，并且也适用于血分证斑疹显著者。

4. 对“急急透斑为要”的理解

斑的治疗大法是“宜清化，勿宜提透”，可见斑与疹的治法不同，疹出宜畅，但斑出密布是热邪深入血分，热毒深重的标志，因而在治疗时并不需要使其大量地透发。这里所说的“透斑”，实际是指透达热毒，使斑能顺利外透，邪热不致壅结于里之意，与营分证的“透热转气”治疗意图是一致的。临床对于里热壅结，斑疹不易外透者，可加入大黄等通下之品，里气宣通，热毒松达，斑疹反易外透，此亦寓有透斑之意。这是叶氏对营分证治法的补充，主要适用于血分证发斑者的治疗，切不能把“透斑”理解为辛散提透。如汪氏注中特别强调俗医以胡荽、浮萍等为透法，大谬。因误用辛散提透，必导致热毒愈炽，津气愈耗而变化丛生。

【原文】 若斑出热不解者，胃津亡也，主以甘寒，重则如玉女煎，轻则如梨皮、蔗浆之类。或其人肾水素亏，虽未及下焦，先自彷徨[1]矣，必验之于舌。如甘寒之中加入咸寒，务在先安未受邪之地[2]，恐其陷入易易[3]耳。(5)

【词解】

[1] 彷徨：犹疑不决，去向难以决定之谓。此处指邪热有可能传入下焦而尚未传入下焦之时。

[2] 先安未受邪之地：指在治疗已病脏腑的同时，按其将要传变的趋向，扶助未病脏腑的正气，以防病邪陷入。

[3] 易易：前一易字为容易之意，后一易字为变化之意，即容易发生变化（传变）的部位。

【选注】

章虚谷 斑出则邪已透发，理当退热。其热仍不解者，故知其胃津亡，水不济火也，当以甘寒生津。若肾水亏者，热尤难退，故必加咸寒如玄参、知母、阿胶、龟板之类，所谓壮水之主以制阳光也。如仲景之治少阴伤寒邪本在经，必用附子温脏，即是先安未受邪之地，恐其陷入也。热邪用咸寒滋水，寒邪用咸热助火，药不同而理法一也。

凌嘉六 如玉女煎之“如”字须体会，断非定用玉女煎之原方也。

王孟英 本条主以甘寒，重则如玉女煎者，言如玉女煎之石膏、地黄同用，以清未尽之热，而救已亡之液，以上文曾言邪已入营，故变白虎加人参法而为白虎加地黄法。不曰白虎加地黄而曰如玉女煎者，以简捷为言耳。唐本删一如字，径作重则玉女煎，是印定为玉女煎之原方矣。鞠通、虚谷因而袭误。岂知胃津虽亡，身热未退，熟地、牛膝安可投乎？余治此证，立案必先正名，曰白虎加地黄汤，斯为清气血两燔之正法。

宋佑甫 （如甘寒之中加入咸寒）舌光红，或灰薄而燥，宜咸寒滋阴，如生地、玄参、龟板、阿胶之类；质绛而中心干厚焦燥者，生地、阿胶、龟板中加元明粉、大黄以下之。

吴锡璜 按营气俱病，热盛者尚有犀角地黄合白虎法，不止白虎加地黄汤也。地黄合白虎为清热滋液起见，津枯甚者，必加入生梨汁、生蔗浆同服，尤为速效。

杨达夫 本节斑出热不解，胃津亡者，舌绛而光亮；肾水亏者，舌绛而不鲜……再本节白虎合地黄，似不如白虎合犀角地黄汤对斑毒顾全较为周到。

【释义】 本节论斑出热不解的病变机理和治疗大法，并提出了“务在先安未受邪之地”的观点。

1. 斑出热不解的原因

温病发斑多因阳明胃热内迫营血，外发肌肉所致，同时也提示陷入营血分之邪热有外泄之机，故一般斑出之后，热势理应下降直至解除。陆子贤说：“斑为阳明热毒”，说明发斑与胃经热毒有直接关系。今斑既出而热势仍不解，则反映了热毒炽盛，消烁胃津，而津伤则不能济火，水亏火旺而热势更呈燎原之势，此即叶氏所谓“胃津亡”的后果。但对叶氏所说的斑出而热不解的原因不能仅限于“胃津亡”这一点，应看到，在胃津亡的同时还必然存在着胃热亢盛这一方面，否则就不会出现热不退的局面。同时，在强调胃热阴伤的同时，尚需考虑到邪热炽盛、全身正气虚衰等更深一层的原因。

2. 斑出而热不解的治疗

叶氏对斑出而热不解之病证的治疗，提出“主以甘寒”，其中包括了甘寒生津和甘寒清热。证情轻者，用梨皮、蔗浆之类甘寒滋养胃津即可胜任；证情重者，予玉女煎加减，即投以清气凉营，退热生津之品，玉女煎原方中熟地、牛膝多不用。

3.“务在先安未受邪之地”的含义

对于素体肾水不足者，邪热最易乘虚深入下焦，而肾阴耗伤则热势更难外解，此时选用方药每易犹豫不决。叶氏指出，对其治疗要先予滋养肾阴，防患于未然，在甘寒清热生津的同时加入咸寒之品，如玄参、龟板、阿胶之类，以滋肾阴，即“务在先安未受邪之地”。对肾阴不足的诊断，叶氏强调“必验之于舌”，若见舌质绛而枯痿，即提示为肾水不足之体，当然还应结合患者的体质、病史及其他临床表现分析。“先安未受邪之地”体现了温病治疗中治未病的思想，对临床具有重要的指导意义。而叶氏提出的甘寒养胃阴，咸寒滋肾水的见解，对后世针对不同脏腑阴亏证运用相应的养阴法有很大的启发。

王氏认为原方中的“如玉女煎”，是取方中石膏、生地黄同用，实为白虎加地黄法，玉女煎中的熟地、牛膝不合此证，不可投用，这一见解颇得叶氏学识之真谛。吴氏则又补充了犀角地黄合白虎法，重在气血两清，与白虎加地黄法之以清气热为主，稍兼凉血滋阴有所区别。近人杨达夫有用白虎合犀角地黄汤治斑毒较白虎合地黄更为有效的经验，可供参考。

四、流连气分

【原文】　若其邪始终在气分流连者，可冀其战汗[1]透邪，法宜益胃[2]，令邪与汗并[3]，热达腠[4]开，邪从汗出。解后胃气空虚，当肤冷一昼夜，待气还自温暖如常矣。盖战汗而解，邪退正虚，阳从汗泄，故渐肤冷，未必即成脱证。此时宜令病者，安舒静卧，以养阳气来复，旁人切勿惊惶，频频呼唤，扰其元神[5]，使其烦躁，但诊其脉，若虚软和缓，虽倦卧不语，汗出肤冷，却非脱证；若脉急疾，躁扰不卧，肤冷汗出，便为气脱之证矣。更有邪盛正虚，不能一战而解，停一二日再战汗而愈者，不可不知。(6)

【词解】

[1] 战汗：指患者突然发生战栗，而后全身汗大出的一种表现。多见于温病气分阶段。

[2] 益胃：是指以轻清之品，清气生津，宣展气机，并灌溉汤液，以振奋正气，气机宣透，腠理开泄，邪气随汗外透。

[3] 邪与汗并：指温邪入侵，阳气奋起抗邪，蒸腾汗液，使邪气并入汗液，而从皮肤外泄。

[4] 腠：即皮肤与肌肉交接的地方，也叫“皮腠”。

[5] 元神：“元”有原始、为首的意思。“神”是人体生命活动的总称。由先天阴阳两精相搏所化生的神，就叫做“元神”。《本草纲目》中有“元神之府”之说，指司精神、思维活动的脑而言。此处元神泛指人的生命活动，包括精神在内。

【选注】

魏柳洲　脉象忽然双伏或单伏，而四肢厥冷，或爪甲青紫，欲战汗也，宜熟记之。

章虚谷　邪在气分，可冀战汗。法宜益胃者，以汗由胃中水谷之气所化，水谷气旺，与邪相并而化汗，邪与汗俱出矣。故仲景用桂枝汤治风伤卫，服汤后令啜稀粥，以助发汗。若胃虚而发战，邪不能出，反从内入也，故要在辨邪之浅深；若邪已入内而助胃，是助邪反害矣。故如风寒温热之邪，初在表者，可用助胃以托邪；若暑疫等邪，初受即在膜原而当胃口，无助胃之法可施，虽虚人亦必先用开达，若误补，其害非轻也。倘得战汗解后，或肤冷复温，亦不可骤进补药，恐余邪未净复炽也。至气脱之证，尤当细辨。若脉急疾，躁扰不卧而身热无汗者，此邪正相争，吉凶判在此际；如其正胜邪却，即汗出身凉，脉静安卧矣；倘汗出肤冷，而脉反急疾，躁扰不安，即为气脱之证；或汗已出而身仍热，其脉急疾而烦躁者，此正不胜邪，即《内经》所云“阴阳交，交者死”也。

凌嘉六　用药宜石斛、麦冬、花粉、橘白、谷芽、茯神、甘草等类，以清热养胃，或不服药，竟与清粥饮亦可。

周学海　此论甚细切，凡战汗之后多有此象。但热邪在气分似不须战，更不须再三战，必邪入营分方有战汗，即伤寒亦如此，况温病乎？何者？凡伤寒战汗，乃正阳为邪气蹂躏，温补元阳，力透重围，故有战象；若温热之战汗，必待津液耗燥，滞入营分，以甘寒扶胃生津，如大旱待雨，阴津与亢阳相争，亦作战也。若在气分则但汗耳，何以战为？

王孟英　心肺同居膈上，温邪不从外解，易于逆传，故首节言内陷之治，次明救液之法，末言不传营者，可以战汗而解也。第邪既始终流连气分，岂可但以初在表者为释？盖章氏疑益胃为补益胃气，故未能尽合题旨。夫温热之邪迥异伤寒，其感人也，自口鼻入，先犯于肺，不从外解则里结而顺传于胃。胃为阳土，宜降宜通，所谓腑以通为补也，故下章即有分消走泄以开战汗之门户云云。可见益胃者，在疏瀹其枢机，灌溉汤水，俾邪气松达，与汗偕行，则一战可以成功也。即暑疫之邪在膜原者，治必使其邪热溃散，直待将战之时，始令多饮米汤或白汤，以助其作汗之资。审如章氏之言，则疫证无战汗之解矣。且战汗在六七朝或旬余者居多，岂竟未之见耶？若待补益而始战解者，间亦有之，以其正气素弱耳，然亦必非初在表之候也。

陈光淞　此明邪之由卫而气，不传营者之治法。大凡温邪入里，分为两途，心包与阳明，其治法不离乎斑、汗、下。传心包者即伤营血，伤营血者必发斑，透斑为治；入阳明者属胃与肠，必致成里结，成里结者可下；若未入里，流连气分者，则属三焦。在上焦者，可冀其战汗而解，法宜益胃……益胃之法，如《温病条辨》中之雪梨浆、五汁饮、桂枝白虎等方，均可采用。热盛者食西瓜，战时饮米汤、白水，所谓令水与汗并，热达腠开，得通泄也。若在中下焦，则有分消之法矣。

此明解后之状，辨脱与非脱之脉法，更示人以有邪盛正虚再战之机，恐邪热未清，误认虚脱，妄投补剂也。汗出肤冷与肤冷汗出有别；汗出肤冷者，汗后而热退肤冷，此邪解正虚之象，故云非脱，即仲景所谓汗泄热去身凉即愈；肤冷汗出者，即《伤寒论》中所谓亡阳遂漏不止，与汗出如油也。《素问·评热病论》曰：“汗出而脉尚躁盛者，死。”《灵枢·热病论》曰：“热病已得汗，而脉尚躁盛，此阴脉之极也，死；其得汗而脉静者，生。”此脉急疾躁扰，所以为气脱之证也。

吴锡璜　按汗出肤冷，热病解后此候尽多，甚至有如寒厥者，但其脉必虚缓，精神必安舒。粗工不识，误认亡阳，妄投温补者往往或有。误药变证蜂起，每归咎前医之过用寒凉，一误再误，转治转剧，以至于死。而真能识病治病者，反至受谤。余因阅历，备尝其苦，安得病家尽有医学智识，遇此症绝不慌张者乎？

【释义】　本节论述温邪流连气分的治法及战汗的机理、临床表现、处理方法、预后及其与脱证的鉴别要点等。

1. 温邪流连气分的治法

叶氏提出，若温病发病已久，温邪久留，既不外解，又未传营血分，则可始终流连于气分阶段，此时邪正相持，往往能通过战汗来透达邪气，其治疗当用“益胃法”。所谓“益胃”，并非补益胃气，而是用轻清之品清气生津，宣展气机，并灌溉汤水，助胃气有作汗之源。经过战汗，使气机宣通，热达于外，腠理开泄，则邪气可随汗透出而病可愈。正如王孟英所说“疏瀹其枢机，灌溉汤水，俾邪气松达，与汗偕行，则一战可以成功也”，其论较为详妥。药物可参考凌、陈二氏所列。

对“益胃”之法，还可从广义方面进行理解，即“益胃”包括了益胃之气阴不足和祛胃家有余之实邪（包括无形邪热与有形热结），祛邪可以起到间接益胃的作用。因胃以通为补，祛邪也可起到疏通宣展气机而促使战汗的作用。

2. 战汗的机理

发生战汗的病机是温邪感受已久，既不外解，又不深入营血，久在气分不去，此时正气尚未大衰，而处于邪正相持状态，一旦体内正气振奋，聚积了一定的力量，犹能奋起与邪抗争，有驱邪外出之势，就可发生邪正剧烈交争，体内正气就可能力透重围而驱邪外出，从而发生战汗。汗前全身战栗，是机体聚集正气与邪相争之象；汗出是腠理气机宣通，邪热外透之征。战汗透邪的关键是战而汗出。战汗的作用正如叶氏所说：“邪与汗并，热达腠开，邪从汗出”。温邪通过战汗可以有外达之机，故吴又可说：“凡疫邪留于气分，解以战汗”，“所以从战汗者，可使顿解”。

3. 战汗的临床表现

叶氏对战汗的临床表现仅提到有汗出及汗后热解，当肤冷一昼夜，后渐温暖如常，其脉虚软和缓。从临床来看，在战汗前可有全身战栗，甚或肢冷脉伏，而后全身透出大汗，战栗随即停止，热势很快减退，甚至肌肤清冷欠温，患者倦卧少语，但神情安详，病情大减，或酣然入睡。对于战汗发生于何种病理阶段，历代医家有不同认识，本文认为是在气分，而周学海认为“必邪入营分有战汗”，吴鞠通则把战汗列入下焦篇，认为其发生于“邪气久羁而正气已虚者”。从临床看，战汗多发于气分阶段，特别是湿热性温病病邪久在气分者，较易发生战汗。

4. 战汗而解与脱证的鉴别

战汗而解与脱证均可出现汗大出，肤清冷，身倦卧等见症，加之在战汗之后也有可能发生脱证，所以准确地判断战汗而解与脱证非常重要。据叶氏原文所说，战汗与脱证的鉴别关键在于脉象与神志，其表现脉静，神清安卧者是邪退气虚的必然现象；而脉急疾，甚或沉伏，或散大不还，或虚而结代，且神志不清、躁扰不安，则为正气外脱的脱证，预后不良。而在诊断方面，最重要的则是“诊其脉”，同时也不可忽视全身症状的诊察。陈光淞分析了汗出肤冷与肤冷汗出的区别：汗出后肌肤渐凉是邪解正虚之象，而肤虽冷而仍汗出不止者，则为脱证，寓有深意。

5. 战汗的处理方法

叶氏提出发生战汗后的处理方法是，让病人“安舒静卧，以养阳气来复”，可见战汗的护理甚为重要。战汗后患者往往一昼夜内肤冷，神倦，因并非气脱之证，此时要保持环境安静，令其安卧静养。以待阳气自还，最忌惊扰，频频呼唤，反扰其神，不利元气的恢复。在临床上，对战汗的处理可归纳为以下几个方面：①加强护理，保持安静，卧床休息，及时拭干病人身上的汗，注意保暖，切勿感受风寒；②当病人知饥索食时，可予稀粥等易消化食物以养胃气；③如病人表现有气阴不足者，仍可按其临床表现投用清养胃阴之品以善后；④在发生战汗后，不可影响病人的休息，不可受凉，不可进食油腻黏硬不化之物，食不可过饱等。

6. 战汗的转归

从叶氏所论，战汗的转归有三途：①邪退正虚，即战后汗出热退，但见肢冷，倦卧不语，脉虚软和缓，这是由于大汗之后，卫阳外泄，肌肤一时失却温养，为暂时性的阳虚现象，待阳气回还，肌肤即能恢复常温；②邪盛正虚，即战而热不解，或转而复热，需停一二日再作战汗而愈；③正不胜邪，即战汗后见脉急疾，躁扰不卧，肢冷汗出，为正随汗脱的危重之象，即所谓“气脱”之证。

产生这三种不同转归的原因，关键在于正气是否有足够的力量祛邪外出。临床上还可见虽经战汗后，热势暂退而后又复盛者。

五、邪留三焦

【原文】 再论气病有不传血分，而邪留三焦[1]，亦如伤寒中少阳病也。彼则和解表里之半，此则分消上下之势，随证变法，如近时杏、朴、苓等类，或如温胆汤之走泄。因其仍在气分，犹可望其战汗之门户，转疟之机括[2]。(7)

【词解】

[1] 三焦：这里是指手少阳三焦，为六腑之一，水湿的通道。湿热之邪留于三焦，有出上转下之机，为湿热性疾病的一个证候类型。

[2] 战汗之门户，转疟之机括：战汗之机在气分，而汗之门户在体表，转疟之机括则在少阳。病邪留恋少阳三焦，久郁不解，既未陷入下焦，说明正气尚可托邪外出，故有战汗。这时就可打开战汗之门户，疏利少阳的枢机，使邪向上向外而出。

【选注】

章虚谷 经言三焦膀胱者，腠理毫毛其应。而皮毛为肺之合，故肺经之邪，不入营而传心包，即传于三焦，其与伤寒之由太阳传阳明者不同。伤寒传阳明，寒邪化热，即用白虎等法，以阳明阳气最盛故也。凡表里之气，莫不由三焦升降出入，而水道由三焦而行，故邪初入三焦，或胸胁满闷，或小便不利，此当转其气机，虽温邪不可用凉药遏之，如杏、朴、温胆之类，辛平甘苦以利升降而转气机，开战汗之门户，为化疟之丹头。此中妙理，非先生不能道出，以启后学之性灵也。不明此理，一闻温病之名，即乱投寒凉，反使表邪内闭，其热更甚，于是愈治而病愈重，至死而不悟其所以然，良可慨也。

凌嘉六 分消等法是三焦湿热之温，而于风温不合，恐反泄津液致燥也。前条益胃透邪的是治风温在气分之法。《内经》谓三焦主气所生病者，故三焦、气分可以互称，无二义也。分消主淡渗，益胃主甘凉。

王孟英 章氏此释，于理颇通，然于病情尚有未协也。其所云分消上下之势者，以杏仁开上，厚朴宣中，茯苓导下，似指湿温，或其人素有痰饮者而言，故温胆汤亦可用也，试以

《指南》温湿各案参之自见。若风温流连气分，下文已云到气才可清气，所谓清气者，但宜展气化以轻清，如栀、芩、蒌、苇等味是也。虽不可遽用寒滞之药，而厚朴、茯苓亦为禁剂。彼一闻温病而乱投寒凉，固属可慨，而不辨其有无湿滞，概用枳、朴，亦岂无遗憾乎！至转疟之机括一言，原指气机通达，病乃化疟，则为邪杀也，从此迎而导之，病自渐愈。奈近日市医，既不知温热为何病，柴、葛、羌、防随手浪用，且告病家曰：须服几剂柴胡，提而为疟，庶无变端。病家闻之，无不乐从，虽至危殆，犹曰提疟不成，病是犯真，故病家死而无怨，医者误而不悔，彼此梦梦，亦可慨也夫！又按五种伤寒，惟感寒即病者为正伤寒，乃寒邪由表而受，治以温上，尤必佐以甘草、姜、枣之类，俾助中气以托邪外出，亦杜外邪而不使内入。倘邪在半表半里之界者，治宜和解，可使转而为疟。其所感之风寒较轻而入于少阳之经者，不为伤寒，则为正疟，脉象必弦，皆以小柴胡汤为主方。设冬伤于寒而不即病，则为春温夏热之证，其较轻者，则为温疟、瘅疟，轩岐仲景皆有明训，何尝概以小柴胡汤治之耶？若感受风温、湿温、暑热之邪者，重则为时感，轻则为时疟，而温、热、暑、湿诸感证之邪气流连者，治之得法，亦可使之转疟而出。

陈光淞　温胆汤方用半夏、陈皮、茯苓、甘草、竹茹、枳实。半夏能化痰行水，发表开郁；陈皮能理气燥湿，导滞消痰，为宣通气分之药；茯苓渗湿，甘草入凉剂能泄邪热，竹茹除上焦烦热，枳实破气行痰，止喘消痞，均属宣导之品，所以谓之走泄也。

【释义】　本节讨论温邪夹痰湿留于三焦的治疗大法和转归。

1. 邪留三焦的成因及病机

温邪久羁气分，既不外解，亦未内传营血分，往往可留于三焦。三焦属手少阳，生理上既主宰人体气机的升降出入，又司水道运行。如《难经·三十一难》说："三焦者，水谷之道路"。若邪留三焦则造成气机郁滞，水道不利，水液输布失常，积而成痰或潴留成湿，形成温热夹痰湿之证，温邪与痰湿互结阻郁于三焦，引起三焦气机的进一步失调。须知湿热既是邪留三焦之因，又是邪留三焦之果，二者互为恶性循环。证之临床，本证多见于湿热性疾病。

2. 邪留三焦与伤寒少阳病的证治异同

邪留三焦证虽与伤寒少阳病均属少阳，邪在半表半里，但两者有区别。伤寒少阳病为无形之寒邪离表尚未入里，见足少阳胆经枢机不利的寒热往来，胸胁苦满，心烦喜呕，默默不欲食，口苦咽干目眩等症状，治宜和解表里之半的小柴胡汤；本证为有形之痰湿邪热停留于三焦，阻遏上、中、下三焦气机，临床多见寒热起伏，胸满腹胀，溲短，苔腻等症状，其治疗当按叶氏提出的"分消上下之势"。

3. 邪留三焦的治法

叶氏提出对邪留三焦的治法是"分消上下"，所谓分消上下，是温邪与痰湿相夹阻于三焦，三焦气机郁滞之证，其治疗宜用开上、宣中、渗下之法，以宣展三焦气机，利湿化痰，祛除上中下之病邪，又称为"分消走泄"。而叶氏所列举的杏、朴、苓正是分别代表了这三法。至于文中所举的温胆汤（陈皮、半夏、茯苓、甘草、竹茹、枳实、大枣，方出《备急千金要方》），亦为宣泄气机，清热化痰利湿之剂。总之，所谓的分消走泄，是指用宣气、燥湿、化痰、清热之品，达到分消上中下三焦病邪，祛除郁于三焦之痰湿的目的。

邪留三焦的病机比较复杂，具体使用时要区别热重还是湿重，气滞为主还是湿阻为主，病变部位是偏上、偏中还是偏下，故叶氏强调要"随证变法"，不可拘泥于某药、某方。本段原文所举仅是邪留三焦中气机不畅，痰湿较重的类型。若热象较重，当以清化为主。如误用温燥之品，恐化燥伤阴，加重病情。

4. 邪留三焦证的转归

邪留三焦证是气分证病变之一，其病势往往绵延日久，而对其转归，叶氏提出有两种：①如治疗得法，气机宣通，痰湿得化，可望通过战汗打开邪与汗并出的道路；②通过转为寒热往来如疟状，以逐渐外达而解。这两种情况都是良好转归的表现，所谓“犹可望其战汗之门户，转疟之机括”。

另一方面，还应看到，以上两种转归叶氏说“犹可望”，说明这是比较理想的结局。但除了上述两种转归外，也有可能发生其他的变化，如后面第十段提出的“三焦不得从外解，必致成里结”，就是邪留三焦之证的另一种转归。此外，在临床上还可见气滞湿阻加重、热势加剧而发生悬饮内结、痰热蒙蔽清窍、水道不通而尿少尿闭，甚至化燥化火而内传营血等证。

王、凌二氏指出本节的辨治方法适用于湿温或素有痰饮者，而不适于风温，凌氏还强调“分消主淡渗、益胃主甘凉”，深得叶氏原文要领。陈氏对温胆汤之宣导走泄作用进行了分析。而章氏仅从三焦气化职能来分析本证病机，并认为杏、朴、温胆之类均为转气机而用，似不够全面。故王氏对其评价为“于理颇通，然于病情尚有未协也”。章氏指出的不可“一闻温病之名，即乱投寒凉”的见解，值得临床借鉴。

六、里结阳明

【原文】 再论三焦不得从外解，必致成里结。里结于何，在阳明胃与肠也。亦须用下法，不可以气血之分，就不可下也。但伤寒邪热在里，劫烁津液，下之宜猛；此多湿邪内搏，下之宜轻。伤寒大便溏为邪已尽，不可再下；湿温病大便溏为邪未尽，必大便硬，慎不可再攻也，以粪燥为无湿矣。(10)

【选注】

章虚谷　胃为脏腑之海，各脏腑之邪皆能归胃，况三焦包罗脏腑，其邪之入胃尤易也。伤寒化热，肠胃干结，故下宜峻猛；湿热凝滞，大便本不干结，以阴邪淤闭不通，若用承气猛下，其行速而气徒伤，湿仍胶结不去，故当轻法频下。如下文所云小陷胸、泻心等，皆为轻下之法也。

王孟英　伤寒化热，固是阳邪，湿热凝滞者，大便虽不干结，黑如胶漆者有之，岂可目为阴邪，谓之浊邪可也。

宋佑甫　无形之邪，必依有形之物而搏结，如痰滞湿是，不下，势必蒸烁伤阴。如小陷胸汤、黄连泻心汤。

周学海　湿邪最濡滞，来缓去亦缓，在表不可猛汗，在里不可猛下。

陈光淞　不可以气血之分谓不可下者，气指温病言，血指伤寒言。盖寒伤营，热伤气，伤寒由膀胱传胃，胃与膀胱均多血；温邪由肺及三焦，肺与三焦均主气也。所以为此言者，恐人误会，谓温邪留于气分在上，不与伤寒入里同而不敢下也……所谓下之宜轻而不厌频者，诚以浊邪黏滞，搏结不坚，到处可以留者，非猛鸷之力一击之所能去也。

【释义】

本节讨论了湿热致成里结的治法，以及湿热病与伤寒运用下法的区别。

1. 湿热里结的病机与特点

本节论述邪留三焦证，经分消上下，走泄痰湿，随证变法未能外解，则可引起里结于阳明胃和大肠。由于其邪的性质是温邪与痰湿互结，所以其阻于胃肠后所引起的病变也有其特点。主要病机为与肠道中的积滞相结而形成湿热积滞胶结于胃肠，其临床表现为大便溏而不爽，色黄如酱，其气臭秽较甚等，同时可伴见身热不退，腹胀满，苔黄腻或黄浊等症状。此种病证多见于湿热性质的温病，如湿温、伏暑等，与一般的温病阳明热结于腑者不同，正如叶氏所说“此多湿邪内搏”。

对于原文中所说的“三焦不得从外解，必致成里结”，在理解时也不可绝对化，因为湿热气滞于三焦之转归并非只有里结，反过来，湿热性疾病出现里结者也并非都是从邪留三焦证转来。因而叶氏所说的“必”只能活看，表示二者间有一定的内在联系，而不是必然如此。

2. 伤寒下法与湿热里结下法的区别

湿热里结虽非阳明热结，但都是里结，均属实证，病位均在下，具备可下之证，因此叶氏认为“亦须用下法”，旨在使湿热积滞从肠腑而出，不下不足以祛邪。而这一下法与伤寒阳明腑实证的下法有所不同，这些不同之处据原文所述归纳于下表。

	湿热结滞证	阳明腑实证
病　机	湿热与结滞交结于胃肠	邪热在里，劫烁津液 形成燥屎，阻于肠道
治　法	下之宜轻 大便溏为邪未尽，可再下 （轻法频下）	下之宜猛
不可下指征	大便硬，以粪燥为无湿	大便溏为邪已尽，不可再下

由于伤寒阳明腑实证是邪热与肠中燥屎相结，津液受劫，下之宜猛，即“釜底抽薪”急下存阴之意。而湿热里结是湿热积滞搏结肠道，湿为阴邪，湿与热合，如胶似漆，所以下之宜轻宜缓。若用苦寒峻下，不仅不能攻逐病邪，反而损伤脾阳，以致旧湿不去，新湿又生，甚至造成洞泄不止。若湿邪已经化燥，邪热与肠中燥屎相结，已成阳明腑实之证，则不能拘泥于“下之宜轻”之说，以致贻误病机。

叶氏在原文中还指出了二者下后邪尽的标志。伤寒阳明腑实证是燥热内结，应用下法后，大便由硬转溏，标志内结燥热已除，不可再下；而湿热里结是湿热之邪与肠中积滞搏结肠道而成，大便本就多溏而不爽，使用下法后大便由溏转硬，提示湿邪已尽，即所谓“粪燥为无湿矣”，不可再下。不尔徒伤正气，转生它病。值得注意的是叶氏所说伤寒阳明腑实，也是温热病阳明腑实，本文所言实际上是温热病阳明腑实与湿热病里结阳明二证在证治上的区别。

章氏对两种不同下法的分析与叶氏原意一致，周氏认为湿邪濡滞，来去皆缓，故不可猛下。章、王注中提出大便不干结，或见便黑如胶漆，为湿滞阻肠的表现，可供参考。章、宋二氏用小陷胸汤、泻心汤治疗本证，确属对证，但如湿热积滞较甚者，当用枳实导滞汤之类。

对本节所区别的伤寒与温病在下法方面不同，必须理解其实质是指阳明腑实证与湿热积滞结于肠道证而言，不能以此作为温病与伤寒治法上绝对的区别。在临床上，温病致成阳明腑实证而用峻下者甚多，而湿热性温病在化燥后也同样可以形成阳明腑实证而用峻下之法，此时就不能拘于轻法频下之说。

【原文】　再人之体，脘在腹上，其地位处于中，按之痛，或自痛，或痞胀，当用苦泄[1]，以其入腹近也。必验之于舌：或黄或浊，可与小陷胸汤或泻心汤，随证治之；或白不燥，或黄白相兼，或灰白不渴，慎不可乱投苦泄。其中有外邪未解，里先结者，或邪郁未伸，或素属中冷者，虽有脘中痞闷，宜从开泄[2]，宣通气滞，以达归于肺，如近俗之杏、蔻、橘、桔等，是轻苦微辛，具流动之品可耳。(11)

【词解】

[1] 苦泄：是“苦寒泄热”的简称，即用苦寒药清泄或降泄里热的方法。在实际运用时，每与辛开之品如半夏等配合，含辛开苦泄之义，如用小陷胸汤、泻心汤之类，主要治疗湿热内阻之证。

[2] 开泄：是以轻苦微辛之品，宣畅气机，透邪外出，以去湿化浊，使邪从上、从外而解，治疗湿热为患而湿尚未明显化热之证。

【选注】

吴坤安　湿邪结于太阴则胸腹满闷，宜苦温以开之，苍、朴、二陈、二苓之类；若黄苔而燥，胸中痞满，此阳邪结于心下，按之痛者，痰热固结也，小陷胸法；呕恶、溺涩者，湿热内结也，泻心法。病有外邪未解而里先结者，如舌苔黏腻微黄，口不渴饮，而胸中满闷是也。此湿邪结于气分，宜白蔻、橘红、杏仁、郁金、枳壳、桔梗之类，开泄气分，使邪仍从肺分而出则解矣，不可用泻心苦泄之法。

章虚谷　此言苔白为寒，不燥则有痰湿，其黄白相兼，灰白而不渴者，皆阳气不化，阴邪壅滞，故不可乱投苦寒泄泻，以伤阳也。其外邪未解而里先结，故苔黄白相兼而脘痞，皆宜轻苦微辛，以宣通气滞。

王孟英　凡视温证，必察胸脘，如拒按者，必先开泄。若苔白不渴，多挟痰湿，轻者橘、蔻、菖、薤，重者枳实、连、夏，皆可用之。虽舌绛神昏，但胸下拒按，即不可率投凉润，必参以辛开之品，始有效也。

陈光淞　盖脘居中焦之部署，其按之痛，或自痛，或痞胀，属湿热互结，浊痰凝滞，阻中焦气分而然，皆属于痞，故宜用小陷胸汤或泻心汤，苦辛通降，涤除痰热。必验之于舌，或黄或浊者，以舌见黄浊，已入中焦，中焦入腹近，不复能提归上焦，再事宣泄，只能使之下达耳，熟玩下文自明。吴氏《温病条辨》治浊痰凝聚心下痞者，用半夏泻心汤去参、姜、大枣、甘草，加枳实、杏仁，深合苦泄之法……言不宜苦泄者，当用开泄，盖苔白不燥，湿未化热，只伤气分，黄白相兼为气分之邪未尽，灰白不渴属脾湿盛。外邪未解里先结者，湿温、风温均有，盖邪未透达，湿阻中焦也。邪郁未伸者，指湿遏热伏之证。素属中冷者，谓里湿素盛，宿有痰饮之疾者。其脘中痞痛，系湿阻气化，中焦失运所致，故宜从事开泄，以杏、蔻、橘、桔轻苦微辛之品宣通气滞。必达归于肺者，以肺主一身之气，气化则湿亦化也。按《温病条辨》中有三仁汤、宣痹汤、三香汤等，均与此证相合，可随其轻重选用之。

金寿山　但湿热为病，初起原有胸脘痞闷，甚则腹部胀满疼痛，不可误认为里结阳明，轻用通下。鉴别之点，主要在于验舌，黄而燥，黄而浊，有根有地，湿热里结在胃，可用苦泄；黄甚，黄如沉香色，灰黄色，老黄色，黄燥而有裂纹，湿热里结在肠，皆可下之。若未见此等舌，虽有胸腹或满胀或痛，甚或大便秘结，仍是湿热未结之象，不宜用此等法。总之，湿热已结用苦泄或通下，未结用开泄，是两个原则性的大法，不可不知。

【释义】　本节论述湿热痰浊蕴阻于胃脘的主症、治法，及多种类型痞证的证治鉴别。同时继上节再论里结阳明。

1. 痞证的类型与证治

胃脘位于上腹部，处居中焦，若出现胃脘疼痛、压痛或痞满胀闷，即属痞证。在本节中，叶氏虽未对痞证进行全面论述，但也提出了多种痞证的临床表现及有关治法。以下将原文中有关痞证的内容归纳成表。

证名	病机	主症	治法
湿热痰浊结于胸脘	温邪与湿、痰等有形之邪互结，阻于胸脘	胸脘痞胀、疼痛。按之痛，苔黄浊	苦泄（小陷胸或泻心汤）
痰湿阻于胸脘	痰湿阻于胸脘，气机郁滞	胸脘作痞、或痛或胀，苔白而不燥，或灰腻	化痰燥湿，理气宽中（胃苓汤）
表邪未解而里先结	表邪未解，邪内陷于肠胃	恶寒，发热，脘痞腹胀，大便秘结，苔黄白相兼	解表通里
阴邪壅滞阳气不化	寒凝气滞湿阻或中寒气滞	胸脘痞闷，不渴或喜热饮，苔灰	温通理气化湿

在对上述各种痞证进行鉴别时，舌诊尤为重要，故叶氏强调“必验之于舌”。若见舌苔黄浊者，为湿热痰浊互结之证，当用苦泄法，即苦寒泄降（同时配合辛开之品）以清热化痰泄湿，如小陷胸汤或泻心汤等，一般偏于痰热者以小陷胸汤为主，偏于湿热者以泻心汤为主；若舌苔白而不燥，则为痰湿阻于胸脘，邪尚未化热；若舌苔黄白相兼，为表邪未解，邪热已内结；若舌苔灰白且不渴者，为阴邪壅滞，阳气不化，或素禀中冷。此三类证候，虽亦见胃脘痞胀，却不可轻投苦泄，而宜用开泄，即以轻苦微辛，流通气机之品，开泄上焦，宣通中焦。因肺主一身之气，气化则湿化，肺气得宣，气机得畅，湿浊自去，药物如杏、蔻、橘、桔等。其中如痰湿重者，可加燥湿化痰之品，如半夏、苍术等；兼表证者当佐藿梗、紫苏等以解表；阳气不化而阴邪壅滞者可酌加温通，如附子、干姜、白术等。

2. 苦泄与开泄

苦泄与开泄虽然都针对兼夹湿邪的病证而设，但二者的作用截然不同。所谓苦泄之法是指对湿热痰浊之邪用苦寒泄降之品，因其入腹已近，以泄为顺。在具体运用时，多配合辛开之品，以起到辛开苦泄的作用。而开泄之法是指对湿阻气滞者治当用轻苦微辛之品。对苦泄与开泄之区别列下表以说明之。

	苦　泄	开　泄
适应证	湿热或痰热阻于胸脘 气机郁滞（湿已化热）	中焦湿阻气滞 （湿未化热）
治　法	苦寒清化泄降	轻苦微辛，流气化湿
代表方	小陷胸汤、半夏泻心汤	三仁汤
药　物	枳实、川连、瓜蒌、半夏	杏仁、蔻仁、橘皮、桔梗

总之，苦泄与开泄运用的要点在于苦泄法药性偏于苦寒，适于湿已化热者；开泄法药性偏于苦温，适于湿未化热或湿重于热者。

吴坤安对痞证的病机、证治作了较全面的分析。陈氏列举了《温病条辨》中苦泄、开泄的方药。近人金寿山简明地总结了湿热已结与未结的两个原则性的大法，均颇具临床价值。

对胸脘痞满的诊察还应重视王氏提出的“凡视温证，必察胸脘，拒按者，必先开泄”的诊断方法。

【原文】 再前云舌黄或浊，须要有地[1]之黄，若光滑者，乃无形湿热中有虚象，大忌前法。其脐以上为大腹，或满或胀或痛，此必邪已入里矣，表证必无，或十只存一。亦要验之于舌，或黄甚、或如沉香色、或如灰黄色、或老黄色、或中有断纹[2]，皆当下之，如小承气汤，用槟榔、青皮、枳实、元明粉、生首乌等。若未见此等舌，不宜用此等法，恐其中有湿聚太阴为满，或寒湿错杂为痛，或气壅为胀，又当以别法治之。(12)

【词解】

[1] 有地：指舌苔紧贴舌面，如有根底。

[2] 断纹：指舌或舌苔上的裂纹。

【选注】

吴坤安 伤寒由表达里，故舌苔先白后黄。至纯黄无白，邪已离表入里，即仲景所云胃家实也。然舌苔虽黄，而未至焦老裂纹起刺，大便虽秘，而未至痞满硬痛，尚属胃家热而未实，宜清不宜攻。必再验其舌形，黄厚焦老，中心裂纹，或起刺，腹中硬满胀痛，方用承气汤下之则安。舌中心属胃，凡肠中有燥矢，舌心必有黄燥、黑燥等苔，然腹无硬满攻痛之状，亦只须养阴润燥，不可妄用承气攻之……阳明实满，舌苔老黄燥裂；太阴湿满，舌苔白而黏腻；阳明实满，满及脐下少腹；太阴湿满，满在心下胃口。

章虚谷 舌苔如地上初生之草，必有根。无根者为浮垢，刮之即去，乃无形湿热，而胃无实结之邪，故云有中虚之象。若妄用攻泻伤内，则表邪反陷，为难治矣。即使有腹满胀痛等证，更当验舌以辨虚实寒热，若无此等舌苔，即不宜用攻泻之药。又如湿为阴邪，脾为湿土，故脾阳虚则湿聚腹满，按之不坚，虽现各色舌苔而必滑。色黄为热，白为寒，总当扶脾燥湿为主。热者佐凉药，寒者非大温其湿不能去也。若气壅为胀，皆有虚实寒热不同，更当辨别，以利气、和气为主治也。

王孟英 章氏所释，白为寒，非大温其湿不去，是也。然苔虽白而不燥，还须问口中和否。如口中自觉黏腻，则湿渐化热，仅可用厚朴、槟榔等苦辛微温之品；口中苦渴者，邪已化热，不但大温不可用，必改用淡渗苦降微凉之剂矣。或渴喜热饮者，邪虽化热而痰饮内盛也，宜温胆汤加黄连。

周学海 以有地无地，分有形无形，虚字即指无形，即膻中气分空处也。

陈光淞 脐以上正当肠胃之间，或满或胀或痛，则邪之入里，已结于肠胃无疑，斯时表证必无，即有一二，而里结已甚，断非宣通开泄所能达，故当验舌即下。

【释义】 本节进一步说明痞证用苦泄法和腑实证用下法的辨舌要点及腹部痞满胀痛的辨治要点。

1. 苦泄法适应证的舌苔特点

前节提出凡痞证见有舌苔黄浊者，方可用苦泄法，本节则进一步说明此种黄浊苔必须是“有地之黄”。有地即有根，指苔黄而腻浊，苔垢紧贴舌面刮之不去者，方为湿热痰浊结滞可用苦泄法的指征。若舌苔黄而光滑，松浮无根，刮之即去者，则系湿热内蕴而中气已虚，治宜清热利湿并佐以健脾化湿之品，大忌苦泄法，以防苦寒更伤其脾胃。

2. 大腹胀满疼痛的辨治

脐上大腹部位见胀满疼痛，说明邪已入里，表证已解或仅微存表证，此时也要依据舌苔的特点来分辨其因。若见舌苔黄甚，或如沉香色，或如灰黄色，或老黄色，或中有断纹，方可诊断为里结阳明之腑实证，予攻下法治疗，方用小承气汤，或选用槟榔、青皮、枳实、玄明粉、生首乌等导滞通腑之品。若未见上述种种舌苔，虽见腹满胀痛，也非腑实证。对此，叶氏提出“当以别法治之”，虽未作具体论述，但根据病机有太阴脾湿不化，或寒湿内阻，气机壅滞等不同，可分别采用健脾化湿、温阳化湿、疏利气机等法治疗。至于具体治疗方法，应据病机特点施治：①脾阳不足，湿邪停聚者，可予扶脾燥湿的平胃散；②寒湿阻遏，阳气不通引起者，可用温阳化湿的附子理中汤；③肝气郁滞，横伐脾土而见腹胀满者，可用疏肝理脾的柴胡疏肝散；若脾气虚弱而致虚满者，可予四君子汤健脾和中。总之，切忌妄用攻下，造成脾胃阳气大伤，反生其他变证。另外，湿热积滞胶结肠道等病证亦可出现腹胀满疼痛，只是叶氏未再述及。

本节所说的攻下法，与第十条中所说的“亦须用下法”虽同为攻下，但所指不同，此处显然是指里结阳明腑实证，而不是湿热积滞胶结胃肠之证。

后世注家对腹满的辨治有较多发挥。在辨证方面，章氏提出脾阳虚之湿聚腹满，其特点是按之不坚，舌苔可白可黄，但必滑。王氏对此补充“应问口中和否”作为辨证的依据。治疗上章氏认为气壅为胀有虚实寒热之别，总以利气和气为主治之。吴氏指出与阳明腑实证类似的胃家热宜用清法，肠中燥矢而无腹硬满攻痛者宜用润而不可妄攻。

七、论湿

【原文】　且吾吴[1]湿邪害人最广，如面色白者，须要顾其阳气，湿胜则阳微也，法应清凉，然到十分之六七，即不可过于寒凉，恐成功反弃，何以故耶？湿热一去，阳亦衰微也；面色苍者，须要顾其津液，清凉到十分之六七，往往热减身寒者，不可就云虚寒而投补剂，恐炉烟虽熄，灰中有火也，须细察精详，方少少与之，慎不可直率而往[2]也。又有酒客[3]里湿素盛，外邪入里，里湿为合。在阳旺之躯，胃湿[4]恒多；在阴盛之体，脾湿[5]亦不少，然其化热则一。热病救阴犹易，通阳最难。救阴不在血，而在津与汗；通阳不在温，而在利小便，然较之杂证，则有不同也。(9)

【词解】

[1] 吴：即现在的苏州市及其附近地区，因春秋时吴国建都于此，故称吴。此处泛指江南一带地势低下、雨水较多、水网密布的区域。

[2] 直率而往：指粗疏草率，不详细追究而随便用药。

[3] 酒客：指嗜好饮酒的人。酒能生湿酿热，与湿热发病有密切关系。

[4] 胃湿：指湿热侧重于胃者，呈热重于湿。

[5] 脾湿：指湿热侧重于脾者，呈湿重于热。

【选注】

章虚谷　六气之邪，有阴阳不同，其伤人也，又随人身之阴阳强弱变化而为病。面白阳虚之人，其体丰者，本多痰湿，若受寒湿之邪，非姜、附、参、术不能去；若湿热亦必黏滞难解，须通阳气以化湿，若过凉则湿闭而阳更困矣。面苍阴虚之人，其形瘦者，内火易动，湿从热化，反伤津液，与阳虚者治法正相反也。胃湿、脾湿，虽化热则一，而治法有阴阳不同。如仲景云身黄如橘子色而鲜明者，此阳黄胃湿，用茵陈蒿汤；其云色如熏黄而沉晦者，此阴黄脾湿，用栀子柏皮汤，或后世之二妙散亦可。

王孟英　风寒燥湿皆能化火，今曰六气之邪有阴阳之不同，又随人身之阴阳变化，毋乃太无分别乎？至面白体丰之人，既病湿热，应用清凉，本文业已明言，但病去六七，不可过用寒凉耳，非谓病未去之初不可用凉也。今云与面苍形瘦之人治法正相反，则未去六七之前，亦当如治寒湿之用姜、附、参、术矣。阳奉阴违，殊乖诠释之体。若脾湿阴黄，又岂栀柏汤苦寒纯阴之药可治哉？本文云“救阴不在血，而在津与汗”，言救阴须用充液之药，以血非易生之物，而汗需津液以化也。

又按：茅雨人云：本文谓湿胜则阳微，其实乃阳微故致湿胜。此辨极是，学者宜知之。

陈光淞　湿胜则阳微，王孟英引茅雨人之说，谓阳微故致湿胜。按此谓面色白者，其阳气素属不足，今为湿邪所困，湿胜则阳微矣，并非因阳微而致湿胜。若湿胜必因阳微，则面色苍者当无湿病矣！茅氏之说亦欠圆足。盖叶氏此论，实专为湿温而发，故自此以下，皆言湿温……“救阴不在血，而在津与汗”，王孟英谓救阴须用充液之药是也……吴氏《温病条辨》增液、养阴等法深得秘旨。“通阳不在温，而在利小便”，章虚谷、王孟英之说均无分晓。盖此语专属湿温。热处湿中，湿蕴热外，湿热交混，遂成蒙蔽。斯时不开，则热无由达，开之以温，则又助其热。然通阳之药不远于温，今温药既不可用，故曰“通阳最难”。惟有用河间分消宣化之法，通利小便，使三焦弥漫之湿，得达膀胱以去，而阴霾湿浊之气既消，则热邪自透，阳气得通矣。较之杂证则有不同者，言杂证以补血为养阴，温为通阳，与此不同。又恐人误以利小便为通阳一定不易之法，误治寒湿火衰之证，则反损其肾气而阳愈微，此所以为叮咛也。右第六节（指本节）盖专为湿温而发。夫温邪为病，不外夹风夹湿两途。然风温热变虽速，但能辛凉透解，清热养阴，不失卫气营血先后之序，便无他误。至于湿温，则所感之气最杂，湿多热多，治法迥异；化热化燥，传变无定。清热太过，留湿致困，养阴不当，反成蒙蔽，见证施治，用药最难。故于此特揭其旨，以示学者，能即此而求之，则虽病情万变，治法不离其宗，于治湿温之术，思过半矣。

【释义】　本节主要阐述湿邪致病特点及其治疗大法和注意事项。

1. 湿邪致病的特点

在原文中，叶氏提出了湿邪致病的几个主要特点。①具有明显的地域性，即提出吴地最易引起湿邪为患：“吾吴湿邪害人最广”，因其地处于东南沿海，气候潮湿，地势卑湿。由此推而广之，凡具有以上地理、气候特点的地域都有易致湿邪为患的可能性。②湿邪伤人每为外湿与里湿相合而为病：对于湿邪为患，当然不限于“酒客里湿素盛”，如张石顽《张氏医通》中说湿温病是“肥人湿热素盛，加以暑气相搏”。可见，凡是平素因膏粱油腻、茶汤生冷、饥饿失调而伤脾胃者，均有产生内湿的可能性，即可成为湿热性温病发病的内在因素。所以湿邪为患，“外邪入里，里湿为合”是一个重要特点。

当然，湿邪致病还有其他的特点，如其性质黏腻难解、病程较长、易犯中焦脾胃、易伤及阳气等，这在本节和其他章节中还有涉及。

2. 不同体质者感受湿邪的从化

对于不同体质者感受湿邪后的不同从化问题，本节从两个方面进行了论述。

(1) 素体阳虚者　即文内所说的“面色白者”，感受湿邪后，易转为虚寒证。因为湿邪易遏伏人体的阳气，即叶氏所说：“湿胜则阳微也”。而素体阴虚火旺者，即文内所说“面色苍者”，感受湿邪后，易化燥伤阴，更可加重其阴虚火旺的程度。

(2) 素体阳旺者　湿邪多从热化，病多归于阳明胃，其病机多呈热重于湿，最后亦易化燥伤阴；素体阴盛者，多有痰湿内盛，阳气即偏衰，感受湿邪后，初起化热较慢，病邪多在太阴脾留恋久延，其病机多呈湿重于热，也就是叶氏所说的：“在阳旺之躯，胃湿恒多；在阴盛之体，脾湿亦不少”。所谓胃湿、脾湿主要是指湿热之邪归于胃与脾，所谓胃湿者为湿从热化，呈热重湿轻；所谓脾湿者则为热从湿化，呈湿重热轻。如薛生白在《湿热病篇》中说：“湿热证属阳明太阴经者居多，中气实则病在阳明，中气虚则病在太阴。”章、王二氏从六淫之邪皆随人身之阴阳强弱变化而为病，论及湿邪为病亦与人体体质因素密切相关，可供参考。

然而，随着病机的发展，上述二者均可化热，故叶氏说：“化热则一”。酒客因其长期嗜酒，脾胃失健，湿邪多从热化，病多归阳明胃，病机多呈热重于湿；在阴盛之体，湿邪多从寒化，病多留恋太阴，病机多呈湿重于热。两类病证虽有不同，但往往都可化热，故曰“然其化热则一”。当然，也有少数情况是由于湿邪久久不化，导致阳气受损，而出现湿胜阳微甚至形成寒湿证者。

3. 湿热病治疗与体质的关系

由于湿热病邪具有湿与热双重性质，叶氏强调除按一般治疗原则外，尤应重视患者的体质。湿属阴邪，性重浊，易损伤和阻遏人体的阳气，如遇面白无华而虚浮之人，多属素体阳气不足，如再感湿邪，阳气更易被湿邪所伤，导致湿胜阳微，治疗时尤应注意顾护阳气。如需用清凉之法，亦要注意勿清凉过剂，也就是在药性、药量、用药时间等方面应小于常规用法，即叶氏所说清凉“到十分之六七，即不可过于寒凉”，以免寒凉过度，重伤阳气，造成湿热虽去而阳气衰亡的恶果。另一方面，对于面色青苍而形瘦之人，因其多属阴虚火旺之体，感受湿热病邪后，易化燥伤阴，治疗时应注意顾护津液，切忌盲目温补，即使在疾病后期热减身凉的情况下，亦不可误认为虚寒证而投温补，以防余邪未尽，“炉灰复燃”。即使邪已退而阳气亏虚需温补者，用药亦应从小量开始，切不可大剂骤进。

4. 热病“救阴”、“通阳”的特点

温热病的病因是温邪，其性质属阳，易耗伤津液，治疗总以清热保津为基本原则，故滋阴法用的机会甚多，且滋阴之品性偏甘凉，用于温热病正合“热者寒之”、“燥者润之”的原则。因此，滋阴法在治疗温热病中属正治法，阴生则热退，热退则阴自复，故叶氏曰“热病救阴犹易”。但通阳法在一般温热病中很少用到，只是在湿热性温病如发生了湿遏阳气的病理变化时才用通阳之法。然而通阳法用药多偏温，用之不当易助热伤津。另外，湿热性温病因有湿邪，而湿性黏腻，缠绵难解，湿热相合，如油入面，胶结难解，本身就难以速愈，且投温药以通阳化湿，用之不当易助热伤津，故曰“通阳最难”。

5. “救阴”、“通阳”的治法特点

叶氏提出：“热病救阴犹易，通阳最难。救阴不在血，而在津与汗；通阳不在温，而在利小便”。温热病滋阴的目的主要在顾护人体津液和补充阴液之耗损，不同于杂病中的用滋补阴血法治疗阴虚、血虚证，而是着重生津养液及防止汗泄过多损伤津液。正如王孟英所说：“血非易生之物”。这里所说的“津与汗”，历代医家有不同的说法，如章虚谷说：“测汗者，测之以审津液之存亡、气机之通塞也”；王孟英则认为津与汗并非二物，其实都是指津液而言，惟津在内，汗在外，名义有别，而其实则一。正如王氏所说“汗需津液以化也”。总的来说，救阴主要是滋养津液，并防止汗泄过多而致气液外耗，甚至造成外脱之证。这些都可以作为“救阴”的内容。另一方面，清热也可起到保津止汗的作用，也可视为间接的救阴之法。正如吴锡璜所说“泄阳分之邪热，即所以救阴”。

而温热病通阳与伤寒中的温补宣通阳气也是两个完全不同的概念。温病（当然是指湿热性温病）通阳的目的不在用温热药物温补阳气，而在化气利湿以通利小便，可使弥漫在三焦的湿邪得以从小便而去，热邪也可随之外透，达到气通湿去热退的目的。所以文中所说的“而在利小便”，是指用祛湿法中的利小便法，即刘河间所说的：“治湿之法，不利小便非其治也”。综合以上所论，叶氏所说的“通阳”是指宣通阳气，气行则湿可行，而不是一味用温药以通阳气。当然，“不在温”也不能局限于字面上的不用温药，因祛湿所用的理气化湿、苦温燥湿、辛温芳香化湿等多数仍是温药，只是与单纯的温阳之品不同而已。文中所说的“利小便”，也并非总用利尿之品，其他如理气、化湿、燥湿、芳化等也同样有祛湿而通阳之功。

总的来说，以上治法都是主要针对湿热性温病而言，但对其他温病以及一些内科杂病的治疗也有一定的指导作用。

章、王二氏从六淫之邪皆随人身之阴阳强弱变化而为病，论及湿邪为病亦与人体体质因素密切相关。王孟英还着重论述了救阴须用充液之药。陈光淞则对通阳言之为详。至于王氏引茅雨人云，认为当由阳微致湿胜，陈氏则认为由湿胜致阳微，二说并无矛盾，可互为补充。

八、辨舌

（一）辨白苔

【原文】 再舌苔白厚而干燥者，此胃燥气伤也，滋润药中加甘草，令甘守津还[1]之意。舌白而薄者，外感风寒也，当疏散之。若白干薄者，肺津伤也，加麦冬、花露、芦根汁等轻清之品，为上者上之[2]也。若白苔绛底者，湿遏热伏也，当先泄湿透热，防其就干也，勿忧之，再从里透于外，则变润也。初病舌就干，神不昏者，急加养正透邪之药；若神已昏，此为内匮[3]矣，不可救药。(19)

【词解】

[1] 甘守津还：针对津液损伤，湿浊不化所立的一种治法。即在清化或滋润药中，加甘草以守中气、复津液。

[2] 上者上之：指病在上，宜用轻清之药治疗，使药能达上。

[3] 匮：《康熙字典》引《说文》："一曰乏也"。《广韵》："竭也"。此处指体内正气大虚，因而造成溃不敌邪之势。

【选注】

章虚谷　苔白而厚，本是浊邪，干燥伤津，则浊结不能化，故当先养津而后降浊也。肺位至高，肺液伤，必用轻清之品，方能达肺，若气味厚重而下走，则反无涉矣，故曰“上者上之也”。湿遏热伏，必先用辛开苦降以泄其湿，湿开热透，故防舌干，再用苦辛甘凉从里而透于外，则胃气化而津液输布，舌即变润，自能作汗，而热邪亦可随汗而解。若初病舌即干，其津气素竭也，急当养正，略佐透邪。若神已昏，则本元败而正不胜邪，不可救矣。

吴坤安　此辨风寒与风热治法不同。凡风寒初入太阳，则舌无苔，或生苔白润而薄，此寒邪重，津液不亏，辛温汗之可也。如白苔虽薄而燥，或舌边舌尖带红，此风热之邪伤于气分，病在太阴手经，津液已少，不可过汗，只宜轻清凉解肺分，如前胡、苏子、杏仁、连翘、黄芩、薄荷、桔梗、淡竹叶之类……热因湿邪遏伏，宜泄湿以透热，如犀角、滑石、茯苓皮、猪苓、米仁、茵陈、黄柏之类。

王孟英　有初起舌干而脉滑、脘闷者，乃痰阻于中而液不上潮，未可率投补益也。

石寿棠　初起舌苔白而欠津者，燥热伤肺津也，宜轻清泄热，为其上者上之也。如杏仁、桔梗、牛蒡之类，辛润以解搏束，桑叶、蒌皮之类，轻清以解燥热，佐山栀皮、连翘壳之微苦微燥，以燥属金，微苦能胜之也。舌苔白而底绛者，湿遏热伏也，须防其变干，宜辛淡轻清，泄湿透热，不使湿邪遏热为要。如三仁汤，蔻仁易蔻皮，稍佐滑石、淡竹叶、芦根之类，以清化之。初病舌苔白燥而薄，为胃肾阴亏，其神不昏者，宜小生地、玄参、麦冬等味以救阴（戥分不宜过大，恐遏伏邪气），银花、知母、芦根、竹叶等味以化邪，尤须加辛润以透达。若神即昏者，加以开闭。如普济丹、宁上丸之类，迟则内闭外脱不治。舌苔白燥而厚者，调胃承气汤下之，佐以清滑养阴之品。如鲜生地、玄参、梨汁、芦根之类（取其清滑不滞邪气）。

凌嘉六　（外感风寒当疏散）如香豆豉、薄荷、橘红、枳壳、桔梗、连翘、杏仁之类。（泄湿透热）如芦根、米仁、冬瓜子、花粉、桑叶、连翘等。

宋佑甫　白厚本是浊邪，热烁津伤，浊结不化，当先养津化浊。其人必素属中虚，故可用甘草。肺位最高，轻清乃得，若重浊与肺无益，而反伤及胃。泄湿用辛开苦降，湿泄自然热透，热透自然舌干，再用苦辛甘凉从里透外，则胃气化而津液升，舌即润，汗作而邪热随解。

吴锡璜　按白苔绛底或厚黄苔绛底，秋后伏热证多见之，乃营分之热，受膈间湿邪蒙蔽也。见此舌询之，无不脘闷。此症滋液则助痰，运湿则益热，用升提则神昏，久服玄参、生地、二冬等类则动中宫之湿，痰气升浮，气道不利，阴霾蔽天，往往气逆眼吊，肢冷神呆而死。温热病虽宜育阴，独以此证则宜慎。

金寿山　病初起属肺卫，舌苔多白。若薄白不干，外感风寒，疏散即可，若薄白而干，肺津已伤，宜在疏风药中加入养肺津之药，养肺津之药宜择轻清之品，滋而不腻。以上二证，即吴坤安察舌辨症歌所说："白而薄润风寒重，温散何妨液不干；燥薄白苔津已伤，只宜凉解肺家安"，是也。若白厚而干燥，为胃津干而肺气伤，胃津干故用滋润药，肺气伤故加甘草。若白苔绛底，此为湿遏热伏，非先泄其湿，则热无由达，但泄湿之药多燥，故防其舌之干。然湿既得泄，热自然透；热既得透，则津液得还，津液再从里透于外，舌面又自然回复润泽，所以说勿忧。末一段论初病舌干之故，章虚谷所谓津气素竭，急当养正，略佐透邪；若舌干而又神昏，诚属邪盛正虚，逆转恶候，但并非不可救药。石芾南主张养正透邪之中，加以开闭，可作参考。但失此不治，则内闭外脱而死。

【释义】　本节主要论述薄、厚、干燥和白苔绛底四种白苔，以及初病舌干的辨证治疗。以下三节皆论白苔的表现和治法。

1. 舌苔薄白

为外感初起，病邪在表之象。薄白而润者为外感风寒，当疏散之。薄白而干者提示肺津伤，肺位在上，应在疏解方中加入麦冬、花露、芦根汁等轻清上焦，滋而不腻之品以滋养肺津，即所谓“上者上之”。若投浓浊厚味，反直走下焦肝肾，与肺无涉，且易恋邪。薄白而干之苔，常见于外感风热，表邪未解而肺津已伤之证，同时可见舌边尖红。此外，还可见于燥邪犯于肺卫者。

2. 舌苔白厚而干燥

为胃津不足而肺气已伤。肺主气，布津，肺气伤则气机不化，苔见白厚；胃津既伤而又不能布化，津不上承则舌面干燥。治疗当予滋润之品生津润燥，再加入甘草，取其甘味可补益肺胃之气，使其布津功能得复，津液自生，即所谓“甘守津还”。当然不限于只用甘草一味，其意在于用调养肺胃之气的药物，以助肺之布津、胃之化津的功能。

3. 白苔绛底

指舌质红绛，苔白厚而腻。上见白厚腻苔示湿邪阻遏，下见舌质红绛示热邪内伏，故为湿遏热伏之象，治当先开泄湿邪，湿开则热透。但泄湿之品多偏香燥，易有耗津之弊，应防其温燥伤津而见舌转干。但在一般情况下，用祛湿之品不至于引起津液大伤，所以也不必忧虑舌干，因湿开热透后，津液自能恢复，舌苔自可转润，故曰“勿忧之”。

4. 病初舌即干燥

因温邪为阳邪，在病起之初就可伤阴而见舌面干燥，此本不足为奇，但如起病之时舌干较甚，就可能不仅是温邪伤阴，而属素禀津气亏损，在病变过程中易发生正不胜邪之局面，所以应特别警惕，在辨证时要注意神志表现。如未见神昏等险恶证候者，预后尚好，当急予养正透邪之剂，以补益津气，透达外邪；如已兼见神昏者，则属津气内竭，邪热内陷，施治较为困难，预后多不良。

章、宋二氏对湿遏热伏的治法提出用辛开苦降泄其湿，湿泄后再用苦辛甘凉从里透外，即主张分出先泄后透的治疗层次。实际上，辛开苦泄法本身就是清热化湿法，并非仅为泄湿所设，临床也往往是清热与化湿并施。吴锡璜所论湿遏热伏多见于秋后伏热证，并介绍了其个人临床治疗经验，可供参考。王孟英还提出初病见舌干尚有因痰阻于中，液不上潮引起者，证属实，不可滥投补益，此与叶氏所论素体津气不足者有虚实之别。热伤津液属实者，多见舌边尖红赤，色鲜泽；素体津气不足者，多见舌质淡晦不泽。另外，燥证亦可初起即见舌干，当随证辨治之。

吴坤安、石寿棠、凌嘉六均针对本条所及诸法提出治疗药物，可补叶氏所论之不足。对在滋润药中加甘草，宋氏认为其人必属中虚，故可用甘草，虽亦可备一说，但与叶氏原意不尽相符。

【原文】 舌苔不燥，自觉闷极者，属脾湿盛也。或有伤痕血迹者，必问曾经搔挖否？不可以有血便为枯证，仍从湿治可也。再有神情清爽，舌胀大不能出口者，此脾湿胃热，郁极化风而毒延口也。用大黄磨入当用剂内，则舌胀自消矣。(21)

【选注】

何报之 凡中宫有痰饮水血者，舌多不燥，不可误认为寒也。

章虚谷 三焦升降之气，由脾鼓运。中焦和则上下气顺，脾气弱则湿自内生。湿盛而脾不健运，浊壅不行，自觉闷极。虽有热邪，其内湿盛而舌苔不燥。当先开泄其湿而后清热，不可投寒凉以闭其湿也。神情清爽而舌胀大，故知其邪在脾胃。若神不清，即属心脾两脏之病矣。邪在脾胃者，唇亦必肿也。

石寿棠　舌苔白腻不燥，自觉闷极，属脾湿重，宜加减正气散、三仁汤之类，去苡仁、芦根、滑石，加醒头草、神曲，辛淡开化，芳香逐秽。舌胀大不能出口，属脾湿胃热，郁极毒延于口，前法加生大黄汁利之，舌胀自消。

周学海　此即前舌绛难伸，痰阻内风之症，一为缩急，一为胀大。前人有用生蒲黄末涂舌者，大致总不外苦辛开痰降热也。

【释义】　本节论述脾湿盛与脾湿胃热，郁极化风的舌苔特点及治法。

1. 脾湿盛之舌苔及治法

本节所言舌苔不燥，虽未说明苔色及厚薄，但从“自觉闷极，属脾湿盛”来分析，是指白厚而腻之苔乃湿邪内阻之象。如见鼻窍或肌肤有伤痕血迹者，必须询问是否因搔挖而致，不可一见血迹便误认为是热盛阴伤或血分病证。仍应从湿盛辨之，予以苦温芳化之剂化湿泄浊。

2. 湿热郁而化风的治法

见舌体胀大不能出口者，为脾胃湿热，由湿邪阻遏，热郁不达，热郁化风，且其湿热之毒上延于口舌所致。临床只要审其神情清爽，便足证邪热不在心营，治疗只须于清化湿热方中磨入大黄以清解火毒，舌胀便可消除。

舌苔不燥的原因不只脾湿盛一种，何报之提出尚有中宫痰饮水血引起者，章虚谷认为湿热内盛者亦可见到，临床当依其他见证鉴别之。如中宫有痰饮者，多伴脘痞，恶心，苔腻浊亦较著；有瘀血内停者，可见胸脘刺痛，舌质紫暗或有瘀斑；湿热内盛之舌苔为黄白腻而不燥，并伴有脘痞呕恶等症。章氏还补充邪在脾胃，若湿热夹毒上蒸除舌胀大外，还必见唇肿，当视其病机不同分别施治。周氏介绍了前人用生蒲黄末涂舌治疗舌胀大的方法，但所言即17节“舌绛难伸，痰阻内风”之证，似欠正确，因17节舌绛难伸，病在营血分，多见昏昧不清，而本节舌质不见红绛，且神情清爽，病在气分，尚未及营血分，故治法一宜清营凉血息风，一宜清热燥湿解毒。石寿棠着重介绍了脾湿盛的治疗方药，可供临证参考。

【原文】　再舌上白苔黏腻，吐出浊厚涎沫，口必甜味也，为脾瘅[1]病，乃湿热气聚，与谷气相搏，土有余[2]也，盈满则上泛，当用省头草[3]芳香辛散以逐之则退。若舌上苔如碱者，胃中宿滞挟浊秽郁伏，当急急开泄，否则闭结中焦，不能从膜原达出矣。(22)

【词解】

[1] 脾瘅：出于《素问·奇病论》，系过食肥甘而致湿热内生，蕴结于脾的一种病证，以口甘而黏腻，吐浊厚涎沫为主症。

[2] 土有余：“土”指脾。“有余”，说明是脾气壅滞的实证。

[3] 省头草：即佩兰。

【选注】

章虚谷　脾瘅而浊泛口甜者，更当视其舌本，如红赤者为热，当清凉泄浊。如色淡不红，由脾虚不能摄液而上泛，当健脾以降浊也。苔如碱者，浊结甚，故当急急开泄，恐内闭也。

王孟英　浊气上泛者，涎沫厚浊，小溲黄赤；脾虚不摄者，涎沫稀黏，小溲清白，见证

迥异。虚证宜温中摄液，如理中或四君加益智之类可也。

吴锡璜　脾瘅多由痰涎聚于胸脘，甚者如有物凭焉，寒热将发，每从痰食结聚处而出，胸脘冷则肢体淅淅恶寒，胸脘温则肢体翕翕发热。是证余曾治之，大概以辛香除秽、温运除痰立法。

【释义】　本节论述脾瘅病和苔如碱状的病机及辨治。

1. 脾瘅病的症状、病机、治法

舌苔白而黏腻，口吐浊厚涎沫，口有甜味，此即《内经·奇病论》中所论之脾瘅病。脾主涎，开窍于口，在味为甘。湿热蕴阻脾胃，脾运失常，不能运化水谷，这种水谷不化之气称为谷气，而脾胃为湿热所困，是邪气有余，即所谓“土有余也”，湿热盈满上泛于口，故见上述诸证。此外，尚可见口中黏腻不爽，胸闷脘痞，不思饮食等症状。这种病证多出现在湿热性温病过程中，也可见于内科杂病中，或作为一个独立的病证。叶氏将其列于舌诊部分论述，是以舌苔白而黏腻，口吐浊厚涎沫作为湿浊之明证。治疗当用省头草之类芳香辛散以驱湿浊之邪。省头草即佩兰，有芳香化浊，逐散湿邪，醒脾泄热之功。临床治疗这类病证时以此药为主药，并视湿热之偏盛，配合其他化湿清热药物，如栀子、豆卷、厚朴、半夏、白豆蔻、黄芩等。

2. 白苔如碱的病机与治法

舌上苔白如碱状，即舌苔表现为苔白而质地较坚不疏松。此舌苔是胃中有宿滞夹秽浊郁伏所致，一般可伴见脘腹胀满，嗳腐呕恶等。其与脾瘅病虽同属湿浊为患，但脾瘅病属无形湿热在脾，而本证为湿浊积滞有形之邪而致。其治疗以开泄为主，即开其秽浊，泄其胃中之宿滞，以免闭结中焦，邪气不能外达而致病情加重。

但需注意此开泄法与11节所论开泄法不同，此指开秽浊、泄宿滞，彼指轻苦微辛之品宣气化湿。

章、王二氏认为脾瘅可分为虚实论治，要结合舌质、溲色及其他见证辨别。凡湿浊上泛者属实，可有湿重、热重之分。热重于湿者，见舌红赤，溲黄赤，涎沫厚浊；湿重于热者，见舌淡不渴，或喜热饮，苔白腻等。凡脾虚不摄者属虚，见舌淡红，溲清白，涎沫稀黏。其治疗大法，实证予以清凉泄浊，其中热重于湿者，治宜清热化湿，湿重于热者，治宜化浊醒脾；虚证则予以健脾降浊或温中摄液法。吴氏提出脾瘅由痰涎聚于胸脘所致，当察胸脘之寒热以助诊断，个人治验以辛香辟秽，温运除痰为法。

【原文】　若舌白如粉而滑，四边色紫绛者，温疫病初入膜原，未归胃府，急急透解，莫待传陷而入，为险恶之病，且见此舌者，病必见凶，须要小心。(26)

【选注】

吴坤安　凡伤寒初起，苔形粉白而厚，四边红绛者，此温疫证也。邪在膜原，其势最雄，顷刻传变，诊家不可轻视。吴又可用达原饮加引经表药，透之达之，如兼太阳加羌活，阳明加葛根，少阳加柴胡。如舌变黄燥色，乃疫邪入胃，加大黄下之。如变黑色，入里尤深，用承气下之。疫势甚者，其舌一日三变，由白变黄，由黄变黑，当数下之。

章虚谷　瘟疫白苔如积粉之厚，其秽浊重也。舌本紫绛则邪热为浊所闭，故当急急透解。此五疫中之湿疫，吴又可主以达原饮，亦须随证加减，不可执也。

王孟英　温热病舌绛而白苔满布者，宜清肃肺胃，更有伏痰内盛、神气昏瞀者，宜开痰为治。

石寿棠 白苔厚如积粉，四边舌肉紫绛，乃湿土郁蒸之湿邪，如为温疫，仿达原饮、三仁汤加减透邪，以防传陷。

叶子雨 舌白如积粉……言湿与热搏，伏邪深重，当急急透解，温疫偏于湿者，初入膜原，因见此舌，而湿温伏气重者，亦见此舌，皆宜达原饮消息治之，不可因其峻厉而徘徊瞻顾，致误急急透泄之旨。

陈光淞 此专言温疫初起之舌，与湿温白苔绛底为湿遏热伏者不同，透解当从吴又可达原饮诸法。

【释义】 本节讨论湿热疫邪入膜原的舌苔特征、病机、治法及预后。

1. 温疫病邪入膜原之舌苔特征和病机

本节中叶氏所说的温疫病实是指湿热秽毒之邪所致的湿热疫，也就是吴又可《温疫论》中所论及的温疫。病之初起，邪在膜原，其舌苔多见白滑如积粉，舌边尖呈紫绛色，是秽湿内阻，遏伏热邪而致。据吴又可所述，其他临床见症有先憎寒而后发热，日后但热不寒，日晡益甚，头疼身痛等。其病位在半表半里之膜原，尚未入里归胃府。陈氏提出本证与湿温之湿遏热伏证均见白腻苔、绛底舌，但湿温的苔白腻无积粉状，苔色及全身症状变化较缓，病情较稳定，预后较好；本证为湿热疫邪在膜原，苔白厚垢浊如积粉，且舌苔变化极快，全身症状严重，变化多端，预后不良，二者不可相混。此对论舌苔绛底的辨治甚有临床意义。

2. 温疫病邪入膜原的治法和预后

叶氏对此证的治疗提出当急急透解，使病邪有外达之机，可用吴又可达原饮治之。因疫病传变极速，变化多端，应及时治疗，否则每易导致邪陷内传而病情恶化。

章虚谷指出此属五疫中的湿疫，乃抓住了病机的本质。各家多主张用吴又可达原饮加减治疗本证，甚为恰当。吴注中还论述了据舌色变化可测知病势变化，及对舌色一日三变之疫势重者当数下之的治疗方法。陈氏提出本证与湿温湿遏热伏证均见白腻苔、绛底舌，但湿温之苔白腻无积粉，苔色及全身症状变化较缓，病情较稳定，预后较好；本证为湿热疫邪在膜原，苔白厚垢浊如积粉，且舌苔变化极快，全身症状严重，变化多端，预后不良，两者不可相混。此论对白苔绛底的辨治甚有临床指导意义。王氏补充了本证可用清肃肺胃及开痰法，开拓了治疗的思路。

（二）辨黄苔

【原文】 *再黄苔不甚厚而滑者，热未伤津，犹可清热透表；若虽薄而干者，邪虽去而津受伤也，苦重之药[1]当禁，宜甘寒轻剂可也。*(13)

【词解】

[1] 苦重之药：指苦寒、质重、性质沉降的药。

【选注】

吴坤安 苔黄虽主里，如苔薄而滑者，是热邪尚在气分，津液未亡，不妨用柴、葛、芩，或栀、豉、翘、薄之类，轻清泄热透表，邪亦可外达肌分而解也。

章虚谷 热初入营，即舌绛苔黄。其不甚厚，邪结未深，故可清热，以辛开之药，从表透发。舌滑而津未伤，得以化汗而解。若津伤舌干，虽苔薄邪轻，亦必闭结难出，故当先养

其津，津回舌润，再清余邪也。

陈光淞　此条辨黄苔之不宜下者……盖犹可清热透表，与苦重之药当禁，对上文皆当下之而发，所谓要验之于舌也。甘寒轻剂，如《温病条辨》中增液等法可师。

【释义】　本节论述从黄苔的润燥判别津伤与否，并确定相应的治疗方法。

此节接11、12节（见里结阳明）继续论述黄苔。凡黄苔不甚厚而滑润不燥者，热虽传里，但尚未伤津，病邪尚属轻浅，宜清热透邪，从表而解；若苔薄而干燥者，虽属病邪已解或邪热不甚，但已示津液受伤，此时禁用苦寒沉降的药物，宜用甘寒濡养津液，兼以清热。

吴氏提出苔薄而滑者，为热邪尚在气分，津液未亡，甚合原文本意，所列药物可供参考，惟邪已入里，柴、葛之类须审慎投之。章氏提出苔黄不厚而滑者为热未伤津的表现，可用辛开，即辛凉轻透之法，使气分热邪外透从汗而解，并指出津伤舌干者属“邪轻”，较原文中的“邪去”更为切合实际。但所言先养津，再清邪的治法不如养津与清邪并施奏效更显。至于章注“热初入营，即舌绛苔黄”，是指黄苔见舌绛的气营两燔证，与本节所论以气分热为主的黄苔非属一种情况。陈氏以增液法作甘寒轻剂，可作临证参考。

（三）辨黑苔

【原文】　若舌无苔而有如烟煤隐隐者，不渴肢寒，知挟阴病[1]。如口渴烦热，平时胃燥舌也，不可攻之。若燥者，甘寒益胃；若润者，甘温扶中[2]。此何故？外露而里无[3]也。(23)

【词解】

[1] 挟阴病：一般是指发生性行为后感受外邪而病，临床上表现出面赤足冷的阴火上乘，或发热躁乱不宁的阳虚假热证。叶氏这里是指阴寒内盛，中阳不足而言。

[2] 甘温扶中：指以味甘性温的药物扶助中阳的方法。

[3] 外露里无：指外现黑苔，好像是实证，但内里没有“里结”的现象。

【选注】

章虚谷　凡黑色之苔，大有虚实寒热不同……若黄白之苔，食酸味其色即黑，尤当问之。其润而不燥，或无苔如烟煤者，正是肾寒来乘心火，其阳虚极矣。若黑而燥裂者，火极而变水色，如焚木成炭而黑也，虚实不辨，死生反掌耳。

王孟英　虚寒证虽见黑苔，其舌色必润而不紫赤，识此最为秘诀。更有阴虚而黑者，苔不甚燥，口不甚渴，其舌甚赤，或舌心虽黑，无甚苔垢，舌本枯而不甚赤，证虽烦渴便秘，腹无满痛，神不甚昏，俱宜壮水滋阴，不可以为阳虚也。若黑苔望之虽燥而生刺，但渴不多饮，或不渴，其边或有白苔，其舌本淡而润者，亦属假热，治宜温补。其舌心并无黑苔，而舌根有黑苔而燥者，宜下之，乃热在下焦也。若舌本无苔，惟尖黑燥，为心火自焚，不可救药。

石寿棠　黑为肾色……舌苔灰黑青黯而滑润者，及舌虽无苔不燥，而有烟煤隐隐者，无热不渴，或见肢凉，此虚寒证，水来克火之象，急宜理阴煎之类温之。

陈光淞　舌无苔而有烟煤隐隐者，为黑苔之微，其下有“不可攻之”之语，与（下文）“舌黑而干”之下，云“急以咸苦下之”，语意相对。

【释义】　本节论述舌上黑如烟煤隐隐者的辨治。

1. 舌上隐隐发黑的辨证

叶氏原文中主要从舌面之燥润和口渴与不渴来进行舌有隐隐发黑者的辨证。本条所说的舌象特点为舌上没有苔，仅现一层象烟煤样的黑晕，这当然不是舌质发黑，而是黑苔的一种轻微类型。其所主病证有寒热虚实之分，若见不渴，肢寒，舌面湿润者属阴寒内盛之证，治宜甘温扶中；若见口渴，烦热而舌面干燥者，为平时胃燥津液不足之阳热证，不可攻下，只宜甘寒滋养胃津，因实际上在里并无热结，即叶氏所说的"外露而里无也"。

本节所论的舌苔病机重心在中焦脾胃，所以叶氏提出的治法是对燥热证用"甘寒益胃"，对虚寒证则用"甘温扶中"。

2. 舌色隐隐发黑的治疗

舌色隐隐发黑如属虚寒证，固不可下，即使属阳热者亦不可用攻下，因其仅表现为舌色隐隐发黑，并无苔垢，说明里无宿食积滞，与腑实证不同。文中提出了相应的治法，对临床辨治颇有裨益。

章氏提出辨别黑苔应先排除染苔的可能，当引起临床注意。王氏进一步分析了黑苔的寒热虚实辨证，归纳其辨证要点是观察舌面的润燥、舌质的颜色及苔布的位置，提出辨别虚寒证的黑苔必舌色润而不紫赤。即使望之燥而生刺，但见渴不多饮或不渴，其边或有白苔，实属假热，治仍宜温补。石寿棠认为宜急投理阴煎之类，可作临证参考。章注中"肾水来乘心火"及"火极而变水色"的黑苔，系指虚极及热极的两种病变情况，与本节所论的病机重点在中焦的轻微黑苔不可混为一谈。

【原文】 若舌黑而滑者，水来克火[1]，为阴证，当温之。若见短缩，此肾气竭也，为难治。欲救之，加人参、五味子勉希万一。舌黑而干者，津枯火炽，急急泻南补北[2]。若燥而中心厚焙者，土燥水竭[3]，急以咸苦下之。(24)

【词解】

[1] 水来克火："水"代表肾阴，"火"代表心阳，"克"表示制伏。"水克火"，是根据"五行"学说的"生克"关系来说的。即指在温病过程中舌生出现黑滑苔，提示阴寒盛而阳气大衰，称之为"水来克火"。

[2] 泻南补北：词出《难经》七十五难。是从五行生克关系而论的一种治法。"南"指心（南的方位在"五行"中属火，心也主火，故以之相喻），"北"指肾（北的方位在"五行"中属水，肾也主水，故以之相喻），意即泻心热，滋肾阴。

[3] 土燥水竭：指脾胃热盛，肾阴耗竭。

【选注】

何报之 暑热证挟血，多有中心黑润者，勿误作阴证治之。

茅雨人 凡起病发热，胸闷，遍舌黑色而润，外无险恶情状，此胸膈素有伏痰也。不必张皇，止用薤白、栝蒌、桂枝、半夏一剂，黑苔即退，或不用桂枝，即枳壳、桔梗亦效。

章虚谷 黑苔而虚寒者，非桂、附不可治，佐以调补气血，随宜而施。若黑燥无苔，胃无浊邪，故当泻南方之火，补北方之水，仲景黄连阿胶汤主之。黑燥而中心厚者，胃浊邪热干结也，宜用硝、黄咸苦下之矣。

凌嘉六 按黑苔有二端，当以燥苔、滑苔分别论治。黑而有芒刺，或焦裂硬燥者，里热已极，火极成炭之苔也。黑而无芒刺，或湿润软滑者，里寒已甚，水来克火之苔也。

吴锡璜　按舌至黑苔，最为危候。此节辨寒热虚实，具见明晰，再以脉证参之，病无遁情矣。以至危之候，真能辨虚实寒热，多可起死回生。

【释义】　本节承前节继续论述三种黑苔的证治。

1. 黑滑苔的病机及治法

舌苔黑而滑润，属阴寒证，病机为“水来克火”，即阴寒内盛导致真阳衰微，常兼见肢冷脉微，下利清稀等虚寒证候。本条所说的黑苔与上条所说的舌面上有极薄的黑苔所主病证都是阳虚阴盛之证，但本条所说的黑苔色较深，为肾中阳气衰微，病情较重，在治疗上主以温阳祛寒。如此种舌苔兼见舌体短缩者，属肾气竭绝，病情险恶难治。急救的方法是在所用方剂中加人参、五味子之类敛补元气，但这类病证的治疗相当困难，所以文中说“勉希万一”。

2. 黑干苔的病机及治法

舌苔黑而干燥属“津枯火炽”，即肾阴枯竭而心火亢盛，当投以泻南方心火，滋北方肾水之法，如黄连阿胶汤之类。

3. 黑燥中厚苔的病机及治法

舌苔黑燥而中心厚者，属“土燥水竭”，即阳明腑实燥热太盛而下竭肾水所致，当投承气类，攻下腑实，使肾水免受其耗灼，即“急下存阴”。临床常用吴鞠通的增液承气汤之类，既可下阳明之积，又可补少阴之水。

章注对黑苔的治疗作了具体的补充。凌氏还注重观察芒刺的有无以辨寒热。何、茅等注家又提出了苔黑而润还可见于暑热夹瘀血证、胸膈素有伏痰证等，可作参考。吴注强调了辨黑苔寒热虚实的重要性，乃经验之谈，不可忽视。

（四）舌生芒刺

【原文】　又不拘何色，舌上生芒刺者，皆是上焦热极也，当用青布拭冷薄荷水揩之，即去者轻，旋即生者险矣。(20)

【选注】

章虚谷　生芒刺者，苔必焦黄或黑。无苔者，舌必深绛。其苔白或淡黄者，胃无大热，必无芒刺。或舌尖，或两边有小赤瘰，是营热郁结，当开泄气分，以通营清热也。上焦热极者，宜凉膈散主之。

王孟英　秦皇士云：“凡渴不消水，脉滑不数，亦有舌苔生刺者，多是表邪挟食，用保和丸加竹沥、莱菔汁，或栀豉加枳实并效。若以寒凉抑郁，则谵语发狂愈甚，甚则口噤不语矣。”

【释义】　本节论述舌生芒刺的病机及处理方法。

1. 舌生芒刺的病机

叶氏原文中提出凡舌上生芒刺，无论舌苔为何色，均为上焦热极的表现。因热在上焦，所以多属气分热极，也有影响心营者，所以据病情推断其舌质多红或绛。

2. 舌生芒刺的处理方法

对舌生芒刺的局部处理可用青布拭冷薄荷水揩之。揩之即去者，说明热邪尚未锢结，病情较轻；揩后芒刺虽去而旋即复生者，为热毒极盛，病邪锢结难解，病情险重的标志。

章氏认为凡生芒刺，苔必焦黄或黄，舌多深绛，甚切合热极的病机。他还指出“胃无大热，必无芒刺”，及营热郁结，舌边尖也可出现小赤瘰等，可见芒刺非单由上焦热极所致，胃热、营热等均可见之。对上焦热极者，章氏主张用凉膈散，对营热郁结者则开泄气分，通营清热。王氏引秦氏所论，表邪夹食者亦有生芒刺的，因此，不可一见芒刺即径投寒凉，其用保和丸加莱菔汁以消导法治疗热证夹食的经验对临床颇有启发。

（五）红绛舌

【原文】　再论其热传营，舌色必绛，绛，深红色也。初传绛色，中兼黄白色，此气分之邪未尽也。泄卫透营[1]，两和可也。纯绛鲜泽者，包络受病也，宜犀角、鲜生地、连翘、郁金、石菖蒲等。延之数日，或平素心虚有痰，外热一陷，里络[2]就闭，非菖蒲、郁金等所能开，须用牛黄丸、至宝丹之类以开其闭，恐其昏厥为痉也。(14)

【词解】

［1］泄卫透营：实指“清气透营”，针对邪入营分而气分未尽的治法。

［2］里络：这里指心包络。

【选注】

吴坤安　若舌红绛中仍带黄白等色，是邪在营卫之间，当用犀、羚以透营分之热，荆、防以散卫分之邪，两解以和之可也（邵仙根评：荆、防不如薄荷、连翘为稳）。邪入营中，宜泄营透热，故用犀角以透营分之热邪，翘、丹、鲜地以清营分之热邪。邪入心包络，则神昏内闭，须加川郁金、石菖蒲以开之。若兼火痰，必致痰涎内闭，更当加西黄、川贝、天竺黄之类清心豁痰。

章虚谷　绛者指舌本也，黄白者指苔也。舌本通心脾之气血，心主营，营热故舌绛也；脾胃为中土，邪入胃则生苔，如地上生草也。然无病之人，常有微薄苔如草根者，即胃中之生气也；若光滑如镜，则胃无生发之气，如不毛之地，其土枯矣。胃有生气而邪入之，其苔即长厚，如草根之得秽浊而长发也，故可以验病之虚实寒热，邪之浅深轻重也。脾胃统一身之阴阳，营卫主一身之气血，故脾又为营之源，胃为卫之本也。苔兼白，白属气，故其邪未离气分，可用泄卫透营，仍从表解，勿使内入也。纯绛鲜泽者，言无厚苔则胃无浊结，而邪已离卫入营，其热在心包也。若平素有痰，必有舌苔；其心虚血少者，舌色多不鲜赤，或淡晦无神，邪陷多危而难治，于此可卜吉凶也。若邪火盛而色赤，宜牛黄丸；虚而色淡晦者，宜至宝丹，以牛黄丸太寒也。

王孟英　绛而泽者，虽为营热之征，实因有痰，故不甚干燥也，问苦胸闷者，尤为痰据，不必定有苔也，菖蒲、郁金亦为此设。若竟无痰，必不甚泽。

凌嘉六　泄卫透营宜犀角、连翘、杏仁、羚羊角、丹皮、黑山栀、花粉、川贝母、薄荷、钩藤之类。包络受邪宜犀角、羚羊角、鲜生地、丹皮、赤芍、连翘、知母、贝母、郁金、石菖蒲等。

【释义】　本节论述了绛舌的诊断意义及热初传营与包络受病而见绛舌的辨治。

1. 舌绛对营分证的诊断意义

叶氏原文中提出“其邪传营，舌色必绛”，所以绛舌是营分证的辨证要点之一。从全篇论述舌诊的条文来看，邪在卫分、气分多见舌苔的变化，邪在营分、血分多见舌质的变化，而在营分阶段舌色多为绛，在血分阶段舌色每可转紫或暗红。这是叶氏总结的温病舌象特点，甚切临床实际。

但应注意，绛舌主病还有各种不同的类型，不能简单地用营分证来统括。另外，在目前临床上，由于输液疗法的广泛运用，水电解质平衡紊乱得以及时纠正，所以邪入营分后亦有不见绛舌者。

2. 舌绛而兼黄白苔的病机与治法

在初传营分之际，舌色虽已转绛，但常罩有黄白苔垢，这是邪热初传营分而气分之邪犹未尽解的表现。本证也属气分与营分同病，但与气营两燔证并不完全相同。本证的病机特点为气热衰而未尽，营热则未盛，病情较轻；气营两燔证则气分邪热较盛，同时营热亦盛，病情较重。

本证的治疗当于清营之中，佐以清气透泄之品。也就是叶氏所说的“泄卫透营”。本法与前所说的“透热转气”有所相似，但本证是针对邪初入营而气分之热未尽者，其所说的“透营”指透达营分之热，而“泄卫”并非疏泄卫表之邪，而是指使邪热向外表透达，其“卫”可看作“外表”，实为清气透营之意。

3. 舌质纯绛鲜泽的病机和治法

舌质纯绛鲜泽与一般的舌绛有所不同，其舌色较深而鲜明，润泽而不燥。因营气通于心，故邪在营分每易侵犯心包，如见舌质纯绛鲜泽，则示包络已经受病。包络为心之外衣，代心行令，亦主神明所出，邪热内陷即可见神昏，谵语等。当急予清心开透之品，如犀角、鲜生地、连翘、菖蒲、郁金之类。如果救治不及时，延之数日，或患者平素心虚有痰湿内伏，外热一陷必与痰互结而包络闭阻，则神志症状更为严重，甚至出现昏愦不语等险重证候，此时已非菖蒲、郁金开窍之力所能及，当急予安宫牛黄丸、至宝丹之类清心化痰开窍以急开其闭，否则可造成痉厥等险恶局面。

叶氏原意是以绛舌及纯绛鲜泽区分营分证与包络受病的不同。营气通于心，包络受病虽归属营分证范畴，然由痰热阻闭心窍所致，不能与营分证混为一谈。故王氏认为纯绛而泽者，实因有痰，故不甚干燥，菖蒲、郁金正为有痰而设，若无痰必不甚泽。其论甚确。相比之下，章氏“邪已离卫入营，其热在心包也”之说，其意表述不甚明确，易造成入营即为热入心包的误解。吴氏将邪入营中与邪入心包络从治疗上加以分析区别，使叶氏原意更加清晰，从而明确了营气与心包络虽有联系，但又有不同，其论甚为合理。而章氏从绛舌的病机联系到舌苔的生成，论证意义颇为深刻，可供参考。至于吴、章二氏将原文中“泄卫透营”注释为“仍从表解”及用“荆、防以散卫分之邪”，则有随文衍义之误。而凌注中所选连翘、杏仁、薄荷等宣肺透热之品符合原文“泄卫”所指邪向外透之意，与第8节之“透热转气”含义相似。

【原文】 再色绛而舌中心干者，乃心胃火燔，劫烁津液，即黄连、石膏亦可加入。若烦渴烦热，舌心干，四边色红，中心或黄或白者，此非血分也，乃上焦气热烁津，急用凉膈散，散其无形之热，再看其后转变可也。慎勿用血药，以滋腻难散。至舌绛望之若干，手扪之原有津液，此津亏湿热熏蒸，将成浊痰蒙闭心包也。(15)

【选注】

章虚谷 其舌四边红而不绛，中兼黄白而渴，故知其热不在血分，而在上焦气分，当用凉膈散清之。勿用血药引邪入血，反难解也。胃以通降为用，浊降则清升而化生津液，邪热入营，郁蒸胃中浊气成痰，反以蒙蔽心包，即成昏厥。其舌望之若干，扪之湿者，即为蒙蔽之先兆也，故当急疏其胃，降浊以清营热也。

王孟英 热已入营则舌色绛，胃火烁液则舌心干。加黄连、石膏于犀角、生地等药中，以清营热而救胃津，即白虎加生地之例也。

宋佑甫 热在气分者，必渴；热在血分者，但口干而不渴。多饮能消水为渴，不能多饮，但欲略润为干。

陈光淞 按黄连清心火，石膏平胃热，以心胃火燔，劫烁津液，故加二味于前犀角、生地等药中。至白虎加生地救斑出热不解而胃阴亡之证，与此不同，王氏引以为例，非是。

【释义】 本节论述绛舌、红舌而中心干及绛舌望之干而扪之有津等舌象的病机及治疗。

1. 舌绛而中心干

若绛舌见舌中心干，则不独为心营热盛，而且胃热亦甚，因舌中心为胃之分野，心胃两经火盛，燔灼津液而致，当属气营两燔之证。可在清营透热之中加入黄连、石膏等清胃泻火之品，以气营两清。

2. 舌心干而四边色红，中有或黄或白之苔

若舌心干而仅见舌边尖红，中心有或黄或白之苔，又见烦渴、烦热之症者，此非邪在营血分，而是上焦气分热盛耗灼津液之象。其治疗宜用凉膈散散其无形邪热，然后再根据证候的转化情况而随证治之。不可一见舌四边色红便误认为是邪已入营血而用治疗营血分之药，因此类药物性质多较腻滞，病在气分误用之，每致邪热锢结，不易外解。

3. 舌绛望之若干，扪之有津

如见舌绛而望之若干，扪之却有津液，则系邪入营分，又兼有湿热熏蒸，提示湿热酿痰将发生痰浊蒙蔽心包之证，此时单纯清营透热难以奏效，当投清热化湿，芳香化浊，涤痰开泄之剂，以杜其闭。

4. 对“慎勿用血药，以滋腻难散也”的理解

叶氏在原文中论及舌心干而四边红者属于气分证舌象时强调其用药“慎勿用血药”。在理解时须注意以下三点。

（1）红舌与绛舌主病不同 红舌和绛舌所主之病有所不同，但舌绛与红毕竟只是红之程度的区别，在掌握上有时难以把握，所以还应参考临床的其他见证进行综合分析。

（2）“血药”之含义 此处所说的血药是指清营凉血，滋养阴血之品，也就是治疗营血分所用的药物。

（3）热在营血分与热在气分用药之区别 因叶氏说“滋腻难散”，所以易认为是指养阴药而言，在理解时应予活看。一是其所说的“滋腻”除了养阴药外，还包括了清解营血分的药，或两者兼具，如生地、犀角等；二是在气分阶段，也并非所有的养阴药都不能用，如知母、石斛、麦冬等在气分证热盛阴伤时常用，即使是生地，在热盛阴伤证或阴伤腑实中也常用，故有甘苦合化之说。叶氏之原意只是强调邪在气、在营血时用药应有所区别，而不是把两个阶段的用药截然分开。

章氏、陈氏对本节以辨舌确定邪热在气、在营，以及凉膈散的作用机制解释得比较清楚，有助于加深原文本意的理解及指导临床。关于心胃火燔加黄连、石膏，王氏认为与前节斑出热不解，投白虎加地黄汤的立意相同；陈氏否定此说，认为此为心胃火燔，是在犀角、生地

中加黄连、石膏，与胃津亡证不同。陈氏的看法独具见地，因为前节是清气分热为主兼清营热，此节是清营热为主兼清气热，二者病机及治疗侧重确有区别，不可等同。

宋氏以口渴与否作为辨别在气、在营的重要依据；章氏解释了湿热熏蒸，蒙蔽心包的病机，并认为舌望之若干，扪之湿者为蒙蔽心包的先兆，均可资参考。

【原文】 舌色绛而上有黏腻似苔非苔者，中挟秽浊之气，急加芳香逐之。舌绛欲伸出口，而抵齿难骤伸者，痰阻舌根[1]，有内风[2]也。舌绛而光亮[3]，胃阴亡也，急用甘凉濡润之品。若舌绛而干燥者，火邪劫营，凉血清火为要。舌绛而有碎点白黄者，当生疳[4]也。大红点者，热毒乘心也，用黄连、金汁。其有虽绛而不鲜，干枯而痿[5]者，肾阴涸也，急以阿胶、鸡子黄、地黄、天冬等救之，缓则恐涸极而无救也。(17)

【词解】

[1] 痰阻舌根：舌根又叫“舌本”。足太阴脾的经脉与它相连，因又称它为“脾窍”。脾为生痰之源，温病中出现舌体伸展不利，古人认为是痰浊上泛，阻滞舌根之故。

[2] 内风：指在病变过程中，不是因外感风邪而产生肢体动摇、强直、眩晕等动风症状，属内生之风。这里指温病中因热盛痰阻而影响舌体转动，出现“舌绛欲伸出口而抵齿难骤伸”。

[3] 光亮：指舌面因乳头萎缩而造成的平滑光亮，如“镜面舌”之类，即为舌光亮而色绛无津者。

[4] 疳：疳证是好发于幼弱小儿的一种病。也有把舌上发生的溃疡叫做“口疳”或“舌疳”等。这里指的是后一种，是由湿热夹心火熏蒸所致。

[5] 痿：这里指舌体干枯痿软无力，转动不灵活。

【选注】

尤在泾 阳明津涸，舌干口燥者，不足虑也，若并亡其阳则殆矣；少阴阳虚汗出而厥者，不足虑也，若并亡其阴则危矣。是以阳明燥渴，能饮冷者生，不能饮者死；少阴厥逆，舌不干者生，干者死。

吴坤安 若湿温证，舌现红星点点，此热毒乘心，必神昏谵语，宜苦寒之品治之。

章虚谷 挟秽者，必加芳香，方能开泄也。痰阻舌根，由内风上逆之故，则开降中又当加辛凉咸润以息内风也。脾肾之脉皆连舌本，亦有脾肾气败而舌短不能伸者，其形貌面色，亦必枯瘁，多为死证，不独风痰所阻之故也。其舌绛不鲜，干枯而痿，肾阴将涸，亦为危证。而黄连、金汁并可治疳也。

王孟英 光绛而胃阴亡者，炙甘草汤去姜、桂加石斛，以蔗浆易饴糖。干绛而火邪劫营者，晋三犀角地黄汤加玄参、花粉、紫草、银花、丹参、莲子心、竹叶之类。若尤氏所云，不能饮冷者，乃胃中气液两亡，宜复脉汤原方。

凌嘉六 甘凉濡润之品，如生地、麦冬、天冬、北沙参、玉竹、石斛、蔗浆、梨汁之类。凉血清火宜犀角地黄汤。热毒乘心用黄连、黄芩、连翘、花粉、银花、土贝母、玄参、天竺黄、人中黄、金汁。

邵仙根 舌绛黏腻上浮，暑湿酿蒸，痰浊蒙蔽心包也。急用芳香逐秽，宣窍涤痰之法，痰多可用西黄、天竺黄之属。

陈光淞 上文紫而干晦者，为肾肝色泛，难治。此为肾阴涸，尚可急救，绛与紫之分耳。

失此不治，肾阴涸竭，即为肾肝色泛矣。

吴锡璜　按舌短难骤伸，死证恒多，风痰所阻，特间有之耳。

【释义】　本节继续论述七种绛舌的辨治。

1. 舌色绛而舌面罩有黏腻似苔非苔

此为邪在营分而中焦兼夹秽浊之气所致。本证每伴有胸脘痞满，呕恶等症状。治疗当在清营透热的同时兼入芳香之品，如藿香、佩兰、白豆蔻、菖蒲、郁金等以开逐秽浊，否则浊气不除，可导致清窍蒙蔽而形成痰热闭于心包证。

2. 舌绛而舌体伸展不利

所谓"欲伸而抵齿难骤伸者"，是热邪亢盛，内风欲动而有痰浊阻于舌根之象，所以造成舌体伸展不利。叶氏在文中未提治法，一般总离不开清营凉血，息风化痰，如用犀角、钩藤、鲜菖蒲、天竺黄等。

3. 舌绛而光亮

系胃阴衰亡的表现，可表现为质地柔嫩，望之若干，扪之有津，即所谓"镜面舌"。但在临床上当结合证候辨别，宜着重用甘凉濡润之品以养胃阴，不可误投清营泄热法，更忌苦寒之品。

4. 舌绛而舌面干燥无津

为营热炽盛，劫烁营阴之象，治疗应予大剂清营凉血泻火之剂，如清营汤之类。

5. 舌绛而舌面布有碎点呈黄白色

系热毒炽盛，舌将生疳的征象，治疗应以清营凉血降火为主。

6. 舌绛而舌面上呈大红点

为热毒乘于心经，即心火炽烈的表现，证情甚重。治当急进清火解毒之品，如黄连、金汁等，并可佐以甘寒生津的鲜生地、鲜石斛之类。

7. 舌绛不鲜，干枯而痿

即舌质毫无荣润之气，干枯痿软者，为肾阴枯涸的表现，常见于温病后期，邪少虚多之时，证情已属危笃，应予大剂咸寒滋肾补阴之品，以救欲竭之阴，否则精气涸竭，可造成阴阳离决，危局难以挽回。原文提出急以阿胶、鸡子黄、地黄、天冬等救之。用方可参《温病条辨·下焦篇》中的加减复脉汤及大、小定风珠等。

后世注家对本节多从鉴别及治疗方面加以补充和发挥。如章氏提出抵齿难骤伸之舌，尚有由脾肾气败而致者，且多为死证，当据舌质情况，并结合证候全面分析加以辨别；陈氏认为舌绛不鲜，干枯而痿与舌紫而干晦，因其有绛紫之分而预后不同；王氏对肾阴衰亡与火邪劫营见绛舌，凌氏对胃阴亡与热毒攻心见绛舌，分别介绍了自己的经验方药，甚合临床实际。吴氏提出湿温也可见红星舌，提示湿热已化燥化火，对临床颇有启发。

尤氏认为阳明津涸又亡其阳者为危候，也颇有见地。所说阳明燥渴能饮冷者生，不能饮者死，王氏对此证投以复脉汤，可作临床参考。临床所见仅在阳明属死证较少，若不饮冷，多非单纯的阳明证。

【原文】　其有舌独中心绛干者，此胃热心营受灼也，当于清胃方中，加入清心之品，否则延及于尖，为津干火盛也。舌尖绛独干，此心火上炎，用导赤散泻其腑[1]。(18)

【词解】

[1] 泻其腑："腑"指小肠。即脏病治腑，上病取下的治法。这里的"泻其腑"，实即清心热、利小便。

【选注】

王孟英　舌心是胃之分野，舌尖乃心之外候，心胃两清，即白虎加生地、黄连、犀角、竹叶、莲子心也；津干火盛者，再加西洋参、花粉、梨汁、蔗浆可耳；心火上炎者，导赤散加入童溲尤良。

凌嘉六　清胃方中加入清心之品，用石斛、花粉、辰砂染麦冬、玄参、连翘、黑山栀等，重则竹叶石膏汤加减。

陈光淞　此条与上节色绛而舌中心干者不同。彼则通体皆绛，中心独干；此则通体不绛，惟独中心绛干耳。彼则邪已入营，为气血两燔之候，故宜黄连、石膏，两清心胃；此则胃热灼津，邪热在胃，重在平胃热，使心营不受胃灼。故予清胃方中加入清心之品，如《温病条辨》加味清宫汤可耳。

【释义】　本节继续论述舌中心绛干及舌尖绛干两种绛舌的辨治。

1. 舌心干绛的主病与治疗

舌心干绛与舌尖干绛，虽均为绛而干燥之舌，但其部位不同，故病机、治疗亦异。舌之中心属胃，故见舌独中心绛而干燥者属胃经热邪亢炽，心营被其燔灼。治疗应于清胃泄热方中加入清心凉营之品，否则舌之干绛自中心进一步扩展到舌尖，则标志着心胃热毒更盛而津液受劫。

本证与原文第15条所说的"色绛而舌中心干"有相类之处，但本证为舌中心干绛，而后者为全舌绛而中心干，所以本证以胃热气分热盛为主，仅是波及心营而已。后者则为营热兼心火胃热炽盛。

2. 舌尖干绛的主病与治疗

舌尖部位为心所主，如仅是舌尖红绛而干者是心火上炎之象。心与小肠相表里，故治疗心火盛者可予导赤散泻小肠以清心火。

后世注家对此两种绛舌的辨治各抒己见，如王氏提出用心胃两清法治疗胃热心营受灼引起的舌中心干绛者，即用白虎汤加清心凉营之品，若属津干火盛者，再加重养阴之品。凌氏列举的方药亦属心胃两清法，可供临床选择运用。陈氏则强调应分辨本节之舌中心独绛干与前节所论舌绛而中心干的区别，并从舌象、病机、治疗上进行对比分析，说理较清晰。

（六）紫舌

【原文】　再有热传营血，其人素有瘀伤宿血在胸膈中[1]，挟热而搏，其舌色必紫而暗，扪之湿，当加入散血之品，如琥珀、丹参、桃仁、丹皮等。不尔，瘀血与热为伍，阻遏正气，遂变如狂发狂之证。若紫而肿大者，乃酒毒冲心[2]。若紫而干晦者，肾肝色泛[3]也，难治。(16)

【词解】

[1] 瘀伤宿血在胸膈中：凡有瘀伤宿血，都可见舌质紫暗，这里是以胸膈为例。

[2] 酒毒冲心：指长期饮酒或饮酒过量的人发生的中毒表现。这里根据"舌为心苗"，以

舌紫肿大为"酒毒冲心"之象。

［3］肾肝色泛：青色属肝，黑色属肾，青黑二色化合而成紫色暗晦干燥，故谓舌呈此色是肝肾两脏的色气上泛。

【选注】

何报之　酒毒内蕴，舌必深紫而赤，或干涸；若淡紫而带青滑，则为寒证矣，须辨。

章虚谷　舌紫而暗，暗即晦也；扪之潮湿不干，故为瘀血。其晦而干者，精血已枯，邪热乘之，故为难治。肾色黑，肝色青，青黑相合而现于舌，变成紫晦，故曰肾肝色泛也。酒毒冲心，急加黄连清之。

石寿棠　舌色紫暗，扪之湿，乃其人胸中素有宿瘀，与热相抟，宜鲜地黄、犀角、丹皮、丹参、赤芍、郁金、花粉、桃仁、藕汁等味，凉血化瘀。否则瘀热为伍，阻遏机窍，遂变如狂、发狂之证。

陈光淞　按血性柔腻，故扪之亦湿，其辨在舌色之紫而暗。酒毒冲心，故紫而肿大，寒证则无肿大也。

【释义】　本节主要论述紫舌的辨证意义及三种紫舌的辨治。

1. 舌紫而暗，扪之湿润

紫舌较绛舌更深一层，多由营血分热毒极盛所致。但如因兼夹瘀血而出现紫舌的，其色必紫暗，扪之潮湿。这类病证是瘀热相搏所致，但瘀热相搏除了因素有瘀血再感温邪所致外，还有因营血分病变中营血津液耗伤及动血、出血所致的瘀血与热邪相夹而造成的热瘀。对这类病证的治疗当于清营凉血方中加入活血散瘀之品，如琥珀、丹参、桃仁、丹皮之类。否则必致热邪与瘀血互结，瘀热阻遏窍机，扰乱神明而出现如狂、发狂等险恶证候。

2. 舌紫而肿大

嗜酒之人，由于饮酒过量，以致酒毒生湿，内阻脉络，酒毒冲心，亦可出现紫舌，但多紫而肿大，这是酒毒所致的特征。这类人在患温热病时，即使在卫气阶段也可表现为紫舌，不可误认为热入营血之证。

3. 舌紫而干晦

在温热病中见紫而晦暗之舌，多为热邪深入下焦，劫烁肝肾之阴，肝肾脏色外露的表现，与此同时还可见到肝肾虚衰的其他见证。多见于温病后期，预后不良，故叶氏说"难治"。但也不是无法可治，如《温病条辨》下焦篇中的加减复脉汤等即为本证而设。此外，这种舌象也可见于内科杂病的垂危病人，同是肝肾真阴大伤的表现。

4. 热传营血与紫舌的关系

本节开始以"热传营血"点出了紫舌主营血热盛的意义，但内容却侧重在瘀热相搏所致的紫舌，对于营血热盛之紫舌未作论述。实际营血分热毒极盛时每见舌紫绛而干燥，甚至起芒刺。

后世注家针对紫舌的鉴别诊断和治疗作了补充，如章氏对舌紫暗潮润与紫晦而干的病机作了阐述。何、陈二氏提出酒毒冲心与虚寒证紫舌的区别，石氏论及了个人用药经验，对临床辨证治疗均有一定的参考价值。

（七）淡红舌

【原文】　舌淡红无色者，或干而色不荣者，当是胃津伤而气无化液也，当用炙甘草汤，

不可用寒凉药。(25)

【选注】

章虚谷　淡红无色，心脾气血素虚也，更加干而色不荣，胃中津气亦亡也，故不可用苦寒药。炙甘草汤养气血以通和经脉，其邪自可渐去矣。

陈光淞　按此条证治，系属邪退而气血两亏之候，并凉药不可用，不仅禁用苦寒药，故宜用复脉汤，不避姜、桂之辛温。若邪未净，则《温病条辨》有加减复脉之法，不宜径用姜、桂也。章氏其邪自可渐去之说欠斟酌。

【释义】　本节论述淡红舌的病机和治法。

1. 淡红舌的主病为何要强调“不可用寒凉”

本节所讨论的淡红舌指舌质较正常人红润适中之色泽为淡而少血色者，如见于温病中多属病之后期出现气血双亏者。兼见舌面干燥而色泽不荣润，是胃津耗伤，气虚不能化生津液所致。不可因舌面干燥便认为是热盛伤津而投以寒凉，否则徒伤胃气，津液更不能化生，胃津愈不能回复，当用炙甘草汤气液双补之。

2. 对“胃津伤而气无化液”的理解

舌色淡红无色为气血不足之象，但如又见舌面干燥，则兼有津液不足之象。这种津液不足与热盛伤阴者不同，为胃气衰弱，不能化生、输送气血津液所致，即叶氏所说的“胃津伤而气无化液”。

淡红舌在杂病中每见于气血亏虚者，在温病则可见于病之后期，由于气血亏虚不能上荣于舌所致，正如陈光淞所云“系邪退而气血两亏”。其治疗强调不宜寒凉，应着重补益。邪已退者可用复脉汤，虽方中有姜、桂辛温，但意在通阳化气，以助津液输布。若温邪未尽，再用姜、桂恐有助热伤津之弊，以加减复脉汤为宜。究之临床，即使温病后期邪去而见肝肾阴虚者，姜、桂亦不可轻用。章氏所论舌淡红的病机，论理清楚，但所言炙甘草汤“养气血以通和经脉，其邪自可渐去”，将炙甘草汤的作用归于扶正逐邪，与此方补益气液，治疗邪退正虚的作用不尽相符。

九、验齿

【原文】　再温热之病，看舌之后亦须验齿。齿为肾之余[1]，龈为胃之络[2]。热邪不燥胃津必耗肾液，且二经之血皆走其地，病深动血，结瓣于上。阳血者色必紫，紫如干漆；阴血者色必黄，黄如酱瓣。阳血若见，安胃为主；阴血若见，救肾为要。然豆瓣色者多险，若证还不逆者尚可治，否则难治矣。何以故耶？盖阴下竭、阳上厥[3]也。(31)

【词解】

[1] 齿为肾之余：指齿与肾有关。因为骨赖髓养，髓由肾的精气化生。牙齿也是骨质，它和骨的营养来源相同，且生于其他骨骼之后，所以说齿是肾的余气所生。

[2] 龈为胃之络：指龈与胃有关，因胃的经脉由上齿龈经过。

[3] 阴下竭、阳上厥：指阴液衰竭于下，孤阳无依，厥逆于上。

【选注】

章虚谷　肾主骨，齿为骨之余，故齿浮龈不肿者，为肾火，水亏也。胃脉络于上龈，大肠脉络于下龈，皆属阳明，故牙龈肿痛为阳明风火，或湿遏其火也。若邪热入胃则必连及大肠，血循经络而行，邪热动血而上溢结于龈。紫者为阳明之血，阳明之热可清可泻；黄者为少阴之血，少阴血伤为下竭，其阳邪上亢而气厥逆，故为难治也。

宋佑甫　安胃为主，鲜地、藿斛、石膏、知母之类；救肾为要，生地、阿胶之类。

陈光淞　按阳上厥，厥，尽也。盖言阴精下竭，孤阳上尽，故难治，岂因阳邪上亢而成厥逆耶？

金寿山　齿龈结瓣，多见于病深动血之时，不同于初病之齿缝流血。必须指出“病深动血”已经说明热邪深入血分，耗血动血。所以不论阳血与阴血，都须注意这一点。章虚谷释阳血谓阳明之热，可清可泻，似欠斟酌。须知原文所说“安胃”，不等于清胃，更不等于泻胃，安胃与清胃、泻胃，其意义大有虚实之别。至于安胃之法，应该不出甘凉濡润范围，宋佑甫《南病别鉴》主张鲜地、藿斛、石膏、知母同用，尚为近理。阴血若见，章虚谷释为“少阴血伤为下竭，其阳邪上亢而气厥逆”，“厥”字作气逆解，不能说他错，但不若以阴精下竭，孤阳上逆来释原文，更为直截。至其治法，宋佑甫主张用生地、阿胶，可作参考。

【释义】　本节论述验齿的诊断意义及齿龈结瓣的病机、治疗和预后。

1. 验齿的诊断意义

验齿是叶氏首创的温病诊断方法。由于齿与肾、胃关系密切，齿为骨之余，肾主骨，而龈为胃之络。且肾与胃两经均循行于齿龈，如《灵枢·经脉》：“胃足阳明之脉……入上齿中，还出夹口，环唇，下交承浆”，“肾足少阴之脉……循喉咙，夹舌本”。所以从齿龈的变化可推断胃与肾的病变，此为温病特色诊法之一。温邪伤阴又有耗伤胃津或耗伤肾液两大类，观察齿龈的变化可以了解热邪的浅深轻重、病变的重心及津液耗伤的程度，从而为辨证施治提供依据。

2. 龈血的产生与辨治

在齿龈间结有血瓣，乃热邪动血，血凝而成。观察其色泽变化可判断病之虚实及相关的病变脏腑，当然，还应结合患者全身的表现。凡瓣色紫，甚则紫如干漆，多为阳明热盛动血，病变在胃，病证属实，称为阳血，治宜清胃生津，即祛除胃中之邪，补胃津不足而使胃得安，故谓“安胃为主”；如瓣色黄如酱瓣，则为热灼肾阴，虚阳载血上浮，病变在肾，病证属虚，称为阴血，证情多较重险，应急予滋肾养阴之品，故谓“救肾为要”。若尚未出现败象者，还可设法救治，如证见“阴下竭、阳上厥”的逆候，则多难救治。这里所说的“阴下竭、阳上厥”是指真阴下竭而虚阳上浮的阴阳离决之证。

章氏提出从齿龈肿痛与否推知病在胃在肾，属实属虚，为辨证另辟一蹊径。对于安胃法，章氏主张“可清可泻”，即清热及攻下法。金寿山则认为此说似欠斟酌，安胃与清胃、泻胃有虚实之别，安胃应属甘凉濡润的范围，并荐宋注中的选药，可供临床参考。对“阴下竭、阳上厥”的理解，金氏的解释较章、陈二氏之论，更为贴切。

【原文】　齿若光燥如石者，胃热甚也。若无汗恶寒，卫偏胜也，辛凉泄卫，透汗为要。若如枯骨色者，肾液枯也，为难治。若上半截[1]润，水不上承，心火上炎也，急急清心救水[2]，俟枯处转润为妥。(32)

【词解】

[1] 上半截：指近齿的边缘部分，而其下半截则为近牙龈部分。

[2] 清心救水：指用清心热，滋肾阴的方法治疗。

【选注】

章虚谷　胃热甚而反恶寒者，阳内郁而表气不通，故无汗而为卫气偏胜，当泄卫以透发其汗，则内热即从表散矣。凡恶寒而汗出者，为表阳虚，腠理不固，虽有内热，亦非实火矣。齿燥有光者，胃津虽干，肾气未竭也；如枯骨者，肾亦败矣，故难治也。上半截润，胃津养之，下半截燥，由肾水不能上滋其根，而心火燔灼，故急当清心救水，仲景黄连阿胶汤主之。

陈光淞　按无汗恶寒，唇干齿燥，外感多有之。所谓卫气偏胜，邪热熏蒸肺胃所致，非胃津干也，故辛凉泄卫为治，若胃津干，又当甘寒濡润矣，宜辨之。

吴锡璜　按白如枯骨，大剂养肝肾之阴，亦有愈者。

【释义】　本节论述从齿之润燥来判断热势、津液状况并确立相应治法。

1. 齿光燥

牙齿光燥如石者，多属胃热较甚，同时也兼有胃津受伤，但又须结合全身症状辨证，如齿虽燥但证见无汗恶寒等表证，则系阳热内郁，卫气不通所致，不可误认为胃热亢盛。治疗应予辛凉透汗之剂，以泄卫透表，表开热散则津液可以布化，牙齿自可转润。所以在治法中仍强调“透汗”以宣通卫气。

2. 齿如枯骨

若见齿干而色如枯骨者，则为肾液枯竭，预后多属不良，故称难治。齿干如枯骨一般见于温病后期，叶氏对此未提出治法，临证当以大剂滋养肾阴之品，如《温病条辨》加减复脉汤之类，以救将竭之肾阴。

3. 齿上半截润、下半截燥

若牙齿上半截润而下半截燥，则又属肾水不能上润其根，心火燔灼上炎之证，治疗急当滋水清心并进，以使肾水得复可以上润，心火得降而不致灼阴，则牙齿下半截干燥部分自可转润。

后世注家对本节的论述，以陈氏之说较为确当，他将齿光燥兼表证与不兼表证者分而辨之，并提出不同的治法，符合叶氏原意。而章氏将胃热甚而反恶寒者归为“阳内郁而表气不通”，是把卫气偏胜与胃热盛两种均可见舌光燥如石的证候混为一谈，实属欠妥。但章氏与吴氏提出的清心救水及大剂滋养肝肾之法补充了原文的不足。

【原文】　若咬牙啮齿[1]者，湿热化风，痉病；但咬牙者，胃热气走其络也。若咬牙而脉证皆衰者，胃虚无谷以内荣，亦咬牙也。何以故耶？虚则喜实[2]也。舌本不缩而硬，而牙关咬定难开者，此非风痰阻络，即欲作痉证，用酸物擦之即开，木来泄土[3]故也。(33)

【词解】

[1] 啮齿：啮，niè，音聂，牙齿相互切咬。《辞源》：“齿相切以断绝之也”。

[2] 虚则喜实：指虚证反见咬牙的实象。

[3] 木来泄土：“木”指酸物，因酸属木。“土”指咬牙，牙龈肌肉，脉络属土。文中是从“五行相克”关系来论述的，其实是酸味有舒筋缓挛急的作用。

【选注】

章虚谷　牙齿相啮者，以内风鼓动也；但咬不啮者，热气盛而络满，牙关紧急也。若脉证皆虚，胃无谷养，内风乘虚袭之入络，而亦咬牙，虚而反现实象，是谓虚则喜实，当详辨也。又如风痰阻络为邪实，其热盛化风欲作痉者，或由伤阴而挟虚者，皆当辨也。

周学海　肝虚则喜实，然此证乃胃虚而肝实也。胃热津液不生，肝血因之而燥结，筋脉俱失所养矣。

陈光淞　按此证（指咬牙而脉证皆衰者）见于脉证皆衰，邪退正虚之候，不难辨也。所谓脉证皆衰者，衰指病势而言，非即指虚言。病势既退，脉证相符而见此象，则为胃虚；若证衰而脉不衰，如热退而脉犹有浮数之象，或见细数，不得谓之脉证皆衰，是非胃虚，当别寻其故而治之。虚则喜实，谓胃气空虚，欲得实来救之，非以咬牙为实象也。

【释义】　本节论述咬牙啮齿的虚实辨证及局部治法。

1. 咬牙啮齿的主病

咬牙是指上下牙齿咬定，啮齿指牙齿相切。凡咬牙啮齿并见者，原文提出由湿热化风所致，是痉病的表现。但临床更多的是温热类温病热盛动风所致，当然亦有由湿热化燥化火致肝风内动者。如仅咬牙而不啮齿，多属胃热之气走窜经络，因胃之络入上齿而环唇之故。但临床须结合脉证辨别之，如咬牙又见虚衰之脉证，则非胃热所致，乃胃气不足，不能上荣经络，筋脉失养而成。

2. 舌本硬而咬牙难开的病机与治法

如见牙关咬定难开而舌本虽硬却不短缩者，其病机大致有两种情况：一为风痰阻络，多见于杂病中风之疾；一为热盛动风欲作痉证。临床亦须结合全面证候辨证施治。对本证的处理，局部可用酸物如乌梅肉擦齿龈，往往可使牙关得开，即所谓“木来泄土”之意。当然，除此以外，还要针对病证而采取其他治疗措施。

对叶氏称胃虚咬牙为“虚则喜实”的含义，可参照章注的“虚而反见咬牙之实象”，理解为胃气虚之证反见咬牙之实证。章氏还补充了咬牙舌硬尚有“伤阴而挟虚者”，故见此种情况亦当分虚实。陈氏偏重论证咬牙啮齿属湿热化风的病机及证治，并提出咬牙而脉证皆衰是指病势已衰退，邪退正虚之候。周氏则提出胃虚之咬牙与肝实有关。均各有一定见地，可供参考。

【原文】　若齿垢如灰糕样者，胃气无权，津亡湿浊用事，多死。而初病齿缝流清血[1]，痛者，胃火冲激也；不痛者，龙火[2]内燔也。齿焦无垢者，死；齿焦有垢者，肾热胃劫[3]也，当微下之，或玉女煎清胃救肾可也。(34)

【词解】

［1］清血：即指鲜红之血。清，《康熙字典》：“鲜也、澄也、洁也”。

［2］龙火：又称相火。此处指肾中的虚火。

［3］肾热胃劫：指胃中热毒过盛而劫伤肾阴。

【选注】

章虚谷　齿垢由肾热蒸胃中浊气所结，其色如灰糕，则枯败而津气俱亡，肾胃两竭，惟有湿浊用事，故死也。齿缝流清血，因胃火者出于龈，胃火冲激故痛；不痛者出于牙根，肾火上炎故也。齿焦者肾水枯，无垢，则胃液竭，故死。有垢者火盛而气液未竭，故审其邪热甚者，以调胃承气微下其胃热，肾水亏者，玉女煎清胃滋肾可也。

宋佑甫　龙火谓肾火，宜壮水主。齿焦肾水告涸，无垢胃液亦竭，故死。

陈光淞　察齿垢以定死生，看湿温之能事毕矣。

杨达夫　齿龈出血有三种。（一）齿龈炎由于口腔不洁齿垢等，叶氏所谓胃火冲激之类也；（二）由于营养不良，如维生素C缺乏病；（三）出血性疾病，如紫癜、白血病、再生障碍性贫血、颗粒性白血球缺乏症、血友病、肝硬化亦常有之。叶氏所谓龙火内燔。再观上节所谓阳血、阴血，叶氏辨证之精，治疗之确，深为可佩。

【释义】 本节讨论齿垢与齿缝流血的辨治及预后。

1. 齿垢的辨证、治疗与预后

温病过程中出现齿垢，多由热邪蒸腾胃中浊气上升而结于齿，大致可见三种情况。

(1) 齿焦燥而有垢 虽属胃热劫烁肾阴，但气液尚未竭尽，预后尚属良好。治疗可根据其胃热之无形有形，或微下以泄胃腑热结，或清胃滋水并用，如玉女煎。

(2) 齿焦燥而无垢 属胃肾气液已竭之死候，预后不良。

(3) 齿焦而有垢如灰糕样者 属胃气无权，津亡湿浊用事，预后不良。

2. 齿缝流血的辨证

齿缝流血有虚实之分，流血而痛者多为胃热冲激而致，属实；流血而不痛者为肾阴不足，肾中虚火上炎所致，属虚。对此，章注提出可从流血部位分辨虚实，即从齿龈流出者属实，从牙根流出者属虚，此说有助于临床辨证。陈氏强调了湿温辨证中察齿垢可定死生，当引起临床注意。宋氏提出龙火即肾火，对龙火内燔可治以“壮水主”，即滋肾阴之法。近人杨达夫联系31条所论阳血、阴血，高度评价了叶氏辨治之精确，并按现代认识，列出了三种齿龈出血的情况，可供临证参考。

十、辨斑疹白㾦

【原文】 凡斑疹初见，须用纸捻[1]照见胸背两胁。点大而在皮肤之上者为斑，或云头隐隐[2]，或琐碎小粒者为疹，又宜见而不宜见多。按方书谓斑色红者属胃热，紫者热极，黑者胃烂[3]，然亦必看外证所合，方可断之。(27)

【词解】

［1］纸捻：用纸搓成绳、线状，可以燃点作引火或照明用。

［2］云头隐隐：指斑疹的出现象天空的浮云，朵朵露头，但又不显。

［3］胃烂：形容胃之热毒极盛。

【选注】

吴坤安 斑者，有触目之形，而无碍手之质，即稠如锦文，稀如蚊迹之象也。或布于胸腹，或见于四肢，总以鲜红起发者为吉，紫色成片者为重，色黑色青者不治。疹者，有颗粒之象，肿而易痒，即痧瘾之属。须知出要周匀，没宜徐缓，春夏多此。斑疹二者，不外手太阴与足阳明之治。又斑为胃家毒火，疹属脾家湿热（按：当为太阴风热），须互参之。

章虚谷 舌本紫绛，热闭营中，故多成斑疹。斑从肌肉而出，属胃；疹从血络而出，属经。其或斑疹齐现，经胃皆热。然邪由膜原入胃者多，或兼风热之邪入于经络，则有疹矣。不见则邪闭，故宜见；多见则邪重，故不宜也。凡病皆有虚实，虚实不明，举手杀人。

王孟英 黑斑蓝斑亦有可治者。

【释义】 本节论斑和疹的形态区别及病机，以及红、紫、黑斑的诊断意义。

1. 斑与疹的区别

叶氏原文中提到，斑疹初现时，以胸背及两胁为最多见，故必须注意察看这些多发部位。

至于斑与疹之区别，点大而平摊于皮肤之上者为斑，如呈琐碎小粒，或云头隐隐者为疹。但在现代临床上，对斑与疹的区别更注重于按之不退与按之可退，实际上主要在于区别其属充血性者还是出血性者。充血性者，一般都为疹，反之则属于斑，至于形状之大小不是主要的标准。

2. 对“宜见而不宜见多”的理解

斑疹外发，标志着营血分之邪热有外达之机，所以说“宜见”。但如斑疹外发过多过密，则又说明营血分热盛毒重，故又“不宜见多”。

3. 斑疹的诊断意义

叶氏提出，由于温病发斑为阳明胃热内迫血分外溢肌肤所致，观察红、紫、黑三种色泽，可以判断阳明热邪的轻重及营血热毒的深浅程度，色红为胃热内迫营血，色紫则表明热势加深，故为热极，色黑为热毒已极，故为胃烂。但仅凭斑色来判断病情是不全面的，必须结合证候全面进行分析，才能作出正确的诊断，故叶氏强调“必看外证所合，方可断之”。

斑和疹形态有别，病机亦不同。如章氏提出“斑从肌肉而出属胃，疹从血络而出属肺”。再结合陆子贤在《六因条辨》中所论“斑为阳明热毒，疹为太阴风热”，则斑和疹的病机区别更加明确。章氏还简明地论述了斑疹宜见不宜见多的道理，颇得要领。王氏提出黑斑、蓝斑亦有可治者，实属经验之谈。

【原文】　若斑色紫，小点者，心包热也；点大而紫，胃中热也。黑斑而光亮者，热胜毒盛，虽属不治，若其人气血充者，或依法治之，尚可救；若黑而晦者必死；若黑而隐隐，四旁赤色，火郁内伏，大用清凉透发，间有转红成可救者。若夹斑带疹，皆是邪之不一，各随其部而泄。然斑属血者恒多[1]，疹属气者不少[2]。斑疹皆是邪气外露之象，发出宜神情清爽，为外解里和之意；如斑疹出而昏者，正不胜邪，内陷为患，或胃津内涸之故。(29)

【词解】

[1] 斑属血者恒多：指斑是热入血分迫血从肌肉而出，所以说斑多见于血分证。

[2] 疹属气者不少：指疹多是由风热犯肺，邪热波及血络所致，病属气分，所以说疹属于气分者不少。

【选注】

章虚谷　此论实火之斑疹也。点小即是从血络而出之疹，故热在心包；点大从肌肉而出为斑，故热在胃。黑而光亮者，元气犹充，故或可救，黑暗则元气败，必死矣。四旁赤色，其气血尚活，故可透发也。斑疹夹杂，经胃之热各随其部而外泄。热邪在胃，本属气分，见斑则邪属于血者多矣；疹从血络而出，本属血分，然邪由气而闭其血，方成疹也。故治斑疹，必当两清气血，况欲透发，必通其血中之气，如赤芍、郁金、归须之类，以佐犀角、玄参等品；如清气分则知母、石膏，以芩、连佐桂枝，亦可通营清热也。斑疹出而反神昏，则正不胜邪而死矣。

宋佑甫　（胃津内涸之候）昏而声音洪厉，力气尚强，舌干黑无苔，用大剂滋养，鸡子黄、生地黄、阿胶之类，或可救之。苔黑而中心燥者，救阴中加咸苦下之，亦可救之。

陈光淞　内陷为患与胃津内涸，此处未出治法。章虚谷谓既出而神昏，则正不胜邪而死。按第二节若斑出热不解者一条，有主以甘寒及甘寒之中加入咸寒之法，所以救胃津亡与防内陷之患，则此证正当用甘寒之中加入咸寒之法，如《温病条辨》之用三甲复脉、大定风珠等法。

金寿山　斑疹发出，既是邪气外露之象，一般情况应该热势减退。若斑疹出后，热不解，神反昏，有二种情况：一种是正不胜邪，邪气内陷，斑疹亦即隐没，虽用扶正开泄之法，如人参与至宝丹同用，但能挽救的并不多；一种是胃津内涸，水不济火，烦躁不安，斑色亦多紫黑，气血两燔，法当两清气血，或可救之。

杨达夫　再斑疹出而不齐，疏密不匀，或甫出即隐，神志昏糊，此正不胜邪，邪从内陷之危证。但有斑疹出而热不退，伴有谵语，苔黄而燥，脉数而实，大便秘者，乃里结邪实之症，又与内陷不同。

【释义】　本节继续论紫斑、黑斑的诊断意义和斑疹的发生病机及预后。

1. 斑疹的诊断意义

叶氏在本节中对如何对斑疹辨证进行了较多的论述。如斑疹色泽皆以红润为顺，若见斑色发紫，为热邪深重之象；并可通过观察其形态大小判断邪热的重心所在，凡紫而点小者，属心包热盛；紫而点大者，属胃热炽盛。若见斑色发黑，较紫斑色深，示热盛毒重，其预后与人体气血盛衰有关。凡斑黑而色泽光亮者，表明人体气血尚充，虽已热毒深重，尚有抗邪外出的可能，如及时正确施治，犹可转危为安；斑黑而晦暗者，表明正气已告衰亡，热毒极重而正不胜邪，故预后不良；若斑色黑而隐隐且旁呈赤色者，则是邪毒郁伏不能外达，须用大剂清热凉血解毒之剂，使其郁伏之邪透达于外，则斑色亦可由黑转红，而成为可救之候。

2. 斑疹的发生机制

本节明确指出斑与疹的发生机制有别，所谓“斑属血者恒多，疹属气者不少”。其意是指斑为阳明热毒迫陷营血，热毒从肌肉发出，疹为肺经气分热炽波及营分，从血络发出。若见发斑带疹，为热毒盛于气营血分，各由其所发部位肌肉、血络外泄。因此，斑疹的外发为邪热外达之象，透发后理应神情清爽，脉静身凉，方为邪热外解，脏腑气血渐趋平和之象。这也是对前文“斑宜见”之理的进一步阐述。反之，斑疹虽已发出，却出现神昏现象者，则属正虚不能胜邪，邪热内陷，或由胃中津液枯涸，水不制火，火毒太盛所致，预后多不良。此节当与前节“斑出热不解者，胃津亡”之说互参。临床在斑疹外露后，当注意观察患者神态及热势情况以判断预后。

章注就斑疹发生机制进一步阐发了叶氏原文之意，说理得当，并提出了两清气血的治法，强调要注重“通其血中之气”，甚有参考价值。惟所举药物中的桂枝在血热发斑时须慎用。陈氏将本节与前节“斑出热不解”相联系，甚有见地。宋、金二氏均提出胃津内涸之候尚有可救者。杨氏补充了斑疹透出而神昏，有因里结邪实而致者，临证不可不知。

【原文】　然春夏之间，湿病[1]俱发疹为甚，且其色要辨。如淡红色，四肢清[2]，口不甚渴，脉不洪数，非虚斑即阴斑。或胸微见数点，面赤足冷，或下利清谷[3]，此阴盛格阳[4]于上而见，当温之。(28)

【词解】

[1] 湿：疑是“温”字之误。因为一般的“湿病”较少出现斑疹。“湿温病”虽发斑疹，但其病以“长夏”为多见。这里说的是多发于“春夏之间”者，显然是指以出斑疹为特征的一类温热病了。不过，春夏之间的温热病，种类很多，也有不发斑疹的，说“俱发”也不恰当。

［2］四肢清：指四肢发凉。

［3］下利清谷：原意是“完谷不化”。这里指大便清稀无热感。

［4］阴盛格阳：指阴寒内盛，以致阳气格拒于外的一种真寒假热证。

【选注】

章虚谷　此专论斑疹不独瘟疫而有，且有虚实之迥别也。然火不郁不成斑疹，若虚火力弱而色淡，四肢清者，微冷也。口不甚渴，脉不洪数，其非实火可征矣，故名虚斑。若面赤足冷，下利清谷，此阴寒盛，格拒其阳在外，内真寒，外假热，郁而成斑，故直名为阴斑也。又名戴阳，以虚阳戴于头上而面赤也……如格阳、戴阳之虚证，须桂、附引火归源，误投凉药即死。若实火误补亦死，最当详辨也。

宋佑甫　阴斑也，内真寒外假热，逼其无根之火上浮，必面赤戴阳，如白通汤之类，热药冷服，不然拒格不受而吐矣。

陈光淞　按章氏“实火误补亦死”之语，足补此篇之阙。盖毒火挟秽浊郁伏之证，欲透不透，往往胸见微点，面赤足冷，但大便必结，或协热自利，臭秽腥浊，斯时须下其秽浊。秽浊得下，毒火自透，斑疹自出。若用温补，未有不闭郁喘闷而死者。医者不明，反以为陷。岂知陷与闭不同：陷者正虚邪毒内陷，其人必神志衰微，语言默默；闭因邪火郁伏，重重锢蔽，其人必妄语烦躁，气粗郁闷。故此证之辨，在“下利清谷”四字，而清谷非完谷不化之谓，要须澄彻清冷耳。否则虽见诸证，不得便作阴盛格阳治也。

吴锡璜　阴证发斑，状如蚊迹，多出胸背手足间，但稀少而淡红，身虽热而安静。以其人元气素弱，心肾素亏，当补不补，则阴凝不解；或服凉药太过，以致变成阴证。寒郁于下，逼其无根失守之火，聚于胸中，熏灼脾胃，传于皮肤而发斑点，此证宜温补托邪。

【释义】　本节专论虚斑、阴斑的辨治。

虚斑与阴斑皆属阴证发斑，即虚寒证发斑。叶氏提出虚斑与阴斑，意在与温病中由实热所发阳斑相鉴别，其鉴别要点主要是斑疹的形态、色泽并结合全身证候表现。虚寒证发斑特点为淡红色，全身症状见有四肢清冷，口不甚渴，脉不洪数者称为虚斑；若仅胸前微见数点，并见面赤足冷，下利清谷者称为阴斑，此属阴寒内盛，格阳于上所致。阴斑较之虚斑，虚寒更甚，且有格阳见证。故对其治疗，叶氏指出“当温之”，可用章注中所列温补元阳之肉桂、附子等药以温阳散寒，引火归源。

本节原文只言“非虚斑即阴斑”，对二者未作明确区分，章注提出“虚斑与阴斑有别”的见解还是可取的。因为戴阳证见到的阴斑只是阴证发斑的一种，并不代表所有的阴证发斑皆起于戴阳证。陈氏又提出胸前见微点而面赤足冷，亦有因毒火夹秽浊郁伏，欲透不透而引起者，若误投温补，必死。其辨证关键在于见下利清谷还是大便秘结（或协热下利），并结合其他症状与阴斑格阳证辨别。吴氏提出阴证发斑有“状如蚊迹”的特点，并分析了其形成机制和治疗大法。诸家的这些论述对指导临床均颇有裨益。

【原文】　再有一种白痦，小粒如水晶色者，此湿热伤肺，邪虽出而气液枯也，必得甘药补之。或未至久延，伤及气液，乃湿郁卫分，汗出不彻之故，当理气分之邪。或白如枯骨者多凶，为气液竭也。(30)

【选注】

吴鞠通　白疹（白痦）者，风湿郁于孙络毛窍，此湿停热郁之证，故主以辛凉解肌表之热，辛淡渗在里之湿，俾表邪从气化而散，里邪从小便而驱，双解表里之妙法也。

章虚谷 凡温病将发，适多阴雨，而湿邪又从表受，初治当用辛温解表。若不细察，见其发热即投寒凉，其表湿反闭，阳郁不伸，内热更甚，于是更用攻泻。余见二三年前，春雨连绵，如此误治而死甚多。既经攻泻，正伤邪陷，则不可救矣。若其卫气流行，发出白痦，以肺经多气少血，故色白。其亮者，元气未败，若枯者，津气已竭，必死也。其初表汗不透，脉必弦涩，是湿邪外闭之象，急用辛温疏表，加防己泄湿，使阳气伸而内热亦散，汗透即愈。此辨阴阳表里之邪最为紧要，不独伤寒为然也。

王孟英 湿热之邪，郁于气分，失于轻清开泄，幸不传及它经，而从卫分发白痦者，治当清其气分之余邪。邪若久郁，虽化白痦而气液随之以泄，故宜甘濡以补之。苟色白如枯骨者，虽补以甘药，亦恐不及也。

江曰桢 白痦前人未尝细论，此条之功不小。白如枯骨者，余曾见之，非惟不能救，并不及救，故俗医一见白痦，辄以危言恐吓病家。其实白如水晶色者，绝无紧要，吾见甚多。然不知甘濡之法，反投苦燥升提，则不枯者亦枯矣。

何廉臣 温热发痦，每见于夏秋湿温伏暑之证，春冬风温兼湿证亦间有之。初由湿郁皮腠，汗出不彻之故，白如水晶者多，但当轻泄肺气，开泄卫分，如五叶芦根汤最稳而灵。若久延而伤及气液，白如枯骨样者多凶，急用甘润药以滋气液，如麦门冬汤、清燥救肺汤之类，挽回万一，切忌苦燥温升，耗气液而速其毙。

【释义】 本节论述白痦的形态、病机、治法及预后。

白痦为皮肤上所出的白色的小颗粒，高出皮肤，内含水液，呈水晶色。其成因为湿热郁于气分，由肺而外达肌肤，因汗出不彻，致湿热郁蒸肌腠而成，故白痦多见于湿热相夹之证，在湿温、伏暑等病中常见之。白痦的发生为湿热之邪外达之象，对其治疗，因属气分病变，当以清泄气分湿热为主。由于白痦每随汗而泄，若反复发出，邪气虽得以外解，气液必受耗伤，因此，当白痦多次发出后，治疗当考虑予甘平清养之剂以增补气液。如果气液耗伤过甚以致枯竭而见白痦色如枯骨，则为正虚危候，预后不良。

本段专论白痦，但对原文在文字表述上注意两点：一是“气液枯”，此处之枯应作“伤”解，与枯痦之气液竭不同；二是“必得甘药补之”，其所指为甘平清养之药，而非单纯的甘补之品。

辨白痦之法为叶氏首创，是诊断湿热类温病的一种独特方法，后世医家甚为推崇。关于白痦的病机，各注家均认为由湿热流连气分所致，无湿不会出现白痦。王氏进一步指出湿热证失于及时轻清开泄，最易郁蒸成白痦。对于其治疗，诸家各抒已见，如吴氏之辛凉合辛淡，双解表里之法；王氏之“清气分之余邪”，“宜甘濡以补之”；何氏以五叶芦根汤治晶痦，以麦门冬汤、清燥救肺汤救枯痦等法，均可资参考。而对章氏之“初治当用辛温解表”当理解为以宣表化湿为主，并非指麻、桂、荆、防之类。

十一、论妇人温病

【原文】 再妇人病温与男子同，但多胎前产后，以及经水适来适断。大凡胎前病，古人皆以四物加减用之，谓护胎为要，恐来害妊，如热极用井底泥、蓝布浸冷，覆盖腹上[1]等，皆是保护之意，但亦要看其邪之可解处。用血腻之药不灵，又当省察，不可认板法[2]。然须

步步保护胎元，恐损正邪陷也。(35)

【词解】

[1] 用井底泥、蓝布浸冷，覆盖腹上：两种都是冷湿敷法，以起局部降温护胎的作用。

[2] 不可认板法：指不要死板地搬用古人方法。

【选注】

章虚谷　保护胎元者，勿使邪热入内伤胎也，如邪犹在表分，当从开达外解，倘执用四物之说，则反引邪入内，轻病变重矣。故必审其邪之浅深而治，为至要也。若邪热逼胎，急清内热为主，如外用泥、布等盖覆，恐攻热内走，反与胎碍，更当详审，勿轻用也。总之，清热解邪，勿使伤动其胎，即为保护。若助气和气以达邪，犹可酌用，其补血腻药，恐反遏其邪也（王孟英曰：此说固是，然究是议药不议病矣，如温病已烁营阴，则地黄未尝不可用）。

吴锡璜　孕妇患温热证，按证施治，较常人尤须多用大剂急夺其热，即所以保其胎。若迟疑贻误，以致腹痛如锥，腰痛如折，服药已无及矣。温热病多损胎，痢疾亦多堕胎。胎堕后神气昏沉，手足厥冷者多死。

金寿山　本节论妇人胎前病温治法之原则，以保护胎元为主，邪犹在表，当从开达外解，勿使邪热入内伤胎，急清内热为主，清热即所以安胎，章氏注释，很为透彻。

杨达夫　胎前病温，当从开达外解，不可用补血腻药，反遏其邪。至邪热逼胎，急清内热，有故无殒更不可犹豫。专科拘泥于四物汤加减，贻误实大。至井底泥、蓝布覆盖腹上之法，虽有护胎之意，究有逼热内陷之弊，与四物汤同一板法。叶氏着重解邪，清热透邪方是正法。

【释义】　本节主要论述妇女胎前病温的护胎之法。

1. 妇人温病与男子之区别

治疗妇女温病与男子基本相同，但因妇女有胎前产后、经水适来适断等情况，所以妇女温病证治也有其特殊之处。

2. 妇人温病的护胎法

妇女的胎前温病，古人皆以四物汤加减治疗，目的以保护胎元为要。在热极时用井底泥或浸冷的蓝布覆盖腹上，其用意皆为保护胎气免受邪热碍胎。然而更重要的是要从根本上解除邪热对胎元的威胁，应根据病邪之所在及部位，立法用药以祛除邪热。如邪在表者予以透表达邪，以防邪热入内伤胎；胃热亢盛者当予清泄里热，使邪去胎安。这些治疗方法虽针对病邪所设，实际都能间接起到保护胎元的作用。在用养血滋腻药不见效时，更应详加审察，不可认定一法不变，滥用养血滋腻之药，反使邪热恋滞，病更难解。总之，无论运用何法，治疗中须步步注意保护胎元，防止正气损伤，导致邪气内陷。

对于妇人胎前温病的治疗，章氏提出“清热解邪，勿使伤动其胎，即为保胎”，吴氏提出“急夺其热，即所以保其胎”，均强调了祛除病邪对护胎的意义。杨氏更进一步指出，温病邪热易逼胎元，应“急清内热，有故无殒更不可犹豫”，对临证运用“步步保护胎元”的治则颇有裨益。但吴氏所云要较常人尤须大剂急夺其热，在临床上则需慎重，不可作为常法。

【原文】　至于产后之法，按方书谓慎用苦寒，恐伤其已亡之阴也。然亦要辨其邪能从上中解者，稍从证用之，亦无妨也。不过勿犯下焦，且属虚体，当如虚怯人病邪而治。总之无

犯实实虚虚[1]之禁，况产后当气血沸腾之候，最多空窦[2]，邪势必乘虚内陷。虚处受邪，为难治也。(36)

【词解】

[1] 无犯实实虚虚：《素问·五常政大论》："无盛盛，无虚虚"。是指实证勿补，虚证勿泻，反之，就是犯实实、虚虚的错误。

[2] 空窦：窦，《说文》："空也"。空窦即为空虚之处。

【选注】

徐灵胎　产后血脱，孤阳独旺，虽石膏、犀角对证亦不禁用。而世之庸医，误信产后宜温之说，不论病证，皆以辛热之药伐其阴而益其火，无不立毙。我见甚多，惟叶案中绝无此弊。

吴鞠通　治产后之实证自有妙法……如外感自上焦而来，固云治上不犯中，然药反不可过轻，须用多备少服法，中病即已。外感已，即复其虚，所谓无粮之兵贵在速战。若畏产后虚怯，用药过轻，延至三四日后，反不能胜药矣。

章虚谷　产后大伤下元，每见有禀质阳虚者，偶伤寒饮食，泻利不止，脾肾气脱，往往二三日即死；其阴虚者，肝风易炽，热邪乘之，即成痉厥者有之，故最为难治。阳虚者以扶阳为主，阴虚者当养阴为先，勿犯下焦肝脾肾一句为要旨也，若初治不善，邪陷入脏即死。其有本质强旺者，随证用药，必辨其邪之浅深，勿使内陷而伤本元也。

凌嘉六　庞安常曰：伤寒产后恶露为热搏不下，烦闷胀喘狂言者，抵当汤及桃仁承气汤主之。治伤寒小产，恶露不行，腹胀烦闷欲死，大黄桃仁汤，朴硝、大黄等分末之，每一钱或二钱，桃仁去皮尖碎之，浓煎汤调下，以通为度。

金寿山　本节论产后病温之治法。产后用药，历代医家有两种不同看法：一种主张用温药，所谓"胎前宜凉，产后宜温"；一种主张用凉药，其理由为张仲景说，新产妇人有三病，郁冒、痉厥、大便难，都属孤阳独旺之征。其实，前者只看到产后调理常法的一面，只知常法而不知变法；后者则以产后治病的变法，竟认作调理常法，都带着片面性。叶氏提出产后病温治法，当如虚怯人病邪而治，比较全面而又抓住重点，吴鞠通也说："手下所治是温病，心中想到是产后"。具体来说，是在治疗温病的前提下，照顾到产后。

杨达夫　产后宜温之说，用在温病，为害实大，即"如虚怯人之治法"一说，亦不过示人用药应适当，非畏产后虚怯，用药过轻。何廉臣氏提出仲景养血消瘀再参以清热透解，临床用之甚效。

【释义】　本节论述治疗产后温病用药的三个注意事项。

1. 产后慎用苦寒

产后不仅阴血耗损，阳气亦随之而衰，故苦燥伤阴、寒凉损阳的苦寒药物应当慎用。为此，历代医家有"胎前宜凉，产后宜温"之说。

2. 产后亦须祛邪

以上所说的产后慎用苦寒仅是指一般的产后调理常法而言，并非绝对禁用。比如产后感受温邪发为温病时，若邪在上中二焦，为了清热，苦寒药亦可酌量用之，并无妨碍。所以对"产后宜温"之说也应根据具体情况而定，不可拘之。

3. 产后病温当如虚人用药

产后如感受实邪，固当用祛邪之剂，但应注意勿损伤下焦肝肾之阴，因产后毕竟虚弱，当考虑产后体内空虚之处较多，虚处受邪则难治，若不顾体虚，一味祛邪则必更伤正气。但若单纯强调正虚，过用补益，又易造成温邪留恋不去。所以叶氏告诫："无犯实实虚虚之禁"。总之，产后温病的治疗，"当如虚怯人病邪而治"，即在治疗温病的前提下，适当考虑到产后体虚的特殊体质，以防邪热乘虚内陷而生他变。

各注家对原文提出的治疗原则进行了阐发。如徐氏提出"虽石膏、犀角对证亦不禁用"，凌氏引庞安常之语认为产后有瘀，仍可用攻下逐瘀之硝、黄、桃仁等。吴氏认为药反不可过轻，须用多备少服法，中病即已，其意是强调"无犯实实虚虚之禁"。至于章氏提出产后治疗有扶阳、养阴之别，可供参考。但所言禀质阳虚又感寒邪而致脾肾气脱，泄利不止之证，已不属产后病温的范围。

【原文】 如经水适来适断，邪将陷血室[1]，少阳伤寒言之详悉[2]，不必多赘。但数动与正伤寒不同，仲景立小柴胡汤，提出所陷热邪，参、枣扶胃气，以冲脉隶属阳明[3]也，此与虚者为合治。若热邪陷入，与血相结者，当从陶氏小柴胡汤[4]去参、枣加生地、桃仁、楂肉、丹皮或犀角等。若本经[5]血结自甚，必少腹满痛，轻者刺期门，重者小柴胡汤去甘药加延胡、归尾、桃仁，挟寒加肉桂心，气滞者加香附、陈皮、枳壳等。然热陷血室之证，多有谵语如狂之象，防是阳明胃实，当辨之。血结者身体必重，非若阳明之轻旋便捷者。何以故耶？阴主重浊，络脉被阻，侧旁气痹[6]，连胸背皆拘束不遂，故祛邪通络，正合其病。往往延久，上逆心包，胸中痛，即陶氏所谓血结胸[7]也。王海藏出一桂枝红花汤[8]加海蛤、桃仁，原是表里上下一齐尽解之理，看此方大有巧手，故录出以备学者之用。(37)

【词解】

[1] 血室：有三种解释，即分别指冲脉、肝脏、子宫。此处指子宫。

[2] 少阳伤寒言之详悉：指《伤寒论·少阳篇》已有详细论述。

[3] 隶属阳明：指冲脉起于阳明胃经的"气街"穴，所以说其"隶属阳明"。

[4] 陶氏小柴胡汤：陶节庵《伤寒全生集》治妇人热入血室有小柴胡汤加红花、生地、当归、桂枝、丹皮等加味法。

[5] 本经：指足厥阴肝经。这里实是"血室"的互用词。

[6] 侧旁气痹：指胁及少腹痞痛不舒，皆属"肝之分野"。

[7] 血结胸：陶节庵《伤寒全生集》中所说的血结胸，指伤寒阳证，吐衄血不尽，蓄在上焦，症见胸腹胀满硬痛，身热，漱水不咽，喜忘如狂，大便黑，小便利，方用犀角地黄汤、抵当汤、桃核承气汤。

[8] 桂枝红花汤：据《中国医学大辞典》，本方即桂枝汤加红花。原文中所说的王海藏所制的桂枝红花汤加海蛤、桃仁之出处尚待查实。

【选注】

章虚谷 但数动与正伤寒不同，"数动"二字恐错，或是"变动"二字，更俟明者详之。冲脉为血室，肝所主，其脉起于气街。气街，阳明胃经之穴，故又隶属阳明也，邪入血室，仲景分浅深而立两法：其邪深者，云如结胸状；谵语者，刺期门，随其实而泻之，是从肝而泄其邪，亦即陶氏所谓之血结胸也。其邪浅者，云往来寒热如疟状而无谵语，用小柴胡汤，是从胆治也。盖往来寒热是少阳之证，故以小柴胡汤提少阳之邪，则血室之热亦可随之而外出，以肝胆为表里，故深则从肝，浅则从胆，以导泄血室之邪也。今先生更详证状，并采陶氏、王氏之方法，与仲景各条合观，诚为精细周至矣。其言小柴胡汤惟虚者为合法何也？盖伤寒之邪，由经而入血室，其胃无邪，故可用参、枣。若温热之邪先已犯胃，后入血室，故当去参、枣，惟胃无邪及中虚之人，方可用之耳。须知伤寒之用小柴胡汤者，正防少阳经邪乘虚入胃，故用参、枣先助胃以御之，其与温热之邪来路不同，故治法有异也。

王孟英　温邪热入血室有三证，如经水适来，因热邪陷入而搏结不行者，此宜破其血结；若经水适断，而邪乃乘血舍之空虚以袭之者，宜养营以清热；其邪热传营，逼血妄行，致经未当期而至者，亦清热以安营。

周学海　数动指脉言，与伤寒弦细不同。先生之意，盖谓少阳伤寒，仍在气分，故脉弦细，可用参、枣扶胃提邪也。若温病热邪将陷血室，即有与血相结之势，故脉即见数动也。

陈光淞　又阅尤在泾《静香楼医案》，类中门中有㖞语謇、脉浮数动之语，数动指脉，固当时常用也……热邪陷入与血相结者，较热入血室不与血相结者为重。盖热既与血相结，则无形之邪与有形之血相搏，不复可以提出，故须凉血散血，使血不与热相搏，而后能和解，如陶氏之法也。（若本经血结自甚）此与热传营血，其人素有瘀伤宿血挟热而搏者同。言经水本有病，而热邪复与之搏也。刺期门者，泻其实使气行瘀散也。重者小柴胡去甘药加延胡、归尾、桃仁，所以利其气破其血也。挟寒加桂心者，谓其平素有寒也。香附血中气药，陈皮、枳壳导滞消痞，气滞者故加之……诸本于此节之下有"王海藏出一桂枝红花汤，原为表里上下一齐尽解之理。看此方大有巧手，故录出以备学者之用"三十八字，不伦不类。盖桂枝红花汤断非可以治血结胸者，且正与上节"重者小柴胡汤去甘药"之语相反，必非原文，否则别有误叙，合行删去，免误学者。

金寿山　本节辨热入血室之证治。但临床所见热病期中，经水适来适断，不一定都成热入血室之证。热入血室是否成立，当以是否见谵语神昏、舌色紫绛为断。至于热入血室的治法，王孟英在本节注释中所叙述，简明扼要，颇切实用。

【释义】　本节论述热入血室的成因、证治。

1. 热入血室的成因

妇女在温热病的过程中，若适逢月经来潮，或即将干净之时，血室空虚，每致邪热乘虚内陷形成热入血室证。

2. 热入血室的治疗

有关本证的治疗，在《伤寒论》中多从少阳论治，其论述颇详，在此不再赘述。但是温病热入血室的脉象动数与正伤寒不同。仲景用小柴胡汤治疗热入血室，是外透所陷的热邪，用参、枣扶助胃气，因血室与冲脉相系，而冲脉又隶属阳明，故加入补益胃气之药，此适用于邪热内陷而血不结者。若热邪陷入血室，与血相结，当宗陶氏小柴胡汤去参、枣加生地、桃仁、楂肉、丹皮或犀角等清热凉血，活血祛瘀的药物。如果冲脉原有热结，定见少腹满痛，轻者可刺期门，重者用小柴胡汤去参、草、枣等甘味药，加延胡、归尾、桃仁等以活血散瘀，夹寒者加肉桂心，兼气滞者加香附、陈皮、枳壳等理气药。热入血室证还多见谵语如狂，易与阳明胃实证相混淆，气机不通，故身体多困重，并常连及胸背，出现拘束不遂，甚则疼痛等证，祛邪通络法正合其病机；而阳明胃实证，则无身体沉重，活动不遂之证。当然临床非仅依身体之轻与重区别之，还应结合全面证候分析。热入血室虽为热邪与血结于下焦，往往延久则上逆胸膈，出现胸中痹痛，即陶氏所谓血结胸。王海藏所用桂枝红花汤加海蛤、桃仁，有使表里上下一起尽解之效。

热入血室临床类型颇多，叶氏原文仅为举例而已，后世注家作了较多阐发。其中章、陈等氏之论多为随文衍义，难得要领。唯王氏将温邪热入血室证分为三种：即经水适来，热与血结；经水适断，血虚热陷；邪热传营，逼血妄行致经期当期未至。其论简明扼要，尚有新意补充，切合实际，颇有参考价值。周、陈二氏所言“数动指脉言”，与温病脉多数而有力相符，金氏主张诊断热入血室当以昏谵、舌紫绛为据，可作为参考。陈氏又提出本节有三十八字为误文，可备一说。

薛生白《湿热病篇》

《湿热病篇》一般认为是清代医家薛生白所著，成书于1770年之前，初刊于1831年。薛生白，名雪，晚年自号一瓢，又号扫叶老人，江苏吴县（今苏州市）人，生于1681年，卒于1770年。薛氏出身于书香门第，家学渊源，自幼刻苦攻读。成年后博学多才，擅长诗画，尤其精通医学。乾隆初年曾举为“鸿博”，但他拒不应试，而以医为业。薛氏特别擅长湿热病的治疗，著有《湿热病篇》。其他医学著作有《医经原旨》《扫叶庄医案》《自讲日记》及收于吴金寿《三家医案合刻》中的薛氏医案等，此外，还有一些文学方面的著作。

在薛氏医学著作中，影响最大的当推《湿热病篇》。本篇是以自述自注的形式，全面论述外感湿热病发生发展规律和辨证治疗的专著，内容以湿温、暑温等夏秋季节的常见病为主，兼及痢疾、夏日感冒、寒湿等症。本篇的问世，为后世将温病明确分为温热、湿热两大类奠定了理论基础，特别是薛氏提出的对湿热病证进行三焦辨治的方法，具有很高的学术价值，起到了承前启后的作用，对后世辨治湿热病产生了重要影响，被列为医家必读之书。所以李清俊在《南病别鉴》中说：“薛氏《湿热论》……其见之也确，其言之也详，其治之各得其宜，可为后世法，莫能出其范围者。”

此篇著作未见原本，版本有多种，编次、条文互有出入。舒松摩重刻李言恭著《医师秘笈》首载本篇，名为《薛生白湿热条辨》，载有前35条，江白仙《温热病指南集》与吴子音《温热赘言》中均采集20条，又增补11条为31条本，王孟英《温热经纬》乃收录吴人陈秋垞抄本为46条本，认为是全豹之作，王氏名之为《薛生白湿热病篇》。另外，本篇在《医门棒喝》《南病别鉴》《陈修园医书七十二种》《王旭高医书六种》《中西医劝读十二种》《感证集腋》等书中均有收载而编次互异。本篇在温病学方面的主要成就如下。

1. 详论湿热病之病因发病

薛氏明确提出了湿温病的原因是“湿热之邪”。其感受途径主要是从口鼻而入，即“从表伤者，十之一二；从口鼻而入者十之八九”。认为湿热之邪可直接侵犯膜原、脾胃，“邪由上受，直趋中道”。并指出“湿热病属阳明太阴经者居多”，脾胃是该病的病变中心。对于湿热病的发病，强调了“内外合邪”的特点。薛氏指出，本病的发生一方面是感受了外界的湿热之邪，另一方面是因为脾的运化功能受伤，以致湿由内生，成为湿热病发生的内在因素，即“太阴内伤，湿饮停聚，客邪再至，内外相引，故病湿热”。

2. 辨析湿热病之病机演变

薛氏深入分析了湿热病邪侵犯人体后演变的规律，提出湿邪在表，有“阴湿”与“阳湿”的区别。至于湿热之邪的进一步演变，则与患者的体质状态有密切的关系，即“中气实则病在阳明，中气虚则病在太阴”。湿热病湿热在气分时称为“正局”，而在化燥化火后，深入营血，犯及心、肝、肾等脏腑，出现各种变证，称为湿热病的“变局”。

3. 完善了湿热三焦辨证的体系

薛氏按照病邪所在的不同部位辨证施治，以卫气营血为总纲。而当湿热之邪在气分时，则按邪在上、中、下三焦不同部位分别立法选药。对于湿邪为患的病证，概括了“蒙上、流下、上壅、下闭”以及闭阻三焦的致病特点。现在一般多认为湿热病证三焦辨治的理论创自薛氏。

4. 辨证论治别有心得

对于湿热病过程中出现的症状，除了按病变所在部位治疗外，还非常重视对病机的分析。如同一痉厥证，有湿热化风犯于经络者，有热邪充斥表里三焦，气血两燔者，有邪结胸膈胃肠者，有湿热化火伤阴，肝风上升者，有阴伤动风者等，治法各异。又如常见的呕吐证，可分为湿热中阻、肝胆气逆、胃气上逆、胃液受劫而肝胆火逆、中虚升降失常、湿浊内阻太阴、寒湿内留、清浊相干等，不仅辨证清晰，立法严谨，而且前后类比互勘，对后世辨治湿温具有深远的影响。

5. 分别轻重缓急，精心遣方用药

根据病情轻重缓急，薛氏治疗湿热病在用药的味数、药物的选择和剂量方面具有很大的灵活性。在用药的味数方面，少则一味，多则十余味；对重证则重药猛投，不惜多味并用，如犀角、羚羊角、金汁、大黄等，对轻证则用药多主轻清，以轻可去实。在用量方面，有时小剂投用，如治疗呕恶不止，用川连三四分、苏叶二三分煎服；治疗暑湿郁闭肌表腠理，胸痞发热，肌肉微疼而无汗者，只用六一散一两、薄荷三四分泡汤调下，但有时则用量较大。这种灵活的用药方式对指导临床实践具有重要意义。

本教材以《温热经纬》本为依据，对其内容进行归纳分类叙述，原文后括号内数字为《湿热病篇》条文顺序编号。

一、湿热病提纲

【原文】　湿热证，始恶寒，后但热不寒，汗出胸痞，舌白，口渴不引饮。(1)

自注：此条乃湿热证之提纲也。湿热病属阳明太阴经者居多，中气实则病在阳明，中气虚则病在太阴。病在二经之表者，多兼少阳三焦；病在二经之里者，每兼厥阴风木。以少阳厥阴同司相火，阳明太阴湿热内郁，郁甚则少火皆成壮火，而表里上下充斥肆逆，故是证最易耳聋、干呕、发痉、发厥。而提纲中不言及者，因以上诸证，皆湿热证兼见之变局，而非湿热病必见之正局也。始恶寒者，阳为湿遏而恶寒，终非若寒伤于表之恶寒，后但热不寒，则郁而成热，反恶热矣。热盛阳明则汗出，湿蔽清阳则胸痞，湿邪内盛则舌白，湿热交蒸则舌黄，热则液不升而口渴，湿则饮内留而不引饮。然所云表者，乃太阴阳明之表，而非太阳之表。太阴之表四肢也，阳明之表肌肉也，胸中也。故胸痞为湿热必有之证，四肢倦怠，肌肉烦疼，亦必并见。其所以不干太阳者，以太阳为寒水之腑，主一身之表，风寒必自表入，故属太阳。湿热之邪，从表伤者，十之一二，由口鼻入者，十之八九。阳明为水谷之海，太阴为湿土之脏，故多阳明太阴受病。膜原者，外通肌肉，内近胃腑，即三焦之门户，实一身之半表半里也。邪由上受，直趋中道，故病多归膜原。要之湿热之病，不独与伤寒不同，且与温病大异。温病乃少阴太阳同病，湿热乃阳明太阴同病也。而提纲中不言及脉者，以湿热之证，脉无定体，或洪或缓，或伏或细，各随证见，不拘一格，故难以一定之脉，拘定后人眼目也。

湿热之证，阳明必兼太阴者，徒知脏腑相连，湿土同气，而不知当与温病之必兼少阴比例。少阴不藏，木火内燔，风邪外袭，表里相应，故为温病。太阴内伤，湿饮停聚，客邪再至，内外相引，故病湿热。此皆先有内伤，再感客邪，非由腑及脏之谓。若湿热之证，不挟内伤，中气实者，其病必微，或有先因于湿，再因饥劳而病者，亦属内伤夹湿，标本同病。然劳倦伤脾为不足，湿饮停聚为有余，所以内伤外感孰多孰少，孰实孰虚，又在临证时权衡矣。

【选注】

章虚谷　胃为戊土属阳，脾为己土属阴，湿土之气同类相召，故湿热之邪始虽外受，终归脾胃也。外邪伤人，必随人身之气而变，如风寒在太阳则恶寒，传阳明即变为热而不恶寒。今以火湿所合之邪，故人身阳气旺即随火化而归阳明，阳气虚即随湿化而归太阴也。

王孟英　内湿素盛者，暑邪入之易于留着而成湿温病也。内湿不甚者，暑邪无所依傍，虽患湿温，治之易愈。

【释义】　本节为湿热病的提纲，列举了湿热病初起的典型症状。而自注从以下四方面分析了湿热病的发生发展规律及病变特点。

1. 湿热病的发病特点

薛氏提出湿热病多由脾胃内伤，再感客邪，内外之邪相合而发病，即湿热病具有内外相引的发病特点。“劳倦伤脾为不足，湿饮停聚为有余”。当理解为劳倦损伤可使脾气不足而不能健运，此属虚中之虚；过饱或太逸可使脾气因实邪阻滞而失健运，则属虚中之实。不可一概视脾胃内伤为虚证，尚有虚实相兼，标本同病者。薛氏还认为“中气实者，其病必微”。此中气实与“中气实则病在阳明”的涵义不同，此指脾胃健，里湿不盛者即使患湿热病，亦必病轻易愈。薛氏提出的“内伤外感孰多孰少，孰实孰虚，又在临证时权衡矣”，实属经验之谈。

2. 病邪的入侵途径及病变中心

薛氏认为湿热病邪十之八九由口鼻而入，十之一二由肌表而入，而且“邪由上受，直趋中道，病多归膜原”。邪阻膜原可作为湿热病初起的一种形式。另一方面，薛氏指出，“湿热病属阳明太阴者居多”。阳明为水谷之海，太阴为湿土之脏，同气相求，故湿热病的病变中心在中焦脾胃，又因体质差异，有“中气实则病在阳明，中气虚则病在太阴”的不同转归。

3. 湿热病的正局变局

条文所列六种症状为湿热病正局的见证，自注阐释了正局见证的病机，且补充了湿热病兼见之变局。若阳明太阴湿热内郁化火，表里上下充斥肆逆，可窜及少阳或厥阴。因胆经循行过耳，胆火上冲而见耳聋，干呕；火郁心包而发厥，引动肝风则发痉。

4. 湿热病与温病、伤寒的区别

薛氏指出湿热病与伤寒的区别在于湿热病的表证乃太阴阳明之表，即四肢、肌肉与胸中，所以湿热病初起必见四肢倦怠，肌肉烦疼，胸痞等脾胃病变。而伤寒为寒邪束表，表现为太阳表寒证。薛氏又以伏气温病的春温为例论及其与湿热病的区别，认为春温为少阴太阳同病，湿热为太阴阳明同病，临床表现明显不同。故薛氏说：“要之湿热之病，不独与伤寒不同，且与温病大异”。其意义是通过寒、温、湿辨异，使湿热病自成体系，从而为温病明确分为温热、湿热两大类奠定了基础。

二、邪在卫表

【原文】　湿热证，恶寒无汗，身重头痛，湿在表分。宜藿香、香薷、羌活、苍术皮、薄荷、牛蒡子等味。头不痛者，去羌活。(2)

自注：身重恶寒，湿遏卫阳之表证，头痛必挟风邪，故加羌活，不独胜湿，且以祛风。此条乃阴湿伤表之候。

【选注】

章虚谷　以其恶寒而不发热，故为阴湿。

王孟英　阴湿故可用薷、术、羌活以发其表，设暑胜者，三味皆为禁药。

【释义】　本节论述湿邪伤表尚未化热，即“阴湿”之候的证治。

湿困卫表，卫阳郁闭故见恶寒无汗；湿着肌腠，气机阻遏则见身重头痛。因湿未化热，病位在表，里湿不著，故用藿香、苍术皮、香薷等芳香辛散之品，佐以羌活祛风胜湿，薄荷、牛蒡宣透卫表。“因于湿，首如裹”，湿热病头重头胀者为多，而头痛乃夹风之象，故头不痛者去羌活。对本证的治法，王氏强调湿未化热可用薷、术、羌活，如暑热甚者，此类辛温燥烈之品不可妄用。其说甚是。

【原文】　湿热证，恶寒发热，身重关节疼痛，湿在肌肉，不为汗解。宜滑石、大豆黄卷、茯苓皮、苍术皮、藿香叶、鲜荷叶、白通草、桔梗等味。不恶寒者，去苍术皮。(3)

自注：此条外候与上条同，惟汗出独异，更加关节疼痛，乃湿邪初犯阳明之表。而即清胃脘之热者，不欲湿邪之郁热上蒸，而欲湿邪之淡渗下走耳。此乃阳湿伤表之候。

【选注】

章虚谷　以其恶寒少而发热多，故为阳湿也。

【释义】　本节论述湿邪伤表湿已化热，即“阳湿”之候的证治。

湿为阴邪，本不再分阴阳，薛氏于此乃是依据在表之湿热是否化热而划分为阴湿和阳湿。其湿邪偏胜，尚未化热，症状以湿象偏著者为“阴湿”；湿已化热，症状有明显热象者则为“阳湿”。薛氏认为二者的辨证关键在于汗之有无，故自注曰：“此条外候与上条同，唯汗出独异”。热郁湿中，湿热郁蒸，蒸液外达故汗出，然湿邪重浊腻滞，与热交混，故不能随汗出而解。可见汗之有无是反映湿邪是否化热的标志之一。又因湿热初犯阳明之表见关节疼痛，亦与上条身重有所不同，治疗除仍取上条藿香、苍术皮芳化辛散外，配合滑石、大豆黄卷、茯苓皮、通草、荷叶等淡渗凉泄之品以渗湿泄热。蕴热已成，故去辛温燥烈的香薷、羌活等。卫表郁闭不甚而不恶寒者则去苍术皮。

章虚谷以恶寒与发热的多少区分“阳湿”与“阴湿”，临床上不能作为绝对的依据，因“阴湿”虽湿未化热，亦非绝对不发热，而“阳湿”表证，恶寒较甚者亦非罕见。故当结合全身症状全面分析。

【原文】湿热证，胸痞发热，肌肉微疼，始终无汗者，腠理暑邪内闭。宜六一散一两，薄荷叶三、四分，泡汤调下即汗解。(21)

自注：湿病发汗，昔贤有禁。此不微汗之，病必不除。盖既有不可汗之大戒，复有得汗始解之治法，临证者当知所变通矣。

【选注】

吴子音　此湿热蕴遏，气郁不宣，故宜辛凉解散。汗出灌浴之辈，最多此患。若加头痛恶寒，便宜用香薷温散矣。

章虚谷　湿病仲景有法当汗出解，用麻黄加术汤、麻黄赤豆汤、麻黄杏仁薏苡等汤，后世亦有羌活胜湿等汤，固非一概禁汗者。但寒湿在表，必当汗解，湿热在里，必当清热利湿，今以暑湿闭于腠理，故以滑石利毛窍。若闭于经者，又当通其经络可知矣。

吴锡璜　用泡汤取其轻扬透汗。如用煎剂，则芦根、豆豉、竹叶、杏仁、绿豆衣均轻清开泄，以取微汗亦佳。

【释义】　本节论述湿热病邪郁于肌表不得外泄之候的证治。

症见发热而无恶寒，知湿已化热。然仅见肌肉微疼，胸痞等，则为邪犯阳明之表的轻证。湿热郁闭腠理，气机受阻而始终无汗，故用六一散加薄荷叶（即鸡苏散）得微汗而解。

湿病历来有禁汗之说，本条却强调汗解，是因为腠理被轻微湿热所郁闭，必以轻宣透达之品使卫气通调，气机条畅，湿开热透，则邪随汗解，即吴子音所谓“辛凉解散”之理，与湿病的辛温发汗之禁不同。薛氏所选方药独具匠心，六一散除清利湿热外，还妙在取滑石利毛窍之功，与薄荷叶轻清辛凉透表相配合，使蕴遏肌表之邪得微汗而解。故章虚谷在提出湿病绝非一概禁汗之后，又强调了滑石利毛窍的作用。吴锡璜所列煎剂亦符合本条治疗要旨，临床可供参考。

三、邪在气分

（一）邪在上焦

【原文】　湿热证，初起壮热口渴，脘闷懊侬，眼欲闭，时谵语，浊邪蒙闭上焦。宜涌泄，用枳壳、桔梗、淡豆豉、生山栀，无汗者加葛根。(31)

自注：此与第九条宜参看，彼属余邪，法当轻散；此则浊邪蒙闭上焦，故懊侬脘闷。眼欲闭者，肺气不舒也。时谵语者，邪郁心包也。若投轻剂，病必不除。《经》曰：“高者越之”。用栀豉汤涌泄之剂，引胃脘之阳而开心胸之表，邪从吐散。

【选注】

章虚谷　若舌苔薄而滑者，为无形湿热，可以吐散；如舌苔厚而有根，浊邪瘀结，须重用辛开苦降。如吐之，邪结不得出，反使气逆而变出他证也。

王孟英　此释甚是，病在上焦，浊邪未结，故可越之；若已结在中焦，岂可引吐？不但湿热证吐法宜慎也，即痰饮证之宜于取吐者，亦有辨别要诀。

吴锡璜　以葛根、桔梗治湿热脘痞、眼闭谵语，未合，如欲透汗，芦根、滑石、杏仁、薄荷为稳。

【释义】　本节为湿热浊邪蒙闭上焦气分之候的证治。

湿热证初起见壮热口渴，脘闷懊侬，显然为湿邪化热，由卫入气，阻于上焦之象。上焦湿热浊邪蒙蔽清阳，扰及心神则见眼欲闭，时谵语。此属轻度的神志症状，与热入心包之昏愦谵语，舌质必红绛固然不同，与同属气分的湿热酿痰蒙蔽心包之神志昏蒙，时清时昧亦有轻重之别。再从用药来看，仅用栀子豉汤加枳壳、桔梗轻宣上焦气机以透邪外达，更可知本证非属热势壮盛，谵语频作之重证。

自注中所言涌泄非本证适用之法，且栀子豉汤并无涌吐之功。吐法的应用可参照章注、王注。吴注补充宣透药可用于上焦气分证，若神志症状严重者可酌加菖蒲、郁金等以化浊开闭。

【原文】　湿热证，初起即胸闷不知人，瞀乱[1]大叫痛，湿热阻闭中上二焦。宜草果、槟榔、鲜菖蒲、芫荽、六一散各重用，或加皂角，地浆水[2]煎。(14)

自注：此条乃湿热俱盛之候。而去湿药多清热药少者，以病邪初起即闭，不得不以辛通开闭为急务，不欲以寒凉凝滞气机也。

【词解】

[1] 瞀乱：瞀，mào，音冒，视物不明，甚至昏蒙。瞀乱为视物不明，心中闷乱，甚至神识昏蒙。

[2] 地浆水：把新汲水倒入约三尺深的黄土坑，俟其沉淀后，取清液用。有清暑解毒的作用。

【选注】

沈宗淦　此条颇似痧证，宜用灵验痧丸为妙，六一散有甘草须慎用。

王孟英　芫荽不如用薤白，或可配栝蒌、栀豉者则配之。

【释义】　本节论述湿热秽浊阻闭上中二焦的证治。

湿热病早期即见胸闷不知人事，神志昏乱而大叫痛，乃湿热秽浊之邪阻闭上中二焦所致。清阳闭阻不行则闷乱叫痛，机窍闭塞，浊邪害清则不省人事。此属湿热病的一种特殊类型。由于夏秋间暑湿交蒸，秽浊气盛，素体虚弱不耐暑热，或素有湿热内盛，更易感其气而发病，每伴见头胀，头重，恶心，欲呕吐不得，腹胀，苔白腻垢浊等。

本证如沈宗淦所云，颇似痧证，俗称“发痧”。薛氏认为属湿热俱盛之候，所列辛通开泄之品，意在以开闭为急务，庶免凉遏之弊。但从所列症状及用药来看，湿热秽浊之邪郁闭气机为重者亦可用，方以草果、槟榔辛开理气，菖蒲、芫荽（或依王注易薤白）芳香辟秽，六一散清利湿热，皂角辟秽解毒。临床治此证多用中成药，除沈氏主张用灵验痧丸外，还常用玉枢丹（紫金锭）、藿香正气水、十滴水、行军散等，或以刮痧法、针刺法急救之。

（二）邪在中焦

【原文】　湿热证，寒热如疟，湿热阻遏膜原，宜柴胡、厚朴、槟榔、草果、藿香、苍术、半夏、干菖蒲、六一散等味。(8)

自注：疟由暑热内伏，秋凉外束而成。若夏月腠理大开，毛窍疏通，安得成疟。而寒热有定期，如疟证发作者，以膜原为阳明之半表半里，热湿阻遏，则营卫气争，证虽如疟，不得与疟同治，故仿又可达原饮之例，盖一由外凉束，一由内湿阻也。

【选注】

章虚谷　膜原在半表半里，正如少阳之在阴阳交界处相同，而营卫之气内出于脾胃，脾胃邪阻，则营卫不和，而发寒热之疟也。

【释义】　本节论述湿热阻遏膜原的证治。

薛氏在1条自注中已指出膜原实一身之半表半里，本条又言膜原为阳明之半表半里。意在明确此证既非阳明里证，又与少阳半表半里证不尽相同，乃属邪伏半表半里而兼阻脾胃。症见寒热如疟，但不似疟之寒热发有定期，而是寒热交替或寒热起伏，尚见舌苔白腻甚或满布垢浊，苔如积粉，脘腹满闷等湿浊内盛的症状。治用吴又可达原饮中的厚朴、槟榔、草果以苦温燥湿，疏利中焦，去知母、芍药、黄芩，意在专力治湿，加柴胡、藿香、苍术、半夏、干菖蒲增强利气燥湿之力，六一散利湿泄热，诸药合用可奏宣透膜原，辟秽化浊之功效。蕴热较重的，可酌加黄芩、竹叶。

自注中提出本证与疟疾相类而有别，但以“一由外凉束，一由内湿阻”来概括二者的区别似觉偏颇，因疟疾亦有兼内湿者，且非一概至秋凉而发作，当从病因、病机、治法全面分析区别之。章注提出本证因营卫不和而发寒热，但此病不在表，而在半表半里，且兼脾胃症状，与桂枝汤证营卫不和之病机不同。

【原文】 湿热证，舌遍体白，口渴。湿滞阳明，宜用辛开，如厚朴、草果、半夏、干菖蒲等味。(12)

自注：此湿邪极盛之候。口渴乃液不上升，非有热也。辛泄太过即可变而为热，而此时湿邪尚未蕴热，故重用辛开，使上焦得通，津液得下也。

【选注】

章虚谷 舌白者，言其苔，若苔滑而口不渴者，即属太阴证，当温之。

王孟英 苔白不渴，须询其便溺不热者，始为宜温之的证也。

杨照藜 湿盛热微之证，初起原可暂用此等药开之。一见湿开化热，便即转手清热，若执此为常用之法则误矣。注内补出审便溺一层，尤为周到。

【释义】 本节论述湿邪极盛，尚未化热之证，治宜辛开。

舌满布白腻苔是湿浊极盛的重要标志，口渴为湿邪内阻，津不上承所致，虽口渴而不欲饮。薛氏所谓“湿滞阳明”，当理解为湿浊阻于中焦脾胃，还应见脘痞，恶心，腹胀等湿阻脾胃的症状。由于湿邪尚未化热，治宜重用辛开之剂理气化湿，使上焦通达，气机宣畅，津液得以上输下布，湿浊随之而解。

但所用的厚朴、草果、半夏、干菖蒲均为温燥之品，有助热之弊，只适用于湿邪极盛之候。杨氏的经验是一旦湿开热显之时即应转手清热，否则如自注所言“辛泄太过即可变而为热”，临证当引以为鉴。章、王二氏又提出单凭苔白不足以断定为湿盛之候，若苔白不渴且便溺不热者则为太阴寒湿证，宜用温阳法。

【原文】 湿热证，初起发热，汗出胸痞，口渴舌白，湿伏中焦。宜藿梗、蔻仁、杏仁、枳壳、桔梗、郁金、苍术、厚朴、草果、半夏、干菖蒲、佩兰叶、六一散等味。(10)

自注：浊邪上干则胸闷，胃液不升则口渴。病在中焦气分，故多开中焦气分之药。此条多有挟食者，其舌根见黄色，宜加瓜蒌、楂肉、莱菔子。

【选注】

王孟英 吴本胸痞下曰不知饥，口渴下曰不喜饮，舌白作舌或滑白，无杏仁，苍术、厚朴、草果、半夏。亦太多，颇不似薛氏手笔。

【释义】 本节阐明湿伏中焦，始见化热，湿重于热的证治。

对本证的治疗，宜以辛开化湿为主，少佐清热。本条所列证候基本同于提纲的初起典型证候，但无恶寒，说明湿邪已不在表，而是内阻中焦。湿遏气机则胸次痞满，湿阻津液不得上升则口渴不欲饮，湿重则见白滑、白腻之苔，湿热胶结蕴蒸则汗出而热不减。本证系湿邪偏重，始有化热之象，故以化湿为主。所用杏仁、桔梗、枳壳轻苦微辛，宣利肺气，取其气化则湿化；藿香、佩兰、菖蒲、蔻仁、郁金芳香运脾化湿；苍术、厚朴、草果、半夏辛苦温理气燥湿；因湿已化热用六一散淡渗清热利湿。此宣湿、化湿、燥湿、渗湿四法体现了薛氏治湿的基本大法，对临床颇具指导意义。

自注中尚提出若夹食滞而舌根黄者加瓜蒌、楂肉、莱服子，可作临证参考。王氏提出本节内容非薛氏手笔，亦备一说。

【原文】　湿热证，舌根白，舌尖红。湿渐化热，余湿犹滞，宜辛泄佐清热，如蔻仁、半夏、干菖蒲、大豆黄卷、连翘、绿豆衣、六一散等味。(13)

自注：此湿热参半之证。而燥湿之中，即佐清热者，亦所以存阳明之液也。上二条凭验舌以投剂，为临证时要诀，盖舌为心之外候，浊邪上熏心肺，舌苔因而转移。

【释义】　本节阐明中焦湿渐化热治宜辛泄与清热并施。

本证虽舌根仍白腻，但舌尖红表明湿渐化热，薛氏虽称为“湿热参半”，但仍属湿重热轻之证。除舌苔表现外，还常见胸痞、口渴、口苦，或发热汗出不解，甚或小便短赤、脉濡数等症。治疗在用蔻仁、半夏、菖蒲辛散开泄的同时，用大豆黄卷、连翘清热，六一散、绿豆衣清热利湿，较上条增加了清热药，实为湿热两解之法。湿已化热易耗伤津液，但余湿尚在，若妄投滋润则有助湿之弊，佐以清热可达到保津存液的目的，如薛氏自注所言“即佐清热者，亦所以存阳明之液也”。

薛氏主张“凭验舌以投剂，为临证时要诀”。以上三条均为湿热在中焦而湿重于热，主要以舌诊来辨别，即分别为舌遍体白、舌白及舌根腻、舌尖红，足见验舌对于湿热病诊断的重要性，但如同条文同时列举了口渴、发热、汗出等其他临床表现一样，临床还当四诊合参，全面分析。

【原文】　湿热证，壮热口渴，自汗，身重，胸痞，脉洪大而长者，此太阴之湿与阳明之热相合，宜白虎加苍术汤。(37)

自注：热渴自汗，阳明之热也；胸痞身重，太阴之湿兼见矣。脉洪大而长，知湿热滞于阳明之经，故用苍术白虎汤以清热散湿，然乃热多湿少之候。白虎汤仲景用以清阳明无形之燥热也；胃汁枯涸者，加人参以生津，名曰白虎加人参汤；身中素有痹气者，加桂枝以通络，名曰桂枝白虎汤，而其实意在清胃热也。是以后人治暑热伤气身热而渴者，亦用白虎加人参汤；热渴汗泄、肢节烦疼者，亦用白虎加桂枝汤，胸痞身重兼见；则于白虎汤加入苍术以理太阴之湿；寒热往来兼集，则于白虎汤中加入柴胡，以散半表半里之邪。凡此皆热盛阳明，他证兼见，故用白虎清热，而复各随证以加减。苟非热渴汗泄，脉洪大者，白虎便不可投。辨证察脉，最宜详审也。

【选注】

王孟英　余于血虚加生地，精虚加枸杞，有痰者加半夏，用之无不神效。治暑邪炽盛，热渴汗泄而痞满气滞者，以白虎加厚朴极效。热渴汗泄而脉虚者，宜甘药以养肺胃之津。

【释义】　本节论热重湿轻之候的治疗宜清热为主兼以化湿。

壮热口渴、自汗、脉洪大而长为阳明热盛的典型表现，胸痞、身重为湿阻太阴之象。对此，薛氏用白虎汤清阳明实热，佐以苍术化太阴之湿。白虎加苍术汤出于朱肱《类证活人书》，历代医家多用于治湿温，近年也有用其治疗风湿热、暑热夹湿、疟疾等病证的报导。

薛氏自注中详细列举了白虎汤加味诸法，王孟英对其加减运用又作了补充。由于阳明热盛在温热病中常见，又每兼有其他见证，古人积累了丰富有效的治疗经验，可供临证参考。

至于薛氏自注中所云“苟非热渴汗泄，脉洪大者，白虎便不可投”。临床上不必完全拘泥于四大证俱见方可投白虎，只要证属阳明热盛者便可灵活运用。

（三）邪在下焦

【原文】 湿热证，数日后自利，溺赤，口渴。湿流下焦，宜滑石、猪苓、茯苓、泽泻、萆薢、通草等味。(11)

自注：下焦属阴，太阴所司。阴道虚故自利，化源滞则溺赤，脾不转津则口渴。总由太阴湿盛故也。湿滞下焦，故独以分利为治，然兼证口渴胸痞，须佐入桔梗、杏仁、大豆黄卷开泄中上，源清则流自洁，不可不知。以上三条，俱湿重于热之候。

湿热之邪不自表而入，故无表里可分，而未尝无三焦可辨，犹之河间治消渴亦分三焦者是也。夫热为天之气，湿为地之气，热得湿而愈炽，湿得热而愈横。湿热两分，其病轻而缓，湿热两合，其病重而速。湿多热少则蒙上流下，当三焦分治，湿热俱多则下闭上壅而三焦俱困矣。犹之伤寒门二阳合病、三阳合病也。盖太阴湿化、三焦火化，有湿无热止能蒙蔽清阳，或阻于上，或阻于中，或阻于下，若湿热一合，则身中少火悉化为壮火，而三焦相火有不起而为虐者哉？所以上下充斥，内外煎熬，最为酷烈。兼之木火同气，表里分司，再引肝风，痉厥立至。胃中津液几何，其能供此交征乎？至其所以必属阳明者，以阳明为水谷之海，鼻食气，口食味，悉归阳明。邪从口鼻而入，则阳明为必由之路。其始也，邪入阳明，早已先伤其胃液，其继邪盛三焦，更欲资取于胃液，司命者可不为阳明顾虑哉？

或问木火同气，热盛生风，以致痉厥，理固然矣。然有湿热之证，表里极热，不痉不厥者何也？余曰：风木为火热引动者，原因木气素旺，肝阴先亏，内外相引，两阳相煽，因而动张。若肝肾素优，并无里热者，火热安能招引肝风也！试观产妇及小儿，一经壮热便成瘛疭者，以失血之后，与纯阳之体，阴气未充，故肝风易动也。

或问曰：亦有阴气素亏之人，病患湿热，甚至斑疹外见，入暮谵语，昏迷而不痉不厥者，何也？答曰：病邪自盛于阳明之营分，故由上脘而熏胸中，则入暮谵妄。邪不在三焦气分，则金不受囚，木有所畏，未敢起而用事，至于斑属阳明，疹属太阴，亦二经营分热极，不与三焦相干，即不与风木相引也。此而痉厥，必胃中津液尽涸，耗及心营，则肝风亦起，而其人已早无生理矣。

【选注】

王孟英　据此则本条胸痞二字，当从吴本增入为是。热得湿则郁遏而不宣，故愈炽；湿得热则蒸腾而上熏，故愈横。两邪相合，为病最多。丹溪有云：湿热为病十居八九，故病之繁且苛者，莫如夏月为最，以无形之热蒸动有形之湿。素有湿热之人易患湿温，误发其汗则湿热混合为一，而成死证者，名曰重暍也。

肺胃大肠一气相通，温热究三焦以此一脏二腑为最要。肺开窍于鼻，吸入之邪先犯于肺，肺经不解则传于胃，谓之顺传。不但脏病传腑为顺，而自上及中顺流而下，其顺也不待言者。

故湿热以大便不闭者易治，为邪有出路也。若不下传于胃而内陷于心包络，不但以脏传脏，其邪由气分入营，更进一层矣，故曰逆传也。

【释义】　本节论湿流下焦的证治。

湿热之邪流注下焦，导致湿阻气滞，小肠泌别失职，膀胱气化及大肠传导失司，而见小便短涩，大便自利。其口渴乃湿邪内阻，津不上承所致。病位主要在下焦，当用渗湿之品主以分利为治，如滑石、猪苓、茯苓、泽泻、萆薢、通草等味。小便通利则便泄自止，湿邪一去则口渴自愈。渗利是治湿的大法，即刘河间所谓“治湿之法，不利小便，非其治也”。然本证病机变化不局限于下焦，故薛氏指出还可兼见口渴、胸痞，须佐入桔梗、杏仁、大豆黄卷开泄中上。肺为水之上源，宣其上则有助于下焦水道的通利，此即“源清则流自洁”之意。

自注中“下焦属阴，太阴所司”乃指位于下焦的大小肠、膀胱与太阴脾在生理病理上密切相关。“阴道虚故自利”，非指虚证，当理解为肠道功能失司，湿胜则濡泄。

本节所论湿热致病的特点是对首条提纲内容的补充，提纲中已论及湿热之邪多由口鼻而入，故此处云：“湿热之邪不自表而入，故无表里之分”。即湿热致病初起便可见里证，甚少出现单纯的表证。而对湿热证则可从三焦辨治，湿多热少可蒙上流下，分阻于上、中、下三焦，湿热俱盛则下闭上壅而致三焦俱困，故薛氏指出湿热病未尝无三焦可辨。

自注最后以“或问”形式指出湿热相合可化火，甚至痉厥或发生斑疹、昏谵等。其发生痉厥多与素体肝旺阴亏有关，发生斑疹、昏谵多与热盛阳明营分有关。总之均为先有内伤而致病，犹如产妇失血之后，或小儿纯阳之体，阴气未充，一有壮热便成瘛疭，其理一也。

王注分析湿热致病的特点及顺传、逆传之义，均甚透彻。至于王氏认为原文应依吴本补入“胸痞”二字，实际上作者已在自注中提及有胸痞兼证，原文中有无此二字，并不重要。

【原文】　湿热证，四五日，忽大汗出，手足冷，脉细如丝或绝，口渴，茎痛，而起坐自如，神清语亮。乃汗出过多，卫外之阳暂亡，湿热之邪仍结，一时表里不通，脉故伏，非真阳外脱也。宜五苓散去术加滑石、酒炒川连、生地、芪皮等味。(29)

自注：此条脉证，全似亡阳之候，独于举动神气得其真情。噫！此医之所以贵识见也。

【选注】

章虚谷　以口渴茎痛两端，知其邪结；以神清语亮，知其非脱证也。

王孟英　卫阳暂亡，必由误表所致。湿热仍结，阴液已伤，故以四苓加滑石导湿下行，川连、生地清火救阴，芪皮固其卫气，用法颇极周密。

吴锡璜　大汗伤其心液故手足冷、脉细如丝，热邪仍结故口渴、茎痛，元气犹得保持，故起坐自如、神清语亮。汗出过多固见此证，而误服寒凉冰闭者亦有此候。

【释义】　本节为湿热病卫阳暂亡而湿热结于下焦的证治。

湿热证刚四五日，忽见大汗出，手足冷，脉细欲绝，极似真阳外脱之证，但观其神情举动，仍起坐自如，神清语亮，全无亡阳虚脱当见的神气虚惫，倦卧欲寐，语声低微等现象，即可判断是由于一时汗出过多，卫阳随汗泄越而暂亡，在里之阳气一时未能达于肌表所致。且下焦仍有湿热蕴结，亦使一时表里不通，故大汗出同时见肢冷，脉伏（脉细欲绝）。其阴茎内疼痛正是湿热蕴结下焦之象，口渴为汗出过多，阴液耗伤所致。

本证的治疗如王孟英所析，用四苓加滑石导湿热下行，芪皮固卫气以止汗，川连、生地清火救阴，用酒炒黄连取其性兼流通，防其守而不走。

章虚谷认为此证以神清语亮为据，即可辨别并非脱证，与薛氏之“独于举动神气得其真情”相符。王氏认为本证必由误表所致，吴氏提出大汗伤心液可致手足冷，脉细如丝，误服寒凉冰闭者亦有此候等，虽与薛氏所论不甚一致，但均为诸家经验总结，可供临证参考。

四、邪入营血

【原文】 湿热证，壮热口渴，舌黄或焦红，发痉，神昏谵语或笑，邪灼心包，营血已耗。宜犀角、羚羊角、连翘、生地、玄参、钩藤、银花露、鲜菖蒲、至宝丹等味。(5)

自注：上条言痉，此条言厥。温暑之邪本伤阳气，及至热极逼入营阴，则津液耗而阴亦病。心包受灼，神识昏乱，用药以清热救阴，泄邪平肝为务。

【选注】

王孟英 邪之初盛，必先干阳分而伤气也，虽挟湿邪日久，已从热化，在气不能清解，必致逼营。昏谵乃将厥之兆也。

【释义】 本节讨论湿热化燥内陷心营所致气营两燔的证治。

壮热口渴，舌黄为湿已化燥，里热亢盛所致，标明气分之邪犹存；舌焦红为邪热由气入营，劫灼营阴之象，昏谵或笑系热灼心包，发痉系邪热引动肝风所致。综观本证乃气营两燔之候，故治用犀角、生地、玄参清心凉营，滋阴养液，银花露、连翘清气泄热，羚羊角、钩藤凉肝息风，均本于“清热救阴，泄邪平肝”之法。且所用至宝丹长于芳香辟秽，菖蒲可芳香宣窍，辟秽化浊，更可知本证由湿热化燥而来。银花露有清泄芳化作用，亦符合叶天士《温热论》中“若从温热陷入者，犀角、花露之品，参入凉血清热方中”的营分证治疗大法。但所选药物中清气分邪热者尚嫌不足，若热势壮盛，口渴甚者，当加入石膏、知母等味。

自注中的“此条言厥”，指昏厥而言。湿热之邪多留恋气分，气分属阳，营分属阴，故薛氏所云“温暑之邪本伤阳气”，是指湿热之邪多先犯属阳之气分，一旦化燥热极则易内陷属阴之营分。

【原文】 湿热证，壮热烦渴，舌焦红或缩，斑疹，胸痞，自利，神昏痉厥。热邪充斥表里三焦，宜大剂犀角、羚羊角、生地、玄参、银花露、紫草、方诸水[1]、金汁、鲜菖蒲等味。(7)

自注：此条乃痉厥中之最重者，上为胸闷，下挟热利，斑疹痉厥，阴阳告困。独清阳明之热，救阳明之液为急务者，恐胃液不存，其人自焚而死也。

【词解】

[1] 方诸水：又名明水，方诸为古代在月下承取露水的器具名称。一说方诸水用大蚌，磨之令热，向月取之则水生，即当明月当空时取蚌体分泌之汁液。性甘寒无毒，功能止渴除烦，明目定心。

【选注】

王孟英 此治温热病之真诠也，医者宜切记之。方诸水俗以蚌水代之，腥浊已甚，宜用竹沥为妙。

【释义】 本节讨论湿热化燥，热邪充斥表里三焦，气血两燔的证治。

湿热化燥化火，由气分陷入血分，既见壮热，烦渴等气分热炽之证，又见舌焦红或缩，外发斑疹等热燔血分之象。且由于热毒极盛充斥于上则胸痞，下迫大肠则自利，窜入手足厥阴则见神昏痉厥，如自注云"此条乃痉厥中最重者"。对此重证，薛氏提出"独清阳明之热，救阳明之液为急务"的治疗原则。因湿热化燥后，如同温热病一样，亦最虑伤阴，阴液不竭，其人不死，存得一分阴液，便有一分生机。重用大剂清热救阴之品如犀角、羚羊角凉血清肝，银花、紫草、金汁清热解毒，为清热以救阴的治本之法。配合生地、玄参滋养阴液，方诸水清热止渴除烦，菖蒲化痰开窍。故王孟英赞此法为治温热病之真诠。

王孟英认为蚌水腥浊太甚，宜用甘寒清热化痰之竹沥代之，可供参考。

【原文】　湿热证，上下失血或汗血。毒邪深入营分，走窜欲泄，宜大剂犀角、生地、赤芍、丹皮、连翘、紫草、茜根、银花等味。(33)

自注：热逼而上下失血、汗血，势极危而犹不即坏者，以毒从血出，生机在是，大进凉血解毒之剂，以救阴而泄邪，邪解而血自止矣。血止后，须进参、芪善后乃得。汗血即张氏所谓肌衄也。《内经》谓"热淫于内，治以咸寒"，方中当增入咸寒之味。

【选注】

王孟英　丹皮虽凉血而气香走泄能发汗，惟血热而瘀者宜之，又善动呕，胃弱者勿用。

【释义】　本节讨论湿热化燥深入营血，热盛动血的证治。

湿热化燥热毒内陷，损伤血络，迫血外溢。阳络伤则血从上溢而为衄血、吐血；阴络伤则血从下溢而为溲血、便血；血从肌肤外溢则为汗血，又名肌衄。上述出血均属血热沸炽，迫血妄行所致，故曰"势极危"。所以不至于即死者，是因为热毒随血外出尚有生机。但须防血出过多导致血伤气脱或气随血脱。当急以大剂凉血解毒使其"邪解而血止"，薛氏用犀角地黄汤凉血化瘀，再加银花、连翘、紫草清热解毒，茜草活血行瘀。自注最后提出方中当增入咸寒之味，是遵《内经》"热淫于内，治以咸寒"之旨。因出血过多必伤阴，咸味入肾，咸寒可清热养阴，如玄参、知母、阿胶之类皆可用。原文中虽称本证为"毒邪深入营分"，实际上是热入血分动血之证。

热盛动血，常夹瘀滞，故王注提出丹皮适于血热有瘀者，正合病机。丹皮善动呕，胃弱者勿用，此乃王氏经验之谈，可供参考。血止后恐因失血而气伤，薛氏主张须进参、芪之类补气，但必须在血分邪热已清后方可应用，若邪未尽而妄投参、芪，反有助热之弊。

【原文】　湿热证，经水适来，壮热口渴，谵语神昏，胸腹痛，或舌无苔，脉滑数。邪陷营分，宜大剂犀角、紫草、茜根、贯众、连翘、鲜菖蒲、银花露等味。(32)

自注：热入血室，不独妇女，男子亦有之，不第凉血，并须解毒，然必重剂乃可奏功。

【选注】

章虚谷　仲景云阳明病下血谵语者，此为热入血室，即指男子而言，故无经水适来之语。

【释义】　本节讨论湿热化燥化火，热入血室的证治。

湿热病证见壮热，口渴，神昏谵语，似阳明热盛津伤之候，但因发生于女子经水适来之际，且无大汗出、大渴、脉洪大等阳明热炽之象，而见胸腹痛（当以少腹疼痛为主）、舌无苔（舌质多红绛）等热毒内陷，营血凝滞，热瘀互结之象。神昏谵语为营血分邪热犯于心神所致，病在血分而不在气分。薛氏主张用重剂凉血解毒之品治之，如犀角、紫草、连翘、银花露、贯众等，加鲜菖蒲辟秽开窍，茜根活血散瘀。

热入血室一证见于《伤寒论》辨少阳病脉证并治篇，而《金匮要略》将此证列于妇人杂病篇。历代温病学家如吴又可、叶天士、吴鞠通、王孟英、何廉臣等分别论述了热入血室的多种类型，因其有肝胆气机失调，血热、瘀热互结，气血两燔等不同，病机、治法亦不一。薛生白提出男子亦有之，此说可供参考。一般认为热入血室的发生与月经来潮有关，故以女子为多见。

【原文】 湿热证，十余日后，左关弦数，腹时痛，时圊血[1]，肛门热痛。血液内燥，热邪传入厥阴之证，宜仿白头翁法。(23)

自注：热入厥阴而下利，即不圊血，亦当宗仲景治热利法，若竟逼入营阴，安得不用白头翁汤凉血而散邪乎？设热入阳明而下利，即不圊血，又宜师仲景治下利谵语用小承气汤之法矣。

【词解】

[1] 圊血：圊，qīng，音清，指厕所。圊血为大便有血，此处指大便有脓血。

【选注】

王孟英　按章氏谓小承气汤乃治厥阴热利，若热入阳明而下利当用黄芩汤，此不知《伤寒论》有简误之文也。本文云，下利谵语者，有燥屎也，宜小承气汤。既有燥屎则为太阴转入阳明之证，与厥阴无涉矣。湿热入阳明而下利，原宜宗黄芩汤为法，其有燥屎而谵语者，未尝无其候也，则小承气亦可援例引用焉。

【释义】 本节论述湿热便血的证治。

湿热证十余日后出现时便血、腹痛、肛门热痛等证，系湿热郁滞阳明，化燥化火后深入营血，损伤肠道血络而致。薛氏谓“血液内燥”及“若竟逼入营阴”，均点明本证已属营血分病变。又因湿热郁甚，相火肆逆，多兼厥阴风木为病，故湿热郁滞肠道，亦多夹厥阴下利，其脉见左关弦数，少腹或小腹痛则为热邪深入厥阴，燔灼肝经的见证。治疗用《伤寒论》中治厥阴热利的白头翁汤，以白头翁、黄连、黄柏清热解毒，秦皮清肝凉血。薛氏仿此法是针对湿热多夹肝经邪热的特点，对临证治疗湿热便血证有所启发。应注意本证之便血与湿热病中湿热化燥入血而损伤肠络之便血有别，后者多为便下鲜血而腹不痛，肛门亦不灼热，治当凉血止血，而本证多表现为便下脓血，里急后重，腹痛，肛门灼热，属湿热下利之类，故用白头翁汤清化湿热。

王氏对热利类型进行了分析，除厥阴热利外，尚有阳明热利，其中有少阳邪热移于肠道，以下恶臭稀便、腹部隐痛为主症的黄芩汤证，又有阳明腑实内有燥屎而热结旁流，且下利谵语的小承气汤证。薛氏自注亦提出阳明下利，无圊血者当用小承气汤之法。临床辨治当注意区别。

五、变证和类证

(一) 变证

【原文】 湿热证，三四日即口噤，四肢牵引拘急，甚则角弓反张。此湿热侵入经络脉隧中，宜鲜地龙、秦艽、威灵仙、滑石、苍耳子、丝瓜藤、海风藤、酒炒黄连等味。(4)

自注：此条乃湿邪挟风者。风为木之气，风动则木张，乘入阳明之络则口噤，走窜太阴之经则拘挛，故药不独胜湿，重用息风，一则风药能胜湿，一则风药能疏肝也。选用地龙、诸藤者，欲其宣通脉络耳。

或问仲景治痉原有桂枝加栝蒌根及葛根汤两方，岂宜于古而不宜于今耶？今之痉者与厥相连，仲景不言及厥，岂《金匮》有遗文耶？余曰：非也。药因病用，病源既异，治法自殊。伤寒之痉自外来，证属太阳，治以散外邪为主；湿热之痉自内出，波及太阳，治以息内风为主。盖三焦与肝胆同司相火，中焦湿热不解，则热盛于里而少火悉成壮火，火动则风生而筋挛脉急，风煽则火炽而识乱神迷。身中之气随风火上炎而有升无降，常度尽失，由是而形若尸厥。正《内经》所谓："血之与气，并走于上，则为暴厥"者是也。外窜经脉则成痉，内侵膻中则为厥。痉厥并见，正气犹存一线，则气复反而生，胃津不克支持，则厥不回而死矣。所以痉与厥往往相连，伤寒之痉自外来者，安有是哉？

暑月痉证与霍乱同出一源，风自火生，火随风转，乘入阳明则呕，贼及太阴则泻，是名霍乱；窜入筋中则挛急，流入脉络则反张，是名痉。但痉证多厥，霍乱少厥。盖痉证风火闭郁，郁则邪势愈甚，不免逼乱神明，故多厥；霍乱风火外泄，泄则邪热外解。不至循经而走，故少厥。此痉与霍乱之分别也。然痉证邪滞三焦，三焦乃火化，风得火而愈煽，则逼入膻中而暴厥；霍乱邪走脾胃，脾胃乃湿化，邪由湿而停留，则淫及诸经而拘挛。火郁则厥，火窜则挛。又痉与厥之遗祸也，痉之挛结乃湿热生风，霍乱之转筋乃风来胜湿。痉则由经及脏而厥，霍乱则由脏及经而挛，总由湿热与风淆乱清浊、升降失常之故。夫湿多热少，则风入土中而霍乱，热多湿少，则风乘三焦而痉厥。厥而不返者死，胃津干枯，火邪盘踞也；转筋入腹者死，胃液内涸，风邪独劲也。然则胃中之津液所关顾不钜哉？厥证用辛，开泄胸中无形之邪也；干霍乱用探吐，泄胃中有形之滞也。然泄邪而胃液不上升者，热邪愈炽；探吐而胃液不四布者，风邪更张，终成死候，不可不知。

【选注】

王孟英　地龙殊可不必，加以羚羊、竹茹、桑枝等亦可。

吴锡璜　热病用升提药尤易致此。地龙、秦艽既有未合，凡甘菊、羚羊、竹茹、桑枝、菖蒲、川贝、银花、天竺、连翘均可加入。

【释义】　本节论述湿热夹风侵犯经络而致痉的证治。

阳明经脉夹口环唇，湿热夹风侵入阳明胃经则见口噤；脾主四肢，湿邪走窜太阴脾经则四肢牵引拘挛，甚则角弓反张。故薛氏认为此证病机为"湿热侵入经络脉隧中"，即指侵犯脾胃之经络而言。又由于病起三四日，痉证发生较早，并未见化燥化火所致的高热、神昏、脉洪数等热盛动风之象，当属外风。薛氏用药亦从治外风着手，如地龙、秦艽、威灵仙、苍耳子可祛风胜湿，丝瓜藤、海风藤疏通经络，配合滑石、黄连利湿清热。从治疗用药看，并未用平息内风之药，所以薛氏云"重用息风"似欠妥。王孟英、吴锡璜均认为此证用地龙不合病情，但地龙宣通经脉，祛风止痉，又善直窜经络，用于本证无甚不妥，而羚羊角以凉肝息风见长，治内风为宜，用于本证似觉欠妥。王、吴二氏还补充了诸多药物，可供参考。

自注另提出两则鉴别诊断：一则论伤寒痉与湿热痉有别，二则论霍乱与暑月痉证同源而症有异。伤寒之痉自外而来，证属太阳，治以散外邪为主，仲景以瓜蒌加桂枝汤、葛根汤分治刚柔二痉；湿热之痉自内而出，波及太阳，因中焦湿热不解，热盛于里，火动风生，外窜经脉为痉，甚则风煽火炽，内侵心包为厥。痉厥在湿热病中常并见，多由湿热化燥后邪热盛于肝经而致，即属内风，治当以清邪热，息内风为主，每用羚羊角、钩藤等药物。薛氏还提出夏月痉证与霍乱皆由"湿热与风淆乱清浊升降失常"而发，即所谓"同出一源"。但霍乱多为湿多热少，邪走脾胃而见吐泻，淫及诸经而拘挛，是由脏及经而发痉，其吐泻可使风火外泄，不至循经而走，故霍乱少见厥证，治疗当泄胃中有形之滞；湿热之痉乃热多湿少，湿热生风，风火相煽，窜入筋中则挛急，风火内郁，逼入心包扰乱神明则多见厥证，是由经及脏所致，治宜泄胸中无形之热邪。本条原文所论湿热夹风证，既与伤寒外来之痉不同，又与风火相煽，火动风从内生之痉有别。临床当细审分辨之。薛氏还以“火窜则挛，火郁则厥”高度概括了痉厥发生的不同机理，颇有见地。

【原文】 湿热证，发痉，神昏笑妄，脉洪数有力。开泄不效者，湿热蕴结胸膈，宜仿凉膈散；若大便数日不通者，热邪闭结肠胃，宜仿承气微下之例。(6)

自注：此条乃阳明实热，或上结或下结。清热泄邪止能散络中流走之热，而不能除肠中蕴结之邪，故阳明之邪仍假阳明为出路也。

【选注】

章虚谷 阳明实热，舌苔必老黄色或兼燥，若犹带白色而滑者，乃湿重为夹阴之邪，或胀满不得不下，须佐二术健脾燥湿，否则脾伤气陷，下利不止，即变危证。盖湿重属太阴证，必当扶脾也。

王孟英 苔色白滑不渴，腹虽胀满，是太阴寒湿，岂可议下，但宜厚朴、枳术等温中化湿为治。若“阳明之邪假阳明为出路”一言，真治温热病之金针也。盖阳明以下行为顺，邪既犯之，虽不可孟浪攻泻，断不宜截其出路。故温热自利者，皆不可妄行提涩也。

【释义】 本节论阳明里结而发痉厥的证治。

本条所论症见脉洪数有力，或有大便数日不通，乃湿热化燥，阳明实热内结之象。阳明邪热亢盛波及厥阴，引动肝风则痉，火郁心包则厥，与湿热病邪陷心包之神昏发痉，脉细数或弦数，舌必红绛者不同。故辨别本证的关键在于舌脉。另“开泄不效”是指经用安宫牛黄丸、至宝丹等清心开窍之剂无效，更证明本证非邪入心肝，而是阳明实热上结或下结所致。对本证的治疗要根据热结部位不同选方：上结者结于胸脘，宜仿凉膈散以凉泄在上之实热；下结者结于肠腑，宜仿承气微下。对本证治当求其本，以通下之剂攻下胃肠实热，薛氏所谓“阳明之邪仍假阳明为出路”，实亦寓釜底抽薪之意。

王孟英评价此法为“治温热病之金针”，是因为“阳明之邪仍假阳明为出路”对于温病祛邪立法具有普遍的指导意义，即根据邪之所在部位就近而祛除之。并提出即使是温热下利者也不可妄用升提固涩，而必须使肠中邪热有外泄之路，深得原文要领，并有所发挥。王氏又提出苔色白滑而不渴者为太阴寒湿，不可议下。章氏认为脾湿内蕴而见苔白而滑者，一般亦不可攻下，如必须用下法则当佐以苍术、白术健脾燥湿，以防攻下伤脾而致利下不止。各家之说均依据舌苔而论，足见舌诊乃辨别阳明热结应下的关键。

【原文】 湿热证，发痉撮空，神昏笑妄，舌苔干黄起刺或转黑色，大便不通者，热邪闭结胃腑，宜用承气汤下之。(36)

自注：撮空一证，昔贤谓非大实即大虚。虚则神明涣散，将有脱绝之虞；实则神明被逼，故多撩乱之象。今舌苔黄刺干涩，大便闭而不通，其为热邪内结阳明，腑热显然矣。徒事清热泄邪，止能散络中流走之热，不能除胃中蕴结之邪，故假承气以通地道，然舌不干黄起刺者，不可投也。承气用硝、黄，所以逐阳明之燥火实热，原非湿热内滞者所宜用，然胃中津液为热所耗，甚至撮空撩乱、舌苔干黄起刺，此时胃热极盛，胃津告竭，湿火转成燥火，故用承气以攻下，承气者所以承接未亡之阴气于一线也。湿温病至此，亦危矣哉。

【选注】

王孟英　第二十八条有曾开泄下夺之文，则湿热病原有可下之证，惟湿未化燥，腑实未结者，不可下耳，下之则利不止，如已燥结，亟宜下夺，否则垢浊熏蒸，神明闭塞，腐肠烁液，莫可挽回，较彼伤寒之下不厌迟，去死更速矣。

【释义】　本节继续讨论热结阳明痉厥变证的证治。

本条实为6条的补充，病机均为阳明热结，窜及厥阴心包、肝经而发痉厥。但本证又见撮空一症，其表现为神志昏糊时两手无意识地抓空而动，可见于大实或大虚之候。本条之证尚可见舌苔干黄起燥或转黑色，大便不通等症，显然为腑实邪热扰于厥阴所致实证之撮空，绝非元气将脱，神明涣散所致大虚之证。故治疗仍当以“假阳明为出路”之法，用承气攻下邪热，承接未亡之阴气于一线。若同时又有阴津耗伤较甚者，当配合养阴生津之品以滋阴攻下。

王注对湿热证下法的宜忌论述较为全面，即对湿热化燥化火，热结已成者宜下，而热结未成者忌下，否则徒伤脾气必见洞泄之证。临床尚有湿热与肠道积滞相结之证，亦宜下，然其重在导滞通便，清化湿热，而非热结证之用承气攻下。

【原文】　湿热证，口渴，苔黄起刺，脉弦缓，囊缩舌硬，谵语昏不知人，两手搐搦。津枯邪滞[1]，宜鲜生地、芦根、生首乌、鲜稻根等味。若脉有力，大便不通，大黄亦可加入。(35)

自注：胃津劫夺，热邪内踞，非润下以泄邪，则不能达。故仿承气之例，以甘凉易苦寒，正恐胃气受伤，胃津不复也。

【词解】

[1] 津枯邪滞：津枯指肠液耗竭，邪滞为阳明实热内结。

【选注】

章虚谷　囊缩舌硬，谵语神昏，抽搦，其邪已深入厥阴，危笃之证也。苔黄起刺，浊结阳明而热极，甘药守而不走，恐浊结难开，如不用大黄，亦当加枳、朴之类，辛开苦降，以开其结。

吴锡璜　昏谵、搐搦，津枯黄刺，痉厥大端毕具，加以囊缩舌硬，已成十不救一之证，仅用生地、首乌、芦、稻根，药力轻微，何济于事。此证须以《温病条辨》护胃承气汤合安宫牛黄丸或紫雪丹服之，为死里求生之计，十中可救一二。

【释义】　本节论热结阴伤之痉厥的证治。

本证在见口渴、苔黄起刺的同时，又见神昏谵语、发痉，知属阳明实热内结波及手足厥阴所致。再从囊缩、舌硬、脉弦缓等证分析，系阳明胃热引动肝风且劫烁阴液，筋脉拘急之象甚者，证属危重。虽属腑实但阴液已大伤，再用苦寒攻下，必更伤胃气，津液难以回复。薛氏提出用甘凉润下泄邪之法，药用鲜生地、芦根、生首乌、鲜稻根滋养阴液，冀肠中阴液得复而热结自下，即所谓“增水行舟”。若腑实较甚，脉有力而便秘者，大黄亦可用之。

章、吴二氏认为此属邪入厥阴之危笃证，薛氏所用诸药，恐病重药轻，难以奏效。吴锡璜认为改用吴鞠通的护胃承气汤合安宫牛黄丸或紫雪丹，尚可救之。以上见解符合临床实际，可供参考。章虚谷提出可用枳、朴之类辛开苦降以开其结，但此类辛燥之品对津液大伤者似不宜。

【原文】 湿热证，数日后，汗出热不除，或痉，忽头痛不止者，营液大亏，厥阴风火上升，宜羚羊角、蔓荆子、钩藤、元参、生地、女贞子等味。(20)

自注：湿热伤营，肝风上逆，血不荣筋而痉，上升颠顶则头痛，热气已退，木气独张，故痉而不厥。投剂以息风为标，养阴为本。

【选注】

王孟英 蔓荆不若以菊花、桑叶易之。

杨照藜 蔓荆最无谓，所易甚佳。

汪曰桢 枸杞子亦可用，不嫌其腻。

吴锡璜 汗出热留，营液受伤则肝风陡动，上攻脑髓，而头痛发痉，因热尚轻，故不昏厥也。润肝息风，如玉竹、参叶、桑枝、连翘、甘菊、穞豆衣，均能奏效。

【释义】 本节论湿热化燥，营阴亏耗，风阳上逆的证治。

湿热病由于湿热炽盛于里则见汗出而热不除；湿热化燥必劫灼营阴，且汗泄也使营阴日耗，致使筋脉失阴液滋养而发痉；肝热风火上逆，上扰清空则头痛不止。再从自注“热气已退”可知本证虽属湿热化燥化火，但邪热已不甚，乃阴液大亏，肝阳独亢，风阳上逆所致，故发痉而不厥。其病机既有邪热未去而风阳上升的一面，又有营液耗伤而肝失濡养的一面，属虚中夹实之候。薛氏提出的治疗大法为“以息风为标，养阴为本”。以羚羊角、钩藤凉肝息风治其标，玄参、生地、女贞子滋养阴液治其本。

对蔓荆子用于此证，王孟英、杨照藜均认为当以桑叶、菊花易之，可能是考虑蔓荆子疏散风热对风火上升者不宜，但据王好古《珍珠囊》所载，蔓荆子有凉诸经血，止头痛，搜肝风之效，薛氏选用该药可能本于此说。汪氏主张可用枸杞子，但因本证邪热尚在，枸杞子味甘性温而较腻滞，用之有助热恋邪之弊。吴氏所列诸药可供参考。

【原文】 湿热证，发痉神昏，独足冷阴缩。下体外受客寒，仍宜从湿热治，只用辛温之品煎汤熏洗。(30)

自注：阴缩为厥阴之外候，合之足冷，全似虚寒，乃谛观本证，无一属虚，始知寒客下体，一时营气不达，不但证非虚寒，并非上热下寒之可拟也，仍从湿热治之，又何疑耶？

【选注】

章虚谷 发痉神昏，邪犯肝心，若邪重内闭，厥阴将绝，必囊缩足冷而舌亦卷，是邪深垂死之证。本非虚寒，今云由外受客寒，临证更当详细察问为要。

杨照藜 仍从湿热治是矣，辛温熏洗不愈益其湿乎？不惟治下而遗上也。

汪曰桢 熏洗似无大碍，但未必有益。

【释义】 本节讨论湿热化燥，热陷厥阴，阳气郁闭的证治。

此证属湿热化燥化火，邪热内陷手足厥阴，内闭心包，引动肝风而致痉厥，唯又见足冷、阴缩，类似阳虚阴寒内盛之象。但据自注及章注分析，足冷、阴缩有虚实之分。属实者因邪热内陷，阳气郁阻不能达于肢末而足冷，肝脉络于阴器，厥阴肝经热极则筋脉挛急而阴囊内缩。邪热伏之越深，阳气郁闭越重，故属热厥性质，即所谓“一时营气不达”。属虚者昏痉，见足冷、囊缩，且有舌卷，为手足厥阴之气将绝，邪深垂死，预后不良之大虚证。综观本条诸症，并无舌卷，余亦无一虚象，既非虚寒，亦非上热下寒，当属邪热内闭之大实证。至于原文中“下体外受客寒”与后文“仍从湿热治之”相互矛盾，其意尚需进一步商榷。

本证治疗在“仍从湿热治之”的原则下，可予清心开窍、凉肝息风等法。薛氏提出的辛温煎汤熏洗仅为针对足冷阴缩采用的治标之法。杨、汪二氏指出辛温之品“愈益其温”，“似无大碍，未必有益”，似有道理。但辛温之品仅熏洗一般不会愈益其湿，而用茴香、荔枝核、橘核、吴茱萸等熏洗可通络以助阳气外达，可能有一定的治疗作用，但仅用药外洗而不服药，恐难有明显疗效。

【原文】 湿热证，七八日，口不渴，声不出，与饮食亦不却，默默不语，神识昏迷，进辛开凉泄，芳香逐秽，俱不效，此邪入厥阴，主客浑受，宜仿吴又可三甲散，醉地鳖虫、醋炒鳖甲、土炒穿山甲、生僵蚕、柴胡、桃仁泥等味。(34)

自注：暑热先伤阳分，然病久不解，必及于阴。阴阳两困，气钝血滞而暑湿不得外泄，遂深入厥阴，络脉凝瘀，使一阳不能萌动，生气有降无升，心主阻遏，灵气不通，所以神不清而昏迷默默也。破滞破瘀，斯络脉通而邪得解矣。

【选注】

许益斋 此条即伤寒门百合病之类。赵以德、张路玉、陶厚堂以为心病，徐忠可以为肺病，本论又出厥阴治法。良以百脉一宗，悉致其病，元气不布，邪气淹留。乃祖仲景法，用异类灵动之物：鳖甲入厥阴，用柴胡引之，俾阴中之邪尽达于表；䗪虫入血，用桃仁引之，俾血分之邪尽泄于下；山甲入络，用僵蚕引之，俾络中之邪亦经风化而散。缘病久气钝血滞，非拘于恒法所能愈也。

汪曰桢 此有神昏一证，可知其非百合病矣，故与百合病异治，百合病究宜治肺为是。

吴锡璜 湿热证误治变为此候者颇多。叶氏认为湿邪蒙蔽故神呆，用温运开湿之法；此节主行瘀通络，以治神识昏迷，乃为病久气血浑乱者而设。不知与饮食不却，则神机犹在若明若昧之间，不必湿邪，虚证亦有之。余曾遇此证，诊其脉甚虚，舌淡红而无苔，投以养营汤而愈。乃知治病未可拘执一法也。

【释义】 本节讨论湿热病络脉凝瘀，气血呆滞，灵机不运的证治。

本证为湿热病后期出现的一种神志异常病证。因其同时又见口不渴，知非阳明热盛上蒸心包所致神昏；予饮食亦不却，可知非腑实热盛熏蒸心包所致；且予辛开凉泄，芳香逐秽俱不效，知非热闭或痰蒙心包之证。乃由于湿热先伤阳分，日久及阴分，即由气分入于营血，而致阴阳两困，气血凝滞，则病邪更无外泄之机，继而深入厥阴，使血络凝瘀。心主血脉且主神明，血脉凝瘀则灵气不通，故见神不清而昏迷默默不语，声不出，与饮食亦不却，实际是一种神情呆钝的表现。

“主客浑受”源于吴又可《温疫论》“主客交病”。吴又可释曰：“客邪胶固于血脉，主客交浑，最难得解，久而愈锢”。所谓“主”指“正”而言，包括阴阳、气血、脏腑、血脉等由于素质虚弱或患慢性虚弱病证，致精亏耗，或气滞，或血瘀，或津停，是久病入络，导致络脉凝瘀的内在病理基础。所谓“客”指病邪，即指湿热秽浊之邪。“主客浑受”即为湿热秽浊之邪久留，乘精血正气亏耗衰微而深入阴分和血脉之中，并与瘀滞之气血互结，胶固难解，形成络脉凝瘀之顽疾。

对本证的治疗主以活血通络，破滞散瘀，用吴又可三甲散去龟甲之滋、牡蛎之涩，而以地鳖虫破瘀通滞易之，用桃仁引其入血分，使血分之邪泄于下；鳖甲破积消瘀，用柴胡引其入厥阴，使阴中之邪外达于表；山甲搜风通络，用僵蚕引其入络，使络中之邪消散而解。许注对此方方药解释甚为透彻，可供参考，但他认为此证即百合病之说欠妥。吴氏认为湿热证误治变为此候者颇多，非因湿一种，故治疗不可拘执一法，此说甚是。

【原文】 湿热证，四五日，口大渴，胸闷欲绝，干呕不止，脉细数，舌光如镜，胃液受劫，胆火上冲。宜西瓜汁、金汁、鲜生地汁、甘蔗汁磨服郁金、木香、香附、乌药等味。(15)

自注：此营阴素亏，水火素旺者。木乘阳明，耗其津液，幸无饮邪，故一清阳明之热，一散少阳之邪。不用煎者，取其气全耳。

【选注】

章虚谷 舌光无苔，津枯而非浊壅，反胸闷欲绝者，肝胆气上逆也。诸汁滋胃液，辛香散逆气。

王孟英 凡治阴虚气滞者，可以仿此用药。

吴锡璜：以胸闷干呕，知其气滞；以脉细数，舌光如镜，知其阴亏，看他用药，养阴而不滞邪，调气又不枯阴，斯为灵妙。

【释义】 本节讨论湿热证胃阴大伤，肝胆气逆的证治。

本证属首条提纲所论病在二经之表多兼少阳，易发干呕变证的一种。因湿热化燥，耗劫胃阴而见口大渴，舌光如镜，脉细数。液枯水亏不制木则木旺气逆，壅塞于胸次而见胸闷欲绝；胆火上冲则见干呕不止。本证为阳明少阳同病，薛氏提出治宜一清阳明之热，一散少阳之邪。西瓜汁、金汁、鲜生地汁、甘蔗汁均为滋养胃阴之品，配合郁金、木香、香附、乌药疏理肝胆气机。由于本证阴虚与气逆同时存在，投滋阴有壅滞之害，进香散有耗液之弊。薛氏以诸汁滋胃液清热，滋而不腻。磨服辛香散逆的诸香，调气而不伤阴，意在“取其气”，用药恰到好处。故王孟英曰：“凡治阴虚气滞者，可以仿此用药”。

章、吴二氏注中指出本证的辨治要点在于由舌光如镜和脉细数知胃阴大伤，由胸闷干呕知肝胆之气上逆。此对临床辨证甚有启发。

【原文】 湿热证，呕吐清水或痰多，湿热内留，木火上逆。宜温胆汤加瓜蒌、碧玉散等味。(16)

自注：此素有痰饮而阳明少阳同病，故一以涤饮，一以降逆，与上条呕同而治异，正当合参。

【选注】

章虚谷 碧玉散即六一散加青黛，以清肝胆之热。上条液枯以动肝胆之火，此条痰饮郁其肝胆之火也。

【释义】 本节讨论湿热证痰热内阻，胆火上逆的证治。

本证亦为湿热证阳明少阳同病的一种变证。素有痰饮内蕴，郁遏肝胆之火上逆，胆胃不和而呕吐清水，痰热内郁则胸闷痰多。此外，当有口苦，苔垢腻，脉弦滑等。治宜温胆汤化痰涤饮、和胃降逆为主，薛氏加入瓜蒌，意在增加清化痰热之力。碧玉散即六一散加青黛，有清利肝胆湿热之功，诸药合用，以达“一以涤饮，一以降逆”的治疗目的。

【原文】 湿热证，呕恶不止，昼夜不瘥，欲死者，肺胃不和，胃热移肺，肺不受邪也。宜用川连三四分、苏叶二三分，两味煎汤，呷[1]下即止。(17)

自注：肺胃不和，最易致呕，盖胃热移肺，肺不受邪，还归于胃。必用川连以清湿热，苏叶以通肺胃。投之立愈者，以肺胃之气，非苏叶不能通也，分数轻者，以轻剂恰治上焦之病耳。

【词解】

[1] 呷：xiā，音虾，喝。

【选注】

王孟英　此方药止二味，分不及钱，不但治上焦宜小剂，而轻药竟可以愈重病，所谓轻可去实也。合后条观之，盖气贵流通，而邪气挠之，则周行窒滞，失其清虚灵动之机，反觉实矣。惟剂以轻清，则正气宣布，邪气潜消，而窒滞者自通。设投重药，不但已过病所，病不能去，而无病之地，反先遭其克伐。章氏谓轻剂为吴人质薄而设，殆未明治病之理也。川连不但治湿热，乃苦以降胃火之上冲，苏叶味甘辛而气芳香，通降顺气，独擅其长，然性温散，故虽与黄连并驾，尚减用分许而节制之，可谓方成知约矣。世人不知“诸逆冲上，皆属于火”之理，治呕辄以姜、萸、丁、桂，从事者皆粗工也。余用以治胎前恶阻甚妙。

【释义】　本节为湿热证肺胃不和，胃逆呕恶的证治。

湿热病见呕吐，并非皆兼少阳胆经为患，亦有属肺胃不和，胃气上逆者。由于湿热蕴阻于胃，胃失通降，胃气夹湿热逆上犯肺，肺不受邪，还归于胃，致使肺胃不和，昼夜呕恶不止。本证可伴见口渴不欲饮，苔黄微腻等，治宜清化湿热，通降肺胃。

薛氏用川连清除湿热，降胃火上冲，苏叶降逆顺气。但川连苦寒恐有伤阴之弊，故药量甚轻，且与甘辛芳香之苏叶同用，以其温散节制苦寒。药仅二味，配伍得当，且分量极轻，对于病邪不重者，投之每能得良效。王氏对两药作用机理的分析颇为精辟，可供参考。所论可用治胎前恶阻者，亦属经验之谈，但临证当辨证施治，绝非可用治一切恶阻。

(二) 类证

【原文】　湿热证，十余日后，尺脉数，下利或咽痛，口渴心烦。下泉不足[1]，热邪直犯少阴之证，宜仿猪肤汤凉润法。(24)

自注：同一下利有厥少之分，则药有寒凉之异。然少阴有便脓之候，不可不细审也。

【词解】

[1] 下泉不足：下泉指肾阴，下泉不足即肾阴不足。

【选注】

章虚谷　仲景论中厥阴有热利而无寒利，以厥阴为风木而有相火，邪入之则化热也。少阴直中风寒，则寒利厥逆，用四逆等法回阳散寒。其由阳经传入之邪而化热，及温病伏邪将发，而咽痛下利，皆为热邪也。少阴便脓血，仲景用桃花汤，以邪热在少阴，而太阴虚寒也。

【释义】　本节论湿热化燥，热犯少阴而致下利或咽痛的证治。

本证作为湿热病的类证，须与一般湿热蕴结肠道所致的下利相鉴别。本证是由于湿热化燥，邪热劫灼肾阴而致；阴津外泄而见下利；因少阴之脉贯膈而上循咽喉，故肾水亏而火循经上浮，见咽痛，口渴，心烦等阴虚生热之候；热灼少阴阴液，故尺脉数。治宜仿仲景猪肤汤。猪肤滋肾养阴，佐白蜜甘寒润肺，清上炎虚火。白粉即米粉，可健脾和中止利。

自注中提出下利有厥阴和少阴之不同，治亦有寒凉之异。厥阴为风木而有相火，多为热利便脓血，即23条所论白头翁汤证，以湿热为主；少阴多属虚证，而本证则属虚热，以阴虚为主。如少阴下利而见便脓血者，易误作厥阴下利，当细审之。如章氏所举的桃花汤之便脓血，是脾阳虚不能温摄所致，与邪热无关。章氏所说“以邪热在少阴，而太阴虚寒也”，当非确论。

【原文】 湿热内滞太阴，郁久而为滞下，其证胸痞腹痛，下坠窘迫，脓血稠黏，里结后重，脉软数者，宜厚朴、黄芩、神曲、广皮、木香、槟榔、柴胡、煨葛根、银花炭、荆芥炭等味。(41)

自注：古之所谓滞下，即今所谓痢疾也。由湿热之邪内伏太阴，阻遏气机，以致太阴失健运，少阳失疏达。热郁湿蒸，传导失其常度，蒸为败浊脓血，下注肛门，故后重。气壅不化，乃数至圊而不能便。伤气则下白，伤血则下赤，气血并伤，赤白兼下，湿热盛极，痢成五色。故用厚朴除湿而行滞气，槟榔下逆而破结气，黄芩清庚金之热，木香、神曲疏中气之滞，葛根升下陷之胃气，柴胡升土中之木气，热侵血分而便血，以银花、荆芥入营清热，若热盛于里，当用黄连以清热，大实而痛，宜增大黄以逐邪。昔张洁古制芍药汤以治血痢，方用归、芍、芩、连、大黄、木香、槟榔、甘草、桂心等味，而以芍药名汤者，盖谓下血，必调藏血之脏，故用之为君，不特欲其土中泻木，抑亦赖以敛肝和阴也。然芍药味酸性敛，终非湿热内蕴者所宜服。倘遇痢久中虚，而宜用芍药、甘草之化土者，恐难任芩、连、大黄之苦寒，木香、槟榔之破气。若其下痢初作，湿热正盛者，白芍酸敛滞邪，断不可投。此虽昔人已试之成方，不敢引为后学之楷式也。

【选注】

王孟英 呕恶者忌木香，无表证者忌柴葛，盖胃以下行为顺，滞下者，垢浊欲下而气滞也。杂以升药，浊气反上冲而为呕恶矣。至洁古芍药汤之桂心，极宜审用，苟热邪内盛者，虽有芩、连、大黄之监制，亦恐其有跋扈之患也。若芍药之酸，不过苦中兼有酸味，考《本经》原主除血痹，破坚积寒热疝瘕，为敛肝气破血中气结之药，仲圣于腹中满痛之证多用之。故太阴病脉弱，其人续自便利，设当行大黄、芍药者宜减之，以胃气弱，易动故也。盖大黄升阳结，芍药升阴结，自便利者宜减，则欲下而窒滞不行之痢，正宜用矣。

汪曰桢 柴、葛终嫌不妥，凡病身热脉数是其常也，惟痢疾身热脉数，其证必重。昔人有谓红痢属热、白痢属寒者，谬说也。痢疾大抵皆由暑热，其由于寒者千不得一。惟红属血，白属气，则为定论。芍药、甘草乃治痢疾腹痛之圣剂，与湿热毫无所碍，不必疑虑。白芍开结，佐以甘草和中，必不有碍胃气，乃治痢必用之品，不但治血痢也。况白芍之酸，嗽证尚且不忌，则治痢用之，有何顾忌乎？

【释义】 本节讨论湿热痢疾的证治。

湿热内滞太阴，郁久阻遏气机，脾之运化失常而致痢，即古称之滞下。湿热阻滞，气机不运，故见胸痞以至腹痛；湿热蕴于肠道，气壅不化则下利窘迫；毒滞肠中，下注肛门则里急后重；湿热郁蒸，腐败气血而成脓血，伤气甚者以便下白色黏冻为多，伤血甚者以便下赤色为多，气血两伤则赤白兼下，湿热极盛则呈五色痢。痢疾之脉多软数，软乃脾气伤，数为内有热。汪氏认为所谓红痢属热、白痢属寒之说，谬也。痢疾多属暑热，红属血，白属气，此论与薛氏见解一致，与临床赤痢多用血药、白痢多用气药的治法相符。

湿热下利治疗重以清热燥湿，调气和血之法。薛氏用黄芩清热燥湿，热盛者加黄连、大黄，再用厚朴、广皮、木香、槟榔调气，柴胡、葛根升举下陷之清气，银花炭、荆芥炭入营清热和血，神曲消导化滞。

薛氏还指出张洁古的芍药汤中芍药味酸性敛，非湿热内蕴者所宜。而诸注家则认为芍药为治痢要药，屡见奇效，其说甚是。临床运用芍药治痢，既可缓急止痛，又能和血，且治痢常配伍清化导滞之品，可使白芍酸敛之性得以制约，故无需顾忌。王、汪二氏提出柴、葛的使用问题，临证湿热痢初起有表证者，用之更为适宜，无表证者当慎用。

【原文】　痢久伤阳，脉虚滑脱者，真人养脏汤加甘草、当归、白芍。(42)

自注：脾阳虚者，当补而兼温。然方中用木香，必其腹痛未止，故兼疏滞气。用归芍，必其阴分亏残，故兼和营阴。但利虽脾疾，久必传肾，以肾为胃关，司下焦而开窍于二阴也。况火为土母，欲温土中之阳，必补命门之火，若虚寒甚而滑脱者，当加附子以补阳，不得杂入阴药矣。

【选注】

王孟英　观此条似非一瓢手笔，而注则断非本人自注。叶香岩云：夏月炎热，其气俱浮于外，故为蕃秀之月。过食寒冷，郁其暑热，不得外达，食物厚味，为内伏之火，锻炼成积，伤于血分则为红，伤于气分则为白。气滞不行，火气逼迫于肛门，则为后重。滞于大肠，则为腹痛，故仲景用下药通之。河间、丹溪用调血和气而愈，此时令不得发越，至秋收敛于内而为痢也。此理甚明，何得误认为寒，而用温热之药。余历证四十余年，治痢惟以疏理推荡清火而愈者，不计其数，观其服热药而死者甚多。同志之士，慎勿为景岳之书所误，以杀人也。

聂久吾　痢疾投补太早，锢塞邪热在内，久而正气已虚，邪气犹盛，欲补而涩之则助邪，欲清而攻之则愈滑，多致不救。

徐洄溪　夏秋之间，总由湿热积滞，与伤寒三阴之利不同。后人竟用温补，杀人无算，触目伤怀。

汪曰桢　果系虚寒滑脱，固宜温涩。今既云阴分亏残，岂可妄投温燥以速其死乎？

【释义】　本节讨论痢久损伤脾阳的证治。

痢疾迁延日久，可损伤脾阳而致虚寒内盛，中气下陷，大便滑脱不禁而脉虚，同时还必伴下痢白冻，腹痛喜按，形冷畏寒，舌淡苔白润等，宜用真人养脏汤温中补虚，涩肠固脱。本证虽以脾阳虚滑脱为主，亦多有气滞而腹痛，故原方加木香以行气止痛，阳虚亦必及阴，故加当归、白芍和营养阴。脾阳虚衰还常累及肾阳，所谓欲温土中之阳，必补命门之火，如临证常见五更泻即属此类。日久虚寒甚者，还当考虑加附子等补阳药，或与四神丸合用。可见痢久滑脱的病机除脾阳虚为主外，当考虑气滞、血虚及肾阳虚的存在，随证加减治疗。

王注断定本条及自注非薛氏手笔，其根据不明，可供参考。王氏还认为痢疾皆属热证，绝无寒证，汪氏认为本证为阴分亏残，不可妄投温燥，二人的看法均欠全面。痢疾确多属湿热，不宜轻投温补，如聂、徐二氏所云治痢用温补之弊，当借鉴之。但痢久亦确有伤阳者，此时不投温燥则病难除，如本证见脾肾虚寒者即是。如兼阴伤者，可在温燥中加和营养阴之品，既可补阴分之不足，又可免温燥伤阴之弊。

【原文】　痢久伤阴，虚坐努责者，宜用熟地炭、炒当归、炒白芍、炙甘草、广皮之属。(43)

自注：里结欲便，坐久而仍不得便者，谓之虚坐努责。凡里结属火居多，火性传送至速，郁于大肠，窘迫欲便，而便仍不舒。故痢疾门中，每用黄芩清火，甚者用大黄逐热。若痢久血虚，血不足则生热，亦急迫欲便，但久坐而不得便耳，此热由血虚所生，故治以补血为主。里结与后重不同，里结者急迫欲便，后重者肛门重坠。里结有虚实之分，实为火邪有余，虚为营阴不足；后重有虚实之异，实为邪实下壅，虚由气虚下陷。是以治里结者，有清热养阴之异；治后重者，有行气升补之殊。虚实之辨，不可不明。

【选注】

王孟英　审属痢久而气虚下陷者，始可参用升补，若初痢不挟风邪，久痢不因气陷者，升、柴不可轻用，故喻氏逆流挽舟之说，尧封斥为伪法也。

【释义】　本节论痢久伤阴的证治。

上条为痢久伤阳，以大便滑脱为主症；本条为痢久伤阴，以虚坐努责为主症，即里急窘迫欲便而坐久仍不得便，乃由阴血亏耗，虚热内生而下迫，气机阻滞所致，还当见潮热，盗汗，口干而渴，舌光红或剥，脉细数等阴虚症状。薛氏指出此里急属虚，与湿热下利里急欲便，便而不舒之属火热实证者不同，治疗一宜养阴，一宜清热。后重也分虚实，属实者为气滞下壅，治宜行气，属虚者多为气虚下陷，治宜升补。

薛氏治本证用熟地滋补阴血，当归补血和血，白芍和营理血，且三药均用炭或炒，减其滋腻之性，不使润下，又配合甘草、广皮和中理气，使补而不滞。若兼伤及气者，可加参、芪益气而补血。

王氏之初痢夹风邪，久痢因气陷者方可用升、柴之说，对临证甚有指导意义。

【原文】　湿热证，身冷脉细，汗泄胸痞，口渴舌白。湿中少阴之阳，宜人参、白术、附子、茯苓、益智等味。(25)

自注：此条湿邪伤阳，理合扶阳逐湿。口渴为少阴证，乌得妄用寒凉耶。

【选注】

章虚谷　津液出于舌下少阴经之廉泉穴，故凡少阴受邪，津液不升则渴也。然胸痞舌白，当加厚朴、半夏或干姜，恐参、术太壅气也。渴者湿遏阳气不化津液以上升，非热也。

王孟英　此湿热病之类证，乃寒湿也。故伤人之阳气。或湿热证治不如法，但与清热，失于化湿，亦有此变。但口渴而兼身冷、脉细、汗泄、舌白诸证者，因属阴证，宜温。还须察其二便，如溲赤且短、便热极臭者，仍是湿热蕴伏之阳证，虽露虚寒之假象，不可轻投温补也。章氏所云湿遏阳气不化津液之渴，又为太阴证而非少阴证矣。

吴锡璜　此节乃湿寒证，非湿热证也。若湿热有虚寒假象，因热为湿遏，仍当开湿清热。

【释义】　本节论述寒湿的临床表现和治法。

王孟英指出此为湿热病之类证，而薛氏列以下数条寒湿，正是为了与湿热病相鉴别。由于素体阳气不足或湿邪久恋，或治疗中使用寒凉太过，均可损伤阳气，导致阳气大伤，湿从寒化而呈寒湿之象。本证见身冷，脉细，舌白，为阳气虚衰之证，胸痞乃寒湿阻遏气机，汗泄为阳气大伤而有外脱之势，口渴为阳虚不能布化津液，表现为渴不引饮，或喜热饮而非里有热或阴伤所致，故自注中强调口渴为少阴证。章注亦释此渴由少阴受邪，津液不升而致。综观本证为湿邪累及肾阳，以致形成寒湿之证。王氏认为还应审察二便方可确诊，若见溲赤且短，便热极臭，则仍属湿热蕴伏之阳证；若见小便清长或大便溏泻，甚或完谷不化者方可诊断为寒湿。究之临床，此一辨证至关重要，可分辨寒热之真假。

本证的治疗大法是扶阳逐湿，用人参、附子、益智温补脾肾之阳，白术、茯苓健脾渗湿。章氏提出还当加厚朴、半夏、干姜等，但此类温化之品只宜于阳虚不甚而寒湿内阻太阴者，对本证阳气衰极有外脱之势者不甚相宜。吴氏提出湿热病也有露虚寒假象者，仍当从湿热，以化湿清热法治之，颇有临床参考价值。

【原文】 暑月病初起，但恶寒，面黄，口不渴，神倦四肢懒，脉沉弱，腹痛下利。湿困太阴之阳，宜仿缩脾饮，甚则大顺散、来复丹等法。(26)

自注：暑月为阳气外泄，阴气内耗之时。故热邪伤阴，阳明消烁，宜清宜凉；太阴告困，湿浊弥漫，宜温宜散。古法最详，医者鉴诸。

【选注】

章虚谷 仲景云自利不渴者属太阴，以其脏有寒故也。今湿重恶寒不发热，即为太阴证之阴暑也。如或肢冷脉细，必须姜附理中法。

王孟英 凡寒湿为病，虽在暑月，忌用凉药，宜舍时从证也。昔贤虽知分别论治，惜不能界划清厘，而创阴暑等名，贻误后学不少。徐洄溪云："天有阴暑，人间有阴热矣。"一语破的。

【释义】 本节为寒湿困遏脾阳的证治。

夏月起病而见恶寒，倦怠，四肢懒，似为湿热初起郁伤卫表之证，但见面黄，口不渴，腹痛下利，脉沉弱，并无发热，渴不引饮，脉濡数等症，可知此非湿热为患，乃湿邪内盛，脾阳困伤之寒湿证。其辨证要点在于恶寒不热、脉沉弱和下利不渴，如章注即以自利不渴和湿重恶寒不发热而辨定为太阴之寒湿也。

对此"太阴告困，湿浊弥漫"之证，薛氏提出"宜温宜散"，轻者用缩脾饮温脾化湿，方以砂仁、草果理脾逐湿，扁豆、甘草培土和中，葛根升胃气，乌梅制砂仁、草果之燥烈，适于湿重于寒而脾气虚者；病情重者用大顺散，方以干姜、肉桂温中散寒，杏仁、甘草利气调脾，适于寒重于湿而阳气虚者，或用来复丹温热助阳，苦温香燥，以去湿化浊，使阴寒湿浊得开而阳气来复。方以硫黄纯阳之性，伍硝石苦寒之味，有阴阳相济之妙。另有玄精石制硫黄之火性，青、陈二皮健胃理气，五灵脂引石性之药走肝胆之经，能治上盛下虚，心腹冷痛，大便泄泻等证。临床上也可在初起恶寒而脉尚不沉弱之时，先用藿香正气散化裁治之，若已入太阴之里伤阳较重，甚见肢冷、脉细等症时，则可遵章注之姜附理中法治之。

王氏所云寒湿为病者，虽在暑月，宜舍时从证，忌用凉药，并不要以阴暑之名贻误后学，其说甚是。

【原文】 暑湿内袭，腹痛吐利，胸痞，脉缓者，湿浊内阻太阴，宜缩脾饮。(44)

自注：此暑湿浊邪伤太阴之气，以致土用不宣，太阴告困，故以芳香涤秽，辛燥化湿为制也。

【选注】

王孟英 虽曰暑湿内袭，其实乃暑微湿盛之证，故用药如此。脾为阴土，喜燥而恶湿，贪凉饮冷则脾阳为湿所滞，而缓纵解佚，不能宣运如常矣。故以砂仁、草果快脾而去其所恶之湿，臣以甘草、扁豆甘淡以培其正气，即佐葛根、乌梅，一以振其敷布之权，一以缩其缓纵之势。况梅能生液，湿去津生，最为可法。

汪曰桢　此有脉缓可征，故宜用温药。

【释义】　本节讨论湿困脾阳而致吐利的证治。

暑湿浊邪内袭，脾阳为湿所困，运化升降失调，则腹痛吐利，湿邪内阻，气机宣化不利故胸痞，脉缓。治宜温脾和中之缩脾饮。本条与 26 条病机、证治相仿，只是本条为湿重热微，26 条为寒湿内侵，且因寒之微甚不同，分别拟有三个不同处方。本条针对湿重吐利之证，用缩脾饮在于温运脾阳，去其所恶之湿，且葛根、乌梅一升一敛，升则振脾阳敷布之权，敛则缩脾阳缓纵之势。王孟英对本方的方议分析极为精辟，很有参考价值。汪氏提出本证见脉缓可作用温药之指征，其说甚是。

【原文】　暑月饮冷过多，寒湿内留，水谷不分，上吐下泻，肢冷脉伏者，宜大顺散。(45)

自注：暑月过于贪凉，寒湿外袭者，有香薷饮；寒湿内侵者，有大顺散。夫吐泻肢冷脉伏，是脾胃之阳为寒湿所蒙，不得升越，故宜温热之剂调脾胃，利气散寒，然广皮、茯苓似不可少，此即仲景治阴邪内侵之霍乱而用理中汤之旨乎。

【选注】

王孟英　此条明言暑月饮冷过多，寒湿内留，水谷不分之吐利，宜大顺散治之，是治暑月之寒湿病，非治暑也，读者不可草率致误。若肢冷脉伏，而有苔黄、烦渴、溲赤、便秽之兼证，即为暑热致病，误投此剂，祸不旋踵。

【释义】　本节讨论寒湿内侵脾胃而致吐利的证治。

本证亦见吐利，但较上条寒湿为甚，以致阳气不能达于四肢，营气不能通达而并见四肢逆冷，脉沉伏。治疗以温脾祛寒化湿之大顺散投之。自注提出加入广皮、茯苓等理气渗湿之品，更为切证。临证恐仅大顺散力所不及，还可考虑加理中、四逆之类。

王注指出夏月吐利见肢冷脉伏，尚有因暑热内闭，阳气不能通达而致热厥者，鉴别点在于属暑热者，当见苔黄，烦渴，溲赤，便秽等里热症状。颇具参考价值。

【原文】　腹痛下利，胸痞，烦躁，口渴，脉数大，按之豁然空者，宜冷香饮子[1]。(46)

自注：此不特湿邪伤脾，抑且寒邪伤肾。烦躁热渴，极似阳邪为病，惟数大之脉按之豁然而空，知其躁渴等症，为虚阳外越，而非热邪内扰。故以此方冷服，俾下咽之后，冷气既消，热性乃发，庶药气与病气无扞格[2]之虞也。

【词解】

[1] 冷香饮子：出自《张氏医通》，由生附子、草果、橘红、甘草、生姜等组成。

[2] 扞格：扞，同捍。扞格即抵触不合之意。

【选注】

王孟英　此证亦当详审。如果虚阳外越，则其渴也，必不嗜饮；其舌色必淡白，或红润，而无干黄黑燥之苔；其便溺必溏白，而非秽赤。苟不细察，贻误必多。

【释义】　本节讨论寒湿内伤脾胃，虚阳外越的证治。

一般若见腹痛下利，胸痞，烦躁，口渴，脉数大，极似湿热内盛之候，如按其脉豁然中空，即数大而芤之脉，可知乃寒湿内伤脾肾，阴寒内盛，格阳于外所致。其烦渴、脉数大非阳热之象，而为阴阳格拒，虚阳外越所致真寒假热之象。临床诊断此证还要参考王注所论，详审其二便、舌苔及口渴的情况，如见小便清长，大便稀溏，舌苔淡白或红润，且无干黄黑燥之苔，口渴不欲饮或喜热饮等，方可定为寒湿两伤脾肾之重证。

薛氏选用冷香饮子治疗本证，是因方中有附子温阳散寒，草果祛寒湿、温脾阳，广皮健脾利湿，生姜安脾和中。因虚阳上浮，投热药恐被虚阳格拒发生呕吐，故用冷服法，待药下咽后，冷气消而热性发，使药气与病气不发生抵触，即自注“无扦格之虞也”。

【原文】 暑月乘凉饮冷，阳气为阴寒所遏，皮肤蒸热，凛凛畏寒，头痛头重，自汗烦渴，或腹痛吐泻者，宜香薷、厚朴、扁豆等味。(40)

自注：此由避暑而感受寒湿之邪，虽病于暑月而实非暑病。昔人不曰暑月伤寒湿而曰阴暑，以致后人淆惑，贻误匪轻，今特证之。其用香薷之辛温，以散阴邪而发越阳气；厚朴之苦温，除湿邪而通行滞气；扁豆甘淡，行水和中。倘无恶寒头痛之表证，即无取香薷之辛香走窜矣。无腹痛吐利之里证，亦无取厚朴、扁豆之疏滞和中矣。故热渴甚者，加黄连以清暑，名四味香薷饮；减去扁豆名黄连香薷饮；湿盛于里，腹膨泄泻者，去黄连加茯苓、甘草名五物香薷饮；若中虚气怯汗出多者，加人参、芪、白术、橘皮、木瓜名十味香薷饮。然香薷之用，总为寒湿外袭而设，不可用以治不挟寒湿之暑热也。

【选注】

汪曰桢 香薷惟暑月受凉无汗者宜之，有汗者宜慎用。

【释义】 本节论夏月外感寒湿而见表证的证治。

本证发于暑月，因贪凉饮冷而感受寒湿，阳气为阴寒所遏，出现明显表证，发热、恶寒较甚，所谓皮肤蒸热，凛凛畏寒。寒湿蒙蔽清阳则又见头痛头重，寒湿伤脾则腹痛泄泻，暑热蒸腾则自汗烦渴。此为暑月寒湿外袭证，宜用清暑化湿散寒之法，方用三物香薷饮。方中以香薷辛温散寒，兼能宣化湿邪，扁豆祛暑和脾渗湿，厚朴理气燥湿和中。自注中详列诸多加减使用方法，可供临证参考。

汪曰桢指出香薷对无汗者宜之，有汗者慎之。前人尚有“夏月之用香薷，犹冬月之用麻黄”之说，可见香薷辛温散寒，更宜于无汗者。临床每见暑湿内蕴而兼外感寒邪者，为暑、湿、寒三气杂感，外见发热恶寒，头痛无汗等表证的同时，又见脘痞心烦，面赤口渴，苔腻等暑湿内盛之象。治宜外解表寒，内清暑湿，常用黄连香薷饮或吴鞠通的新加香薷饮。本条所述仅见寒湿证候而无暑湿内蕴表现，当注意辨别。

【原文】 湿热证，咳嗽昼夜不安，甚至喘不得眠者，暑邪入于肺络，宜葶苈、枇杷叶、六一散等味。(18)

自注：人但知暑伤肺气则肺虚，而不知暑滞肺络则肺实。葶苈引滑石，直泻肺邪则病自除。

【释义】 本节讨论暑湿郁滞肺络而致实证咳喘的证治。

暑月咳嗽频剧，昼夜不安，甚则气急喘促，张口抬肩，喘不得眠，是因暑湿之邪郁滞肺络，肺气不得肃降，气逆而上所致。因暑邪易伤津气，一般多认为属肺虚者多，然薛氏特别指出暑滞肺络则属肺实。本证暑湿咳喘既属实证，还可见面垢，渴不欲饮，苔厚腻，脉濡软而数，两寸有力等。治疗用葶苈子泻肺气，枇杷叶降肺气，配合六一散导暑湿下行，肺经暑湿得去，则病自除。临床还可加入桑皮、黄芩、白前、车前草等味。

【原文】 暑月热伤元气，气短倦怠，口渴多汗，肺虚而咳者，宜人参、麦冬、五味子等味。(39)

自注：此即千金生脉散也，与第十八条同一肺病，而气粗与气短有分，则肺实与肺虚各异。实则泻而虚则补，一定之理也。然方名生脉，则热伤气之脉虚欲绝可知矣。

【选注】

王孟英　徐洄溪云：此伤暑之后，存其津液之方也。观方下治证，无一字治暑邪者。庸医以之治暑病，误之甚矣，其命名之意，即于复脉汤内取用参、麦二味，因止汗故加五味子。近人不论何病，每用此方，收住邪气，杀人无算。用此方者须详审其邪之有无，不可徇俗而视为治暑之剂也。

【释义】　本节讨论暑热耗伤津气而致虚证咳喘的证治。

暑热已解，但津气耗伤较甚，元气亏虚故气短倦怠，气虚卫表失固则汗多，汗泄过多阴津大伤故口渴，气虚则肺失肃降之权上逆作咳，还可见身热骤降，脉虚软或散大，甚或脉虚欲绝。本证属肺虚咳喘，与18条之肺实咳喘当作鉴别，薛氏提出的气短、气粗之别作为辨证关键，再参照其他脉证不难区别肺之虚实。

用生脉散治疗本证，取其可使虚而欲绝之脉得以复生之意。方中人参、麦冬益气生津，五味子敛津止汗，全方有甘酸敛津，益气养阴之功。临床运用时还当切记王孟英的告诫："用此方者须详审其邪有无，不可徇俗而视为治暑之剂也。"即生脉散只适用于津气两伤而无邪热者，若邪未尽，用之过早，则有留邪之弊。

六、瘥后调理

【原文】　湿热证，数日后脘中微闷，知饥不食。湿邪蒙绕三焦，宜藿香叶、薄荷叶、鲜荷叶、枇杷叶、佩兰叶、芦尖、冬瓜仁等味。(9)

自注：此湿热已解，余邪蒙蔽清阳，胃气不舒。宜用极轻清之品，以宣上焦阳气。若投味重之剂，是与病情不相涉矣。

【释义】　本节为余湿蒙绕上中二焦的证治。

原文湿热证数日后，当理解为经过一段时间后，患者已知饥，说明湿热之势已衰，然仍不欲食，且脘中微闷，是余湿蒙蔽上中焦肺胃清气，导致三焦气机不畅，胃气未醒的表现。自注中"湿热已解"乃指湿热程度轻微而言，其时可见身热不甚或身热已退，苔薄腻等，治以轻清之品轻宣上焦肺气。薛氏用五叶轻清芬芳宣上焦阳气，上焦气机得畅则清阳四布，诸证均可得解。再配芦尖、冬瓜仁甘淡泄上焦之湿，不涉一味重浊之药。因味厚重浊之剂多入肝肾阴分，不仅与本证病在上、中焦不符，且味重之剂可恋邪碍胃，对余邪未净，胃气未醒者当忌用。故自注云："若投味重之剂是与病情不相涉矣。"

【原文】　湿热证，十余日，大势已退，唯口渴汗出，骨节痛。余邪留滞经络，宜元米汤泡于术，隔一宿，去术煎饮。(19)

自注：病后湿邪未尽，阴液先伤，故口渴身痛。此时救液则助湿，治湿则劫阴，宗仲景麻沸汤之法，取气不取味，走阳不走阴，佐以元米汤养阴逐湿，两擅其长。

【选注】

汪曰桢　此身痛一证，乃湿滞之的验。则口渴未必非湿淫于内而引饮也，然津液亦必须顾虑。以术治湿，不用煎而用泡，既巧妙亦周致。

王孟英　用沙参、麦冬、石斛、枇杷叶等味，冬瓜汤煎服亦可。

吴锡璜　王氏用清润之药以解病后湿热余邪，亦妥，但尚宜加萆薢、苡仁以治骨节痛，似觉周到。

【释义】　本节为余湿留滞经络，阴液已伤的证治。

湿热病在病势消退后，因阴液已伤而出现口渴，汗出，且尚有余湿留滞而见骨节痛。此时治疗颇为棘手，因滋阴养液之品多滋腻，不利于祛湿反助湿，而祛湿之药又多渗利燥湿，易劫阴加重阴伤。薛氏为了养阴逐湿，两擅其长，用元米汤（即糯米泔水）浸泡于术，隔夜，去于术煎饮。元米性味甘凉，有益气养液之功，于术燥湿健脾，并仿用仲景泻心汤以麻沸汤浸泡之法，取气不取味，既取香气入经络祛湿，又避免燥性伤阴之弊。

汪氏指出以身痛作为余湿留滞的辨证要点，可供参考。王、吴二氏分别列举了养阴及祛湿药味，可在临床加减运用。治此类证候主要关键是要选用祛湿不伤阴的药物，如芦根、滑石、防己、薏苡仁、冬瓜仁、茯苓、豆卷等，及养阴不碍湿的药物，如沙参、花粉、石斛、西瓜翠衣等。

【原文】　湿热证，按法治之，数日后，或吐下一时并至者，中气亏损，升降悖逆，宜生谷芽、莲心、扁豆、米仁、半夏、甘草、茯苓等味，甚则用理中法。(22)

自注：升降悖逆，法当和中，犹之霍乱之用六和汤也。若太阴惫甚，中气不支，非理中不可。

【选注】

章虚谷　忽然吐下，更当细审脉证，有无重感别邪，或伤饮食。

【释义】　本节为湿热病后期中气亏损，升降逆乱的证治。

湿热病虽经按法治疗，而见吐泻并至者，为中气亏损，脾失升运，胃失和降而致。对此证的治疗，自注中提出了两个治则：一是法当和中，选用生谷芽、扁豆、薏仁、茯苓、甘草以健脾和中化湿，佐莲心清心祛热、半夏降逆和胃；二是中气不支，非理中不可，即对中气虚寒者当用理中汤温中散寒。

但湿热病后见吐泻并作的原因很多，如章注所云，见吐下证当细审脉证，不可一律以中虚论之。

【原文】　湿热证，按法治之，诸证皆退，惟目瞑则惊悸梦惕。余邪内留，胆气未舒，宜酒浸郁李仁、姜汁炒枣仁、猪胆皮等味。(27)

自注：滑可去着，郁李仁性最滑脱，古人治惊后肝系滞而不下，始终目不瞑者，用之以下肝系而去滞。此证借用，良由湿热之邪留于胆中，胆为清虚之府，藏而不泻，是以病去而内留之邪不去，寐则阳气行于阴，胆热内扰，肝魂不安，用郁李仁以泄邪而以酒行之，酒气独归胆也。枣仁之酸，入肝安神，而以姜汁制，安神而又兼散邪也。

【选注】

章虚谷　肝性喜凉散，枣仁、姜汁太温，似宜酌加凉品。

王孟英　此释甚是。如黄连、山栀、竹茹、桑叶皆可佐也。

吴锡璜　热病后心血略虚，余邪烦扰，以致脑筋不宁，故见目瞑则惊悸、梦惕等症，拟方用生地润血，黄连、山栀以清余热，整块朱砂、白茯神、首乌藤以宁睡止悸而镇惊惕，足可取效。

【释义】　本节为湿热病后期，余邪内留肝胆而致惊惕的证治。

湿热病经治疗后，诸证皆退，但出现闭目则惊悸，入睡则多梦惊恐的症状，是由于湿热余邪留滞胆中，胆热内扰，肝魂不安，上扰于心所致。治疗用酒浸郁李仁，性滑能泄邪下行，借酒气引药入胆，枣仁安神养心，以姜汁炒兼取散邪的作用。再用猪胆皮清泻肝胆余热，并防姜枣过温，如无猪胆皮，可以山栀代之。

王、吴二氏注中提出佐凉解清余热及安神定惊的药物，均可参考运用。吴氏还提出此证尚应考虑心血略虚，此说甚是。

【原文】 湿热证，曾开泄下夺，恶候皆平，独神思不清，倦语不思食，溺数，唇齿干。胃气不输，肺气不布，元神大亏，宜人参、麦冬、石斛、木瓜、生甘草、生谷芽、鲜莲子等味。(28)

自注：开泄下夺，恶候皆平，正亦大伤，故见证多气虚之象。理合清补元气，若用腻滞阴药，去生便远。

【选注】

王孟英 此肺胃气液两虚之证，故宜清补，不但阴腻不可用，且与脾虚之宜于守补温运者亦异。

【释义】 本节为湿热病后期，肺胃气阴两虚的证治。

本证曾有恶候，说明湿热化燥较甚，病情较重，已伤津耗液，又经开泄、下夺，邪虽去而正已大伤，形成气虚阴亏之证。见神思不清，倦语，非神识昏迷，而是神不清爽，倦怠不欲言，为一种精神萎靡不振的状态，乃元气大伤，气虚未复之象。不思饮食说明胃气虚弱，胃阴亦伤。溺数为肺阴不足，肺气不得通畅所致，唇齿干乃胃津不得上承。总由元神大亏，但以肺胃气阴两虚为主，治宜清补元气为大法，以人参益气生津，麦冬、石斛、木瓜、甘草酸甘化阴，滋养肺胃阴液，生谷芽、鲜莲子和中醒胃。

此方被后世称为薛氏参麦汤，临床不仅用于热病愈后，对内科杂病的瘥后调养亦每见功效。王旭高曾曰："胃气不输，肺气不布，难用清滋腻浊之药，故此生津和胃之法，清补元气，体气薄弱者，最宜仿此。"

王孟英注中对薛氏"理合清补元气，若用腻滞阴药，去生便远"的治疗原则作了补充。病后虚证绝非一种，肝肾阴虚者宜滋补，脾胃气虚者宜温补，而如本证见肺胃气液两虚者宜清补之。

【原文】 湿热证，湿热伤气，四肢困倦，精神减少，身热气高，心烦溺黄，口渴自汗，脉虚者，用东垣清暑益气汤主治。(38)

自注：同一热渴自汗而脉虚神倦，便是中气受伤而非阳明郁热。清暑益气汤乃东垣所制，方中药味颇多，学者当于临证斟酌去取可也。

【选注】

王孟英 此脉此证，自宜清暑益气以为治。但东垣之方，虽有清暑之名而无清暑之实。观江南仲治孙子华之案、程杏轩治汪木工之案可知，故临证时须斟酌去取也。余每治此等证，辄用西洋参、石斛、麦冬、黄连、竹叶、荷杆、知母、甘草、粳米、西瓜翠衣等，以清暑热而益元气，无不应手取效也。

【释义】 本节论湿热未净而津气已伤的证治。

湿邪易伤脾气，热邪多伤胃津，故湿热病常见脾胃气阴两伤之证。本条虽未明确已属湿热病瘥后，但从原文所述“湿热伤气”的病机及证候、治疗分析，可理解为湿热余邪未净，正气未复之候。脾主四肢，脾气虚弱故四肢困倦；正气亏损，中气不足则精神减少，脉虚；湿热未净，津气已伤故口渴，自汗，心烦，溺黄而身热呼吸短促。身热，口渴，自汗可见于阳明热盛，也可见于病后体虚，本证又伴见脉虚，神倦，故属后者。对此，可治以东垣清暑益气汤，方中有参、芪补气，当归、麦冬、五味子养阴生津敛液，青皮、陈皮、神曲、甘草调气和中，升麻、葛根解肌退热而使清气上行，二术、泽泻、黄柏燥湿利湿。其以补养气阴为主，清化湿热为辅。临床还应根据伤气、伤津的程度及湿热余邪的多少斟酌去取。

东垣清暑益气汤原用治劳倦气虚，本方特点是益气力强，生津力较弱，兼可除湿。对湿热病，总以适于气虚为主，阴虚为次而湿热较轻之证，若湿热病后津气两伤，气虚较著者亦可用之。而对阴伤较甚或余热较盛者则不相宜。王注认为此方有清暑之名而无清暑之实，并列有个人治暑验方，该方即被后人称作王氏清暑益气汤。其重点在于生津清暑，故适用于暑热未净，津虚较甚而无湿之证。两方作用各有偏重，适应证有所不同，临床上应注意区别运用。

自注强调中气受伤与阳明热盛同见热，渴，自汗，辨证关键是脉虚，神倦，颇得要领，临证当以此为辨。

吴鞠通《温病条辨》选

《温病条辨》的作者吴瑭，字佩珩，号鞠通，生于1758年，殁于1836年，江苏淮阴人。主要著作有《温病条辨》《医医病书》《吴鞠通医案》等，其中以《温病条辨》最为著名，成为后世学习研究温病学必读之书，被誉为“治温之津梁”。吴氏少习儒学，于十九岁时，其父患病年余，终于不治，因此颇觉愧恨，认为父病而不知医，无颜立于天地间。于是“慨然弃举子业，专事方术”，广购医书，发愤学医。在二十六岁时，“游京师，检校《四库全书》”，因而有机会广泛阅读官府、民间所藏的各种医书，学识大进。吴氏三十六岁时，京师发生温疫大流行，而经其救治了许多人。吴氏深深感到当时的医生治疗温病缺少正确的理论和治法，经常用治疗伤寒的方法混治温病，造成了不良的后果，所以就广泛采辑自《内经》以下历代名医有关外感热病的论述，去其驳杂不清不确之处，吸取其精华，并附以本人的见解和经验，于1798年著成《温病条辨》。全书共六卷，卷首一卷，于1813年刊行。

本书以三焦为纲，分为上、中、下三篇，共265条，内载方剂208首。另有原病篇和杂论、解产难、解儿难等篇。在上中下三篇中，均以病名为目，重点论述了风温、温热、暑温、伏暑、湿温、秋燥、冬温、温疟及痢疾、痹证、黄疸等病证，分述各病在上、中、下三焦的表现和诊治方法。本书的写作体裁仿《伤寒论》，逐条叙证，文字简单扼要，以便记诵，在每条之下又自加注释，对条文中未尽之意进行阐述补充。

《温病条辨》的学术成就主要有以下几个方面。

1. 创立温病三焦辨治纲领

吴氏在继承前人理论和证治经验的基础上，通过自己丰富的临床实践，深刻地认识到温病的发生发展与三焦所属脏腑的病机变化有密切的关系，而在温病病程中，脏腑的传变也具有一定的规律。吴氏将这些规律以三焦进行归纳，从而创立了温病三焦辨证理论，即以肺与心包为上焦、脾与胃为中焦、肝与肾为下焦，并在此基础上又提出了三焦的治疗原则，形成了一整套的温病辨证治疗体系。这样，三焦辨证与卫气营血辨证相互补充，相辅相成，分别反映了温病病程变化中纵与横的关系，因而在吴鞠通提出三焦辨治纲领后，可以认为温病学的理论体系已臻完善，温病学已趋成熟。

2. 丰富了温病的治则治法

《温病条辨》中对温病的治疗，无论立法还是用药皆颇具特色。如对温病过程中邪正双方的重视，注重正确地运用祛邪扶正的治疗方法。一方面强调要祛除病邪，另一方面又处处注意顾护正气，尤其是在祛邪之时提出“预护其虚”，而在护正之时又强调要“逐其余邪”，体现了邪正并重、邪正合治的思想。吴氏非常强调在治疗温病时应处处顾护阴液。他在《温病条辨·杂说》中指出：“温病伤人身之阴，故喜辛凉、甘寒、甘咸以救其阴。”而这一句话中又暗含着吴氏三焦辨证用药的规律。

吴氏不仅注意对温病辨治规律的探求，而且对温病各种具体病证的病机进行了阐发，确立了治法、方剂和药物，从而使温病的治疗有成法可依。其治温热病，重在清润救液，按三焦辨治是其突出特点；治湿热病，注意分利三焦祛除湿邪。

3. 明确了温病的治疗禁忌

吴氏论述了温病的各种治疗禁忌，其内容之广泛，在温病学各种专著中是少见的。这些治禁对于临床掌握治疗大法有很重要的指导价值。在《温病条辨》中提出的温病治禁有白虎之禁、温病发汗之禁、湿温“三禁”、斑疹治禁、淡渗之禁、苦寒之禁、“数下”之禁、少阴耳聋治禁、下焦病治禁、下后食禁等。

综上所述，吴鞠通所著的《温病条辨》在温病学理论、诊疗方面有杰出的贡献，成为学习温病学的重要医著。《温病条辨》问世后，有一些注家对书中的论点作了评注，既有阐发其意、补充论述者，也有提出异议者。主要注家有王孟英的《归砚录》、叶霖的《评注温病条辨》、曹炳章的《增补评注温病条辨》等，朱武曹、汪瑟庵、郑雪堂、苏完愚等人也对部分条文进行了评注。本教材在每条原文后选录部分古代医家评注，以期对全面理解该书的内容有所裨益。

以下选取《温病条辨》部分条文，进行分类介绍，原文后括号内数字，为《温病条辨》原文所在篇的顺序编号。

一、温病的概念

【原文】　温病者：有风温、有温热、有温疫、有温毒、有暑温、有湿温、有秋燥、有冬温、有温疟。(上焦篇 1)

此九条，见于王叔和《伤寒例》中居多，叔和又牵引《难经》之文以神其说。按时推病，实有是证，叔和治病时，亦实遇是证。但叔和不能别立治法，而叙于《伤寒例》中，实属蒙混，以《伤寒论》为治外感之妙法，遂将一切外感悉收入《伤寒例》中，而悉以治伤寒之法治之。后人亦不能打破此关，因仍苟简[1]，千余年来，贻患无穷，皆叔和之作俑[2]，无怪见驳于方有执、喻嘉言诸公也。然诸公虽驳叔和，亦未曾另立方法，喻氏虽立治法，仍不能脱却伤寒圈子，弊与叔和无二，以致后人无所遵依。本论详加考核，准古酌今，细立治法，除伤寒宗仲景法外，俾[3]四时杂感，朗若列眉[4]；未始非叔和有以肇其端[5]，东垣、河间、安道、又可、嘉言、天士宏其议，而瑭得以善其后也。

风温者，初春阳气始开，厥阴行令，风夹温也。温热者，春末夏初，阳气弛张，温盛为热也。温疫者，厉气流行，多兼秽浊，家家如是，若役使然也。温毒者，诸温夹毒，秽浊太甚也。暑温者，正夏之时，暑病之偏于热者也。湿温者，长夏初秋，湿中生热，即暑病之偏于湿者也。秋燥者，秋金燥烈之气也。冬温者，冬应寒而反温，阳不潜藏，民病温也。温疟者，阴气先伤，又因于暑，阳气独发也。

按：诸家论温，有顾此失彼之病，故是编首揭诸温之大纲，而名其书曰《温病条辨》。

【词解】

[1] 苟简：苟且简略，较为草率。

[2] 作俑：指创始，具贬义。

[3] 俾：使。

[4] 朗若列眉：所见真切，如人的眉毛那样明白显见。

[5] 肇其端：肇，开始；肇其端，即开创之意。

【选注】

王孟英　《条辨》首列曰：温病者，有风温、有温热、有温疫、有温毒、有暑温、有湿温、有秋燥、有冬温、有温疟。凡九项，似无遗义，而不知其题旨未清也。夫冬伤于寒，至春而发者，曰温病；夏至后发者，曰热病。冬春感风热之邪而病者，首先犯肺，名曰风温；其病于冬者，亦曰冬温；病于春者，亦曰春温，即叶氏所论者是也。夏至后所发之热病，在《内经》中亦曰暑，以其发于暑令也，故仲景以夏月感暑成病者，名曰暍，盖暑暍者，皆热之谓也。今杜撰暑温名目，最属不通。至于疫证，更不可与温热同治，当从吴又可、余师愚两家为止鹄。而温之为毒为疟，乃温之节目矣。概而论之，宜乎愈辨愈不清矣。

叶霖　《素问·热论》曰：今夫热病者，皆伤寒之类也。是古医经以伤寒为外感之通称可证。而寒温之治法迥殊……故叔和作序例，以明受病之因，寒温之异，补仲景之未备，唐宋金元言伤寒温暑者，未能出其范围，厥功伟矣。惟不识伏气之原，常气、杂气之异，是其可议，然方有执、喻嘉言、程郊倩辈，虽贬驳不遗余力，其实温瘟不分，良可浩叹。吴门叶氏温热篇，差有可观，鞠通推广其义，著为此书，在不多读书，急于求售者，未始非临诊之一助。若泥此施治，恐误来兹，不得不逐节批注。鞠通有知，当能谅此苦衷也。

曹炳章　昔贤一切外感悉以伤寒之法治之。自唐迄明，率蹈此弊。金元四大家惟刘河间能免此，天心仁爱。至喻嘉言而一易其辙，但初辟门径，叹未能尽脱伤寒圈子。至徐灵胎、《归砚》继出而其旨大畅矣，乃一变而今之医者惟用不关痛痒药数味统治一切时病。问之以伤寒如何治？温病如何治？而彼昏昏均不知也。吁！怪哉！

【释义】　本节主要论述温病的概念，并讨论了温病的范围和分类，为“诸温之大纲”。

1. 温病的概念

《内经》指出：“今夫热病者，皆伤寒之类也”，把伤寒作为外感热病的总称，故温病一直隶属于伤寒范围之内，其后虽渐有医家提出寒温异气，温病不能混同伤寒的观点，但正式提出用温病一名以概括多种热病，使其含义至广，为多种外感热病的总称，则自吴氏《温病条辨》开始。吴氏提出温病包括九种，即风温、温热、温疫、温毒、暑温、湿温、秋燥、冬温、温疟等，这些疾病的性质和证治方面与伤寒类外感病有所不同，从而首次明确了温病概念的外延，真正做到了把温病从伤寒的范畴中分离出来。

当然，温病是否只有上述九种，应灵活对待。就《温病条辨》来看，书中所论述的温病也不止九种，如另有伏暑等还列专节讨论，同时又论及痢、痹、疸等多种疾病。所以对九种温病之论，只能看做是一个泛指之数，表明是一类外感热病。这与古人把“九”看做是最大之数的传统认识不无关系。

2. 九种温病的涵义

以上所说九种温病的名称，有的在王叔和《伤寒例》以前就已有记载，如《难经》中提出的“伤寒有五”，即有湿温、热病、温病的名称，但其涵义因时代不同而有所变化。因此，吴氏在论述温病概念外延的基础上，对上述九种温病的内涵进行了揭示。

(1) 风温　是指初春季节，自然界的阳气开始发动，主令之气为厥阴风木，这时气候已转温，所以风易夹温而形成风热病邪，往往先犯于肺卫而发病。而在《伤寒论》中所说的风温则为“若发汗已，身灼热者，名曰风温”，是指对温热病误用发汗法所引起的一种坏证。《伤寒例》中也提到风温，但其为“病中更感异气而变为风温”。显然均与本书所说的风温概念不同。

(2) 温热　是在春末夏初，自然界的阳热之气已发动，气候由温转热，所以容易形成温热病邪，这种病邪常常直接犯于气分或营血分，从而引起发病。吴氏在这里所说的温热与春温类似，但是对其病因已不从“伏寒化温”立论。现代认为春温是感受春季温热病邪而发生的一种温病。

(3) 温疫　其发生是由于感受了疫疠之气，这种疫疠之气每兼夹有秽浊，在发病后，可以相互传染而造成流行，以致家家有人发病，户户病情相似，如同每家要分摊劳役一般，故称为温疫。

(4) 温毒　是由于在温邪之中夹有毒邪，且其中秽浊尤重，所以在患病后，可致头面肿大，或咽喉肿痛腐烂，或皮肤红肿发斑等局部热毒见症。

(5) 暑温　是在盛夏时节，感受暑邪中热偏盛的一种病邪，即暑热病邪而发生的疾病，初起以暑热盛于阳明的证候为主要表现。

(6) 湿温　是在夏末秋初的长夏季节，因天暑下迫，地湿上蒸，感受暑邪中湿偏盛的一种病邪，即湿热病邪而发生的疾病，初起以湿象偏盛为主要表现。

(7) 秋燥　是在秋季天高气爽，气候干燥的情况下，感受燥邪而引起的疾病。

(8) 冬温　是冬季气候应寒冷而反常地温暖，自然界的阳气不能潜藏，形成风热病邪，如感受了这种病邪，就会引起与风温表现相似的疾病。

(9) 温疟　为疟疾的一种，是指人体的阴气先已耗伤，在夏季又感受了暑邪而发生的一种疟疾，因主要表现为阳热亢盛，所以在发病后只发热而不恶寒。

从以上所论的各种温病来看，都具有以发热为主症，病变过程中热象明显，易化燥伤阴等特点，所以都可归于温病的范围。

虽然温病的范围很广，且吴氏亦未明确将其进行分类，但从《温病条辨》分节的题目看，温病按其性质可分为三类：①温热类，如风温、温热、温疫、温毒；②湿热类，如暑温（伏暑）、湿温；③燥热类，如秋燥。从《温病条辨》的内容来看，一般是先论温热性质的温病，次论湿热性质的温病，其中兼论伏暑，最后论秋燥。

3. 温病学发展过程

本节还简述了温病学的发展过程，并肯定了前辈医家的贡献。在温病学说形成之前，虽然有一些医家认识到温病与伤寒的治疗有所不同，有的医家还提出了一些治疗温病的大法，但总的来说仍未跳出《伤寒论》的圈子。自王叔和提出了多种温病的病名以后，李东垣、刘河间、王安道、吴又可、喻嘉言、叶天士等医家对温病的理论和诊断、治疗做出了卓越的贡献。吴鞠通在此基础上，结合临床实践，制定了各种温病的治法，使外感病的证治内容更加丰富和完善。

吴鞠通把暑病改称为暑温，引起了一些医家的非议，如王孟英认为“杜撰暑温名目，最属不通”。实际上，把暑病明确改称为暑温有其积极意义，因暑病中有偏于寒者，特别是有外有表寒而里有暑湿者，这类暑病的发病机理和证治与“夏暑发自阳明”的暑病有很大的不同，将后者单列为暑温，有助于区分不同的暑病，并非不通之举。

【原文】 太阴之为病，脉不缓不紧而动数，或两寸独大，尺肤[1]热，头痛，微恶风寒，身热自汗，口渴，或不渴，而咳，午后热甚者，名曰温病。(上焦篇3)

不缓，则非太阳中风矣；不紧，则非太阳伤寒矣；动数者，风火相煽之象，经谓之躁；两寸独大，火克金也。尺肤热，尺部肌肤热甚，火反克水也。头痛、恶风寒、身热自汗，与太阳中风无异，此处最足以相混，于何辨之？于脉动数，不缓不紧，证有或渴、或咳、尺热、午后热甚辨之。太阳头痛，风寒之邪，循太阳经上至头与项，而项强头痛也。太阴之头痛，肺主天气，天气郁，则头亦痛也，且春气在头，又火炎上也。吴又可谓浮泛太阳经者，臆说[2]也。伤寒之恶寒，太阳属寒水而主表，故恶风寒；温病之恶寒，肺合皮毛而亦主表，故亦恶风寒也。太阳病则周身之阳气郁，故身热；肺主化气，肺病不能化气，气郁则身亦热也。太阳自汗，风疏卫也；太阴自汗，皮毛开也，肺亦主卫。渴，火克金也。咳，肺气郁也。午后热甚，浊邪归下，又火旺时也，又阴受火克之象也。

【词解】

[1] 尺肤：指前臂内侧自肘关节到腕关节部位的皮肤。

[2] 臆说：臆，yì，音异，主观推测。臆说，是指没有根据的推测。

【选注】

叶霖 以缓紧及动数、两寸独大，辨风寒、风热是矣。若赅九种温病于此脉证中，我不谓然。余姑勿论，即伏气温病亦不若是，况温疫、湿温，难以脉证拘定者乎。前讥论温诸家，顾此失彼，观此界划三焦，笼统立论，名曰条辨，又何尝分条析辨耶？然寒热之分，当从脉之左右辨之，外感与伏气，当从浮中沉三候辨之，若湿温未可拘脉，不在此例。

曹炳章 右寸脉大最为确凭，纵两寸俱大亦必右寸为甚。

张锡纯 伤寒与温病始异而终同，故论者谓《伤寒论》病入阳明以后诸方，皆可用之于温病，而未传阳明以前诸方，实与温病不宜。斯说也，善则善矣。

【释义】 本节论述温病初起的脉象和主要证候特点。

1. 温病初起的脉症特点

温病初起的脉象既不浮缓，也不浮紧，而是躁动快速，或两手的寸部脉较关、尺部明显大而有力。吴氏之所以提出脉象不浮缓、不浮紧，主要是与《伤寒论》中感受寒邪而致的太阳中风与太阳伤寒相区别。

温病初起的症状表现为尺肤部发热，头痛，有轻微的怕风、怕冷感觉，全身发热，有汗，口渴，但也可口不渴，咳嗽，发热在午后较明显。其中“尺肤热”，早在《内经》中就将其作为温病的一个主要特点，如《灵枢·论疾诊尺》中就有“尺肤热甚，脉盛躁者，病温也”。

由于温病的种类甚多，其初起表现也各有不同，上述的脉象特点和临床表现主要针对太阴温病，即温邪侵犯手太阴肺经引起的表热证而言，不能认为所有温病初起均有上述表现。

2. 温病与伤寒初起见证的区别

温病与伤寒初起均可见外感表证，有些临床表现类似，但发生机理迥然不同。伤寒太阳证头痛，是风寒病邪循足太阳膀胱经自下而上行至头项部，故表现为项强、头痛；温邪侵犯手太阴肺经也会出现头痛，是由于邪犯肺经，肺气运行受阻，或火热之邪上炎于头所致。伤寒患者有明显的畏风、畏寒，是由于足太阳膀胱经属寒水并主一身之表，风寒束表故有明显恶风、恶寒；温病初起病在手太阴经，病邪与卫气相争而致卫气不能正常温养体表，也可恶风、恶寒，但程度较风寒在表为轻。伤寒初起因全身的卫阳之气被寒邪所郁闭，郁久而身发热；温病邪在手太阴肺经，肺不能正常化气，气机郁滞而致卫气不能泄越，也可致发热，且热势相对更为显著。太阳中风证所出现的自汗，是因为风性泄越，卫气不能固表所致；温病邪在手太阴肺经所发生的自汗，是由于邪在肺经，皮毛、腠理开泄，卫气失于固摄所致。温病所出现的口渴，是因为火热之邪耗伤阴液，其口渴程度与热势及阴伤程度相关。咳嗽是肺气郁闭不能宣肃所致，风热或风寒之邪都能引起肺气郁闭而咳嗽。午后热甚，是因为午后为火旺之时，有助于火热的邪势。另一方面也是阴液被火热之邪耗伤的征象。从上述内容可见，太阴温病的初起临床表现有些是特异性的，可作为诊断温病的依据，有的则不是特异性的，只能作为诊断温病的参考。

后世温病学家对辨温病与伤寒初起之异都十分重视，对吴氏在本节所论的精神也多持肯定意见，但也指出吴氏所论的温病症状特点主要是针对风热之类病邪侵犯太阴肺致病初起而言，不能认为所有的温病都如此。

二、温病初起和邪在肺卫

（一）温病初起

【原文】 凡病温者，始于上焦，在手太阴。(上焦篇 2)

伤寒由毛窍而入，自下而上，始足太阳。足太阳膀胱属水，寒即水之气，同类相从，故病始于此。古来但言膀胱主表，殆[1]未尽其义。肺者，皮毛之合也，独不主表乎（按人身一脏一腑主表之理，人皆习焉不察。以三才大道言之：天为万物之大表，天属金，人之肺亦属金，肺主皮毛，经曰皮应天，天一生水；地支始于子，而亥为天门，乃贞元之会；人之膀胱为寒水之腑；故俱同天气，而俱主表也）！治法必以仲景六经次传为祖法。温病由口鼻而入，自上而下，鼻通于肺，始手太阴。太阴金也，温者火之气，风者火之母，火未有不克金者，故病始于此，必从河间三焦定论。再寒为阴邪，虽《伤寒论》中亦言中风，此风从西北方来，乃觱发[2]之寒风也，最善收引，阴盛必伤阳，故首郁遏太阳经中之阳气，而为头痛身热等证。太阳阳腑也，伤寒阴邪也，阴盛伤人之阳也。温为阳邪，此论中亦言伤风，此风从东方来，乃解冻之温风也，最善发泄，阳盛必伤阴，故首郁遏太阴经中之阴气，而为咳嗽、自汗、口渴、头痛、身热、尺热等证。太阴阴脏也，温热阳邪也，阳盛伤人之阴也。阴阳两大法门之辨，可了然于心目间矣。

夫大明生于东，月生于西[3]，举凡万物，莫不由此少阳、少阴之气以为生成，故万物皆可名之曰东西。人乃万物之统领也，得东西之气最全，乃与天地东西之气相应。其病也，亦不能不与天地东西之气相应。东西者，阴阳之道路也。由东而往，为木、为风、为湿、为火、为热，湿土居中，与火交而成暑，火也者，南也。由西而往，为金、为燥、为水、为寒，水也者，北也。水火者，阴阳之征兆也；南北者，阴阳之极致也。天地运行此阴阳以化生万物，故曰天之无恩而大恩生。天地运行之阴阳和平，人生之阴阳亦和平，安有所谓病也哉！天地与人之阴阳，一有所偏，即为病也。偏之浅者病浅，偏之深者病深；偏于火者病温、病热，偏于水者病清、病寒。此水火两大法门之辨，医者不可不知。烛[4]其为水之病也，而温之、热之；烛其为火之病也，而凉之、寒之。各救其偏，以抵于平和而已。非如鉴[5]之空，一尘不染，如衡[6]之平，毫无倚着，不能暗合道妙，岂可各立门户，专主于寒热温凉一家之论而已哉！瑭因辨寒病之原于水，温病之原于火也，而并及之。

【词解】

[1] 殆：几乎，差不多。

[2] 觱发：觱，bì，音必。觱发，指寒冷的风。

[3] 大明生于东，月生于西：语出《礼记·礼器》，谓日出东方，月出西方。

[4] 烛：照亮。此处指辨明。

[5] 鉴：镜子。

[6] 衡：指衡器，如秤。

【选注】

王孟英　夫温热究三焦者，非谓病必上焦始，而渐及于中下也。伏气自内而发，则病起于下者有之；胃为藏垢纳污之所，湿温疫毒，病起中者有之；暑邪挟湿者，亦犯中焦，又暑属火，而心为火脏，同气相求，邪极易犯，虽始上焦，亦不能必其在手太阴一经也。

叶霖　此节言“凡病温者，始于上焦，在手太阴”，赅第一节九种温病皆当从手太阴治。真属医道罪人。姑不论温疫、温毒、温疟、湿温等证，伏气各有不同，即春日温热，乃冬至之后之阳热伏藏少阴，岂手太阴上焦表药可治？所以必主以葱豉汤者，豆豉能起发肾气，俾少阴伏邪从皮毛汗解，由肾达肺，非翘、薄、芥、桔清肃上焦能解。然而豆豉虽能起发肾中伏邪，非假葱之力升提、童子小便之咸降，上下分消，不足为功。鞠通不能明伏气为何气，加豆豉于银翘散中，其实无用。近世不明制方之义，用葱豉汤而不用童便，云畏其补阴，更有用豉而去葱，谓是上焦表剂者。此等不识医理，妄自立方之庸工，皆鞠通有以教之也。

陆士谔　鞠通于卷首《原病篇》历引经语，似亦非知伏气者，而此条披头就是“凡病温者，始于上焦，在手太阴”十二字，不但印定后人耳目，且为病邪划定路线，不许丝毫错误，必无是理。

【释义】　本节主要论述温病的病因、感邪途径和初起的发病部位，并与伤寒进行了比较。

1. 温病的首发病位

本节提出“凡病温者，始于上焦，在手太阴”，强调温病感受温邪通过口鼻而侵犯人体，鼻与肺气相通，所以温邪从口鼻而入首先从上焦手太阴肺经开始发病。再者，从五行属性而言，手太阴属金，而温邪是火热性质的病邪，风又为火之母，从五行生克关系来说，火克金，所以温病的发病开始于上焦手太阴肺经。

吴氏所说“凡病温者，始于上焦，在手太阴”，是对传统认为“膀胱主表”论的发展。其提出的“古来但言膀胱主表，殆未尽其义。肺者，皮毛之合也，独不主表乎！”既未否定膀胱主表之说，又对其进行了补充和发展。吴氏认为天从五行属性来说是属金的，肺的五行属性也是金，所以肺也主表，从人身而言，就是主皮毛。《内经》中说：皮毛与天相应，天一生水。地支是从子开始的，而从八卦方位来看，亥处于西北，为乾，乾为天，所以亥称为天门，是贞元之气会聚的地方。人的膀胱属于寒水之腑，与肺都同属于天之气，所以肺和膀胱都主人身之表。

吴氏提出这一观点，无疑是继承了叶天士《温热论》的学术思想。《温热论》开篇就提出“温邪上受，首先犯肺”，即吴氏所说的始于手太阴上焦，这一方面是根据临床上多种温热病初起的表现而总结出来的，另一方面是根据肺在人体上部，为至高之地，温邪首先从口鼻而入，鼻气通于肺，所以温病的发生始于肺，属一种推理之说。

当然，吴氏之说在文字表达上有欠妥之处，因温病种类较多，起病方式各异，其中固然有不少发自手太阴肺，但也有许多温病并不起自肺，如湿温病的初起是发自中焦脾胃。所以吴氏“凡病温者，始于上焦，在手太阴”之说，显得过于绝对化，无怪要引起当时和后世许多医家的异议，如选注中王孟英的《归砚录》、叶霖的《评注温病条辨》、陆士谔的《增评温病条辨》对此都提出了不同看法。此外，吴氏在论及太阴温病时，往往把“温热”列入其中，而“温热”属伏气温病范畴，初起多发于少阳气分，见有邪热化火之象，并非起于上焦手太阴。

2. 伤寒与温病发生机理的区别

吴氏在本节自辨中详细论述了寒温发病的区别，其论述主要强调以下三点。其一，病邪的性质不同，寒温迥然有别。寒邪属于阴邪，在《伤寒论》中虽然还提到了中风，但这种风是从西北方向来的，也就是一种寒风，性质收引。人体感受阴寒之邪，首先是郁遏太阳经中的阳气，出现头痛、身热等症状，继而必然损伤人体的阳气。温邪属于阳邪，性质最善于发泄，在本书中论及的风邪为病，这种风是属于从东方来的风，也就是一种解冻的温暖之风，所以在感受温邪后，首先郁遏手太阴经中的阴气，出现咳嗽、自汗、口渴、身热、尺肤热等症状，继而阳热盛后必然会耗伤阴液。因此，伤寒与温病的病因性质有属阴、属阳之不同，病机则有伤阴、伤阳的区别。其二，邪犯的途径不同，传变各异。伤寒所感受的寒邪一般是通过肌表的毛窍侵犯人体，首先犯于足太阳膀胱经，因膀胱属水，水与寒的性质有类似之处，寒邪先犯膀胱经也是“同类相从”的一种，故伤寒发病多从膀胱经开始。又因膀胱经属于足经，足在人体下部，所以伤寒的发生可谓自下而上，按六经传变。温病所感受的温邪一般是通过口鼻侵犯人体，鼻与肺气相通，所以从手太阴肺经开始发病。另手太阴属金，而温邪属于一种火热性质的病邪，风又为火之母，从五行的生克关系来说，火邪克金，所以温病的发病开始于上焦手太阴肺经。因口鼻在上，所以说温病的发生自上而下，按三焦传变。其三，伤寒与温病性质如水火截然相反。水与火，这两者可看作是阴阳的象征，如人体内的火热偏盛，就会发生温热性质的疾病；如人体内的水湿偏盛，就会发生阴寒性质的疾病。这是水和火两类不同性质病邪所引起的两大类疾病的主要区别所在。伤寒由于感受寒邪，先犯膀胱经，所致病证的性质属表寒；温病则感受温邪，先犯手太阴肺经，所致病证的性质属表热。两者一寒一热，如水与火性质截然相反。在治疗方面，如辨明是属于寒水为病，治疗就要用温热的方药；如辨明是属于火热为病，治疗就应该用寒凉的方药。通过药物的偏颇来纠正人体病后阴阳的偏颇失调，以恢复阴阳的正常平衡协调。

应当强调的是，吴氏“凡病温者，始于上焦，在手太阴”之说，主要指风温、温毒、秋燥、冬温之类温病而言，尚有其他许多温病并非起于上焦，更不在手太阴肺。因此，温病始于上焦只是较为常见的一种温病起病形式，而非所有的温病皆如此。但吴氏不可能不知道有些温病发病并非从上焦始者，之所以会出现这个问题，可能是用字不确切造成的，“凡”即包括了所有的温病在内，过于绝对化，所以遭到了许多医家的严厉批驳。

（二）邪在肺卫

【原文】 太阴风温、温热、温疫、冬温，初起恶风寒者，桂枝汤主之；但热不恶寒而渴者，辛凉平剂银翘散主之。温毒、暑温、湿温、温疟，不在此例。（上焦篇4）

按仲景《伤寒论》原文，太阳病（谓如太阳证，即上文头痛、身热、恶风、自汗也），但恶热不恶寒而渴者，名曰温病，桂枝汤主之。盖温病忌汗，最喜解肌。桂枝本为解肌，且桂枝芳香化浊，芍药收阴敛液，甘草败毒和中，姜、枣调和营卫，温病初起，原可用之。此处却变易前法，恶风寒者主以桂枝，不恶风寒主以辛凉者，非敢擅违古训也。仲景所云不恶风寒者，非全不恶风寒也，其先亦恶风寒，迨既热之后，乃不恶风寒耳，古文简质，且对太阳中风热时亦恶风寒言之，故不暇详耳。盖寒水之病，冬气也，非辛温春夏之气，不足以解之，虽曰温病，既恶风寒，明是温自内发，风寒从外搏，成内热外寒之证，故仍旧用桂枝辛温解肌法，俾得微汗，而寒热之邪皆解矣。温热之邪，春夏气也，不恶风寒，则不兼寒风可知，此非辛凉秋金之气不足以解之。桂枝辛温，以之治温，是以火济火也，故改从《内经》"风淫于内，治以辛凉，佐以苦甘"法。

桂枝汤方

桂枝六钱　芍药（炒）三钱　炙甘草二钱　生姜三片　大枣（去核）二枚

煎法服法，必如《伤寒论》原文而后可，不然，不惟失桂枝汤之妙，反生他变，病必不除。

辛凉平剂银翘散方

连翘一两　银花一两　苦桔梗六钱　薄荷六钱　竹叶四钱　生甘草五钱　芥穗四钱　淡豆豉五钱　牛蒡子六钱

上杵为散，每服六钱，鲜苇根汤煎，香气大出，即取服，勿过煎。肺药取轻清，过煎则味厚而入中焦矣。病重者，约二时[1]一服，日三服，夜一服；轻者三时一服，日二服，夜一服；病不解者，作再服。盖肺位最高，药过重则过病所，少用又有病重药轻之患，故从普济消毒饮时时轻扬法。今人亦间有用辛凉法者，多不见效，盖病大药轻之故，一不见效，随改弦易辙，转去转远，即不更张，缓缓延至数日后，必成中下焦证矣。胸膈闷者，加藿香三钱、郁金三钱，护膻中；渴甚者，加花粉；项肿咽痛者，加马勃、玄参；衄者，去芥穗、豆豉，加白茅根三钱、侧柏炭三钱、栀子炭三钱；咳者，加杏仁利肺气；二、三日病犹在肺，热渐入里，加细生地、麦冬保津液；再不解，或小便短者，加知母、黄芩、栀子之苦寒，与麦、地之甘寒，合化阴气，而治热淫所胜。

方论：按温病忌汗，汗之不惟不解，反生他患。盖病在手经，徒伤足太阳无益；病自口鼻吸受而生，徒发其表亦无益也。且汗为心液，心阳受伤，必有神明内乱、谵语[2]癫狂、内闭外脱之变。再，误汗虽曰伤阳，汗乃五液之一，未始不伤阴也。《伤寒论》曰："尺脉微者为里虚，禁汗，"其义可见。其曰伤阳者，特举其伤之重者而言之耳。温病最善伤阴，用药又复伤阴，岂非为贼立帜乎？此古来用伤寒法治温病之大错也……本方谨遵《内经》"风淫于内，治以辛凉，佐以苦甘；热淫于内，治以咸寒，佐以甘苦"之训（王安道《溯洄集》[3]，亦有温暑当用辛凉不当用辛温之论，谓仲景之书，为即病之伤寒而设，并未尝为不即病之温暑而设。张凤逵[4]集治暑方，亦有暑病首用辛凉，继用甘寒，再用酸泄酸敛，不必用下之论。

皆先得我心者）。又宗喻嘉言芳香逐秽之说，用东垣清心凉膈散[5]，辛凉苦甘。病初起，且去入里之黄芩，勿犯中焦；加银花辛凉，芥穗芳香，散热解毒；牛蒡子辛平润肺，解热散结，除风利咽，皆手太阴药也。合而论之，经谓“冬不藏精，春必温病”，又谓“藏于精者，春不病温”，又谓“病温虚甚死”，可见病温者，精气先虚。此方之妙，预护其虚，纯然清肃上焦，不犯中下，无开门揖盗[6]之弊，有轻以去实之能，用之得法，自然奏效。此叶氏立法，所以迥[7]出诸家也。

【词解】

[1] 二时：古代一昼夜十二时辰，此处“二时”即为四小时。

[2] 谵语：谵，zhān，音沾。谵语，说胡话。

[3]《溯洄集》：指王履（字安道）的《医经溯洄集》。

[4] 张风逵：名鹤腾，著《伤暑全书》。

[5] 清心凉膈散：查李东垣著作中未有本方。

[6] 开门揖盗：揖，作揖欢迎。指打开大门迎接盗贼，此处喻引入外邪的错误治法。

[7] 迥：jiǒng，音窘，相差甚远。

【选注】

王孟英　引尤在泾：温邪非发散可愈，即有表证，亦岂辛温可发。桂枝为伤寒表病而里和者设，温证邪从里发，而表且未病，误用桂枝，适足以助邪而耗液。

太阴风温、温热、温疫、冬温，初起恶风寒者桂枝汤主之，夫鞠通即宗叶氏，当详考叶氏论案以立言。如《指南·温热门》第三案云：温邪上受，内入乎肺，肺主周身之气，气窒不化，外寒似战栗，其温邪内郁，必从热化。《风温门》第五案云：风温入肺，气不肯降，形寒内热，乃膹郁之象，用药皆是辛凉轻剂。《幼科要略·论三时伏气外感》尤为详备。于春温证，因外邪引动伏热者，必先辛凉以解新邪，自注用葱豉汤。垂训昭然，何甘违悖。意欲绍述仲圣乎？则祖上之门楣，不可夸为自己之阀阅也。在泾先生云：温病伏寒变热，少阴之精已被劫夺，虽有新旧合邪，不可更用桂枝汤助热而绝其本也。岂吴氏皆未之闻乎？

叶霖　仲景《伤寒论》首言脉浮，头项痛，恶寒，为太阳病之总纲。次言发热恶风，脉缓自汗之中风；发热恶寒，体痛呕逆，脉紧无汗之伤寒；及正气传经，病气则或传或不传，继言发热而渴，不恶寒者为温病；脉阴阳俱浮，自汗出，身重多眠睡之风温。温病与伤寒对待，风温与中风对待。示人以寒温不可误治如此。其不出方者，此六经为伤寒中风论治，非为温热论治也。《卒病论》十六卷，岂无治温热专论，奈兵火失传，何后世不察，疑是黄芩汤泥矣。此处忽于《伤寒论》原文下，添出桂枝汤主之五字，无端捏造，真是医道罪人。尤可骇者，未便直斥先圣之罪，故作原笔言温病初起，原可用之，我当变法。恶风寒者，主以桂枝汤，不恶风寒者，主以辛凉平剂银翘散。窥鞠通立言之意，以仲景原文，但恶热不恶寒而渴者，名曰温病，而用桂枝汤，则仲景是自相矛盾，渠所立之银翘散，又引《内经》“风淫于内，治以辛凉，佐以苦甘”，更着仲景用桂枝汤，不达经旨。却又处处为仲景原用桂枝之不错。深文曲意，不斥仲景之非，乃大斥仲景之非也。世之观此书者，有不谓鞠通学识远驾乎仲景以上者几希。售奸欺世，莫此之极。或言用桂枝汤治温病，本出喻嘉言之荒谬，鞠通沿袭其讹。若然，何以首节又讥西昌不能脱却伤寒圈子，其不以西昌为然可证……仲景《伤寒》原文，桂枝之禁谨严，而叔和有桂枝下咽，阳盛则毙之戒。但温病内藏伏热，由里达外，故发热不恶寒，若因外寒抑遏，用麻黄以石膏监制尚可，若误与桂枝，未有不死者。盖麻黄发表，桂枝温里达表，则散去外寒，温里则里热加剧。若夫银翘散一方，只可治外感风温，移治伏气之温病，已属不合，况温疫乎？

柳宝诒　其所主阳旦汤有桂枝之温，必有恶寒、头项强痛之太阳证方合，如有此证则非温邪伤肺之温病，而为伏寒内发之温病矣。总由经脉未清，故语多矛盾耳。

【释义】　本节主要论述太阴温病初起的治疗方法，详细阐述了温病初起忌用辛温发汗的道理，并分析了银翘散的组方意义。

1. 太阴温病的范畴

吴氏所说的太阴温病包括风温、温热、温疫、冬温，这些温病的主要特点是温邪由口鼻而入，首先侵犯肺卫，初起表现为肺卫见证。文中同时提出“温毒、暑温、湿温、温疟，不在此例”，因为这些温病的主要病位不在肺经，而初起也多无肺卫见证，所以其临床表现和治法与上述四种温病不同，不能按本条文所说的方法进行治疗。可见吴氏所谓太阴温病是指温邪犯于手太阴肺经所引起的温病，在初起时主要表现为肺卫表证，继则发展为肺热亢盛之证，其中有的可进一步发展为营分甚至血分证。从现代临床看，太阴温病主要指通过呼吸道感染的多种疾病，包括各种呼吸道感染和初起时以上呼吸道感染为主要表现的疾病。

2. 辛凉平剂银翘散

(1) 银翘散的适应证　本条提出太阴温病见“但热不恶寒而渴者”可用辛凉平剂银翘散，明确了银翘散的适应证。从字面看，“但热不恶寒而渴”属邪热入里，热盛阴伤的表现，并非卫表证的典型表现。但深究吴氏的原意，是为了与出现“恶风寒”而用桂枝汤的病证相区别。实际上，银翘散所适应的病证仍属表热证，一般应有恶风寒的症状，只是较轻微而已。口渴也只是口微渴，与热盛阳明之口大渴者完全不同。所以在适应证方面不能过分强调不恶风寒和口渴。条文中所说的“温毒、暑温、温湿、温疟，不在此例”，是强调这些温病初起时多不属邪在肺卫之证，所以不可用银翘散。但其中温毒初起时往往也可表现为邪在肺卫，此时银翘散也可酌情使用，所以上述各病“不在此例”，也不能一概而论。

(2) 银翘散的配伍　吴氏遵循《内经》“风淫于内，治以辛凉，佐以苦甘”的原则和前人的经验创制了银翘散。方中以荆芥、薄荷、淡豆豉、牛蒡子疏散表邪，解表药中虽有辛温之品如荆芥等，但温而不燥，且与大量的清热之品相伍，仍不失辛凉解表之意；用银花、连翘、竹叶、芦根等清解热邪，同时还可以通过清热而达到保护津液的目的，其中芦根本身就有生津作用；配伍桔梗、牛蒡子等以宣肺化痰止咳，利咽消肿；甘草调和诸药，又可清热解毒。诸药配伍，可清解在表之邪热，兼有止咳化痰之功，清中有透，疏表而不燥，保津而不腻，适用于风热在表而邪热相对较重者。对于本方的功效特点，吴氏认为“此方之妙，预护其虚，纯然清肃上焦，不犯中下，无开门揖盗之弊，有轻以去实之能，用之得法，自然奏效”。

(3) 银翘散的煎服要点　本节对如何正确煎服银翘散有明确要求，其一，将药物制成散剂后再行煎煮，这样不仅可以减少每次用药量，而且可以使药物的有效成分易于煎出；其二，“香气大出，即取服”，不能过煎，这种煎法符合“治上焦如羽”的治则，可以避免药物中挥发性有效成分的丧失；其三，采取频服的方法，每四小时或六小时服一次，这种服药方法对急性外感热病的治疗来说是非常重要的。

(4) 银翘散的加减运用　兼有浊邪郁阻气机而胸膈满闷不舒者，可加藿香、郁金，以芳香化浊，宣展气机；口渴较甚者，加天花粉生津止渴；颈项与咽喉肿痛者，加马勃、玄参利咽消肿；兼有衄血者，原方去荆芥穗、豆豉，但也可用荆芥炭，取其止血之效，还可加入白茅根、侧柏炭、栀子炭以凉血止血；咳嗽明显者，加杏仁以宣降肺气；病延数日，病位在肺而邪热渐渐深入，有入营分而耗伤营阴的趋势，应加入麦冬、生地以保护津液；若邪热仍不得解，或小便短少，应加知母、黄芩、栀子之苦寒清热药物，并与麦冬、生地等甘寒药互相配合，以甘苦合化，清热而滋阴，抑制亢盛之邪热。以上银翘散加减仅为举例而已，临床还应结合具体病情灵活加减化裁。

银翘散是现代临床广泛运用于表热证的代表方剂，在治疗上呼吸道感染、流行性感冒、急性扁桃体炎、流行性脑脊髓膜炎、流行性乙型脑炎、钩端螺旋体病、流行性出血热等疾病初起阶段均取得了可靠满意的疗效。根据现代药理学研究证实，本方对多种动物由多种致热源引起的实验性发热有明显的解热作用、较强的抗炎抗过敏作用和一定的镇痛作用；在体外有广谱的抗菌和抗病毒作用；其各种制剂对小鼠的网状内皮系统吞噬能力及胸腺、肝、脾重量均无影响，但对肝糖原激活的小鼠腹腔巨噬细胞吞噬鸡红细胞能力有明显的促进作用。

3. 太阴温病初起用桂枝汤的讨论

条文中指出，如风温、温热、温疫、冬温等温病病位在手太阴肺，而初起有较明显的恶寒症状，里热不明显者，可以用桂枝汤。并在自辨中引用《伤寒论》中“太阳病，但恶热不恶寒而渴者，名曰温病，桂枝汤主之”以作佐证。但实际上《伤寒论》中并无对温病使用桂枝汤的原文，再之吴氏在自辨之后又有“桂枝辛温，以之治温，是以火济火”之戒，所以对温病初起能否用桂枝汤，后世有很大争议。后世的医家对吴氏此说提出了尖锐批评。因此，切不可拘泥于太阴温病初起恶风寒用桂枝汤、但热不恶寒才可用银翘散之说。临床实践中，温病初起邪在肺卫，不论恶风寒之轻重，皆以辛凉为大法，一般不纯投辛温之剂。对表气郁闭较甚者，当在辛凉之中加入表散力量较强的某些辛温之品，以助透散表邪之力；而表热较甚者，辛温之品自然不宜使用。实际上，银翘散中即有淡豆豉、荆芥等辛温之品以助开腠散邪，故对温病初起邪在肺卫见有恶风寒者并非绝对不可使用辛温之品。

然而，从《温病条辨》全书来看，吴氏治疗太阴温病初起的真实想法是主张用辛凉解表法，如《温病条辨·卷四》“杂说”之“本论起银翘散论”所说：“本论方法之始，实始于银翘散”。吴氏作为一代温病名家，对于温病初起的治疗完全能够正确运用辛凉解表，之所以要在本节提出太阴温病初起用桂枝汤，可能是为了避免世人攻击其违背传统，标新立异。但后果适得其反，伤寒学派认为既然用伤寒方治温病，则另立温病之说纯属多此一举；温病学派则认为用治伤寒之方论治温病，实属寒温混淆不清。

4. 温病发汗之禁

吴氏在本节着重对“温病忌汗”进行了论述。这种忌汗是指用辛温发汗法。《温病条辨·卷四》“杂说”中的“汗论”就明确提出：“其有阳气有余，阴精不足，又为温热升发之气所烁，而汗自出，或不出者，必用辛凉以止其自出之汗，用甘凉甘润培养其阴精为材料，以为正汗之地，本论之治温热是也”。而所谓辛凉止自出之汗，是利用辛凉之品使温邪向外透达，原来升发蒸热而产生的汗得以自止。其特点是祛邪热而不碍邪热的外达，散外邪而不致助热伤阴。从吴氏在本节方论中痛陈温病忌汗之理也可看出吴氏前述所用的桂枝汤并不是治疗温病初起的代表方。

后世温病学家对辨温病与伤寒初起之异都十分重视，并指出吴氏所论的温病初起治法主要是针对风热之类病邪侵犯手太阴肺而言，不能认为所有的温病都是如此。王、叶、柳等医家都指出，温病初起用桂枝汤不妥，而银翘散也只能用于表热之证，如属伏气温病就不宜用。后世医家对吴氏所说的太阴温病初起时恶风寒者，主以桂枝汤，多有批驳者。平心而论，吴氏在本节条文中所述确有牵强之处。但吴氏曾反复强调温病初起用辛温之弊，对于这一点，在本节的自辨和后附的“本论起银翘散论”都可以清楚地看出来。吴氏之所以这样说，可能是不愿被人指责为标新立异，背叛传统，所以采用折衷调和之法，把《伤寒论》中第一方也作为治疗温病的第一方。这样就造成了概念上的混淆和治法上的寒温不分，难免引起后世医家的非议。而后世一些医家不能从《温病条辨》全书的精神来进行全面的分析，抓住本节条文的某些语句进行攻击，似乎也有过分之处。

【原文】 太阴风温，但咳，身不甚热，微渴者，辛凉轻剂桑菊饮主之。(上焦篇6)

咳，热伤肺络也。身不甚热，病不重也。渴而微，热不甚也。恐病轻药重，故另立轻剂方。

辛凉轻剂桑菊饮方

杏仁二钱 连翘一钱五分 薄荷八分 桑叶二钱五分 菊花一钱 苦梗二钱 甘草八分 苇根二钱

水二杯，煮取一杯，日二服。二、三日不解，气粗似喘，燥在气分者，加石膏、知母；舌绛暮热，甚燥，邪初入营，加玄参二钱、犀角一钱；在血分者，去薄荷、苇根，加麦冬、细生地、玉竹、丹皮各二钱；肺热甚加黄芩；渴者加花粉。

方论：此辛甘化风、辛凉微苦之方也。盖肺为清虚之脏，微苦则降，辛凉则平，立此方所以避辛温也。今世佥[1]用杏苏散通治四时咳嗽，不知杏苏散辛温，只宜风寒，不宜风温，且有不分表里之弊。此方独取桑叶、菊花者，桑得箕星[2]之精，箕好风[3]，风气通于肝，故桑叶善平肝风；春乃肝令而主风，木旺金衰之候，故抑其有余，桑叶芳香有细毛，横纹最多，故亦走肺络而宣肺气。菊花晚成，芳香味甘，能补金水二脏，故用之以补其不足。风温咳嗽，虽系小病，常见误用辛温重剂销铄[4]肺液，致久嗽成劳者不一而足。圣人不忽于细，必谨于微，医者于此等处，尤当加意也。

【词解】

[1] 佥：qiān，音签，全，都。

[2] 箕星：为星名，即二十八宿之一，青龙七宿的末一宿。

[3] 箕好风：指箕星的出现，标志着多产生相应的和风气候。出自《洪范》：“庶民惟星，星有好风，星有好雨……”

[4] 销铄：原意为熔化，此处为消耗之意。

【选注】

叶霖 既云“但咳，身不甚热，微渴”，则表重里轻，方中之苇根、甘草当去，宜加前胡、牛蒡，然不若叶氏之葱豉汤加蒡、薄为稳当。夫风温一证，乃内蕴伏热，外感风邪，风从热化，必伤卫气。肺主卫，胃为卫之本。是温邪内外之轻重不同，而肺胃之专司则一。设不体察内外孰轻孰重，辛温误表固可杀人，而误补误清亦足偾事。《伤寒论》中仲景所谓之风温，系言温病误汗后之变证，非为风温叙证也。若经误会，贻害匪轻。鞠通不明仲景之旨，疑风温为内风，又不敢从内风治，故方论以桑叶、菊花为补金水二脏之品，然则杏、桔、翘、薄果治内风之药乎？咳嗽、畏风、发热，果内风之形证乎？内风之为病，果在手太阴肺经乎？似是而非，殊不足取。加减法为辨卫气营血间，脉证不清，亦未尽善。

秦伯未　《王九峰医案》：风温不可发汗，而亦宜微汗，否则邪从何出？大抵风温之邪从上，有风温从阳，温化热，上焦近肺，肺先受邪。肺为娇脏，两阳熏灼，津液受伤，古方有葳蕤汤，以玉竹之甘润滋柔之品，以保胃液。俗医辄投羌活、柴、葛，以发汗劫津，失其旨矣。当与辛凉轻剂，清解为先，议栀豉合凉膈方法。黑栀、豆豉、蒌皮、薄荷、连翘、黄芩、象贝母、杏仁、橘红、桑叶、梨。

张锡纯　风温，犹是外感之风寒也，其时令已温，外感之气已转而为温，故不名曰伤寒伤风而名风温。即《伤寒论》中所谓风温之为病者是也。然其脉证有得之春初者，有得之春暮者，有得之夏秋者，当随时序之寒热，参以脉象而分别治之。

【释义】　本节论述辛凉轻剂桑菊饮的适应证及加减运用。

1. 桑菊饮的适应证

桑菊饮的适应证是风热病邪初犯手太阴肺经，表现为咳嗽较剧，身热不甚，口微渴。其中咳嗽是由于风热之邪客于肺，使肺络受伤，肺气不宣所致；身热不甚，标志邪热不炽；口微渴，表明邪热耗损津液的程度不重。因病情较轻，故用辛凉轻剂桑菊饮治疗。本证与上条银翘散证相比，表热较轻，而肺气郁闭明显。现代临床报道，本方为治疗外感病初起以咳嗽为主要表现的主方，现代临床用于治疗上呼吸道感染、麻疹、小儿伤风、大叶性肺炎、百日咳、流行性乙型脑炎等卫表证以及急性结膜炎等，都取得较满意的疗效。

2. 桑菊饮的作用机理

桑菊饮的主药是桑叶、菊花。吴鞠通认为桑树得箕星的精华而生长，箕星为青龙七宿的最后一星，喜风，而风气又与肝气相通，所以桑叶能平息肝风。春季肝木较旺，且风为春季的主气。本条所说的病证属于肝木旺而肺金衰，所以在治疗上要平抑肝木的过旺。桑叶气味芳香，上有不少细毛，又有许多横纹络脉，所以它能行至肺络而宣通肺气。菊花开花较晚，多在秋季，味甘而气味芳香，所以能补益肺肾两脏的不足。但以上论述似有过于繁琐而不得要领之嫌。其实桑叶、菊花主要针对风热之邪在表而设，二者均能疏散风热，祛除外邪。与上条“辛凉平剂”银翘散相比，本方解表泄热作用较弱，故称其为“辛凉轻剂”。但本方用了杏仁、桔梗等药，故其宣肺止咳作用明显，更适宜于表热不甚而咳嗽明显者。现代实验研究表明，本方具有解热、增强机体免疫能力、止咳以及体外抗病毒等作用。

3. 桑菊饮的加减运用

吴氏强调用本方后二三天，病情仍未解，反而出现呼吸气息粗大如喘息一般，为邪热盛于里而犯于肺经气分，可加入石膏、知母；如见舌红绛而傍晚身热较甚，口干，为热入营分的表现，可加用玄参、犀角；如病邪深入血分，则去原方的薄荷、芦根，加入麦冬、细生地、玉竹、丹皮；如肺热较甚，可加入黄芩；如口渴较明显，加入天花粉。以上加减运用有一定参考意义。

桑菊饮的方剂组成指导思想主要是源于叶氏的《临证指南医案》，而吴氏在论述该方的组成意义时，不免有辞不达意之处。叶霖认为吴氏疑风温为内风，其实吴氏并未把风温作为内风，这从前几节所论可见。但在本节方论中，吴氏论及桑叶和菊花的作用时，称“故桑叶善平肝风；春乃肝令而主风，木旺金衰之候，故抑其有余……菊花晚成，芳香味甘，能补金水二脏，故用之以补其不足”。不从桑菊能祛除风热之邪立论，而言“平肝风”、“补不足”，未免不着边际，使读者认为是在论述内风。所以叶氏对吴氏之说提出了尖锐的批评。

三、邪入阳明

【原文】 面目俱赤，语声重浊，呼吸俱粗，大便闭，小便涩，舌苔老黄，甚则黑有芒刺，但恶热，不恶寒，日晡[1]益甚者，传至中焦，阳明温病也。脉浮洪躁甚者，白虎汤主之；脉沉数有力，甚则脉体反小而实者，大承气汤主之。暑温、湿温、温疟，不在此例（中焦篇1）。

阳明之脉荣于面，《伤寒论》谓阳明病面缘缘正赤[2]，火盛必克金，故目白睛亦赤也。语声重浊，金受火刑而音不清也。呼吸俱粗，谓鼻息来去俱粗，其粗也平等，方是实证；若来粗去不粗，去粗来不粗，或竟不粗，则非阳明实证，当细辨之，粗则喘之渐也。大便闭，阳明实也。小便涩，火腑不通，而阴气不化也。口燥渴，火烁津也。舌苔老黄，肺受胃浊，气不化津也（按《灵枢》论诸脏温病，独肺温病有舌苔之明文，余则无有。可见舌苔乃胃中浊气，熏蒸肺脏，肺气不化而然）。甚则黑者，黑，水色也，火极而似水也。又水胜火，大凡五行之极盛，必兼胜己之形。芒刺，苔久不化，热极而起坚硬之刺也；倘刺软者，非实证也。不恶寒，但恶热者，传至中焦，已无肺证，阳明者，两阳合明也，温邪之热与阳明之热相搏，故但恶热也。或用白虎，或用承气者，证同而脉异也。浮洪躁甚，邪气近表，脉浮者不可下。凡逐邪者，随其所在，就近而逐之，脉浮则出表为顺，故以白虎之金飚以退烦热。若沉小有力，病纯在里，则非下夺不可矣，故主以大承气。按吴又可《温疫论》中云：舌苔边白但见中微黄者，即加大黄，甚不可从。虽云伤寒重在误下，温病重在误汗，即误下不似伤寒之逆之甚，究竟承气非可轻尝之品，故云舌苔老黄，甚则黑有芒刺，脉体沉实，的系燥结痞满，方可用之。

或问：子言温病以手经主治，力辟用足经药之非，今亦云阳明证者何？阳明特非足经乎？曰：阳明如市，胃为十二经之海，土者万物之所归也，诸病未有不过此者。前人云伤寒传足不传手，误也，一人不能分为两截。总之伤寒由毛窍而谿[3]，谿，肉之分理之小者；由谿而谷[4]，谷，肉之分理之大者；由谷而孙络[5]，孙络，络之至细者；由孙络而大络，由大络而经，此经即太阳经也。始太阳，终厥阴，伤寒以足经为主，未始不关手经也。温病由口鼻而入，鼻气通于肺，口气通于胃。肺病逆传则为心包，上焦病不治，则传中焦，胃与脾也，中焦病不治，即传下焦，肝与肾也。始上焦，终下焦，温病以手经为主，未始不关足经也。但初受之时，断不可以辛温发其阳耳。盖伤寒伤人身之阳，故喜辛温甘温苦热，以救其阳；温病伤人身之阴，故喜辛凉甘寒甘咸，以救其阴。彼此对勘，自可了然于心目中矣。

白虎汤方

生石膏一两　知母五钱　生甘草三钱　白粳米一合

水八杯，煮取三杯，分温三服，病退，减后服，不知，再作服。

大承气汤方

大黄六钱　芒硝三钱　厚朴三钱　枳实三钱

水八杯，先煮枳、朴，后纳大黄、芒硝，煮取三杯。先服一杯，约二时许，得利止后服，不知，再服一杯，再不知，再服。

方论：此苦辛通降咸以入阴法。承气者，承胃气也。盖胃之为腑，体阳而用阴，若在无病时，本系自然下降，今为邪气蟠踞于中，阻其下降之气，胃虽自欲下降而不能，非药力助之不可，故承气汤通胃结，救胃阴，仍系承胃腑本来下降之气，非有一毫私智穿凿于其间也，故汤名承气。学者若真能透彻此义，则施用承气，自无弊窦[6]。大黄荡涤热结，芒硝入阴软坚，枳实开幽门之不通，厚朴泻中宫之实满（厚朴分量不似《伤寒论》中重用者，治温与治寒不同，畏其燥也）。曰大承气者，合四药而观之，可谓无坚不破，无微不入，故曰大也。非真正实热蔽痼[7]，气血俱结者，不可用也。若去入阴之芒硝，则云小矣；去枳、朴之攻气结，加甘草以和中，则云调胃矣。

【词解】

［1］日晡：指申时，即下午3～5点。

［2］缘缘正赤：整个部位皆为红色。

［3］谿：指肌肉之间的细小缝隙。

［4］谷：指肌肉之间的较大缝隙。

［5］孙络：人体络脉中最细的部分。

［6］弊窦：指不良后果。

［7］蔽痼：指内伏郁结。

【选注】

王孟英　自注云：肺病逆传，则为心包；上焦失治，则传中焦。始上焦，终下焦。嘻！是鞠通排定路径，必欲温热病遵其道而行也。有是理乎？彼犯肺之邪，若不外解，原以下传于胃为顺，故往往上焦未罢已及中焦。惟其不能下行为顺，是以内陷膻中为逆传。章虚谷亦昧此意，乃云火本克金，而肺邪反传于包络，故曰逆。夫从所胜来者为微邪，胡可反以为逆？岂二公皆未读《难经》耶？其不始于上焦者，更无论矣。

叶霖　论阳明当下证，亦颇精确。辨呼吸来去，其粗平等，尤觉仔细。然须腹满耕痛，方可用承气也。外感风温、温热，阳明实证，宜用承气大下者甚少。设挟湿尤不当重下，温疫则非下不可。盖蕴郁疫邪，必须釜底抽薪，故吴氏达原饮后多用下法也。鞠通于温热、温疫模糊莫辨，反讥又可之非，谬矣。外感风寒、风热之邪，由皮毛伤，缠布周身孙络之中之营卫，其孙络中之气血，行遍一身，并入络脉而至心，递出于肺，伏邪内发，由经脉之营卫，出诸气街而达，缠布周身孙络，以出毛窍。《经》言谿谷，是气血出入所由之径也。足太阳周绕一身，而手太阴亦主皮毛。麻黄汤为太阳表剂，而皆泻肺之药也，其义可知。然热邪伤气，肺主气，故先伤乎肺也。逆传入心包，顺传入胃腑，自然之理。外感由毛窍而孙络，而谿谷，而络脉，而脏腑。伏气由脏腑而经脉，而谿谷，而孙络，而皮毛。鞠通不明营卫血气循行之道，亦不知伏气内发之因，故孙络谿谷颠倒若是耳。方名承气者，取“亢则害，承仍制”之义也。大承气以芒硝上承心主包络之热气，枳、朴去胃腑之留滞，而用大黄荡涤其腐秽，所以救将绝之阴，泻亢盛之阳也。小承气不用芒硝，而亦名承气者，是承制胃腑太过之气，所以通泄小肠，而上承胃气者也。若调胃承气，乃调和胃气，而承上君火之热者也。以未成糟粕，故无用枳、朴之去留滞。此三承气之义也。

柳宝诒　伏温化热而达……若中焦挟有形食积痰浊，则邪热蕴蒸，每每乘机入胃，热结于中，而为可下之证。伤寒重在误下，温病重在误汗；温病早投攻下，不为大害。

曹炳章　中焦之病，无论风温、湿温、暑温等证，其源皆自上焦而来，著书者前后接应处甚多，阅者亦宜左顾右盼，时时留意。重浊，土音也，不观夫乐之八音乎？土音为最浊，在人身亦是此理，不然何以列于中焦。此亦不尽然，若待舌苔老黄，黑有芒刺，则病势亟矣。观《伤寒论》有六七日，目中不了了，睛不和者，急下之；又有少阴病得之二三日，口燥舌干者，急下之。伤寒重在误下，苟遇是证，尚不可迁延，况温病乎？是在临证者胸有成竹耳。其实方名承气者，即由《内经》“亢则害，承乃制”六字悟出，此论之佳亦由六字悟出。

【释义】　本节为阳明温病证治大纲，主要论述了阳明温病的临床表现、阳明经腑二证的证治区别及机理等。

1. 阳明温病的形成

上焦篇开头即强调大多数温病患者，感受外邪多从口鼻而入，首先侵犯上焦手太阴肺，而病变即从此开始。如入侵手太阴肺的病邪能够及时清除外解，则病变即可终止发展而获得早期治愈。若在肺经没有外解，则势必向里传变而导致病变发展。其发展趋向一般有两个途径：一为肺经之邪直接内陷手厥阴心包，即所谓“肺病逆传，则为心包”；一为肺经之邪由上焦而传至中焦阳明，即所谓“上焦病不治，则中焦”。故中焦阳明病证的形成，多由上焦肺经之邪传变而来，其病位在胃和大肠。由于邪传阳明邪正交争剧烈，所以临床呈现一派里热亢盛之象。

2. 阳明温病的临床表现

温热之邪传入中焦阳明，其主要临床表现以阳明里热亢盛的症状为主。火热上炎而致颜面和眼球发红；热盛及肺，肺气壅盛则说话声音重浊，呼吸气息粗大；邪热内结肠道，传导失司，则大便闭结不通；邪热阻结于膀胱，膀胱气化失司，加之邪热灼伤阴液，则小便短赤不畅；肺胃邪热上蒸于舌，则舌苔呈老黄色，甚至色黑而粗糙起刺；由于热盛阳明，表证已除，故病人发热，恶热而不恶寒，并且热势亢盛，下午到傍晚更为明显。阳明温病又有经证与腑证之别，阳明经证为无形邪热亢盛，充斥表里内外，故出现脉浮洪而躁急；阳明腑证为有形邪热与燥屎结于肠腑，病邪完全在里，故脉象沉而有力。

3. 阳明温病的治疗

阳明经证属阳明无形邪热浮盛内外，临床以大热、大渴、大汗、脉浮洪躁为特征，治疗当用白虎汤清泄里热为主。阳明腑证属有形邪热滞结于内，临床以痞满燥实，脉沉数有力，甚则脉体反小而实为特征，治疗当以大承气汤通腑泄热为要。由于攻下法易耗阴伤正，故吴氏强调：“承气非可轻尝之品，故云舌苔老黄，甚则黑有芒刺，脉体沉实，的系燥结痞满，方可用之”。实际上，临床上对热结肠腑者并非一定要等到舌苔老黄甚则黑有芒刺，痞满燥实俱全才用下法，否则很可能错过攻下时机。

4. 温病祛邪的要点

对于治疗温病如何有效地祛除病邪，吴氏提出了一个重要的观点，即“凡逐邪者，随其所在，就近而逐之”。温病是由温邪侵犯人体而发病，发病初起风热病邪首先侵犯肺卫，如吴氏所说“凡病温者，始于上焦，在手太阴”；湿热病邪则首先侵犯中焦脾胃，如薛生白所说“太阴内伤，湿饮停聚，客邪再至，内外相引，故病湿热”，“中气实则病在阳明，中气虚则病在太阴”；暑热病邪则首先侵犯阳明，发病即见阳明无形邪热炽盛症状，如叶天士所说“夏暑发自阳明”。温邪侵袭人体后，会导致人体卫气营血及三焦所属脏腑功能失调及实质损害，表现为由表入里、由浅入深、由实致虚的过程。因此，温病的治疗首先应立足于祛除温邪。温病祛除邪气的方法除了应辨别邪气的性质之外，关键在于辨清邪犯部位，根据“随其所在，就近而逐之”的原则，选择适当的祛邪方法。如邪在肺卫，应选用辛凉透表之法，祛除表邪；无形邪热炽盛阳明，应用辛寒清气的治法，以达热出表；邪热与肠中糟粕相搏结，传导失司，又当用软坚攻下泻热之法，以通腑泻热等。因此，吴氏在本条所提出的温病祛邪要点，是指导温病治疗非常重要的原则，临床应予遵循，并灵活把握。

5. 温病三焦传变的规律

本节还简要阐述了温病三焦传变的规律。吴氏强调温病一般多起自上焦肺，逆传则入心包。上焦病不解，则传入中焦脾胃；中焦病不解，灼耗真阴，则传入下焦肝肾，所以说“始上焦，终下焦”。吴氏对温病三焦传变规律的阐述，是对温病病机演变本质的揭示，也是对叶天士卫气营血辨证论治体系的补充，标志着温病学理论体系的完善。从临床实际来看，并非所有温病都起自上焦肺，也并非所有温病最后都要出现肝肾真阴耗竭，因此，临床之时必须针对不同的疾病具体分析，分别对待。

诸注家对本节内容提出了不少见解。如叶氏指出阳明当下证“须腹满耕痛，方可用承气也”。确为经验之谈。但他所说“外感风温、温热，阳明实证，宜用承气汤大下者甚少”，而“温疫则非下不可”，其实并不尽然。证之临床，阳明腑实证是外感热病过程中常见的一种证候类型，无论是温病、温疫，或者是伤寒，只要其病邪化燥内传，均有可能形成阳明腑实之证。所以外感热病是否可下，当以证候为据，而非因病种而定。至于吴氏在自注中所说的“温病由口鼻而入”的受邪途径，主要是指新感温病而言，并不包括伏邪温病在内。所以叶氏指责其“不知伏气内发之因”，并不确然。当然，吴氏关于伤寒由皮毛而入，温病由口鼻而入的论述，亦不能绝对看待，认为两者的受邪途径截然不同，而应理解其实际意义主要在于说明新感温病的发病机理与伤寒有所不同。此外，叶氏对三承气汤的方义解释，其中某些论点，如“芒硝上承心主包络之热气”，小承气“所以通泄小肠”，调胃承气“而承上君火之热”，均牵涉太远，不如吴氏方论来得贴切。

王氏关于温病顺传、逆传的论述，与吴氏自注精神基本相同，不过阐发得更为明确。吴氏三焦传变之说，乃是就温病的一般发展过程而言，并非所有温病的传变都要“遵其道而行也”。

曹氏认为中焦阳明证无论风温、湿温、暑温皆自上焦而来，并不完全符合实际。一般来说，阳明证由上焦演变而来者，多为初起邪犯肺卫的风温病，而暑温、湿温等病，其发病初起病变重心即在中焦，故其形成阳明证并不一定自上焦传来。关于阳明可下证的舌苔表现，曹氏认为不必待出现舌苔老黄、黑有芒刺的热极表现才开始攻下，以免迁延时日，贻误病机。其说很有见地，具有临床参考价值。

（一）阳明无形热盛证

【原文】　太阴温病，脉浮洪，舌黄，渴甚，大汗，面赤恶热者，辛凉重剂白虎汤主之。（上焦篇 7）

脉浮洪，邪在肺经气分也。舌黄，热已深。渴甚，津已伤也。大汗，热逼津液也。面赤，火炎上也。恶热，邪欲出而未遂也。辛凉平剂焉能胜任，非虎啸风生[1]，金飚[2]退热，而又能保津液不可，前贤多用之。

辛凉重剂白虎汤方（方见前）

【词解】

[1] 虎啸风生：古人认为虎在发出啸叫时可伴随生风，喻气势豪壮。此与下文使用白虎汤相应。

[2] 金飚：飚，biɑo，音标，狂风。金，指西方，金飚，即秋天西方的狂风。

【选注】

方有执　白虎者，西方之金神，司秋之阴兽，虎啸谷风冷，凉风酷暑消，神于解热，莫如白虎。石膏、知母辛甘而寒，辛者金之味，寒者金之性，辛甘体寒，得白虎之体焉。甘草、粳米甘平而温，甘取其缓，温取其和，缓而且和，得白虎之用焉。饮四物之成汤，来白虎之嗥啸。阳气者，以天地之疾风名也。风行而虎啸者，同气相求也。虎啸而风生者，同声相应也。风生而热解者，物理必至也。抑尝以此合大小青龙、真武而论之，四物者四方之通神也，而以命名，盖谓化裁四时，神妙万世，名义两符，实自然而然也。方而若此，可谓至矣。然不明言其神，而神卒莫掩之者，君子慎德，此其之所以大也。

钱潢　石膏辛寒，辛为金之味，寒乃金之性也。寒凉清肃，故以为君。知母苦辛性寒，入足阳明、手太阴，泻肾火而滋化源，故以为佐。甘草者，缓其性也。粳米者，和中保胃气也。谓之“白虎”者，犹虎啸风生，寒威凛冽，使热邪冰释也。

张锡纯　上焦烦热太甚者，原非轻剂所能疗，而投以重剂，又恐药过病所，而病转不愈。惟用重剂，徐徐饮下，乃为合法。

【释义】　本节论述辛凉重剂白虎汤的适应证及配伍意义。

手太阴肺经表邪不解，由卫入气，导致阳明无形邪热炽盛，见有脉象浮洪，舌苔黄，口渴较甚，汗大出，面部红赤，恶热等。其中脉象浮洪为肺经气分热盛之象；舌苔黄为热入气分；口渴明显为热盛伤津之象；大汗因里热蒸腾，迫津外泄；面红赤，恶热均为阳明气分无形热盛的表现。按传统认为白虎汤证的主症为“四大”，即大热、大渴、大汗、脉洪大，本节又补充了面赤、恶热、苔黄等表现，更有助于对阳明热盛证的诊断。

对于阳明无形邪热炽盛证的治疗，辛凉平剂银翘散显然已不能胜任，必须用清热保津作用较强的白虎汤，以辛寒清气，泄热保津。方中石膏辛寒解肌，可清肺胃之热；知母可滋阴清热，助石膏清解邪热；粳米、甘草甘缓养胃，益气调中。诸药合用，具有较强的清泄气分无形邪热作用，吴氏喻之为“虎啸风生，金飚退热”。从目前临床而言，白虎汤的运用范围相当广泛，在治疗流行性乙型脑炎、流行性脑脊髓膜炎、流行性出血热、钩端螺旋体病、麻疹、肺炎、小儿夏季热、中暑、风湿性关节炎、糖尿病、急性口腔炎、牙龈炎、肠炎等疾病方面均获得较满意的疗效。

诸注家对白虎汤的作用进行了分析。白虎汤为《伤寒论》名方，原治阳明经邪热亢盛之证，而在温病学中亦用之治疗胃热亢盛者，是治疗气分证的代表方。钱氏对方中各药的作用所做的分析甚为精当，可以参考。

【原文】　白虎本为达热出表，若其人脉浮弦而细者，不可与也；脉沉者，不可与也；不渴者，不可与也；汗不出者，不可与也。常须识此，勿令误也。（上焦篇9）

此白虎之禁也。按白虎慓悍[1]，邪重非其力不举，用之得当，原有立竿见影之妙，若用之不当，祸不旋踵[2]。懦者多不敢用，未免坐误事机；孟浪[3]者，不问其脉证之若何，一概用之，甚至石膏用至斤余之多，应手而效者固多，应手而毙者亦复不少。皆未真知确见其所以然之故，故手下无准的也。

【词解】

［1］慓悍：慓，piāo，音漂，同剽。慓悍，指勇武凶猛。

［2］祸不旋踵：旋踵指身体转一圈的一霎时。祸不旋踵，喻灾难来得很快。

［3］孟浪：鲁莽。

【选注】

叶霖　前两节论白虎之治，有虚实之别；后一节论白虎之禁，深达长沙奥旨，是白虎之用，无余蕴矣。其所以然，尤有未尽之义，请试言之：夫白虎一方，以石膏为君，《本经》谓石膏辛甘大寒无毒，阴中之阳，可升可降为阳明经药，兼入手太阴少阳气分，温病脉浮洪，舌黄口渴，阳明太阴气分之热病也。面赤恶热，大汗出，二经热盛，逼阴以外泄也。故宜石膏寒泄经气之热。浮大脉中而见芤，汗大出而微喘，此热炽气伤，故加人参扶元气。设脉弦细，属足少阳；脉沉属足太阴，皆非阳明热证；口不渴，无内热可知，故不可与。汗不出不可与，是言虽见里热，而解表未尽者，不可与白虎汤。若表解已尽，而阳明留热未清，虽无大汗，何妨用石膏以解热？加人参以生津，壮火食气，泻火即所以生气也。仲景《伤寒论》曰：伤寒脉浮，发热无汗，其表不解者，不可与白虎汤，渴欲饮水，无表证者，白虎加人参汤主之，即此义也。若夫阳虚自汗，阴虚盗汗，及大汗亡阴亡阳，又岂石膏可尝哉？读书不可死于句下，要当融会贯通也。

张锡纯　深研白虎汤之功用：近世用白虎汤者，恒恪守吴氏“四禁”……其四条之中，显有与经旨相反之两条，若必奉之为金科玉律，则此救死扶危，挽回人命之良方，几将置之无用之地。愚非好辩，而为救人热肠所迫，实有不能已有言者……按前两条之不可与，原当禁用白虎汤矣。至其第三条，谓不渴者不可与也。夫用白虎汤之定例，渴者加人参，其不渴者即服白虎汤原方，无事加参可知矣。吴氏以为不渴者不可与，显与经旨相背矣……不又显与渴者加人参之经旨相背乎？至其第四条，谓汗不出者不可与也。夫白虎汤三见于《伤寒论》，惟阳明篇中所主之三阳合病有汗，其太阳篇所主之病及厥阴篇所主之病皆未见有汗也，仲景当日未见有汗即用白虎汤，而吴氏则于未见有汗者禁用白虎汤，此不又显与经旨相背乎……且即吴氏所定之例，必其人有汗且兼渴者始用白虎汤，然阳明实热之证，渴而兼汗者，十之中不过一二人，是不几将白虎汤置于无用之地乎？夫吴氏为清季名医，而对于白虎汤竟误设禁忌若此，彼盖未知石膏之性也。

【释义】　本节论述白虎汤的作用特点及使用禁忌。

1. 白虎汤的作用特点

吴氏以“达热出表”精辟归纳了白虎汤的作用特点，此处的“出表”不同于“解表”，揭示了白虎汤的透热外达之功。对于该证阳明无形邪热炽盛，邪正剧烈交争，热势由内达外的特点，白虎汤可辛寒清气，达热顺势外出。其作用既与解表方药不同，也与苦寒清热方药有所区别。解表方药主要适用于邪在卫分，肺卫失和，腠理不通之证，其作用为解除表邪。苦寒清热方药适应证虽也是气分热盛证，但其特点是邪热郁而化火，郁热内闭，用苦寒清热之剂可直折火势，清热解毒。

2. 白虎汤“四禁”

白虎汤的作用峻猛，如使用不当，很快会导致病情恶化，产生严重的后果。为此，吴氏在本条提出四种情况下不可使用白虎汤。①脉浮弦而细者：脉浮表明邪在表，脉弦表明邪在半表半里，脉细为气血不足等正气亏虚之象，皆非白虎汤所适用的里热证，故不可与。②脉沉者：温病脉沉，有虚有实。实证脉沉，多见于阳明腑实证，邪热与燥屎相搏结，结于肠腑，脉多沉而有力，治疗当用承气汤通腑泻热，若用白虎汤，只是扬汤止沸。虚证脉沉，多见于温病后期，肝肾真阴耗竭，脉多沉而无力，治当滋补肝肾真阴，若用白虎汤反更伤真阴。③不渴者：口不渴，表明里热不甚，津伤不显，或内有湿邪，显然不可使用白虎汤。④汗不出者：汗不出，为热势未盛于表里内外，与白虎汤所适用之病证热势透达于表里者不同，所以也是禁忌之证。此外，汗不出也有因为邪郁卫表，腠理闭塞，或津液已大伤，无汗出之源者，治疗当分别投用解表或养阴之法，当然也不属白虎汤的适应证。应该指出，吴氏提出的白虎汤“四禁”，对于白虎汤使用的禁忌证提出了明确的规范，颇有临床指导意义。但临证运用时又不可刻板、机械地对待，如口渴固然属阳明无形热盛的标志，但如津伤不甚，也可表现为口渴不甚，此时仍可用白虎汤。至于无汗，有因邪热内郁不能外达，有属表气郁闭较甚者，只要适当配合宣泄内热或宣发表郁之品，仍可投用白虎汤。如俞根初《通俗伤寒论》中新加白虎汤即用白虎汤加入薄荷、荷叶、竹叶等用以治疗阳明热盛而表气郁闭之证。由此可见，白虎“四禁”所列的一些病证并非白虎汤所绝对禁用，应视临床具体情况而定。

对白虎汤之禁，吴氏及后世注家都进行了详细的分析。特别是张氏提出，白虎汤之禁忌宜活看，认为阳明实热必有渴兼汗者较少见，因而在临床上不能拘于白虎“四禁”之说，这一见解是符合临床实际的。所以对原文中提出的白虎“四禁”，应全面认识、具体分析。

【原文】 阳明温病，干呕口苦而渴，尚未可下者，黄连黄芩汤主之。不渴而舌滑者属湿温。(中焦篇 19)

温热，燥病也，其呕由于邪热夹秽，扰乱中宫而然，故以黄连、黄芩撤其热，以芳香蒸变化其浊也。

黄连黄芩汤方（苦寒微辛法）

黄连二钱　黄芩二钱　郁金一钱五分　香豆豉二钱

水五杯，煮取二杯，分二次服。

【释义】 本节论述阳明温病见干呕一症的病机和证治。

原文指出在阳明病中发生干呕是由于在邪热中夹有秽浊之故，如热甚湿轻，则表现为口苦而渴，如湿重热轻，则不渴而苔滑。对前者的治疗用黄连黄芩汤，以芩连苦寒清热邪，配伍豆豉、郁金芳香化湿浊。对后者则按湿温病治疗。然而在临床上，由于邪热内盛而致胃气上逆干呕者并非少见，似不能见干呕皆认定是夹秽，尚须结合全身症状综合分析。

干呕一症虽与中焦胃气失和有关，但其成因不一。就阳明病而言，有因腑实壅滞的，有因邪热干扰的。今干呕而口苦且渴，并无可下之症，则提示其病机非阳明腑实所致，而系无形邪热夹秽浊之气扰乱中焦脾胃，导致胃气上逆为患。故治以黄连黄芩汤苦寒清热，降逆化浊，而该方也可作为辛开苦降的一个代表方。若干呕而无口渴表现，且舌苔滑腻的，则系湿温之邪阻于中焦之象，自不宜采用苦寒泻火的黄连黄芩汤，而应根据湿温病的辨证施治原则进行治疗。

由于温热为纯热无湿之邪，易于化燥伤阴，所以吴氏称之为“燥病”。这是与湿热为病相对而言，非指秋燥病证。所谓“邪热夹秽”，是指热在中焦，蒸腾浊气上泛，并不是指致病因素即感热邪又夹秽浊湿邪。

【原文】 阳明温病，无汗，实证未剧，不可下，小便不利者，甘苦合化，冬地三黄汤主之。(中焦篇29)

大凡小便不通，有责之膀胱不开者，有责之上游结热者，有责之肺气不化者。温热之小便不通，无膀胱不开证，皆上游（指小肠而言）热结，与肺气不化而然也。小肠火腑，故以三黄苦药通之；热结则液干，故以甘寒润之；金受火刑，化气维艰，故倍用麦冬以化之。

冬地三黄汤方（甘苦合化阴气法）

麦冬八钱 黄连一钱 苇根汁半酒杯（冲） 玄参四钱 黄柏一钱 银花露半酒杯（冲） 细生地四钱 黄芩一钱 生甘草三钱

水八杯，煮取三杯，分三次服，以小便得利为度。

【选注】

曹炳章 小便不利而渴者，热在上焦，法当淡渗；小便不利而不渴者，热在下焦，法当苦寒；若屡经汗下，小便不利者，阴竭也，法当育阴，则淡渗苦燥又非所宜矣。审证处方，不可误也。

【释义】 本节论述阳明温病见小便不利的病机与证治。

原文中的小便不利是因热盛引起的，所以在治疗时，主以甘苦合化之法，即甘寒与苦寒药配合，一以养阴，一以清热。

自注中分析温病小便不利的原因有三，为膀胱不开、上游（小肠）结热、肺气不化，实质总不外津液不足与津液不布两大原因。本节所论的小便不利则是由邪热内盛而耗伤津液所致，所以用药当清热与养阴兼施。但在温病中出现小便不利的原因甚为复杂，如湿热性温病中，引起小便不利的原因多与膀胱气化失司，湿阻三焦等有关，而在温病过程中，因肾气虚衰而致开合失司，小便不利的情况也颇为多见，不可拘定吴氏所论。

本条所论述因热结阴伤而致小便不利的证治，叙证虽简，但治法独具一格。阳明温病见无汗，非热邪蕴伏不透，即阴津耗损无源作汗。“实证未剧”，说明邪虽在里，但尚无明显的腑实之象，所以不可下。所述小便不利乃是本病的主症，系热结火府阴液干涸所致，但临床必有他症可据。因于热结液干的小便不利，治非一般渗利之品所宜，故用冬地三黄汤，以甘寒与苦寒之品相合，一以生化阴气，一以清泄邪热。热结得解，阴液得复，则小便自可通利。

本节所论养阴清热法的运用，并不限于温病小便不利者，对热盛阴伤者均可酌用本法。

（二）阳明腑实轻证

【原文】 阳明温病，诸证悉有而微，脉不浮者，小承气汤微和之。(中焦篇3)

以阳明温病发端者，指首条所列阳明证而言也，后凡言阳明温病者仿此。诸证悉有，以非下不可，微则未至十分亢害，但以小承气通和胃气则愈，无庸芒硝之软坚也。

【选注】

曹炳章　病尽归于阳明，则施用承气，自无弊窦。观各条，自知特此条无大实证，故但用调胃承气耳。至温下、寒下证各不同，亦犹温病伤寒治各不同，此本两大法门。

【释义】　本节论述阳明腑实轻证的证治。

阳明温病“诸证悉有而微”，是指本证临床表现具有阳明病提纲中所讲的各种见症，只是程度上比较轻微，腑实燥结程度“未至十分亢害”。脉不浮，说明病机已不是无形邪热蒸腾于外，而是有形实邪结聚于里。治疗必须用攻下泄热的方法，但又不可用大承气汤峻下，以免伤正，只需用小承气汤通利肠腑，和调胃气，即吴氏所谓“通和胃气”即可。小承气汤较之大承气汤，无芒硝之软坚，攻下之力稍缓，作用主要在于宣腑气以通里结，用于本条燥实不甚之证，正合病情特点，可“微和之”。由于小承气汤中有枳实、厚朴，药性温燥，用之不当亦有化燥伤阴之虞，因此，用小承气汤治疗温病阳明腑实证，应当充分注重阴津的损伤程度，以免伤阴化燥。

曹氏指出本证无大实证，所以只需用小承气汤。

（三）热结旁流证

【原文】　阳明温病，纯利稀水无粪者，谓之热结旁流[1]，调胃承气汤主之。（中焦篇7）

热结旁流，非气之不通，不用枳、朴，独取芒硝入阴以解热结，反以甘草缓芒硝急趋之性，使之留中解结。不然，结不下而水独行，徒使药性伤人也。吴又可用大承气汤者非是。

【词解】

[1] 热结旁流：为阳明腑实证的一种表现。其特点是肠内有燥屎内结，粪水从旁而下，表现为腹部坚满拒按，同时下利纯稀臭水。

【选注】

吴又可　热结旁流者，以胃家实，内热壅闭，先大便闭结，续得下利纯臭水，全然无粪，日三四度，或十数度，宜大承气汤，得结粪而利立止。服药不得结粪，仍下利臭水及所进汤药，因大肠邪胜，失其传送之职，知邪犹在也，病必不减，宜更下之。

柳宝诒　便泄稀水，坚粪不行者，此热结旁流也。古法用大承气下之，吴鞠通改为调胃承气，甚合。

叶霖　温疫以胃家实之协热利，用大承气下结粪，而利自止。午后潮热而利者，为伏邪传里，不能稽留，宜小承气以撤余邪。若外感温邪传里而口渴下利者，宜苦寒燥湿，或稍兼凉润，非调胃承气可以赅治也。

曹炳章　热结旁流非全不通者可比，故用调胃承气。

【释义】　本节论述阳明温病热结旁流的证治。

阳明腑实证由于腑气壅塞，燥屎不下，大便每多秘结不通。但若燥热内结，逼迫津液下流，也可表现为纯利稀水，即所谓“热结旁流”。由于“热结”与“旁流”每每互为因果，故治疗方法须用攻下泻热之法。传统上对热结旁流证的治疗用大承气汤，如吴又可在《温疫论》中即明确指出用大承气汤治疗热结旁流证。但吴鞠通认为阳明温病热结旁流的治疗宜用调胃承气汤，不宜用大承气汤。因阳明温病的热结旁流虽由热结肠腑所致，但腑气尚未完全闭塞不通，所以不用枳实、厚朴，只须芒硝配合大黄以祛除肠道的热结，并佐以甘草缓和芒硝的趋下作用，使芒硝能留在肠中解除燥结即可。否则，燥结不下而仅仅水液下行，药不能治病反而徒伤人体的正气。此说确有独到见解，临床上治疗本证应视腑实的程度及正气强弱的状况选择攻下方剂。

叶氏指出腑实下利亦有治用大、小承气汤的，确是事实。但其病机必与调胃承气汤证有所不同。一般来说，“热结旁流”证多以实热燥结为主，腑气壅塞多不太甚，其病机与阳明燥屎内结，腑气壅塞不通，以致腹满便秘者有所差异。正如曹氏所说“热结旁流非全不通者可比”，故治以调胃承气汤，着重泄热软坚。

（四）热结阴伤证

【原文】　阳明温病，无上焦证，数日不大便，当下之。若其人阴素虚，不可行承气者，增液汤主之。服增液汤已，周十二时[1]观之，若大便不下者，合调胃承气汤微和之。（中焦篇11）

此方所以代吴又可承气养荣汤法也。妙在寓泻于补，以补药之体，作泻药之用，既可攻实，又可防虚。余治体虚之温病，与前医误伤津液、不大便、半虚半实之证，专以此法救之，无不应手而效。

增液汤方（咸寒苦甘法）

玄参一两　麦冬（连心）八钱　细生地八钱

水八杯，煮取三杯，口干则与饮，令尽，不便，再作服。

方论：温病之不大便，不出热结液干二者之外。其偏于阳邪炽甚，热结之实证，则从承气法矣；其偏于阴亏液涸之半虚半实证，则不可混施承气，故以此法代之。独取玄参为君者，玄参味苦咸微寒，壮水制火，通二便，启肾水上潮于天，其能治液干，固不待言，本经[2]称其主治腹中寒热积聚，其并能解热结可知。麦冬主治心腹结气，伤中伤饱，胃络脉绝，羸瘦短气，亦系能补能润能通之品，故以为之佐。生地亦主寒热积聚，逐血痹，用细者，取其补而不腻，兼能走络也。三者合用，作增水行舟[3]之计，故汤名增液，但非重用不为功。

本论于阳明下证，峙立三法：热结液干之大实证，则用大承气；偏于热结而液不干者，旁流是也，则用调胃承气；偏于液干多而热结少者，则用增液，所以回护其虚，务存津液之心法也。

按吴又可纯恃承气以为攻病之具，用之得当则效，用之不当，其弊有三：一则邪在心包、阳明两处，不先开心包，徒攻阳明，下后仍然昏惑谵语，亦将如之何哉？吾知其必不救矣。二则体亏液涸之人，下后作战汗，或随战汗而脱，或不蒸汗徒战而脱。三者下后虽能战汗，以阴气大伤，转成上嗽下泄，夜热早凉之怯证[4]，补阳不可，救阴不可，有延至数月而死者，有延至岁余而死者，其死均也。在又可当日，温疫盛行之际，非寻常温病可比，又初创温病治法，自有矫枉过正不暇详审之处，断不可概施于今日也。本论分别可与不可与、可补不可补之处，以俟明眼裁定，而又为此按语于后，奉商天下之欲救是证者。至若张氏[5]、喻氏[6]，有以甘温辛热立法者，湿温有可用之处，然须兼以苦泄淡渗。盖治外邪，宜通不宜守也，若风温、温热、温疫、温毒，断不可从。

【词解】

[1] 周十二时：指满十二个时辰，即一昼夜。

[2] 本经：指《神农本草经》。

[3] 增水行舟：用水涨则船行通畅的现象，来比喻通过滋阴润肠以达到通下目的的治法。

[4] 怯证：怯，qiè，音窃，一般指虚劳证，此处指以虚损为主的病证。

[5] 张氏：指明代医家张景岳。

[6] 喻氏：指清代医家喻嘉言。

【选注】

叶霖　温邪以存津液为第一要着，若阳明病虽不大便，而脉不沉实，腹不硬痛，审系胃腑液干之秘，此方颇精当。

吴又可所论，乃沴厉杂气、热湿相搏之温疫，故多议下，若暑热为疫，又当从余师愚之清瘟败毒饮矣。同一温疫，其治各异，岂风温、温热、温毒、温疫、冬温数证可一方赅治之理。鞠通于温病题旨全然未清，而妄谓又可矫枉过正，不可概施于今日。然今日之温疫、温毒，亦专宜养阴腻补乎？且谓张氏、喻氏之法不可用，是矣；谓治外邪，宜通不宜守，亦是。但风温、温疫、温毒诸证，是外邪，是内邪，宜守宜通而漫无分别。冬不藏精之温热，多宜育阴达邪，其外感之风温，内伏之疫毒，岂皆宜增液汤乎？又可纯恃承气，误下之弊固多，鞠通不知辨证，纯恃增液，误补之弊亦复不少。学者于一家之言不可偏听也。

曹炳章　温病不大便，不出热结液干，扼要之论。

麦冬不可过煎，过则成冻不化。

风温、温热证每见热结液干，湿热证每见热结旁流。若湿温而见液干，必湿气全行化热，或过服温燥淡渗之药而致液干。既已液干，亦宜增液，以济其偏也。肺阴既伤而脾阳将绝，故有上嗽下泄之证。此时欲救肺阴则碍脾阳，欲救脾阳则损肺阴，故为难治。

【释义】　本节主要论述热结阴亏所致液干便秘的证治，并概括了阳明温病腑实证的三大治法和温病误下之弊。

1. 热结阴亏便秘的证治

温病不大便，其原因主要有实热内结和阴液干涸二方面。凡是侧重于阳热炽盛，实热内结的实证，治疗应以承气汤为主；凡是侧重于阴液耗损，液干便秘的虚实夹杂证，就不能随便使用承气汤，而应通过增加肠道的津液，达到通润大便的目的。增液汤是养阴之方，它的特点是寓泻法于补法之中，用具有滋补作用的药物达到祛邪的目的，既能攻逐实邪，又能预防阴液的耗损。增液汤由玄参、麦冬、细生地三味甘寒养阴药物组成，方中以玄参为君药，苦咸而性微寒，具有滋阴制火，通调二便的作用，可使肾中之水上输而濡养全身，用治阴液干枯的病证。此外，《神农本草经》说玄参主治腹中寒热积聚，说明它还能解散肠中热结。麦冬主治心腹部的郁结之气，中气受伤，饮食不节引起的脾胃损伤，胃之络脉欲绝，身体消瘦而气短等，也是一种能补正润津通气的药物，所以在方中作为佐药。生地可以治疗寒热结聚，能攻逐血脉的痹阻；细生地具有补而不腻，疏通络脉的作用。故此三药配伍有增水行舟之效。增液汤是目前临床常用的养阴生津方，据报道对于病毒性感冒、上呼吸道感染、肺部感染、流行性出血热、变态反应性亚急性败血症、便秘等均有可靠的临床疗效。现代实验研究也证实本方具有抗炎、解热、改善微循环、降低耗氧量、调节免疫功能等多方面的药理作用。但须注意本方在使用时，药物分量宜重用，否则效果不明显。若用增液汤润下后大便仍不通，即文中所说服用增液汤经过一昼夜后仍未大便者，此为液亏与热结并存，当用调胃承气汤以增液滋阴，攻下腑实。

2. 阳明温病腑实的三大治法

吴氏在本条中总结了阳明温病的三种攻下治法：①热结肠腑，阴液受损的大实证，当用大承气汤急下存阴；②偏重于热结肠腑而阴伤不甚明显，表现为热结旁流者，应投调胃承气汤软坚散结泻热；③偏重于阴液亏耗而热结不甚者，则须用增液汤滋阴增液通便。

3. 温病误用下法之弊

吴氏提出了温病误用承气汤攻下的三个弊端：①如果病邪不仅炽盛于阳明，而且已传入心包，此时若不先用清心开窍的方药解除心包之闭，只是徒然攻下阳明热结，即使大便已经通畅，患者仍然神志昏糊，谵语妄言，病情危笃，难以救治；②素体阴虚或感受温邪后阴液严重耗损的人，单纯用攻下法后，有的可作战汗，有的可随着战栗、大量汗出而导致正气外脱，有的甚至仅战栗而无汗可出，并伴有正气外脱的表现；③运用攻下法后虽然能作战汗，但由于攻下和战汗都会损伤人体的阴津与阳气，致使病情转变为上见咳嗽，下见泻泄，夜晚发热而清晨热退的虚损病证，这时既不便温补阳气，又不便滋养阴液，难以治疗。这三点可供临床参考。

后世各医家的注解均一致肯定滋阴通便法的独特作用，赞誉吴氏立法制方的巧妙。阴虚腑实之证成因颇多，除素体阴虚和误治伤阴者外，温病日久损伤津液时亦可见到。曹氏说："温病迁延既久，每见是症"，即指此而言。至于湿温病由于湿热蕴蒸，大便每多溏泄，与阳明腑实的热结旁流病机不同，曹氏混为一谈，不够妥当。但其所说"若湿温而见液干，必湿气全行化热"，则符合临床实际。叶氏针对吴氏对吴又可"纯恃承气以为攻病之具"所作评论的分析，言辞虽然偏激，但内容颇为可取，强调了无论运用任何治法，都必须遵循辨证施治的原则，根据具体证候，随证施治。

（五）阳明腑实兼证

【原文】 阳明温病，下之不通，其证有五：应下失下，正虚不能运药[1]，不运药者死，新加黄龙汤主之。喘促不宁，痰涎壅滞，右寸实大，肺气不降者，宣白承气汤主之。左尺牢坚[2]，小便赤痛，时烦渴甚，导赤承气汤主之。邪闭心包，神昏舌短，内窍不通，饮不解渴者，牛黄承气汤主之。津液不足，无水舟停者，间服增液，再不下者，增液承气汤主之。（中焦篇 17）

《经》谓下不通者死，盖下而至于不通，其为危险可知，不忍因其危险难治而遂弃之。兹按温病中下之不通者共有五因：其因正虚不运药者，正气既虚，邪气复实，勉拟黄龙法，以人参补正，以大黄逐邪，以冬、地增液，邪退正存一线，即可以大队补阴而生，此邪正合治法也。其因肺气不降，而里证又实者，必喘促寸实，则以杏仁、石膏宣肺气之痹，以大黄逐肠胃之结，此脏腑合治法也。其因火腑不通，左尺必现牢坚之脉（左尺，小肠脉也，俗候于左寸者非，细考《内经》自知），小肠热盛，下注膀胱，小便必涓滴赤且痛也，则以导赤去淡通之阳药，加连、柏之苦通火腑，大黄、芒硝承胃气而通大肠，此二肠同治法也。其因邪闭心包，内窍不通者，前第五条已有先与牛黄丸，再与承气之法，此条系已下而不通，舌短神昏，闭已甚矣，饮不解渴，消亦甚矣，较前条仅仅谵语，则更急而又急，立刻有闭脱之虞，阳明大实不通，有消亡肾液之虞，其势不可少缓须臾，则以牛黄丸开手少阴之闭，以承气急泻阳明，救足少阴之消，此两少阴合治法也。再此条亦系三焦俱急，当与前第九条用承气、陷胸合法者参看。其因阳明太热，津液枯燥，水不足以行舟，而结粪不下者，非增液不可。服增液两剂，法当自下，其或脏燥太甚之人，竟有不下者，则以增液合调胃承气汤，缓缓与服，约二时服半杯沃之，此一腑中气血合治法也。

新加黄龙汤（苦甘咸法）

细生地五钱　生甘草二钱　人参一钱五分（另煎）　生大黄三钱　芒硝一钱　玄参五钱　麦冬（连心）五钱　当归一钱五分　海参（洗）二条　姜汁六匙

水八杯，煮取三杯。先用一杯，冲参汁五分、姜汁二匙，顿服之，如腹中有响声，或转矢气者，为欲便也；候一、二时不便，再如前法服一杯；候二十四刻[3]，不便，再服第三杯；如服一杯，即得便，止后服，酌服益胃汤一剂（益胃汤方见前），余参或可加入。

方论：此处方于无可处之地，勉尽人力，不肯稍有遗憾之法也。旧方用大承气加参、地、当归，须知正气久耗，而大便不下者，阴阳俱惫，尤重阴液消亡，不得再用枳、朴伤气而耗液，故改用调胃承气，取甘草之缓急，合人参补正，微点姜汁，宣通胃气，代枳、朴之用，合人参最宣胃气，加麦、地、玄参，保津液之难保，而又去血结之积聚。姜汁为宣气分之用，当归为宣血中气分之用。再加海参者，海参咸能化坚，甘能补正，按海参之液，数倍于其身，其能补液可知，且蠕动之物，能走络中血分，病久者必入络，故以之为使也。

宣白承气汤方（苦辛淡法）

生石膏五钱　生大黄三钱　杏仁粉二钱　栝蒌皮一钱五分

水五杯，煮取二杯，先服一杯，不知再服。

导赤承气汤

赤芍三钱　细生地五钱　生大黄三钱　黄连二钱　黄柏二钱　芒硝一钱

水五杯，煮取二杯，先服一杯，不下再服。

牛黄承气汤

即用前安宫牛黄丸二丸，化开，调生大黄末三钱，先服一半，不知再服。

增液承气汤

即于增液汤内，加大黄三钱，芒硝一钱五分。

水八杯，煮取三杯，先服一杯，不知再服。

【词解】

[1] 正虚不能运药：人体正气严重虚损，影响了药物的吸收和运化，使其治疗作用不能正常发挥。

[2] 左尺牢坚：左手尺部的脉象实大弦长而硬。

[3] 二十四刻：一小时为四刻，二十四刻为六小时。

【选注】

石寿棠　先补后泻不若补泻并施，如参苏饮、人参白虎汤、黄龙汤、增液汤之类，较为稳当。假令先实后虚者，疫邪应下失下，血液为热搏尽，原邪尚在，宜急下之，邪退六七，急宜补之，如养阴增液之类，借水行舟，则不厌多矣。

曹炳章　应下不可迁延，迁延则水为热烁，立见消亡。

【释义】　本节论述阳明温病用下法后仍未通下的五种证候的治法。

1. 正虚不运

原本应当用攻下法治疗的病证，因为没有及时攻下，导致邪气留连，机体正气损伤严重而不能吸收运化药力，所以投用的攻下方药不能产生作用。患者身热，腹满便秘，伴见口干咽燥，倦怠少气，撮空摸床，肢体震颤，目中不了了，苔干黄或焦黑，脉沉弱或沉细，用新加黄龙汤治疗。方中人参益气扶正，麦冬、生地、当归、海参养阴滋液，和营润燥，大黄、芒硝泻热通腑，姜汁宣畅气机，鼓舞胃气。这种治法称为“邪正合治法”。

2. 腑实肺壅

病人出现气急喘促，坐卧不安，喉中痰涎壅阻不畅，脉象见右寸实大，这种病证的原因是热结肠腑，肺气不能肃降，可用宣白承气汤治疗。方中以生石膏清肺胃之热；杏仁、瓜蒌皮宣降肺气，化痰定喘；大黄攻下腑实。腑实得下，则肺热易清；肺气清肃，则腑气易通。由于肺与大肠相表里，故这种方法称为“脏腑合治法”。

3. 肠热盛而腑实

病人脉象左尺坚牢，并伴有小便色红赤，尿时涩痛，时常感到心烦口渴，为阳明腑实，伴有小肠热盛，此时宜投导赤承气汤治疗。方中生地、赤芍凉血，滋阴，清心，黄连、黄柏清泄小肠，大黄、芒硝攻下大肠热结，这种治法称为“二肠同治法”。

4. 腑实窍闭

阳明腑实的同时，又由于热邪内阻心包，机窍堵闭不通，出现神志昏迷，舌短缩，口渴而饮水不能解渴，宜用牛黄承气汤治疗。本方即用安宫牛黄丸清心开窍，加生大黄末攻下腑实。因本证既有热闭手少阴心经，又有足少阴肾中的阴液逐渐耗竭的危险，所以这种治法称为“两少阴合治法”。

5. 腑实阴亏

因为肠道津液不足，大便传送功能障碍而引起便秘，就如河道中无水致使舟船不能行驶一样，即所谓“无水舟停”。对这种情况可以先服增液汤，如果服后仍然不大便，说明肠腑热结仍存，应以增液承气汤治疗。方中玄参滋水降火，生地、麦冬滋阴润燥，大黄、芒硝泻热软坚，攻下腑实。这种治法称为“一腑中气血合治法”。

关于从手腕诊脉部位确定脏腑病机的见解，临床只可作为辨证的参考。曹氏指出阳明病迁延失下，则水为热灼而立见消亡，亦正体现了温病易于伤阴的特点。

四、邪入营血

【原文】　太阴温病，寸脉大，舌绛而干，法当渴，今反不渴者，热在营中也，清营汤去黄连主之。(上焦篇 15)

渴乃温之本病，今反不渴，滋人疑惑；而舌绛且干，两寸脉大，的系温病。盖邪热入营，蒸腾营气上升，故不渴，不可疑不渴非温病也。故以清营汤清营分之热，去黄连者，不欲其深入也。

【选注】

曹炳章　热邪入营反不渴，此亦识病之要诀。

温病宜清凉解肌，既云解肌，亦有得微汗而解者。盖肺主皮毛，亦可微汗。但服清凉解肌药则汗出而渴亦去，断不伤阴。若服羌、独、桂枝，则必伤太阴经，所谓诛伐无过，温病未去而阴已伤矣。

【释义】 本节论述温病邪入营分的证治。

1. 温病邪入营分的证候特点

阳明温病属气分病变，若邪热进一步深入，就会出现邪入营分的证候。太阴温病营分证的临床表现为“寸脉大，舌绛而干，反不渴”。其中寸脉大，是邪在太阴之象；舌绛而干，是邪入营分而营阴耗伤的表现。“反不渴”是由于邪热深入营分后，能蒸腾营气上升而滋润于口咽，所以患者没有明显的口渴症状。但医生不能因患者口不渴而怀疑所患的不是温病，也不能因此而认为病邪及阴伤程度较气分证阶段有所减轻。实际上，此时虽表现为不渴，但其阴液的耗伤较之气分更甚。

2. 温病邪入营分证的治疗

对邪入营分的治疗用清营汤以清泄营分的邪热。文中特别提到如营分证营阴耗伤较甚，在用清营汤时要去黄连。因为黄连味苦性燥能耗伤营阴，且性质沉降，去黄连可以防止更伤营阴。

至于曹氏所说的清凉解肌之法，并非针对营分证而言，应指邪在表时用解肌之法，以取微汗。

【原文】 阳明温病，舌黄燥，肉色绛，不渴者，邪在血分，清营汤主之。若滑者，不可与也，当于湿温中求之。(中焦篇20)

温病传里，理当渴甚，今反不渴者，以邪气深入血分，格阴于外，上潮于口，故反不渴也。曾过气分，故苔黄而燥。邪居血分，故舌之肉色绛也。若舌苔白滑、灰滑、淡黄而滑，不渴者，乃湿气蒸腾之象，不得用清营柔以济柔也。

【选注】

石寿棠 渴乃温之本病，今反不渴，而舌绛且干，两寸独大，盖邪热入营，蒸腾营气上升，故不渴，不可疑不渴非温病也，治法以透邪清营为主。温病初起，以渴为机括……其有不渴者，惟湿温初起，热未胜湿，则郁闷心烦而不渴，热在经不在胃，则烦躁身热而不渴；在下而不在上，则燥结而不渴；在血分不在气分，则昏沉不渴，疫邪初从太阴发者，胸腹满，呕而不渴，此外无有不渴者。

汪瑟庵 此条以舌绛为主（舌绛不渴，夜甚乃入营的候）。再按：绛而中心黄苔，当气血两清；纯绛鲜红，急涤包络；中心绛干，两清心胃；尖独干绛，专泄火腑；舌绛而光，当濡胃阴；绛而枯痿，急用胶黄；干绛无色，宜投复脉（此二证俱属下焦）。以上俱仍合脉证参详。若舌绛兼有白苔，或黄白相兼，是邪仍在气分；绛而有滑苔者，则为湿热熏蒸，误用血药滋腻，邪必难解，不可不慎也。

叶霖 舌绛苔黄，燥而不渴，虽不滑，须防挟湿，更恐气分之邪未尽。

【释义】 本节主要论述温病邪入营血的证治。

一般而言，热邪传里，病在阳明气分，舌苔多黄而干燥，口必大渴引饮，是胃热灼津的表现。若热邪入里后舌呈红绛之色，口渴反不甚或竟不渴的，则为邪气深入营血，“格阴于外，上潮于口”所致，这与前条自注所说“邪热入营，蒸腾营气上升”意义相同。对本证的治疗，宜用清营汤清营泄热，滋养营阴。

在温病过程中，邪热传里，口反不渴，除见于热入营血外，湿温病过程中也可见到，为湿邪蕴阻气分所致，与热在营血的病机完全不同，故其舌质并不红绛而舌苔必现滑腻。至于苔色表现，吴氏自注说或白滑或灰滑，亦或淡黄而滑。不同的苔色，主要决定于湿与热的孰轻孰重。湿蕴气分，清营汤等清凉柔润之品自不宜用，当按湿温病辨证施治。

营为血中之气，故每以血赅营。因此吴氏在本节中所谓的邪在血分，实际包括了营分在内，而且尤其侧重在营分，所以用清营汤清营凉血泄热治之。

叶霖所说的“须防挟湿，更恐气分之邪未尽”，在湿温病化燥入营过程中每可见到，临床应予注意。汪氏对绛舌不同类型的表现、病机及治法作了具体分析，内容虽源于叶天士的《温热论》，但颇有临床参考价值。

【原文】 太阴温病，血从上溢者，犀角地黄汤合银翘散主之。其中焦病者，以中焦法治之。若吐粉红血水者，死不治；血从上溢，脉七八至以上，面反黑者，死不治；可用清络育阴法。(上焦篇11)

血从上溢，温邪逼迫血液上走清道，循清窍而出，故以银翘散败温毒，以犀角地黄清血分之伏热，而救水即所以救金也。至粉红水，非血非液，实血与液交迫而出。有燎原之势，化源速绝。血从上溢，而脉至七八至，面反黑，火极而似水，反兼胜己之化[1]也，亦燎原之势莫制，下焦津液亏极，不能上济君火，君火反与温热之邪合德[2]，肺金其何以堪，故皆主死。化源绝，乃温病第一死法也。仲子[3]曰：敢问死？孔子曰：未知生，焉知死。瑭以为医者不知死，焉能救生。细按温病死状百端，大纲不越五条。在上焦有二：一曰肺之化源绝者死；二曰心神内闭，内闭外脱者死。在中焦亦有二：一曰阳明太实，土克水者死；二曰脾郁发黄，黄极则诸窍为闭，秽浊塞窍者死。在下焦则无非热邪深入，消烁津液，涸尽而死也。

犀角地黄汤方（见下焦篇）

银翘散（方见前）

已用过表药者，去豆豉、芥穗、薄荷。

【词解】

[1] 胜己之化：上言“火极似水”，即水胜火，火过亢盛，反有似水的变化。

[2] 合德：德，指品德，此处引申为性质。合德，即二者的性质相加。

[3] 仲子：即仲弓，孔子的学生之一，春秋时鲁国人。

【选注】

杨栗山 经络热盛，迫血妄行，出于鼻者为衄。伤寒责其血热在表也；温病责其血热在里，浮越于表也。犀角地黄汤加芩、连、柴、栀、玄参、僵蚕、蝉蜕，甚加大黄，入蜜、酒、小便，冷服。大抵衄血、吐血、下血、脉微小者死。或衄后、吐后、下后，脉微小者易治，若热反盛者，脉反洪数者死也。若衄而头汗出，或身上有汗至足者，皆难治也。

叶霖 温邪衄血、吐血，犀角地黄汤原属常用之方，然既曰太阴温病，而载诸上焦篇中，又不言舌绛脉数营热形证，自是风温、暑热气分中怫郁，而迫血上溢，行清道则衄，行浊道则吐。治衄宜辛凉清润，治吐宜甘凉肃降，何得以清心营之法而治肺卫乎？于营卫气血，全不细辨，却界限三焦，不知人身之经络通贯，岂容胶柱鼓瑟，致有顾此失彼之诮。

【释义】 本节论述太阴温病血从上溢的证治，同时还论述了温病一些危重病候及其预后的判断。

1. 血从上溢的证治

太阴温病，邪热深入血分，血热炽盛，迫血妄行，使血液从上部清窍溢出，而表现为吐血衄血，或齿龈出血。治疗一方面用银翘散清散肺中热毒，另一方面用犀角地黄汤清解深伏于血分的邪热，通过清解血分热毒以达到保存阴液、救护肺脏的目的，如吴氏所说“救水即所以救金”。临证时，若表邪已尽，运用银翘散时当去淡豆豉、荆芥穗、薄荷等辛散之品。如见中焦病证的表现，则按邪在中焦的病证治疗。如果吐粉红色血水，为血分邪热炽盛，血与水液交迫而从上吐出，标志着邪热极其亢盛，已形成燎原之势，肺的生化之源形将枯竭，因而预后不良。如血液从上部溢出，而见脉一呼一吸之间快达七八次以上，为火热极盛而无法抑制，下焦津液极度亏虚，不能上济心火，心火与邪热之火相合，煎熬肺之生化之源，预后甚危。本证如见于暑季，暑热入血而伤肺络，致咳咯鲜红之血者，又称为暑瘵，如见吐粉红血水者，则属化源欲绝之证。

2. 温病五种危重病证的判断

吴氏在本节分析了引起温病死亡的主要原因不外五个方面。其中属于上焦的原因有二：一是肺的生化之源欲绝可致死亡；二是心神被邪闭阻于内，元气暴脱于外，导致内闭外脱则死。属于中焦的原因有二：一是形成阳明腑实证，病情严重而致阳明邪热耗竭肾阴而死；二是病邪郁闭于脾经而发生黄疸，黄疸严重而秽浊之邪闭塞清窍，也可造成死亡。属于下焦的原因，则是邪热深入下焦而耗竭肾阴，如肾阴枯竭，亦可导致死亡。吴氏对于温病危重证的阐述颇有临床指导意义，但也不能拘泥于此。

杨氏对犀角地黄汤的药物加减较为灵活，但其所治者不限于上焦病变，其中有吐血、下血等，所以用药与本条有所不同。叶霖批评吴氏对本证的临床表现言之不详，特别是对血分证的特点未能说明，其所述的内容可以补充原文的不足。

五、邪闭心包

【原文】 邪入心包，舌蹇肢厥，牛黄丸主之，紫雪丹亦主之。(上焦篇 17)

厥者，尽也。阴阳极造其偏，皆能致厥。伤寒之厥，足厥阴病也；温热之厥，手厥阴病也。舌卷囊缩，虽同系厥阴现证，要之，舌属手，囊属足也。盖舌为心窍，包络代心用事，肾囊前后，皆肝经所过，断不可以阴阳二厥混而为一。若陶节庵所云：“冷过肘膝，便为阴寒”，恣用大热。再热厥之中亦有三等：有邪在络居多，而阳明证少者，则从芳香，本条所云是也；有邪搏阳明，阳明太实，上冲心包，神迷肢厥，甚至通体皆厥，当从下法，本论载入中焦篇；有日久邪杀阴亏而厥者，则从育阴潜阳法，本论载入下焦篇。

牛黄丸、紫雪丹方（并见前）

【选注】

叶霖 知热厥从手厥阴治极是。但热邪炽盛，三焦相火相煽，热深厥深。此时心神为热邪蒸围，非闭塞也。有形无形，治法大异。恐牛黄丸、紫雪丹未能奏效，急磨紫金锭服之。薛生白炼雄丹颇有至理，如法服之，亦可挽回危局。

曹炳章 所谓热深厥亦深，无论手厥阴、足厥阴皆脏腑至深之处，故寒厥之证，十不得一。盖寒气伤阳，始终并未化热，必伤寒延至多日，又系虚寒之体，乃见寒厥。徐氏谓四逆汤一症不全即不宜服，诚为有见。

【释义】　本节论述邪入心包的证治。

1. 邪闭心包的证治

温病邪热内陷，阻闭包络，堵塞窍机，扰乱神明，即为邪闭心包，临床以神昏谵语，或昏愦不语为主症。本节还补充了另两个主症：舌蹇、肢厥。心包热盛，营阴耗损，心之苗窍不利则舌蹇；邪热内闭，阻滞气机，阳气不达于四末，故见四肢厥冷，且肢厥程度与热闭程度相对应，热闭浅者肢厥较轻，热闭愈重则肢厥愈甚，即所谓“热深厥亦深，热微厥亦微”。治疗当以安宫牛黄丸或紫雪丹清心凉营，泄热开窍。

2. 伤寒之厥与温病之厥的区别

伤寒与温病病程中均可出现四肢厥冷之症，但其性质有寒热之别。伤寒之厥多因阳气大衰，阴寒内盛，其厥属寒厥，多伴有囊缩；温病之厥多邪热内闭而致阳气不能外达，其厥属热厥，多伴有舌蹇。当然，在伤寒中也有因邪热内郁而致厥者，如《伤寒论》中四逆散所治之厥证即属此类，而在温病中也不乏阳气外脱而致的寒厥，所以上述区分只是相对而言。

温病之厥常见以下三种：①热闭心包而属上焦者，治疗主以芳香开窍法，用牛黄丸或紫雪丹之类以开心窍之闭；②阳明热结上扰心神而属中焦者，属胃实证，治当泻阳明之里热，并与开窍法并施；③真阴耗竭，心神失养而属下焦者，属手足少阴同病，可先用牛黄丸等开窍，再予复脉存阴，三甲潜阳。

叶霖氏对热厥之治补充了紫金锭一法，可作临床参考。曹氏认为寒厥之症“十不得一”，也不可一概而论。因寒厥之形成并非一定是寒邪为患，在温病过程中，如阴液大伤，阳气失去附隶，或阳气大伤而外脱，也可形成寒厥。

【原文】　阳明温病，无汗，小便不利，谵语者，先与牛黄丸；不大便，再与调胃承气汤。(中焦篇5)

无汗而小便不利，则大便未定成硬，谵语之不因燥屎可知。不因燥屎而谵语者，犹系心包络证也，故先与牛黄丸，以开内窍。服牛黄丸，内窍开，大便当下，盖牛黄丸亦有下大便之功能。其仍然不下者，无汗则外不通；大小便俱闭则内不通，邪之深结于阴可知。故取芒硝之咸寒，大黄、甘草之甘苦寒，不取枳、朴之辛燥也。伤寒之谵语，舍燥屎无他证，一则寒邪不兼秽浊，二则由太阳而阳明；温病谵语，有因燥屎，有因邪陷心包，一则温多兼秽，二则自上焦心肺而来。学者常须察识，不可歧路亡羊[1]也。

【词解】

[1] 歧路亡羊：喻在情况复杂时失去正确的方向。

【选注】

叶霖　谵语一证，有虚实之分。非可仅恃承气。经曰：“邪气盛则实，精气夺则虚；实则谵语，虚则郑声”者是也。伤寒谵语，水涸屎燥者固多，然有火劫取汗而谵语者、有亡阳而谵语者、有下利清谷不渴而谵语者、有下血而谵语者，岂皆承气可治？而以伤寒谵语，“舍燥屎无他证”一语赅之，是《伤寒论》尚未全读耳。外感风温，自上焦而来，多传心包，温疫初由内发，多聚胃腑，此则概言温多兼秽，自上焦心肺而来。风温、温疫不分，其不歧路亡羊者几希。

曹炳章　温病谵语有燥屎及邪入心络之分，无汗、小便不利，液未外渗，虑其邪入包络，故先用牛黄丸开窍，且亦有下便能力，若不下则非邪入络，故用调胃承气汤，益见用药之慎。

【释义】 本节论述阳明温病谵语的证治。

温病过程中出现谵语，其病机有邪闭心包和阳明腑实之不同。阳明腑实谵语系肠腑燥热上乘心神所致，故在谵语的同时必有便结不通，腹满硬痛，苔黄焦燥等腑实见症；邪闭心包谵语则因热邪内陷包络，清窍阻闭而成，故谵语必伴神昏，多有灼热肢厥，舌质红绛而少苔垢，大便虽可秘结但无腹满硬痛等症。本条吴氏先提出无汗，小便不利，目的在于提示本证津液尚未过分耗散，肠腑燥结未甚，"大便未定成硬"，进而推断出谵语主要是因邪闭心包所致，故治疗先予安宫牛黄丸清心开窍。如药后窍闭得开，腑气亦降，则神志清而大便通；如药后大便未通则说明肠腑燥结较甚，当用调胃承气汤通下。可见，谵语的治疗当详细辨别病邪重心之所在，随证分别施用开窍、攻下等法。

诚如叶霖所述，温病过程中谵语的产生原因甚多，谵语虽有虚实之分，而在温病过程中以实证为多。本条所述证治即属实证谵语，所列开窍、攻下两法是针对心包谵语和腑实谵语的不同而设。至于其他原因引起的谵语本法自不适用，叶霖谓"非可仅恃承气"，即指此而言。曹氏认为本条但用调胃承气汤，是因"无大实证"，其意可能是指本证病机以肠腑燥热为主，而腑气壅滞不甚。

六、真阴耗伤

【原文】 风温、温热、温疫、温毒、冬温，邪在阳明久羁[1]，或已下，或未下，身热面赤，口干舌燥，甚则齿黑唇裂，脉沉实者，仍可下之；脉虚大，手足心热甚于手足背者，加减复脉汤主之。(下焦篇1)

温邪久羁中焦，阳明阳土[2]，未有不克少阴癸水者，或已下而阴伤，或未下而阴竭。若实证居多，正气未至溃败，脉来沉实有力，尚可假手于一下，即《伤寒论》中急下以存津液之谓。若中无结粪，邪热少而虚热多，其人脉必虚，手足心主里，其热必甚于手足背之主表也。若再下其热，是竭其津而速之死也。故以复脉汤复其津液，阴复则阳留，庶可不至于死也。去参、桂、姜、枣之补阳，加白芍收三阴之阴，故云加减复脉汤。在仲景当日，治伤于寒者之结代，自有取于参、桂、姜、枣，复脉中之阳；今治伤于温者之阳亢阴竭，不得再补其阳也。用古法而不拘用古方，医者之化裁也。

【词解】

[1] 羁：jī，音积，停留。

[2] 阳明阳土：此处指阳明胃腑邪热炽盛。

【选注】

曹炳章 凡温病在上焦业已虑其伤阴，况传至下焦乎？故用药纯取重镇厚味滋腻之品。若寒湿未化热则系伤下焦之阳，虽传至下焦，不在此例。

一则速下存液，一则但复其液。

【释义】 本节论述温病后期邪入下焦，耗伤真阴的证治。

原文中提出阳明温病出现明显的阴液耗伤见证有两种可能：①脉沉实，并见身热面赤，口干舌燥，甚则齿黑唇裂，属于阳明腑实之证，治疗仍用攻下之法；②脉虚大，手足心热甚于手足背，则属肾阴大伤之证，当用加减复脉汤以滋养肾阴。对于后者，乃温病后期，邪入下焦，耗伤真阴所致，其临床表现虽然也可出现身热面赤，口干舌燥，齿黑唇裂等症，但以脉虚大、手足心热甚于手足背等为特征。临床治疗切不可误认作实热之证而投以攻下，否则必然更伤其阴而造成严重后果。吴氏提出的加减复脉汤系从《伤寒论》炙甘草汤化裁而来，即炙甘草汤去人参、桂枝、生姜、大枣，加白芍。因炙甘草汤可治疗伤寒气血衰微而致的“脉结代，心动悸”，有滋阴生血，补气复脉之功，因而方中用参、桂、姜、枣等补阳益气之品。而温病后期真阴耗竭，虚热内生，自不可再用温补之品，因而除去上述诸药。加上白芍，既可与生地、麦冬等甘寒之品酸甘化阴，以增滋阴之力，又有酸收敛阳之效。加减复脉汤主在滋养真阴，真阴得复则虚阳可留而不致外亡。

对此有两点应予注意：其一，下焦真阴耗伤之证的原因，固然有因中焦阳明之热不解而耗及肾阴者，但并非只限于此。特别是当邪入营血，内陷厥少后，都能耗及肾阴而发生本证。其二，对肾阴耗伤证的判断，除了原文所述之外，还应参考温病的病程和全身症状作全面考虑。

叶霖说“辨表里亦颇精细”，但本条主要为辨虚实而非辨表里。曹氏提出本条有二种治法，存液和复液，颇得要领。

【原文】　少阴温病，真阴欲竭，壮火复炽，心中烦，不得卧者，黄连阿胶汤主之。（下焦篇 11）

按前复脉法为邪少虚多之治。其有阴既亏而实邪正盛，甘草即不合拍。心中烦，阳邪挟心阳独亢于上，心体之阴，无容留之地，故烦杂无奈；不得卧，阳亢不入于阴，阴虚不受阳纳，虽欲卧得乎！此证阴阳各自为道，不相交互，去死不远，故以黄芩从黄连，外泻壮火而内坚真阴；以芍药从阿胶，内护真阴而外扞亢阳。名黄连阿胶汤者，取一刚以御外侮，一柔以护内主之义也。其交关变化、神明不测之妙，全在一鸡子黄，前人训鸡子黄，佥谓鸡为巽木，得心之母气，色赤入心，虚则补母而已，理虽至当，殆未尽其妙。盖鸡子有地球之象，为血肉有情，生生不已，乃奠安中焦之圣品，有甘草之功能，而灵于甘草；其正中有孔，故能上通心气，下达肾气，居中以达两头，有莲子之妙用；其性和平，能使亢者不争，弱者得振；其气焦臭，故上补心；其味甘咸，故下补肾；再释家[1]有地水风火之喻，此证大风一起，荡然无余，鸡子黄镇定中焦，通彻上下，合阿胶能预熄内风之震动也。然不知人身阴阳相抱之义，必未能识仲景用鸡子黄之妙，谨将人身阴阳生死寤寐图形，开列于后，以便学者入道有阶也（图略）。

黄连阿胶汤方（苦甘咸寒法）

黄连四钱　黄芩一钱　阿胶三钱　白芍一钱　鸡子黄二枚

水八杯，先煮三物，取三杯，去滓，内胶烊尽，再内鸡子黄，搅令相得，日三服。

【词解】

[1] 释家：释，释迦牟尼（佛教创始人）的简称。释家，泛指佛教徒。

【选注】

苏完愚　此《金匮》治伤寒少阴病，二三日以上，心烦不得卧之祖方也。二三日以上，寒变热之时也，少阴多寐，以传经之阳邪灼阴，故不得卧，与少阴温病确乎相合。阳亢不入于阴，阴虚不受阳纳二语，虽倡自叶氏，然亦自经文“卫气留于阳，则阳气满，不得入于阴，则阴气虚，故目不瞑”而来，可为一切不寐之总纳。他如湿痰留于胃腑不寐，《内经》则有半夏汤以通其阳，其方则以千里外之流水，扬万遍取五升，炊以苇薪，沸则内秫米一升，半夏五合，炊至升半，去渣饮汁一小杯，日三服，以知为度。虚烦不眠，仲祖则有酸枣仁汤，以和其阴，方用枣仁二升，知母、茯苓、川芎各二两，甘草一两，以水八升，煮酸枣仁得六升，内诸药，煮取三升，分温三服。又如胆虚不寐，本事方有龟甲丸，龟甲、枣仁、羌活、牛膝、五味、参、芪各等分细末，蜜丸桐子大，每用温酒服三四十丸；痰热不眠，集验方有温胆汤，橘红、半夏、茯神、甘草、枳实、竹茹；振悸不服，半夏、陈皮、甘草、芡实、茯苓、竹茹；虚劳不寐，枣仁二两，碾末，同半夏二合煮糜，入地黄汁一合，再煮，时时与服。六一散加牛黄，治烦躁不眠；竹叶汤调服炒枣仁末，治脾虚不眠之类。条例甚多。总不出乎安胃和中，俾阳明之气顺，则阴阳道路可通而已矣。

曹炳章　不知营卫循行之道，便不明阴阳寤寐之理，徒书数圈，便入道悟阶，更以释家有地水风火之喻，似觉不独精于医理，而不深有内典。其实于阳阴之机，释家之喻，并不能道其所以然。大方欺世，不值识者一笑。夫温病育阴，是属正治，方法可用。

【释义】　本节论述温病后期，阴虚火炽的证治。

本证属阴虚火炽，即在温病后期，肾阴受伤，不能上济心火，心肾不交而引起的一种病证。少阴统属心肾，心主火，肾主水，在正常情况下，水火既济，心肾相交，以保持生理上的动态平衡。一旦温邪深入下焦，真阴被劫，不能上济心火，而致心阳独亢；邪热亢盛又可更助心火。心主神明，体阴而用阳，心阳独亢，心神必然失宁，故心烦而不得卧。总之，本证关键在于阴虚阳亢，水火失济，即所谓“阳亢不入于阴，阴虚不受阳纳”。

在临床上，对本证的判断除了原文所述之外，还有一些诊断依据，如患者身热不甚，或热势已退，舌红苔薄黄而干或薄黑而干，脉细数等，而其主症则是心中烦杂无奈而不得卧。如属邪热内盛而心烦不能安眠者，则不是下焦病变。至于自注说本证“去死不远”，则有言过其实之嫌，本证虽为少阴下焦病证，正气甚虚，但病邪亦衰，病变主要是心肾不交，故与死证相去甚远。本条所用的黄连阿胶汤出自《伤寒论》，在临床上使用范围甚广，目前对各种神经衰弱、高血压病等见心烦、不得眠者也有较好的疗效。

【原文】　夜热早凉，热退无汗，热自阴来者，青蒿鳖甲汤主之。(下焦篇12)

夜行阴分而热，日行阳分而凉，邪气深伏阴分可知；热退无汗，邪不出表而仍归阴分，更可知矣，故曰热自阴分而来，非上中焦之阳热也。邪气深伏阴分，混处气血之中，不能纯用养阴；又非壮火，更不得任用苦燥。故以鳖甲蠕动之物，入肝经至阴之分，既能养阴，又能入络搜邪；以青蒿芳香透络，从少阳领邪外出；细生地清阴络之热；丹皮泻血中之伏火；知母者，知病之母也，佐鳖甲、青蒿而成搜剔之功焉。再此方有先入后出之妙，青蒿不能直入阴分，有鳖甲领之入也；鳖甲不能独出阳分，有青蒿领之出也。

青蒿鳖甲汤方（辛凉合甘寒法）

青蒿二钱　鳖甲五钱　细生地四钱　知母二钱　丹皮三钱

水五杯，煮取二杯，日再服。

【释义】　本节论述温病后期邪留阴分的证治。

1. 邪留阴分的病机

温病后期出现夜热早凉，热退无汗，与邪热内盛所引起的发热及疟疾的寒热定时发作而汗出热退等症显然不同。这是人体阴液已亏，余邪留伏阴分所致。卫气夜行阴分与邪抗争，故入夜发热；卫气日行阳分不与邪相争，邪热复归阴分，则晨起热退身凉。本证在病机上的重要特点是阴液虽虚而未竭，虽有邪热而不甚，为余邪留伏营分血络之中，故吴氏称之为“邪气深伏阴分”。

2. 邪留阴分的治疗

邪留阴分证，见于温病后期，临床以夜热早凉，热退无汗为特征，往往伴有形体消瘦，舌红苔少，脉沉细数等症。治疗用青蒿鳖甲汤以滋养营阴，凉营透邪。方中青蒿芳香透络，与鳖甲相伍可入阴搜邪。鳖甲滋阴，合青蒿可使阴分之邪易于外透而解。再合以生地、丹皮、知母等品，以助养阴清热之效。

【原文】　热邪深入下焦，脉沉数，舌干齿黑，手指但觉蠕动，急防痉厥，二甲复脉汤主之。(下焦篇 13)

此示人痉厥之渐也，温病七、八日以后，热深不解，口中津液干涸，但觉手指掣动，即当防其痉厥，不必俟其已厥而后治也。故以复脉育阴，加入介属潜阳，使阴阳交纽，庶厥不可作也。

二甲复脉汤方（咸寒甘润法）

即于加减复脉汤内，加生牡蛎五钱，生鳖甲八钱。

【选注】

曹炳章　热甚则内风将动，故后即继以定风珠。

【释义】　本节论述下焦温病痉厥将作的证治。

既是下焦温病，则表明已有肾阴耗损，如阴虚不能涵木，筋脉失养就会发生挛急，即所谓虚风内动。手指蠕动为虚风内动的先兆，故治疗用复脉汤滋养肾阴，加入牡蛎、鳖甲以育阴潜阳息风，从而防止热灼真阴而致虚风内动的发生。

本证非如曹氏所说是热甚而动风，吴氏原文中提出“热深不解”是指邪热深入下焦，已是真阴耗损之证，而非热甚之证，所以不能把“热深”称为“热甚”。

【原文】　下焦温病，热深厥甚，脉细促，心中憺憺大动[1]，甚则心中痛者，三甲复脉汤主之。(下焦篇 14)

前二甲复脉，防痉厥之渐；即痉厥已作，亦可以二甲复脉止厥。兹又加龟板名三甲者，以心中大动，甚则痛而然也。心中动者，火以水为体，肝风鸱张[2]，立刻有吸尽西江之势，肾水本虚，不能济肝而后发痉，既痉而水难猝补，心之本体欲失，故憺憺然而大动也。甚则痛者，“阴维为病主心病”，此证热久伤阴，八脉丽于肝肾，肝肾虚而累及阴维故心痛，非如寒气客于心胸之心痛，可用温通。故以镇肾气、补任脉、通阴维之龟板止心痛，合入肝搜邪之二甲，相济成功也。

三甲复脉汤方（同二甲汤法）

即于二甲复脉汤内，加生龟板一两。

【词解】

[1] 心中憺憺大动：语出《素问·至真要大论》。形容心中空虚而震动感，类似“怔忡”，为心悸之重证。

[2] 肝风鸱张：鸱，chī，音吃，指鹞鹰。肝风鸱张，形容肝风鼓动之势剧烈。

【选注】

朱武曹　此心动与水停心下者相反。心为丁火，所恶者客水，而所喜者真水，故心与肾并主少阴也。一则水气上凌心，若薪炭之见水而爆沸也；一则水不济火，若游鱼之失水而腾跃也。一则通阳利水，一则潜阳补水，当于脉证辨之。

【释义】 本节论述虚风内动的证治。

温病后期如肾阴大伤，不能濡养筋脉，造成肢体痉挛、抽搐，即为“水不涵木”而致虚风内动。本证除阴虚风动的肢体抽搐外，还可出现心中憺憺大动，即心中悸动较甚，为肝风鸱张，阴血亏虚不能养心所致。甚则心中疼痛，可能与心血不足不能养心有关，此症在临床上较为少见。本证的病机重点在于阴精虚损，风阳扰动，其病变涉及肾、肝、心三脏，故治疗取三甲复脉汤，即在二甲复脉汤的基础上加龟板以助滋阴潜镇之力。

心中悸动有多种原因，朱氏所述者是水停心下之心阳不足，水气凌心所致心悸，与本证因肾水耗竭而心阴大虚所致心悸者不同。

【原文】 既厥且哕（俗名呃忒），脉细而劲，小定风珠主之。（下焦篇15）

温邪久踞下焦，烁肝液为厥，扰冲脉为哕，脉阴阳俱减则细，肝木横强则劲。故以鸡子黄实土而定内风；龟板补任（谓任脉）而镇冲脉；阿胶沉降，补液而熄肝风；淡菜生于咸水之中而能淡，外偶内奇，有坎卦之象，能补阴中之真阳，其形翕阖，故又能潜真阳之上动；童便以浊液仍归浊道，用以为使也。名定风珠者，以鸡子黄宛如珠形，得巽木之精，而能息肝风，肝为巽木，巽为风也。龟亦有珠，具真武之德而镇震木。震为雷，在人为胆，雷动未有无风者，雷静而风亦静矣。亢阳直上巅顶，龙上于天也，制龙者，龟也。古者豢龙御龙之法，失传已久，其大要不出乎此。

小定风珠方（甘寒咸法）

鸡子黄（生用）一枚　真阿胶二钱　生龟板六钱　童便一杯　淡菜三钱

水五杯，先煮龟板、淡菜得二杯，去滓，入阿胶，上火烊化，内鸡子黄，搅令相得，再冲童便，顿服之。

【选注】

叶霖　此窃叶氏治顾某之方，而捏造其名，若非阳络久伤，何至于此？不将病源细载，便谓概治温热厥哕之方。方以珠名，其意豢龙御龙之法失传，出一吴鞠通，其法又可大传于世矣。医云乎哉，是真妄人也。

【释义】 本节论述下焦温病发哕的证治。

哕证可发生于温病的上焦、中焦、下焦等不同阶段，其发于下焦者，显然属虚证。本条论其症状为厥且哕，厥指痉厥，哕即呃逆，且哕声亦多断续而声低无力，脉细而劲，为下焦肝肾阴虚，虚风内动，冲气上逆所致。朱丹溪亦谓：“呃逆属于肝肾之阴虚者，其气必从脐下直冲上出于口，断续作声，必由相火炎上，挟其冲气乃能逆上为呃”。本证临床往往伴见手指蠕动，心悸，神倦，舌干绛少苔等症。对于本证的治疗并非立足于降逆止哕，而主以育阴潜阳息风。所用的小定风珠属滋阴息风之剂，方中阿胶、鸡子黄滋阴养血，淡菜咸寒滋肾，育阴潜阳，龟甲生用，取其滋养阴液，潜镇风阳之功，佐童便以引虚热下行，可助平息风阳。从本方的药物组成看，侧重于滋养阴血，其潜镇之力并不太强，可见证虽有风动之象，但病机仍以阴伤为主。

叶霖认为本方出自《临证指南医案》顾氏案，但查该书中无顾氏案用本法，而在该书卷七痉厥门中，载有潘氏案用药类本条所述（有生鸡子、阿胶、淡菜、龟板、童便，治肝阳化风为厥、为痛之虚证），吴氏当引自该案。

【原文】 热邪久羁，吸烁真阴，或因误表，或因妄攻，神倦瘛疭，脉气虚弱，舌绛苔少，时时欲脱者，大定风珠主之。（下焦篇16）

此邪气已去八、九，真阴仅存一、二之治也。观脉虚苔少可知，故以大队浓浊填阴塞隙，介属潜阳镇定。以鸡子黄一味，从足太阴，下安足三阴，上济手三阴，使上下交合，阴得安其位，斯阳可立根基，俾阴阳有眷属一家之义，庶可不致绝脱欤！

大定风珠方（酸甘咸法）

生白芍六钱 阿胶三钱 生龟板四钱 干地黄六钱 麻仁二钱 五味子二钱 生牡蛎四钱 麦冬（连心）六钱 炙甘草四钱 鸡子黄（生）二枚 鳖甲（生）四钱

水八杯，煮取三杯，去滓，再入鸡子黄，搅令相得，分三次服。喘加人参，自汗者加龙骨、人参、小麦，悸者加茯神、人参、小麦。

【选注】

王孟英 定风珠一派腥浊浓腻，无病人胃弱者，亦难下咽，如果厥哕欲脱而进此药，是速其危矣。

叶霖 又参入复脉，合前方加减，捏其名为大定风珠云，然药太浊腻，时时欲脱者恐难受。

【释义】 本节再论虚风内动的证治。

本条所论的病证与三甲复脉汤证相似，为真阴大伤引起的虚风内动而欲厥脱之候。因阴精亏虚而心神失养，可见神态疲倦；水不涵木则虚风内动而手足瘛疭，真阴大伤，故脉虚弱而舌绛少苔。本证的特点是“邪少虚多”，如阴精耗伤过甚，阳无以恋，可有阴阳离绝之虞。治用大定风珠滋阴息风，本方为三甲复脉汤加五味子、鸡子黄，方中增加了血肉有情之品，对于肾精亏虚较甚而时时欲脱者更为适宜。

大定风珠与三甲复脉汤所治的病证都属阴虚风动之证。比较而言，本证的真阴耗伤更甚，动风也更为明显，且时时欲脱，证情更为严重，所以本方填补真阴及潜镇之力更强。阴精得复，阴平阳秘，就不致有厥脱之变。如兼虚喘可加人参补益元气；自汗可加龙骨、人参、小麦以敛津止汗，益气养心；心悸可加茯神、人参、小麦宁心安神，补心益气。本方现代临床广泛运用于温病后期因真阴亏损而发生的肢体抽搐，也用于内科杂病中的心力衰竭、间歇性抽搐、放疗后的舌萎缩、急性肾衰伴有精神障碍等病证。

七、几种主要温病的证治

（一）暑温

【原文】 形似伤寒，但右脉洪大而数，左脉反小于右，口渴甚，面赤，汗大出者，名曰暑温，在手太阴，白虎汤主之；脉芤甚者，白虎加人参汤主之。（上焦篇22）

此标暑温之大纲也。按温者热之渐，热者温之极也。温盛为热，木生火也。热极湿动，火生土也。上热下湿，人居其中而暑成矣。若纯热不兼湿者，仍归前条温热例，不得混入暑也。形似伤寒者，谓头痛、身痛、发热恶寒也。水火极不同性，各造其偏之极，反相同也。故《经》谓水极而似火也，火极而似水也。伤寒，伤于水气之寒，故先恶寒而后发热，寒郁人身卫阳之气而为热也，故仲景《伤寒论》中，有已发热或未发之文。若伤暑则先发热，热极而后恶寒，盖火盛必克金，肺性本寒，而复恶寒也。然则伤暑之发热恶寒虽与伤寒相似，其所以然之故，实不同也，学者诚能究心于此，思过半矣。脉洪大而数，甚则芤，对伤寒之脉浮紧而言也。独见于右手者，对伤寒之左脉大而言也，右手主上焦气分，且火克金也，暑从上而下，不比伤寒从下而上，左手主下焦血分也，故伤暑之左脉反小于右。口渴甚面赤者，对伤寒太阳证面不赤，口不渴而言也；火烁津液，故口渴，火甚未有不烦者，面赤者，烦也，烦字从火后页，谓火现于面也。汗大出者，对伤寒汗不出而言也。首白虎例者，盖白虎乃秋金之气，所以退烦暑，白虎为暑温之正例也，其源出自《金匮》，守先圣之成法也。

【选注】

叶霖　《阴阳应象大论》曰："左右者，阴阳之道路也；水火者，阴阳之征兆也"。左属血，右属气。寒伤血，热伤气。魏博王安道以热病脉盛右部者，盖热邪伤气也。鞠通宗王氏说，颇有见地。然不合攘为己有，又不明经义，而以上焦、下焦辨之谬矣。杜撰暑温两字，尤属不经，既云"温者热之渐，热者温之极"，热尚未极，何以便进白虎寒凉之剂？既见热盛脉证，当用白虎，何以又名之曰"温"？殊属矛盾。夫暑为天之阳热，原多挟湿，右脉洪大而数者，无弦细芤迟濡象，其不挟湿可知，故宜白虎之辛寒也。

曹炳章　凡温病皆右寸独大，此与温病七八条治法用药皆同，彼则脉大而浮，此则大而洪数。

一则先寒后热，一则先热后寒，一则寒郁卫阳，故先寒而后热，一则火盛克金，故先热而后寒。

【释义】　本节主要论述暑邪的性质和暑温初起的证治。

1. 暑邪的性质

吴氏提出，暑邪既为热极之邪，又具有湿性，所以兼具湿热双重性质，如吴氏所说："上热下湿，人居其中而暑成矣。若纯热不兼湿者，仍归前条温热例"，继承了叶氏"暑必夹湿"的观点。实际上，暑为火热之气，湿为阴柔之气，两者性质有阴阳之别，虽可兼夹，但毕竟不属一体，不能认为暑中必有湿。对此，王孟英提出"暑令湿盛，必多兼感"，由于临床上常见不兼湿的暑温病证，所以"暑多兼湿"之说较为妥帖，而不能绝对认为"暑必夹湿"。

2. 暑温初起治疗

暑温初起之时，可见发热恶寒，与伤寒似乎有类同之处。但伤寒恶寒是因寒邪客于肌表，在发热或未发热之前必有恶寒，且恶寒较重，并伴有身痛，口不渴，脉浮紧等表现。而暑温初起的恶寒是见于热极之时，因"火盛克金"而致，更重要的是必伴有高热，面赤，口大渴，脉洪数等暑犯阳明，气分热盛的表现，与伤寒恶寒见于表证迥然有别。对暑温初起投用白虎汤或白虎加人参汤，以辛寒清气，泄热保津，与叶天士"夏暑发自阳明"之说相合，所以吴氏称"白虎为暑温之正例"。

叶霖认为本书提出"暑温"之名"尤属不经"，其实是曲解了暑温之义。所谓暑温是发生于暑天的温病，并非暑与温相并。

【原文】　小儿暑温，身热，卒然痉厥，名曰暑痫，清营汤主之，亦可少与紫雪丹。（上焦篇 33）

小儿之阴，更虚于大人，况暑月乎！一得暑温，不移时有过卫入营者，盖小儿之脏腑薄也。血络受火邪逼迫，火极而内风生，俗名急惊，混与发散消导，死不旋踵。惟以清营汤清营分之热而保津液，使液充阳和，自然汗出而解，断断不可发汗也。可少与紫雪者，清包络之热而开内窍也。

【选注】

叶霖　暑温已属不经，暑痫亦非是。盖痫证醒时，口吐涎沫，否则痉瘛厥耳。小儿热极风生，卒然痉厥，此方宜减生地，加羚羊角、钩藤。

【释义】　本节论述小儿暑痫的证治。

因小儿脏腑娇嫩，所以在患暑温后，很容易侵入心营，引动肝风，发生痉厥，称为暑痫。因邪热已入心营，所以用清营汤治疗，酌加凉肝息风之品，并可用紫雪丹开窍息风。但在临床上，小儿暑温发生痉厥并非都属营分证。如伴见壮热，渴饮，有汗，苔黄燥者，多为阳明热盛引动肝风，治疗当清泄阳明，凉肝息风，只要热势一减，痉厥即可自止。若伴见身灼热，发斑疹或吐血、便血，则为血分热盛而引动肝风，治疗当凉血止血，凉肝止痉。

【原文】　手太阴暑温，如上条证，但汗不出者，新加香薷饮主之。(上焦篇24)

证如上条，指形似伤寒，右脉洪大，左手反小，面赤口渴而言。但以汗不能自出，表实为异，故用香薷饮[1]发暑邪之表也。按香薷辛温芳香，能由肺之经而达其络。鲜扁豆花，凡花皆散，取其芳香而散，且保肺液，以花易豆者，恶其呆滞也。夏日所生之物，多能解暑，惟扁豆花为最，如无花时，用鲜扁豆皮，若再无此，用生扁豆皮。厚朴苦温，能泄食满。厚朴，皮也，虽走中焦，究竟肺主皮毛，以皮从皮，不为治上犯中。若黄连、甘草，纯然里药，暑病初起，且不必用，恐引邪深入，故易以连翘、银花，取其辛凉达肺经之表，纯从外走，不必走中也。

温病最忌辛温，暑病不忌者，以暑必兼湿。湿为阴邪，非温不解，故此方香薷、厚朴用辛温，而余则佐以辛凉云。下文湿温论中，不惟不忌辛温，且用辛热也。

新加香薷饮方（辛温复辛凉法）

香薷二钱　银花三钱　鲜扁豆三钱　厚朴二钱　连翘二钱

水五杯，煮取二杯。先服一杯，得汗止后服；不汗再服；服尽不汗，再作服。

【词解】

[1] 香薷饮：又名香薷散、三物香薷饮。方出《太平惠民和剂局方》，由扁豆、厚朴、香薷组成。

【选注】

叶霖　暑温二字不经。无汗用香薷饮，乃热为寒遏，而病必兼湿。脉若洪大，则气分中热炽可知。方中去扁豆之清暑益气，黄连之清心祛暑，而加连翘、银花谬矣。只知界划三焦，而不知暑由口鼻吸受，邪先入心之义。恃此治暑，多有因循贻误者。

曹炳章　治分层次先后，必当循序，否则即诛伐无过，不然引邪深入。

暑症与温病迥异，宜服全凉药者，十无二三。世之治暑者则恣用甘凉，而温病反不用，直是愦愦。

伤寒亦忌重伤其表，何况暑温。

【释义】　本节论述暑湿兼表寒的证治。

所谓“如上条证”，即如自注所云“形似伤寒”，出现头痛、高热、恶寒等类似伤寒的症状，但本证的特点是汗不出，多因暑气当令之夏月，先受暑湿之邪蕴阻于内，复因起居不慎，贪凉过度，导致寒邪外束肌表所致。寒邪束表，卫气郁闭，表气不通则发热恶寒，头痛无汗，身形拘紧；暑热内郁则面赤口渴；湿邪内阻可出现脘痞苔腻，治疗以新加香薷饮疏表散寒，涤暑化湿。方中香薷辛温香透，既可疏表散寒，又能祛暑化湿，故李时珍谓“夏月之用香薷，犹冬月之用麻黄”。厚朴可燥湿和中，理气开痞，银花、连翘、鲜扁豆花均可清热涤暑。诸药合用，有散寒、化湿、涤暑之效。

吴氏对暑病用温药的理由进行了阐述，即暑邪为患每夹湿邪，而湿邪非用温药不除。显然吴氏是针对暑病初起夹湿而提出暑病不忌辛温之说的。但本病与一般湿邪为病又有不同，因有暑热为患，所以当辛温与辛凉并用。此外，吴氏所说“暑必兼湿”并不符合临床实际，暑病有兼湿或不兼湿，所以对不兼湿邪而呈现一派温热之象者，不可拘泥于不忌辛温之说而滥用辛温之品，以防助邪伤正。

叶霖对新加香薷饮中不用扁豆、黄连而用银花、连翘提出异议，虽可供参考，但不可一概而论。

【原文】 手太阴暑温，或已经发汗，或未发汗，而汗不止，烦渴而喘，脉洪大有力者，白虎汤主之；脉洪大而芤者，白虎加人参汤主之；身重者，湿也，白虎加苍术汤主之；汗多脉散大，喘喝[1]欲脱者，生脉散主之。(上焦篇26)

此条与上文少异者，只已经发汗一句。

白虎加苍术汤方

即于白虎汤内加苍术三钱。

汗多而脉散大，其为阳气发泄太甚，内虚不司留恋可知。生脉酸甘化阴，守阴所以留阳，阳留，汗自止也。以人参为君所以补肺中元气也。

生脉散方（酸甘化阴）

人参三钱　麦冬（不去心）二钱　五味子一钱

水三杯，煮取八分二杯，分二次服，渣再煎服，脉不敛，再作服，以脉敛为度。

【词解】

［1］喝：hè，音贺，指喘的声音很大。

【选注】

曹炳章　辨症全在此二句。但已经烦渴而喘，其势已亟，宜于面赤脉洪大时先事防之，芤则加人参，身重则加苍术，可悟辨证用药之法。汗多脉散大，喘喝欲脱者则急救其液，救液即以固气。此等处宜注意细辨之。

【释义】 本节论述暑温或经发汗或未发汗而见汗不止的证治。

关于暑温用白虎汤和白虎加人参汤在前已有论及。本条又补充了暑温不论是否用过汗法，如出现汗不止，则有以下几种治法，兼有湿困者当用白虎加苍术汤，出现气阴欲脱者当用生脉散。应当指出，本条虽冠以手太阴暑温，但其病位也不局限于肺。白虎汤和白虎加人参汤所主治者，每为肺胃热盛；白虎加苍术汤所治者，则属阳明与太阴同病；生脉散所治者则为全身气阴欲脱。这几种情况，病邪的性质有兼湿不兼湿之别，病证的性质有虚实之异，当予严格区别。

生脉散既是治疗气阴两脱的方剂，又是治疗多种心血管系统疾病、流行性出血热、糖尿病、病毒性肺炎等的常用方。现代对其临床运用和药理作用进行了深入的研究，并制成了注射液、口服液等新剂型。

【原文】 脉虚夜寐不安，烦渴舌赤，时有谵语，目常开不闭，或喜闭不开，暑入厥阴也。手厥阴暑温，清营汤主之；舌白滑者，不可与也。（上焦篇30）

夜寐不安。心神虚而阳不得入于阴也。烦渴舌赤，心用恣而心体亏也。时有言语，神明欲乱也。目常开不闭，目为火户，火性急，常欲开以泄其火，且阳不下交于阴也；或喜闭不开者，阴为亢阳所损，阴损则恶见阳光也。故以清营汤急清宫中之热，而保离[1]中之虚也。若舌白滑，不惟热重，湿亦重矣，湿重忌柔润药，当于湿温例中求之，故曰不可与清营汤也。

清营汤方（咸寒苦甘法）

犀角三钱 生地五钱 玄参三钱 竹叶主一钱 麦冬三钱 丹参二钱 黄连一钱五分 银花三钱 连翘（连心用）二钱

水八杯，煮取三杯，日三服。

【词解】［1］离：八卦之一，象征火，这里代表心。

【选注】

叶霖 邪入心营，此方可用。如舌苔白滑而腻，不可服，乃湿邪遏热也。若舌苔白薄不腻，舌本红嫩，此火盛伤金，白为金之色也。暑瘵证常见此舌，不可不知。

曹炳章 所谓心用者乃指离火，所谓心体者乃指交济之坎水，宜分别明晰。

【释义】 本节论述暑湿入营的证治。

暑温的营分证诊断与一般温病相似，主要见症有夜寐不安，烦渴舌赤，时有谵语，目常开不闭，或喜闭不开等。此外，还当有身热夜甚，脉浮数，而其舌赤而绛。治疗用清营汤。文中提出如舌白滑者不可用清营汤，是其湿重而不能用清营、滋柔之药故，但湿重之证一般也不会出现典型的营分证表现，如出现神志异常，当先考虑湿热酿痰蒙蔽心包之证，可结合其他全身表现进行判断。也有邪入营分而湿浊之邪未尽者，舌苔也可表现为白滑，但舌质多红绛。

清营汤虽是温病营分证的代表方，但由于其具有清营凉血，养阴活血等作用，所以在临床上运用较为广泛，如用本方加减治疗急性紫癜性肾炎属血热妄行者、变应性亚败血症、急性视神经炎、视网膜静脉阻塞、外伤性脾破裂伴腹腔内感染、小儿鼻衄、急性重症肝炎、新生儿出血症、红皮症型银屑病、病毒性脑炎、血小板减少性紫癜等。

【原文】 暑温蔓延三焦，舌滑微黄，邪在气分者，三石汤主之；邪气久留，舌绛苔少，热搏血分者，加味清宫汤主之；神识不清，热闭内窍者，先与紫雪丹，再与清宫汤。（中焦篇41）

蔓延三焦，则邪不在一经一脏矣，故以急清三焦为主。然虽云三焦，以手太阴一经为要领。盖肺主一身之气，气化则暑湿俱化，且肺脏受生于阳明，肺之脏象属金色白，阳明之气运亦属金色白，故肺经之药兼走阳明，阳明之药多兼走肺也。再肺经通调水道，下达膀胱，肺痹开则膀胱亦开，是虽以肺为要领，而胃与膀胱皆在治中，则三焦俱备矣，是邪在气分而主以三石汤之奥义也。若邪气久羁，必归血络，心主血脉，故以加味清宫汤主之。内窍欲闭，则热邪盛矣，紫雪丹开内窍而清热最速者也。

三石汤方

飞滑石三钱　生石膏五钱　寒水石三钱　杏仁三钱　竹茹（炒）二钱　银花三钱（花露更妙）　金汁[1]一酒杯（冲）　白通草二钱

水五杯，煮成二杯，分二次温服。

方论：此微苦辛寒兼芳香法也。盖肺治法，微苦则降，过苦反过病所；辛凉所以清热，芳香所以败毒而化浊也。按三石，紫雪丹中之君药，取其得庚金之气，清热退暑利窍，兼走肺胃者也；杏仁、通草为宣气分之用，且通草直达膀胱，杏仁直达大肠；竹茹以竹之脉络，而通人之脉络；金汁、银花，败暑中之热毒。

加味清宫汤方

即于前清宫汤内加知母三钱、银花二钱，竹沥五茶匙冲入。

方论：此苦辛寒法也。清宫汤前已论之矣，加此三味者：知母泻阳明独胜之热，而保肺清金；银花败毒而清络；竹沥除胸中大热，止烦闷消渴，合清宫汤为暑延三焦血分之治也。

【词解】

[1] 金汁：即粪清，又名黄龙汤。取健康人的粪便封于缸内，埋入地下，隔1～3年取出其内的清汁即是。目前临床上已不用。

【释义】　本节论述暑温蔓延三焦的证治。

所谓“蔓延三焦”，乃是指暑热湿邪并不局限于某一脏腑，而是涉及上中下三焦，但病变仍属气分范围。上焦主要是指肺气不化，中焦主要为热盛阳明，下焦则表现为膀胱不利。三焦密切相关，上下互相影响。上焦肺气不化，则下焦水道不利；水道不利，则暑湿难以外泄。可见，暑温邪热蔓延三焦，是指邪热盛于里而上中下三焦俱病，可出现身热，面赤足冷，脘部痞满，小便短涩，大便黄色稀水而肛门灼热等症状，但其病机仍属暑与湿邪盛于气分。对本证的治疗主以三石汤清气分邪热和化湿宣气。

至于本节所说的热入血分，仅举出舌绛一症，显然是邪入营分之象，并非真正的血分证。而所用的加味清宫汤，实际上对营分证更为适用，如果确实以神昏为主，可用清宫汤配合紫雪丹之类以清心营而开窍。

本证病机为暑热湿邪蔓延三焦气分，进而暑湿化燥内搏包络血分。症见舌苔滑而微黄者，为邪在气分之象，治以三石汤清暑解毒，宣气利湿。若气分之邪久留不解而见舌绛苔少者，则为湿已化热，热邪搏及心包血络的表现，治予加味清宫汤清心凉血，泄热解毒。若见神识昏迷不清，则为热邪内闭清窍，治当先予紫雪丹清心开窍，促使神志苏醒，而后再进清宫汤清心泄热。所用的三石汤，除以三石、银花、金汁等清暑泄热解毒外，并用杏仁以宣开肺气，因“肺气开则膀胱亦开”，“气化则暑湿俱化”。亦有人报道以本方加减治疗流行性斑疹伤寒、肠伤寒等。

【原文】　暑邪深入少阴消渴者，连梅汤主之；入厥阴麻痹者，连梅汤主之；心热烦躁神迷甚者，先与紫雪丹，再与连梅汤。(下焦篇36)

肾主五液而恶燥，暑先入心，助心火独亢于上，肾液不供，故消渴也。再心与肾均为少阴，主火，暑为火邪，以火从火，二火相搏，水难为济，不消渴得乎！以黄连泻壮火，使不烁津，以乌梅之酸以生津，合黄连酸苦为阴；以色黑沉降之阿胶救肾水，麦冬、生地合乌梅酸甘化阴，庶消渴可止也。肝主筋而受液于肾，热邪伤阴，筋经无所秉受，故麻痹也。再包络与肝均为厥阴，主风木，暑先入心，包络代受，风火相搏，不麻痹得乎！以黄连泻克水之火，以乌梅得木气之先，补肝之正，阿胶增液而熄肝风，冬、地补水以柔木，庶麻痹可止也。心热烦躁神迷甚，先与紫雪丹者，开暑邪之出路，俾梅、连有入路也。

连梅汤方（酸甘化阴酸苦泄热法）

云连二钱　乌梅（去核）三钱　麦冬（连心）三钱　生地三钱　阿胶二钱

水五杯，煮取二杯，分二次服。脉虚大而芤者，加人参。

【选注】

叶霖　此条叶案，是暑邪劫阴，防其痉厥，治法全在右脉空大，左脉小芤。鞠通窃其法，捏造方名，而不录脉象，忽插入心热神迷，与紫雪丹以清心热，便瞒过后人非叶氏之方，为伊心得，此自条之意也。其自辨注云，暑先入心云云者，以明界划三焦，是邪由上焦而入下焦，似若病邪遵伊道路而行，不敢紊乱者，真属梦呓。其入肾消渴，入肝麻痹，出李梴《医学入门》，张司农收入《伤暑全书》，非由上而下也。鞠通想未见过，仅据《临证指南》誊录以欺世耳。

【释义】　本节论述暑热深入少阴、厥阴的证治。

本条所论暑热深入少阴、厥阴，主要是指邪入心肾。暑属火热之邪，心为火脏，肾主藏精。暑入少阴，心火更亢，肾液受暑热灼伤而暗耗，水不制火，故消渴不已。肝主筋，赖肾水涵养，如肾液虚，筋失所养，则内风起而肢体麻痹。所以本证发生的病机主要在火旺水亏。临床上还可伴见身热，烦躁，苔黑干燥，舌质红绛，脉细数或弦数等症状。

对暑入厥少的治疗，主用连梅汤。该方有清热滋阴之效。方中用黄连清火，合乌梅酸苦泄热；配合阿胶、生地、麦冬滋养肾阴，并合乌梅酸甘化阴。本方实从《伤寒论》黄连阿胶汤加减而来，作用亦大同小异。连梅汤在现代临床用于治疗外感急性热病后期肝肾阴液耗伤而邪热仍亢者、暑热泻利和疫毒痢、慢性萎缩性胃炎、小儿霉菌性肠炎等。

【原文】　暑兼湿热，偏于暑之热者为暑温，多手太阴证而宜清；偏于暑之湿为湿温，多足太阴证而宜温；湿热平等者两解之。各宜分晓，不可混也。（上焦篇 35）

此承上起下之文。按暑温、湿温，古来方法最多精妙，不比前条温病毫无尺度，本论原可不必再议，特以《内经》有先夏至为病温、后夏至为病暑之明文，是暑与温，流虽异而源则同，不得言温而遗暑，言暑而遗湿。又以历代名家，悉有蒙混之弊，盖夏日三气杂感，本难条分缕晰。惟叶氏心灵手巧，精思过人，案中治法，丝丝入扣，可谓汇众善以为长者，惜时人不能知其一、二；然其法散见于案中，章程未定，浅学者读之，有望洋之叹，无怪乎后人之无阶而升也。故本论摭拾[1]其大概，粗定规模，俾学者有路可寻。精妙甚多，不及备录，学者仍当参考名家，细绎叶案，而后可以深造。再按：张洁古[2]云“静而得之为中暑，动而得之为中热；中暑者阴证，中热者阳证”。呜呼！洁古笔下如是不了了，后人奉以为规矩准绳，此医道之所以难言也。试思中暑，竟无动而得之者乎？中热，竟无静而得之者乎？似难以动静二字分暑热。又云“中暑者阴证”，暑字从日，日岂阴物乎？暑中有火，火岂阴邪乎？暑中有阴耳，湿是也，非纯阴邪也。“中热者阳证”，斯语诚然，要知热中亦兼秽浊，秽浊亦阴类也，是中热非纯无阴也。盖洁古所指之中暑，即本论后文之湿温也；其所指之中热，即本论前条之温热也。张景岳又细分阴暑、阳暑：所谓阴暑者，即暑之偏于湿，而成足太阴之里证也；阳暑者，即暑之偏于热，而成手太阴之表证也。学者非目无全牛[3]，不能批隙中窾[4]，宋元以来之名医，多自以为是，而不求之自然之法象，无怪乎道之常不明，而时人之随手杀人也，可胜慨哉！

【词解】

[1] 摭拾：摭，zhí，音直，拾取。摭拾即拾取之意。

[2] 张洁古：名元素。金代著名医家，著有《珍珠囊药性赋》等著作。

[3] 目无全牛：语出《庄子·养生主》，指熟练的杀牛者在杀牛时，所看到的好像是已经分解好了的牛。比喻技艺已到了极其纯熟、得心应手的地步。

[4] 批隙中窾：窾，kuǎn，音款，空隙。语出《庄子·养生主》，指屠宰时把骨节处劈开，无骨处就势分解。比喻处理问题能从关键入手，从而顺利解决。

【选注】

叶霖　洁古以静而得之为中暑，动而得之为中热，固属不经。然假名辨证，又何不可。所谓中暑者，指乘凉饮冷，伤其阳气，脉必迟濡，治宜理中四逆者是也。所谓中热者，指奔走劳役，触冒天日之阳热，脉必洪大而数，治宜白虎竹叶者是也。但暑之为病，不仅乎此。夫邪由口鼻吸受，入包络则先烦闷，后身热；入心包则神昏卒倒；入肝则眩晕顽麻；入脾则昏睡不觉；入肺则喘咳痿躄；入肾则消渴；入肠胃则腹痛恶心呕泻；入肌肉则烦躁，或如针刺，或有赤肿；入皮肤则肢体潮热烦渴。是医家皆宜详辨者也，岂止热中有阴，暑中有阳而已。

曹炳章　两太阴分界最明晰，所谓温病传手不传足直吃语耳。叶氏之方甚精，不善学之则启后人不关痛痒之江湖技。大顺散一方前人列之治暑门中，不知此乃治夏日乘凉饮冷之病，与暑字丝毫无涉。

【释义】　本节论述暑温与湿温的区别与联系。

吴氏强调暑温与湿温以及伏暑等均兼具湿与热的双重性质，病名虽然不同，在治疗方法上有许多可互参之处，但其区别也是临床必须掌握的。暑兼湿热，偏于暑热者为暑温，多手太阴证而治以清热祛暑为主；偏于湿者为湿温，多足太阴证而治以温燥祛湿为主，需湿热两解。原文对中暑、中热、阴暑、阳暑等历史上尚不统一的概念提出了见解，分析颇有见地。然而，吴氏认为张洁古所说的中暑即湿温等见解尚有待商榷。

叶霖和曹氏对暑病的概念作了解释，特别是叶霖对各种暑病的论述可供参考。

（二）湿温

【原文】　头痛恶寒，身重疼痛，舌白不渴，脉弦细而濡，面色淡黄，胸闷不饥，午后身热，状若阴虚，病难速已，名曰湿温，汗之则神昏耳聋，甚则目瞑不欲言，下之则洞泄[1]，润之则病深不解，长夏深秋冬日同法，三仁汤主之。（上焦篇43）

头痛恶寒，身重疼痛，有似伤寒，脉弦濡，则非伤寒矣。舌白不渴，面色淡黄，则非伤暑之偏于火者矣。胸闷不饥，湿闭清阳道路也。午后身热，状若阴虚者，湿为阴邪，阴邪自旺于阴分，故与阴虚同一午后身热也。湿为阴邪，自长夏而来，其来有渐，且其性氤氲[2]黏腻，非若寒邪之一汗即解，温热之一凉即退，故难速已。世医不知其为湿温，见其头痛恶寒身重疼痛也，以为伤寒而汗之，汗伤心阳，湿随辛温发表之药蒸腾上逆，内蒙心窍则神昏，上蒙清窍则耳聋目瞑不言。见其中满不饥，以为停滞而大下之，误下伤阴，而重抑脾阳之升，脾气转陷，湿邪乘势内溃，故洞泄。见其午后身热，以为阴虚而用柔药润之，湿为胶滞阴邪，再加柔润阴药，二阴相合，同气相求，遂有锢结而不可解之势。惟以三仁汤轻开上焦肺气，盖肺主一身之气，气化则湿亦化也。湿气弥漫，本无形质，以重浊滋味之药治之，愈治愈坏。伏暑湿温，吾乡俗名秋呆子，悉以陶氏《六书》[3]法治之，不知从何处学来，医者呆，反名病呆，不亦诬乎！再按：湿温较诸温，病势虽缓而实重，上焦最少，病势不甚显张，中焦病最多，详见中焦篇。以湿为阴邪故也，当于中焦求之。

【词解】

[1] 洞泄：原指食后即腹泻，泻下物完谷不化。这里指泻下无度。

[2] 氤氲：yīnyūn，音因晕，形容烟气弥漫很盛的样子。

[3] 陶氏《六书》：指陶节庵的《伤寒六书》。

【选注】

叶霖　湿温之因有三。其脉阳濡而弱，阴小而急，此先受暑后中湿，乃暑邪蒸湿者是也。证见两胫冷、腹满，又胸头目痛，苦妄言。治在足太阴，不可发汗。此先伤于湿，因而中暍，湿热相搏者是也。脉濡弱，舌苔白或绛底，呕逆口干，不能汤饮，胸奭而满闷，身潮热，汗出稍凉，少顷又热，此春分后秋分前，少阴君火、少阳相火、太阴湿土，三气合行，加以天热下降，地湿上腾，由口鼻吸受，着于脾胃者是也。设误治，其变证非一端可尽。若湿自外来，上焦气分受之，潮热自汗，表之不解，清之不应，宜宣通气分，如豆豉、苓皮、滑石、半夏、猪苓、米仁、蔻仁之属。若冒雨雾，湿留太阴，肌表发热，自汗不渴不饮，舌苔灰白黏腻，身虽热不欲去衣被者，宜解肌和表，如桂枝、秦艽、紫苏、苓皮、半夏、陈皮、姜衣之属。上焦湿热，岂三仁汤可以赅治。论证不清，治法多舛，良可叹也。

曹炳章　湿温在上焦已难治若此，若湿温证在中焦更为难治，疑似之症极多。盖中焦脾胃为一脏一腑，胃则喜柔而忌刚，脾则喜刚而忌柔，稍一误治，变证丛杂，每致迁延既久不可收拾。开首提纲挈领，字字珠玉，小注尤为金针度人。然治病者必临证既多，更能细心体会，方有把握。否则一遇此证，便已手忙脚乱，胸无成见矣，况待其至中焦乎？于治坏后若竭力图之尚有补救之法，但坏病变迁千态万状，虽名医亦不能逆料其病变之，何苦而为之一一出方，全在病者信之坚，治病者审之切，然后十中可救三五也，噫，其亦甚难矣。

陆子贤　夫湿乃重浊之邪，其伤人也最广。考《难经》《金匮》有伤湿、中湿、风湿、湿温之名。殆伤则伤其表，表者，乃阳明之表，肌肉也、四肢也；中则中其内，内者，乃太阴之内，脾阴也、湿土也。故伤表则肢节必痛，中里则脘腹必闷。及湿与风搏，而周身痛楚，湿与热合，而烦闷热蒸，都甚于夏秋……其湿之盛者，犹有微热恶寒、身痛、舌白、胸痞、溺赤等症可凭；湿之微者，依然外无痛楚，内不烦扰，但觉倦怠嗜卧，脉证缓弱，一如虚损。斯候也，误补之则湿遽化热而病反增剧，误消之则湿留正损，而更觉难堪。

【释义】　本节论述湿温病初起的证候特点和治疗宜忌。

1. 湿温初起的证治

湿温病初起见头痛恶寒，身重疼痛，舌苔白腻，口不渴，脉弦细而濡，面色淡黄，胸闷不饥，午后身热较著等症，为湿热之邪阻遏卫气所致。实际湿温病初起除见苔白腻外，还可见口不渴或口中甜腻等湿邪为患之象。其发热的特点虽为午后身热，但每见身热不扬，午后较甚。因湿为阴邪，性重浊黏腻，多在长夏季节致病，其发病较缓。湿热相合，古人喻为“如油入面”，病邪难以速去，病势缠绵，病程较长，因而吴氏认为湿温病“势虽缓而实重”。

湿温初起的治疗既不能象感受寒邪在表者通过发汗即解，也不能像治疗温热之邪运用寒凉药可得清泄。须用三仁汤芳香宣化，双解表里之湿。该方的作用特点在轻开上焦肺气，因肺主一身之气，肺气得开，气机得行，湿邪亦得运化。不仅可用于湿温邪在卫表，对于湿温邪在气分，只要湿重于热，都能用本方加减治疗。正如吴鞠通所说："惟以三仁汤轻开上焦肺气，盖肺主一身之气，气化则湿亦化也。湿气弥漫，本无形质，以重浊滋味之药治之，愈治愈坏。"三仁汤是目前临床运用较为广泛的方剂，据报道本方治疗湿阻胸阳型病态窦房结综合征、频发性心前区绞痛、急慢性肝炎、尿毒症、肾病综合征、肺部炎症、上呼吸道感染、发热、胃肠道疾病、类风湿性关节炎、慢性盆腔炎、妊娠恶阻、小儿水痘、红斑性天疱疮、视网膜静脉周围炎等多种疾病均获得较满意疗效。实验研究表明，本方对注射正常马血清造成的家兔Ⅲ型变态反应有一定的抑制作用，并能在一定程度上降低血清免疫复合物的浓度和总补体活性。

2. 湿温初起的鉴别诊断

因湿温初起的表现与伤寒、食滞、阴虚等病证较为相似，故常导致误诊、误治。如在湿温之初，因见头痛，身重恶寒，与伤寒颇似，易误用辛温发汗之法。其与伤寒鉴别之处，在于伤寒初起恶寒较重，且无汗，无湿温初起所表现的胸脘痞满、苔白腻等表现。食滞于里也可见胸闷不饥，腹胀，与湿温初起的症状也有相似之处，所以易误用攻下化滞的方法。其与食滞的鉴别，在于食滞一般无发热恶寒，头痛，身重疼痛等表现。内伤阴虚的主要表现为午后发热，与湿温的午后热甚相似，易误用滋阴之法。其与阴虚相鉴别之处，在于内伤阴虚起病更慢，病程更长，无恶寒身痛等表证，更无胸痞、苔腻等湿象。

3. 湿温三禁

吴氏提出了湿温初起治疗的"三禁"：一是湿温初起有头痛恶寒，身重疼痛者，不可误认为是伤寒表证而用辛温发汗之法。若用汗法，则湿浊之邪可随辛温发汗之药蒸腾上逆，蒙蔽心窍，闭塞头面清窍，从而出现神昏，耳聋，目瞑不言等。二是湿温初起常见胸闷脘痞，中满不饥，不可误认为是积滞内停而投下法。若滥用攻下，不仅会耗伤阴液，同时又可损伤中气，尤其因湿热病邪困于脾土，误下后更伤脾阳，致脾气下陷，湿邪更甚，脾不得运而出现洞泄，甚则完谷不化。三是湿温初起可见身热、午后为甚，类似阴虚潮热，此时不可误投滋润之剂。因湿属阴柔之邪，再用滋润之品，必致湿邪锢结难解。但应该明确，以上"湿温三禁"是针对湿温初起时较易误诊的三种情况而提出的，并非湿温病中绝对不可用此三法。如湿温病发展到湿邪化热、化燥，导致阳明里实者，则当及时运用下法；湿邪在化燥伤阴后，亦需酌情使用滋阴之法；即使是湿温病初起，虽不宜辛温发汗，也应予芳香宣透之法，用药后往往也可得汗出而邪解的效果，亦属汗法。

叶氏对湿温发生的原因和治法进行了分析，可补原文之不足。曹氏对湿邪的性质和治疗禁忌也进行了分析。

【原文】 三焦湿郁，升降失司，脘连腹胀，大便不爽，一加减正气散主之。（中焦篇58）

再按此条与上第五十六条同为三焦受邪，彼以分消开窍为急务，此以升降中焦为定法，各因见证之不同也。

一加减正气散方

藿香梗二钱　厚朴二钱　杏仁二钱　茯苓皮二钱　广皮一钱　神曲一钱五分　麦芽一钱五分　绵茵陈二钱　大腹皮一钱

水五杯，煮取二杯，再服。

方论：正气散本苦辛温兼甘法，今加减之，乃苦辛微寒法也。去原方之紫苏、白芷，无须发表也。去甘、桔，此证以中焦为扼要，不必提上焦也。只以藿香化浊，厚朴、广皮、茯苓、大腹泻湿满，加杏仁利肺与大肠之气，神曲、麦芽升降脾胃之气，茵陈宣湿郁而动生发之气，藿香但用梗，取其走中不走外也。茯苓但用皮，以诸皮皆凉，泻湿热独胜也。

【释义】　本节论述湿邪中阻脾胃的证治。

所谓"三焦湿郁"，字面之意似指湿邪郁阻三焦气机，但从主症"脘连腹胀，大便不爽"来看，病变中心实偏于中焦。其病机特点是"升降失司"，即湿邪中阻影响了脾胃的升降功能，故以脘腹胀满，大便溏而不爽为主要临床表现。治以一加减正气散疏化中焦湿浊，升降脾胃之气。

本条源于《临证指南医案·卷五·湿门》。从原案可见，吴氏的一加减正气散依此案方药所订。方从《太平惠民和剂局方·治伤寒方》的藿香正气散加减化裁而来，从用药的取舍看，其治疗重点在于疏化中焦湿浊。

【原文】　湿郁三焦，脘闷，便溏，身痛，舌白，脉象模糊，二加减正气散主之。（中焦篇59）

上条中焦病重，故以升降中焦为要。此条脘闷便溏，中焦证也；身痛舌白，脉象模糊，则经络证矣，故加防己急走经络中湿郁；以便溏不比大便不爽，故加通草、薏仁，利小便所以实大便也；大豆黄卷从湿热蒸变而成，能化蕴酿之湿热，而蒸变脾胃之气也。

二加减正气散（苦辛淡法）

藿香梗三钱　广皮二钱　厚朴二钱　茯苓皮三钱　木防己三钱　大豆黄卷二钱　川通草一钱五分　薏苡仁三钱

水八杯，煮取三杯，三次服。

【释义】　本节论述湿邪内阻脾胃气机，外滞经络的证治。

本证病机特点是湿热内蕴脾胃，升降失司，同时湿热阻滞经络，经气不畅。症见脘闷便溏，为湿蕴中焦脾胃，运化失职之象；身痛系湿邪留著经络的表现；苔白而脉象模糊，则为湿阻气机之象。治用二加减正气散以宣气利湿，疏通经隧。

本证与上证虽均属湿郁中焦气分为主，但病机重点有所不同，上证病机重心在于中焦升降失司，临床以脘腹胀满、大便不爽为主要表现；本证虽亦在中焦，但病机偏于湿阻气机，肠腑泌别失职，且兼湿邪郁滞经络，故症见脘闷便溏，身痛，脉象模糊。在二加减正气散中运用了木防己、苡仁、大豆黄卷等宣通经络湿邪之品。

【原文】　秽湿着里，舌黄脘闷，气机不宣，久则酿热，三加减正气散主之。（中焦篇60）

前两法，一以升降为主，一以急宣经隧为主。此则以舌黄之故，预知其内已伏热。久必化热，而身亦热矣，故加杏仁利肺气，气化则湿热俱化；滑石辛淡而凉，清湿中之热，合藿香所以宣气机之不宣也。

三加减正气散方（苦辛寒法）

藿香（连梗叶）三钱　茯苓皮三钱　厚朴二钱　广皮一钱五分　杏仁三钱　滑石五钱

水五杯，煮二杯，再服。

【选注】

曹炳章　利肺气即所以治湿，书中屡言之，皆金针度人处。

【释义】　本节论述中焦湿浊久郁，渐趋化热的证治。

湿郁中阻，气机失畅故见脘闷；湿郁日久，渐从热化，则舌见黄苔。所以治疗予三加减正气散以宣气化湿，兼以清热。本方在用药上重视宣通肺气，其目的是为了通过利肺气而化湿，同时重用滑石以清湿中之热。当然，本证性质虽属湿热，但湿仍重于热，所以用药侧重于祛湿，清热之力较轻。

【原文】　秽湿着里，邪阻气分，舌白滑，脉右缓，四加减正气散[1]主之。（中焦篇61）

以右脉见缓之故，知气分之湿阻，故加草果、楂肉、神曲，急运坤阳[2]，使足太阴之地气不上蒸手太阴之天气也。

四加减正气散方（苦辛温法）

藿香梗三钱　厚朴二钱　茯苓三钱　广皮一钱五分　草果一钱　楂肉（炒）五钱　神曲二钱

水五杯，煮二杯，渣再煮一杯，三次服。

【词解】

[1] 原书无“散”字，据前后文例补入。

[2] 坤阳：脾胃的阳气。

【选注】

曹炳章　但湿不热，故用辛温，茯苓亦不用皮。

【释义】　本节论述湿困脾阳的证治。

湿邪在里，日久必然会损伤阳气，本条所述主要为湿郁日久，伤及脾阳，形成湿盛脾阳受伤之证。文中叙证从简，只言“舌白滑，脉右缓”，目的在于突出湿浊偏重的特点，以作为辨证的关键。此外当必有脘痞、腹胀等湿阻气滞的见症。治疗用四加减正气散疏化中焦湿浊。方中尚有楂肉、神曲等消食导滞药物，可知本证为湿浊中阻而夹有食滞，似非单纯的湿浊阻气之证。

【原文】　秽湿着里，脘闷便泄，五加减正气散主之。（中焦篇62）

秽湿而致脘闷，故用正气散之香开[1]；便泄而知脾胃俱伤，故加大腹皮运脾气，谷芽升胃气也。以上二条，应入前寒湿类中，以同为加减正气散法，欲观者知化裁古方之妙，故列于此。

五加减正气散（苦辛温法）

藿香梗二钱　广皮一钱五分　茯苓块三钱　厚朴二钱　大腹皮一钱五分　谷芽一钱　苍术二钱

水五杯，煮二杯，日再服。

按今人以藿香正气散统治四时感冒，试问四时止一气行令乎？抑各司一气，且有兼气乎？况受病之身躯脏腑，又各有不等乎？历观前五法，均用正气散，而加法各有不同，亦可知用药非丝丝入扣，不能中病。彼泛论四时不正之气，与统治一切诸病之方，皆未望见轩岐之堂室者也，乌可云医乎？

【词解】

［1］香开：指用芳香之品以醒脾，从而开发脾之升降功能。

【释义】　本节论述湿困中焦而泄泻的证治。

本证为湿浊偏重，阻于中焦气分之候。湿着于里，胃气受困则脘痞，脾运失健则便溏。治以五加减正气散，重在化湿和中，健运脾胃。

以上五条，病机均以秽湿着里，阻滞气机，脾胃升降失调为重点，故其均具有“脘闷”的主症。但其病变程度和兼见症状略有差异。一加减正气散证以湿阻脾胃，脘连腹胀为重点；二加减正气散证以湿滞经络，身痛较明显；三加减正气散证以湿渐化热，舌苔色黄为特征；四、五加减正气散证以湿浊内盛，舌白滑，脉右缓，脘闷便溏为辨证要点。五个加减正气散均为宣气化湿，调畅气机为主的方剂，均以藿香、广皮、厚朴、茯苓四味为基本药物，以芳香化浊，理气化湿。余则随证加减：一加减正气散中用神曲、麦芽苏醒脾胃之气；二加减正气散则有防己、苡仁、通草、豆卷等疏通经络之湿；三加减正气散重用滑石取其渗利湿热之功；四加减正气散用草果温运脾阳；五加减正气散赖苍术以燥脾湿。

湿为阴邪，凡秽湿着于里而不兼热邪之证，其性质与寒湿相近，所以吴氏在自注中指出“以上二条（指四、五加减正气散条）应入前寒湿类中”。但由于用药均为藿香正气散化裁而来，为便于临床鉴别运用，故而将五个加减正气散放在一起论述。

【原文】　吸受秽湿，三焦分布，热蒸头胀，身痛呕逆，小便不通，神识昏迷，舌白，渴不多饮，先宜芳香通神利窍，安宫牛黄丸；继用淡渗分消浊湿，茯苓皮汤。（中焦篇56）

按此证表里经络脏腑三焦，俱为湿热所困，最畏内闭外脱。故急以牛黄丸宣窍清热而护神明；但牛黄丸不能利湿分消，故继以茯苓皮汤。

安宫牛黄丸（方法见前）

茯苓皮汤（淡渗兼微辛微凉法）

茯苓皮五钱　生薏仁五钱　猪苓三钱　大腹皮三钱　白通草三钱　淡竹叶二钱

水八杯，煮取三杯，分三次服。

【选注】

曹炳章　此条言邪既不能还表，又不能遽从里去，三焦分布，兼证既多，变证亦不定，全在临证者时时消息，此不过示人以门径。

【释义】　本节论述湿热困遏三焦，蒙上流下的证治。

本条所述病证是“表里经络脏腑三焦，俱为湿热所困”，但其病机重点在于湿浊郁阻下焦、上蒙清窍。湿中蕴热，阻遏清阳，则热蒸头胀；湿滞经络则身痛；湿阻中焦，胃失和降则呕逆。小便不通，为湿热浊邪阻于下焦之象，是本证的主症之一。由于小便不通，浊邪无以外泄，势必上蒙清窍，以致神识昏迷。舌苔白而渴不多饮，表明本证乃湿邪为患，病在气分，而非热陷心包营分。本证系湿热困遏三焦，临床表现以清窍蒙闭为急，故治疗当先予芳香开窍之安宫牛黄丸开窍醒神以救其急，待神识苏醒后再进分利湿邪之茯苓皮汤以导邪下行，驱除湿邪。由于本证见舌白而渴不多饮，表明湿浊较甚而热象不显，在临床运用时所用开窍之方，以芳香醒神的苏合香丸似更为对证。另外，对于湿浊阻于下焦而上蒙清窍出现神昏与小便不利并见的治疗，除可按吴氏所说先开窍、后利湿外，临床也可开窍与利湿同时进行治疗。

【原文】 脉缓身痛，舌淡黄而滑，渴不多饮，或竟不渴，汗出热解，继而复热，内不能运水谷之湿，外复感时令之湿，发表攻里，两不可施，误认伤寒，必转坏证。徒清热则湿不退，徒祛湿则热愈炽，黄芩滑石汤主之。(中焦篇63)

脉缓身痛，有似中风[1]，但不浮，舌滑不渴饮，则非中风矣。若系中风，汗出则身痛解而热不作矣；今继而复热者，乃湿热相蒸之汗，湿属阴邪，其气留连，不能因汗而退，故继而复热。内不能运水谷之湿，脾胃困于湿也；外复受时令之湿，经络亦困于湿矣。倘以伤寒发表攻里之法施之，发表则诛伐[2]无过之表，阳伤而成痉；攻里则脾胃之阳伤，而成洞泄寒中，故必转坏证也。湿热两伤，不可偏治，故以黄芩、滑石、茯苓皮清湿中之热，蔻仁、猪苓宣湿邪之正，再加腹皮、通草，共成宣气利小便之功，气化则湿化，小便利则火腑[3]通而热自清矣。

黄芩滑石汤方（苦辛寒法）

黄芩三钱　滑石三钱　茯苓皮三钱　大腹皮二钱　白蔻仁一钱　通草一钱　猪苓三钱

水六杯，煮取二杯，渣再煮一杯，分温三服。

【词解】

[1] 中风：即《伤寒论》中的太阳病中风。

[2] 诛伐：责罚、伤害之意。

[3] 火腑：指小肠。

【选注】

曹炳章　汗出热解，继而复热，此湿温中常见之症，亦庸医所最无主见者。

发表攻里，两不可施，则治法必宜治中，可知治中则不外宣气化湿，如兼热者多则凉多温少，如兼寒者多则温多凉少，用药在乎活法。

【释义】 本节论述湿热蕴阻中焦的治疗原则。

本节重点在于说明，对湿热蕴阻中焦之证的治疗原则是清热化湿，不可用一般的解表攻里之法，也就是提出了湿邪存在时，其治法的特殊性：“徒清热则湿不退，徒祛湿则热愈炽”。为此，在自注中提出了本证与伤寒中风的区别及误用解表攻里的后果。黄芩滑石汤中既有清热之品，又有化湿、利湿之品，是治疗湿热病的代表方之一。但本方清热之力较弱，主要还是适用于湿重于热者，对于湿已化火，邪热较盛者，则又当另选他方。本条属湿郁热蒸，外着经络，内困脾胃之证。证见脉缓身痛，颇似伤寒太阳中风，但见舌苔淡黄而滑，口渴而不多饮，则显非风邪伤卫，而系湿中蕴热外着经络的表现。其舌苔黄滑，渴不多饮，乃湿热蕴蒸的明证。湿郁热蒸则汗出，汗出则热可暂退，但因内蕴之湿热胶结不化，不能随汗外解，所以热退之后又复发热，这是本证的重要特征。本证病机为湿热胶结，内外合邪，但与一般表里同病不同，所以治疗“发表攻里两不可施”。切不可误认为伤寒表证而妄予辛温发表，更不可见有湿热在里而妄投攻下。否则便会导致严重后果。湿热胶结之证，治当湿热两清，既不可专事清热，亦不可纯予化湿。即所谓“湿热两伤，不可偏治”。黄芩滑石汤，方由辛淡苦寒之品组成，功能清湿中之热、化蕴热之湿，具有清热而不寒滞，化湿而不温燥之妙，用于本证确属合拍之治。本方在现代临床上也用于治疗小儿夏季急性腹泻、登革热、小儿急性肾炎等病。

（三）伏暑

【原文】 长夏[1]受暑，过夏而发者，名曰伏暑。霜未降而发者少轻，霜既降而发者则重，冬日发者尤重，子、午、丑、未[2]之年为多也。(上焦篇36)

长夏盛暑，气壮者不受也；稍弱者但头晕片刻，或半日而已；次则即病；其不即病而内舍于骨髓，外舍于分肉之间者，气虚者也。盖气虚不能传送暑邪外出，必待秋凉金气相搏而后出也。金气本所以退烦暑，金欲退之，而暑无所藏，故伏暑病发也。其有气虚甚者，虽金风亦不能击之使出，必待深秋大凉初冬微寒相逼而出，故尤为重也。子、午、丑、未之年为独多者，子、午君火司天，暑本于火也；丑、未湿土司天，暑得湿则留也。

【词解】

［1］长夏：农历六月，一般指夏秋之交的季节。

［2］子、午、丑、未：按十二地支纪年，子午为君火司天，气候炎热；丑未为湿土司天，气候潮湿。由于伏暑属暑热、湿邪为病，所以吴氏认为在这些年份易发生伏暑。

【选注】

叶霖 伏暑一证，以子午丑未年为多，杜撰。

曹炳章 按此而论，则患伏暑体气无不虚，愈迟发者气愈虚，治之亦难愈。

何廉臣 新感温热，邪从上受，必先由气分陷入血分，里证皆表证侵入于内也。伏气温热，邪从里发，必先由血分转入气分，表证皆里证浮越于外也。新感轻而易治，伏气重而难疗，此其大要也……伏气有二，伤寒伏气，即春温、夏热病也；伤暑伏气，即秋温、冬温病也。邪伏即久，血气必伤，故治法与伤寒、伤暑治法大异。

【释义】 本节论述伏暑的概念和发病。

1. 伏暑的概念

本条明确提出伏暑是在长夏时感受暑邪，至秋冬而发的一种温病。因此，伏暑的病证性质虽具有暑邪致病的特点，而其发病则在秋冬，起病多为新感引动伏邪，即内有暑病的见症，外有时令之邪客表的见症。

2. 伏暑的发病

暑邪因气虚而侵入人体，隐伏不发，进而耗损正气，降低了人体的防御机能，待秋冬寒凉之气激发，便突然发动，发为伏暑。本病起病即有高热、心烦、口渴、脘痞、苔腻等暑湿郁蒸气分，或高热、烦躁、口干不甚渴饮，舌赤等暑热内炽营分的里热见症。以发病急骤、病情深重、病势缠绵为特征。本条对感受暑邪当时不发病的原因及伏暑病的轻重与发病季节、发病年份关系的论述似较勉强。对于气虚愈甚则发病愈迟、病情愈重的观点，还有待进一步证实，仅供参考。在临床上，病情的轻重除了与发病季节有一定关系外，还与感邪之轻重、治疗是否得当及病人的全身状况等许多因素有关。但原文中提出暑邪内伏，必须由秋冬寒凉之气引发的论述，揭示了伏暑病在发病之初每伴见表证这一特点，符合临床实际。

叶氏指出吴氏关于伏暑以子午丑未年为多的论述不可信，甚是。何氏将伏暑和新感温病进行对比，可以看出伏暑的一些特点。

【原文】 太阴伏暑，舌白口渴，无汗者，银翘散去牛蒡、玄参加杏仁、滑石主之。(上焦篇38)

此邪在气分而表实之证也。

【选注】

曹炳章 所谓伏暑即前条所云头痛、恶寒、面赤、烦渴、舌白、脉濡数者是也。

【释义】 本节论述伏暑邪在气分兼表实的证治。

所谓邪在气分兼表实，就是在发病之初既有口渴、壮热等气分里热见症，脘痞、苔白腻等湿阻气机的表现，又有发热、恶风寒、头痛、无汗等时邪郁表见症。所以在治疗时用银翘散去牛蒡、玄参加杏仁、滑石清暑化湿，疏宣表邪。方中银翘散疏透表邪且轻清泄热，因湿邪内阻，故加杏仁、滑石等宣开气机，分利暑湿，同时顾及与暑相合之湿邪，而去牛蒡、玄参，因二药具阴腻之性，有碍于湿之故。

【原文】 太阴伏暑，舌赤口渴，无汗者，银翘散加生地、丹皮、赤芍、麦冬主之。(上焦篇 39)

此邪在血分而表实之证也。

【选注】

曹炳章 此二条分别在舌白舌赤，苟能细参本草，再谛思其用药之异处，方治病可以隅反。

【释义】 本节论述伏暑邪在血分兼表实的证治。

所谓邪在血分兼表实，就是在发病之初既有心烦不寐，口干不甚渴饮，舌赤少苔等热灼心营，营热阴伤见证，同时又有发热，恶风寒，头痛，无汗等风邪外袭，肺卫失宣的表实见证。此处所谓血分实际主要是指营分。所以在治疗时用银翘散加生地、丹皮、赤芍、麦冬以清营泄热，辛凉透表。方用银翘散辛凉解表，疏散风热，加生地、麦冬凉营滋阴，赤芍、丹皮清营泄热。

本条与前条均为伏暑初起，表里同病的证候，但前条为暑湿内郁气分，本条为暑热内郁营分，曹炳章揭示其临床辨别要点在于舌象，即舌苔白腻者为暑湿内阻，舌赤少苔者为暑热入营，临证时可供参考。

【原文】 伏暑、暑温、湿温，证本一源，前后互参，不可偏执。(上焦篇 42)

【释义】 本节论述伏暑、暑温、湿温三证的病因与证治的关系。

吴氏提出伏暑、暑温、湿温这三种病的致病原因都与暑、热、湿有关，所以这三种病的证治内容可以前后相互参照，不必拘执一端。但现代所说的暑温并不一定都兼有湿邪，另外此三者都有化燥、化火之变，届时就不再兼湿。因而对本节所述应全面分析。

(四) 秋燥

【原文】 燥伤肺胃阴分，或热或咳者，沙参麦冬汤主之。(上焦篇 56)

此条较上二条，则病深一层矣，故以甘寒救其津液。

沙参麦冬汤 (甘寒法)

沙参三钱 玉竹二钱 生甘草一钱 冬桑叶一钱五分 麦冬三钱 生扁豆一钱五分 花粉一钱五分

水五杯，煮取二杯，日再服，久热久咳者，加地骨皮三钱。

【选注】

曹炳章 秋燥汗出，不恶寒，而但发热，咳痰不爽，鼻衄口干，舌白转黄，此邪热伤肺。宜用沙参、花粉、地骨皮、知母、甜杏、玉竹、玄参、甘草、连翘、枇杷叶、西瓜翠衣等味，清泄肺热也。

【释义】 本节论述燥伤肺胃的证治。

本条所以列于上焦篇，只因其病位偏上，而这一病证的发生却是在病之后期。因在秋燥后期燥伤肺胃阴液，所以当用沙参麦冬汤以滋养肺胃阴液，清解余热。本条述证较为简略，只提到热、咳二项。但其热当为低热，而咳则应少痰或无痰。除此之外，还可表现为口干，舌燥，舌光红少苔，脉细数等。沙参麦冬汤是热性病肺胃阴伤证的代表方，不仅可用于秋燥，也可用于各种温病引起的肺胃阴伤证。在现代临床上，本方加减还可用于多种病证，如燥咳、慢性萎缩性胃炎中的胃阴不足型、糖尿病、小儿迁延性肺炎、肺癌、长期低热等。

【原文】 燥气化火，清窍不利者，翘荷汤主之。(上焦篇57)

清窍不利，如耳鸣目赤，龈胀咽痛之类。翘荷汤者，亦清上焦气分之燥热也。

翘荷汤（辛凉法）

薄荷一钱五分 连翘一钱五分 生甘草一钱 黑栀皮一钱五分 桔梗二钱 绿豆皮二钱

水二杯，煮取一杯，顿服之。日服二剂，甚者日三。

加减法：耳鸣者，加羚羊角、苦丁茶；目赤者，加鲜菊叶、苦丁茶、夏枯草；咽痛者，加牛蒡子、黄芩。

【选注】

曹炳章 燥气上干清窍，见头目之病，此时虽用养液之药，尚觉隔膜一层，故用药则先轻宣凉散兼导之下降。

【释义】 本节论述燥干清窍的证治。

所谓燥气化火，是指上焦燥热盛而化火，上炎头面诸窍，引起耳鸣、目赤、龈胀、咽痛等症状。原文所说的“清窍”与通常所说的心包有所不同，而是指头面诸窍。

曹氏指出，对燥干清窍之证不能主以养液，而应先轻宣凉散兼导之下降，深得治秋燥之秘，堪为临床指导。

（五）温毒

【原文】 温毒咽痛喉肿，耳前耳后肿，颊肿，面正赤，或喉不痛，但外肿，甚则耳聋，俗名大头温、虾蟆温者，普济消毒饮去柴胡、升麻主之。初起一、二日，再去芩、连，三、四日加之佳。(上焦篇18)

温毒者，秽浊也。凡地气之秽，未有不因少阳之气而自能上升者，春夏地气发泄，故多有是证；秋冬地气，间有不藏之时，亦或有是证；人身之少阴素虚，不能上济少阳，少阳升腾莫制，亦多成是证；小儿纯阳火多，阴未充长，亦多有是证。咽痛者，经谓“一阴一阳结，谓之喉痹”。盖少阴少阳之脉，皆循喉咙，少阴主君火，少阳主相火，相济为灾也。耳前耳后颊前肿者，皆少阳经脉所过之地，颊车[1]不独为阳明经穴也。面赤者，火色也。甚则耳聋者，两少阳之脉，皆入耳中，火有余则清窍闭也。治法总不能出李东垣普济消毒饮之外。其方之妙，妙在以凉膈散为主，而加化清气之马勃、僵蚕、银花，得轻可去实之妙；再加玄参、牛蒡、板蓝根，败毒而利肺气，补肾水以上济邪火。去柴胡、升麻者，以升腾飞越太过之病，不当再用升也。说者谓其引经，亦甚愚矣！凡药不能直至本经者，方用引经药作引，此方皆系轻药，总走上焦，开天气，肃肺气，岂须用升、柴直升经气耶？去黄芩、黄连者，芩连里药也，病初起未至中焦，不得先用里药，故犯中焦也。

【词解】

[1] 颊车：为足阳明胃经上的穴位，位于耳的前下方，下颌角的前上方。

【选注】

叶霖　治大头天行，用普济消毒饮甚是。此方有升、柴之升散，亦有芩、连之苦降，开合得宜，不得讥东垣之误也。去升麻、黄连尚可，去柴胡、黄芩则不可。只知泥执三焦，不知有阴阳十二经脉，只知外感之温邪，不知有伏气之温病，温毒乃内伏疫邪，借少阳为出路，舍柴胡何以枢转伏邪。况数证亦难以一方蒇事。温热、温疫不分，误人非浅。

曹炳章　此系温疫之类，宜与喉痧、白喉证治法参看。

【释义】　本节论述温毒的发病特点、临床表现和治法。

1. 温毒的病因病机

温毒的概念，古人说法并不一致，凡温病中见皮肤发疹发斑、咽喉肿烂等症状的许多疾病都称之为温毒。吴氏所说的温毒主要指大头瘟而言，为感受具有火热性质又兼夹秽浊之气的一类邪气而发病。其发病一方面与季节气候因素有关，另一方面与人体正气不足亦有关。正如吴氏所说，春夏之时，地气升发外泄，人们容易感受秽浊之气而得温毒；秋冬之时，也有地气不能内藏的时候，所以有时也会发生温毒；如果素体少阴肾水不足，不能上济而涵养少阳，少阳也会升腾而不能抑制，容易发生本病；小儿的体质属纯阳而火气较旺，阴液未能充分生长而相对较匮乏，所以亦较易患本病。

2. 温毒的临床表现

文中列举了温毒的主要临床表现：咽痛喉肿，耳前耳后肿，颊肿，面正赤，或喉不痛，但外肿，甚则耳聋。《内经》中说“一阴一阳结，谓之喉痹”，也就是少阴与少阳之火结于喉部，可以导致咽喉疼痛，因少阴和少阳的经脉都经过喉咙部，其中少阴属君火，少阳属相火，两者结合就会产生病患。而发生耳前耳后及颊部肿的原因，是因为这些部位是少阳经脉经过之处，颊车虽在阳明经上，但与足少阳经脉也很靠近。面部红赤，为火毒上炎之象。严重者会发生耳聋，是因为手、足少阳的经脉都循行入耳，如少阳火盛，就会致清窍闭塞而发生耳聋。

从临床角度而言，吴氏所说的温毒包括了多种疾病在内，如有大头瘟、痄腮（虾蟆瘟）等。大头瘟与痄腮虽然治法相似，但大头瘟以头面红肿为主症，痄腮则以耳前后肿为主症，临床表现各别，不应混为一谈。

3. 温毒的治疗

对于本病的治疗，总的来说，不出于李东垣的普济消毒饮之外。该方以凉膈散为主体，加入了能轻清去秽浊之气的马勃、白僵蚕、银花，有“轻可去实”之妙。另外再加上玄参、牛蒡子、板蓝根，可以清热解毒而宣通肺气，补益肾水而上济心火。吴氏在方中之所以要去升麻、柴胡，是考虑到本病的发生因少阳升发过度，故不用升麻、柴胡，以避免升腾发散过度，反助少阳之火势。但实际上，本方配伍之妙就在用升麻、柴胡之升散与芩、连之苦寒相伍，一升一降，且升麻本身有解毒之功，柴胡则有升散少阳之力，又可以作为本方的引经药，对于本病都有治疗作用，所以不去为宜。

叶霖提出普济消毒饮之用，其中的柴胡、黄芩不可去，甚有道理。但叶霖说可去升麻、黄连，亦不可视为绝对之辞，应视具体情况而定。如病之初起，兼有表邪，用升麻不仅可祛表邪，还有解毒之功，并非不可用。而当邪热亢盛之时，黄连也非绝对禁用。

八、瘥后调理

【原文】　温病愈后，或一月，至一年，面微赤，脉数，暮热，常思饮不欲食者，五汁饮主之，牛乳饮亦主之。病后肌肤枯燥，小便溺管痛，或微燥咳，或不思食，皆胃阴虚也，与益胃、五汁辈。（下焦篇35）

前复脉等汤，复下焦之阴。此由中焦胃用之阴不降，胃体之阳独亢，故以甘润法救胃用，配胃体，则自然欲食，断不可与俗套开胃健食之辛燥药，致令燥咳成痨也。

五汁饮、牛乳饮方（并见前秋燥门）

益胃汤（见中焦篇）

按吴又可云："病后与其调理不善，莫若静以待动"，是不知要领之言也。夫病后调理，较易于治病，岂有能治病，反不能调理之理乎！但病后调理，不轻于治病。若其治病之初，未曾犯逆，处处得法，轻者三、五日而解，重者七、八日而解，解后无余邪，病者未受大伤，原可不必以药调理，但以饮食调理足矣，《经》所谓食养尽之是也。若病之始受既重，医者又有误表、误攻、误燥、误凉之弊，遗殃于病者之气血，将见外感变而为内伤矣。全赖医者善补其过（谓未犯他医之逆；或其人阳素虚，阴素亏；或前因邪气太盛，故剂不得不重；或本虚邪不能张，须随清随补之类），而补人之过（谓已犯前医之治逆），退杀气（谓余邪或药伤），迎生气（或养胃阴，或护胃阳，或填肾阴，或兼固肾阳，以迎其先后天之生气），活人于万全，岂得听之而已哉！万一变生不测，推委于病者之家，能不愧于心乎！至调理大要，温病后一以养阴为主。饮食之坚硬浓厚者，不可骤进。间有阳气素虚之体质，热病一退，即露旧亏，又不可固执养阴之说，而灭其阳火。故本论中焦篇列益胃、增液、清燥等汤，下焦篇列复脉、三甲、五汁等复阴之法，乃热病调理之常理也；下焦篇又列建中、半夏、桂枝数法，以为阳气素虚，或误伤凉药之用，乃其变也。《经》所谓："有者求之，无者求之，微者责之，盛者责之"，全赖司其任者，心诚求之也。

【选注】

叶霖　药本治病，病去，正气未复，如调理未善，莫若静养，以饮食消息调之。此正又可知难之语，非谓病后一概不须调理也。鞠通讥其不知要领。设知其要领者，当调理不善乎？温病愈后，咳嗽不寐，不食自汗者，必用半夏桂枝汤及桂枝汤，引起炉焰复炽，始谓知其要领乎？只知摭拾《临证指南》，变其方名，攘为已出，而于叶氏之书，并未全读。其《温热篇》云："如面色白者，须要顾其阳气，湿胜则阳微也，法宜清凉，然到十分之六七，即不可过于寒凉，恐成功反弃。""盖湿热一去，阳亦衰微也。面色苍者，须要顾其津液，清凉到十分之六七，往往热减身凉，不可就云虚寒而投补剂，恐炉烟虽熄，灰中有火，须细察精详，方少少与之，慎不可直率而往也。"观此是于未愈之前，便步步留心顾虑，何等精细，岂既曰温病，其非寒非湿可知，病邪甫解，便投温里之桂枝，药复之祸，岂可免乎！转不若又可不药之为善也。鞠通非独于温热、温疫、湿温淆混不清，而于寒温亦莫辨。惟知界划三焦，欲以一方概治，误人非浅。

【释义】 本节论述温病愈后胃阴未复的证治。

温病后期的调理较为复杂，在温病邪去后，除了有肾阴耗损和阳虚痰饮诸疾外，还常见胃阴未复之证。条文中提出面微赤，脉数，暮热，为阴虚无以配阳的虚热之象，与阳明实热所出现的面目红赤，脉洪大有力，身体壮热迥然不同。常思饮，不欲食，为胃阴虚而胃气不醒所致，治疗可用五汁饮、牛乳饮甘寒养阴醒胃。肌肤枯燥为津液虚而不能濡养所致；小便溺管痛为下焦阴液不足而引起小便量少，或涓滴难下，与湿热蕴阻下焦所致小便频数疼痛者不同；微燥咳为肺阴不足，不能清降之故，故治疗可用益胃汤、五汁饮等滋养肺胃，养阴润燥。

吴氏强调温病恢复期的调理，一般应以养阴为主。由于温邪最易伤阴，温病后期多有阴伤表现，在具体调理时应辨别是肺胃阴伤为主，还是肝肾阴虚为主，前者当用甘寒清养肺胃的药物调理，后者则应用咸寒、甘寒滋养肝肾的药物调理。但对于素体阳虚之人，温病后期往往表现为阳气不足，此时又不可拘泥于养阴之说，而应从温阳调理。当然，饮食调养也是温病瘥后调理的重要手段。

叶霖提出吴氏“以一方概治，误人非浅”，实际上本条所论是针对温病之后胃阴未复者，并非用一方概治所有的温病恢复期。

九、治病法论

【原文】 治外感如将（兵贵神速，机圆法活，去邪务尽，善后务细，盖早平一日，则人少受一日之害）；治内伤如相（坐镇从容，神机默运，无功可言，无德可见，而人登寿域）。治上焦如羽（非轻不举）；治中焦如衡（非平不安）；治下焦如权（非重不沉）。（杂说·治病法论）

【释义】 本节论述外感病、内伤病的治法和三焦治则。

1. 外感病、内伤病的治法

治疗外感病犹如将军领兵作战一样，贵在神速，用药贵在及时，作战要机动灵活，治病要随证变法，主动彻底地祛除一切外来病邪，善后治疗也务必细致周到，因为疾病早一日治愈，患者便可少受一日疾病的困扰。而治疗内伤杂病就如同宰相治理国家一样，要从容镇定，善于运筹帷幄，不可急于求成，虽然短期内看不到明显的功德，但能使人们安居乐业，健康长寿。

吴氏此论对外感病和内伤病治法的主要区别作了高度概括，用“将”与“相”生动地揭示了外感病与内伤病在治疗法度上的区别。但仅此并不能全面反映二者治疗的不同，也不能截然将二者的治疗方法分开。因而，临证应在充分领会吴氏外感病、内伤病治疗大法精神的基础上，权衡轻重缓急，恰当处理。

2. 三焦治则

吴氏对于三焦病证的治则，用“羽”、“衡”、“权”三字作概括，突出了三者在治疗上的主要特点与区别，具有重要的临床指导意义。“羽”意为轻，即治疗上焦病证所用药物以轻清为主，不能用过于苦寒沉降之品，以免药过病所。同时，用药剂量也宜轻，煎药时间宜稍短，均体现了“轻”的特点。“衡”指秤杆，意为平，即治疗中焦病证，必须平定邪势之盛，使机体阴阳归于平衡。此外，对于湿热之邪在中焦者，应根据湿与热之孰轻孰重而予清热化湿之法，不能单治一边，也体现了“平”的特点。“权”指秤砣，意为重，即治疗下焦病证，所用药物以重镇滋填厚味之品为主，使之直入下焦滋补肾阴，或用介类重镇之品以平息肝风，这些都体现了“重”的特点。

十、温病治禁

（一）温病忌汗

【原文】　太阴温病，不可发汗，发汗而汗不出者，必发斑疹，汗出过多者，必神昏谵语。发斑者，化斑汤主之；发疹者，银翘散去豆豉，加细生地、丹皮、大青叶，倍玄参主之。禁升麻、柴胡、当归、防风、羌活、白芷、葛根、三春柳。神昏谵语者，清宫汤主之，牛黄丸、紫雪丹、局方至宝丹亦主之。(上焦篇16)

温病忌汗者，病由口鼻而入，邪不在足太阳之表，故不得伤太阳经也。时医不知而误发之，若其热甚血燥，不能蒸汗，温邪郁于肌表血分，故必发斑疹也。若其人表疏，一发而汗出不止。汗为心液，误汗亡阳，心阳伤而神明乱，中无所主，故神昏。心液伤而心血虚，心以阴为体，心阴不能济阳，则心阳独亢，心主言，故谵语不休也。且手经逆传，世罕知之，手太阴病不解，本有必传手厥阴心包之理，况又伤其气血乎！

【选注】

叶霖　外感风温，汗下失宜，多发疹；伏气温热疫毒，误治多发斑。外感之邪，先伤手太阴肺经膜原，伏气易传足阳明胃府。病原不同，岂容淆混。治疹之法，沙点未透者，疏解兼开肺，继则沙点渐透达而未足，目赤神烦，舌绛脉数者，疏解兼清热。沙透已足，赤焮云密，脉象数大，舌绛神烦者，清火养液。沙足渐回，热退胃开，而咳嗽未止者，轻清理肺。夫斑乃热邪入营，血液受劫，必心神不安，夜甚无寐，当撤去气药。如从风热陷入者，宜犀角、竹叶、石膏、连翘、栀芩之属；如从湿热陷入者，宜鲜生地、银花、犀角、人中黄、大青叶、玄参、丹皮、芩、连之类，透营解毒。其斑虽出，热不解又当甘寒育阴，以回津液。若夫伏气温毒发斑，热毒甚而内结，斑紫烦躁，神昏谵语，便燥鼻煤，若仅以犀、地、膏、连扬汤止沸，不能去病。设欲釜底抽薪，非加大黄不可。盖里气一通，表气亦顺，化炎熇为清凉矣。岂止化斑汤银翘散加减，便可蒇事乎？延陵之托里举斑汤，原有可议。鞠通将温疫误认风温，故谓疹多斑少也。升麻、防、葛、三春柳，升散之品，不可多用，亦须监制得宜，何妨收其臂助，安得便在例禁。若未见昏厥内闭，热痰蒙陷心包证据，牛黄丸、至宝丹，何必轻投？深得仲景意者，恐不如此。

曹炳章　包络即附于肺叶心之外络也。

痧子太阴，疹子太阳，麻子少阴，斑阳明，系血分之热郁于阳明，最怕发黑，须用犀角地黄汤或白虎汤，痧麻疹皆谓之。疹由于时行疫气所致，痘亦疫气触感而发。痧、麻疹皆宜疏达，痧怕闭，疹怕隐，是以入手必得使之透发，以紫苏、升麻、葛根、二陈等味。如肩、背脊、头顶疼加羌活，下部疼用独活，周身酸疼用秦艽，与治温病之痧疹宜用凉者不同。如疫气之痧疹即使血分有热，只能兼用清血分之药，不能纯用凉药，致生陷患。

若虚寒白疹，亦宜温散，特百中无一二，疹宜凉则确，痘宜温之说亦不尽然。所谓“痘宜温”者乃言元气大虚或本系虚寒之体，浆淡而色白，宜服温托之药。若小儿胎毒太重，浆色稠浊，亦宜服清凉解毒之品。

此指将神昏而言，若神昏谵语则非银花、荷叶所能为力也。

麦冬不宜多煎，不独系上焦药多煎恐味重，以火煎过头成冻，无论如何制度不能融化，此屡验也。

冰片非老杉木浸成，其别有此种香木，蒸炼而成。樟脑升炼者为樟冰，味辛辣，性燥，切勿合入丸散，药害人非浅，必有果报也。

【释义】 本节论述温病忌汗之理及误汗而引起斑疹、邪闭心包等变证的治疗。

1. 温病禁汗

吴氏强调，温病初起，邪在肺卫的手太阴温病，治当辛凉疏解，不能用辛温发汗的方法，误用就会发生一些变证。如误用辛温之品助热势，而阴液不足，又无作汗之源，汗不得出，邪热内逼血分，发于皮肤则为斑疹；如卫表疏松，在误用辛温发汗后，汗出不止，必然损伤心阳、心阴，邪热又可乘虚而入，造成邪闭心包，神明失主。所以“温病禁汗”的关键在于禁用麻黄汤、桂枝汤之类辛温发汗。结合临床实际，温病禁汗并不能理解为治疗温病绝对禁止使用发汗药物，特别是对感受温邪在表，表气郁闭而恶寒较著或无汗的治疗，可在辛凉清热的基础上，配伍辛散或少量辛温而不燥之品以助开表透汗之力，如辛凉平剂银翘散中即有淡豆豉、荆芥辛温发汗之品。说明温病的治疗并非绝对禁汗，而应把握禁用何类发汗药物。

2. 误汗变证的治疗

对误汗后所造成的上述变证，吴氏提出，发斑者，可用化斑汤凉血解毒化斑；发疹者，银翘散去豆豉，加细生地、丹皮、大青叶，倍玄参以清营凉血，解毒透疹，但禁用升麻、柴胡、当归、防风、羌活、白芷、葛根、三春柳等辛温发散之品。对神昏谵语者，可用清宫汤，同时可配合牛黄丸、紫雪丹、局方至宝丹等。从吴氏列出的治疗神昏谵语的方药来看，主要是针对误汗后发生邪闭心包者，但如误汗后发生心阳、心阴外脱，或出现内闭外脱者，则不可拘于此法，当用固脱救逆之法，或固脱与开窍并用。

本条列出了化斑汤、银翘散去豆豉加细生地、丹皮、大青叶、倍玄参方和清宫汤、牛黄丸、紫雪丹、局方至宝丹等治疗斑疹和邪闭心包的方剂，所以本条虽只讨论温病误治的处理，实际上却是论述温病斑疹和邪闭心包治法的重要条文。

（二）斑疹治禁

【原文】 斑疹，用升提则衄，或厥，或呛咳，或昏痉，用壅补则瞀乱。（中焦篇23）

此治斑疹之禁也。斑疹之邪在血络，只喜轻宣凉解。若用柴胡、升麻辛温之品，直升少阳，使热血上循清道则衄；过升则下竭，下竭者必上厥；肺为华盖，受热毒之熏蒸则呛咳；心位正阳，受升提之摧迫则昏痉。至若壅补，使邪无出路，络道比经道最细，诸疮痛痒，皆属于心，既不得外出，其势必返而归之于心，不瞀乱得乎？

【选注】

叶霖 斑多属血分，疹多属气分。斑点大从肌肉而出，故热在胃；疹点小从血络而出，故热在心包。然既从血络而出，本属血分，但邪由气而闭其血，故多属气分也。治斑宜凉血为重，治疹宜清气为先。若斑疹互见，必当两清气血矣。

【释义】　本节论述温病斑疹的治疗禁忌。

1. 斑疹的含义

斑与疹二者有别，发生的机理有所不同。斑属阳明血分，疹属太阴气分。而本节所说的斑疹含义虽有注家认为是包括斑与疹二者在内，而实际上则主要是指斑及斑疹并发者而言，也就是邪热已深入营血后在皮肤上的反映，即吴氏所说的“邪在血络”。

2. 斑疹的治则与禁忌

斑宜清胃泄热，凉血解毒；疹宜宣肺达邪，清营透疹。对本节所说的斑疹而言，因邪热已内陷营血，所以治疗应以凉血解毒为主，如夹疹者，可配合轻宣透发之品，也即原文所说的“轻宣凉解”。本节所提出的斑疹治疗禁忌主要为升提、壅补二法。所谓升提，是指用辛温之剂发散透疹之法。这一治法主要是针对风疹、麻疹表气郁闭较甚者而设的，但通常对此类疾病的治疗仍以辛凉宣透为主，而非滥用辛温升提，更不要说是用于斑疹等营血有热之证。至于壅补，对一般斑疹治疗并无使用补法的必要，因斑疹本是邪热之证，治以清解为主。但在温病发斑疹时，如正气大虚而出现斑疹内陷之逆证，临床上可出现体温骤降，斑疹突然隐没等见症，当用补气以托斑疹之法。此则不属禁忌之法。

（三）淡渗之禁

【原文】　温病小便不利者，淡渗不可与也，忌五苓、八正辈。（中焦篇 30）

此用淡渗之禁也。热病有余于火，不足于水，惟以滋水泻火为急务，岂可再以淡渗动阳而燥津乎？奈何吴又可于小便条下，特立猪苓汤，乃去仲景原方之阿胶，反加木通、车前，渗而又渗乎？其治小便血分之桃仁汤中，仍用滑石，不识何解！

【选注】

杨栗山　大抵膀胱为津液之府，气化而能出。若有汗多者，津液外泄，小便自少，不可利之，恐亡津液也。待汗止小便自行矣。若温病小便不利，因阳明热郁，气结不舒，故小水涩滞而短少也……

叶霖　此言阴竭之小便不利，故不可淡渗。若属热结，自当清利，非凡温病小便不利，皆不可淡渗也。

【释义】　本节论述温病伤阴而小便不利者禁用淡渗之理。

温病见小便不利，其原因最常见的是热盛耗伤阴液而致，应以养阴清热为大法，通过滋阴以益小便之源，清热而去其因。对这类病证，不可见小便不利而滥用淡渗利尿之剂，如五苓散、八正散等分利方剂皆在所禁。如误用淡渗之法，会进一步耗伤阴液，因而吴氏对《温疫论》中所提出的小便不利用猪苓汤法提出了异议。实际上，温病过程中出现小便不利的原因较多。一般来说，温病的小便不利是因为阴液耗伤所致，但也有因其他原因而引起的，特别是在湿热性温病中，因湿邪阻于下焦、三焦功能失常等原因也可引起小便不利，此时淡渗就是当用之法。所以笼统地说温病小便不利不能用淡渗，似较片面。如吴又可所治的小便不利，乃热结膀胱，膀胱气化失司所形成，所以用猪苓汤去阿胶，加木通、车前子，主在清利湿热，并非不可用。

（四）苦寒之禁

【原文】　温病燥热，欲解燥者，先滋其干，不可纯用苦寒也，服之反燥甚。（中焦篇

31）

此用苦寒之禁也。温病有余于火，不用淡渗犹易明，并苦寒亦设禁条，则未易明也。举世皆以苦能降火，寒能泻热，坦然用之而无疑，不知苦先入心，其化以燥，服之不应，愈化愈燥。宋人以目为火户，设立三黄汤[1]，久服竟至于瞎，非化燥之明征乎？吾见温病而恣用苦寒，津液干涸不救者甚多，盖化气[2]比本气[3]更烈。故前条冬地三黄汤，甘寒十之八九，苦寒仅十之一二耳。至茵陈蒿汤之纯苦，止有一用，或者再用，亦无屡用之理。吴又可屡诋用黄连之非，而又恣用大黄，惜乎其未通甘寒一法也。

【词解】

［1］三黄汤：宋以前方书中有三黄汤多首，此处似指《银海精微》三黄汤，由黄连、黄芩、大黄组成，治疗目疾。

［2］化气：这里指滥用药物引起的病变。

［3］本气：这里指由病邪导致的病变。

【选注】

叶霖　冬不藏精之温病，苦燥宜禁，自是确论。即虽非精亏热炽，而苦寒服之不应，亦不当屡用致讥，延陵之恣用大黄谬矣。湿热互结之疫证急下，即所以存阴，不可与水亏热盛之温病同日而语也。温瘟不分，每多误事。

曹炳章　以苦味久积能化燥，故人但知芩连等之寒，而不知其能化燥。鞠通真是通儒。所谓不可纯用者，必须多用甘寒，间用苦寒，庶不致化燥为患。

【释义】　本节论述温病热盛阴伤不可纯用苦寒之禁。

温病燥热，指热邪化燥伤津之意。其病机特点是热邪未解而阴津已伤，以至呈现燥热之象。燥热之治与实火不同，实火宜泻，治以苦寒之品泻火泄热；燥热宜滋，当以甘寒柔润之品滋养阴液，润燥泻热，而不可单纯用苦寒泻火之品。因苦能化燥，易于伤津劫液，所以只宜用于实火内郁而阴津未伤之证，如用于阴液耗伤而邪热犹未尽解的燥热证候，极易促使温热化燥伤阴，而阴愈伤则火愈炽。故而本节所谓苦寒之禁是指温病过程中出现燥热时，不可单用苦寒以冀解除燥热，而应投用甘寒之品“先滋其干”。但应当看到，甘寒之品虽能润燥泄热，其清热之力毕竟较弱，如邪热较甚时可适当配合苦寒之品以泻邪热，即所谓“甘苦合化”。文中列举的冬地三黄汤，以甘寒养阴之生地、玄参、麦冬、芦根汁、银花露为主，配合少量苦寒的黄芩、黄连、黄柏以泻火，即“先滋其干，不可纯用苦寒”。然而，冬地三黄汤虽以甘寒之品为主，但不可用于所有的热盛阴伤证，在临床上还应根据热盛与阴伤之侧重而分别掌握清热与养阴之孰重孰轻，而不能拘定一方。

（五）数下之禁

【原文】　阳明温病，下后脉静，身不热，舌上津回，十数日不大便，可与益胃、增液辈，断不可再与承气也。下后舌苔未尽退，口微渴，面微赤，脉微数，身微热，日浅者亦与增液辈，日深舌微干者，属下焦复脉法也（方见下焦）。勿轻与承气，轻与者肺燥而咳，脾滑而泄，热反不除，渴反甚也，百日死。（中焦篇33）

此数下亡阴之大戒也。下后不大便十数日，甚至二十日，乃肠胃津液受伤之故，不可强责其便，但与复阴，自能便也。此条脉静身凉，人犹易解，至脉虽不躁而未静，身虽不壮热而未凉，俗医必谓邪气不尽，必当再下，在又可法中亦必再下。不知大毒治病，十衰其六，但与存阴退热，断不误事（下后邪气复聚，大热大渴，面正赤，脉躁甚，不在此例）。若轻与苦燥，频伤胃阴，肺之母气受伤，阳明化燥，肺无秉气，反为燥逼，焉得不咳。燥咳久者，必身热而渴也。若脾气为快利所伤，必致滑泄，滑泄则阴伤而热渴愈加矣，迁延三月，天道小变之期，其热不能再延，故曰百日死也。

【选注】

叶霖　温热存阴最为紧要，误下则成虚损，然亦不定期以三月也。

曹炳章　脾滑而泄乃脾阳为快利所伤，因而下溜，此阴气竭而阳亦随之将绝也。

【释义】　本节论述温病多次攻下后伤阴之禁。

温病阳明腑实证经攻下之后，脉已平静，身热亦退，舌上燥裂之苔转润，此为阳明热结已去之象。但此时也可有多日不大便者，这是因温病阳热之邪已灼伤阴液，加上投用攻下之后阴液又进一步受伤，津液干涸，不能滋润肠道，故而大便不行，这与阳明腑实内结迥然有别。对这种大便不通证的治疗自然不能再用承气之类强行攻下，而应当用益胃汤或增液汤滋养阴液。阴液得复，肠道润泽，大便自能通行，即所谓“增水行舟”。吴氏进而指出，阳明腑实证在攻下之后即使身壮热已减但未尽退，脉虽不躁而未静，不能一概视为邪气未尽而皆再用攻下之法。对于这类病证往往只需投以存阴退热之剂即可。由此可见，攻下之法虽有逐邪之功，亦有伤正之弊，因而在运用时必须慎重，特别是对于阴液耗伤而致的便秘，不可投用。

对于下后症状未能尽除的阴伤之证，吴氏按其阴伤的部位及程度分别施治。如出现口微渴，面微赤，脉微数，身微热，但症状逐渐减轻者，属于阴伤较轻，可予增液汤增液润肠，大便自能通下；如症状逐渐加重者，属于阴伤较重，已耗及下焦肝肾真阴，可予加减复脉汤之类以滋养肾阴增液润燥。

对阴伤而大便不通者如妄投承气汤，可导致一系列变证。如伤肺胃之阴而致燥咳，或损伤脾胃而致滑泄，此时非但邪热未尽，而且因伤阴较甚而口渴反更加重，造成严重后果，甚至可导致死亡。

本节强调了对于阴伤之大便不通不可妄用攻下。但也有阳明腑实证在攻下后邪气未尽而仍需再用攻邪之剂者，此时仅用养阴之法往往难以奏效。如确属有形热结未尽者，可再用下法，如属无形邪热未尽者，亦可与清退余热法配合。但应注意的是，凡经攻下之后，人体阴液往往耗伤较甚，此时若再投攻逐之剂，更应注意顾护阴液，每需攻补兼施。

（六）下焦治禁

【原文】　壮火尚盛者，不得用定风珠、复脉。邪少虚多者，不得用黄连阿胶汤。阴虚欲痉者，不得用青蒿鳖甲汤。（下焦篇 17）

此诸方之禁也。前数方虽皆为存阴退热而设，其中有以补阴之品为退热之用者；有一面补阴，一面搜邪者；有一面填阴，一面护阳者；各宜心领神会，不可混也。

【释义】　本节论述下焦证而状火尚盛者不得使用的方剂。

治疗下焦病证的主要方剂如大小定风珠、加减复脉汤、黄连阿胶汤、青蒿鳖甲汤等，都具有滋养肾阴的作用，在临床运用时除了要掌握各自的适应证外，还要注意其禁忌证。总的来说，这些方剂对于病邪亢盛、不属下焦证者均不适宜。吴氏又分别论及三种情况：①大定风珠、加减复脉汤属填补真阴之剂，邪热尚盛者禁用；②黄连阿胶汤属滋水清心之剂，火热之象不著者禁用；③青蒿鳖甲汤属清虚热之剂，肾阴大虚而虚风内动者禁用，特别是该方中的青蒿，性偏升散透泄，有“次柴胡”之称，所以如误用于虚风内动之证，可导致风阳更加鸱张而加重病情。至于自注中对诸方作用的归纳，虽可供参考，但尚不够全面，如大小定风珠、加减复脉汤等除了有退虚热的作用外，还有养阴息风，滋补肾阴等多方面的作用。

文中提出“以补阴之品，为退热之用，”虽主要指加减复脉汤，但在温病中用补阴方药，往往有扶正祛邪之功，有时对邪热也有一定的治疗作用，揭示了养阴药物一个重要的治疗作用。

附录一 引用方剂汇编

二 画

十全苦寒救补汤(《重订广温热论》)*

生石膏八钱 青子芩六钱 生锦纹三钱 川连三钱 白犀角二钱 真朴一钱 小枳实钱半 芒硝三钱 生川柏四钱 白知母六钱

上药不拘时刻及剂数，频频急投，以挽回之。

七鲜育阴汤(《重订通俗伤寒论》)

鲜生地五钱 鲜石斛四钱 鲜茅根五钱 鲜稻穗二支 鲜雅梨汁 鲜蔗汁各两瓢（冲） 鲜枇杷叶（去毛炒香）三钱

三 画

三才汤(《温病条辨》)

人参三钱 天冬二钱 干地黄五钱

水五杯，浓煎两杯，分二次温服。

三仁汤(《温病条辨》)

杏仁五钱 飞滑石六钱 白通草二钱 白蔻仁二钱 竹叶二钱 厚朴二钱 生薏仁六钱 半夏五钱

甘澜水八碗，煮取三碗，每服一碗，日三服。

三石汤(《温病条辨》)

飞滑石三钱 生石膏五钱 寒水石三钱 杏仁三钱 竹茹（炒）二钱 银花三钱（花露更妙） 金汁一酒杯（冲） 白通草二钱

水五杯，煮成二杯，分二次温服。

三甲复脉汤(《温病条辨》)

炙甘草六钱 干地黄六钱 生白芍六钱 麦冬（不去心）五钱 阿胶三钱 麻仁三钱 生牡蛎五钱 生鳖甲八钱 生龟板一两

水八杯，煮取八分三杯，分三次服。

---

* 注：以下所录方剂之药物、剂量、炮制、煎服法等，主要根据原出处所载，仅供参考。

三甲散(《温疫论》)

鳖甲、龟甲（并用酥炙黄，为末，如无酥，各以醋炙代之）各一钱　穿山甲（土炒黄为末）五分　蝉蜕（洗净炙干）五分　僵蚕（白硬者，切断生用）五分　牡蛎（煅为粉，咽燥者斟酌用）五分，䗪虫（干者擘碎，鲜者捣烂，和酒少许，入汤药同服，其渣入诸药同煎）三个　白芍药（酒炒）七分　当归五分　甘草三分

水二盅煎八分，沥渣温服。

三黄二香散(《温病条辨》)

黄连一两　黄柏一两　生大黄一两　乳香五钱　没药五钱

上为极细末，初用细茶汁调敷，干则易之，继则用香油调敷。

大定风珠(《温病条辨》)

生白芍六钱　阿胶三钱　生龟板四钱　干地黄六钱　麻仁二钱　五味子二钱　生牡蛎四钱　麦冬（连心）六钱　炙甘草四钱　鸡子黄（生）二枚　鳖甲（生）四钱

水八杯，煮取三杯，去滓，再入鸡子黄，搅令相得，分三次服。

千金苇茎汤(《备急千金要方》)

苇茎二升（以水二斗煮取五升，去滓取汁）　薏苡仁　冬瓜仁各半升　桃仁三十枚

为粗末，入苇汁中，煮取二升，服一次，再服，当吐如脓。

小柴胡汤(《伤寒论》)

柴胡半斤　黄芩三两　人参三两　半夏（洗）半升　甘草（炙）三两　生姜（切）三两　大枣（擘）十二枚

上七味，以水一斗二升，煮取六升，去滓，再煎，取三升，温服一升，日三服。

小陷胸加枳实汤(《温病条辨》)

黄连二钱　瓜蒌三钱　枳实二钱　半夏五钱

急流水五杯，煮取二杯，分二次服。

卫分宣湿饮(《暑病证治要略》)

西香薷一钱　全青蒿钱半　滑石四钱　浙茯苓三钱　通草一钱　苦杏仁钱半　淡竹叶三十片　鲜冬瓜皮一两　鲜荷叶一角

四　画

太乙紫金锭（玉枢丹）(《百一选方》)

山慈姑（去皮，洗，焙）　文蛤（即五倍子，槌破，洗，焙）各二两　千金子仁（研去油，取霜）一两　红芽大戟（去芦，洗，焙）一两半　麝香三钱　雄黄（研末）三钱

上药研细末，渐加糯米浓饮调和，燥湿得宜，杵千余，光润为度，每锭重一钱，每服一锭，病重者连服二锭，用井花水或薄荷汤磨服，取利一二行后，以温粥补之。

王氏连朴饮(《霍乱论》)

川连（姜汁炒）一钱　制厚朴二钱　石菖蒲一钱　制半夏一钱（醋炒）　淡豆豉三钱　炒山栀三钱　芦根二两

王氏清暑益气汤(《温热经纬》)

西洋参　石斛　麦冬　黄连　竹叶　荷梗　知母　甘草　粳米　西瓜翠衣

五仁橘皮汤(《通俗伤寒论》)

甜杏仁（研细）三钱　松子仁三钱　郁李仁（杵）四钱　桃仁（杵）二钱　柏子仁（杵）二钱　橘皮（蜜炙）一钱半

五加减正气散(《温病条辨》)

藿香梗二钱　广皮一钱五分　茯苓块三钱　厚朴二钱　大腹皮一钱五分　谷芽一钱　苍术二钱

水五杯，煮取二杯，日再服。

五汁饮(《温病条辨》)

梨汁　荸荠汁　鲜苇根汁　麦冬汁　藕汁（或用蔗浆）

临时斟酌多少，和匀凉服。不甚喜凉者，重汤炖温服。

不换金正气散(《太平惠民和剂局方》)

厚朴（去粗皮，姜汁制）　藿香　甘草　半夏（煮）　苍术（米泔浸）　陈皮（去白）

各等分为粗末，每服三钱，加生姜三片、大枣二枚，水煎，食前服。

牛黄承气汤(《温病条辨》)

即用安宫牛黄丸二丸，化开，调生大黄末三钱。先服一半，不知再服。

化斑汤(《温病条辨》)

生石膏一两（捣细）　知母四钱　生甘草三钱　玄参三钱　犀角二钱　白粳米一合

水八杯，煮取三杯，日三服。滓再煮一盅，夜一服。

五　画

右归丸(《景岳全书》)

熟地八两　山药（炒）　枸杞子（微炒）　鹿角胶（炒珠）　菟丝子（制）　杜仲（姜汁炒）各四两　山茱萸（微炒）　当归（便溏勿用）各三两　肉桂二至四两　制附子二至六两

上先将熟地蒸烂杵膏，加炼蜜为丸，丸如弹子大，每嚼服二三丸，以滚白汤送下。

玉女煎去牛膝、熟地加细生地、玄参方(《温病条辨》)

生石膏一两　知母四钱　玄参四钱　细生地六钱　麦冬六钱

水八杯，煮取三杯，分二次服，渣再煮一盅服。

玉钥匙(《三因极一病证方论》)

焰硝一两半　硼砂半两　脑子（冰片）一字　白僵蚕一分

上为末，研匀，以竹管吹半钱许入喉中。

甘露消毒丹(《温热经纬》)

飞滑石十五两　绵茵陈十一两　淡黄芩十两　石菖蒲六两　川贝母　木通各五两　藿香　射干　连翘　薄荷　白豆蔻各四两

各药晒燥，生研细末，见火则药性变热。每服三钱，开水调服，日二次。或以神曲糊丸如弹子大，开水化服，亦可。

东垣清暑益气汤(《脾胃论》)

黄芪　制苍术　升麻各一钱　人参　泽泻　炒神曲　橘皮　白术各五分　麦冬　当归身　炙甘草各三分　青皮二分半　黄柏（酒洗）二分　葛根二分　五味子九枚

为粗末，水煎，食远服。

四逆汤(《伤寒论》)

炙甘草二两　干姜一两半（体壮者三两）　生附子一枚（体壮者大附子一枚）

上三味，以水三升，煮取一升二合，去滓，分温再服。

四加减正气散(《温病条辨》)

藿香梗三钱　厚朴二钱　茯苓三钱　广皮一钱五分　草果一钱　楂肉（炒）五钱　神曲二钱

水五杯，煮取二杯，渣再煮一杯，三次服。

生脉散(《温病条辨》)

人参三钱　麦冬（不去心）二钱　五味子一钱

水三杯，煮取八分二杯，分二次服，渣再煎服，脉不敛，再作服，以脉敛为度。

白虎汤(《温病条辨》)

石膏（研）一两　知母五钱　生甘草三钱　白粳米一合

水八杯，煮取三杯，分温三服。病退，减后服，不知，再作服。

白虎加人参汤(《温病条辨》)

生石膏（研）一两　知母五钱　甘草三钱　白粳米一合　人参三钱

水八杯，煮取三杯，分温三服。病退，减后服，不知，再作服。

白虎加苍术汤(《类证活人书》)

石膏一斤　知母六两　甘草（炙）二两　粳米三两　苍术三两

如麻豆大，每服五钱，水一盏半，煎至八九分，去滓，取六分清汁，温服。

白虎加桂枝汤（桂枝白虎汤）(《金匮要略》)

知母六两　炙甘草二两　生石膏一斤　粳米二合　桂枝（去皮）三两

为粗末，每服五钱，水一盏半，煎至八分，去滓温服，汗出愈。

冬地三黄汤(《温病条辨》)

麦冬八钱　黄连一钱　苇根汁半酒杯（冲）　玄参四钱　黄柏一钱　银花露半酒杯（冲）　细生地四钱　黄芩一钱　生甘草三钱

水八杯，煮取三杯，分三次服，以小便得利为度。

加减复脉汤(《温病条辨》)

炙甘草六钱　干地黄六钱　生白芍六钱　麦冬（不去心）五钱　阿胶三钱　麻仁三钱

水八杯，煮取八分三杯，分三次服。剧者加甘草至一两，地黄、白芍各八钱，麦冬七钱，日三服，夜一服。

六 画

至宝丹(《温病条辨》)

犀角（镑）一两 朱砂（飞）一两 琥珀（研）一两 玳瑁（镑）一两 牛黄五钱 麝香五钱

以安息重汤炖化，和诸药为丸一百丸，蜡护。

托里举斑汤(《温疫论》)

白芍 当归各一钱 升麻五分 白芷 柴胡各七分 穿山甲（炙黄）二钱

水姜煎服。下后斑渐出，复大下，斑毒复隐，反加循衣摸床，撮空理线，脉渐微者危，本方加人参一钱，补不及者死。若未下而先发斑者，设有下证，少与承气，须从缓下。

达原饮(《温疫论》)

槟榔二钱 厚朴 知母 芍药 黄芩各一钱 草果 甘草各五分

上用水二盅，煎八分，午后温服。

行军散(《重订霍乱论》)

西牛黄 麝香 珍珠 冰片 硼砂各一钱 雄黄（飞净）八钱 火硝三分 金箔二十片

为细末，每服三至五分，凉开水调下。

竹叶石膏汤(《伤寒论》)

竹叶二把 石膏一斤 半夏（洗）半升 麦冬（去心）一升 人参二两 甘草（炙）二两 粳米半斤

上七味，以水一斗，煮取六升，去滓，内粳米，煮米熟，汤成去米，温服一升，日三服。

安宫牛黄丸（《温病条辨》）

牛黄一两 郁金一两 犀角一两 黄连一两 朱砂一两 冰片二钱五分 麝香二钱五分 真珠五钱 山栀一两 雄黄一两 金箔衣 黄芩一两

上为极细末，炼老蜜为丸，每丸一钱，金箔为衣，蜡护。脉虚者人参汤下，脉实者银花、薄荷汤下，每服一丸。大人病重体实者，日再服，甚至日三服；小儿服半丸，不知再服半丸。

导赤清心汤(《通俗伤寒论》)

鲜生地六钱 朱茯神二钱 细木通五分 原麦冬（辰砂染）一钱 粉丹皮二钱 益元散三钱（包煎） 淡竹叶钱半 莲子心三十支（冲） 辰砂染灯心二十支 莹白童便一杯（冲）

导赤承气汤(《温病条辨》)

赤芍三钱 细生地五钱 生大黄三钱 黄连二钱 黄柏二钱 芒硝一钱

水五杯，煮取二杯，先服一杯，不下再服。

回阳救急汤(《伤寒六书》)

熟附子 干姜 肉桂 人参 白术 茯苓 陈皮 甘草 五味子 半夏

水二盅，姜三片，煎之，临服入麝香三厘调服。中病以手足温和即止，不得多服。

当归润燥汤(《杂病源流犀烛》)

当归 大黄 熟地黄 甘草 桃仁 麻仁各一钱 生地黄 升麻各七分 红花二分

先取七味煎至减半，入桃仁、麻仁，再煎服。

七 画

苏合香丸(《太平惠民和剂局方》)

白术　青木香　犀角　香附　朱砂　诃黎勒　檀香　安息香　沉香　麝香　丁香　荜茇各二两　龙脑　苏合香油　熏陆香各一两

上为极细末，炼蜜为丸，如梧桐子大。腊月合之，藏于密器中，勿令泄气。每朝用四丸，取井花水于净器中研破服。老小每碎一丸服之，另取一丸如弹丸，蜡纸裹，绯袋盛，当心带之。

杏苏散(《温热经纬》)

杏仁　苏叶　半夏　橘皮　前胡　甘草　苦桔梗　枳壳　茯苓　生姜　大枣

连梅汤(《温病条辨》)

黄连二钱　乌梅（去核）三钱　麦冬（连心）三钱　生地三钱　阿胶二钱

水五杯，煮取二杯，分二次服。

扶阳逐湿汤(《湿热病篇》)

人参　白术　附子　茯苓　益智仁

何人饮(《景岳全书》)

何首乌　人参各三钱至一两　当归　陈皮（虚甚者不用）各二至三钱　煨姜三片（寒甚者用二至五钱）

水煎，或酒、水同煎，于疟发前二三时服。

余氏清心凉膈散(《温热经纬》)

连翘三钱　黄芩（酒炒）三钱　山栀三钱　薄荷一钱　石膏六钱　桔梗一钱　甘草一钱　竹叶七片

沙参麦冬汤(《温病条辨》)

沙参三钱　玉竹二钱　生甘草一钱　冬桑叶一钱五分　麦冬三钱　生扁豆一钱五分　花粉一钱五分

水五杯，煮取二杯，日再服。

补中益气汤(《脾胃论》)

黄芪五钱　人参四钱　白术四钱　炙甘草钱半　当归三钱　陈皮一钱　升麻一钱　柴胡一钱

阿胶黄芩汤(《通俗伤寒论》)

陈阿胶　青子芩各三钱　甜杏仁　生桑皮各二钱　生白芍一钱　生甘草八分　鲜车前草　甘蔗梢各五钱

先用生糯米一两，开水泡取汁出，代水煎药。

附子理中丸(《阎氏小儿方论》)

人参（去芦）　干姜（炮）　甘草（炙）　白术（锉）各一两　黑附子二枚（炮、去皮脐、锉）

为细末，炼蜜和，一两作十丸。每服一丸，水一盏，化开，煎七分，稍热服，食前。

八　画

青蒿鳖甲汤(《温病条辨·下焦篇》)

青蒿二钱　鳖甲五钱　细生地四钱　知母二钱　丹皮三钱

水五杯，煮取二杯，日再服。

苓桂甘露饮(《宣明论方》)

茯苓一两　甘草二两　白术（炙）半两　泽泻一两　官桂（去皮）二两　石膏二两　寒水石二两　滑石四两　猪苓半两

为末，每服三钱，温汤调，新汲水亦得，生姜汤尤良。小儿每服一钱，用法如上。

参附汤(《重订严氏济生方》)

人参半两　附子（炮，去脐）一两

为粗末，分作三服，每服加生姜十片，水煎，去渣，食前温服。

九　画

厚朴草果汤(《温病条辨》)

厚朴　杏仁各一钱五分　草果　陈皮各一钱　半夏二钱　茯苓块三钱

水五杯，煮取二杯，分二次，温服。

茯苓皮汤(《温病条辨》)

茯苓皮五钱　生苡仁五钱　猪苓三钱　大腹皮三钱　白通草三钱　淡竹叶二钱

水八杯，煮取三杯，分三次服。

栀子豉汤(《伤寒论》)

栀子（擘）十四个　香豉（绵裹）四合

上二味，以水四升，先煮栀子得二升半，内豉，煮取升半，去滓，分为二服，温进一服，得吐，止后服。

枳实导滞汤(《通俗伤寒论》)

枳实二钱　生大黄（酒洗）钱半　山楂三钱　槟榔钱半　川朴钱半　川连六分　六曲三钱　连翘钱半　紫草三钱　木通八分　甘草五分

独参汤(《十药神书》)

人参二两去芦

每服水二盏，枣五枚煎一盏，细呷之。

宣白承气汤(《温病条辨》)

生石膏五钱　生大黄三钱　杏仁粉二钱　瓜蒌皮一钱五分

水五杯，煮取二杯，先服一杯，不知再服。

宣清导浊汤(《温病条辨》)

猪苓五钱　茯苓五钱　寒水石六钱　晚蚕沙四钱　皂荚子（去皮）三钱

水五杯，煮成两杯，分二次服，以大便通快为度。

神犀丹(《温热经纬》)

犀角尖(磨汁)　石菖蒲　黄芩各六两　粪清　连翘各十两　生地(冷水净透绞汁)银花各一斤(如有鲜者捣汁用尤良)　板蓝根九两(无则以飞净青黛代之)　豆豉八两　玄参七两　花粉　紫草各四两

各生晒研细(忌用火炒),以犀角、地黄汁、粪清和捣为丸(切勿加蜜,如难丸,可将香豉煮烂),每重三钱。凉开水化服,日二次,小儿减半。如无粪清,可加人中黄四两研入。

十 画

珠黄散(《太平惠民和剂局方》)

珍珠(豆腐制)三钱　西黄一钱

研为极细末,无声为度,密贮勿泄气。

桃仁承气汤(《温病条辨》)

大黄五钱　芒硝二钱　桃仁三钱　芍药三钱　丹皮三钱　当归三钱

水八杯,煮取三杯,先服一杯,得下止后服,不知再服。

真武汤(《伤寒论》)

茯苓　芍药　生姜(切)各三两　白术二两　附子(炮,去皮,破八片)一枚

以水八升,煮取三升,去渣,温服七合,日三服。

柴胡桂枝干姜汤(《伤寒论》)

柴胡八两　桂枝　黄芩各三两　干姜　煅牡蛎　炙甘草各二两　天花粉四两

水煎,分三次服。

柴葛解肌汤(《伤寒六书》)

柴胡　葛根　甘草　黄芩　芍药　羌活　白芷　桔梗

水二盅,加生姜三片,大枣二枚,槌法加石膏末一钱,煎之热服。

蚕矢汤(《重订霍乱论》)

蚕矢五钱　薏苡仁　大豆黄卷各四钱　木瓜　姜黄连各三钱　制半夏　黄芩(酒炒)通草各一钱　焦山栀一钱半　吴茱萸三分

地浆水或阴阳水煎,徐服。

俞氏桃仁承气汤(《通俗伤寒论》)

桃仁(勿研)三钱　五灵脂(包)　酒大黄各二钱　蒲黄一钱五分　鲜生地八钱　玄明粉一钱　甘草六分　犀角汁四匙(冲)

水煎服。

益胃汤(《温病条辨》)

沙参三钱　麦冬五钱　冰糖一钱　细生地五钱　玉竹(炒香)一钱五分

水五杯,煮取二杯,分二次服,渣再煮一杯服。

凉营清气汤(《丁甘仁医案》)

犀角尖五分(磨冲)　鲜石斛八钱　黑山栀二钱　丹皮二钱　鲜生地八钱　薄荷叶八分　川雅连五分　京赤芍二钱　京玄参三钱　生石膏八钱　生甘草八分　连翘壳三钱　鲜竹叶三

十张　茅芦根各一两（去心节）　金汁一两

水煎服。

凉膈散(《太平惠民和剂局方》)

大黄（酒浸）二两　芒硝一两　甘草六钱　山栀（炒焦）八钱　薄荷七钱　黄芩（酒炒）一两　连翘一两

研为末，每服四、五钱至一两，加竹叶十五片，清水煎，去滓，温服。日三夜二，得下热退为度。

调胃承气汤(《伤寒论》)

甘草（炙）二两　芒硝半斤　大黄（去皮，清酒洗）四两

以水三升，煮二物至一升，去滓，芒硝，更上微火一二沸，温顿服之，以调胃气。

通圣消毒散(《证治准绳》)

防风　川芎　白芷　银花　连翘　牛蒡子　焦山栀　滑石各四钱　芒硝　酒炒生大黄　苦桔梗　生甘草各二钱　犀角一钱　大青叶　薄荷各一钱　鲜葱白三根　淡香豉四钱

通脉四逆汤(《伤寒论》)

炙甘草二两　生附子（大者，去皮，破八片）一枚　干姜三至四两

上三味，以水三升，煮取一升二合，去滓，分温再服，其脉即出者愈。

通关散(《丹溪心法附余》)

皂角　细辛各一钱

为细末，取少许吹鼻取嚏。

桑杏汤(《温病条辨》)

桑叶一钱　杏仁一钱五分　沙参二钱　象贝一钱　豆豉一钱　栀皮一钱　梨皮一钱

水二杯，煮取一杯，顿服之，重者再作服。

桑菊饮(《温病条辨》)

杏仁二钱　连翘一钱五分　薄荷八分　桑叶二钱五分　菊花一钱　苦桔梗二钱　生甘草八分　苇根二钱

水二杯，煮取一杯，日二服。

十一画

黄土汤(《金匮要略》)

甘草　干地黄　白术　附子（炮）　阿胶　黄芩各三两　灶心黄土半斤

上七味，以水八升，煮取三升，分温二服。

黄芩汤加豆豉玄参方(《温热逢源》)

黄芩三钱　芍药三钱　甘草（炙）一钱　大枣（擘）三枚　淡豆豉四钱　玄参三钱

水五杯，煮取八分，三杯。温服一杯，日再服，夜一服。

黄连阿胶汤(《温病条辨》)

黄连四钱　黄芩一钱　阿胶三钱　白芍一钱　鸡子黄二枚

水八杯，先煮三物，取三杯，去渣，纳胶烊尽，再纳鸡子黄，搅令相得，日三服。

黄连香薷饮(《类证活人书》)

香薷一两半　扁豆　厚朴各二两　黄连二两

黄连解毒汤(《外台秘要》)

黄连三两　黄柏　黄芩各二两　山栀（擘）十四枚

上四味切，以水六升，煮取二煎，分二服。

菖蒲郁金汤(《温病全书》)

鲜石菖蒲三钱　广郁金一钱　炒山栀三钱　青连翘二钱　灯心二钱　鲜竹叶三钱　丹皮二钱　淡竹沥五钱（冲）　细木通钱半　玉枢丹五分（冲服）

银翘散(《温病条辨》)

连翘一两　银花一两　苦桔梗六钱　薄荷六钱　竹叶四钱　生甘草五钱　荆芥穗四钱　淡豆豉五钱　牛蒡子六钱

上杵为散，每服六钱，鲜苇根汤煎，香气大出，即取服，勿过煎。肺药取轻清，过煎则味厚而入中焦矣。病重者，约二时一服，日三服，夜一服；轻者三时一服，日二服，夜一服；病不解者，作再服。

银翘散加杏仁、滑石、苡仁、通草方(《温病条辨》)

即银翘散内去牛蒡子、玄参，加杏仁六钱、飞滑石一两，小便短加苡仁八钱、白通草四钱。

银翘散去豆豉加细生地、丹皮、大青叶、玄参方(《温病条辨》)

连翘一两　银花一两　苦桔梗六钱　薄荷六钱　竹叶四钱　生甘草五钱　荆芥穗四钱　细生地四钱　大青叶三钱　丹皮三钱　玄参一两

银翘散加生地、丹皮、赤芍、麦冬方(《温病条辨》)

即银翘散内加生地六钱、丹皮四钱、赤芍四钱、麦冬六钱。

麻杏石甘汤(《温病条辨》)

麻黄（去节）三钱　杏仁（去皮尖，碾细）三钱　甘草（炙）二钱　石膏（碾）三钱

水八杯，先煮麻黄，减二杯，去沫，内诸药，煮取三杯，先服一杯，以喉亮为度。

清咽养营汤(《疫喉浅论》)

洋参三钱　大生地三钱　抱木茯神三钱　大麦冬三钱　大白芍二钱　嘉定花粉四钱　天冬二钱　拣玄参四钱　肥知母三钱　炙甘草一钱

水四盅，煎六分，兑蔗浆一盅温服。余毒仍感者加乌犀角。

清咽栀豉汤(《疫喉浅论》)

生山栀三钱　香豆豉三钱　香银花三钱　苏薄荷一钱　牛蒡子三钱　粉甘草一钱　蝉衣八分　白僵蚕二钱　乌犀角八分（磨汁）　连翘壳三钱　苦桔梗一钱五分　马勃一钱五分　芦根一两　灯心二十支　竹叶一钱

水二盅，煎八分服。

清络饮(《温病条辨》)

鲜荷叶边二钱　鲜银花二钱　西瓜翠衣二钱　鲜扁豆花一枝　丝瓜皮二钱　鲜竹叶心二钱

水二杯，煮取一杯，日二服。

清宫汤(《温病条辨》)

玄参心三钱 莲子心五分 竹叶卷心二钱 连翘心二钱 犀角尖（磨冲）二钱 连心麦冬三钱

清营汤(《温病条辨》)

犀角三钱 生地五钱 玄参三钱 竹叶心一钱 麦冬三钱 丹参二钱 黄连一钱五分 银花三钱 连翘（连心用）二钱

水八杯，煮取三杯，日三服。

清瘴汤（经验方）

青蒿 柴胡 茯苓 知母 陈皮 半夏 黄芩 黄连 枳实 常山 竹茹 益元散（布包）

水煎服。

清瘟败毒饮(《疫疹一得》)

生石膏大剂六至八两，中剂二至四两，小剂八钱至一两二钱 生地黄大剂六钱至一两，中剂三至五钱，小剂二至四钱 犀角大剂六至八钱，中剂三至五钱，小剂二至四钱 真川连大剂四至六钱，中剂二至四钱，小剂一至一钱半 山栀 桔梗 黄芩 知母 赤芍 玄参 连翘 甘草 丹皮 鲜竹叶

先煮石膏数十沸，后下诸药，犀角磨汁和服。

清燥救肺汤(《医门法律》)

煅石膏二钱五分 冬桑叶三钱 甘草一钱 人参七分 胡麻仁（炒研）一钱 真阿胶八分 麦冬（去心）一钱二分 杏仁（去皮，麸炒）七分 枇杷叶（去毛，蜜炙）一片

水一碗，煮六分，频频二三次温服。

羚角钩藤汤(《通俗伤寒论》)

羚羊角片一钱五分（先煎） 霜桑叶二钱 川贝（去心）四钱 鲜生地五钱 双钩藤三钱（后入） 滁菊花三钱 茯神木三钱 生白芍三钱 生甘草八分 鲜竹茹五钱（与羚羊角片先煎代水）

十二画

葱豉桔梗汤(《通俗伤寒论》)

鲜葱白三枚至五枚 淡豆豉三钱至五钱 苦桔梗一钱半 薄荷一钱至一钱半 焦山栀二钱至三钱 连翘钱半至二钱 甘草六分至八分 淡竹叶少许

葛根黄芩黄连汤(《伤寒论》)

葛根半斤 甘草（炙）二两 黄芩三两 黄连三两

上四味，以水八升，先煮葛根，减二升，内诸药，煮取二升，去滓，分温再服。

葶苈大枣泻肺汤(《金匮要略》)

葶苈子（炒令黄色，捣丸）如弹子大 大枣十二枚

水三升，煮枣取二升，去枣，内葶苈煮取一升，顿服。

翘荷汤(《温病条辨》)

薄荷一钱五分　连翘一钱五分　生甘草一钱　黑栀皮一钱五分　桔梗三钱　绿豆皮二钱

水二杯，煮取一杯，顿服之。日服二剂，甚者日三服。

紫雪丹(《温病条辨》)

滑石一斤　石膏一斤　寒水石一斤　磁石（水煮）二斤

捣煎去渣入后药。

羚羊角五两　木香五两　犀角五两　沉香五两　丁香一两　升麻一斤　玄参一斤　炙甘草半斤

以上八味，并捣锉，入煎药汁中煎，去渣入后药。

朴硝　硝石各二斤

提净，入前药汁中，微火煎，不住手将柳木搅，候汁欲凝，再加入后二味。

辰砂（研细）三两　麝香（研细）一两二钱

入煎药拌匀。合成退火气，冷水调服一二钱。

普济消毒饮(《东垣十书》)

黄芩二钱　黄连八分　玄参三钱　连翘三钱　板蓝根三钱　马勃一钱半　牛蒡子三钱　薄荷一钱　僵蚕二钱　桔梗一钱　升麻八分　柴胡一钱　陈皮钱半　生甘草一钱

犀地清络饮(《通俗伤寒论》)

犀角汁四匙（冲）　粉丹皮二钱　青连翘（带心）一钱半　淡竹沥两瓢（和匀）　鲜生地八钱　生赤芍钱半　原桃仁九粒（去皮）　生姜汁二滴（同冲）

先用鲜茅根一两，灯心五根，煎汤代水，鲜石菖蒲汁两匙冲。

犀角地黄汤(《温病条辨》)

干地黄一两　生白芍三钱　丹皮三钱　犀角三钱

水五杯，煮取二杯，分二次服，渣再煮一杯服。

犀珀至宝丹(《通俗伤寒论》)

犀角　羚羊角　广郁金　琥珀　炒山甲　连翘心　石菖蒲　蟾酥　辰砂　真玳瑁　麝香　血竭　藏红花　桂枝尖，粉丹皮

上药研细，猪心血为丸，金箔为衣，成人每服一丸，小儿每服半丸。

十三画

雷氏芳香化浊法(《时病论》)

藿香叶　佩兰叶各一钱　陈皮　制半夏各一钱五分　大腹皮（酒洗）一钱　厚朴（姜汁炒）八分　鲜荷叶（为引）三钱

雷氏宣透膜原法(《时病论》)

厚朴（姜制）一钱　槟榔一钱五分　草果仁（煨）八分　黄芩（酒炒）一钱　粉甘草五分　藿香叶一钱　半夏（姜制）一钱五分　生姜二片

雷氏清凉涤暑法(《时病论》)

滑石（水飞）三钱　生甘草八分　青蒿一钱五分　白扁豆一钱　连翘（去心）三钱　白茯苓三钱　通草一钱　西瓜翠衣一片

蜀漆散(《金匮要略》)

蜀漆（洗去腥）　云母（烧二日夜）　龙骨等分

上三味，杵为散，未发前以浆水服半钱。

蒿芩清胆汤(《通俗伤寒论》)

青蒿钱半至二钱　黄芩钱半至三钱　淡竹茹三钱　仙半夏钱半　枳壳钱半　陈皮钱半　赤苓三钱　碧玉散三钱（包）

锡类散(《金匮翼》)

象牙屑（焙）三分　珍珠（制）三分　青黛（飞）三分　冰片三厘　壁钱（用泥壁上者）二十个　西牛黄五厘　焙指甲五厘

研极细粉，密装瓷瓶内，勿使泄气，每用少许吹于咽喉患处。

新加香薷饮(《温病条辨》)

香薷二钱　银花三钱　鲜扁豆花三钱　厚朴二钱　连翘二钱

水五杯，煮取二杯，先服一杯，得汗止后服；不汗再服，服尽不汗，再作服。

新加黄龙汤(《温病条辨》)

细生地五钱　麦冬（连心）五钱　玄参五钱　生大黄三钱　芒硝一钱　生甘草二钱　人参（另煎）一钱　当归一钱　海参（洗）二条　姜汁六匙

水八杯，煮取三杯。先用一杯，冲参汁五分、姜汁二匙，顿服之，如腹中有响声，或转矢气者，为欲便也；候一二时不便，再如前法服一杯；候二十四刻，不便，再服三杯；如服一杯，即得便，止后服。

解毒承气汤(《伤寒瘟疫条辨》)

僵蚕（酒炒）　芒硝（另入）各三钱　蝉蜕十个　黄连　黄芩　黄柏　栀子各一钱　枳实（麸炒）二钱五分　厚朴（姜汁炒）　大黄（酒炒）各五钱

十四画

碧玉散(《宣明论方》)

滑石　甘草　青黛

上研细末，白饮调服。

缩泉丸(《校注妇人良方》)

乌药　益智仁各等分

为末，酒煎山药粉糊为丸，梧桐子大，每服七十丸，盐、酒或米汤送下。

十五画

增液汤(《温病条辨》)

玄参一两　麦冬（连心）八钱　细生地八钱

水八杯，煮取三杯，口干则与饮，令尽。不便，再作服。

增液承气汤(《温病条辨》)

玄参一两　麦冬八钱（连心）　细生地八钱　大黄三钱　芒硝一钱五分

水八杯，煮取三杯，先服一杯，不知再服。

增损双解散(《伤寒瘟疫条辨》)

僵蚕（酒炒）　滑石各三钱　蝉蜕十二个　姜黄七分　防风　薄荷叶　荆芥穗　当归　白芍药　黄连　连翘（去心）　山栀　甘草各一钱　黄芩　桔梗　大黄（酒浸）　芒硝（冲服）各二钱　滑石三钱　石膏六钱

水煎去滓，冲芒硝，入蜜三匙，黄酒半酒杯，和匀冷服。

十六画

薛氏参麦汤(《湿热病篇》)

人参　麦冬　石斛　木瓜　生甘草　生谷芽　鲜莲子

薛氏五叶芦根汤(《湿热病篇》)

藿香叶　薄荷叶　鲜荷叶　枇杷叶　佩兰叶　芦根　冬瓜仁

薏苡竹叶散(《温病条辨》)

薏苡五钱　竹叶三钱　飞滑石五钱　白蔻仁一钱五分　连翘三钱　茯苓块五钱　白通草一钱五分

共为细末，每服五钱，日三服。

燃照汤(《重订霍乱论》)

滑石四钱　炒豆豉三钱　焦山栀二钱　黄芩（酒炒）　佩兰各一钱五分　制厚朴　制半夏　白蔻仁各一钱

水煎，去渣，研入白蔻仁八分，温服。

十九画以上

藿朴夏苓汤(《医原》)

藿香二钱　姜半夏钱半　赤苓三钱　杏仁三钱　生苡仁四钱　蔻仁六分　猪苓钱半　泽泻钱半　淡豆豉三钱　厚朴一钱

藿香正气散(《太平惠民和剂局方》)

藿香三两　苏叶　白芷　大腹皮　茯苓（去皮）各一两　白术（土炒）　半夏曲　陈皮　厚朴（姜制）　桔梗　各二两　炙甘草　二两半

上为细末，每服二钱，水一盏，姜三片，枣一枚，同煎至七分，热服，如欲出汗，衣被盖，再煎并服。

为末，每服三四钱，姜二片、枣一枚，水煎服。如欲出汗，衣被盖取汗。

鳖甲煎丸(《温病条辨》)

鳖甲（炙）十二分　乌扇（烧）三分　黄芩三分　柴胡六分　鼠妇（熬）三分　干姜三分　大黄三分　芍药五分　桂枝三分　葶苈（熬）一分　石韦（去毛）三分　厚朴三分　丹皮五分　瞿麦二分　紫葳三分　半夏一分　人参一分　䗪虫（熬）五分　阿胶（炒）三分

蜂窝（炙）四分　赤硝十二分　蜣螂（熬）六分　桃仁二分

上二十三味，为细末。取煅灶下灰一斗，清酒一斛五斗浸灰，俟酒尽一半，煮鳖甲于中，煮令泛烂如胶漆，绞取汁，内诸药煎为丸，如梧子大。空心服七丸，日三服。

附录二　温病临床常用中成药

1. 万氏牛黄清心丸

药物组成：牛黄、朱砂、黄连、黄芩、郁金、山栀等。

功效主治：定痉息风。主治温病高热，昏谵，小儿惊厥。

用法用量：口服，每次日1~2丸，每日1~2次。

2. 牛黄解毒片

药物组成：牛黄、大黄、黄连、黄芩、黄柏、山栀、石膏等。

功效主治：清热泻火，解毒消肿，凉血止痛。主治温病胃火炽盛之发热，口渴，大便秘结，口气热臭，或口舌糜烂，牙龈肿痛，眼红赤痛，舌红苔黄而干，脉沉数或滑数等症。

用法用量：口服，每次3片，每日2~3次。

3. 牛麝散

药物组成：人工牛黄、丁香、菖蒲各3份，麝香1份，羚羊角10份，藏红花7份，共研末制成。

主治功效：治疗多种高热动风神昏。

用法用量：口服，每次0.85g，每日2次。

4. 生脉注射液（参麦注射液）

药物组成：人参、麦冬提取物。

功效主治：益气生津，固阴救逆。主治温病热邪耗津损气，汗出过甚，气阴衰竭，出现身热不甚，汗出不止，口渴烦躁，舌淡嫩红，无苔或少苔而干，脉微细数等。

用法用量：静脉注射，每次6~8ml，加至50%葡萄糖注射液40~60ml中推注，每日2~3次；静脉点滴，每次16~20ml，加至5%~10%葡萄糖注射液250~500ml中，每日1~2次。

5. 瓜霜退热灵

药物组成：西瓜霜、羚羊角、生石膏、玄参、甘草、丁香、麝香、冰片、朱砂等。

功效主治：清热解毒，开窍镇痉。主治外感高热，惊厥抽搐，咽喉肿痛，舌疮等。

用法用量：口服。1岁以内，半粒~1粒；1~3岁，1~2粒；3~6岁，2粒~2粒半；6~9岁，2粒半~3粒；9岁以上，3~4粒。每日3~次。

6. 至宝散

药物组成：大黄、银花、连翘、防风、薄荷、知母、玄参、荆芥穗、黄芩、桔梗、钩藤、僵蚕、蝉蜕、紫草、牛蒡子、牙皂、前胡、杏仁、生地。

功效主治：清热解毒，透邪达表。主治温病邪热壅肺，内闭营分，症见高热，斑疹，谵语神昏，痉厥抽搐，头面红肿，咳嗽痰涌等。

用法用量：口服，每次3g，白开水调下，每日2～3次。

7. 行军散

药物组成：麝香、冰片、牛黄、珍珠、硼砂、雄黄、硝石、姜粉。

功效主治：辟秽开窍，解毒祛浊。主治暑湿、霍乱等秽浊之气迫侵胃肠，内陷心包，蒙蔽心窍，出现猝然闷乱，烦躁不安，腹痛如绞，吐泻交作，甚或神昏谵妄，舌苔浊腻，脉滑数等。

用法用量：口服，每次0.3～0.6g（1～2小瓶），温开水送服或吹鼻、点舌，每日2～3次。

8. 安脑牛黄丸

药物组成：牛黄、水牛角浓缩粉、石膏、知母、黄连、黄芩、银花、连翘、大青叶、雄黄、冰片、郁金、石菖蒲、辛夷、钩藤、朱砂等。

功效主治：清热解毒，开窍镇痉。主治温病邪热炽盛，燔灼气血，内陷心包，引动肝风，出现高热烦渴，神昏谵妄，痉厥抽搐，斑疹显露，吐血衄血，舌红绛，苔焦黄，脉数等。

用法用量：口服，每次4丸，每日2～3次。

9. 丽参注射液

药物组成：高丽参提取物。

功效主治：大补元气，救逆固脱。主治温病邪盛正衰，或因热迫津泄过甚，大出血气随血脱，而出现大汗淋漓，面色苍白，语声低微，神疲肢冷，舌淡红，脉弱无力等。

用法用量：静脉注射，每次4～6ml，加入50%葡萄糖注射液40ml中，每日2～3次；静脉滴注，每次12～20ml，加入5%～10%葡萄糖注射液500ml中，每日1～2次。

10. 苍薷丸

药物组成：苍术、大黄、白芷、藿香、竹茹、香薷。

功效主治：解暑化湿，解表涤浊。主治暑热内蕴，寒湿外袭所致发热，恶寒，无汗，恶心呕吐，脘痞腹痛，苔白腻，脉濡数等。

用法用量：口服，每次6g，温开水或姜汤送服，每日2～3次。

11. 板蓝根冲剂

药物组成：板蓝根等。

功效主治：清热解毒，利咽凉血。主治各种温病气血两燔所致高热，咽喉糜烂疼痛，斑疹等。

用法用量；口服，每次1袋，温开水冲服，每日2～3次。

12. 板蓝根注射液

药物组成：板蓝根提取物。

功效主治：清气凉血，解毒利咽。主治温病高热，咽喉肿烂疼痛，或肌肤斑疹。

用法用量：肌内注射，每次2～4ml，每日2～3次。

13. 鱼腥草注射液

药物组成；鱼腥草提取物。

功效主治：清热解毒，宣肺除痰。主治温病邪热郁肺所致发热，咳嗽，痰黄稠，气喘等。

用法用量：肌内注射，每次4ml，每日2次。

14. **注射用双黄连（双黄连粉针剂）**

药物组成；银花、黄芩、连翘提取物。

功效主治：清热解毒，泄火祛邪。主治温病气分热盛或气营同病，出现高热，口渴，汗出，咳嗽，痰黄稠，或咽喉肿痛，大便秘结，小便黄，舌红苔黄或红绛无苔，脉数。

用法用量：静脉滴注，每次60mg/kg，加入5%～10%葡萄糖注射液或生理盐水500ml中，每日1次。

15. **参附注射液**

药物组成：人参、附子提取物。

功效主治：温阳益气，固脱救逆。主治温病邪热伤津耗气过甚，阴损及阳，阳气衰脱，出现汗出如油，手足逆冷，面色苍白，神疲懒言，目光无神，脉微欲绝等。

用法用量：静脉注射，每次4～6ml，加至50%葡萄糖注射液40ml中，每日2～3次；静脉滴注，每次12～16ml，加至5%～10%葡萄糖注射液250～500ml中，每日1～2次。

16. **穿琥宁注射液**

药物组成：穿心莲内酯琥珀酸半脂单钾盐的灭菌水溶液。

功效主治：解热消炎。主治感冒及病毒引起的急性上呼吸道炎症；流感与流感病毒引起的急性上呼吸道感染；急性支气管炎；小儿支气管肺炎。

用法用量：肌内注射，每次2ml，每日3次；静脉滴注，每次4～6ml，每日2次（用相当于药液5倍量的5%葡萄糖注射液稀释）或遵医嘱。

17. **柴胡注射液**

药物组成；柴胡提取制成的灭菌水溶液。

功效主治：辛凉解表，解肌退热。主治温病邪在卫分，或卫气同病而致的发热，头痛，肌肉酸痛等。

用法用量：肌内注射，每次2～4ml，每日1～2次。

18. **桑菊感冒片**

药物组成：桑叶、菊花、薄荷油、苦杏仁、桔梗、连翘、芦根、甘草。

功效主治：疏散风热，宣肺止咳。主治风温初起，邪犯肺卫，肺失宣降而致咳嗽，发热，微渴，舌边尖红，脉浮数等。

用法用量：口服，每次4～6片，每日2～3次。

19. **银黄片**

药物组成：银花膏、黄芩素。

功效主治：清热泻火，疏散解毒。主治温病邪入气分，或卫气同病而致发热，口干口苦，咽喉肿痛，咳嗽痰黄，或腹痛下利，舌红，苔黄，脉数。

用法用量：口服，每次2～3片，每日3～4次。

20. **银翘解毒丸**

药物组成：银花、连翘、薄荷、牛蒡子、桔梗、芦根、淡豆豉、甘草、荆芥、淡竹叶。

功效主治：辛凉透表，清热解毒。主治温病初起，邪袭卫表，出现发热，微恶风寒，咽痛不适，舌边尖红，苔薄黄或白干，脉浮数等。

用法用量：口服，每次1～2丸，每日2～3次。

21. 清开灵注射液

药物组成：牛黄、水牛角、黄芩、银花、山栀等。

功效主治：清热解毒，化痰通络，醒神开窍。主治温病气营同病或热陷心包所致高热，神昏谵语，烦躁不安，或抽搐、偏瘫等。

用法用量；静脉滴注，每次40～60ml，加至10%葡萄糖500ml中，每日1次。也可肌内注射，每次4ml，每日2～3次。

22. 清火片

药物组成：大青叶、大黄等。

功效主治：清热解毒，通便泻火。主治温病邪在气分，胃肠热结，邪热上炎，出现发热，面赤头痛，或咽喉肿痛，口舌灼痛，大便秘结，舌红，苔黄，脉沉实。

用法用量：口服，每次6片，每日2～3次。

23. 清气解毒注射液

药物组成：虎杖、肿节风、败酱草、鱼腥草等。

功效主治：清热解毒，消肿散结。主治温病气分热盛的高热口渴，咽喉肿痛，身痛头痛，脉数舌红等。

用法用量：配成1:1.5浓度静脉滴注。成人每日400～800ml，儿童每日10ml/kg，7～14日为一疗程。

24. 猴枣散

药物组成：猴枣、天竺黄、硼砂、青礞石、川贝母、牛黄、琥珀、珍珠、全蝎等。

功效主治：清热化痰，镇惊通窍。主治温病痰热蒙窍而致烦躁不安，痰多气急，气喘咳嗽，或痉厥抽搐等。

用法用量：口服，每次0.3～0.6g（1～2支），每日2～3次。

25. 感冒清热冲剂

药物组成：荆芥穗、桔梗、柴胡、白芷、苦杏仁、苦地丁等。

功效主治：清热解毒，解表清热。用于感冒发热，或温病卫气同病而致的发热头痛，恶寒身痛，咳嗽痰滞。

用法用量：口服，每次1～2袋，每日2次。

26. 醒脑静注射液

药物组成：麝香、冰片、黄连、山栀、黄芩、郁金等。

功效主治：醒神开窍，通络止痛。主治温病邪热炽盛，内陷心包，引动肝风，症见发热，神昏谵语，痉厥抽搐等。

用法用量：静脉点滴，每次16～20ml，加至5%葡萄糖注射液250ml中，每日1～2次；静脉注射，每次6～8ml，加50%葡萄糖注射液40～60ml，每日2～3次；肌内注射，每次4ml，每日2～3次。